U0264882

中医膏方大全

主　编　王绪前
副主编　徐荣鹏
编　委　王绪前　任海涛　陈　松
　　　　郑植彬　徐荣鹏　曾明星

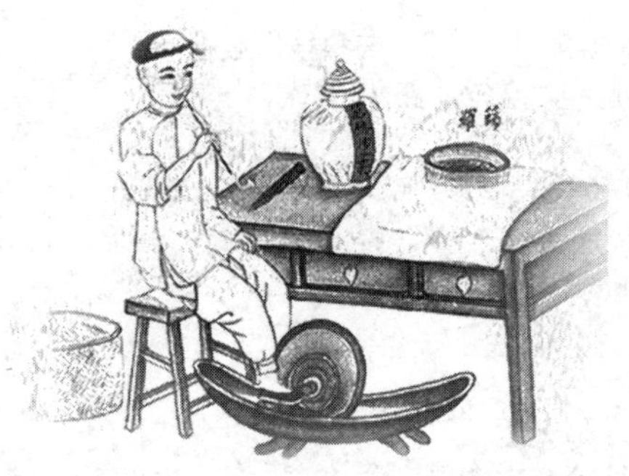

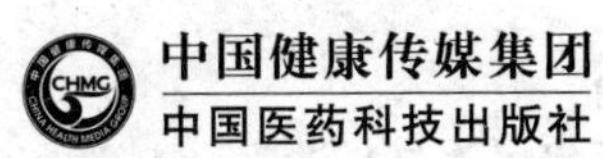

中国健康传媒集团
中国医药科技出版社

内容提要

中医使用膏方治疗疾病历史悠久，其正阴阳之不和，调疾病之偏颇，以延寿夭之短长，有病治之，无病养之。应用膏方，不损胃气，易于消化，有利吸收，老少皆宜，口感怡人，便于携带，宜于保管，省时省事，省力省钱，行之有效。尤宜于亚健康状态人群进行调养。

本书根据历代中医药典籍所载膏方，撷取其精华，从膏方的起源、发展、组方原则，围绕膏方的特点、特色、优势、应用、制作等诸方面进行了介绍，论述了膏方常用治则，并结合四季应用膏方、体质调理用膏方，以及膏方的服用、保存、注意事项等进行了全面的介绍。本书按照脏腑特点，从肺系疾病、心系疾病、脾胃疾病、肝胆疾病、肾系疾病、外科疾病、妇科疾病、男科疾病、儿科疾病、皮肤疾病、五官疾病、杂证病证等12个方面介绍了膏方的应用。是一部应用膏方的全书。

图书在版编目（CIP）数据

中医膏方大全／王绪前主编. —北京：中国医药科技出版社，2016. 9

ISBN 978-7-5067-8574-7

Ⅰ. ①中…　Ⅱ. ①王…　Ⅲ. ①膏剂-方书-中国　Ⅳ. ①R289. 2

中国版本图书馆 CIP 数据核字（2016）第 166246 号

美术编辑　陈君杞
版式设计　郭小平

出版　**中国健康传媒集团**｜中国医药科技出版社
地址　北京市海淀区文慧园北路甲 22 号
邮编　100082
电话　发行：010-62227427　邮购：010-62236938
网址　www. cmstp. com
规格　880×1230mm 1/32
印张　34¾
字数　1054 千字
版次　2016 年 9 月第 1 版
印次　2024 年 1 月第 8 次印刷
印刷　三河市万龙印装有限公司
经销　全国各地新华书店
书号　ISBN 978-7-5067-8574-7
定价　98. 00 元

前言

中医之用膏方，以正阴阳之不和，以调疾病之偏颇，以延寿夭之短长，有病治之，无病养之，由来久矣。夫医者，赞天地之化育，生生之道也，明斯道者，诚仁孝之大端，养生之首务。古往今来，以膏方告别病痛，救人水火，脱离疾苦，世所认同，但仅为医家所用，录于诸古籍之中，虽博大精深，湮没无闻于世，待有挖掘、整理，呈精华于大众，以造福芸芸众生，此亦吾之所愿也。中医膏方乃杏坛治病之精髓，国医之奇葩，传播中医膏方，光大中医，此亦吾之所责也。中医中药乃中华民族文化的璀璨明珠，为民族繁衍昌盛做出了重大贡献；中医膏方亦中医药学精髓，必将为民众的健康做出新的贡献，此亦吾心之所系也。

膏方者，从组成看，有繁简之殊：繁者，有条不紊，杂而不乱；简者，药物精炼，组方简单，配伍精当，突出重点。从服法观，有内服外用之别：内服者，聚精含华，量少而纯，不损胃气，易于消化，有利吸收，尤宜于平素胃肠功能不佳、体弱多病者，老少皆宜，无汤剂味苦难服之忧，服用方便，口感怡人，便于携带，宜于保管，省时省事，省力省钱，行之有效；外用者，以外用见长，既可治外亦可疗内，既可近疗又可远治，无服药之苦，外用之膏方，可经皮肤、鼻腔、眼耳、二阴等部位吸收，采用的方法可以揉搽、敷贴、温熨等，操作简单，效果斐然，使用方便，副作用少，易于接受。以目的分，有祛病延年之不同：祛病者，功专力宏，目的单一，直捣病之巢穴，一击而病退；延年者，一方多功，补益气血，调理阴阳，平和而功久。从制法辨，有清膏稠膏之分：清膏者，自药成膏，无需外加其他之物；稠膏者，外辅以蜜、脂、糖、饴、胶之品，以助其成形。膏方之制，选药精当，炮制考究，制法精炼，四季用之，祛病延年，寿夭可长，约之以简，成以斯文，期以易懂、易学、易用，乃本书之大幸。

古代膏方语言晦涩，源流庞杂，故弄玄虚，掺以迷信，不可而就，吾旁征博引，考究渊源，由博返约，去其糟粕，采集精华，加以按语，画龙点睛，语言简洁，通俗易懂，希冀读者能轻松了解其全貌，读之自然，用之自如，为解除自身的痛苦或他人的痛楚而有所裨益。本书本着穷尽历代膏方精粹之目标，选方力求精良、全面，突出膏方的实用性、可操作性，但因中医古籍文献浩如烟海，吾辈涉猎知识有限，虽极力搜寻，或终有遗漏或舛误者，望读者在阅读中能留意之，予以纠正补充，亦吾之幸也，亦大众之幸也。

本书所选膏方均来自古今名书所载方，由于古方所用剂量需与现今用药在剂量上进行换算，但有些方子的剂量组成欠妥，用量不精，为保持原书原貌，我们采用原书剂量进行换算，部分膏方在方后的说明中加以解释。读者在选用其中膏方时，对于剂量可以灵活取舍。

所选膏方虽按照某一病证或病名归类，由于所选膏方多由多味药物组成，其虽侧重于治疗某一疾病，但一方可以多用，如杏桃膏虽录于“咳嗽”中，但也是可以治疗喘证的，读者可以根据所选膏方，灵活选用之。

全书按照疾病种类分类编排，共分为肺系疾病、心系疾病、脾胃疾病、肝胆疾病、肾系疾病、妇科疾病、外科疾病、男科疾病、儿科疾病、皮肤疾病、五官疾病、其他杂证疾病等十二类，先概述疾病之貌，后附以膏方。膏方之制，按照方名、组成、制法、功效、用法、禁忌证、说明之体例统一编排，力求完整、真实反映膏方之本貌，或直接辨证用之，或用法而不用其药，或得益其精髓而自制他法，方可胜病延年，则亦思可过半矣。

王绪前

2016 年 5 月

目录

第十三章　杂证病证膏方

参考文献

第一章
总　论

中医膏方应用历史悠久，几千年一直传承，成为中医药中的瑰宝。起于汉唐，传于两宋，盛于明清，流于盛世民间，最早在《黄帝内经》中就有记载，例如马膏。长沙马王堆西汉古墓考古发现的帛书《五十二病方》中也有用膏方的记载，如肪膏、脂膏、彘膏等。

一、膏方的概念

《山海经·卷十三·海内经》云："西南黑水之间，有都广之野，后稷葬焉。爰有膏菽、膏稻、膏黍、膏稷，百谷自生，冬夏播琴。鸾鸟自歌，凤鸟自儛，灵寿实华，草木所聚。爰有百兽，相群爰处。此草也，冬夏不死。"郭璞曰："言味好，皆滑为膏"，"膏"字从"肉"、从"高"。"肉"指"肥"，即肥肉、软塌塌的肉。"肉"与"高"联合起来表示"熬肥肉时，浮起在肉汤表面的油脂"。所以膏，肥也；膏者，脂也。凝者曰脂，释者曰膏。也就是说膏的含义较广：①以油脂为膏；②以凝而不固称膏，即浓稠的糊状物；③指口味，以甘美滑腴为膏；④指内容，以物之精粹为膏；⑤指作用，以滋润为膏。

膏方，又名膏剂，是以其剂型为名，属于中医膏、汤、丸、散、丹、酒、露、锭八种剂型之一。中医膏方，多是具有营养滋补、治疗和预防等综合作用的中药内服制剂。膏方者，盖煎熬药汁成脂液，而所以营养五脏六腑之枯燥虚弱者，故俗亦称膏滋药。

膏药是一个较为广义的剂型，有外敷和内服两种，外敷膏剂是中医外治法中常用药物剂型，多用于骨伤科、外科、皮肤科疾患，也用于其他疾病，如内科、妇科等病证。常用的有软膏药、硬膏药，古代称为"薄贴"。中医现在所云膏方多指内服用药，广泛地使用于内、外、妇、儿、骨伤、眼耳口鼻等科疾患及大病后体虚者。如《三国志·魏书·华佗传》有："若病结积在内，针药所不能及者，当须刳割者，便饮其麻沸散，须臾便如醉死，无所知，因破取。病若在肠中，便断肠湔洗，缝腹膏摩，四五日差，不痛，人亦不自寤，一月之间，即平复矣。”这是一种关于手术后以膏药保护疮口的治疗方法。

膏方是在复方汤剂的基础上，根据个人的不同体质、不同疾病、不同临床表现而确立的不同处方，经浓煎后掺入某些辅料而制成的一种稠厚状半流质或冻状剂型。膏方是古老的方剂剂型之一。膏方以滋补类为多，是一种具有高级营养滋补和治疗预防综合作用的成药，全部制作过程操作严格，只有经过精细加工的膏方最终才能成为上品。

内服膏剂，是将饮片再三煎熬，去渣浓缩，分别加辅料如冰糖、饴糖、蜂蜜等收膏，一年四季均可服用。膏滋药有滋补强身、抗衰延年、防病治病的作用。膏方并非单纯补益剂，乃包含救偏却病的特点。膏方的组方需要按照医生的处方如法制备。传统的膏剂有益母草膏、夏枯草膏、枇杷膏等。

春生、夏长、秋收、冬藏，一年四季均可以用膏方调治疾病，但冬季是一年四季中进补的最好季节，而冬令进补，更以膏方为最佳。民间素有冬令进补的习惯，有“三九补一冬，来年无病痛”“冬令进补，来春打虎”等谚语。冬至以后的“一九”到“六九”，为最佳进补时期。中医认为冬天是闭藏的时候，天气寒冷，万物蛰伏，膏方作为冬令进补的最佳方式，近年来正越来越受到人们的青睐。

二、膏方的起源

膏方使用历史悠久，在先秦时期的《山海经》中有用羊脂类药治疗皮肤皲裂的记载，可谓膏方的雏形。凡称膏者，是将药物煎熬后加用蜂蜜等而制成，而“煎”的含义较广，将药物放入水、油中加热都可以称为煎。也有将煮黏稠度较高的药物，如蜜、酥、饴糖、滋腻药汁、枣膏、动物脂肪及皮骨等称为煎者。煎，熬也。煎：字从“火”、从“前”，“火”与“前”联合起来表示“火苗”。本义为用火苗舔着烧。煎指用火尖直接传热。熬：字从“敖”、从“火”，“敖”与“火”联合起来表示“在火苗的上方隔空传热”。因此，煎是用火直接烧，熬是用火隔空烧。古代的煎也代表膏，如猪膏发煎。

在出土的汉代《五十二病方》中载有膏剂30余方，制作时加用膏糊剂而称为“膏之”。《黄帝内经》中也有膏方的记载，而此时膏方多指外用剂。

中医膏方有着悠久的历史，并在临床实践中不断发展，发挥着独特的功用。中医膏方是根据整体观念、辨证论治思想，从治疗疾病为出发点，研究滋补强身、抗衰延年、救偏祛病的治疗方法，发挥着独特的功用，在祛除疾病、改善体质、补益虚羸方面具有独到的特点。对膏方历史渊源进行梳理，总结历代膏方特色，充分认识膏滋药的重要作用，古为今用，以期为人类的保健强身做出贡献。

三、膏方的发展

关于膏，在《周礼·天官冢宰·宫正·外饔（yōng）》有记载："凡用禽献：春行羔豚，膳膏香；夏行腒鳙（sù），膳膏臊；秋行犊麛（mí），膳膏腥；冬行鲜羽，膳膏膻。"郑玄注引汉代郑司农曰："膏臊，豕膏也，以豕膏和之。"

1. 汉代以前

先秦古籍《山海经》虽有记载羊脂类药物被用于涂擦皮肤防治皲裂，但并未形成气候。在《黄帝内经》中有关于豕膏、马膏等膏剂的记载。如《灵枢·痈疽》篇云："痈发于嗌中，名曰猛疽。猛疽不治，化为脓，脓不泻，塞咽，半日死，其化为脓者，泻则合豕膏，冷食，三日而已。"所谓豕膏即猪油煎熬去滓，冷冻而成，将猪膏含于口中，使猪油膏保留被覆于疽上，三天便会病愈。此乃外用之。

《灵枢·经筋》篇云："足阳明之筋……其病足中指支，胫转筋，脚跳坚，伏兔转筋，髀前肿，㿉疝，腹筋急，引缺盆及颊，卒口僻，急者目不合，热则筋纵，目不开。颊筋有寒，则急引颊移口，有热则筋弛纵缓，不胜收，故僻。治之以马膏，膏其急者，以白酒和桂，以涂其缓者，以桑钩钩之，即以生桑灰置之坎中，高下以坐等。以膏熨急颊，且饮美酒，噉美炙肉，不饮酒者，自强也，为之三拊而已。治在燔针劫刺，以知为数，以痛为输。名曰季春痹也。"张介宾《类经·卷十七·十二经筋痹刺》注："马膏，马脂也，其性味甘平柔润，能养筋治痹，故可以膏其急者。白酒辣，桂性味辛温，能通经络，行血脉，故可以涂其缓者。桑之性平，能利关节，除风寒湿痹诸痛，故以桑钩钩之者，钩正其口也。复以生桑火炭，置之地坎中。高下以坐等者，欲其深浅适中，便于坐而得其暖也。然后以前膏熨其急颊，且饮之美酒，噉之美肉，皆助血舒筋之法也。虽不善饮，亦自强之，三拊而已，言再三附摩其患处，则病自已矣。"

2. 汉代时期

内服膏滋是由汤药（煎剂）浓缩演变发展而来，凡汤丸之有效者，皆可熬膏服用，故膏方也有相当漫长的发展历史。最早的本草学专著《神农本草经》有“药性有宜丸者，宜散者，宜水煮者，宜酒浸者，宜膏煎者”的记载。最初的膏方，外用的叫“膏方”，内服的叫“煎”。东汉末年张仲景的《金匮要略》中的乌头煎（乌头、蜜），猪膏发煎（猪膏、乱发），其制法类似现代膏滋方的制法。这也是将膏滋方作为内服的最早记录。

《金匮要略·腹满寒疝宿食病》载“腹痛，脉弦而紧，弦则卫气不行，即恶寒，紧则不欲食，邪正相搏，即为寒疝。寒疝绕脐痛，若发则白汗出，手足厥冷，其脉沉弦者，大乌头煎主之。乌头煎方：乌头大者五枚（熬，去皮，不㕮咀）。上以水三升，煮取一升，去滓，内蜜二升，煎令水气尽，取二升，强人服七合，弱人服五合。不差，明日更服，不可一日再服。”这里的乌头煎之“煎”，实乃膏之意。

《金匮要略·黄疸》载“诸黄，猪膏发煎主之。猪膏发煎方：猪膏半斤，乱发如鸡子大三枚。上二味，和膏中煎之，发消药成，分再服。病从小便出。”这里的“煎”，也是膏的意思。这一时期，膏方已经出现端倪，并已在临床上应用，但所治疗的病种、病证尚单一，工艺较为简单。

3. 晋唐时期

晋代葛洪《肘后备急方》诸膏方制剂以苦酒（即醋）与猪油作溶剂，药制成后，既可外用以摩病处，又可内服。如《肘后备急方·卷二·治伤寒时气瘟病方》中治温毒发斑、大疫难救之黑膏（生地黄、豆豉、猪脂、雄黄粉、麝香），功能清热解毒、活血散结。

晋唐时期将膏方也称为薄贴，现在对薄贴的解释为：①膏药之古称。②现在所云薄贴包括膏药、油膏，也包括由其他基质所调制的膏剂。晋末《刘涓子鬼遗方》中有多种“薄贴”的记载。是书主要针对外科用药，故所制作的所谓薄贴多为外用，据统计记载的外用膏方有79首，“薄贴”类似于现在所谓的狗皮膏药的制法。其制法是：将药物浸泡在麻油内几天，入锅煎熬，待药物枯黑，去渣，再熬至极为稠厚，加入铅丹拌匀，将锅离火，药液逐渐凝固，凝固后取出切成大块，浸泡凉水中去火毒。用时加热融化，摊于布或厚纸或薄油纸上，贴于局部。这种内科膏药有祛风、化湿、行气、活血等作用。外科膏药对肿疡有去腐、生肌收口、护肉等作用。东晋陈延之的《小品方》中也有关于膏方的记载，如地黄煎（生地黄），即是单独一味药制成滋补膏方。

至唐代，膏方已用于滋补强身，比如杏仁煎、枸杞煎。此时期内服膏方仍然叫作“某某煎”，除用于治疗外，亦已作为药饵补剂向养生延伸。《千金翼方·卷二十三》专设“薄贴”，其药方命名也多用此名称，如松脂贴、升麻薄、白蔹薄、寒水石薄、野葛贴等。

《千金方》中有个别“煎”方已与现代膏滋方大体一致，如《千金要方·卷十八·大肠腑·咳嗽第五》中的苏子煎（苏子、杏仁、白蜜、生姜汁、地黄汁），将药味捣碎，取汁，去滓，熬如脂状，纳蜜，煎如饴状，治阴虚咳喘已久。《千金要方·卷五·少小婴孺方》的五物甘草生摩膏（甘草、防风、白术、雷丸、桔梗），治疗新生儿肌肤柔弱、身体壮热、手足惊掣。

王焘的《外台秘要·卷三十一》载“古今诸家煎方六首”，如鹿角胶煎（鹿角胶、生地黄、紫苏子、生姜、猫牛酥、白蜜），蒜煎方（蒜、牛乳、牛膝），与现代的膏方极为类似，均被用作滋补强壮剂。这些煎方均强调作滋补强壮剂。

4. 宋金元时期

宋代，内服膏方的叫法由“煎”逐渐向“膏”过渡，并以内服为主，用途亦更加广泛。如《太平惠民和剂局方》收录有治病的膏方制剂，如助胃膏（白蔻仁、肉豆蔻、丁香、人参、木香、白茯苓、官桂、白术、藿香、缩砂仁、炙甘草、橘红、山药），治疗小儿胃气虚弱、乳食不进、腹胁胀满、肠鸣泄泻、或时夜啼、胎寒腹痛；钩藤膏（姜黄、没药、木香、乳香），治疗小儿胎寒胃冷、腹肚疼痛、夜间啼哭等，均为内服之膏方。又如南宋《洪氏集验方·卷一》收载的环玉膏，用人参、生地、茯苓、白蜜炼成，是一直沿用至今的名方。膏方逐渐成为治病兼有滋养的作用。

金元时期，内服膏方的称谓才正式改为“膏方”，制作工艺也日渐完善，标志着膏方发展到了成熟阶段，而此时已从药用发展到膳食调养，具有“延年益寿，填精补髓，发白变黑，返老还童”的作用。如《饮膳正要·卷二》之“天门冬膏”（单用天冬慢火熬成膏）、《东垣试效方·卷五》之“清空膏”（羌活、防风、柴胡、川芎、黄芩、甘草）等。在此期间，膏方也逐渐引入到食疗中，如《饮膳正要·卷二》记有用赤赤哈纳（原为酸刺，即沙棘）做成膏剂的方法。

5. 明清时期

明清时期膏方更趋完善和成熟，表现为膏方的命名正规、制作规范，“膏”专指滋补类方剂，“煎”指水煎剂，数量不仅大大增加，临床应用也更加广泛。膏方的名称，多采用“某某膏”的方式命名。明代缪希雍《先醒斋医学广笔记·卷四》谓：“膏者，熬成稠膏也。”膏已成为滋润补益类方剂的专用名称，煎则转为水煎剂的同名语。膏滋备受人们欢迎，医家更是撷取膏滋之长，加以辨证处方，调治体弱之人，从而出现了因人处方而制的膏方，由于疗效显著，不断得以发展，成为中医药剂中的一大剂型。明代的一些著名膏方，组成简单，流传至今，影响极大，如洪基《摄生总要》之“龟鹿二仙膏”（龟板、鹿角、人参、枸杞）、龚廷贤《寿世保元·卷四》之“茯苓膏”（茯苓）、张景岳《景岳全书·卷五十一》之“两仪膏”（人参、大熟地）等。

在制作方法方面也基本固定，即用水多次煎煮，浓缩药液，最后加蜂蜜成膏，这是内服膏方的特点。举例来说，《圣济总录·卷六十六》所载“通声膏”，源于《千金要方》之通声膏（五味子、通草、款冬花各150克，人参、细辛、桂心、青竹皮、菖蒲各100克，酥2500毫升，枣膏1500毫升，白蜜1000毫升，杏仁、姜汁各500毫升），是将药物共研粗末，熬透去渣，加入杏仁液、酥、蜜、姜汁、枣肉，再煎收膏而成，功用补气润肺、化痰利窍，专治气阴耗伤之咳嗽气促、胸中满闷、语声不出之症。

清代，膏方已广泛用于内、外、妇、儿各科，此时期在膏方的制作上有了严格的规定。吴尚先系统地进行了总结，《理瀹骈文》是当时颇有代表性的膏方专著。书中对膏方的治病机理、应用方法，尤其在制备工艺上均进行了详细的论述和较完整的总结，并专列“膏药制法”“膏药施治”，其对膏药膏方的评价很高，他在《理瀹骈文·略言》中说：“膏，纲也；药，目也。膏判上中下三焦，五脏六腑，表里、寒热、虚实，以提其纲；药随膏而条分缕析，以为之目。膏有上焦心肺之膏，有中焦脾胃之膏，有下焦肝肾之膏。有专主一脏之膏，脏有清有温，有专主一腑之膏，腑有通有涩，又有通治三焦、通治脏腑、通治六腑之膏。又有表里寒热虚实分用之膏、互用之膏、兼用之膏。”并批评有人但知痞癖用膏，风痹用膏，而不知一切脏腑之病皆可用膏。吴氏制方，基于外治与内治相通之理，主要取辨证论治之内服汤丸制作膏药。膏方取法，不外于汤丸，凡汤丸之有效者皆可熬膏。若外用膏方，其在《理瀹骈文·六淫》云："大凡膏药用温暖及香料者，其奏效甚捷，若贴膏后加以热熨尤效。"清代叶天士《临证指南医案》中载有膏方医案，《叶氏医案存真》中记载，治精血五液衰夺，阳化内风之证，治咳甚呕血吐食，均"进膏滋药"。

晚清使用膏方已较为盛行，此时膏方用药往往已达二、三十味，甚至更多，收膏时常选加阿胶、鹿角胶、龟甲胶、鳖甲胶等以加强补益阴精的作用，并增加膏剂的黏稠度。尤强调用配制膏方应辨证而施，不拘泥于补益。清代膏方不仅在民间流传，宫廷中亦广泛使用，如《慈禧光绪医方选议》有内服膏滋方近30首。

6. 近代

近代，膏方发展更为普及。历史悠久的中药店，皆有其独特之长。秦伯未在膏方上卓有成效，在《谦斋医学讲稿》有"膏方通论"、《谦斋医案》载有膏方医案。蒲辅周老中医在应用膏方调理慢性病时，喜用膏丸缓图，临床治验甚多。近代名家丁甘仁亦擅长以膏论治，颇具影响。

近年来，随着膏方应用范围的不断扩大，受益群体日益增加，以膏方来防治疾病的人群不断增多，现代膏方的发展更是惊人，近年来在各大医院、药店开展得如火如荼，广泛用于内、外、妇、儿等各科。

综观古今，可见膏方之源远流长。依据《黄帝内经》提出的养生基本理论"不治已病治未病"，膏方已成为"治未病"工程的重要内容，以期达到"未病先防，已病防变，瘥后防复"的目的。在治未病理论的指导下，中医把人的体质分为9种：平和质、气虚质、阳虚质、阴虚质、痰湿质、湿热质、血瘀质、气郁质、特禀质。临床可以根据这些不同的体质利用膏方辨体调养。对于各种反复发作的疾病，在未发之前进行辨证论治。以膏方调治的方法，实为我国中医药学之瑰宝，古为今用，将使其对人类的健康和长寿发挥更大的作用。

四、膏方的组方原则

膏方的组成必须充分体现中医辨证论治和理法方药的传统特色，要用中医的基本理论进行辨证分析和指导临床实践，而不是罗列一些症状，头痛治头，脚痛治脚。膏方一般组成药味较多，属大方、复方范畴，且服用时间较长，因此，制定膏方应根据患者的疾病性质和体质的不同类型，经辨证后配方制膏，一人一方，量体用药，方能达到增强体质，祛病延年之目的。

1. 把握病机，辨证论治

由于膏方不仅是滋补强壮的药品，更是治疗慢性疾病的佳选剂型，所以膏方的制定，首当重视辨证论治。医家应从患者错综复杂的症状中，分析其病因病位、正气之盛衰、病邪之深浅，探求疾病的根源，从而确定固本清源的方药。这套理法方药的中医特色，必须全面体现在中医膏方的脉案中，强调理法方药、君臣佐使的用药特点，切忌头痛治头、脚痛治脚。

2. 辨识体质，量体用药

膏方之功效，重在以药物之性调整体质之偏差，以恢复人体阴阳的动态平衡。人体体质的减弱，是病邪得以侵袭，导致疾病产生的主要原因，而体质因年龄、性别等不同而异，故选方用药也不尽相同，如老年人脏气衰退，气血运行迟缓，膏方多选用补益佐活血行气之品；妇女以肝为先天，易于肝气郁滞，故宜辅以疏肝理气之药；小儿脾胃虚弱，易伤食，宜以健运脾胃为主。

3. 调畅气血，以平为期

利用药物的偏胜，来纠正人体阴阳气血的不平衡，以求“阴平阳秘，精神乃治”，是中医养生和治病最基本的思想，也是制定膏方的主要原则。临床所及的中老年人，由于脏气渐衰、代谢乏力，而呈现虚实夹杂的病理状态，对此若一味投补，“补其有余，实其所实”，往往会适得其反，所以膏方用药，既要考虑“形不足者，温之以气；精不足者，补之以味”，还应根据患者的症状，针对瘀血、痰浊等病理产物，适当加以理气活血、祛痰化浊等之品，保持气血的流通，以达气机的升降出入有常，如此方合《黄帝内经》“疏其血气，令其条达，而致和平”之旨。

4. 调补五脏，独重脾肾

在拟制膏方调补五脏时，一般重点在于补益脾、肾二脏。肾为先天之本，所以膏方中常用熟地、菟丝子、肉苁蓉、鹿角胶等药，补先天以充后天，且补肾中之阴，可起到滋水涵木作用，补肾中之阳，又可起到补火暖土之功。脾为后天之本，所以膏方中常用黄芪、人参、西洋参、党参、白术、茯苓等药，补后天以养先天。另外，清代名医叶天士曾谓：“胃以喜为补”，服用膏方后能经脾胃的消化吸收，方可言补。故制定膏方，总宜佐以健脾运胃之品，或用炒山楂、炒谷芽、炒麦芽，以醒脾开胃；或用枳壳、桔梗，一升一降，以升清降浊；或佐以苍术一味，其气辛香，为运脾要药，加入众多滋腻补品中，则能消除补药黏腻之性，而起助脾运吸收之功。

5. 补而勿滞，补泻兼施

膏方内多含补益气血阴阳的药物，其性黏腻难化，若纯补峻补，每每会妨碍气血运行，留邪内闭，故配方用药必须动静结合，此点至为关键。补品为“静药”，必须配以辛香走窜之“动药”，如砂仁、木香、陈皮之属，动静结合，才能补而不滞，滋而不腻。服用膏方之人都以虚损为主要表现，但针对虚实兼夹者，用药时应补泻结合，不能单用补药，当根据病邪属性，加入适当的祛邪药物。补而不过，循行渐进，防欲速则不达。

6. 辨证辨病，临证互参

中药的现代研究，揭示了很多中药的药理作用，如降压、降脂、降糖、升压、生脉等，这也为膏方的辨病选药提供了客观依据。在开具膏方时，可以辨证为主，辨病为辅，临证互参，提高临床疗效。如高血压，可选用天麻、钩藤、川牛膝、地龙、菊花等；糖尿病者可选用黄连、山药、天花粉、玉竹等；高脂血症者可辨证选用荷叶、决明子、生山楂、泽泻等；低血压者可以选用升麻、柴胡等。

7. 慎用腥臭，避用毒药

因膏方需长期服用，味道应口味怡人。开膏方时应尽量避免一些有腥臭味的药物，以免影响服用者的口感。再者，一般有毒的药物或含有重金属药物应尽量少用或者不用，如确因病情特殊需要，有毒药物的药量都宜偏小，不宜过大，以免造成蓄积性中毒，损伤脏腑气血。在收膏时尽量应用病家容易接受的药材，如蜂蜜、饴糖、冰糖、阿胶等。

五、膏方的特点

膏方最大的特点是因人处方、量身定做、对症下药、针对性强，非一般补品可比；其主要作用是扶正补虚、防治疾病、增强体质、延年益寿；其配方用药讲究，加工工艺独特。

膏方者，盖煎熬药汁成脂液，而所以营养五脏六腑之枯燥虚弱者也。膏方是将药浓煎，去渣取汁，再根据不同病情需要，加入适量的冰糖、饴糖或蜂蜜，并配以驴皮胶、鹿角胶等，浓缩收膏，最后制成味美香浓的膏状滋补上品，用以调补身体、防治疾病。膏方非单纯补剂，乃包含救偏祛病之义。

1. 辨证论治，针对性强

膏方针对患者进行辨证施治，因人、因时、因地制宜，通过望、闻、问、切四诊合参，对患者的病情与体质进行详细的诊察，根据患者不同体质特点和不同症状、体征而组方，全方位辨证论治，充分体现出个体化治疗原则。

2. 随病加减，灵活功专

膏方大多由复方组成，其组成看似庞杂，实则井然有序。医家根据患者的具体病情拟定膏方，可以结合不同病情与体质而选用相应的药物，随病加减，其功效高于市售之补膏，这是因为所服膏方乃是针对个体进行调治，而非见虚蛮补。一剂膏方常可服食达一月以上，为转变患者之体质、调节病理状态提供了充裕的时间，避免患者中断服药而影响疗效。

3. 善于补虚，寓攻于补

补益药是膏方的主要组成部分，对于各种虚证有独特功效。膏方强调整体调治，寓攻于补，补攻兼施，不仅补虚，也能疗疾。往往调补与祛邪并施以达到调整阴阳、脏腑、气血之偏盛偏衰的作用。或养血益气、滋阴壮阳、补益脏腑，或活血通脉、祛痰开郁、清热解毒，故医家应用又以患者具体情况而拟方，因病、因证、因人、因时、因地而增减药物，使之更加切合病情，便于长期应用和更有效地发挥作用。因为膏方最适用于慢性或虚损性疾病，而这些疾病大多迁延日久，病体虚弱，气血阴阳有所不足，而非短期时日，一针一药所能奏效。所以就必须选择药性平和，不伤正气，而又服用方便的剂型，膏方就是最为理想的剂型。

4. 药力集中，量小效优

膏方的制备一般都是将药材充分煎煮，再去滓将煎汁熬炼浓缩，去除大部分水，留取药中精华使用。也就是说可以将大包大包药材的有用部分高度凝集于杯勺之间，因此只需很小的摄入量就可维持良好的治疗效果，而且便于消化吸收，无损胃气，对于平素胃肠功能不好的患者尤为适宜。

5. 服用方便，口味怡人

膏方与其他剂型如汤、散、丹等相比服用更为方便，且适用于较长时期服用。通常一次制备，若贮藏得法往往可以服用2个月左右。将中药制成膏方后，药物浓度高、体积小、稳定性好，服用方便，节约时间，便于携带，宜于保管，减少体积，又省去煎药之麻烦。膏方的用量一般比中药汤剂少，可节约大量药材，经济实惠。具有调养、滋补、防病、治病的作用，广泛用于内、外、妇、儿、骨伤、眼耳口鼻等科疾患。膏方食用也比较简单，或含化，或冲服。以往常把膏方视为冬季服用的理想剂型，然而随着冷藏设备进入家庭，膏方的贮藏已不成问题，因而一年四季均可制备使用。又多用蜂蜜、冰糖、红糖、白糖收膏，甘甜适口，患者容易耐受，长期使用无论长幼，不会因不能忍耐而生厌烦之心。

6. 阴平阳秘，以衡为补

中医理论认为，人的生命活动以阴阳脏腑气血为依据，阴阳脏腑气血平衡则能健康无恙、延年益寿，故《素问·生气通天论》曰："阴平阳秘，精神乃治。"病邪有阴邪、阳邪，人体正气也有阴阳之气，疾病的发生就是阴阳失去相对平衡，出现阴阳偏盛或阴阳偏衰的结果。因此，利用药物的偏胜之性，来纠正人体阴阳气血的不平衡。"阴平阳秘，精神乃治"，是中医养生和治病的基本思想，也是制订膏方的主要原则。一些春夏易发之病，如哮喘等，如果能在冬季将身体调养好，就不易发作，正所谓"正气内存，邪不可干"。中国民间素有冬令进补的习惯，有道是"三九补一冬，来年少病痛""冬令进补，来春打虎"。

从西医学角度来看，冬天气温低，热量耗散多，胃肠道功能相对较其他季节强，生理机能的旺盛有利于营养物质的吸收利用，可以更多地转化为自身物质。人体在冬季新陈代谢速度减慢，此时适当补养，可调解和改善人体各器官的生理功能，增强抵抗力，达到防病治病的作用。

六、膏方的优势

膏方正越来越受到人们的重视，以膏方调养身体，防治疾病，为人们所认同，但在使用膏方时，要结合多方面的因素选用之。

1. 因人而异

膏方是根据个人的不同体质、病情、禁忌、喜好、病史等不同临床表现而确立的不同配伍的处方。不同人群，体力有强弱，质性分阴阳，生长有南北，性情有刚柔，筋骨有坚脆，肢体有劳逸，年龄有老少，奉养有膏粱藜藿之殊，心境有忧劳喜乐之别，天时有寒暖之不同，受病有深浅之各异，故医者必细审其人之种种不同，根据患者不同的体质特点和不同的病情、症状、体征进行详细诊查与辨证，从整体出发，辨证施膏，这充分体现了以人为本的特点，所以膏方又被称为“个体化的保健品”。如老年人应用膏方多予以进补，因老年人随着年龄的增长而趋向衰退，膏方进补更有利于进行全面调理。对于女性来说，要结合经、孕、胎、产的生理现象运用膏方。而小儿根据生长需要可以适当进补，重点在于调理脾胃。

2. 因地而异

我国幅员辽阔，地理环境各异，人们的生活方式不同。同属冬季，西北地区与东南沿海的气候条件迥然有别。冬季的东北、西北地区天气寒冷，膏方宜用偏温热之药；而长江以南地区虽已入冬，但气温较北方地区要温和得多，膏方中应以清补甘温之药为主；地处高原山区，雨量较少且气候偏燥的地带，膏方中则应以甘润生津之品为主。

3. 因病而异

医生针对患者不同病情进行辨证处方，做到一人一方，每一剂膏方只适合该方患者本人服用。故膏方在配伍中，除了常用中药的配伍需根据患者不同病情予以变化外，名贵细料药如人参、鹿茸、川贝等，以及收膏用的糖、胶等物料，均会根据不同患者的不同病情加以变化调整，不会出现千篇一律的膏方配料。特别是对于糖尿病的膏方可以根据病情需要，加工成不含糖的膏滋。

4. 善治未病

《素问·四气调神大论》云：“圣人不治已病治未病，不治已乱治未乱，此之谓也。夫病已成而后药之，乱已成而后治之，譬犹渴而穿井，斗而铸锥，不亦晚乎！”“治未病”的观点是中医学的重要思想，是中医预防医学的实践和总结，是中医学的最高境界。《淮南子·说山训》亦云：“良医者，常治无病之病，故无病。圣人者，常治无患之患，故无患。”可见，中医历来主张防病重于治病。“春生夏长，秋收冬藏”，冬季万物潜藏，人体的阴精阳气也趋于潜藏，此时应用膏方调补，能使体质得到全面增强，可真正起到“扶正固本”“治未病”的作用。

5. 善治宿疾

久病多虚，那么“虚则补之”是宿疾的治疗原则。因宿疾病程长，常“虚实夹杂，气虚血瘀，阴亏阳弱”，非一针一药所能奏效，故选择膏方可一边施补，一边治标，对疾病的治疗和康复很有益处。而且一剂膏方能服用 2 个月之久，且口感良好，坚持服用，能在最大程度上解除宿疾。

6. 善治慢性病

慢性疾病患者在临床上往往表现为：①病程较长，病情在很长的一段时间内呈慢性进展状态；②兼症较多，常合并一种至数种慢性疾病，病情和治疗复杂；③整体机能处于下降状态，慢性病的消耗导致机体的各项生理功能减退不全，从而加重病情。要在一张普通处方中考虑这么多的问题、兼顾多方面的治疗实在是一大难题，但通过个体化的膏方辨证论治，可达到控制或减少、减轻病情的反复发作，延缓疾病的进程，减轻西药的毒副作用，调理体质，改善生活质量等目的。

7. 善治亚健康状态者

亚健康者因各自先天禀赋、生活境遇、工作性质千差万别，所以临床症状和自我感觉有很大的不同。有的因先天禀赋不足，后天失养，积劳内伤而致气血衰少，气虚阳弱，清阳不升，脑失滋养，而见倦怠、眩晕等；有的因思虑过度，心脾两虚，故见心悸耳鸣、失眠多梦、神思恍惚、注意力不易集中等；有的因情志不舒，肝失条达，气机郁遏，血行不畅，故见情绪低下、抑郁易哭或急躁易怒等；有的因脾虚湿停，或感受外来湿邪，气机被遏，故见腹胀、纳呆、便溏等。膏方在中医辨证论治及整体调理的理论指导下，根据人体脏腑阴阳、气血虚实之变化，综合考虑个体体质特征来进行治疗，疗效显著。

8. 善于调理

中医学认为，人的生命活动、生长发育、生殖繁衍、生命维系等与人体的气血阴阳、脏腑功能息息相关。当人体气血阴阳充沛、脏腑功能健全时，便具备强壮的体质和旺盛的精力，反之，则百病丛生。中医膏方在中医辨证论治原则指导下，正确应用中药，针对不同人群进行调理，达到防病治病，强健机体，延年益寿的目的。其功用有：①激发机体的免疫功能，增强对疾病的抵抗力，能有效预防感染性疾病和肿瘤；②调节性腺、甲状腺、肾上腺的功能，改善内分泌紊乱；③增加红细胞、血红蛋白、网状红细胞，防止放疗、化疗引起的白细胞减少，能促进骨折愈合，改善骨质疏松；④改善动脉硬化，扩张血管，降低血压，增加心脑组织的有效血流量，缓解心脑血管的老化程度；改善肾脏有效血流量及肾小球滤过率，消除蛋白尿，增强肾功能等。

七、膏方的应用

亚健康是一种低质状态，主要表现为活力下降、功能和适应性减退，其犹如生命节律中的转换期、过渡期，警示人体出现危险信号。1977年世界卫生组织将健康概念确定为“不仅仅是没有疾病和身体虚弱，而是身体、心理和社会适应的完满状态”。20世纪以来，我国医学界对健康研究的结果表明，当今社会存在着一大批未发生器质性病变，但是却有诸多不适（如情绪低落、心情烦躁、忧郁焦虑、胸闷心悸、失眠健忘、精神不振、疲乏无力等症状）的人群。这些人群广泛分布于重体力劳动者、高强度脑力劳动者、妊娠期和围绝经期的妇女、中老年人等。调查发现，这些人经常会受到各种不良因素的干扰，如过度疲劳造成精力、体力透支，不良生活方式、紧张焦虑等各种心理问题，人体自然衰老，心脑血管及其他慢性病的前期、手术后康复期出现的种种不适，人体生物周期中的低潮时期等，这种状态就称为“亚健康状态”。根据不同人群平时多见的亚健康状态表现形式和亚健康证型的划分，进行膏方调养，确为一种防病治病的好方法。同时，一些疑难杂症如肿瘤，合理的膏方调理，可以有效延长患者生存时间和改善生存质量。

1. 针对亚健康状态的人群

亚健康状态的膏方调养以体质为基础，以预防为主，增强体质，能达到良好的保健养生作用。一些先天性或遗传因素所形成的特殊体质类型的人，用膏方进行调理更是适合。

（1）气虚者：多元气虚弱，用膏法则为培补元气、补气健脾，用膏要点为把握剂量，不可峻补，补气须防虚中夹实，且补气兼以理气。

（2）阳虚者：多元阳不足，用膏法则为补肾温阳、益火之源，用膏要点为温阳佐以养阴，兼顾脾胃，慎用辛热有毒之品。

（3）阴虚者：多真阴不足，用膏法则为滋补肾阴、壮水制火，用膏要点为滋阴与清热并用，养血即可滋阴生津，养阴必须兼顾理气健脾。

（4）痰湿者：多脾虚失司，水谷精微运化障碍，用膏法则为健脾祛湿、化痰泻浊，用膏要点为以温化通阳为主，细察痰瘀互夹，少用甘润之品。

（5）血瘀者：多血脉瘀滞不畅，用膏法则为活血祛瘀、疏利通络，用膏要点为养阴以活血，调气以化瘀，注意女性防动血。

（6）气郁者：多气机瘀滞，用膏法则为疏肝行气、开其郁结，用膏要点为掌握用药法度，提倡情志相胜。

2. 针对体力劳动者

工作时间过长、体力劳动过度、体育锻炼运动量过大均可造成躯体性疲劳，一时性或轻者可以在休息后自行缓解，但对于重体力劳动者来说，长期劳累又得不到充分的休息，使身体处于一种长期疲劳的亚健康状态，身体抵抗力下降，容易导致宿疾的复发和继发其他各种疾病。针对这种情况，治宜培土生金，合理选用一些补益脾肺之气的药物来组方。早期膏方调理能有效改善体力劳动者的身体免疫力。可以选用：枸杞子400克，生晒参100克，炙黄芪400克，黄精300克，三七200克，当归200克，海马40克，熟地300克，刺五加200克，绞股蓝300克，阿胶200克，浮小麦400克，炙甘草100克，牛膝200克。上药除阿胶之外，余药冷水浸泡2小时，入锅加水煎煮3次，每次1小时，滤渣取汁，再加热浓缩成清膏。阿胶研成粗末，用适量黄酒浸泡，隔水炖烊，冲入清膏，和匀。再放入白蜜1500克和调，再慢火煎至膏成。每次20~30克（1汤匙），每日2次。

3. 针对脑力劳动者

长期伏案工作，学习、工作压力过大，脑力劳动过度，经常熬夜加班，整天与电脑、数字、文件、试卷打交道，均可造成脑力性疲劳。对于脑力劳动者来说，长期劳累又得不到充分休息，同样可以使身体处于一种长期疲劳的亚健康状态，从而好发不寐、嗜睡、抑郁、健忘等症状。针对这种情况，治宜滋补肝肾，健脑安神，应合理选用一些补肝肾、平肝阳、益耳目的药物来组方。早期膏方调理能有效改善脑力劳动者的早衰现象。可以选用：熟地400克，制何首乌400克，炙黄芪400克，黄精400克，女贞子200克，桑椹子200克，龟板400克，鹿角胶100克，菟丝子300克，琥珀30克，茯神200克，黑芝麻400克，炙甘草100克，紫河车200克。

4. 针对更年期妇女

妇女更年期是绝经前后的一段时间，所以也称围绝经期，一般在45~55岁之间。此期妇女可能出现月经周期紊乱，忽来忽隐，经量不一，并逐渐减少；情绪急躁，易于激动，心慌意乱，思想不集中，喜怒无常；面部潮红，经常出汗，头痛；血压升高，关节酸痛，体形发胖等症状。其中，最明显的、也是最早出现的症状，为潮热、出汗、心慌和情绪的抑郁、波动。针对妇女更年期的这种情况，治宜疏肝理气，滋补肝肾。可以选用：熟地400克，香附400克，玫瑰花400克，旱莲草200克，女贞子200克，枳壳200克，龟板400克，鹿角胶100克，佛手300克，琥珀30克，白薇200克，柴胡200克，炙甘草100克，紫河车

100克，当归200克。

5. 针对手术后调养患者

手术后，尤其较大创伤的手术后，患者身体处于极度虚弱的状态，若能服用一段时间的膏滋，对早日恢复有很大帮助。具体术后调养，当因人而异，因时而异，因具体病情变化而异，采取不同的治疗原则。例如四肢骨折术后常会出现肢体的肿胀，影响静脉回流及供血，肢体得不到充足的营养和血液供应，从而影响伤口和骨折的愈合，严重者甚至可导致骨筋膜综合征或深静脉血栓形成。此时需要辨证施膏，如患者平素食少纳呆，术后多有面色无华、苍白或萎黄等气血亏虚的症状，在活血消肿的基础上，当添加补益气血之品，如生晒参、黄芪、当归、红枣、阿胶、白芍等；如患者体型偏胖，嗜食肥甘，术后出现小便赤灼，大便重着，舌苔黄厚腻等下焦湿热的症状，当进添清热利湿之品，如苍术、黄柏、滑石、薏仁、茵陈等。

6. 针对产后妇女

产妇由于分娩时的疼痛、出血，会导致气血消耗过大的症状出现，如头昏乏力、心慌懒言等虚亏表现，如果母乳喂养，气血会更加虚弱，即所谓“产后百脉空虚”。产后病的病机大致分为三方面：一是亡血伤津，由于分娩用力、出汗和产伤或失血过多，使阴血暴亡，变生它病；二是瘀血内阻，产后余血浊液易生瘀滞，或胞衣残留或感染邪毒，均可导致瘀血内阻，败血为病；三是外感六淫或饮食房劳所伤，产后气血俱伤，元气受损，抵抗力减弱，稍有感触或生活失慎，致产后诸病。所以针对产后妇女选方用膏，必须照顾气血。行气无过耗散，消导必兼扶脾，寒证不宜过用温燥，热证不宜过用寒凉，应因人因证，灵活化裁。推荐膏方：桃仁400克，川芎400克，当归400克，白芍200克，炮姜300克，桑椹子200克，龟板400克，鹿角胶100克，肉苁蓉300克，琥珀30克，木香200克，防风400克，炙甘草100克，荆芥300克，炙甘草100克。

7. 针对中老年人

中老年人脏腑功能渐衰，抗病能力逐渐下降，患有一两种或更多种慢性病者比比皆是，多数老人会出现不同程度的头昏眼花、耳鸣耳聋、须发苍白、腰酸腿软、气短乏力、健忘失眠等虚弱症状。若能辨证选服膏方，调补气血阴阳之不足，改善脏腑经络之失衡，便可有效地减少宿疾的复发和老年病的发生，提高中老年人的生活质量。推荐膏方：熟地

400克，枸杞子400克，黑大豆400克，黑芝麻400克，海参300克，山药200克，龟甲400克，鹿角胶100克，制首乌300克，天冬300克，杜仲200克，菟丝子400克，黄精200克，石菖蒲300克，炙甘草100克。

8. 针对易情志失调的人群

情志活动是机体对外界环境刺激的反应，也是机体内部五脏六腑、气血津液等功能活动的外在表现。另一方面，情志活动又对这些功能活动有促进调节作用，情绪既可以改变人的行为活动方式，也可以改变机体脏腑气血机能状态，从而导致生理或病理上的变化。例如过激情志容易引起脏腑气机的紊乱，也可以导致精神活动障碍，损伤人体气血精津的正常运行等。同时，还易引发宿疾，最终破坏人体阴阳的平衡。

（1）郁怒日久或脾气暴躁之人，可致肝失疏泄，引起气血逆乱或郁结不舒。骤受强烈刺激而暴怒不解者，容易出现胸胁胀痛，气息粗促，或头痛眩晕，心神不宁，日久可见腹胀食少，或咽中不适，不寐多梦，女性可见月经不调、乳房肿块等症状。常用膏方以柴胡疏肝散、逍遥散、天麻钩藤饮等为主，增减药物多用芳香辛散、疏肝理气之品。症状以胸胁胀痛为主，可选用醋柴胡、香附、川楝子、枳壳、檀香、香橼、玫瑰花、合欢花、佛手等物；症状以头痛目胀为主，可选用生石决明、珍珠母、生牡蛎、夏枯草、菊花、白芍等物；症状以眩晕呕吐为主，可选用天麻、钩藤、僵蚕、白蒺藜、羚羊角等物。上述方药调用得当，既可未病先防，也可既病防变。

（2）惊则动心而神气散乱，恐则伤肾而精却气陷。骤受惊恐，可致心神不宁，怔忡健忘，惊悸善恐，言行举止失常，或少腹坠胀，腰脊酸软不举，甚至可出现手足搐搦，癫狂等症状。常用膏方以安神定志为主，增减药物多用镇惊安神、清心养血之品。症状以卒恐不安，惊悸失眠为主，可选用磁石、生龙齿、生牡蛎、琥珀、紫石英等物；症状以神昏气逆，手足搐搦为主，可选用法半夏、制南星、竹沥、郁金、枳壳等物；症状以遗精滑脱、阳痿为主，可选用巴戟天、益智仁、芡实、莲须、龙骨、破故纸、肉豆蔻、沉香等物。同时应该建立安定和平的生活环境，消除导致惊恐的外界环境因素。

（3）喜乐过度则伤心而神气散乱，出现情绪亢奋，喜笑不休，心烦不寐，喜忘甚至导致狂癫痴呆等症状。常用膏方以天王补心丹、归脾汤等为主，增减药物多用养心、定志之品。可选用生牡蛎、琥珀、珍珠、黄连、石菖蒲等物。

（4）思虑过度则致耗伤心脾气血。心脾之阴血暗耗者，可见心悸易惊，虚烦不寐，眩晕耳鸣，不耐思虑；心脾阳气不足者，可见精神萎顿，心悸怔忡，短气自汗，倦卧懒言等症状。常用膏方以酸枣仁汤、养心汤、炙甘草汤、甘麦大枣汤等为主，增减药物多用养心、益智、安神之品。可选用干地黄、夜交藤、五味子、酸枣仁、茯神、远志、灵芝等物。

9. 针对易染时邪的人群

感染时邪，多发为流行性感冒，主要是外感疫疠之气所致。常发于气候突变、寒暖失常之时。在不同季节，可兼夹风、寒、暑、湿、燥、火等邪，临床表现各有不同。并且由于个人体质不同，还有化寒、化热之分。

（1）若患者素体壮实，每于春季交季之时，流感之初，多见发热鼻塞，咽红肿痛，脉浮数等症状，可酌情选用柴胡、葛根、黄芩、石膏、白芍、羌活、白芷、桔梗、生甘草等物；多见咳嗽喘息，痰多易稠等症状，可酌情选用胆南星、竹茹、天竺黄、麻黄、杏仁、石膏、生甘草等物。

（2）若患者素体虚弱，病后容易反复，可酌情选用党参、白术、茯苓、炙甘草、防风、生黄芪等物。

（3）若患者每见壮热口渴，烦躁夜甚，小便赤涩，脉细数等症状，可酌情选用水牛角、生地黄、玄参、银花、连翘、竹叶、麦冬、丹参、黄连等物。

10. 针对“三高”人群

“三高”人群是对检查结果显示高血脂、高血压、高血糖的人群的简称。患者可无任何不适，惟此三项检查结果异常。如长时间不予控制，将是心脑血管意外的高发人群。针对“三高”人群用膏，分三部分内容：防患于未然、防病中变化和防病后复发。

（1）防患于未然：患者未出现明显症状时，用膏效果最好。近人张锡纯在《医学衷中参西录》中自拟建瓴汤治疗脑充血之先兆症状，谓“服后能使脑之血如建瓴之水下行，脑充血之证自愈”。临床上对于中老年人经常头昏、手足麻木而两尺虚弱、肝肾不足者可以六味地黄丸等培补肝肾，对预防中风发生有一定疗效。

（2）防病中变化：心脑血管意外发生后，症状较轻者，可用大秦艽汤或镇肝熄风汤加减拟膏方；症状较重者，则需选服安宫牛黄丸、涤痰汤或至宝丹等。

（2）防病后复发：病后也需要积极防复，如《医林改错》提出补阳还五汤不仅可以用于气虚血瘀之中风后遗症，还强调“若服此方愈后，药不可断”。另人参再造丸、华佗再造丸、中风回春丸、杞菊地黄丸等也可选用组成膏方。

11. 针对骨量易减少人群

骨量减少多见于原发性骨质疏松症，并伴有骨的微观结构退化、骨钙溶出、骨密度下降等表现，一般好发于年老体衰、肾精亏虚之中老年人。随着人民生活环境的变化，饮食结构和工作节奏发生很大变化，骨量减少越来越多地见于中青年人群，早期发现、早期预防，能够有效地降低骨折的发生率。

膏方拟定多从如下几个方面入手：肾阴不足证伴见患处发热灼痛，关节僵硬，形体消瘦等症状，可选用左归丸；肾阳不足证伴见患处湿冷，水肿光亮，少气懒言等症状，可选用右归丸；风邪偏盛证伴见患处肿胀、红斑、游走性关节痛等症状，可选用防风汤；气血两虚证伴见患处肿胀有压痛，四肢痿软等症状，可选用八珍汤；肾精不足证伴见患处酸楚隐痛，筋骨痿软无力等症状，可选用河车大造丸。大多数患者一旦出现疼痛症状，应选用行气活血化痰之品，如桃仁、红花、栝楼仁等。遣方用药时，以肾为本，但也不能忽略脾胃为后天之本的作用。脾运胃健，气足精奉，髓满骨密而坚。

12. 针对罹患肿瘤人群

针对罹患肿瘤的患者，依然以辨证论治为核心，主要目标是控制扩散，防止转移，以期能达到改善患后生存质量的目标。对于不同部位的肿瘤，可以适当选用针对性较强的抗肿瘤药物。以肝癌为例，作为最常见、预后最差的恶性肿瘤之一，病理特点多为气滞、血瘀、痰湿、瘀毒，发病与肝、脾、肾三脏密切相关。临床上，可在此辨证基础上，加用半枝莲、七叶一枝花、蜈蚣、干蟾皮、三七、田基黄等辨病用药。对于胃癌患者，在辨证基础上，则需要选用半枝莲、白花蛇舌草、蒲公英、黄药子、三棱、莪术等辨病用药。对于鼻咽癌患者，在辨证基础上，则需要选用天花粉、知母、石上柏、守宫、绵陈、蒲公英等辨病用药。放化疗期间，还可以选用银连漱口液、10%甘草水、冰片、滑石粉等药物，减轻放化疗的毒副反应。

八、膏方常用之药

膏方以补虚药物应用最多，在选用补虚药物时，应根据病人情况，灵活选用药材，以达到调养身体的作用。虚证的临床表现比较复杂，就其证型概括起来，包括气虚、阳虚、血虚、阴虚四类。补益药也可根据其功效和主要适应证的不同而分为补气、补阳、补血、补阴四类。补益最早的含义是非常广泛的，它起源于人们的生活之中，即凡是对人体健康有益的事物都可归结到补益的范畴。自从人类有了思维活动，补益这一广博模糊的概念在人们的头脑中即已形成。

谈到补益法就要涉及医药的起源。药物学经验的积累，使人认识到哪些植物对人体有害，哪些植物对人体有益，有益者则成了后来补益药的雏型。《内经》对虚损之病因病理，已有丰富的理论认识与文字记载。指出凡外感六淫，内伤七情，不顺时宜，不知摄生调养，均可致精气耗伤而积虚成损。如：《素问·调经论》谓："百病之生，皆有虚实"。《素问·通评虚实论》："精气夺则虚"。《灵枢·本神篇》则认为："是故五脏，主藏精者也，不可伤，伤则失守而阴虚，阴虚则无气，无气则死矣。"《素问·厥论》："阳气衰于下，则为寒厥，阴气衰于下，则为热厥。"《素问·逆调论》："荣气虚则不仁，卫气虚则不用，荣卫俱虚，则不仁且不用，肉如故也，人身与志不相有，曰死。"《素问·脏气法时论》则较系统地记载了五脏虚证之表现："虚则少气不能报息，耳聋嗌干。"

《素问·三步九候论》首次提出虚损之治疗大法："虚则补之"。《素问·至真要大论》："衰者补之""劳者温之""损者温之。"《灵枢·邪气脏腑病形》篇指出："诸小者，阴阳形气俱不足，勿取以针，而调以甘药也。"《素问·阴阳应象大论》："形不足者，温之以气；精不足者，补之以味。"《难经·十四难》提出了五脏虚损之治疗大法："治损之法奈何？损其肺者，益其气，损其心者，调其荣卫；损其脾者，调其饮食，适其寒温；损其肝者，缓其中；损其肾者，益其精。"所以《难经》提出"气主煦之，血主濡之，气留而不行者，为气先病也"，此说对后人影响很大。《神农本草经》所谓"上药一百二十种为君，主养命以应天，无毒，多服、久服不伤人。欲轻身益气，不老延年者，本上经。中药一百二十种为臣，主养性以应天，无毒有毒，斟酌其宜，欲遏病补羸者，本中经。"皆足以说明此期医家对补益疗法和补益药物的认识程度。东汉张仲景《金匮要略·血痹虚劳病脉证并治》认为：诸种伤损引起“诸不足”等，是导致“五劳虚极”之基本病因。

1. 常用补气药

“形不足者，温之以气”。气虚以脾气虚、肺气虚为多见，故补气重在补益脾肺之气，以振奋衰减的机能，改善或消除形衰乏力等症。治气虚有三法：①上气虚者，升而举之，在选用药物时，应注意升提，所有补气药均有此作用，只是力量的强弱罢了，一般具有升提作用的如黄芪、党参、人参、太子参等；②下气虚者，纳而归之，是指选用具有补肾的药物，即所谓纳气平喘药物，如胡桃、蛤蚧、沉香等；③中气虚者，温而补之，多选用白术、大枣、甘草，适宜佐以温补之干姜、高良姜、吴茱萸之类的药物。

补气药味甘、性温，功能补气，适用于气虚证。如肺气虚所致的短气、少气，动则气喘、声低，自汗；脾气虚所致的倦怠乏力，食欲不振，脘腹胀满，大便溏泻或脏器下垂、出血等；心气虚所致的心悸气短，脉结代或细弱，心前区闷满或痛。血虚及大失血的患者需用补气药，因气能生血。

补虚药多有强壮作用，尤以补气药效果更为明显，有减轻疲劳的作用，提高思维活动和体力劳动效率。许多补气药都有延缓衰老的作用，这是中医药能使人类健康长寿而具有特色的重要作用之一。补气药能延长组织或细胞的寿命，改善、减缓衰老症状，促进或改善造血功能。

应用补气药应顾护脾胃，适当配伍健脾消食药，以促进运化，使之能充分发挥作用。

人　参

为五加科植物人参的根。主产于吉林、辽宁等地。野生者名野山参，栽培者称园参。园参一般于栽培6~7年后，在秋季茎叶将枯萎时采挖。切片或粉碎用。

【性味功效】甘、微苦，微温。

（1）大补元气：用于元气虚脱、脉微欲绝的重危证候，可单用，如独参汤。若气虚欲脱兼见汗出、四肢逆冷等亡阳征象者，配附子、干姜同用，如四逆加人参汤。本品为拯危救脱要药，其大补元气之功无药可代。

（2）补脾益肺：用于肺气虚之短气喘促、懒言声微等症，配伍五味子、苏子等药，如补肺汤。若肺肾两虚，肾不纳气之虚喘，配蛤蚧、胡桃仁等药同用，如人参蛤蚧散、人参胡桃汤。若脾气虚之倦怠乏力、食少便溏等症，配伍白术、茯苓同用，如四君子汤。若脾气虚弱，中气下陷之脏器下垂、久泻脱肛，配黄芪、升麻等药同用，如补中益气汤。若心气虚之心悸怔忡，胸闷气短，脉虚结代，配炙甘草、桂枝等药同用，如炙甘草汤。

(3) 生津止渴：用于热病伤津口渴，汗多及消渴证，配伍麦冬、五味子同用，如生脉饮。若热病气津两伤之口渴、发热，配知母、石膏同用，如白虎加人参汤。

(4) 安神益智：用于气血两亏、心神不安之心悸怔忡、失眠健忘者，可与当归、酸枣仁等药配伍，如归脾汤。

此外，人参又可配祛邪药同用，治疗余邪未清而正气已虚的病证，以取扶正祛邪之效。

【用量用法】补虚5~10克；救脱可用15~30克。文火另煎，分次兑服。研末吞服，每次0.5~1克，日服1~2次。

西洋参

为五加科植物西洋参的根。主产于美国、加拿大，我国北京、吉林等地亦有栽培。秋季采挖生长3~6年的根。切片生用。

【性味功效】甘、微苦，凉。

(1) 补气养阴：用于气阴两伤，热病或大汗，大泻，大失血，耗伤元气及阴津所致神疲乏力，气短喘促，心烦口渴，尿短赤涩，大便干结，舌燥，常与麦冬、五味子等同用。

(2) 清热生津：用于热病气津两伤，身热汗多，口渴心烦，体倦少气，脉虚数者，常与西瓜翠衣、麦冬等同用，如清暑益气汤。临床亦常配伍养阴生津之品用于消渴病。

【用量用法】3~6克。另煎或泡水饮服。

党　参

为桔梗科植物党参的根。主产于山西、甘肃等地。秋季采挖。切厚片，生用。

【性味功效】甘，平。

(1) 补益肺脾：用于各种气虚体弱之证，如短气乏力，食少便溏，久泻脱肛以及病后气血虚弱等，多配黄芪、白术同用；肺气亏虚的咳嗽气促、语声低弱等症，可与黄芪、蛤蚧等同用。一般补益的方剂中，多用党参代替人参。如遇虚脱危重证候，本品力薄，仍以用人参为宜。

（2）补血：用于气虚不能生血，或血虚无以化气而见面色苍白或萎黄、乏力头晕、心悸之症，常配伍黄芪、熟地等同用，取其补气生血之功。

（3）生津：用于气津两伤的轻证，宜与麦冬、五味子等同用。

【用量用法】 10~30 克。

太子参

为石竹科植物异叶假繁缕的块根。主产于江苏、安徽等地。夏季茎叶大部分枯萎时采挖。生用。

【性味功效】 甘、微苦，平。

补脾益气：用于脾肺气阴两虚证，见脾胃虚弱、倦怠无力、食欲不振以及肺气不足、自汗短气等症，常配山药、黄芪等同用。本品有类似人参的补气功效，而药力较薄，须大剂量持续服用，方能取得较好疗效。

【用量用法】 10~30 克。

黄 芪

为豆科植物蒙古黄芪的根。主产于内蒙古、山西等地。春秋季采挖。生用或蜜炙用。

【性味功效】 甘，微温。

（1）补气升阳：用于气虚体弱，倦怠乏力，食少便溏，短气自汗，常配伍人参同用，如参芪膏。若中气下陷，脱肛，子宫脱垂，胃下垂等症，与升麻、柴胡等同用，如补中益气汤。用于气虚血滞之中风偏枯、半身不遂，配当归、川芎同用，如补阳还五汤。

（2）固表止汗：用于表虚不固之自汗证，配防风、白术同用，如玉屏风散；或与牡蛎、浮小麦等同用，如牡蛎散。黄芪补气之中，又有外达之性，故能固表以止汗。

（3）利水消肿：用于气虚水肿，配白术、茯苓等同用。为治气虚水肿之要药。

（4）托毒生肌：用于气血亏虚证之疮疡内陷、脓成不溃或久溃不敛，可与当归、肉桂等配伍，如托里透脓散、十全大补汤等。

【用量用法】10~15克；大剂量可用至30~60克。生黄芪多用于固表止汗，托毒排脓；炙黄芪多用于补脾益气。

白 术

为菊科植物白术的根茎。主产于浙江、湖北等地。以浙江于潜产者最佳，称为于术。冬季采收。生用或土炒、麸炒用。

【性味功效】甘、苦，温。

（1）补脾健胃：用于脾胃虚弱所致的倦怠乏力、食少、泄泻等症，常配党参、茯苓等同用，如四君子汤。若脾胃虚寒之脘腹冷痛、呕吐、腹泻，可配党参、干姜等药同用，如理中汤。用于脾虚气滞之脘腹胀满，配枳实同用，如枳术汤。本品为“补气健脾第一要药”。

（2）燥湿利水：用于脾虚湿困，运化失职所致水肿、泄泻，配猪苓、茯苓等同用，如五苓散。脾虚中阳不振、痰饮内停者，宜配桂枝同用，如苓桂术甘汤。

（3）固表止汗：用于气虚自汗，常配黄芪、防风等同用，如玉屏风散。

（4）安胎：用于脾虚胎儿失养，胎动不安，可与人参、阿胶等同用。

【用量用法】10~30克。炒用健脾燥湿止泻。

山 药

为薯蓣科植物薯蓣的根茎。主产于河南、江西等地，河南怀庆府地区产者品质较佳，故有怀山药之称。霜降后采挖。生用或麸炒用。

【性味功效】甘，平。

（1）补脾养胃：用于脾虚气弱或气阴两虚之消瘦乏力、食少、便溏等症，常与党参、白术等配伍，如参苓白术散。或治脾虚不运，湿浊下注之妇女带下，如完带汤。本品作用和缓，不寒不燥，补而不滞，既能补脾益气，又能滋养脾阴，为平补脾胃常用之品。

（2）益肺生津：用于肺虚咳喘，可与太子参、南沙参等同用。本品补肺气，兼能滋肺阴。其补肺之力较缓。

（3）补肾涩精：用于肾气虚之腰膝酸软，夜尿频多或遗尿，滑精早泄，女子带下清稀及肾阴虚之形体消瘦、腰膝酸软、遗精等症，如缩泉丸、六味地黄丸等。

此外，用于消渴，既取补肺脾肾之气，又补肺脾肾之阴，常与生地、黄芪等配伍，如玉液汤。因其善补肺、脾、肾三脏，素有平补三焦之谓。

【用量用法】10~30克；大剂量60~250克。入滋阴药宜生用；入补脾肺药宜炒用，麸炒可增强补脾止泻作用。

甘　草

为豆科植物甘草的根及根茎。主产于内蒙古、甘肃等地。春秋采挖，以秋采者为佳。生用或蜜炙用。

【性味功效】甘，平。

（1）补气：用于心气不足所致脉结代、心动悸等症，常配人参、阿胶等同用，如炙甘草汤。治脾虚气弱，食少倦怠，多配党参、白术等，如四君子汤。

（2）清热解毒：用于热毒疮疡，咽喉肿痛，药食中毒。

（3）润肺止咳：用于寒热虚实多种咳喘，有痰、无痰者均宜。

（4）缓急止痛：用于脘腹、四肢挛急疼痛，常与白芍相须为用，如芍药甘草汤、小建中汤等。

（5）调和药性：用于缓和协调药物的烈性或峻猛之性，如热药用之缓其热，寒药用之缓其寒，攻下药用之缓其泻，峻猛药用之缓其烈。

【用量用法】3~10克。生甘草多用于清热解毒，缓急止痛；炙甘草多用于补益中气。

大　枣

为鼠李科乔木植物枣的成熟果实。主产于河北、山东等地。秋季果实成熟时采收。生用。

【性味功效】甘，温。

（1）补脾益胃：用于脾气虚弱，消瘦乏力，食少便溏，单用有效。其补气之力较为平和，若气虚较甚者，宜与人参等同用。

（2）养血安神：用于血不养心、心失所养之脏躁证，症见神情抑郁、精神恍惚、心烦不眠等，配小麦、甘草等同用，如甘麦大枣汤。

（3）调和药性：用于缓和诸药峻烈之性，如与攻下药同用，使攻邪而不致于伤正，如十枣汤。也用于因使用峻猛药物后，以取大枣扶助正气之功。

【用量用法】3~10枚。宜擘破入煎。

2. 常用补血药

《灵枢·决气》篇云：“血脱者，色白，夭然不泽，其脉空虚，此其候也。”《灵枢·天年》篇：“血气虚，脉不通，真邪相攻，乱而相引，故中寿而尽也。”提出了面部色泽㿠白、脉充盈不足等血虚证的临床表现。关于治疗原则，《素问·三部九候论》首次提出虚损之治疗大法：“虚则补之。”《素问·通评虚实论》：“精气夺则虚”。至今仍奉为“虚”之经典定义与病理要义。

补血药味甘，性温，质地柔润。功能补血。适用于血虚证。如心血不足所致的心悸、健忘、失眠；肝血虚所致的头痛眩晕、眼花耳鸣，妇女月经不调；脾虚所致的衄血、牙龈出血、崩漏等症。

张仲景《伤寒杂病论》虽对血虚证治未作专论，但对血虚证的临床表现及预后补充了新的内容，阐述了血虚证的病因病机，并创制了相应的方剂，至今对临床仍有指导意义和实用价值。如《金匮要略·脏腑经络先后病脉证》云：“色白者，亡血，设微赤非时者死。”说明失血过多，血色不能上荣于面，应面色白，若亡血之人面色反现微赤，又不在正常的时候出现，为血去阴伤，阴不含阳，虚阳上浮之危象。

《金匮要略·血痹虚劳病脉证并治》认为各种伤损是导致“五劳虚极”之基本病因，是辨证论治的基础，为后人所宗。虚劳血痹，劳则必伤精血，营血伤则内热起，营血不能内守而脱出于外，或吐，或衄，或出二阴之窍，血出既多，火热迸入，逼迫煎熬，漫无休止。《金匮要略·血痹虚劳病脉证并治》对血虚之重证有描述，云：“男子面色薄者，主渴及亡血，卒喘悸，脉浮者，里虚也。”《金匮要略》妇人篇提出妊娠、产后血虚证的临床表现，如妊娠期间血虚不能养胎而产生胎动不安之候；产后血虚、气机不和则腹中拘急而绵绵作痛；产后失血过多，血虚阴亏虚阳上浮而眩晕、昏冒；或血虚阴亏，筋脉失养，虚风内动而抽搐痉挛；或产后血虚肠道失润而大便难；或产后失血过多，血虚阴亏，孤阳不长，阳气独盛迫津外出而但头汗出等诸症。

补血药主要用于心肝血虚。临床治疗血虚病证，一般要配伍补气药同用，这是因为气能生血之故。临床上，血虚与阴虚关系密切，血虚常常伴有阴虚，补血药常与补阴药同用，“气为血之帅，血为气之母”，气血关系密切，气旺才能生血，故补气补血常同用，如当归补血汤中的黄芪量比当归量大。又由于脾胃为后天之本，故又常宜适当配伍补益脾胃之品同用。

当 归

为伞形科植物当归的根。主产于甘肃、四川等地。产于甘肃岷县（古称秦州）者，质量好，习称“秦归”。秋末采挖。生用或酒炒用。

【性味功效】甘、辛，温。

（1）补血活血：用于血虚兼血瘀所致面色萎黄、心悸失眠，常与熟地黄、白芍配伍，如四物汤。若气血两虚，常配黄芪同用，如当归补血汤、人参养荣汤。本品为补血圣药。

（2）调经止痛：用于血虚血瘀之月经不调、经闭、痛经，为调经要药，如四物汤、温经汤均配伍本品。

（3）润肠通便：用于血虚之肠燥便秘，常与肉苁蓉、火麻仁等同用。当归质润多脂，故有润燥通便作用。

（4）止咳平喘：用于因体虚所致咳嗽喘息，可配伍止咳平喘药物杏仁、桃仁等同用。

【用量用法】5~15 克。全当归补血活血；归身长于补血；归尾长于活血祛瘀。酒炒用，能加强活血之功。

熟地黄

为玄参科植物地黄的根茎，经加工蒸晒而成。以干地黄加黄酒拌，蒸至内外色黑，取出晒干，切片用。

【性味功效】甘，微温。

（1）补血：用于血虚萎黄、眩晕、心悸、失眠及月经不调，崩中漏下等，常与当归、白芍同用，如四物汤。若心血虚心悸怔忡，常与酸枣仁、柏子仁等同用，如天王补心丹。若崩漏下血而致血虚血寒，少腹冷痛者，可与阿胶、艾叶等药同用，如胶艾汤。本品补血作用强于当归，乃养血补虚之要药。

（2）滋阴：用于肝肾阴虚之腰膝酸软、遗精、盗汗、耳鸣、耳聋及消渴等，可配山茱萸、山药等同用，如六味地黄丸。亦可与知母、黄柏等同用，如大补阴丸。治精血亏虚、须发早白，常与何首乌、牛膝等配伍，如七宝美髯丹。治肝肾不足，五迟五软，可配龟甲、狗脊等同用，如虎潜丸。

【用量用法】10~30 克。砂仁配熟地，可减少其滋腻之性。

白芍药

为毛茛科植物芍药的根。主产于浙江、安徽等地。夏秋二季采挖。刮去外皮，水煮，晒干，生用或炒用。

【性味功效】苦、酸，微寒。

（1）养血：用于肝血亏虚之面色苍白、眩晕心悸，或月经不调，崩中漏下，常与熟地、当归等同用，如四物汤。若血虚有热，月经不调，可配伍黄芩、续断等药，如保阴煎。若崩漏，可与阿胶、艾叶等同用。

（2）柔肝止痛：用于血虚肝郁之胁肋疼痛，常配柴胡、当归等，如逍遥散。治疗脾虚肝旺，腹痛泄泻，与白术、陈皮同用，如痛泻要方。治疗痢疾腹痛，与木香、黄连等同用，如芍药汤。若阴血虚、筋脉失养而致手足挛急作痛，常配甘草同用，即芍药甘草汤。

（3）平抑肝阳：用于阴虚阳亢之头痛眩晕，常配牛膝、龙骨等，如镇肝熄风汤、建瓴汤。

（4）敛阴止汗：用于外感风寒、营卫不和之汗出恶风，与桂枝、大枣等同用，如桂枝汤。治阴虚盗汗，与龙骨、浮小麦等同用。

【用量用法】5~15 克；大剂量 15~30 克。

何首乌

为蓼科缠绕植物何首乌的块根。主产于湖北、贵州等地。秋季采挖。生用或蒸制后用。

【性味功效】苦、甘、涩，微温。

（1）补益肝肾：用于肝肾精血亏虚之血虚萎黄、腰酸脚弱、耳鸣耳聋，常与熟地黄、酸枣仁等同用。其补益作用平和。

（2）乌须黑发：用于肝肾不足之头晕眼花、须发早白、脱发，如七宝美髯丹。为乌发要药。

（3）截疟：用于疟疾日久，气血虚弱，可与人参、甘草同用，如何人饮。

（4）解毒：用于瘰疬、痈疮，皮肤瘙痒，可配伍夏枯草、当归等药同用。

（5）润肠通便：用于年老体弱、血虚肠燥之便秘，可与肉苁蓉、当归等同用。

【用量用法】10~30 克。制首乌补益肝肾；生首乌通便，解毒。

桑椹子

为桑科植物桑树的果穗。主产于江苏、浙江等地。4~6 月果实变红时采收。晒干，或略蒸后晒干用。

【性味功效】甘、酸，寒。

（1）滋阴补血：用于肝肾虚损、阴血不足之头昏耳鸣、眩晕、目暗昏花、须发早白、腰膝酸软等，如首乌延寿丹，以及消渴所致的阴虚津少、口干舌燥等症。对肝肾阴虚兼血虚者，还能补血养肝。其作用平和，宜熬膏常服，或与熟地黄、何首乌等品同用。

（2）生津润燥：用于阴血亏虚、津伤口渴、内热消渴及肠燥便秘等症，鲜品食用有效，亦可随证配伍。

【用量用法】10~15 克。

枸杞子

为茄科植物宁夏枸杞的成熟果实。主产于宁夏、甘肃等地。夏秋二季果实呈橙红色时采收。晾至皮皱后，再晒至外皮干硬、果肉柔软，生用。

【性味功效】甘，平。

（1）滋补肝肾：用于精血不足所致腰膝酸软、遗精滑泄、耳聋、牙齿松动、须发早白、失眠多梦以及肝肾阴虚，潮热盗汗，消渴，阳痿，遗精，如治疗肝肾亏损、早衰之七宝美髯丹。本品为平补肾精肝血之品。

（2）益精明目：用于肝肾不足所致视力减退、两目干涩、内障目昏、头晕目眩，常与山茱萸、菊花等品同用，如杞菊地黄丸。

【用量用法】10~15 克。

龙眼肉

为无患子科常绿乔木龙眼树的成熟果肉。主产于广西、福建等地。秋季果实成熟时采摘。烘干或晒干，剥开果皮取肉去核，晒干用。

【性味功效】甘，温。

补心安神，养血益脾：用于思虑过度、劳伤心脾而致惊悸怔忡、失眠健忘、食少体倦，以及脾虚气弱、便血崩漏等，与人参、当归等同用，如归脾汤。此外，也可与其他益气补血药配伍同用，以滋养补虚，治疗气弱血虚之证。

【用量用法】 10~25克；大剂量30~60克。

3. 常用补阴药

《黄帝内经》对阴液（精、津、液、血、髓）的来源、性状、分布及生理功能都做了详细的阐述，为滋阴学说打下了理论基础。

张仲景的《伤寒论》中，用“胃中水竭”“阴虚”“亡津液”“津液内竭”等来描述伤阴的病理现象，并将补阴的方药巧妙地化裁于治疗中，创立了补阴益气、补阴养血、补阴和阳、补阴清热、补阴降火、补阴滋补、补阴缓急、补阴润燥、补阴利水、补阴润便、急下存阴等补阴法，为补阴法的临床应用奠定了基础，也为后世杂病、温病和临床补阴法开辟了先河。

补阴药的特点是甘寒滋润。功能滋阴养阴。适用于阴虚证，症见口干舌燥、舌红少津、脉细数等。临床上五脏均可能出现阴虚病证。如肺阴虚现干咳，咯血，虚烦，身热，口渴。胃阴虚者现津少口渴，舌红苔剥或胃中嘈杂，干呕。肝、肾阴虚者现两眼干涩，头目晕花，骨蒸潮热，颧红，五心烦热，遗精。但对脾肾阳虚、痰湿内阻之胸闷食少、腹胀便溏等症，不宜使用。

治疗阴虚病证包括补肺阴、养心阴、养胃阴、补脾阴、益肝阴、滋肾阴等。根据临床应用补阴药物的特点来看，尤以补益肾阴为要。因肾为先天之本，受五脏六腑之精而藏之，阴虚病证，最终必累及于肾，而从所载药物来看，也主要是治疗肾阴虚病证的药物为多，如天冬、龟甲、鳖甲、女贞子、墨旱莲、黄精、黑芝麻等。

补阴分为平补、滋补。一般平补的药物作用平和，多不泥膈，如百合、山药、玉竹、女贞子、墨旱莲。比较滋腻的药物是天冬、熟地、麦冬、石斛，这些药物容易影响脾胃的消化功能。

从药物作用来看，补阴药物作用相对而言比较单一，治疗的病证不及补气、补血药物复杂，应用之中，选用药物主要从所治脏腑归类，一般来说，因其滋腻，剂量不宜太大。

北沙参

为伞形科植物珊瑚菜的根。主产于山东、河北等地。夏秋两季采挖。洗净，置沸水中烫后，除去外皮，干燥，或洗净后直接干燥。

【性味功效】 甘、微苦，微寒。

（1）养阴清肺：用于肺燥阴虚有热之干咳少痰、咳血或咽干音哑等症，常与麦冬、桑叶等药同用。

（2）益胃生津：用于胃阴虚有热之口干多饮、饥不欲食、大便干结、舌苔光剥或舌红少津及胃痛、胃胀、干呕等症，常与石斛、玉竹等同用。

【用量用法】 5~10 克。

南沙参

为桔梗科植物轮叶沙参等的根。主产于安徽、江苏等地。春秋二季采挖。除去须根，趁鲜刮去粗皮，洗后干燥，切厚片或短段生用。

【性味功效】 甘，微寒。

（1）养阴清肺化痰：用于肺阴虚的燥热咳嗽，症见干咳少痰。痰黏不易咯出者尤为适宜，可与麦冬、桑叶等药配伍同用，如沙参麦冬汤。

（2）益胃生津：用于热病后气津不足或脾胃虚弱而症见咽干口燥、舌红少津，食少不饥者可与石斛、山药等同用。本品兼有益气之功。

【用量用法】 10~15 克。

麦　冬

为百合科植物麦冬的块根。主产于浙江、四川等地。夏季采挖。生用。

【性味功效】 甘、微苦，微寒。

（1）养阴润肺：用于阴虚肺燥有热的鼻燥咽干、干咳痰少、咳血、咽痛音哑等症，常与阿胶、桑叶等品同用，如清燥救肺汤。

（2）益胃生津：用于胃阴虚津枯口渴，或热病津伤者，常配伍沙参、生地同用，如益胃汤。治消渴，可与天花粉、乌梅等品同用。治热邪伤津之便秘，配生地、玄参同用，如增液汤。本品为养胃阴要药。

（3）清心除烦：用于心阴虚有热之心烦，失眠多梦，健忘，心悸怔忡等症。多与生地、酸枣仁等同用。如天王补心丹。若热伤心营，心烦少寐者，宜与黄连、生地等配伍，如清营汤。

此外，本品还有润燥滑肠之功，用于热病伤津肠燥便秘之证。

【用量用法】 6~12 克。

天冬

为百合科植物天冬的块根。主产于贵州、广西等地。秋冬二季采挖。生用。

【性味功效】 甘、苦，寒。

（1）养阴润肺：用于燥邪伤肺，干咳无痰，或痰少而黏，或痰中带血，可与麦冬同用，如二冬膏。治阴虚劳嗽，痰中带血，常与麦冬、阿胶等同用。本品清润之力甚于麦冬。

（2）滋肾降火：用于肾阴虚火旺，潮热遗精等，常配熟地、黄柏等同用。

（3）益胃生津：用于胃阴虚内热消渴，或热病伤津口渴，常配人参、生地黄同用，如三才汤。治热伤津液的肠燥便秘，可与生地黄、玄参等同用。

【用量用法】 10~15克。亦可熬膏或入丸、散、酒剂。

百合

为百合科植物百合的肉质鳞片。全国各地均产。秋季采挖。生用或蜜炙用。

【性味功效】 甘，微寒。

（1）润肺止咳：用于阴虚肺燥有热之干咳少痰、咳血或咽干音哑等症，常与生地、川贝母等药同用，如百合固金汤。本品作用平和。

（2）清心安神：用于虚热上扰，失眠，心悸，可与麦冬、酸枣仁等药同用。治疗神志恍惚，情绪不能自主，口苦，小便赤，脉微数等，即所谓百合病，常与生地黄、知母等药同用，如百合地黄汤。

此外，本品还能养胃阴，清胃热，对胃阴虚有热之胃脘疼痛亦宜选用。

【用量用法】 6~12克。蜜炙可增加润肺作用。

【使用注意】 风寒咳嗽、脾虚便溏者忌用。

石斛

为兰科植物环草石斛的茎。主产于安徽、四川等地。全年均可采收，以秋季采挖较宜。生用。

【性味功效】 甘，微寒。

（1）益胃生津：用于热病伤津，烦渴，舌干苔黑之证，常与天花粉、麦冬等同用。治胃热阴虚之胃脘疼痛，牙龈肿痛，口舌生疮可与生地、黄芩等品同用。本品为养胃阴常用之药。

（2）滋阴清热：用于肾阴亏虚，目暗不明者，常与枸杞子、菟丝子等同用，如石斛夜光丸。治肾阴亏虚，筋骨痿软者，常配熟地、牛膝等同用。若肾虚火旺，骨蒸劳热者，宜与生地黄、胡黄连等同用。

【用量用法】6~12 克；鲜用，15~30 克。滋阴生津以霍山石斛较好，但价甚贵；清热生津以金钗石斛为佳。鲜石斛养阴清热生津之力胜于干石斛。

玉 竹

为百合科植物玉竹的干燥根茎。主产于河北、江苏等地。秋（或春）季采挖。生用。

【性味功效】甘，微寒。

（1）养阴润肺：用于阴虚肺燥有热的干咳少痰、咳血、声音嘶哑等症，常与沙参、麦冬等同用，如沙参麦冬汤。本品补阴而不恋邪，用于素体阴虚，感受外邪所致发热、头痛、咳嗽、咽干口渴等症，可与葱白、豆豉等同用，如加减葳蕤汤。

（2）益胃生津：用于燥伤胃阴，口干舌燥，食欲不振，常与麦冬、沙参等同用。治胃热津伤之消渴，可与石膏、知母等同用。

【用量用法】6~12 克。

黄 精

为百合科植物黄精的根茎。主产于河北、云南等地。春秋二季采挖。洗净，置沸水中略烫或蒸至透心，干燥，切厚片用。

【性味功效】甘，平。

（1）养阴润肺：用于肺金气阴两伤之干咳少痰，多与沙参、川贝母等药同用。亦用于肺肾阴虚之劳嗽久咳，可单用熬膏久服，亦可与熟地、百部等同用。

（2）补气健脾：用于脾虚气阴两亏之面色萎黄、困倦乏力、口干食少、大便干燥，可单用或与补气健脾药同用。

（3）补益肾精：用于肾阴亏虚之腰膝酸软、须发早白等早衰症状。对延缓衰老，改善头晕，可以单用熬膏服，亦可与枸杞、何首乌等同用。

【用量用法】10~15克。

女贞子

为木犀科植物女贞的成熟果实。主产于浙江、湖南等地。冬季果实成熟时采收。稍蒸或置沸水中略烫后，干燥，生用或酒制用。

【性味功效】甘、苦，凉。

（1）滋补肝肾：用于肝肾不足所致的腰膝酸软、须发早白、眩晕耳鸣，消渴及阴虚内热之潮热、心烦等症，常与墨旱莲配伍，如二至丸。

（2）乌须明目：用于肝虚目暗不明、视力减退、目微红羞明、眼珠作痛者，宜与生地黄、石决明等同用。

【用量用法】6~12克。本品以黄酒拌后蒸制，可增强滋补肝肾作用，并使苦寒之性减弱，避免滑肠。

墨旱莲

为菊科植物鳢肠的地上部分。主产于江苏、浙江等地。花开时采割。晒干，切段生用。

【性味功效】甘、酸，寒。

（1）滋补肝肾：用于肝肾阴虚或阴虚内热所致须发早白、头晕目眩、失眠多梦、腰膝酸软、遗精耳鸣等症。单用或配女贞子同用，如二至丸。

（2）凉血止血：用于阴虚内热的出血证，力量较弱。可单用或与生地黄、阿胶等药同用。

【用量用法】6~12克。

龟　甲

为龟科动物乌龟的背甲及腹甲。主产于浙江、湖北等地。全年均可捕捉。杀死后剥取甲壳，生用或醋淬用。

【性味功效】甘、咸，寒。

（1）滋阴潜阳：用于阴虚阳亢，阴虚火旺，阴虚风动等症，如头目眩晕，骨蒸潮热，盗汗遗精、神倦瘈疭者。

（2）益肾健骨：用于肾虚之筋骨不健、腰膝酸软、步履乏力及小儿鸡胸、龟背、囟门不合诸症，常与熟地、黄柏等同用，如虎潜丸。

(3) 养血补心：用于阴血不足、心肾失养之惊悸、失眠、健忘，常与石菖蒲、龙骨等同用。

此外，本品还能止血。因其长于滋养肝肾，性偏寒凉，故尤宜于阴虚血热、冲任不固之崩漏，月经过多，常与生地、地榆等同用。

【用量用法】 10~30 克。宜先煎。醋淬后用。

鳖　甲

为鳖科动物鳖的背甲。主产于湖北、江苏等地。全年可捕捉。杀死后剥取背甲，晒干，生用或醋淬用。

【性味功效】 甘、咸，寒。

(1) 滋阴潜阳：用于肝肾阴虚所致阴虚内热、阴虚风动、阴虚阳亢诸证。治阴虚风动、手足瘈疭者，常与阿胶、麦冬等同用。

(2) 退热除蒸：用于阴虚内热所致骨蒸潮热者，常与秦艽、地骨皮等同用。也用于温病后期，阴液耗伤、邪伏阴分、夜热早凉、热退无汗者，常与生地、青蒿等同用，如青蒿鳖甲汤。

(3) 软坚散结：用于癥瘕积聚，疟母等，多与土鳖虫、桃仁等配伍，如鳖甲煎丸。因其味咸能软坚散结。

【用量用法】 10~30 克。宜先煎。醋淬后用。

4. 常用补阳药

《黄帝内经》非常重视补阳，《素问·生气通天论》说："阳气者，若天与日，失其所，则折寿而不彰，故天运当以日光明"，"凡阴阳之要阳密乃固"，这为后世温阳学说的兴起提供了非常重要的理论源泉及依据。

产生阳虚的原因有多种。《内经》中关于阳虚理论有多处记载，阳者，卫外而为固也。通常五脏均可以出现阳虚，由于中医一般不云肺阳虚，而说成肺寒证，不云肝阳虚，而说成肝寒证，所以补阳药主要针对的是肾阳虚、脾阳虚以及心阳虚。《素问·六节藏象论》云："肾者主蛰，封藏之本，精之处也。"五脏的阳气赖以发源，若阳气虚弱，必然导致腰膝酸软，小便清长，阳痿不举。对于治疗原则，《灵枢·终始》提出："阴盛而阳虚，先补其阳，后泻其阴而和之。"

"虚者补之"是应用补益法的基本原则，凡人体正气不足者，皆可以应用补益方法。阳不足是虚证重要的方面，据中医学整体观和辨证论治思想，应用补阳法以及补阳药应注意以下几大原则。

（1）因时补阳：是根据季节的变化进行不同的补阳方法，《内经》之“春夏养阳，秋冬养阴”为补阳法则的理论依据。《饮膳正要》称“春气温，宜食麦，以凉之，不可一于温也，禁温饮食及热衣服。”“夏气热，宜食菽，以寒之，不可一于热也，禁温食、饱食，湿地濡衣服。”“秋气燥，宜食麻，以润其燥，禁寒饮食、寒衣服。”“冬气寒，宜食黍，以热性治其寒，禁热（应为寒）饮食。”后世医家据此创立出春宜升补、夏宜清补、秋宜平补、冬宜滋补的四季通补的具体方法。

（2）因地补阳：是根据不同地域而施以不同的补阳方法。《素问·异法方宜论》提出“一病而治各不同”，乃是因为“地势使然”，故后世医家一般以南补宜凉、北补宜温为补益原则，这是在南北人群体质差异和南北医家用药经验不同的情况下形成的。五脏阳气皆根于肾中真阳，阳气不足，五脏功能就会受到影响。《伤寒论》已经出现了温补法治疗阳虚证以及阳虚水停证，如四逆汤证、真武汤证等，《金匮要略》亦有温补方剂的出现，其创立了著名的肾气丸一方，主要用来治疗阳虚重证，原方主治中风历节、痰饮、虚劳、消渴、妇人杂病。

（3）因人补阳：是根据人的体质不同而施以不同的补阳法。也是根据阴阳盛衰而立法的。后世医家对体质进行了不同的归纳与分类。临床应用补益法以及补虚药时须结合个人体质辨证论补，一般情况下，当采用壮阳祛寒补益法。辨别体质的差异是补阳的重要前提，否则将差之毫厘、谬以千里。

（4）因病补阳：是根据疾病的具体情况进行补益。采用补阳方药，应注意气血阴阳的关系，还应注意兼补。体质虚损不明显者，可采用气血阴阳并补的平补法。切不可一见病证属虚，不辨阴阳气血，概投温补之类。

补阳药的特点是甘、咸，温，功能补阳。适用于阳虚证，如肾阳不足、畏寒肢冷、腰膝酸软、性欲淡漠、阳痿早泄、精寒不育或宫冷不孕、尿频遗尿；脾肾阳虚、脘腹冷痛或阳虚水泛之水肿；肝肾不足、精血亏虚之眩晕耳鸣、须发早白、筋骨痿软或小儿发育不良、囟门不合、齿迟行迟；肺肾两虚，肾不纳气之虚喘以及肾阳亏虚、下元虚冷、崩漏带下等症。补阳药性多温燥，阴虚火盛者忌用。

鹿 茸

为鹿科动物梅花鹿或马鹿等雄鹿头上未骨化而带茸毛的幼角。主产于东北、西北及西南等地。夏秋两季雄鹿长出的新角尚未骨化时，将角锯下或用刀砍下。用时燎去毛，刮净，横切薄片，研细粉用。

【性味功效】甘、咸，温。

(1) 补肾壮阳，益精养血：用于肾阳亏虚、精血不足、畏寒肢冷、阳痿早泄、宫冷不孕、小便频数、腰膝酸痛、头晕耳鸣、精神疲乏等症，可单用或配伍人参、黄芪同用，如参茸固本丸。本品为峻补肾阳、补益精血之要药。

(2) 强壮筋骨：用于肝肾亏虚、精血不足、筋骨痿软、或小儿发育不良、囟门过期不合、齿迟、行迟等，常与熟地黄、山茱萸等同用。

(3) 固冲止带：用于肝肾亏虚，冲任不固，带脉失约，崩漏不止，白带过多。治疗崩漏不止，常与当归、阿胶等药配伍。治疗带下清稀量多，可与海螵蛸、覆盆子等药同用。

(4) 温补托毒：用于疮疡久溃不敛，阴疽疮肿内陷不起，可与肉桂、黄芪等配伍，如阳和汤。

【用量用法】1~3 克；研细末，1 日分 3 次冲服。或入丸、散剂。

淫羊藿

为小蘖科植物淫羊藿的地上部分。主产于陕西、山西等地。夏、秋季采割。生用或以羊脂油炙用。

【性味功效】辛、甘，温。

(1) 补肾壮阳：用于阳痿尿频，腰膝无力，可单用本品浸酒服，或配伍其他补肾温阳药同用，如肉苁蓉、巴戟天等。

(2) 祛风除湿：用于风湿痹痛，筋骨不利及肢体麻木，常与威灵仙、肉桂同用。本品能走四肢而祛风除湿。

【用量用法】6~12 克。

巴戟天

为茜草科植物巴戟天的根。主产于广东、福建等地。全年均可采挖。生用或盐水炙用。

【性味功效】辛、甘，微温。

(1) 补肾壮阳：用于肾阳虚弱、命门火衰所致阳痿不育，配淫羊藿、仙茅等同用，如赞育丸。治下元虚冷，宫冷不孕，月经不调，少腹冷痛，配肉桂、吴茱萸同用。

（2）祛风除湿：用于肾阳虚兼风湿痹痛者，用之颇为适合，可配杜仲、菟丝子等同用。

【用量用法】 6~12 克。

肉苁蓉

为列当科植物肉苁蓉的带鳞叶的肉质茎。主产于内蒙古、甘肃等地。春季苗未出土或刚出土时采挖，除去花序。切片生用，或酒制用。

【性味功效】 甘、咸，温。

（1）补肾助阳：用于肾阳亏虚、精血不足致阳痿不起、小便余沥，常配菟丝子、续断同用，如肉苁蓉丸。治肾虚骨痿，不能起动，亦可与杜仲、巴戟天等同用。本品为补肾阳、益精血之良药。

（2）润肠通便：用于肠燥便秘，既能润肠通便，又能补肾阳、益肾精，故尤其适宜于老人或病后肠燥便秘而肾阳不足、精亏血虚者，常与当归、牛膝等药同用，如济川煎。

【用量用法】 10~15 克。

杜　仲

为杜仲科落叶植物杜仲的树皮。主产于湖北、四川等地。4~6 月剥取。生用或盐水炒用。

【性味功效】 甘，温。

（1）补益肝肾，强壮筋骨：用于肾虚腰痛，筋骨无力，小便频数等症，与补骨脂、菟丝子等同用。本品为治腰痛的要药。

（2）安胎止漏：用于肝肾亏虚，冲任不固，胎动不安，胎漏下血，或滑胎，单用有效，亦可与续断、当归等同用，如固胎丸。

【用量用法】 6~12 克。

续　断

为川续断科植物川续断的干燥根。主产于四川、湖南等地。秋季采挖。切片，生用。

【性味功效】 苦、辛，微温。

（1）补益肝肾，强筋健骨：用于腰膝酸痛，遗精遗尿，寒湿痹痛。

（2）止血安胎：用于肝肾不足之崩漏下血、胎动不安等症，与桑寄生、阿胶等配伍，如寿胎丸。

(3) 疗伤续折：用于跌打损伤、瘀血肿痛、筋伤骨折，常与桃仁、红花等配伍同用。

此外，本品活血祛瘀止痛，用治痈肿疮疡，血瘀肿痛，达到通利血脉之功。

【用量用法】 10~15 克。或入丸、散。外用适量研末敷。崩漏下血宜炒用。

菟丝子

为旋花科寄生缠绕性草本植物菟丝子的干燥成熟种子。我国大部分地区均产。秋季果实成熟时采收。生用，或煮熟捣烂作饼用。

【性味功效】 辛、甘，平。

(1) 补肾固精：用于肾虚所致的腰膝酸痛、阳痿遗精、尿频、带下等证。治腰膝酸痛，常配杜仲、桑寄生等同用。治阳痿遗精，常与枸杞子、覆盆子等同用，如五子衍宗丸。治小便不禁，夜尿频多，常与鹿茸、五味子等同用。本品为平补阴阳之品。

(2) 养肝明目：用于肝肾不足之目失所养、目暗不明、视物模糊者，常与熟地、枸杞子同用，如驻景丸。

(3) 温脾止泻：用于脾肾两虚之便溏、泄泻，宜与补骨脂、砂仁同用，作用平和。

(4) 补肝肾安胎：用于肝肾不足、冲任不固、胎失所养之胎动不安，常与桑寄生、续断等同用，如寿胎丸。

【用量用法】 10~15 克。

沙苑子

为豆科植物扁茎黄芪的干燥成熟种子。主产于陕西、山西等地。秋末冬初果实成熟尚未开裂时采收。生用或盐水炒用。

【性味功效】 甘，温。

(1) 补肾固精：用于肾虚遗精滑泄、白带过多，常与龙骨、牡蛎同用，如金锁固精丸。本品不燥不烈，既补肾阳，亦益肾精。

(2) 养肝明目：用于肝肾不足之目失所养、目暗不明、视物模糊者，常与枸杞子、菟丝子等同用。

【用量用法】 10~15 克。

补骨脂

为豆科植物补骨脂的干燥成熟果实。主产于河南、四川等地。秋季果实成熟时采收。生用，或盐水炒用。

【性味功效】辛、苦，温。

（1）补肾壮阳，固精缩尿：用于肾阳不足、命门火衰之腰膝冷痛、痿软无力，可与菟丝子、核桃仁等配伍。用于肾虚不固之遗精滑精、遗尿尿频，常与菟丝子、益智仁等配伍。

（2）温脾止泻：用于脾肾虚寒之五更泄泻，常配五味子、吴茱萸同用，如四神丸。

（3）纳气平喘：用于肾阳虚衰，肾不纳气，上气喘促，常配附子、肉桂等同用。

【用量用法】5~15克。

益智仁

为姜科植物益智的成熟果实。主产于广东、福建等地。夏秋季果实由绿转红时采收。晒干，砂炒后去壳取仁，生用或盐水微炒用。用时捣碎。

【性味功效】辛，温。

（1）暖肾固精缩尿：用于下元虚寒遗精、遗尿、小便频数。本品补益之中兼有收涩之性。

（2）温脾止泻摄唾：用于脾肾虚寒之多唾、泄泻。

【用量用法】3~10克。

蛤　蚧

为壁虎科动物蛤蚧除去内脏的干燥体。主产于广西、广东等地。全年均可捕捉。用时除去头、足和鳞片，切成小块，黄酒浸润后烘干用。

【性味功效】咸，平。

补肺肾，益精血，定喘嗽：用于虚劳喘咳，阳痿早泄。本品为治虚喘劳嗽之要药。

【用量用法】5~10克；研末服，每次1~2克，每日3次。亦可浸酒服，或入丸、散剂。

5. 常用理气药

理气药行气止痛。由于药物性能不同，分别具有理气健脾、疏肝解郁、理气宽胸、破气散结等作用。

气者，人之根本也，气贵流通，无病可生，一有气滞，则变生诸证。《素问·举痛论》云："思则心有所存，神有所归，正气留而不行，故气结矣。"这是讲产生气郁的原因之一。《灵枢·本神》云："愁忧者，气闭塞而不行。"《灵枢·寿夭刚柔》云："忧恐忿怒伤气，气伤脏，乃病脏。"《素问·本病》云："忧愁思虑即伤心，忿怒气逆，上而不下即伤肝。"（注：《素问·本病篇》佚，此引自《景岳全书》）凡气机郁结，就会导致脏腑功能失调，尤以肝病多见。所谓"膈塞闭绝，上下不通，则暴忧之病也。"（《素问·通评虚实论》）这些论述均是因气而致病。

《素问·六元正纪大论》曰："木郁达之"，是针对气郁而言的，气郁则应选用行气之品。气郁可影响人体气血运行和脏腑的生理功能，由于气机瘀滞、升降失常，导致一系列病证。如脾胃气滞证，症见脘腹胀满，食欲不振或嗳气吞酸，恶心呕吐，大便失常等症。肝气郁滞证，症见胁肋胀痛，抑郁不乐，疝气疼痛，月经不调，乳房胀痛或结块。肺气壅滞证，见呼吸不畅，胸闷胸痛，咳嗽气喘等症。从两汉至宋，医家多遵《内经》之旨，把气郁作为致病因素之一。

汉代张仲景在《金匮要略·妇人杂病脉证并治》记载了治疗因郁而致的脏躁、梅核气两种病证，并观察到其多发生于女性，并制定了治疗方药。以膏方来治疗气滞疾病，调畅气机，缓解压力，具有良好的作用。

陈　皮

为芸香科植物橘的成熟果实的果皮。主产于广东、福建等省。秋季果实成熟时收集干燥果皮备用。入药以陈久者佳，故称陈皮。切丝，生用。

【性味功效】辛、苦，温。

（1）理气健脾：用于脾胃气滞所致的脘腹胀满、恶心呕吐、不思饮食等症，常与厚朴、木香等同用，如平胃散。若脾虚气滞者，可与党参、白术等配伍，如五味异功散。此外，又常用于补益剂中，以助脾运，使之补而不滞。

（2）燥湿化痰：用于湿痰咳嗽、痰多胸闷者，可配半夏、茯苓同用，如二陈汤。治寒痰咳嗽，多与干姜、细辛等同用，如苓甘五味姜辛汤。若脾虚失运而致痰湿犯肺者，可配党参、白术同用，如六君子汤。本品为治湿痰之要药。

（3）降逆止呕：用于气机阻滞恶心、呕吐、呃逆，属寒者，与生姜同用，如姜橘汤；属热者，配竹茹同用，如橘皮竹茹汤。

【用量用法】 3~10克。

青 皮

为芸香科植物橘及其栽培变种的幼果或未成熟果实的果皮或幼小果实。5~6月间，采集自落的幼果。洗净，晒干，备用。7~8月摘取未成熟果实，除果肉，晒干。生用或醋炒用。

【性味功效】 苦、辛，温。

（1）疏肝破气：用于肝气郁结所致的胸胁胀痛、乳房胀痛及疝气痛等症。治胸胁胀痛，常配香附、郁金等同用。治乳房胀痛，宜配柴胡、橘叶等同用。治疝气痛，每与小茴香、乌药等配伍。

（2）消积化滞：用于食积气滞的脘腹痞闷、胀痛等症，常与山楂、神曲等同用。若气滞较甚者，可与木香、槟榔或枳实、大黄等配伍。

此外，取其破气散结作用，用于气滞血瘀所致的癥瘕积聚，以及久疟痞块，常配三棱、莪术等同用。

【用量用法】 3~10克。醋炙疏肝止痛力强。

枳 实

为芸香科植物酸橙、甜橙的未成熟果实。主产于四川、江西等地。5~6月间采集自落的果实，自中部横切为两半，晒干后低温干燥。用时洗净、闷透，切薄片，干燥，生用或麸炒用。

【性味功效】 苦、辛、酸，微寒。

（1）破气消积：用于饮食积滞之脘腹胀满、嗳腐气臭等症，可配麦芽、神曲等同用。如湿热积滞所致的泻痢后重之症，可与黄芩、黄连等配伍，如枳实导滞丸。若胃肠积滞，热结便秘，腹痛脉实者，常配大黄、芒硝等同用，如大承气汤。如脾虚失运，食后腹胀者，多与白术配伍以攻补兼施，如枳术丸。

（2）化痰除痞：用于痰浊痹阻胸膈之胸痛、短气痞闷的胸痹轻证，常与橘皮、生姜同用，如橘枳姜汤。若胸痹重证，可配薤白、桂枝同用，如枳实薤白桂枝汤。若痰热结胸，可与黄连、栝楼等配用，如小陷胸加枳实汤。若心下痞满，食欲不振者，每与厚朴、白术等配伍，如枳实消痞丸。本品为治胸痹、结胸常用药。

【用量用法】 3~10 克，大量可用至 30 克。生用作用猛烈，麸炒作用较缓和。

木 香

为菊科植物广木香或川木香的根。产于印度、巴基斯坦者，称为广木香，现我国已栽培成功；主产云南者称为云木香；产于四川、西藏者称为川木香。秋、冬季采挖。生用或煨用。

【性味功效】 辛、苦，温。

行气止痛：用于脾胃气滞所致的脘腹胀痛、食少呕吐等症，宜配砂仁、陈皮等同用，如香砂六君子汤；用于湿热泻痢后重者，常与黄连配伍，如香连丸。若治食积之腹胀便秘或泻而不爽者，可配槟榔、大黄等同用，如木香槟榔丸。本品辛行苦泄，药性温通，芳香气烈而味厚，善行脾胃、大肠之滞气而止痛，为行气止痛之要药。

此外，于补益药中，少佐本品，可使其补而不腻。

【用量用法】 3~10 克。生用专于行气，煨用有止泻之效。

香 附

为莎草科植物莎草的干燥根茎。主产于广东、河南等地。秋季采挖。晒干，生用或醋炙用。

【性味功效】 辛、微甘、微苦，平。

（1）疏肝解郁：用于肝郁气滞所致的胁肋胀痛等症，宜与柴胡、枳壳等配用，如柴胡疏肝散，还可用于气、血、痰、食、湿、热诸郁所致的胸隔满闷、吞酸呕吐等症，宜配川芎、苍术、栀子等同用，如越鞠丸。亦可用治寒凝气滞的胃脘疼痛，多配高良姜同用，如良附丸。若治寒滞肝脉之寒疝腹痛，每与吴茱萸、小茴香等配伍。本品乃疏肝、行气、解郁要药。

（2）调经止痛：用于肝郁气滞之月经不调、痛经、乳房胀痛，如四制香附丸。李时珍称其为“气病之总司，女科之主帅”。为妇科调经要药。

【用量用法】6~10 克。醋制止痛作用增强。

乌 药

为樟科植物乌药的块根。主产于浙江、安徽等地。全年均可采挖。除去细根，洗净切片晒干，生用或麸炒用。

【性味功效】辛，温。

（1）行气止痛：用于寒凝气滞胸腹诸痛证，如天台乌药散。

（2）温肾散寒：用于肾阳不足、膀胱虚寒引起的小便频数、遗尿等症，常与益智仁、山药同用，如缩泉丸。

【用量用法】3~10 克。

佛 手

为芸香科植物佛手的干燥果实。主产于广东、福建等地。秋季果实尚未变黄或刚变黄时采收。切片晒干，生用。

【性味功效】辛、苦，温。

（1）疏肝解郁：用于肝郁气滞及肝胃不和之胸胁胀痛、脘腹痞满等，常配柴胡、香附等药同用。

（2）理气和中：用于脾胃气滞之脘腹胀满、呕恶食少等，多与木香、砂仁等配用。此乃芳香醒脾常用之药。

（3）燥湿化痰：用于咳嗽痰多、胸闷胸痛之症，可与栝楼皮、陈皮等配伍同用。

【用量用法】3~10 克。

沉 香

为瑞香科植物沉香或白木香含树脂的木材心。前者主产于东南亚、印度；后者主产于海南、广东等地。全年均可采收。锉末或磨粉生用。

【性味功效】辛、苦，微温。

（1）行气止痛：用于寒凝气滞的胸腹胀痛，常与木香、槟榔等同用。若治脾胃虚寒之脘腹冷痛，每与肉桂、干姜等配伍。

（2）温中止呕：用于胃寒呕吐清水及呃逆等症，常配丁香、白豆蔻等同用。

（3）纳气平喘：用于下元虚冷、肾不纳气之虚喘证，常与附子、补骨脂等同用，如黑锡丹。若治上盛下虚之痰饮喘嗽，多与苏子、厚朴等配伍。

【用量用法】1~5 克。宜后下。亦可入丸、散，每次 0.5~1 克。

玫瑰花

为蔷薇科植物玫瑰的干燥花蕾。主产于浙江、四川等地。春末夏初花将开放时分批采摘，除去花柄及蒂，及时低温干燥。生用。

【性味功效】甘、微苦，温。

（1）疏肝解郁：用于肝郁犯胃之胸胁脘腹胀痛，呕恶食少，可与香附、佛手、砂仁等配伍。本品芳香行气止痛之功作用好。

（2）调经止痛：用于肝气郁滞之月经不调、经前乳房胀痛，可与当归、川芎、白芍等配伍。

（3）活血化瘀：用于跌打损伤、瘀肿疼痛，可与当归、川芎、赤芍等配伍。作用较平和。

【用量用法】2~10 克。煎服。

6. 常用消食药

消食药消食化积。部分药物还具有健脾开胃、和中的作用。适用于饮食积滞证，症见脘腹胀闷、嗳气吞酸、恶心呕吐、大便失常等。

脾胃纳运的水谷从口而入，脾胃的精气又上通于口，在正常情况下，“天食人以五气，地食人以五味。五气入鼻，藏于心肺，上使五色修明，音声能彰，五味入口，藏于肠胃，味有所藏，以养五气，气和而生，津液相成，神乃自生。”（《六节脏象论》）《灵枢·脉度》云：“脾气通于口，脾和，则口能知五谷矣。”《灵枢·平人绝谷》说：“胃满则肠虚，肠满则胃虚，更虚更满，故气得上下，五脏安定，血脉和利，精神乃居，故神者，水谷之精气也。”胃肠的虚实更替，表现为泻而不藏，动而不静，降而不升，实而不能满，以通降为顺，所以《灵枢·营卫生会》说：“谷入于胃，以传于肺，五脏六腑，皆以受气。”因“食气入胃，浊气归心”，“饮入于胃，游溢精气，上输于脾，脾气散精，上归于肺，通调水道，下输膀胱，水精四布，五经并行，合于四时五脏阴阳，揆度以为常也。”（《素问·经脉别论》）胃纳脾运，胃降脾升，纳运相得，运化正常。脾胃功能失常，则会导致饮食不消，进而脘腹胀满，食少纳差。所谓“饮食自倍，肠胃乃伤”（《素问·痹论》），“饮食劳倦则伤脾”（《素问·本病》）是也。

汉代张仲景认为，人病有宿食，以大承气汤主之，而当宿食在上脘部位者，当吐之。自隋代以后，历代均有关于对于饮食积滞方面的论述以及治疗方案。《诸病源候论·宿食不消诸候》记载的“宿食不消候”“食伤饱候”等篇，都是论述有关饮食不节所引起的胃肠疾病。

伤食者必定恶食，饮食积滞，产生原因有多端，如热伤、寒伤，有实证，有虚证。对于饮食积滞的治疗，需要采用消食导滞的方法。消食药主要针对上腹不适、嗳气、恶心、呕吐等消化不良症状。一般饮食积滞、消化不良是脾胃功能受损，主要表现为集中在上腹部正中或其周围区域的疼痛或不适感。失饥伤饱，损及脾胃，则会饮食少思，口中无味，神体困倦，应健脾开胃。

山楂

为蔷薇科植物山里红或山楂的成熟果实。主产于山东、河北等地，山东产量大质优，习称“北山楂”。多为栽培品。秋季果实成熟时采收。生用或炒用。

【性味功效】酸、甘，微温。

（1）消食化积：用于肉食积滞之脘腹胀满、嗳气吞酸、腹痛便秘证。治肉食积滞，可单用本品煎服。治食积气滞之脘腹胀痛，常配伍木香、青皮等同用。亦治泻痢腹痛，可单用焦山楂水煎服，或用山楂炭研末服。本品尤为消化油腻肉食积滞之要药。

（2）活血散瘀：用于瘀阻之胸腹痛，常与川芎、红花等同用。若治产后瘀阻腹痛、恶露不尽或痛经、经闭，可单用本品加糖水煎服，亦可与当归、香附等同用。治疝气痛，常与橘核、荔枝核等同用。

【用量用法】6~12克。炒焦能增加消食之力。

神曲

为面粉和其他药物混合后经发酵而成的加工品。全国各地均有生产。生用或炒用。

【性味功效】甘、辛，温。

消食和胃：用于食滞脘腹胀满、食少纳呆、肠鸣腹泻者，常与山楂、麦芽等同用。又因其能解表退热，故尤宜外感表证兼食滞者。

此外，本品兼助金石药的消化，若丸剂中有金石、贝壳类药物者，可加用本品糊丸以助消化，如磁朱丸、万氏牛黄清心丸。

【用量用法】6~15 克。炒焦消食之力增强。

麦 芽

为禾本科植物大麦的成熟果实经发芽而成。全国产麦区均可生产。将麦粒用水浸泡后，保持适宜温度湿度，待幼芽长至约 0.5 厘米时，干燥。生用、炒黄或炒焦用。

【性味功效】甘，平。

（1）消食健胃：用于饮食积滞证，如食少、食后饱胀，常配伍白术、陈皮等，如健脾丸。本品长于消米面淀粉类食积。

（2）回乳消胀：用于妇女断乳或乳汁郁积之乳房胀痛等。取其回乳之功，可单用生麦芽或炒麦芽 120 克（或生、炒麦芽各 60 克），煎服。

（3）疏肝解郁：用于肝气郁滞或肝胃不和之胁痛，常配川楝子、柴胡等同用。

【用量用法】6~12 克。用于回乳，剂量可增至 30~120 克。生麦芽功偏消食健胃；炒麦芽多用于回乳消胀。

稻 芽

为禾本科植物稻的成熟果实经过发芽干燥而成。主产长江流域。制法如麦芽。生用或炒焦用。

【性味功效】甘，平。

消食健胃：用于饮食积滞，脾虚食少，常与砂仁、白术等同用。其消食和中作用和缓，助消化而不伤胃气，尤善消米面薯芋类食积，常与麦芽相须为用。

【用量用法】6~15 克。生用偏于和中，炒用偏于消食。

莱菔子

为十字花科植物萝卜的成熟种子。全国各地均有栽培，夏季果实成熟时采收。生用或炒用，用时捣碎。

【性味功效】辛、甘，平。

（1）消食除胀：用于食积气滞，脘腹胀满或疼痛，嗳气吞酸等，常与山楂、麦芽等配伍，如保和丸；治疗食积气滞兼脾虚者，常配白术同用。本品消食化积之中，尤善行气消胀。

（2）降气化痰：用于痰涎壅盛，咳喘，胸闷兼食积者，可单用本品为末服；亦可与白芥子、苏子同用，如三子养亲汤。

【用量用法】6～12克。入药多炒用。

鸡内金

为雉科动物家鸡的砂囊内壁。全国各地均产。杀鸡后，取出鸡肫，趁热剥取内壁。生用、炒用或醋制入药。

【性味功效】甘，平。

（1）消食健脾：用于饮食积滞，小儿疳积，尤宜于食积兼脾虚之证。单用或配伍其他消导药、健脾药同用。如小儿脾虚疳积，多与茯苓、山药等同用。若脾胃虚寒，食欲不振，消化不良者，可与白术、干姜等同用。本品消食化积作用强。

（2）涩精止遗：用于肾虚遗精、遗尿，可单用炒焦研末，温酒送服；用治遗尿，常与桑螵蛸、菟丝子等同用。

（3）化石通淋：用于砂石淋证，胆结石。

【用量用法】3～10克。散剂酌减。本品微炒研末内服，疗效较入汤剂为好。

九、膏方的制作

膏方使用历史悠久，早在《内经》中已有关于制作和应用膏剂的论述。晋代《肘后方》中有将膏剂由皮肤外敷发展到五官科外塞和内服治病的记载。唐宋以来，膏剂的应用更为广泛。清代的《理瀹骈文》中有代表性的膏剂专著，书中对膏剂的治病机理、配制工艺、应用方法和治疗经验均有详细的论述，对后世有较大影响。膏方的制作工序复杂精细，对制膏师要求极高。一份膏方要经过处方调配、榨取、过滤、浓缩、收膏等步骤，慢熬而成，膏方熬制需要一周至两周时间。

膏、丹、丸、散是最为常见的中药传统剂型。除了便于携带、服用方便外，不同的剂型更有利于发挥不同方剂的药效，与药味组成起到相辅相成的作用。

1. 膏方配伍原则

用膏方治病，既可一味单方，又可使用复方。按照病情需要和用药法度，将两种以上药物合用，就是配伍。在配伍应用的情况下，可以更好地发挥药物的作用而增进疗效，减轻和消除副作用。在治疗方法上，单方药简功专，针对性强；复方药宏效广，对较复杂的疾病能够全面照顾。临床应根据具体病情辨证处方。

（1）单用：单独使用一味药物制成膏方，如用人参治疗气虚证，用熟地治疗肾阴虚证。

（2）复方：将两种或两种以上药物，按病情和配伍原则组成膏方，如天冬、麦门冬同用，可增强养阴润燥作用；党参与黄芪同用，可增强补气健脾作用。同时，药物合用可以减轻副作用，如术附膏中用蜂蜜，既可解除附子的毒性，又可取其甘缓，以缓解疼痛。补气养血膏中用了党参、熟地黄、枸杞子、黄精等众多滋补药，少佐陈皮理气和胃，可以消除滋补呆胃的副作用。

2. *膏方制作方法*

熬制膏方传统选用大号铜锅，因铜锅传热性能好，受热均匀，性质稳定，不易与中药中的化学成分发生不良反应，煎煮出来的药汁质量好。不宜用铁锅，因铁锅化学性质不稳定，容易与药材的一些成分发生化学反应，导致颜色、口味、质量改变而影响疗效。也不易用铝锅。

膏方的制作经过浸泡、煎煮、浓缩、收膏、存放等几道工序。

（1）浸泡：先将配齐的药料放入容量相当的洁净砂锅内（不要用铁器、铜器等金属器皿），加入适量的洁净水浸润药料，稍后再加水以高出药面5厘米左右，浸泡5小时左右，令其充分吸收膨胀，以便使药材的有效充分能充分地煎煮出来。

（2）煎煮：把浸泡后的药料上火煎煮，先用武火煮沸后，降低火力，保持沸腾，并常搅拌，再用小火煮1小时左右，转为微火以沸为度，约3小时左右，此时药汁渐浓，即可用纱布过滤出头道药汁，再加清水浸润药渣后即可上火煎煮，煎法同前，此为二煎，待至第三煎时，气味已淡薄，滤净药汁后即将药渣倒弃（如药汁尚浓时，还可再煎1次）。将前三煎所得药汁混合一处，静置后再沉淀过滤。

（3）浓缩：将过滤洁净的药汁入锅中进行浓缩，先用大火煎熬，加速水分蒸发，并随时撇去浮沫，让药汁慢慢变成稠厚，再改用小火进一步浓缩，此时应不断搅拌，因为药汁转厚时极易粘底烧焦，在搅拌到药汁滴在纸上不散开来为度，此时方可暂停煎熬，这就是经过浓缩而成的清膏。

（4）收膏：把蒸烊化开的胶类药或糖（以饴糖和蜂蜜为佳），倒入清膏中，在小火上慢慢熬炼，不断搅拌，直至达到滴水成珠（将膏汁滴入清水中凝结成珠而不散）即可。

在此之前应将胶类进行处理。中医膏方中使用的胶类主要有阿胶、龟板胶、鳖甲胶、鹿角胶等。应先将胶粉碎成细粉，置适宜容器内，再加入适量黄酒使其溶化后备用。加黄酒的目的有二：一是清除胶类的腥味，起矫味作用；二是胶类粉碎成细粉后在黄酒中能很快溶化。

（5）特殊药材处理：有些贵重药材不需要煎熬，有些不耐高热的药材也不需要煎熬，如人参粉、三七粉、西洋参粉、川贝母粉等。在收膏的同时，放入准备好的药末（如人参粉），要求药末极细，在膏中充分抹匀。

（6）存放：待收好的膏冷却后，装入清洁干净的瓷质容器内，先不加盖，用干净纱布将容器口遮盖上，放置一夜，待完全冷却后，再加盖，放入阴凉处或冷藏箱中。

3. 正确挑选膏方

膏方既然是用来防治疾病的，选用的就是药材。组成及其配伍应该按照中医的辨证论治原则，有针对性地选择用药。

（1）质量要好：膏方要选择道地的中药，俗话说“药材好，药才好”。

（2）制作规范：熬制膏方，要有一定的技术，比如药材要浸泡多长时间，熬制时间的长短，药材熬制的程度，熬到什么时候，应加什么药材等都应按照规范来。

（3）个性化：针对不同的年龄、性别、病程、个体，所开的膏方是不一样的，要使膏方达到预期的效果，就要有的放矢。

（4）口感要好：熬制膏方一定要口感好，使用者能够接受，不要用怪味、异味、刺激性药材熬制，而不能食用。

4. 膏方常用药材

熬制膏方时，常需加入一些特殊药材以促使液体成为膏滋，常加入的有饴糖、蜂蜜、阿胶等。

饴 糖

为米、麦、粟或玉蜀黍等粮食经发酵糖化制成。全国各地均产。有软、硬两种，均可入药，但以胶饴为主。

【性味功效】甘，温。

（1）补中缓急：用于脾虚之脘腹疼痛，可与桂枝、芍药等配伍，如小建中汤。若气虚较甚者，可配黄芪、党参同用。

（2）润肺止咳：用于肺虚肺燥咳嗽，但单用力薄，多与紫菀、百合等配伍。

【用量用法】 15~20克。入汤剂须烊化冲服。湿热内郁、中满呕吐及痰湿壅盛者忌用。

白　糖

为禾本科植物甘蔗的茎汁经精制而成的乳白色结晶体。主产于我国南方各省。

【性味功效】 甘，平。

（1）补中缓急：用于脾胃虚弱所致的脘腹疼痛，口干烦渴。

（2）润肺生津：用于肺燥咳嗽，干咳少痰。

（3）解毒疗疮：用于水火烫伤，溃疡不敛等。

【用量用法】 多作调味品应用。糖在膏方中主要作用是矫味、赋形，增强良好的口感。

【食用注意】 久贮的糖容易产生螨虫。糖尿病、结核病、胃炎、肝炎、胆石症、便秘、肾炎、尿结石病、高血脂、高血压、肥胖、龋齿、癌症、皮肤病、骨折患者不宜吃，会加重病情。老年人，痰湿、痞满者不宜食。加糖主要是为了改善口感，同时便于药液成膏。

近年来人们提倡饮食低热量、低糖化，主要是因为糖尿病、肥胖病、心血管疾病的发病率高，故也选用替代糖，选用最多的是木糖醇。

蜂　蜜

为蜜蜂科昆虫中华蜜蜂所酿的蜜。全国大部分地区均产。春秋季采收。生用或炼后用。

【性味功效】 甘，平。

（1）补中，止痛：用于脾气虚弱之脘腹挛急疼痛，或作为炮炙补脾益气药的辅料，以增强补中益气之功。对中虚脘腹疼痛，腹痛喜按，空腹痛甚，食后稍安者，可作食品服用。本品既可补中，又可缓急止痛，标本兼顾。单用有效，更常与白芍、甘草等配伍。

（2）润燥止咳：用于肺虚久咳及燥咳，气短乏力，咽燥痰少者，单用有效。亦可与人参、生地黄等品同用，如琼玉膏。本品尤多作为炮炙止咳药的辅料，或作为润肺止咳类丸剂或膏剂的赋型剂。

（3）润肠通便：用于肠燥便秘者，可单用冲服，或随证与生地黄、火麻仁等配伍。亦可将本品制成栓剂，纳入肛内，以通导大便，如蜜煎导方。

（4）解毒：服乌头类药物中毒者，大剂量服用本品，可解毒。外用对疮疡肿毒有解毒消疮之效。对溃疡、烧烫伤有解毒防腐、生肌，促使疮疡愈合之效。

【用量用法】 15~30 克；大剂量 30~60 克。煎服或冲服；外用适量。本品作栓剂肛内给药，通便效果较口服更捷。

选择优质蜂蜜是保证膏滋质量的关键。蜜以质厚、色白如凝脂、味甜而香，兼有鲜味、黏性强者作为首选。

加蜂蜜时一般应先炼一下，即将蜂蜜置于锅内加热，使之完全溶化，沸腾时用网筛或绢筛捞去上面浮沫。至蜜中水分大部分蒸发，翻起大泡，呈老红色时，酌加约 10% 的冷水，再继续加热使沸，随后趁热倾出，用绢筛过滤，除去其杂质，即成炼蜜。

阿 胶

为马科动物驴的去毛之皮经熬制而成的固体胶。主产于山东、浙江等地。以山东东阿县的产品最著名。直接烊化或炒成阿胶珠用。

【性味功效】 甘，平。

（1）补血滋阴：用于血虚诸证，而尤以治疗出血而致血虚为佳。可单用本品即效，亦常配熟地、芍药等同用。治气虚血少之心动悸，脉结代，与桂枝、人参等同用，如炙甘草汤。若热病伤阴，心烦不眠，常配黄连、鸡子黄等，如阿胶鸡子黄汤。对于阴虚或肺燥咳嗽，又可配沙参、麦冬等同用，如清燥救肺汤。用治温热病后期，真阴欲竭，阴虚风动，手足瘈疭，配龟甲、生地同用，如大定风珠。本品为血肉有情之品，乃补血要药。

（2）止血：用于出血而有血虚或阴亏征象者。若治血虚血寒之妇人崩漏下血等，常与当归、艾叶等同用，如胶艾汤。治脾气虚寒便血或吐血等症，配白术、附子等同用，如黄土汤。本品为止血要药。

【用量用法】 5~15 克。入汤剂宜烊化冲服。

熬制膏剂所用胶类，主要是阿胶，因其乃血肉有情之品，滋补力好。除上述作用外，阿胶还具有美容养颜、防治衰老、增强记忆、延年益寿等多方面的作用。其他如鹿角胶、龟甲胶、鳖甲胶、黄明胶，均可以作为膏剂的配制物，但各自有不同的功用。阿胶长于滋补阴血，更适合于妇女，鹿角胶温阳补肾，更适合男子。鳖甲胶与龟甲胶都能养阴，且能清虚热，适合易上火者采用，这是阿胶和鹿角胶所不具备的。鳖甲胶还有通血脉的作用，破瘀散结有专功。龟甲胶强健筋骨，骨质疏松者可考虑优先选用。黄明胶有温补之功，但性燥，宜少用。

5. 辅料的选用

在熬制膏滋方的时候，常需要加用配伍一些辅料，可以改善口味，增加固体成分，增强补益作用，祛除异味。常选用的药物有胡桃肉、黑芝麻、莲子肉、芡实、龙眼肉等。

十、四季应用膏方

春夏养阳，秋冬养阴，乃是因时养生的根本之法。顺应四时阴阳变化，固护人体自身正气，正是中医养生的关键。所谓春夏养阳，即养生养长；秋冬养阴，即养收养藏。春季，气温逐渐升高，由寒转暑，人体肌表虽应气候转暖而开始疏泄，但其抗寒能力相对较差。春时是人体阳气生发之时，必须注意保暖、御寒，犹如保护初生的幼芽，使阳气不致受到伤害，故此时应以调养阳气为主。秋季，气温逐渐降低，由暑转寒，人体肌表处于疏泄与致密交替之际。此时是人气收敛，阴精潜藏于内之时，适当调动人体的应激能力和耐寒能力，有利于肌表的致密和阳气的潜藏，故此时应以保养阴精为主。《管子》中有“春者，阳气始上，故万物生；夏者，阳气毕上，故万物长；秋者，阴气始下，故万物收；冬者，阴气毕下，故万物藏。”所以，春夏养阳，秋冬养阴，是建立在阴阳互根互用规律基础之上的养生防病的积极措施。而“冬病夏治”更是这一积极措施的具体体现，是添养阳气的治疗方法。夏天乃一年中阳盛阴衰之季，而“三伏”又是一年中阳气最旺盛的季节。人体阳气达到顶峰，此时也是恢复人体阳气的最佳时机。此时若能助阳克寒，驱散患者体内的阴寒之气，定能将冬病之邪扼杀在蛰伏状态。

人体适应气候变化以保持正常生理活动的能力，毕竟有一定限度。尤其在天气剧变，出现反常气候之时，更容易感邪发病。因此，人们在因时养护正气的同时，非常有必要提高自身正气抗邪的能力。只有这样，两者相辅相成，才会收到如期的成效。所以，提前服膏方预防疾病也是因时养生的一个重要原则。《素问·八正神明论》说：“四时者，所以分春秋冬夏之气所在，以时调之也，八正之虚邪而避之勿犯也。”

这里所谓的“八正”，又称“八纪”，就是指二十四节气中的立春、立夏、立秋、立冬、春分、秋分、夏至、冬至八个节气。它是季节气候变化的转折点，天有所变，人有所应，故节气前后，气候变化对人的新陈代谢也有一定影响。体弱多病的人往往在交节时刻感到不适，或者发病甚至死亡。因而，注意交节变化，根据四时阴阳变化和脏腑机能活动特点，有规律地进补各类扶正药物，无疑是有益的。但切忌机械刻板。而针对病后、产后造成的突发性体虚，与四时变化关系不大，只需一时进补，即可达迅速恢复健康之功，可不囿于四时用药规律，这也是适时用药用膏的重要内容之一。但对于大病、久病或素体虚弱的体虚，致虚病因尚未去除，体虚状态又不能短期恢复者，则仍须坚持四时用补之道，防微杜渐，适时固护阳气和阴精，逐渐恢复机体健康的状态，最终达到阴阳平衡。

1. 春季应用膏方

“春三月，此谓发陈。天地俱生，万物以荣”（《素问·四气调神大论》）。春季从立春之日起，到立夏之日止，包括了立春、雨水、惊蛰、春分、清明、谷雨六个节气。在四时交替周期中为四时之首，万象更新之始，在五行中属木，是阳气初生且逐渐转旺的季节。冬去春来，冰雪消融，阳气生发，蛰虫欲动，万物复苏。此时，气温开始转暖，空气由干燥变得湿润，自然界一派欣欣向荣的景象。虽然春季主阳气生发，但寒冷尚未完全退去，二月依然还伴寒冷的春风，三月更有潮湿的梅雨。而阳气初生，寒暖交替，细菌也在迅速滋生。

（1）春季人体的生理病理特点

“春生、夏长、秋收、冬藏，是气之常也，人亦应之。”（《灵枢·顺气一日分为四时》）四时寒热能影响人体的生理活动，最显著的表现为腠理的开合和津液的藏泄。冬季人气闭藏之余，至春则体质盛实，人气偏实，腠理尚未完全开泄，为废物的排泄做准备；在脉象，则相应的张力强而见弦；在情绪，则因为从严冬过渡到梅雨季节，而多出现压抑、郁闷的状态。春季，木气和畅，与肝气的生发疏泄相通应；人们处于温度回升的过渡阶段，常易出现精神倦怠，即所谓“春困”的状态。“逆春气则少阳不生，肝气内变”（《素问·四气调神大论》），如逆春之风气，可致胁肋胀痛、精神抑郁等肝失疏泄之症，甚至好发癫狂等精神疾病；“春伤于风，邪气留连，乃为洞泄”，一般而言，春天多风邪为病。春初，寒湿气候易导致脑血管痉挛而出现缺血性中风；春季正是推陈出新之时，容易散发病毒，感染温邪（包括西医学所说的流感、肺炎、麻疹、流脑、猩红热等传染病）机会较多，伤风感冒最多。此外，由于生活起居方式及饮食的突然改变，加之冬季的伤寒伏邪，也会诱发多种与春季相关的急性感染性疾病，如上呼吸道感染、急性支气管炎、急性腹泻等。由于气候处于寒暖交替之时，一些容易受气候反复变化影响的慢性或非传染性疾病也易在春季复发或加重，包括呼吸系统疾病（例如慢性支气管炎、肺气肿、支气管扩张、肺心病等）、内分泌系统疾病（例如甲状腺机能亢进、甲状腺机能减退、糖尿病等）、心脑血管疾病（例如风心病、慢性心功能不全、心绞痛等）、消化系统疾病（例如胃溃疡、急慢性胃炎等）。

总之，春季是风证（风温、风湿、风寒、风热、肝阳化风等）、温毒证、热证（脾胃湿热、肝阳上亢、心火亢盛、肺阴亏虚等）及伤食积滞等病证的多发季节。

（2）春季膏方调理的注意事项

依据春季的气候特点和人体的生理病理特性，膏方中应多选用生发条达气机之物以舒发人体壅滞的气机，同时兼顾补益阴精以备阳气生发之需。春月为病，犹冬藏固密之余，冬季多拥簇炉火，过食肥甘，至于春初，体内会逐渐蕴集温热之气，加之阳气生发，人气多实，平人调应以凉宣为主，慎用补药扶正。具体还应区别早春和春夏相交之时。早春时节，春寒料峭，阳气动而未发，进补膏剂以宣为主，若久病体虚，或外科手术后气血亏损，或儿童体质素虚，生长发育迟缓者可适当进补温散升提之品，以助发陈阳气；春夏相交之时，阳气逐渐升腾，进补膏剂注意固护阴液，若春季患温热病之后，津伤液亏者，则需凉补以滋阴生津，兼宣肝气。宣发肝气时，忌用大温大热之品，“辛甘发散为阳”，辛甘之物既可助春季人体阳气升发，同时还可养脾气，防止木旺贼土。因春三月，高年之人，多有宿疾，春气所攻，则精神昏倦，宿病发动。又兼冬时，拥炉熏衣，啖炙炊煿成积，至春发泄，体热头昏，壅膈痰嗽，四肢倦怠，腰脚无力，皆冬所蓄之疾，常当体候。若稍觉发动，不可便行疏利之药，恐伤脏腑，别生余疾。惟用消风、和气、凉膈、化痰之剂，或选食于方中，性稍凉，利饮食，调停以治，自然通畅。若无症状，不必服药。古代医家以立春日清晨煮白芷、橘皮、青木香三汤沐浴，吉。《遵生八笺·四时调摄笺春卷·三月事宜》引《法天生意》曰：“三月三日采桃花浸酒饮之，除百病，益颜色。三月三日采夏枯草煎汁熬膏，每日热酒调吃三服，治远年损伤、手足瘀血、遇天阴作痛，七日可痊，更治产妇诸血病证。”又引《孙真人摄养论》曰：“二月肾气微，肝正旺，宜戒酸增辛，助肾补肝。宜静膈去痰水，小泄皮肤微汗，以散玄冬蕴伏之气。”而在《遵生八笺·四时调摄笺春卷·正月修养法》则引《摄生论》中说：“正月肾气受病，肺脏气微，宜减咸酸，增辛辣味，助肾补肺，安养胃气，勿冒冰冻，勿太温暖，早起夜卧，以缓形神。”

总之，春季膏方拟定，应以益气养阴为主，兼顾肝肺两脏。如气阴两虚型体质或肺气虚和脾气虚症状明显的患者，宜疏肝理气、调和肺脾。如心肺气虚或因虚而致的过敏性体质患者，宜增进体质、柔肝敛肺。如气郁型体质患者，宜疏肝解郁等。

2. 夏季应用膏方

“夏三月，此谓蕃秀。天地气交，万物华实”（《素问·四气调神大论》）。夏季从立夏之日起，到立秋之日止，包括了立夏、小满、芒种、夏至、小暑、大暑六个节气，在四时顺序交替周期中为四时第二。以五行论，又可细分为夏和长夏，分属五行中的火和湿，是天气下降、地气上升，天地之气相交，阳气旺盛和自然界万物繁茂的季节。夏季是一年中阳气最盛的季节，天阳下济，地火上腾，气候炎热。人们往往因为气温偏高，伤津耗气而出现睡眠少，食欲不佳，精神不振，体重减轻。如果此时不知保养每易得病。因此有“六月债，还得快”之说。

（1）夏季人体的生理病理特点

夏季炎热，人体新陈代谢旺盛，入难敷出，腠理开泄，被暑热逼蒸，出汗尤多。在脉象，则见相应地脉来洪盛而应指满满；在情绪，则因为季节包括夏与长夏两季，而多出现烦躁、郁怒的状态；夏季火性炎上，与心主血的功能相通应；在夏季，人们处于温度逐渐攀高到顶点的阶段，并且有的地方潮湿明显，常易出现头身困重的状态。夏季炎热，伤精耗气的几率大，易于发生气阴、气津两伤之证。皮肤经常汗湿，若汗腺排泄不畅，又不注意个人卫生，不经常洗浴清洁，很容易患各种过敏性皮肤病或皮肤感染，如过敏性皮炎、疔疮、疥疮、痤疮、痈肿疔疖、皮癣及叮咬性皮炎。人们为了消暑避热，少衣单衫，纳凉食冷，常易损伤脾肾阳气，导致各类急性传染病和急慢性消化系统疾病的发生，包括急慢性胃肠炎、中暑、流行性出血热、痢疾、急性胰腺炎、乙型脑炎等。随着生活质量的提高，人们过分使用空调，导致空调病（头昏头痛、不思饮食、乏力嗜卧等为主要表现）的患者逐年增多，甚至出现死亡的报道。在夏季，一些非感染性疾病或慢性疾病也易复发或加重，包括泌尿系统疾病（例如尿路感染、泌尿系结石、急慢性肾炎、膀胱炎等）、神经内分泌系统疾病（例如甲状腺机能亢进、失眠、糖尿病等）、心脑血管疾病（例如高血压、动脉粥样硬化、心肌炎等）、消化系统疾病（例如食道炎、急慢性胃炎等）。此外，风湿热、妇女带下、美尼尔综合征、中耳炎等都是夏季好发疾病。

总之，夏季是伤津耗液证、气阴两虚证、暑热证（阴暑证、阳暑证、暑湿证）、热毒温毒证、湿证（风湿、寒湿、湿温、湿热）等病证的多发季节。

（2）夏季膏方调理的注意事项

夏季是阳多阴少的季节，因此，夏季膏方应用要点有三：一是根据夏日炎热的气候特点，选用基本的清暑益气生津的药物，以清除体内的暑热；二是根据夏季脾胃消化功能差，且易染寒湿秽浊蕴结，致生胃肠病的情况，易配芳香化浊、健脾化湿之品；三是夏季气候湿热，蚊虫孳生，易患疮疖痱疹等，宜加疏风止痒之品。

在药物应用上，应注意以甘淡、甘平、甘凉之品为主来清热解暑、养阴保津，使身体不致于郁热化火，耗液蒸津而伤阴。如王（孟英）氏清暑益气汤（西洋参、石斛、麦门冬、黄连、竹叶、荷梗、知母、甘草、粳米、西瓜翠衣）以及莲叶、藿香、佩兰等，都有清暑热、化暑湿之功效。就脏腑而言，夏气通于心，心气火旺，故夏季扶正药物又当注意清心火。另一方面，夏季虽然暑热外迫，但阴气内伏，脾胃湿滞，故亦常用辛温芳香、健脾化湿之品以宣散脾胃中郁积的寒湿，如《遵生八笺》载：“豆蔻散治夏月冷气发动，胸膈气滞噎塞，脾胃不和，不思饮食。用草豆蔻四两，同生姜炒香黄为度，去姜用；大麦芽十两，炒黄；神曲四两，炒黄；甘草四两，炙；干姜一两，炮；同为末，每服一钱，如点茶吃，不计时服。”此外，夏季恣食寒凉之物，老年人多会因此耗伤脾肾阳气，因此养生家多注意应用扶正的药物来调补脾肾。如《养老奉亲书》指出：“夏至以后，宜服不燥热、平补肾气暖药二三十服，如苁蓉丸、八味丸之类，以助元气。”《养生杂纂》亦曰：“当夏之时、……不宜燥热补药，惟用平补温和剂。”此“温和剂”即是平补肾气之物（如参芪片、固本丸、参苓白术散等），既能资助元气，又防燥热伤津。对于一些慢性久病患者，如慢性支气管炎、哮喘、胃病等，夏季服用平补肾气之品，既能防治慢性病的复发，又能延缓衰老，即所谓“冬病夏治”。

脾旺于长夏，长夏湿重，与暑热交蒸，脾胃易受其害，人多食欲不振，故夏月用补，须防止滋腻困脾，宜用清灵轻补之品，并可辅以运脾化湿之物。夏季膏方拟定，应以清热祛湿为主，兼顾脾肺两脏。

3. 秋季应用膏方

“秋三月，此谓容平。天地以急，地气以明”（《素问·四气调神大论》）。秋季从立秋始，至立冬止，历经立秋、处暑、白露、秋分、寒露、霜降六个节气，在四时顺序交替周期中为四时第三，以五行论，属五行中的金，是气候由热转凉，阳气渐收，阴气渐长，由阳盛转变为阴盛的关键时期，也是自然界万物成熟收获的季节。人们生活起居也要顺应自然界的这种变化，以利于体内阳气的收敛、下降。如《云笈七签》：“秋宜冻足、冻脑，卧以头向西，有所利益。”

（1）秋季人体的生理病理特点

秋季气候转凉，阳气收敛，但余暑未尽，天气干燥，寒暑交替。在脉象，则见脉来蔼蔼如车盖，按之益大；秋初的气候具有某些夏季的特点，若不注意饮食卫生，则夏季常见的一些急性传染病及感染性疾病在秋季也可见到，如腹泻、痢疾、伤寒、乙型脑炎等。秋季气候的不稳定性和气压增高常会使人感到心烦意乱，或失眠多梦，是神经精神疾病多发的季节；秋高气爽，尘土飞扬，空气中的致敏物质密度增大，因此也是皮肤病及过敏性疾病多发的季节；秋风多燥，则又是面神经麻痹、便秘、肠风下血、痔疮等疾病多发的季节。

（2）秋季膏方调理的注意事项

秋为“容平”之季，气候由热转凉，阳气渐收，阴气渐长，自然界阴阳变化由“长”到“收”。人体受外界的影响，体阴当相对增加，然机体因暑热伤津尚未恢复，又加秋燥施虐，更伤体津常见脏燥津伤，故此时服用扶正药物，当利于气阴的恢复，注重滋润养阴，忌用耗散阴津之品。如《养生月览》中说：“立秋后宜服张仲景八味地黄丸，治男子虚羸百疾，医所不疗者，久服身轻不老。”《四时纂要》记载：“（九月）取枸杞子浸酒饮，令人耐老。”。一般情况下，秋季应“慎药”，正如《摄生消息论》中所说：“秋间不宜吐并发汗，令人消烁，以致脏腑不安。”确需膏方调养，应把握以润燥养阴，滋养脾肾，柔肝息风为主的调养原则。

秋季膏方拟定，应以轻宣凉燥为主，兼顾肾肺两脏。如阴虚型体质患者，尤应注重防燥伤阴。

4. 冬令应用膏方

“冬三月，此谓闭藏。水冰地坼，勿扰乎阳”（《素问·四气调神大论》）。冬季从立冬至立春前，包括立冬、小雪、大雪、冬至、小寒、大寒六个节气，在四时顺序交替周期中为四时第四，以五行论属水，是自然界万物闭藏的季节，也是一年中最寒冷的季节。冬季的严寒，不利于病原微生物的孳生、繁殖，在一定程度上会使急性传染病的发病率有所下降，但如果气候反常，该冷不冷，或阴雨连绵，或冰封时间太长等，均会诱发多种急性传染病或流行性疾病。

（1）冬季人体的生理病理特点

冬季严寒，日照少，而多出现抑郁的状态，冬季水曰润下，与肾主水的功能相通应；在冬季，人们处于温度逐渐降低到最冷的阶段，要早睡晚起，日出而作，保证充足的睡眠时间，以利阳气潜藏，阴精积蓄。在寒冷的冬季里，不应当扰动阳气，破坏阴成形大于阳化气的生理比值。因此，必须控制情志活动，做到如同对待他人隐私那样秘而不宣，如同获得了珍宝那样感到满足。如是，则“无扰乎阳”，养精蓄锐，有利于来年春季的阳气萌生。至于防寒保暖，也必须根据“无扰乎阳”的养藏原则，做到恰如其分。衣着过少过薄，室温过低，既耗阳气，又易感冒。反之，衣着过多过厚，室温过高，则腠理开泄，阳气不得潜藏，寒邪亦易于入侵。《素问·金匮真言论》说：“夫精者身之本也，故藏于精者，春不病温。”说明冬季节制房事，养藏保精，对于预防春季温病，具有重要意义。

冬季气候反常，应冷反热或忽冷忽热，昼夜温差大，则温热类疾病、外感疾病的发病率将大大提高，且其发生、流行及临床表现都有与秋季相似的地方；阴雨连连，空气湿冷，则易使猩红热、百日咳、白喉、脑膜炎等疾病发生和风湿、类风湿及腹泻等疾病加重；冬季气温过低时，容易使关节炎、冠心病、心绞痛、急性心肌梗塞、慢性支气管炎、肺气肿、消化性溃疡等疾病发作或加重；冬季交感神经易兴奋，血管持续收缩，好发卒中；冬季在室外活动不注意保暖防护，容易冻伤；在室内生火或空调取暖不注意通风，容易发生一氧化碳中毒和呼吸道感染；冬季人体内分泌发生改变，则会影响甲状腺机能；冬天日照少，加上户外活动不多，容易心情抑郁，肾病、肾功能不全及肝硬化腹水等疾病容易加重。

（2）冬季膏方调理的注意事项

冬为“闭藏”之季，“水冰地坼”，阴气盛极，阳气潜伏，万物生机闭藏，新陈代谢缓慢。冬季人体精气闭藏，与脏腑相应，则冬气通于肾，肾主闭藏，故据《素问·四气调神大论》中说：“冬气之应，养藏之道”的养生原则，冬令进补扶正药物，则属于蓄养收藏精气的最好时节。《摄生消息论》中说：“斯时伏阳在内，有疾宜吐，心膈多热，所忌发汗，恐泄阳气故也，宜服酒浸补药或山药酒三杯，以迎阳气”。就时令而言，冬季进补，应注意选用性温助阳之物入肾，这样，既可以鼓舞潜伏之阳气，增强机体抗寒能力，又可以助肾藏精，强身健体，为来年开春的忙碌打下坚实的基础。但进补同时，还要注意阳气内敛的特殊状态，慎用少用大辛大热之品，以防伤阴。张志聪针对“秋冬养阴”的养生原则，认为“秋冬之时，阴盛于外而虚于内”，所以应该阴阳兼顾。正如《类经》中所说：“善补阳者，必于阴中求阳，则阳得阴助，而生化无穷”。

冬季是阴盛阳弱的季节，膏方中应注意以助阳散寒、温补脾肾、活血行气的药物为主，使阳气得旺，寒邪不侵，阴平阳秘。其次，冬季又是气候干燥的季节，应注意兼顾使用滋补润燥。冬季，手足部常因经脉阻滞，肌肤失养，皮肤枯燥，而出现皲裂，用散寒活血、润燥养肤的中药，外涂手足部，可收到良好的防治效果。

十一、体质调理用膏方

早在《内经》中即对体质进行了阐述，其中《灵枢·阴阳二十五人》中：“先立五形，金、木、水、火、土，别其五色，异其五形之人，而二十五人具矣”。并且说明不同体质的人，气血的多少是不一样的。同时，《灵枢·行针》指出：“多阳者多喜，多阴者多怒。”《灵枢·通天》认为“太阴之人，多阴无阳”，精神易抑郁；“少阴之人，多阴少阳”，心胸狭窄，多忧愁悲伤，郁郁不欢；“太阳之人，多阳无阴”，感情易暴发；“少阳之人，多阳而少阴”，爱慕虚荣，自尊心强。说明体质跟人格也有密切关系。现在基本按照王琦教授的“体质九分法”，将国人体质分为阴虚质、阳虚质、痰湿质、湿热质、血瘀质、气郁质、特禀质、气虚质和平和质九种。这种分法对形体特征、常见表现、心理特征、发病倾向、适应能力五个方面进行了综合评价，能够比较客观地展现不同体质人的形体、生理和心理特点。

1. 气虚体质

【基本概念】是指元气不足，以神疲乏力、气短自汗、少气懒言等气虚为主要表现的体质状态。

(1) 形成原因：先天禀赋不足，后天失养，如孕育时父母体弱，早产、人工喂养不当、偏食、厌食，或病后气亏、年老气弱等。

(2) 形体特征：肌肉松软不实。

(3) 常见表现：平素语音低弱，气短懒言，容易疲乏，精神不振，易出汗，肢体容易疲劳；面色萎黄或淡白，目光少神，口淡，唇色少华，毛发不泽；大便不成形，或便秘但不硬结，便后仍觉未尽，小便偏多；舌淡红，舌边有齿痕，脉弱。

(4) 心理特征：性格内向，不喜欢冒险、拼搏。

(5) 发病倾向：易患内脏下垂，反复感冒，病后抗病能力弱，易出现虚劳的症状等。

(6) 适应能力：不耐受风、寒、暑、湿邪。

【体质分析】由于元气亏损，脏腑功能容易出现减退，故易出现精神不振，声低气怯；气虚不能推动血液的运行，故局部组织容易出现失荣的表现，则头昏健忘，唇色少华，舌淡苔薄白；卫气不强，不能固护体表，故易出汗，反复感冒；脾虚亏虚，运化失司，则口淡，四肢肌肉松软疲乏，大便不成形，便后仍觉未尽；脾虚气血生化不足，则机体失养，毛发不泽，舌胖嫩，边有齿痕；气虚推动无力，则便秘而不硬结；气化无权，则膀胱气化失司，小便偏多；气虚阳弱，则性格内向，情绪不稳定，胆小不喜交流冒险；卫气不足，则不耐寒邪、风邪、暑邪，易患时行感冒；气虚升举无力，则多见内脏下垂如胃下垂、肾下垂、子宫下垂。

【膏方应用特点】平素可多食山药、莲子肉、大麦等物，亦可入膏。膏方中以四君子汤（党参、茯苓、白术、甘草）为基本方，伴反复感冒、自汗畏风、声低气懒、神疲体倦等症状，则辨为肺气虚，方用补肺汤，可加半夏、五味子、防风、黄芪、紫菀、桑白皮、桔梗等；伴大便溏薄或泄泻、食少纳呆、形体消瘦、面色萎黄，甚至呕吐干哕，则辨为脾气虚，方用参苓白术散，可加砂仁、桔梗、莲子肉、扁豆、白术等；伴发热，面色㿠白，甚至出现脱肛、子宫下垂、久泄、久痢等清阳下陷之证，则辨为中气下陷，方用补中益气汤，可加升麻、柴胡、黄芪、当归等；伴腰痛脚软，小便不利反多，甚至出现脚气、痰饮、消渴等症，则辨为肾气虚，方用肾气丸，可加桂枝、附子、牛膝、车前子等。

2. 血虚体质

【基本概念】是指阴血亏损，以面色萎黄、心悸失眠、爪甲不荣等血虚为主要表现的体质状态。

（1）形成原因：先天禀赋不足，或后天失养，导致血液的质和量任何一方面或两方面低于健康时的水平。形成血虚的机理，一是生血不够，二是耗血过多。

（2）形体特征：四肢拘急不利，关节屈伸活动受限，唇、爪、眼睑色淡。

（3）常见表现：头昏眼花，心悸健忘，失眠多梦，手足发麻；在女性，则月经愆期，量少，乃至闭经；多伴有气虚的症状，容易出现气血两虚，血生化检查可出现血液质量较差或慢性出血性疾病可能。

（4）心理特征：性格内向，胆小怕事。

（5）发病倾向：易患血液生成不足或耗血过多类的疾病，如伴有气虚无力固摄血液的表现，则会出现各种慢性失血的症状。

（6）适应能力：不耐暑邪、燥邪、湿邪。

【体质分析】血液亏损，不能上荣面、目、唇、睑、舌，故面白无华或萎黄，唇睑舌淡，头昏眼花；心主血脉而藏神，肝藏血而主魂，血虚则心肝失养，神魂不宁，故心悸健忘，失眠多梦，脉细无力；肌肤、筋脉、爪甲需要血液的濡养得以发挥正常功能，血虚失荣，故手足发麻，四肢拘急，爪淡无华；妇女以血为用，血虚则冲任不充，故月经愆期、量少、色淡，甚至闭经。

【膏方应用特点】平素可食桑椹、乌豆、海参、乌鸡骨、黑糯米等物，亦可入膏。膏方中以四物汤为基本方（当归、川芎、熟地、芍药），可加阿胶、何首乌、枸杞子、鸡血藤、紫河车等。伴头昏眼花，气短懒言，心悸怔忡等症状，则辨为气血两亏，方用八珍汤、十全大补汤或人参养荣汤，可加黄芪、肉桂、五味子、茯苓、远志等。女性伴有胎动不安或屡有堕胎宿患，面色淡白，不思饮食，舌质淡，苔薄白，脉滑无力或沉弱，则辨为胞宫不固，胎元失养，方用泰山磐石散，可加续断、黄芩、砂仁、糯米等。

3. 阴虚体质

【基本概念】是指阴液虚亏，以口燥咽干、手足心热、盗汗潮热等阴虚为主要表现的体质状态。

（1）形成原因：先天禀赋不足，如孕育时父母体弱，或年长受孕、早产等，或后天失养，纵欲耗精，积劳阴亏，或曾患出血性疾病等。

（2）形体特征：形体瘦削，目眶凹陷。

（3）常见表现：皮肤、口唇、鼻咽干燥或皲裂，口渴喜冷饮，小便短少，甚至赤灼，大便干结；痰少而难以咳出，或干咳无痰，神疲乏力，毛发干枯；舌红苔黄而干，脉细等；若两目干涩甚至啼哭无泪，皮肤失去弹性，精神萎靡不振或燥扰不宁，面色枯槁无华，骨瘦如柴，舌红绛而干瘦，少苔甚至无苔，脉细数，则是阴液亏损严重，发展成为液脱证。

（4）心理特征：性格外向，活泼好动，易烦躁。

（5）发病倾向：平素容易罹患阴液亏虚，虚火内扰或上炎的病变，大病后容易出现津亏的症状。

（6）适应能力：耐寒不耐热，耐冬不耐夏，不耐受燥邪。

【体质分析】津液缺乏，不能濡养头面官窍，则口、鼻、咽喉干燥，口唇干裂，毛发干枯；脏腑津液不足，虚热内生，则口渴喜饮，干咳少痰，小便短少，大便干结，苔黄而干。肌肤得不到津液濡润、充养，轻则汗少，皮肤干燥、皲裂，神疲乏力，重则肌肤缺乏弹性，目眶深陷，面色枯槁，骨瘦如柴；若五脏液竭，则两目干涩，啼哭无泪，尿极少或无尿；液脱则神气失调，故精神萎靡或烦躁不宁，津液属阴，液脱则阴虚火旺，故舌红绛干瘦，少苔或无苔，脉细数。

【膏方应用特点】平素可食银耳、沙参粥、百合粥、枸杞粥、山药粥等物，条件允许者，可食用燕窝、冬虫夏草、龟鳖等，亦可入膏。膏方中以六味地黄丸为基本方（山萸肉、山药、熟地、茯苓、丹皮、泽泻），伴咽喉干燥、咳痰带血、气喘疼痛等症状，则辨为肺阴虚，方用百合固金汤，可加麦冬、百合、贝母、元参、当归等；伴心烦少寐，健忘怔忡、口舌生疮等症状，则辨为心阴虚，方用天王补心丹，可加远志、石菖蒲、麦冬、百部、丹参、酸枣仁、五味子、杜仲等；伴腹胀、口干唇燥、大便不调等症状，则辨为脾阴虚，方用慎柔养真汤，可加山药、莲子肉、麦冬、黄芪等；伴盗汗遗精、耳鸣耳聋、虚火牙痛、骨蒸潮热等症状，则辨为肾阴虚，方用六味地黄丸或左归丸，可加枸杞、龟胶、菟丝子、牛膝等；若头昏眼花、口苦咽干等症状明显，则用二至丸，可加桑椹、冬青子、旱莲草、桑叶等；伴胸脘胁痛，吞酸吐苦，脉细弱或虚悬等症状，则辨为肝阴虚，方用一贯煎，可加沙参、麦冬、当归、川楝子等。若肝肾不足，出现瞳神散大、羞明流泪等眼部症状，则选用石斛夜光丸，可加天门冬、菊花、菟丝子、草决明、刺蒺藜、石斛、水牛角等。

4. 阳虚体质

【基本概念】是指阳气衰少，以畏寒怕冷、四肢厥逆、小便清长等阳虚为主要表现的体质状态。

（1）形成原因：先天禀赋不足，或后天失养。如孕育时父母体弱，或年长受孕，早产。久病体弱或年老阳衰，病势较缓，病程较长者多见。

（2）形体特征：形体白胖，肌肉松软不温。

（3）常见表现：经常畏冷，四肢不温，嗜睡倦卧，面色㿠白；口淡不渴，或渴喜热饮，或口泛清涎，小便清长，大便溏薄或完谷不化；舌淡胖，苔白滑，脉沉迟或细弱等。可兼神疲、乏力、气短、懒言、自汗、食少等气虚的症状。

（4）心理特征：性格沉静内向，喜欢独处。

（5）发病倾向：发病多为寒证，或易从寒化，易病痰饮、肿胀、泄泻、阳痿。

（6）适应能力：易感湿邪，能夏不能冬，不耐受寒邪。

【体质分析】由于机体阳气亏虚，失却温煦，故形体白胖，肌肉松软不温，平素畏冷，手足不温，面色㿠白，目胞晦暗，口唇色淡；阳气不足，卫外不固，则易出汗，毛发脱落；阳虚则神失温养，则精神不振，睡眠偏多；阳气亏损，气化无力蒸腾水液，则易病痰饮、肿胀、泄泻，症见口淡不渴或渴喜热饮，但不多饮，大便溏薄，小便清长，舌淡胖嫩边有齿痕，苔润；阳气鼓动无力，则脉象沉迟；阳虚则阴盛，故性格沉静、内向，发病多为寒证，若肾阳亏虚，阳事不用，则多见阳痿。

【膏方应用特点】平素多食羊肉，亦可依据“春夏养阳”之法，于三伏天服食附子粥或羊肉附子汤共三次。膏方中以右归丸为基本方（熟地、山药、枸杞、鹿角胶、菟丝子、肉桂、附子、杜仲、当归）。伴气从少腹上冲胸咽、起卧不安等症状，则辨为心阳虚，方用桂枝甘草汤，可加肉桂、生晒参等；伴自利不渴，或小儿慢惊，病后喜唾涎沫等症状，则辨为脾阳虚，方用理中丸，可加补骨脂、干姜、白术、吴茱萸等；伴久病气衰神疲，阳衰无子，或下肢浮肿等症状，方用右归丸，可加淫羊藿、肉苁蓉、鹿茸、仙茅、海狗肾、海参等。

5. 痰湿体质

【基本概念】是指痰湿不化，以形体肥胖、头昏嗜睡、脘闷腹胀等痰湿凝聚为主要表现的体质状态。

(1) 形成原因：先天禀赋不足，或后天过食肥甘厚味。

(2) 形体特征：体型偏胖，尤其是腹型肥胖，易生痰核、瘿瘤、乳癖。

(3) 常见表现：咳喘咳痰，痰质黏稠，胸闷脘痞，食少纳呆，肢重体困，甚至肢麻偏瘫，伴发梅核气；嗜卧思睡，眩晕心悸，面部皮肤油脂分泌较多，多汗且黏，口不渴，或渴喜热饮，小便短少，大便微混，或下肢微肿；平素舌体胖大，舌苔白腻，脉滑。

(4) 心理特征：性格偏温和，稳重内敛，随和通达。

(5) 发病倾向：易患消渴、卒中、胸痹等疾病，易生泌尿生殖系统疾病。

(6) 适应能力：对梅雨季节及潮湿环境适应能力差，易染湿邪。

【体质分析】痰湿泛于肌肤，则见面部皮肤油脂较多；痰阻于肺，宣降失司，肺气上逆，则咳喘咯痰，痰质黏稠；痰停胃脘，胃气逆滞，则胸闷脘痞，呕吐痰涎；痰浊凝结于经络、肌肤、关节、关节，可见痰核、瘿瘤、乳癖、瘰疬及关节肿痛屈伸不利；痰为阴邪，易蒙蔽清窍，上扰清阳，则眩晕头痛，容易困倦，身重不爽；风痰阻络，经脉不通，则肢麻偏瘫，舌强言謇；痰气郁结于咽喉，可致梅核气；痰湿内阻中焦，脾失健运，则大便不实，小便微混；舌体胖大，舌苔白腻，脉滑，则为痰湿内停之象。

【膏方应用特点】平素多食山药、茯苓、赤小豆，亦可入膏。膏方中以三仁汤为基本方（杏仁、滑石、通草、白蔻仁、薏仁、淡竹叶、厚朴、半夏）。伴咳嗽痰多、胸膈不快、舌苔白滑、脉弦滑等症状，则辨为寒饮内蓄，方用苓甘五味姜辛汤，可加细辛、干姜、五味子、紫菀、款冬等；若痰多胸痞甚至出现喘逆气促等症状，可加白芥子、苏子、莱菔子等；伴身半以下肿、手足不温、口中不渴、腹胀脘痞、大便溏薄、舌苔厚腻等症状，则辨为（脾）阳虚水泛，方用实脾散，可加厚朴、白术、木瓜、草果仁、木香、大腹子、附子等；伴肩背痛不可回顾、头痛身重，或腰脊疼痛、难以转侧等症状，则辨为风湿阻络，方用羌活胜湿汤，可加羌活、独活、藁本、防风、川芎、蔓荆子等；眩晕头痛、胸闷呕恶、舌苔白腻等症状，则辨为风痰上扰，方用半夏白术天麻汤，可加半夏、天麻、橘红、僵蚕、全虫等；伴发热、心下悸、头眩、身瞤动等症状，则辨为（肾）阳虚水停，方用真武汤，可加附子、苍术、肉桂等。

6. 湿热体质

【基本概念】是指湿热内蕴，以面垢油光、口干黏腻、大便黏滞等湿热为主要表现的体质状态。

（1）形成原因：先天禀赋不足，或久居湿地，喜食辛辣肥甘之物，或长期抽烟饮酒。

（2）形体特征：形体偏胖，声浊气粗。

（3）常见表现：咳痰黄稠质腻，鼻煽胸痛；脘腹痞闷胀满，呕恶口苦，纳呆厌食，肢体困重，小便短黄，大便溏泄不爽；身目发黄，色泽鲜明如橘皮，或皮肤瘙痒，易生粉刺痤疮，舌质偏红苔黄腻，容易口苦口干，身重困倦；心烦懈怠，眼筋红赤，大便燥结或黏滞，小便短赤；男性阴囊潮湿，女性易带下量多且黄，有异味，脉象滑数。

（4）心理特征：性格多急躁易怒。

（5）发病倾向：易患疮疖、粉刺、囊肿、黄疸等湿热性病理产物。

（6）适应能力：对潮湿伴气温偏高的环境尤其是夏末秋初季节交替时气候难以适应。

【体质分析】痰热蕴结于肺，肺失清肃而气上逆，故咳喘，咳痰黄稠量多；痰热阻滞肺络，壅滞气血，则鼻煽胸痛；湿热蕴结脾胃，运化失司，气机受阻，升降失常，故见脘腹痞闷，呕恶纳呆厌食；脾主肌肉，湿性重着，则肢体困重；湿热熏蒸肝胆，致胆汁外溢则身目发黄，色泽鲜黄如橘皮，皮肤瘙痒；热灼血络，则眼筋红赤；热重于湿，则大便燥结；湿重于热，则大便黏滞；湿热循肝经下注，则阴囊潮湿，或带下异常；小便短赤，舌质偏红苔黄腻，脉象滑数，为湿热内蕴之象。

【膏方应用特点】平素多食山药、薏仁、荸荠、扁豆、枇杷，亦可入膏。膏方中以甘露消毒丹为基本方（滑石、茵陈、黄芩、石菖蒲、川贝、藿香、射干、木通、连翘、薄荷、白豆蔻），伴咳嗽痰黄、咯之不爽、胸膈痞满、小便短赤、舌苔黄腻等症状，则辨为痰热内结，方用清气化痰丸，可加栝楼仁、陈皮、黄芩、杏仁、枳实、胆南星、半夏等；伴虚烦不眠、惊悸不宁等症状，辨为胆胃不和，方用温胆汤，可加竹茹、枳实、五味子、酸枣仁、远志等；伴热淋、血淋、小便混赤，溺时涩痛、淋漓不畅、小腹急满等症状，则辨为湿热下注，方用八正散，可加瞿麦、萹蓄、车前子、生大黄、栀子、赤芍等。

7. 血瘀体质

【基本概念】是指血行不畅，以肌肤甲错、肤色晦暗、舌下络脉迂曲等血瘀为主要表现的体质状态。

（1）形成原因：先天禀赋不足，或后天跌打损伤，忧郁气滞，久病入络。

（2）形体特征：瘦人居多，或体重严重超标的肥胖人群也易出现血瘀体质。

（3）常见表现：平素面色晦暗，眼眶、鼻部、口唇、皮肤偏暗或色素沉着；身体局部容易出现瘀斑、青紫、肿胀、刺痛不移拒按；发易脱落，肌肤干或甲错，甚至肢体麻木不仁，或可触及质硬肿块；在女性，则乳胀、痛经、闭经或经色紫黑有块，产后恶露不尽；舌质黯而有瘀点或片状瘀斑，舌下静脉迂曲，脉象细涩或结代。

（4）心理特征：情志抑郁，急躁易怒，怒则易狂乱。

（5）发病倾向：易患癥瘕积聚、出血、梗塞、卒中、胸痹等疾病。

（6）适应能力：不耐风邪、寒邪。

【体质分析】血行不畅，气血不能濡养肌肤，则形体消瘦，发易脱落，肌肤干或甲错；气行则血行，血滞则伴气滞，故大多气滞血瘀同时存在，肿胀、刺痛为气滞血瘀的基本症状；血瘀则络脉过度充盈，故面色、眼眶、鼻部、口唇、皮肤晦暗青灰或色素沉着，甚至皮肤青筋暴露；不通则痛，则在女性容易出现痛经，舌质黯而有瘀点或片状瘀斑，舌下静脉迂曲，脉象细涩或结代；血液郁积不散而凝结成块，则见经色紫黑有块，血不循经而溢出脉外，则见崩漏。

【膏方应用特点】平素可食桃仁、山楂、花生，亦可入膏。膏方中以四物汤为基本方（当归、川芎、熟地、芍药），可加桃仁、红花、三七、丹参等。伴跌打损伤病史，瘀血停留，二便秘涩，在女性，为下焦出现蓄血症状，伴经闭血瘀、少腹坚痛等，则辨为下焦蓄血，方用桃核承气汤，可加三七、炮甲珠、血竭等；伴胸痛日久不愈，痛如针刺有定处，或内热瞀闷，入暮潮热，舌质黯红，舌边有瘀斑，舌下络脉迂曲，脉涩或弦紧等症状，则辨为“胸中血府血瘀”，（《医林改错》）方用血府逐瘀汤，可加牛膝、桔梗、柴胡、枳壳、桃仁、红花等。若痛处在头面，则可加麝香、黄酒等；若痛处在腹部，可加五灵脂、玄胡、乌药、香附等；若痛处在少腹部，则可加小茴香、蒲黄、肉桂等。伴半身不遂，口眼歪斜，语言謇涩，下肢痿废等症状，则辨为卒中后遗证，可加地龙、黄芪、丹参等。伴小腹冷痛，在女性则产后体弱不振、恶露不行等症状，则辨为产后血虚受寒，可加干姜、甘草、桃仁、黄酒等。

8. 气郁体质

【基本概念】是指肝气郁滞，以性格内向、情绪抑郁、胁满肋痛等气郁为主要表现的体质状态。

（1）形成原因：先天禀赋不足，或因精神刺激，暴受惊恐，所欲不遂，忧郁思虑。

（2）形体特征：形体偏瘦，神情淡漠。

（3）常见表现：神情多烦闷不乐，忧郁面貌；平素易胸胁或少腹胀闷窜痛，喜太息；或嗳气呃逆，咽部有异物感，屡见痰核、瘿瘤、乳癖、瘰疬、胁下积块；在女性，则可见乳房肿痛、月经不调、痛经甚至闭经；睡眠较差，食欲减退，惊悸不安，健忘痰多，大便偏干，小便正常或微黄；舌淡红苔薄白，脉象弦细。

（4）心理特征：性格忧郁脆弱，内向，敏感多疑，情绪不稳定。

（5）发病倾向：易患郁证、脏躁、百合病、不寐、梅核气、癫痫等疾病。

（6）适应能力：对精神刺激适应能力较差，不喜欢阴雨连绵的气候。

【体质分析】肝性喜条达而恶抑郁，肝郁气滞，气机不畅，经脉不利，故胸胁或少腹胀闷窜痛，喜太息或乳房肿痛；肝郁气结痰凝，痰随气逆，循经上行，搏结于咽则见梅核气。痰气搏结于肝胆经脉，则为痰核、瘿瘤、乳癖、瘰疬、胁下积块；若肝气郁滞，气病及血，冲任不调，则见月经不调、痛经，甚则闭经；若木乘脾土，影响脾胃纳运失司，则见食欲减退；气郁化火，耗伤气阴，则形体消瘦，大便偏干；舌淡红，苔薄白，脉象弦细。（弦脉为肝病之脉）

【膏方应用特点】平素可食苹果、荞麦、小茴香、香橼，亦可入膏。膏方中以柴胡疏肝散为基本方（柴胡、陈皮、枳壳、川芎、香附、芍药）。伴神疲食少，乳房作痛，脉弦而虚等症状，则辨为肝郁血虚，可加当归、白芍、白术、茯苓、甘草等；伴烦躁易怒，颊赤口干，小便涩，舌偏红，苔薄黄等症状，则辨为肝郁化火，可加丹皮、栀子、薄荷、生姜等；伴咽中如有物阻，咯吐不出，胸膈满闷等症状，则辨为痰气互结，可加半夏、厚朴、茯苓、生姜、苏叶等；伴心下痞满，热重寒轻，大便失调，苔腻微黄等症状，则辨为脾虚气滞、寒热互结，可加枳实、白术、麦芽曲、半夏曲、干姜等；伴四肢倦怠无力，舌苔白腻，脉沉弦等症状，则辨为中焦寒湿气滞，可加厚朴、陈皮、草豆蔻、木香、干姜等。

9. 特禀体质

【基本概念】是指先天禀赋不足，以生理缺陷、过敏反应剧烈等为主要特征的体质状态。

（1）形成原因：先天禀赋不足、遗传等，或环境因素、药物因素等。

（2）形体特征：无特殊，或有畸形，或有先天生理缺陷。

（3）常见表现：遗传性疾病有垂直遗传、先天性家族性特征；胎传性疾病为母体影响胎儿个体生长发育及相关疾病特征。

（4）心理特征：因禀赋特异情况不同而不同。

（5）发病倾向：过敏体质者易药物过敏，易患花粉症；遗传性疾病如血友病、先天愚型及中医所称“五迟”“五软”“解颅”“鸡胸”等；胎传性疾病如胎寒、胎热、胎惊、胎肥、胎弱等。

（6）适应能力：适应能力差，如过敏体质者对过敏季节适应能力差，易引发宿疾。

【体质分析】由于先天禀赋不足、遗传等因素，或环境因素、药物因素等的不同影响，故特禀质的形体特征、心理特征、常见表现、发病倾向等方面存在诸多差异，病机各异。

【膏方应用特点】平素可食黑小豆、山药、黑芝麻，条件允许者，可食用燕窝、冬虫夏草、龟鳖等，亦可入膏。特禀体质多责之先天精气不足。肾藏先天之精气，有赖后天之本的固养，膏方中多选用健脾益肾之品。但肾分肾阴肾阳，两者相互依存转化。所以选药时需别阴阳，具体辨证制膏，参考以上阴虚体质和阳虚体质的相关内容。

10. 平和体质

【基本概念】是指气血阴阳调和，以体态适中、面色红润、精力充沛等为主要特征的体质状态。

（1）形成原因：先天禀赋充足，或后天调养适当，可尽终天年。

（2）形体特征：体型匀称健壮；阴阳气血调和，身体和谐，稳重自控力强，以体态适中、面色红润、精力充沛等为特征。

（3）常见表现：面色、肤色润泽，头发稠密有光泽，不油腻不干涩，目光有神，鼻色明润，嗅觉通利，唇色红润，不易疲劳，精力充沛，体重适中，耐受寒热，睡眠良好，饮食正常，大小便正常，舌色淡红，苔薄白，脉和缓有力。

（4）心理特征：情绪稳定，性格平和，七情六欲适度，饮食有节，起居有常，思维敏捷不偏激。

（5）发病倾向：调养得当即患病几率很小，对治疗反应敏感，自我恢复能力强。

（6）适应能力：对自然环境和社会环境适应能力强。

【体质分析】平和质人气血阴阳调和，脏腑精气充足，正气强盛，生命活动正常，所以抗病能力也强，即使有病，也是脏腑精气未伤，正气未衰，生命活动尚未明显障碍，主病情浅，预后良好。

【膏方应用特点】平和质之人通过调神来达到精神和悦饱满，调形来达到体魄健康强壮，调息来达到身心平衡协调。只要法于阴阳，和于术数，食饮有节，起居有常，不妄作劳，病则无由入其腠理。无需采用膏方调补。

十二、膏方的服用

临床上膏方的具体服法，一是根据病人的病情决定；二是考虑病人的体质、应时的季节、气候、地理条件等因素，做到因人、因时、因地制宜。一般来说，膏方四季均可以应用，但以冬至即“一九”开始，至“九九”结束这段时间服用最好。冬天为封藏的季节，滋补为主的膏方容易被机体吸收储藏，所以冬令是服用膏方的最佳季节。治疗为主的调治膏方可视病情需要，根据不同时令特点随季节处方。

1. 服用方法

根据患者病情、药物性质和服用需要，膏方的服法主要分为冲服、调服、噙化3种。

（1）冲服：取适量膏滋，放在杯中，将白开水冲入搅匀，使之溶化，服下。如果方中用熟地、山萸肉、巴戟肉等滋腻药较多，且配药中胶类剂量又较大，则膏药黏稠较难烊化，应该用开水炖烊后再服。根据病情需要，也可将温热的黄酒冲入服用。

（2）调服：将胶剂如阿胶、鹿角胶等研细末，用适当的汤药或黄酒等，隔水炖热，调好和匀服下。

(3) 噙化：亦称“含化”。将膏滋含在口中，让药慢慢在口中溶化，发挥药效，如治疗慢性咽炎所用的青果膏等。

2. 服用时间

患者病情不同，需要药物发挥最佳功效的时间也不尽相同，因此在服用时间上也不可一概而论。具体服用时间大致可分 4 个时间段：空腹服用、饭前服用、饭后服用和睡前服用。

(1) 空腹服：《本经》谓：“病在四肢血脉者，宜空腹而在旦。”其优点是可使药物迅速入肠，并保持较高浓度而迅速发挥药效。滋腻补益药，宜空腹服，如空腹时服用肠胃有不适感，可以改在半饥半饱时服用。

(2) 饭前服：一般在饭前 30～60 分钟时服药。病在下焦，欲使药力迅速下达者，宜饭前服。

(3) 饭后服：一般在饭后 15～30 分钟时服药。病在上焦，欲使药力停留上焦较久者，宜饭后服。

(4) 睡前服：一般在睡前 15～30 分钟时服用。补心脾、安心神、镇静安眠的药物宜睡前服。

3. 服用剂量

服用膏方的剂量要根据膏方的性质、患者病情或身体情况而定，尤其要注意患者脾胃的运化功能。服用膏方时不可操之过急，一般而言，膏方的服用应从小剂量开始，待适应一段时间之后再逐渐增加，如每次先服一汤匙，每日 2~3 次，如果患者脾胃运化功能正常或病情需要，也可以适当加大剂量。

药物的毒性、峻烈程度不同，其服用剂量也不相同。一般性质平和的膏方，用量可以稍大。凡有毒、峻烈的药物，用量宜小，并且应从小剂量开始，逐渐增加，以免中毒或耗伤正气。

轻病、慢性病，剂量不必过重；重病、急性病，用量可适当增加。因为病轻药重，药力太过，反伤正气；病重药轻，药力不足，往往贻误病情。患者体质的强弱，性别的不同，在剂量上也应有差别。老年人的用药量应小于壮年；体质强的用量，可重于体质弱的病人；妇女用药量，一般应小于男子，而且妇女在经期、孕期及产后，又应小于平时，但主要仍需从病情等各方面作全面考虑。

4. 服后不良反应及处理

膏方的处方用药要求平和，切合个体。而且医生在给患者开服膏方之前一般会让患者服用一段时间的“开路方”，即根据患者的病情和体质需要，先让患者服用一段时间的汤药以观察疗效和患者的反应，因此一般不会出现不良反应。但是，由于膏方服用时间较长，而且由于服用者的生活习惯、膏方的药物选择、气候条件变化等方面的原因，患者在服用膏方是存在着诸多难以控制的因素，因此仍可能使患者在服用膏方后有些不良反应，常见不良反应主要有以下几个方面。

（1）病情波动或反复：可能疾病本身发生变化或受天气突变等外界因素的影响而出现病情波动或复发，或产生新的病症。如果开处方的中医师辨证有误，处方用药不当、用量不当，也会导致病情波动或反复。

处理方法：应停服熬制好的膏滋药，等波动或反复消失后再请开方医师考虑是否能继续服用，应按医嘱规定的药量服用。

（2）食欲不振、胸闷、腹胀：可能医师用药不当、滋补药剂量过大；或患者每次服用量过多，或患者脾胃虚弱，消化吸收功能差，出现“虚不受补”现象；或在服用膏滋方期间遇到伤风感冒、炎症感染、生闷气等变故而引起胃肠功能紊乱。

处理方法：医师在开出滋补膏方时注意配伍木香、砂仁、陈皮、山楂等行气、和胃、导滞、助消化药物；遇到感冒、炎症感染或情绪郁闷之时，均应暂停服用，俟病症消失后再续服原定膏方。脾胃虚弱、消化吸收功能差的患者可改用中药汤剂对症调理胃肠功能，消除膏方吸收方面的障碍，等脾胃功能恢复正常后，仍然可以服用原膏方；对于轻度胃胀、腹胀者，可减半服用原膏药，如原来每次服 20~30 克，可改为服 10~15 克。也可由原来每日服 2 次，改为每日服 1 次。待胃肠功能恢复或适应后再按常规剂量服用。每天用 20 克萝卜籽冲泡后代茶饮用，具有消胀开胃功效。

（3）出现“上火”现象：服用某种膏滋药后出现口干口苦、口腔溃疡、口角溃破、鼻衄齿衄、牙龈肿痛、身热面赤、大便干结等症状，俗称为“上火”。可能膏滋处方中温热、辛热、壮阳药物应用不当，药不对症或用量过大；或患者近期过食麻辣火锅或其他大热动火食物，也会“上火”；也有久晴无雨，天气干燥或久居暖气房间，室温过高也会“上火”。

处理方法：暂时停服助阳膏滋方，等“上火”症状消失后再酌情服用原膏滋方或减量服用原膏滋方。对过度“上火”者，可用石斛 10 克、芦根 30 克，煎水后代茶饮用。

（4）失眠、多梦、兴奋、多汗：可能是开方医师用药不当，参茸之类的药物过量，也可能是患者情绪不佳等自身因素引起。

处理方法：暂时停服参茸类的原膏方，俟睡眠、过度兴奋症状改善后再酌情服用。心神症状不严重者，建议每晚吞服去壳研成细末的酸枣仁 30 粒，可缓解心神不适症状。

（5）过敏反应：服某种膏滋方后，若出现皮肤瘙痒、荨麻疹、红斑、红疹，说明对膏滋方中的某种药物过敏。

处理方法：停服该膏滋方，并服用相关抗过敏药物。

（6）性早熟：儿童为纯阳之体，一般不提倡服用膏方。对于慢性支气管炎、小儿支气管哮喘等部分疾病，即使服用膏滋方，也应辨证精确，尽量采用平补、清补之法，慎用人参、鹿茸、紫河车、蛤蚧等药，以免误补或促使性早熟。

总之，避免膏方的不良反应，应该从源头控制，亦即医生处方抓起。目前医疗商业化倾向比较严重，膏方利润可观，不排除医生为牟利而滥用补药的现象。此外，功力不足、处方失当的现象也不在少数。因此，重申中医“辨证论治”“三因制宜”等原则尤为重要。同时也要用西医学知识衡量膏方的安全性。例如：膏方分“荤”“素”，以动物药如阿胶、鹿角胶、龟板胶收膏者为荤膏，但痛风患者服用后会诱发并加重病情；素膏虽然不以动物胶类收膏，但红糖、冰糖、白蜜则是常用收膏之品，此类含糖甚多的膏方，对糖尿病患者要特别谨慎；女性膏方常用黄酒为辅料，蒸阿胶、核桃仁、红枣、桂圆肉等补血养颜药来美容，这就必须保证酒精全部挥发掉，否则对肝病患者有不良影响。

为避免药物毒性，同时也避免医疗纠纷，开具膏方时尽量不要使用对肝肾功能有损害的药物，如近年来发现的含马兜铃酸、能引起间质性肾炎的关木通、马兜铃、青木香等，能造成急性肝坏死的黄药子等。虽然中医提倡“有故无损”，但膏方是长期服用，不如汤剂灵活加减，所以这些药物还是少用为妙。

十三、膏方应用特色

膏、丹、丸、散为中医学除汤剂之外最主要的四大药物剂型，膏剂因其独具之特色而源远流长，在当代得以独放异彩。就其性状及治法而言，有膏滋、药膏及膏药之分；就其作用而言，有治病及防病之说；就其形式而言，有成膏及现膏之别。我国应用膏方的历史悠久，迭经临床验证，历代医家创立了众多卓有成效的膏剂。膏方由于其辨证精到，配伍周密，组方严谨，工艺地道，使得依方加工制成的膏滋不但在功效上具有中药复方的作用，而且在服用上更加方便，在口味上更合时宜，治病兼能强体，尤其适合于慢性疾病患者、体虚患者、老年患者、妇科病证患者较长时间的用药需求，深受广大医家和患者青睐。膏方主要具有以下几个特色：

1. 补中寓治，治中寓养，养治结合

中医学认为“汤者荡也，散者散也，丸以缓调于中，胶则填精益气”。诸膏除了必要的因人因病而设的中药外，一般都会酌加一些补气养血滋阴温阳之品，所以膏滋既能“疗疾”，又能“补虚”，具有扶羸补虚、治病祛邪的作用。因病致虚、因虚致病，可用膏方救偏却病，补虚疗疾；慢性、顽固性、消耗性的疾患，亦可用膏方来调养，所以膏方不同于其他补药、补方，它具有补中寓治、治中寓养、养治结合的特点，以补促治，以养求愈。例如黄芪膏不仅能大补元气，延年益寿，还能益气固表，预防感冒。茯苓膏能补脾土，治疗脾虚食少便溏等症，同时，含有茯苓多糖，能增强人体免疫功能，具有一定的抗癌作用。明代医家张景岳曰：“形不足者阳之衰也，非气不足以达而表而之。”阳气衰弱之人，当以气厚之品温补阳气为治，如参芪膏补中气，桂附膏可以温养元阳。又曰：“精不足，阴之衰也，非味不足以实中而补之。”病久耗阴，阴精不足，当以滋补真阴，多选用血肉有情之品，诸如味厚之食物，海参珍珠膏之属；诸如味厚之药物，龟鹿二仙胶、鳖甲胶、阿胶等胶质之属。著名老中医颜德馨教授调理慢性疾患，擅用膏方图治，认为久服汤剂，胃气难任荡涤，以膏方缓图，庶不伤胃气。对于虚中有实之症，也应先以汤剂折其既燃之势，继以膏方缓养，虚实缓急，各有次第，故获效亦建，可供师法。

众所周知，随着社会的发展，疾病谱发生了很大变化，尤其在中医临床，慢性病、老年病、妇科病、亚健康及肿瘤术后调理占了相当大的比例，对这些病证的调治需要“治养结合”，而膏滋的配方及制剂特点与调治这些病证的用药原则非常吻合，所以这些病证患者服用特制的膏滋，往往会比服用一般的中药制剂收到更为满意的效果。只要服用合理，就能使有病虚损者逐渐痊愈，身体健康，减少疾病的发生。

2. 一人一方，整体调理，灵活功专

膏方大多由复方组成，不同于一般的中成药也不同于保健品，其组成看似庞杂，实则井然有序。膏方是医家针对患者的具体病情而拟定的，无论是对患者还是对体虚者，一定是通过仔细询问和诊察，将望、闻、问、切四诊所得的资料，结合既往病史和身体现状辨证处方的。可以这样认为，膏方配伍全面考虑体内气血阴阳的变化，组方严密，注重整体，因人制宜，实则膏出有据，膏立有法，而非见虚恋补。无病求补，食养为善，有病求补，祛病为主，因而其功效也甚于市售之补膏。

膏方为大剂补养，处方往往较一般的汤剂药味多，少则20余味，多则40余味或更多，常服食达一个月以上，选方均为第一步。例如补法，先确定益气、养血、温阳、滋阴之主次，补不单用，兼顾实证，痰多者佐以化痰，气郁者佐以解郁，湿盛者佐以化湿，热重者佐以清热，血瘀者佐以活血。重视辨证，寒热虚实，脏腑所在，平滋清温，随症化裁，有是病症，则用是方药，故药虽多，法却严，力宏而功专。同时膏方多补药而滋腻，又须时时顾及脾胃，若一味蛮补或小病大补，影响了脾胃功能，致运化不及，非但无益，更有害处，适得其反。

3. 精工细作，工艺道地，口味怡人

一料好的膏方，除了合理的处方、上乘的药材及配料外，加工工艺也至关重要。因为加工工艺直接影响到制剂的质量，从而影响疗效。膏方的加工制作多采用传统的加工工艺，根据配伍组方中各种药物的特性，严格遵循中医理论要求，采用不同的处理方法，科学合理地加以提取和处理，以达到充分表达药效的制剂效果，使得制成的膏滋与片剂、丸剂等中成药相比，具有药效浓度高、饮服后易于吸收等特点。膏方中的中药饮片，多采用水煮浓缩的方法，即煎出药汁后反复多次进行浓缩。对一些特殊饮片有先煎、后下、包煎等的不同煎煮要求，如石决明、珍珠母、鳖甲等有效成分难以速出者常需先煎，钩藤、薄荷等有效成分易挥发者多需后下，车前子、菟丝子等黏质含量高者多需进行包煎。对于膏方中配伍的人参、西洋参、冬虫夏草、藏红花等贵重药，不与一般的中药饮片同汤共煎，而是另煎合兑，以保持药效。阿胶、鹿角胶、龟板胶、鳖甲胶等胶类多先用酒浸软化，再隔水加热炖至烊化，临收膏时再和入。河车粉、贝母粉、羚羊角粉、珍珠粉、琥珀粉等贵重细粉中药，无须额外加工，收膏时直接掺入，混合均匀。煎药、收膏的火候以及时间长短，制剂时所用的锅、铲，以及盛放膏滋的器皿都十分讲究。

一般膏滋都辅以冰糖、饴糖、蜂蜜调制收膏，不加糖的膏滋也适量地加入了矫味用的甜味剂，掩盖了中药的苦味，使得膏滋在口感上甘甜中有药香；膏滋中的胶类混以冰糖、饴糖、蜂蜜等物料，使制剂细腻稠厚而滑润；作为辅料的黄酒、芝麻、胡桃肉等醇香味美，口感诱人，克服了中药汤剂味苦难闻，难以下咽的不足。所以膏滋易于被服用者所接受，即使儿童也不再畏惧中药的苦味。

4. 无需煎煮，存携方便，简单易服

膏滋是已经经过提取浓缩的制剂，服用时只需按时取出适量，用温开水冲服即可，也可以含化服用，免去了一般中药汤剂的煎煮过程，因而有即取即服、方便快捷的特点。膏滋能够盛放在有盖的器皿中，这样不仅可以方便取用，而且可以根据气候和环境温度的不同，适时冷藏，以免受到污染或发霉变质。也可以采用密封小包装，即开即食，特别适合于休闲旅游、外出工作、异地往返者，由于小包装存取方便，不易外溢，携带十分方便，不会受到出门在外的限制。

将中药制成膏方后，体积减小，服用方便，节约时间。膏方长期服用的用量一般比中药汤剂少，可节约大量药材。它的发展正是当今社会的需要。随着时代的发展，生活节奏的加快，社会已步入老龄化，老年人需要便捷、高效的膏方调治不言而喻；中青年上班族迫于日趋紧张的竞争压力和繁忙的工作，亚健康形势越来越严峻，不及时纠正会导致大病的发生，因而对于调治亚健康的状态，膏方不失为一个简便的途径。年逾古稀的老人，渴望抗老延年；豆蔻年华的少女，祈求青春常驻；伉俪联袂同来，希望白首偕老；子女伴双亲就诊，祝愿椿萱长荣。相信流传千百年的膏方一定会越来越深受当今人们的青睐。

5. 温和高效，稳定持久，四季咸宜

膏方制剂是以毒性小、反应小、用量小的“三小”方针为指导方针，追求高效、速效、长效的“三效”目标，以及符合生产、运输、贮存、携带、服用均方便的“五便”要求而发展的中药制剂。

膏滋由于膏方配伍的不同，所制成的膏滋有“糖膏”“蜜膏”“荤膏”“素膏”等。但总体来说，药性多滋润，作用缓和持久。膏滋中的糖、蜜、胶使得膏滋的药性更加缓和，药力更加持久。而且服用一料膏方，少至20天，多至2个月，有的患者一冬服两料膏滋，服用时间更长。由于服用时间较久，治养的作用时间也更久，加上膏方配伍注重整体调理，辨证施治，从根本处着手，所以常常能收到稳定持久的疗效。膏滋药力缓和，作用稳定持久，亦疗亦补，尤其适合一些慢性疾病患者、年老体虚之人、亚健康人群，而妇科经、带、胎、产方面的慢性疾病，只要在医生的正确指导下服用膏滋，可以不受“冬令进补”的局限，四季皆宜，坚持数年，必然起到恢复元气、祛病延年的作用。

十四、膏方的保存

通常一副膏方要服用一月以上时间，多含滋补药的膏方，尤其是荤膏，因含有鹿角胶、阿胶、紫河车、牛鞭等动物药，在气温偏高的情况下，极易发生霉变。为了不影响疗效，不浪费药材和金钱，如何保证膏滋在服用期间内不发霉，是每一位服用者应了解的。

1. 膏方保存的要求

膏方的存放可选择瓷罐（钵、锅）、搪瓷烧锅、不锈钢罐、玻璃罐等容器，忌用含铁、铝成分的罐子。盛膏的容器一定要干燥、清洁，不留水分。残留水分的容器，易使膏滋霉变。最好准备2个容器，一个用于存放近期服用的部分，暂时不吃的膏滋则密封放于另一个容器。膏方制好放入容器后，需待其完全冷却，方可盖上盖子，然后存放在阴凉通风干燥之处。潮湿及温度高的环境容易使膏子受热、受潮而发霉变质。膏方内无任何防腐剂，受潮后易发霉，故宜放于冰箱内。膏方服用时间长，切忌生水，取膏汤匙必须干燥，取完后的汤匙不要放于膏方内，以免带入湿气，造成霉变。汤匙尚未洗干净即拿来使用，或者汤匙沾有水分，或者边吃边取，必然会将细菌带入膏方当中，从而导致膏方的霉变。

2. 膏方霉变后的处理

膏方存久之后，可能会在表层出现小霉点。除去表层的小霉点，其余部分经过加工还是可服用的。方法是用干净的水果刀刮除有霉点的地方，再将剩余的膏滋重新入锅熬透，装入干净的容器，冷却后加盖保存。冬天里，如果某一阵子气温突然回升，可将装有膏方的容器隔水高温蒸烊。如遇暖冬，也可定期将膏滋蒸烊一番。如果霉变区域大，甚至在膏滋的深层也发现霉点，就应当丢弃了。

十五、膏方常用治则

治则，即治疗疾病的法则。它是在整体观念和辨证论治精神指导下制定的，对临床治疗立法、处方、用药，具有普遍指导意义。由于疾病的证候表现多样，病理变化极为复杂，病变过程有轻重缓急，不同的时间、地点与个体对病情变化也会产生不同的影响。因此，必须善于从复杂多变的疾病现象中，抓住疾病的本质，治病求本；根据邪正斗争所产生的虚实变化，扶正祛邪；按阴阳失调的病理变化，调整阴阳；按脏腑、气血失调的病机，调整脏腑功能、调理气血关系；按照发病的不同时间、地点和不同的病人，因时、因地、因人制宜。一般说来，膏方的具体治则主要表现在以下几个方面：

1. 调治求本，把握阴阳

膏方是在充分收集患者资料基础上，通过中医辨证论治的过程，遵循组方原则的基础上产生的，从此种意义上来讲，膏方也是辨证论治的产物，因而强调抓住疾病的本质，即调治求本，或正治，或反治，或治标，或治本，或标本兼治，总之需见病知源，抓住疾病的本质，采取有针对性的措施，不可头痛医头，脚痛医脚。膏方之功效，重在以药物之性调整人体之偏，以恢复人体阴阳的动态平衡。

2. 五味合化，以平为期

通过药物五味搭配，来调节五脏偏盛偏衰，“盛则泻，虚则补”。元代王好古《汤液本草·卷二·东垣先生用药心法·君臣佐使法》谓：“凡药之所用，皆以气味为主，补泻在味，随时换气。”《素问·脏气法时论篇》云：“毒药攻邪，五谷为养，五果为助，五畜为益，五菜为充，气味合而服之，以补益精气。……四时五脏，病随五脏所宜也。”膏方中一般都五味俱全，根据病位、病机来调整气味之侧重，其原则和方法如《内经》所言：“木位之主，其泻以酸，其补以辛。……”原则上五味配伍以平为期，而且五味配伍有合化作用，组方时通过五味合化更能增强原来的作用，如辛甘化阳、酸甘化阴、淡渗通阳等。

3. 调补五脏，独重脾肾

在拟制膏方调补五脏时，一般重点在于补益脾肾二脏，脾肾为先后天之本，考前人治虚劳之验，基本都从脾肾着手，所以膏方中常用人参、西洋参、党参、白术、茯苓、山药、熟地、菟丝子、肉苁蓉、鹿角胶、黄芪等药，补先天以充养后天，补后天以滋养先天。另外补肾中之阴，可起到滋水涵木作用，补肾中之阳，又可起到补火暖土之功。

4. 动静结合，补而勿滞

补药虽有补虚作用，但多滋腻，容易妨碍脾胃运化功能，所以应用补药，要适宜佐以行气疏通之品，动静结合，补益不能壅滞，例如常用砂仁、木香、陈皮、茯苓之属，可以防止静药过分滋腻，阻碍中焦运化。

5. 补泻兼施，攻补相宜

服用膏方之人都以虚损为主要表现，但因为虚能致邪，或者邪能致虚，所以纯补的膏方相对较少，用药时应补泻结合，不能单用补药，根据病邪属性，加入适当的祛邪药物。

6. 调和气血，贵在流通

开膏方时要注意调整人体阴阳气血之平衡，气血通调，以保持气血的流通，以达气机的升降出入有常，如此方合“疏其血气，令其条达，而致平和”之旨。

7. 因人制宜，补养结合

老年人脏气衰退，气血运行迟缓，故膏方中多佐行气活血温通之品；妇女以肝为先天，以血为根本，易于肝气郁滞、阴血不足，故宜辅以疏肝解郁、养血补血之药；小儿为纯阳之体，多以甘淡清轻之品调养；中年人工作压力大，又多食肥厚之品，治疗时需加疏肝健脾化痰之剂。

另外，因膏方需长期服用，膏方之味道应怡口好吃。制膏时除加入蜂蜜、冰糖等调味以外，开膏方时应尽量避免一些性味较苦或有腥臭味的药物，以免影响服用者的食欲及导致消化不良。因为膏方需长时间服用，一般有毒的药物或者含重金属药物应尽量不用，如因病情特殊需要，有毒药物的药量都宜偏小，不宜过大，以免损伤脏腑气血。此则兼顾疾病及膏方本身特点。

8. 形神共养，祛病延年

膏方者有病能治，无病可调，从而达到祛病延年的作用，在接受膏方治疗时候，也应注意调养，包括调理情志、调理饮食、调理作息等等，从整体上达到治养的目的。

十六、膏方常用治法

治法，是在辨清证候，审明病因、病机之后，有针对性地采取的治疗法则。早在《黄帝内经》中已有丰富的治法理论记载，如《素问·阴阳应象大论》云：“形不足者，温之以气；精不足者，补之以味。其高者，因而越之；其下者，引而竭之；中满者，泻之于内。其有邪者，渍形以为汗；其在皮者，汗而发之。”《素问·至真要大论》云：“寒者热之，热者寒之，微者逆之，甚者从之，坚者削之，客者除之，劳者温之，结者散之，留者攻之，燥者濡之，急者缓之，散者收之，损者益之，逸者行之，惊者平之，上之下之，摩之浴之，薄之劫之，开之发之”等均为中医学奠定了治法理论的基础。中医学的治法内容，可以归纳为两个层次。首先，具有一定概括性的、针对某一类病机共性所确立的治法，称为治疗大法，如表证用汗法等，我们经常讨论的“八法”即属这一层次。其次是针对具体证候所确定的治疗方法，即具体治法。每一具体膏方的“功用”即体现了该方的具体治法。

中医具体治法内容丰富，而又归属于不同治法体系，历代医家经过多次分类归纳逐渐形成体系。我们现在常引用的“八法”，实为清代医家程钟龄根据历代医家对治法的归类总结而来的。程氏在《医学心悟·医门八法》中说：“论病之源，以内伤、外感四字括之。论病之情，则以寒、热、虚、实、表、里、阴、阳八字统之。而论治病之方，则又以汗、和、下、消、吐、清、温、补八法尽之。”由于膏方之用于治病，多用于慢性疾病患者，若合并外邪，本着“急则治其标”，宜先予以祛邪，再予以膏剂缓图治本，故祛邪之汗、吐二法实则少见，故弃而不谈，将常用的补、和、温、清、消、下六法内容，简要介绍如下：

1. 补法

补法是通过补益人体气血阴阳，主治各种虚弱证候的一类治法。补法之目的，在于通过药物的补益，使人体气血阴阳虚弱或脏腑之间的失调状态得到纠正，复归于平衡。此外，在正虚不能祛邪外出时，也可以补法扶助正气，并配合其他治法，达到助正祛邪的目的。虽然补法有时可收到间接祛邪的效果，但一般多在无外邪时使用，以避免“闭门留寇”之弊，另对于邪之内生者，需防止补药滞邪。补法的具体内容甚多，既有补益气、血、阴、阳的不同，又有分补五脏之侧重，但较常用的治法分类仍以补气、补血、补阴、补阳为主。在这些治法中，已包括了分补五脏之法。膏方多用于慢性疾患虚弱患者，因此补法成为主要治法，但不能一味专补，防止小病大补，过补滞邪碍胃，适得其反。

2. 和法

和法是通过和解或调和的方法，使半表半里之邪，或脏腑、阴阳、表里失和之证得以解除的一类治法。金代成无已《伤寒明理论·卷下·诸药方论·小柴胡汤方》曰：“伤寒邪在表者，必渍形以为汗；邪在里者，必荡涤以为利；其于不内不外，半表半里，既非发汗之所宜，又非吐下之所对，是当和解则可矣。”所以和解是专治邪在半表半里的一种方法。至于调和之法，戴天章在《广温疫论》里说："寒热并用之谓和，补泻合剂之谓和，表里双解之谓和，平其亢厉之谓和。"可见，和法是一种既能祛除病邪，又能调整脏腑功能的治法，无明显寒热补泻之偏，性质平和，全面兼顾，适用于邪犯少阳、肝脾不和、肠寒胃热、气血营卫失和等症。和法的应用范围较广，分类也多，其中主要有和解少阳、透达膜原、调和肝脾、疏肝和胃、分消上下、调和肠胃等。对于膏方而言，特别是对于调理患者，服用时间较长，若全方不和，易助偏为害，不可不知。

3. 温法

温法是通过温里祛寒的作用，以治疗里寒证的一类治法。里寒证的形成，有外感内伤的不同：或由寒邪直中于里；或因失治误治而损伤人体阳气；或因素体阳气虚弱，以致寒从中生。同时，里寒证又有部位浅深、程度轻重的差别，故温法又有温中祛寒、回阳救逆和温经散寒的区别。由于里寒证形成和发展过程中，往往阳虚与寒邪并存，所以温法又常与补法配合应用。对于使用温补膏方的患者，须注意温燥伤阴，多使用温和之品，或酌加养阴之味，既能防阴之伤，又能阴中求阳，则阳得阴助而生化无穷。

4. 清法

清法是通过清热、泻火、解毒、凉血等作用，以清除里热之邪的一类治法。适用于里热证、火证、热毒证以及虚热证等里热病证。由于里热证有热在气分、营分、血分、热壅成毒以及热在某一脏腑之分，因而在清法之中，又有清气分热、清营凉血、清热解毒、清脏腑热等不同。热最易伤阴，大热又易耗气，所以清热剂中常配伍生津、益气之品。若温病后期，热灼阴伤，或久病阴虚而热伏于里的，又当清法与滋阴并用，更不可纯用苦寒直折之法，否则热必不除。对于膏方而言，清法多为祛邪之法，宜短期应用，中病即止，防止苦寒伤阳。

5. 消法

消法是通过消食导滞、行气活血、化痰利水、驱虫等方法，使气、血、痰、食、水、虫等渐积形成的有形之邪渐消缓散的一类治法。适用于饮食停滞、气滞血瘀、癥瘕积聚、水湿内停、痰饮不化、疳积虫积以及疮疡痈肿等病证。消法与下法虽同是治疗内蓄有形实邪的方法，但在适应病证上有所不同。下法所治病证，大抵病势急迫，形症俱实，邪在肠胃，必须速除，而且是可以从下窍而出者。消法所治，主要是病在脏腑、经络、肌肉之间，邪坚病固而来势较缓，属渐积形成，且多虚实夹杂，尤其是气血积聚而成之癥瘕痞块、痰核瘰疬等，不可能迅即消除，必须渐消缓散。消法也常与补法、下法、温法、清法等配合应用，但仍然是以“消”为主要目的。膏方中多配合使用消法，一则消可助胃之运，以期药能运化吸收；再则消可防滞，流动气机；三则消可祛邪，力缓而正不伤。但须注意配伍，防止消伐过度，正气消耗，导致癥瘕积聚难以消除或者进一步恶化。

6. 下法

下法是通过泻下、荡涤、攻逐等作用，使停留于胃肠的宿食、燥屎、冷积、瘀血、结痰、停水等从下窍而出，以祛邪除病的一类治法。凡邪在肠胃而致大便不通、燥屎内结，或热结旁流，以及停痰留饮、瘀血积水等形症俱实之证，均可使用。由于病情有寒热，正气有虚实，病邪有兼夹，所以下法又有寒下、温下、润下、逐水、攻补兼施之别，并与其他治法结合应用。下可祛邪，也可伤正，使用膏方者大多伴虚弱之候，使用下法时应较一般膏方时间短，或酌加扶正之品，不可妄下及过下，中病即止，以免戕伐正气，助邪为患，犯虚虚之戒。

上述各种治法，适用于表里、寒热、虚实等不同的证候。对于多数疾病而言，病情往往是复杂的，不是单一治法就能够符合治疗需要的，常需数种治法配合应用，才能治无遗邪，照顾全面，所以虽为六法，配合应用之后则变化多端。正如程钟龄《医学心悟》中说：“一法之中，八法备焉，八法之中，百法备焉。”因此，临证处方，必须针对具体病证，灵活应用六法，使之切合病情，方能收到满意的疗效。

十七、病愈防复类膏方

《素问·热论篇》载：“帝曰：热病已愈，时有所遗者，何也?”岐伯曰：“若此者，皆病已衰，而热有所藏，因其谷气相薄，两热相合，故有所遗也。”说明早在《内经》时代，医家就注意到疾病在恢复期，正气尚虚，余邪未尽，若调理不慎，容易复发，因此必须采取各种措施，防止疾病的复发。

至东汉末年，医圣张仲景真正将这种预防治疗思想应用于临床。具体体现在其所著《伤寒论》中于六经病篇之后列出“辨阴阳易差后劳复病脉证并治”，指出在伤寒病后期，大邪已去，病势已减，疾病近愈，但由于气血阴阳未平复，脏腑功能未健旺，或尚有部分余邪未尽，此时若能谨慎起居、节制饮食、禁戒房事、调摄得当，则有助于正气的恢复，从而加速病体的完全康复。揭示了患者要注意病后调养，预防复发之意。如《伤寒论》第398条“病人脉已解，而日暮微烦，以病新差，人强于谷，脾胃气尚虚，不能消谷，故令微烦，损谷则愈”。指出大病新瘥，脾胃之气尚弱未复，若疏于调摄、强食求饱，使水谷难以输化，积滞胃肠而致食复，此时应当加强饮食调护，适当节制饮食，使胃气健旺便可康复。论中提到的瘥后复证有阴阳复、劳复、更发热和食复四类，但临床上并非只能见到这四类，意在强调要重视对疾病后期的调养护理，只有将合理的调护和有效的治疗结合起来，才能有效增强和巩固疗效。

治病之道犹如治国领军之道。行军打仗在战争后期既要做到“斩草除根”，将残余的敌人消灭干净，以防止潜藏的敌人死灰复燃、兴风作浪。同时要注意“休养生息”，对于经历战争灾难后的民众和经过战争破坏的国家，此时最恰当的策略是予民休息，采取有利于休养生息的“无为而治”方略。这样做，一来可以防止新的战乱产生，二来可以增强国家的实力。

治病亦如此，在疾病初愈的康复阶段，患者大多存在病后余邪未尽，正气尚虚，机体阴阳失却平衡，脏腑组织功能尚未完全恢复正常的情况，这就要求在疾病得到临床治愈的基础上首先需要“宜将剩勇追穷寇”，不可半途而废。正如葛洪在《肘后备急方·卷一·救卒客忤死方第三》中所言：“此盖恶气，治之多愈。虽是气来鬼鬼毒厉之气，忽逢触之其衰歇，故不能如自然恶气治之。入身而侵克脏腑经络，差后犹宜更为治，以消其余势。不尔，亟终为患，令有时辄发。”经过治疗后虽病情好转，仍然需要进一步治疗，以此来消除恶气在脏腑经络中的余势。如若不然，恶气仍有可能再次为患，而引起疾病，此时治疗将更加困难。

对于刚刚痊愈的病人，最主要的是注意休养生息，孙思邈对此特别重视，其在《千金要方·卷十·伤寒方下·劳复第十一》中指出，“凡热病新瘥及大病之后，食猪肉及羊血、肥鱼、油腻等，必当大下利，医所不能治也，必至于死。若食饼饵、粢、黍、饴哺、脍炙、枣栗诸果物脯脩，及坚实难消之物，胃气尚虚弱，不能消化，必更结热，适以药下之，则胃气虚冷，大利难禁，不下之必死，下之复危，皆难救也。热病及大病之后，多坐此死，不可不慎也。病新瘥后，但得食糜粥，宁少食令饥，慎勿饱，不得他有所食，虽思之，勿与之也。新瘥后，当静卧，慎勿早起梳头洗面，非但体劳，亦不可多言语，用心使意劳烦，凡此皆令人劳复。”大病初愈，不可乱食，不可过饱或是过饥，不可体劳过度，不可情绪失控等，这样做的目的是要身体处于一个相对平和的恢复过程中，如此才能防止病情再度反复。

在方药运用上，除了汤剂外，膏、丹、丸、散的应用也十分广泛。如《伤寒论》在“辨阴阳易差后劳复病脉证并治”篇有散剂（烧裩散、牡蛎泽泻散）与丸剂（理中丸）。至于丹剂的应用，历代名方更是不胜枚举。但膏方因其独特的剂型，在处方用药是既能针对病邪“斩草除根”，同时因其以饴糖、蜂蜜等甘补之品作为辅料加工而成又可发挥调补之功。再加上膏剂一般服用时间较长也切合病愈形体未复，治须缓图的特点。故笔者认为膏剂在“病愈防复”治疗与调理上最为合适。观历代名医医案，病愈防复膏方的应用也十分广泛，兹略举数例如下。

宋代《圣济总录·卷五十八·消渴门·消渴后虚乏》中载有“益气养阴，健脾滋肾，治消渴后虚乏”之填骨煎（茯苓、菟丝子、山茱萸、当归、石斛、肉苁蓉、麦门冬、天门冬、五味子、人参等），类似于现代糖尿病患者稳定期气阴不足证的调养膏方。明代《寿世保元·卷四·补益》中载有“伤寒汗吐下后，及行倒仓法吐下后，与诸症用攻击之过，以至元气耗惫，用此补之”之补精膏（牛髓、胡桃肉、杏仁、人参、山药、大枣）。《秦伯未膏方集·谦斋膏方案·上册》中提及：邹某，六年前得咯血症，投清气宁络，即告平静，然肺为娇脏，不耐邪侵，阴分亏耗，痰热蕴肺，清素失司，治节无权，势必旧创复发，为拟益肺固金、清热化痰，佐以滋肾平肝，使子母得生养以助（西洋参、细生地、人参须、淮山药、北沙参、甜冬术、大麦门冬、茯神、杏仁、炒黄芩、川贝母、肥玉竹、竹沥、净连翘、雪燕根、侧柏炭、海蛤壳、生薏苡仁、藕节、玄参、黄芪、煅石决明、橘白、橘络）。

中医“治未病”不仅仅体现在未病先防，还体现在既病防变和病愈防复。病愈防复类膏方的应用是中医“治未病”思想的一种重要体现形式，有必要进一步挖掘并在临床中实践以体现其真正价值。

十八、服用膏方的误区

一药一性，百病百方。各种膏方由于功用各有不同，但无论哪种膏方，只可治疗一定的病证，而不能通治百病。补膏不能乱用，用错了，有害无益。对于一些阴阳俱虚、气血不足、数病同发的情况，治疗时必须仔细观察分析，谨慎选方，合理用药，以获佳效，切忌孟浪投药。

1. 膏方并非纯为补剂

中药的制剂各种各样，包括传统的汤剂、膏剂、丸剂、散剂、丹剂、酒剂、露剂，以及近代出现的片剂、针剂、冲剂、口服液、胶囊剂、气雾剂等。膏方是在辨证论治的基础上，将中药配伍，经一定工艺加工成膏状的制剂。经过煎熬浓缩的药汁能够起到营养濡润五脏六腑、燮理阴阳、益气养血、补虚强壮的作用，所以膏方又俗称膏滋药。

膏方中最主要的成分是补药，适应于体质虚弱、身患慢性疾病的人群，故常同补药混为一谈。根据人的体质不同、亏损有异，单纯从补益作用来说，膏方有峻补、温补、平补、清补、涩补。峻补，又称急补，适用于极虚之人、垂危之病，常见于产后、大失血、心力衰竭、过度劳累等情况，阳微将脱之病，常选用人参、熟地、龟甲、鳖甲、鹿角胶等。温补，即用补阳之法，治疗阳虚之证，常用药有肉桂、附子、巴戟天、黄芪、党参等药。而清补则对阴虚之证，主以补阴之药，常用生地、麦冬、石斛、玄参、花粉等清而不凉、补而不腻之品。平补是用药性平和、不寒不热、不腻不燥的补药治疗体虚不甚，或脾胃虚弱、不宜大补或疾病不重，不需大补者，常用药有菟丝子、柏子仁、桑椹子、大枣、山药、黄精等。涩补，即补而兼涩之品，宜于滑脱之证，常用药如莲子、牡蛎、柯子、山萸肉等。

纵观古今膏方，其中确有纯补之剂，如补气之党参膏，养血之熟地膏，养阴之二冬膏，温阳之鹿鞭膏，气血双补之乾坤膏，阴阳并调之龟鹿二仙膏。这些纯补膏方适应于纯虚或大虚不耐攻伐之证，亦或用于祛邪药祛除病邪后的善后调补。此外，亦有纯粹祛邪的膏方，如菊花延龄膏，单用一味鲜菊花瓣疏风清热、明目退翳，祛邪以扶正，治疗肝火上炎的目疾。但是，这些纯补纯攻的膏方毕竟只适用于少数人群，人的疾病更多的是虚实并存。“膏剂滋之，不专在补，并却病也”，膏方以滋补药为主，根据病情不同，适当配伍如清热、化痰、活血、通经等祛邪治宿疾之药。正是由于膏方滋补药占大多数，滋腻之性，阻碍脾胃运化营养的功能，故每每又酌加健脾行气之品，如砂仁、苍术、木香、香附等。如此贼邪除而道路畅，补药更能发挥滋补的功用。所以，膏方是一种补正为主，兼以祛邪、攻补兼施，全面考虑的制剂，显然不能等同于补药。

2. 膏方并非千人一方

膏方是医生为病人量身定制的。地分东南西北，有寒温燥湿的不同；男女老少有高矮胖瘦之别；饮食偏嗜有酸甜苦辣之异；外有风寒暑湿等邪气不同，内含喜怒忧思等情志之分，人们患病，所因不同，所治也不同。不同于市场上千人一方的补品、保健品、营养品，膏方是医生按照中医理论，考虑到病人体质差异，严格按照君臣佐使组成的专门针对病人病情的中药制剂。其配伍讲究因人制宜、因时制宜、因地制宜，全面考虑病人这段时间体内的邪正变化、阴阳盛衰，体现了中医辨证论治的特色。相对于大锅菜的一把抓，膏方更为细腻，更切中病情，是以效果更好。

许多病人既羡慕膏方的效力，又嫌其价格昂贵，是以自己购买党参、阿胶等药熬膏自服，不但未能获益，而且反增新病。因其仅知道补，不知不当补而补误人，当补而不分气血，不辨寒热，不识开阖，不知缓急，不分五脏而误人也！所以，欲服膏方者，当找正规中医师，开出一料属于你的、独一无二的膏方。

3. 膏方并非价高效好

膏方之中因常含有诸多名贵药物，如人参、紫河车、鹿茸等，故要价颇高。但膏方并非越贵越好，也并非人人均需要用这些贵药。中医用药讲究“有是病，用是药”，证辨得准确，泻药即是补药，证辨错了，补药亦成毒药。如鹿茸是一味峻补肾阳的药，常用于肾阳虚之重证，如果该患者辨证属阴虚火旺，则断非所宜，服用只会加重病情。如遇病轻证缓，贵药还可用他药代替。如人参，取其补脾益肺作用之时，可用党参代替；而取其大补元气的功效，治疗阳气欲脱时，则非他药所能。所以，患者当根据病情需要，遵循医嘱，适当选用药材，并非盲目看哪个贵即选用哪个。

十九、服用膏方的注意事项

一般而言，中年人以补益脾胃为主，老年人以补益肾气为主。但具体到个人，又有气虚、血虚、阴虚、阳虚、气血阴阳共虚等不同，要认真分析，在有经验的医生指导下服用。

1. 适当忌口

为了达到治疗目的，服药期间要求病人忌食某些食物，叫作“忌口”。一般服药期间，应忌食生冷、油腻、辛辣等不易消化及有刺激性的食物。服用膏方时，应遵照医嘱配合执行。若误食所忌饮食，会使膏方的疗效降低，或引起不良反应。服膏方时还应忌吸烟、喝酒，不宜喝咖啡、可乐等含有咖啡因的饮料以及进食生冷滑腻之品，少食油腻、海鲜之品。不宜用茶水、牛奶送服，因为茶叶中含有大量的鞣酸，容易与中药中的生物碱成分结合，产生不被人体吸收的沉淀物，从而影响药物的吸收，降低效力。除此之外，阳虚有寒者，应忌食生冷饮食；阴虚火旺者，忌食辛辣刺激食物；哮喘患者，忌食虾蟹腥味等。

2. 防止闭门留寇

膏方多用于体弱之人，故补益之剂用之最多，若夹有外感之邪，本着“急则治其标，缓则治其本”的原则，须先祛邪外出，然后以膏方缓图治本，否则闭门留寇，不利于疾病治疗。对于虚体受感之人，可以扶正解表同用，但也需注意补不碍邪。另外，对于正气虚损又兼湿阻、痰滞、热扰、食积等实邪者，应视邪实与正虚的主次缓急，酌情采取先攻后补，或者先补后攻，或攻补兼施等法，务使祛邪而不伤正，防止正伤而邪留；补虚而不碍邪，防止补而邪不去。固涩剂为正虚无邪者设，故凡外邪未去，误用固涩，则有“闭门留寇”之弊，不可不知。

3. 防止虚不受补

素体脾胃虚弱者或者病久脾胃受损者，对补益之剂常难以运化吸收，再加上补益之品多味甘质腻，易于碍胃滞气，故中虚者服之，不惟虚损之脏难以得到补养，反而又添中满纳差之症，即所谓“虚不受补”。《素问·平人气象论》曰：“有胃气则生，无胃气则死”，因而对于此类患者，宜先调理脾胃，或在补益方剂中佐以健脾和胃、理气消导之品，以助脾胃之运化。即使平素脾胃功能健旺者，亦应在遣药组方时注意照顾脾胃，即所谓“填补必先理气”，使补而不滞。

4. 防止损阳耗津

寒凉之剂，易伤中土，若多用、过用、久用，必定耗损人体之阳气，因此，在膏方中使用此类药物时应特别注意，可以小剂量使用或者短期应用或者伍以醒脾、和胃、温中之品，使得热去而胃阳不伤。补益之剂，多辛燥温热，若用之不当，必定耗损人体阴精，因此应用膏方不能一味蛮补，需酌加养阴之品，预护阴之虚，以防阴精耗伤。

5. 防止虚虚实实

临床上，典型的虚候不难鉴别，但在某些特殊情况下，如因虚损太过、脏腑功能异常而产生一些似实证的表现。正如明代张介宾《景岳全书·卷一·传忠录上·虚实篇》所说："虚者宜补，实者宜泻，此易知也。而不知实中复有虚，虚中复有实，故每以至虚之病，反见盛势，大实之病，反有羸状，此不可不辨也。如病起七情，或饥饱劳倦，或酒色所伤，或先天不足，及其既病，则每多身热便闭，戴阳胀满，虚狂假斑等症，似为有余之病，而其因实由不足，医不察因，从而泻之，必枉死矣。又如外感之邪未除，而留伏于经络，食饮之滞不消，而积聚于脏腑，或郁结逆气有不可散，或顽痰瘀血有所留藏，病久致羸，似乎不足，不知病本未除，还当治本。若误用补，必益其病矣。此所谓无实实，无虚虚，损不足而益有余，如此死者，医杀之耳。"对于真虚假实之证，切不可误认为实证而妄图攻伐之品，使得虚者更虚，终不可救；对于真实假虚之证，切不可误认为是虚证遽进补益之剂，使得实者更实，终成危候。另外，对于本虚之人，使用祛邪之法时，应时时固护正气，中病即止，防止过则伤人；如素有阴津亏虚者，不可妄用汗法和下法，防止阴津进一步损伤，加重其虚；如素有阳虚者，不可过用苦寒，防止寒过伤阳。

6. 其他注意事项

（1）某些疾病应暂停膏方：服用膏方期间，若遇到感冒发热、咳嗽痰多、急性腹痛（如伤食、腹泻、伤暑）、抑郁头痛、胃肠紊乱（如呕吐、便溏、消化不良）、昏迷不醒、实热内盛（如热性疮疡、红肿热痛）、闭阻不通（如大便不通、小便不利）等情况时，应暂时停服，待上述急性疾病治愈后再服用膏方。

（2）有不良反应应停服膏方：病人服用膏方后自觉不适，如腹胀、纳差，应分析原因，判断是否存在湿邪中阻，或脾胃虚弱之候，可减量服用膏方，同时配合运脾化湿方，以助消化。服用膏方后出现腹泻现象，应注意膏方是否过于滋腻，或含有通便作用的药物，可减量或者改为饭后服用，必要时停服，辅以健脾助运中药调理，待消化功能恢复后再行服用。服用膏方后出现上火现象，如齿龈、鼻腔出血，面赤生火，应分析患者是否属热性体质，膏方是否过于温燥，宜减量服用，并可用清热泻火中药煎汤代饮，冲服膏方。

（3）有过敏现象者应停服膏方：现在发现某些中药可能会导致过敏现象。一些特殊体质的患者服用后容易引起身体不适，或出现不良反应，应停服膏剂。若服用膏方后出现过敏症状，包括荨麻疹、皮肤瘙痒，应立即停药，并进行相应处理。

第二章

肺系疾病膏方

肺居胸腔，左右各一，上接气管、咽喉，与鼻相通。在诸脏腑中，肺位最高，故称“华盖”。肺叶娇嫩，不耐寒热，易被邪侵，故又称“娇脏”。肺的主要生理功能是主气、司呼吸，主宣发肃降，通调水道。

肺主宣发，具有向上、向外、升宣、发散的生理功能：①通过肺的宣发，排出体内的浊气即呼浊。②将脾所转输的津液和水谷精微布散周身，外达于皮毛。③宣发卫气，调节腠理之开合，将代谢后的津液化为汗液，排出体外。

肺主肃降：①具有排出肺内各种异物，使呼吸道通畅，呼吸平稳，从而保持肺脏清虚之性的功能。吸入自然界之清气，并将吸入之清气与谷气相融合而成的宗气向下布散至脐下，以资元气。②将脾传输至肺的津液及部分水谷精微向下向内布散于其他脏腑以濡润之；将脏腑代谢后产生的浊液下输于肾或膀胱，成为尿液生成之源。③保持呼吸道内的通畅，肃清呼吸道内的异物。宣发和肃降，在生理情况下，两者相互依存，相互配合，相互制约，能宣能降，则使气能出能入，能升能降。在病理情况下，则又常能相互影响。肺气失宣或肺失肃降等病变，可导致胸闷、咳嗽及喘息等症状。

肺通调水道，促进水液输布和排泄：①调节汗液的排泄，不但将津液和水谷精微布散于周身，而且主司腠理的开合，使汗液的排出正常。②肺气肃降，可将体内的水液不断地向下输送，经肾和膀胱的气化作用，生成尿液而排出体外，有“肺为水之上源”和“肺主行水”等说法。此外，还有“肺朝百脉”的说法，是说全身的血液，都通过经脉而聚会于肺内，通过肺的呼吸进行气体的交换，然后再输布到全身。所以，血液的正常循行，亦有赖于肺气的正常敷布和调节。

肺与大肠相表里，肺的功能会影响大肠的传导作用，肺病可导致大便干燥难排。

汗　证

汗证包括自汗、盗汗，是由于阴阳失调、腠理不固，而致汗液外泄失常的病证。若白昼时时汗出，动辄益甚者为自汗；寐中汗出，醒来汗止者为盗汗，亦称寝汗。产生自汗、盗汗的原因可由病后体虚、情志不调、嗜食辛辣等造成。

汗证辨证为肺卫不固者，宜益气固表止汗；心血不足者，宜补血养心止汗；阴虚火旺者，宜滋阴降火止汗；邪热郁蒸者，宜清肝泄热，化湿和营止汗。若汗证日久，可加固涩之品。

西医学中的甲状腺机能亢进、自主神经功能紊乱、风湿热、结核病可表现本病证的特征。

方一　和阳平胃膏

【来源】《清宫配方集成·脾胃方》

【组成】 生地炭200克，枣皮、陈皮、法夏各60克，白术100克，当归、冬瓜仁各160克，灶心土、黑芝麻、茯神各100克，黄连炭、生姜各40克，焦三仙各200克，甘草40克，红枣肉27个，桂圆肉30克。

【制法】 共以水煎透去渣，再熬浓汁，兑炼蜜800克收膏。

【功用】 温振脾阳，祛痰化积。

【适应证】 脾阳亏损，胃下积痰之夜间虚烦自汗，食后懊憹。

【用法】 每早晚各服1茶匙，白开水送服。

方二　六物胡粉敷方

【来源】《外台秘要方·卷二十三·瘿瘤咽喉疬瘘二十八门·漏液方》

【组成】 干枸杞根100克，胡粉200克，干商陆根200克，干蔷薇根、炙甘草各100克，滑石200克。

【制法】 将上药捣研为细末、过筛，用醋调和成膏。

【功用】 清热燥湿，收敛止汗。

【适应证】 漏液，症见腋下及足心、手掌、阴下、腹股沟常汗出致湿，伴特殊臭气。

【用法】取适量，涂腋下，见汗出，更换衣服后再涂，一般涂药不到3次就会痊愈。若再发，再涂之，不可多敷，因其可损伤腋下之皮肤。

【说明】方中胡粉及商陆根均有毒。

方三　五味子膏

【来源】《慈禧太后医方选议·第二十九章·单味药方》

【组成】五味子500克。

【制法】水洗净，浸半日，煮烂滤去滓，再熬似饴，少兑蜂蜜收膏。

【功用】敛肺滋肾，生津敛汗，涩精止泻，宁心安神。

【适应证】体虚之失眠、久咳、久泻、自汗、遗精等症。

【用法】空腹服用，每次1汤匙。

【禁忌证】本方滋补，失眠以火旺或湿热为主者，非本方所宜。

方四　甘露膏

【来源】《兰室秘藏·卷上·消渴门》

【组成】半夏20克，熟甘草、白豆蔻仁、人参、兰香、升麻、连翘、桔梗各50克，生甘草、防风各100克，酒知母150克，石膏300克。

【制法】将上药研为极细末，汤浸蒸饼，和匀成剂，捻为薄片，晒干，再碎如米粒大。

【功用】补脾益气，清热泻火。

【适应证】消渴。饮水极甚，善食而瘦，自汗，大便结燥，小便频数。

【用法】每次服6克，淡生姜汤送服。

【禁忌证】阴虚火旺者不宜服用。

【说明】此方亦载于：①《古今医统大全·卷五十二·药方》。②《证治准绳·类方·第五册·消瘅》。

方五　黄芪膏

【来源】《清宫配方集成·补益方》

【组成】黄芪600克。

【制法】将上药切碎，水浸后煎煮，纱布滤去药渣，如此三遍，再将所滤药液加热浓缩，下入蜂蜜，收膏即成。

【功用】补中益气，调荣固卫。

【适应证】阳虚自汗，痈疽不起，四肢无力，气虚下陷，男子遗精便血，妇女崩漏带下，痰嗽虚喘，形体羸弱。凡男妇老幼一切气虚不足之症，并皆治之。

【用法】每用 10 克，白开水冲服，或入煎剂，或用修合丸药，亦可。

【特别提醒】本方纯补，外感初起及邪实苔厚者非宜。

方六　猪膏煎

【来源】《千金翼方·卷七·妇人三·盗汗》

【组成】猪膏、生姜汁、白蜜各 1000 毫升，清酒 500 毫升。

【制法】将上 4 味药，搅拌均匀，慢火煎之如膏状即成。

【功用】温中补虚，滋阴益气。

【适应证】妇人产后体虚，往来寒热，乏力自汗等症。

【用法】随意酒服。

【特别提醒】实证不宜服。

肺　热

肺热常表现为呼吸气粗，恶热，咽燥，口渴，喜冷饮，烦躁不宁，咳嗽胸痛，痰黄稠而黏，呼吸不利，声音嘶哑，小便短赤，大便干结，舌红等。中医学认为内热则烦，外热则躁，产生肺热的原因或因气候骤然变化、风热袭肺，或风寒郁而化热、壅遏于肺、肺失清肃所致，或由于身体不能适应自然环境变化，或由于劳倦过度、体内阴液消耗过多，从而引发肺火亢奋。

总之，风热邪毒犯肺，或风寒化热，邪热蕴肺，肺受热毒所灼，以及正气内虚，致使炎热内蕴，导致身体不适。治宜清肺，或兼化痰，或通腑。

方一　泄气除热方

【来源】《千金要方·卷十七·肺脏·肺虚实》

【组成】枸杞根皮500克，石膏400克，白前、杏仁各150克，橘皮、白术各250克，赤蜜350毫升。

【制法】将前6味药切碎，水煮滤汁，水煎3遍将滤汁混匀后浓缩，再下入赤蜜，浓缩至如膏状。

【功用】清热化痰，泻肺定喘。

【适应证】肺脏实热，胸凭仰息，气急欲喘等症。

【用法】每服1匙，每日3次。

【禁忌证】寒证不宜服。

方二　神异痰火膏子

【来源】《鲁府禁方·卷一·痰火》

【组成】生地黄240克，熟地黄、核桃肉、红枣肉、莲肉、柿霜、山茱萸各60克，枸杞、胡黄连、人参、知母、贝母、银柴胡、诃子肉、牡丹皮、地骨皮、山药、黄芪、黄芩、黄柏、陈皮、白沙参、杏仁、桔梗、黄菊花、五味子、白芍、栀子、香附、松花、天门冬、麦门冬、厚朴、枳壳、当归、白术、桑白皮、天花粉、栝楼仁、白茯苓、乳香、没药、延胡索、玄明粉、鹿角胶、罂粟壳、柏子仁各15克，梨汁300克，藕汁120克，五加皮22.5克。

【制法】将上药饮片切碎，水浸后煎煮，纱布滤取药汁，如此三遍，将所滤药汁加热浓缩，下入蜂蜜300克，搅拌均匀，再入松花、玄明粉、白矾、乳香、柿霜、梨汁、藕汁，浓缩至如膏状即成。

【功用】清热解毒，降气化痰。

【适应证】痰火。

【用法】取12克，于晨起用白开水兑服，可以不拘食之前后，保证永无痰火；同时取50丸，不拘时，白开水送下。

方三　敷脐膏

【来源】《寿世仙丹·内科经验良方·卷一·寒门》

【组成】燕子窝土200克，田螺100克，鸭蛋1个，白醋100克。

【制法】四味搅匀，成膏。

【功用】清热解暑。

【适应证】夏月伤暑，皮肤受热，口燥不已，四肢热极难当。

【用法】敷于脐上下，其热即下行，内外俱凉，然后服五苓散方。

方四 鼻鼽衄血方

【来源】《保童秘要·鼻》

【组成】黄连 50 克，艾叶、升麻、防风、大黄各 30 克，朴硝 80 克。

【制法】上药切碎，水煮滤汁，如此三遍，将所滤汁液浓缩，加入蜂蜜收膏。

【功用】清热泻火，凉血止血。

【适应证】鼻如喷火，鼻内出血，伴随有口干口苦，大便秘结等症。

【用法】每服 1 匙，1 日 3 次。

【特别提醒】不宜过量服用。

方五 地黄煎

【来源】《备急千金要方·卷十六·胃腑·痼冷积热第八》

【组成】生地黄汁 2500 毫升，茯神、知母、玉竹各 200 克，栝楼根 250 克，竹沥 150 毫升（一方用竹叶 100 克），生姜汁、白蜜、生地骨皮各 1000 毫升，石膏 400 克，生麦门冬汁 500 毫升。

【制法】将上药切碎，水煮滤汁，水煎三遍将滤汁混匀后浓缩，再下竹沥、地黄汁、麦门冬汁，微火慢煎至药液减少一半，再下生姜汁、白蜜，熬至如饴糖状即成。

【功用】滋阴清热。

【适应证】各种热证。

【用法】初服 2 匙，白天 3 次，晚上 1 次。渐加至每服 3 匙。

【禁忌证】寒证不宜服。

方六 栝楼膏

【来源】《鲁府禁方·卷一·痰火》

【组成】青嫩栝楼汁 800 克，竹沥 40 克，白蜜 400 克。

【制法】先将栝楼汁加入到砂锅内，慢火煎熬，直至减半，入竹沥、白蜜，再煎熬至沸腾数次，直至膏成，瓷罐收贮。

【功用】清热化痰，宽胸理气。

【适应证】上焦痰火。

【用法】取 20 克，倒入茶盏中，白开水送服，可不拘时服。

方七 生艾膏

【来源】《十便良方·卷二十一·治积热等疾诸方》
【组成】生艾叶150克。
【制法】冬月以熟艾和水捣烂涂于颈部亦佳。
【功用】祛风清热。
【适应证】外感风热之咽喉不利，肿塞，气道不通。
【用法】以生艾叶捣烂敷肿上。

方八 百草霜膏

【来源】《十便良方·卷二十一·治积热等疾诸方》
【组成】百草霜，适量。
【制法】用百草霜研，细醋调成膏。
【功用】清热解毒。
【适应证】热毒壅滞之舌肿。
【用法】于舌上下敷之，以针决出血汁。
【禁忌证】舌体溃烂、流脓者。

方九 生地黄煎

【来源】《千金翼方·卷十八·杂病上·胸中热》
【组成】生地黄汁2000毫升，生地骨皮、生天门冬、生麦门冬汁、白蜜各1000克，竹叶100克，生姜汁300毫升，石膏400克，栝楼250克，茯神、玉竹、知母各200克。
【制法】将上药饮片切碎，水煮后滤取汁液，放入生地黄汁、麦门冬汁，微火煎至药液减半，再下入白蜜、生姜汁，浓缩至如膏状。
【功用】清热凉血，滋阴生津。
【适应证】胸中烦热，渴喜热饮，小便黄赤，大便干结等症。
【用法】每服1匙，白天2次，晚上1次。
【禁忌证】血寒证不宜服。

肺 痨

肺痨是由于正气虚弱，感染痨虫，侵蚀肺脏所致的，以咳嗽、咳血、潮热、盗汗及身体逐渐消瘦等为主要临床表现、具有传染性的慢性消耗性疾病。古代多将其归类于虚损、虚劳一类病证中。晋代《肘后备急方》已经认识到其具有传染性。唐代《千金要方》把“尸注”列入肺脏病篇章，明确了本病病位在肺，指出本病的病因是“劳热生虫在肺”。

肺痨在古代有很多名称，如尸疰、传尸、劳嗽、劳疰、虫疰、骨蒸、急痨等，宋代《三因极一病证方论》始以“痨瘵”定名。肺痨的主要临床表现有骨蒸、烦躁、饮食无味、消瘦、盗汗、咳嗽、两颊如胭脂色等。痨瘵主乎阴虚，感染痨虫，故以杀虫、滋阴降火为治疗大法。临床表现为①肺阴不足：常表现为干咳、少痰，伴口干咽燥、颧红、唇赤、午后发热，治宜滋阴润肺，抗痨杀虫。②痰湿阻肺：常表现为咳嗽痰多，痰呈泡沫状，伴身重疲乏、胃纳不振、咯血，治宜化痰止咳，抗痨杀虫。③热伤肺络：常表现为血色鲜红，咯血量多，时发时止，咳嗽，发热，治宜清肺止血，抗痨杀虫。④气阴耗伤：常表现为咳嗽无力，气短声低，咯痰清稀色白，或咯血，血色淡红，午后潮热，伴有畏风，怕冷，自汗与盗汗并见，治宜益气养阴，抗痨杀虫。⑤阴阳两虚：表现为咳逆喘息少气，咯痰色白，或夹血丝，血色暗淡，潮热，自汗，盗汗，声嘶或失音，面浮肢肿，心慌，唇紫，肢冷，形寒等，治宜滋阴补阳，抗痨杀虫。

肺痨与西医学中的肺结核病相类同。肺痨与肺痿两者病位均在肺，但肺痿是多种肺部慢性疾患后期的转归，如肺痈、肺痨、咳嗽日久等，若导致肺叶痿弱不用，俱可成肺痿。肺痨晚期，如出现干咳、咯吐涎沫等症者，即已转属肺痿，故《外台秘要》称肺痨为肺痿疾。

方一 疗肺痿骨蒸膏（方名编者加）

【来源】《本草纲目·卷五十·羊》

【组成】炼羊脂、炼羊髓各200克，炼蜜、生地黄汁各500毫升，生姜汁100毫升。

【制法】先将羊脂及羊髓煎滚，下蜜、生地黄汁及生姜汁，不停搅拌，小火煎熬成膏。

【功用】清热滋阴，退热除蒸。

【适应证】肺痿骨蒸。

【用法】取1汤匙，空腹温酒调服或入粥食服。

【说明】此方出自《饮膳正要》。

方二　神传膏

【来源】《本草纲目·卷十八·剪草》

【组成】剪草640克，蜜1280克。

【制法】将剪草洗净，晒干捣研为细末，入蜜和为膏，贮存于容器中，不得犯铁器，一日蒸一次，九蒸九晒为止。

【功用】凉血止血。

【适应证】劳瘵吐血损肺及嗽血妄行。

【用法】病人五更起床，面东而坐，不得语言，用药匙抄药4匙，口服，良久用稀粟米饮压之。

【说明】本方出自许学士《本事方》。药只需冷服，米饮亦不能大热，或吐或下不妨。若为久病肺损咯血，只一服即愈。寻常嗽血妄行，每服1汤匙可也。

方三　六汁清肺膏（方名编者加）

【来源】《寿世保元·卷四·劳瘵》

【组成】生姜汁、生藕汁、白果汁、萝卜汁、梨汁、荸荠汁、白糖霜各100克，猪油20克。

【制法】以上各汁，入砂锅内熬。加白糖霜，再煎数次。下蜜，再煎，入猪油，同煎成膏。

【功用】清肺降火，止咳化痰。

【适应证】久咳痰火之证。

【用法】每服1匙，每日3次。

【特别提醒】虚证不宜。

方四　猪骨煎

【来源】《奇效良方·卷二十二·痨瘵通治方》

【组成】猪脊骨1条，酒3000克，青蒿50克，乌梅10个，柴胡、秦艽各50克，蜜250克，白茯苓、当归、人参、川芎、肉苁蓉（酒浸）、巴戟（去心，酒浸）、牛膝（酒浸）、茴香（微炒）、破故纸（炒）、五味子各50克，鳖甲（去裙，炙）、沉香各25克，鹿茸（酒浸，酥炙）、附子（炮，去皮脐）各100克。

【制法】将猪脊骨敲碎，同酒、青蒿、乌梅、柴胡、秦艽慢火同煎，待药液减少一半，纱布滤去药渣，下入蜜250克，熬如稀饴状。再将余药研为细末，下入前药中，搅拌均匀即可。

【功用】滋阴补阳，益气除热。

【适应证】治男子、妇人发热等。若虚劳发热，热从脊骨上起，此药有神效，更宜细审病状服之。

【用法】每服2匙，不拘时米饮下。

方五　锦囊新定痨嗽膏滋药方

【来源】《冯氏锦囊秘录杂证大小合参·卷十一·方脉痨瘵合参》

【组成】熟地400克，生地200克，丹参、丹皮、牛膝各120克，薏苡仁240克，地骨皮、紫菀、款冬蕊各80克，麦冬160克，姜炭24克，白蜜（另炼，入药）240克。

【制法】上药加清水煎，取头汁、二汁，去渣，小火炼成膏滋，收入瓷器中贮存，再入白茯苓（研净末）120克、川贝母（去心，研净，末）96克，二味并炼蜜，收入前膏。

【功用】清肺化痰，止咳平喘。

【适应证】痨瘵心肺脉俱洪大有力者。

【用法】取20克，饭后服，一天3次。

方六　治痨膏

【来源】《种福堂公选良方·痨》

【组成】雪梨汁20杯，生地汁、茅根汁、藕汁各10杯，萝卜汁、麦冬汁各5杯，蜜500克，饴糖400克，姜汁半杯。

【制法】将上药混匀，慢火煎，浓缩如膏状即成。

【功用】凉血止血，润肺止嗽。

【适应证】咯血吐血，痨嗽久不止。

【用法】每服1~2匙，每日3次。

【禁忌证】属虚寒证者勿服。

方七　天门冬膏（方名编者加）

【来源】《寿世保元·卷四·劳瘵》

【组成】天门冬5000克。

【制法】先用温水洗净拣过，再用半温水浸2小时，即去水。则待软透至骨，去皮心，捣碎。每500克先入水5碗，同煮一半干。却倾出，滤去汁，再入水再煎，再滤汁，如此三次。将三汁一同熬成膏，再入蜜200克，慢火熬成膏。埋土3日，去火毒。

【功用】润肺止咳，滋阴止血。

【适应证】肺疾之咳咯脓血、吐血及喘急咳嗽失音等症。

【用法】每服2~3匙，不拘时，白汤送下。

【禁忌证】实证不宜。

【说明】此方亦载于:《古今医统大全·卷十九·药方》。

方八 润肺膏

【来源】《丹溪心法·卷二·劳瘵十七》

【组成】羊肺1具，杏仁50克，柿霜、真酥、蛤粉各50克，白蜜100克。

【制法】先将羊肺洗干净，再将后五味药捣烂，加水搅拌，然后灌入羊肺中，煮熟后服食。

【功用】补肺润燥，降气止咳。

【适应证】肺痨久嗽，甚则咳逆上气。

【用法】每日3次，1日服完。

【禁忌证】湿热证不宜服用。

方九 辛字号润肺膏

【来源】《仁斋直指方论·卷九·又治劳瘵证方法》

【组成】羊肺1具，杏仁（研如泥状）、柿霜、真酥、真粉各50克，白蜜100克。

【制法】先将羊肺洗净，再将后5味药搅匀，灌入羊肺中，入锅中煮熟。

【功用】滋阴润肺，降气止嗽。

【适应证】久嗽肺燥肺痿。

【用法】吃羊肺，饮汤。

【禁忌证】痰湿盛者勿服。

方十　壬字号白凤膏

【来源】《仁斋直指方论·卷九·又治劳瘵证方法》

【组成】黑嘴白鸭1只，大京枣1000克，参苓平胃散500克，陈煮酒1瓶。

【制法】先将鸭缚定脚，量患者饮酒多少，随量将酒烫温，再将鸭颈割开滴血入酒，搅匀饮服，直入肺经，润补其肺。将鸭拔去毛，于胁边开一孔，取出内脏，再将大京枣去核，用参苓平胃散填入，将枣填满鸭肚中。用砂罐一个，置鸭于内，入陈煮酒，用慢火煎煮，煮干为度。

【功用】补髓生精，和血顺气。

【适应证】主治一切久怯弱极虚惫，咳嗽吐痰，咳血发热。

【用法】食鸭肉，枣子阴干，随意食用，参汤送下。

方十一　神傅膏

【来源】《奇效良方·卷二十二·痨瘵通治方》

【组成】剪草、蜜各500克。

【制法】将剪草研为细末，入蜜，和为膏，九蒸九晒。

【功用】祛风活血，杀虫解毒。

【适应证】主治劳瘵，吐血妄行。

【用法】晨起空腹服4匙，良久用稀粟米粥压之，药冷服，粥亦不可太热，或吐或下，皆无妨。如久病肺损咯血，只一服愈，寻常咳嗽血妄行，每服1匙神效。

【特别提醒】不宜过多服用。

方十二　百部膏

【来源】《类证治裁·卷二·咳嗽论治·附方》

【组成】百部500克。

【制法】将百部切碎，水浸后煎煮，纱布滤去药渣，如此三遍，将所滤汁液加热浓缩，下入蜂蜜收膏。

【功用】润肺止咳，化痰杀虫。

【适应证】肺痨常年咳嗽，余无他症，诸药不效者。

【用法】每日3次，每服1汤匙，饭后服用，用温开水化服。

方十三　八仙滋补膏

【来源】《良朋汇集经验神方·卷二·虚劳门》

【组成】人乳、白萝卜汁、梨汁、藕汁、韭菜汁各50克，黑豆150克，蜂蜜200克。

【制法】黑豆炒炭存性，打成粉末备用。除蜂蜜外，余药放入铜锅中，先用大火将药液煮沸，再用小火煎煮，保持微沸，煎煮时应及时搅拌，防止粘锅，煮至2~5小时，待到锅中逐渐形成稠膏状，放入制备好的黑豆粉，搅拌均匀，然后放入蜂蜜，用小火煎熬，并不断用筷子搅拌和匀收膏。

【功用】滋阴清热，化痰止咳。

【适应证】肺胃阴虚所致的痨证。

【用法】每日3次，每服1汤匙，饭后服用，用白开水送服。

【特别提醒】脾虚便溏者慎服。

方十四　黄芪膏

【来源】《医学衷中参西录·医方·治肺病方》

【组成】生黄芪、生石膏、鲜茅根各20克，甘草10克，生山药15克，蜂蜜100克。

【制法】将前5味药切碎，水浸后煎煮，纱布滤去药渣，将所滤汁液加热浓缩，下入蜂蜜，慢火熬至如膏状。

【功用】清热润肺，祛痰止咳。

【适应证】肺痨之虚热内生，灼伤肺阴，炼液为痰，肺气不利而致的咳嗽。

【用法】上述膏药为1日用量，1日分3次服完，饭后服用，用白开水送服。

【禁忌证】虚寒证慎服。

方十五　治上气喘嗽方

【来源】《种杏仙方·卷一·劳瘵》

【组成】白糖、蜜、萝卜汁、姜汁、藕汁、雪梨汁、人乳汁各300克，柿霜75克。

【制法】将上述药物混合在一起，置于瓷器中，用火煎熬成膏。

【功用】益气养阴，化痰止嗽。

【适应证】虚劳痰嗽。

【用法】取1汤匙，口服，每天2次。

方十六 八珍膏

【来源】《鲁府禁方·卷一·福集·劳瘵》

【组成】梨汁、萝卜汁、藕汁、乳汁各200克，柏枝汁400克，知母、黄柏各80克。

【制法】先将梨汁、萝卜汁、藕汁、柏枝汁一起煎熬成膏，再入知母、黄柏末，搅拌均匀。

【功用】养阴清热，化痰止咳。

【适应证】劳瘵。

【用法】取2茶匙，白开水送下。

方十七 坎离膏

【来源】《万病回春·卷四·虚劳》

【组成】黄柏、知母、胡桃仁、蜂蜜各240克，生地黄、熟地黄、天门冬、麦门冬各120克，杏仁42克。

【制法】先将黄柏、知母、童便600毫升、侧柏叶50克煎至800毫升，过滤去渣，下天门冬、麦门冬、熟地黄于汁内，加水400毫升煎汁，过滤去渣，再捣烂如泥，加水200~400毫升将其熬熟，绞榨取汁入前药中。将杏仁、桃仁用水擂烂后过滤去渣，同蜜一起入前汁内，置于火上煎熬成膏，贮存在瓷罐中，密封其口，入水内去火毒。

【功用】清热养阴，凉血止血。

【适应证】痨瘵发热，阴虚火动，咳嗽吐血、唾血、咯血、咳血、衄血、心慌、喘急、盗汗。

【用法】取3~5汤匙，空腹，侧柏叶煎汤调下。

【特别提醒】忌铜铁器。

咳 血

咳血是指因肺络受伤，而致血自肺中经气道咳嗽而出，或纯血鲜红，或痰血相兼，或痰中带血丝的现象。产生咳血的原因常见：①外邪袭肺：表现为头痛、发热、口干鼻燥、咳嗽痰黄、痰中带血，治宜疏风清热、润肺止血。②肝火犯肺：表现为咳血量多，或见纯血鲜红，咳时胸胁胀痛、大便干、尿赤热，治宜清肺泻肺、凉血止血。③阴虚肺热：表现为干咳痰少、痰中带血或反复咳血、血色鲜红、口干咽燥、五心烦热、潮热盗汗，治宜滋阴润肺、凉血止血。④脾肺虚寒：表现为咳血量多，日久不止、色暗红、畏寒肢冷、头昏气短、胸中胀满，治宜温脾补肺、益气摄血。

西医所云之支气管扩张，肺结核，肺脓疡等病可以引起咳血。

方一　玄参雪梨膏

【来源】《万病回春·卷四·虚劳》

【组成】雪梨汁600克，藕汁、鲜生地黄汁、茅根汁各300克，麦门冬汁、萝卜汁各150克。

【制法】将上述6种汁重新过滤去渣，取清汁，置于火上熬炼，下蜜960克、饴糖480克、姜汁25克，直至煎熬如稀糊状，则膏成。

【功用】清热养阴，化痰止嗽。

【适应证】咯血、吐血、嗽血久不止及治劳心动火、劳嗽久不愈。

【用法】取1汤匙，口服，每天1次。

【说明】如果咳嗽仍不止者，加侧柏叶汁30克、韭白汁15克、茜根汁15克，过滤去渣，加入前汁内煎成膏服之。

方二　百花煎

【来源】《奇效良方·卷五十·诸血通治方》

【组成】生地黄汁、藕汁各500克，黄牛乳750克，胡桃仁（研如糊）10枚，生姜汁250克，干柿（细锉，研如糊）5枚，大枣（浸去核，细研如糊）21枚，清酒500克，黄明胶（炙燥，为末）、秦艽（为末）各25克，杏仁（汤浸，去皮尖双仁，炒研如糊）150克。

【制法】将前7味药同入清酒中煎沸，再下余药，待药液减半，入蜜200克，慢火煎为膏。

【功用】滋阴润肺，凉血止血。

【适应证】吐血不止，咳嗽。

【用法】每服1匙，每日3次，糯米饮调下，酒亦可。

方三　新定清宁膏

【来源】《医宗必读·卷六·虚痨》

【组成】麦门冬、生地黄各100克，橘红、桔梗各30克，川贝、甘草各20克，龙眼肉、薏苡仁各80克，薄荷25克。

【制法】将上药切碎，水浸后煎煮，纱布滤去药渣，如此三遍，再将所滤汁液加热，浓缩后下入蜂蜜收膏。

【功用】滋阴清热，化痰止咳。

【适应证】虚劳，阴虚内热、炼液为痰、肺气不利所致的咳嗽咳血。

【用法】每日3次，每服1汤匙，饭后服用，用温开水送服。

【特别提醒】虚寒证慎服。

方四　润肺膏

【来源】《类证治裁·卷二·虚损痨瘵·附方》

【组成】羊肺、杏仁、柿霜、蛤粉、酥油各250克。

【制法】上药除酥油外，余药放入铜锅中，加入冷水高出药面15厘米，先用大火将药液煮沸，再用小火煎煮，保持微沸，煎煮时应及时搅拌，待羊肺煮熟时再放入酥油即可食用。

【功用】滋阴清热，润肺止咳。

【适应证】虚劳百损，忧悲伤肺所致的咳嗽咳血。

【用法】不定时食用。

方五　清宁膏

【来源】《冯氏锦囊秘录杂证大小合参·卷十一·方脉鼻衄齿衄舌衄肌衄合参》

【组成】麦门冬（去心）、生地黄（酒炒）各400克，广橘红80克，龙眼肉320克，桔梗、甘草各80克。

【制法】将上药共煎成膏，加薏苡仁320克，洗净炒熟，苏州薄荷叶（忌火）20克，川贝母（糯米拌炒，米熟去米）80克，俱捣为极细末，入内与前煎膏拌匀。

【功用】清热化痰，凉血止血。

【适应证】劳嗽咯血。

【用法】取膏适量，时时置口中含化。

方六　杏仁膏

【来源】《景岳全书·卷五十四·和阵》

【组成】杏仁、阿胶各200克，生姜汁、白蜜各1000克，酥油、苏子各300克。

【制法】将杏仁、苏子打成粉末，然后与生姜汁一起放入锅中，加热煎煮，再下入酥油、阿胶、白蜜，搅拌均匀，浓缩至如膏状。

【功用】滋阴润燥，降肺止咳。

【适应证】咳嗽喘急，喉中枯燥如物塞，以及咳血不止。

【用法】不定时服用，每服1汤匙，饭后服用，用米汤调服。

【禁忌证】脾虚湿盛者慎服。

【说明】此方亦载于：《古今医统大全·卷四十四·药方》《奇效良方·卷三十·咳嗽通治方》

方七　《济生》百花膏

【来源】《景岳全书·卷五十四·和阵》

【组成】百合500克，款冬花500克。

【制法】将上药切碎，水浸后煎煮，纱布滤去药渣，如此三遍，再将所滤汁液加热浓缩，下入蜂蜜，慢火熬至如膏状。

【功用】滋阴润燥，化痰止咳。

【适应证】肺阴亏虚所致的咳嗽、咳痰，痰中带血。

【用法】每日3次，每服1汤匙，睡前服用，用姜汤送服。

【禁忌证】脾虚湿盛者慎服。

【说明】此方亦载于：《清宫配方集成·痰嗽方》（一方加茯苓200克，桔梗200克，薄荷200克）。

方八　醍醐膏

【来源】《景岳全书·卷五十三·图集·补阵》

【组成】牛酥2000克。

【制法】将牛酥放入铜锅中用文火煎煮，待到锅中煮沸时取最上层凝聚的油脂，即醍醐。如法炼制3次。

【功用】滋阴养血，润燥止咳。

【适应证】肺阴亏虚所致的咳嗽、咳血。

【用法】每日 3 次，每服 1 汤匙，饭后服用，含服。

【禁忌证】脾虚便溏者慎服。

方九 清金膏

【来源】《清宫配方集成·痰嗽方》

【组成】天冬、茯苓、川贝、麦冬各 500 克。

【制法】共以水煎透，去渣，兑蜜收膏。

【功用】滋阴润肺，清热止血。

【适应证】阴虚肺燥之劳嗽吐血，潮热盗汗，舌红少苔，脉细数。

【用法】每日服数匙。

【禁忌证】本方用药偏于滋腻，表证外感所致咳嗽咯血，非本方所宜。

方十 五汁膏

【来源】《类证治裁·卷二·虚损痨瘵·附方》

【组成】天冬、麦冬、生地、薄荷、贝母、丹皮、阿胶、茯苓、犀牛角、羚羊角、人乳汁、藕汁、甘蔗汁、萝卜汁各 100 克。

【制法】上药除人乳汁、藕汁、甘蔗汁、萝卜汁外，余药放入铜锅中，加入冷水浸泡 12 小时，水量以高出药面 15 厘米为宜，先用大火将药液煮沸，再用小火煎煮，保持微沸，煎煮时应及时搅拌，并去除浮于表面的泡沫，以免药液溢出，煮至 2~5 小时，过滤取出药液，药渣续加冷水再煎，第二次加水量以淹没药料即可，如法煎煮 3 次为度，合并药液，静置沉淀，再用四层纱布过滤 3 次，尽量减少药液中的杂质。

将人乳汁、藕汁、甘蔗汁、萝卜汁与煎出的药液再放在小火上煎煮蒸发浓缩，同时不断用筷子搅动药液，防止焦化，逐渐形成稠膏状，趁热用筷子取浓缩的药液滴于干燥皮纸上，以滴膏周围不见水迹为度。此谓清膏。

饴糖 800 克，白蜜 800 克先行炒透，随后放入稠膏状的药液中，用小火煎熬，并不断用筷子搅拌和匀收膏。

【功用】滋阴养肺，润燥止咳。

【适应证】虚劳百损火炎于上而致的咳血。

【用法】每日 3 次，每服 1 汤匙，饭后服用，用温开水化服。

方十一　人乳膏

【来源】《验方新编·卷十一·阴疽诸症》

【组成】人乳、藕汁、白蜜、甜酒原汁各200毫升。

【制法】将上药混匀，加童便熬至滴水成珠。

【功用】滋阴降火。

【适应证】阴虚火旺所致的骨蒸潮热，夜热早凉，咳血咯血等症。

【用法】每日空心服半盏，病深者多服，痊愈若服寒凉药则不效。

【禁忌证】湿热证勿服。

咳　嗽

咳嗽是肺系疾病的常见病之一，可由于外邪侵犯肺脏或因脏腑功能失调，引起肺失宣降、肺气上逆所致。前人认为“有声无痰谓之咳，有痰无声谓之嗽”，现在一般多统称咳嗽。咳嗽既是独立的疾病，又是肺系多种疾病的一个症状。咳嗽产生的原因有外感六淫及内邪干肺。

咳嗽常见的证型有外感咳嗽，如风寒袭肺，宜疏风散寒、宣肺止咳；风热犯肺，宜疏风清热、宣肺止咳；风燥伤肺，宜疏风清肺、润燥止咳。内伤咳嗽，如痰湿蕴肺，宜燥湿化痰、理气止咳；痰热郁肺，宜清热肃肺、豁痰止咳；肝火犯肺，宜清肺泻肝、顺气降火；肺阴亏损，宜滋阴润肺、化痰止咳；肺肾阳虚，宜温补肺肾、固涩止咳。

西医学的上呼吸道感染、急性与慢性支气管炎、肺炎、支气管扩张、肺结核、肺脓肿、胸膜炎等多种疾病都会出现咳嗽。

方一　杏仁煎

【来源】《奇效良方·卷三十·咳嗽通治方》

【组成】杏仁（去皮尖，研）150克，桑皮、贝母（去心）、木通各55克，紫菀、五味各50克，生姜汁、蜜、糖各75克。（一方加款冬花、知母各50克）。

【制法】将前6味药切碎，水浸半小时后煎煮，纱布滤去药渣，再将所滤药液加热，入生姜汁、蜜、糖，搅拌均匀，慢火熬为膏。

【功用】下气止嗽，利咽开音。

【适应证】咳嗽，失音不出。

【用法】每服1匙，含化。

【说明】此方亦载于：①《济世全书·坎集·卷二·咳嗽》。②《普济方·卷六十四·咽喉门·语声不出（附论）》。

方二 桑白皮煎

【来源】《奇效良方·卷三十·咳嗽通治方》

【组成】桑白皮（切）200克，麦门冬（去心）、杏仁（去尖，熬取脂）、款冬花各3克，茯苓、贝母、升麻、黄芩各6克，芍药5克，白羊肺（切）1具，蜜500克，生地黄汁500克。

【制法】将上药切碎，水煎后纱布滤去药渣，入杏仁脂、地黄汁、蜜，慢火煎至如稀饴状，纱布滤去药渣，再浓缩为膏。

【功用】清热化痰，润肺止咳。

【适应证】疗咳经年不愈，气喘欲绝，伤肺见血。

【用法】饭后含1匙，每日4次。

【特别提醒】忌生冷、油、醋、面、鱼、蒜、芜荑。

方三 杏仁膏

【来源】《奇效良方·卷三十·咳嗽通治方》

【组成】杏仁（汤浸去皮尖双仁，炒微黄，研如膏）、阿胶（捣碎，炒黄为末）、紫苏子（微炒，研如膏）、生姜汁各100克，真酥150克，白蜜500克。

【制法】将上药同入锅内，慢火熬为膏。

【功用】降气宁血，化痰止咳。

【适应证】治咳嗽喘急，喉中似有物，唾血不止。

【用法】每服1匙，不拘时以温粥饮调下，每日4次。

【说明】此方亦载于：《古今医统大全·卷四十四·药方》。

方四 天门冬煎

【来源】《外台秘要方·卷三十七·乳石论下一十八门·石发热嗽冲头面兼口干方六首》

【组成】天门冬汁400克，生地黄汁800克，生姜汁80克，杏仁50克，白蜜320克，牛酥200克，款冬花、升麻、百部根、紫菀、麻黄各

120克，炙甘草240克。

【制法】将上述药物切碎，加水3200毫升，先煎煮麻黄，去除上沫后再下其他药物，直至煎煮至剩余药汁800毫升，过滤去渣，置于铜器中澄净过滤后再置于小火上煎煮，直至减半，依次加入天门冬等汁，直至成煎。

【功用】宣肺化痰，止咳平喘。

【适应证】咳嗽气喘，咳唾脓血，视物模糊，食乳石后发冷者。

【用法】取1汤匙，含化，每天3~5次，直至痊愈。

方五 流金膏

【来源】《景岳全书·卷五十五·攻阵》

【组成】石膏、酒大黄各200克，黄芩、橘红各150克，连翘、川芎、桔梗、贝母、胆南星、薄荷、香附子各100克。

【制法】将上药切碎，水浸后煎煮，纱布滤去药渣，如此3遍，再将所滤药液加热浓缩，下入蜂蜜，慢火熬至稠膏状。

【功用】清热化痰，降逆止咳。

【适应证】一切由火热、痰热所引起的咳嗽。

【用法】每日2次，每服1汤匙，午后及睡前服用，用白开水送服。

【特别提醒】服用时忌服酒面及湿热之物。

【说明】此方亦载于：《古今医统大全·卷四十三·药方》。

方六 干枣补肺煎

【来源】《外台秘要方·卷二十二·耳鼻牙齿唇口舌咽喉病五十六门·肺寒鼻齆方》

【组成】枣肉150克，杏仁75克，酥、姜汁、蜜、饧糖各300克。

【制法】将上述6味药物依常法放到小火上煎煮，反复煎煮，不断浓缩，直至膏成。

【功用】温肺散寒，宣肺止咳。

【适应证】肺寒导致的咳嗽，多唾，息粗，鼻塞。

【用法】每次10克，口服，每日1次，痊愈后停服。

方七 人参明矾膏（方名编者加）

【来源】《本草纲目·卷十二·人参》

【组成】人参 50 克，明矾 100 克，醋 1000 毫升，蜜 100 克。

【制法】将明矾入醋内熬成膏，再将人参研为细末下入，搅拌均匀，再入蜜，慢火收膏。

【功用】止嗽化痰。

【适应证】咳嗽痰多，倦怠乏力。

【用法】每取豌豆大许，放舌下，含化。

方八 杏仁甘草膏（方名编者加）

【来源】《本草纲目·卷二十九·杏》

【组成】杏仁 100 克，甘草末 10 克，蜜 200 克，酥 100 克。

【制法】将杏仁去皮研细，入水捣取稠汁，下入蜜、甘草末，慢火熬成稀膏，再入酥收膏。

【功用】润肺止咳，降气化痰。

【适应证】肺燥喘热，大便秘结。

【用法】每夜沸汤，点服 1 匙。

方九 疗虚热咳嗽膏（方名编者加）

【来源】《本草纲目·卷四十七·鹜》

【组成】黑嘴白鸭 1 只，大枣肉 100 克，参苓平胃散（末）50 克，陈酒 500 毫升。

【制法】将白鸭去毛，去除内脏，入枣肉及参苓平胃散末，固定，取砂锅一个，置鸭在内，于炭火上慢煨，将陈酒分作 3 次加入，以酒干为度，取起，食鸭及枣。

【功用】清火泄肺，凉血止血。

【适应证】久虚发热，咳嗽吐痰，咳血，火乘金位者。

【用法】直接食鸭及枣。

【说明】本方出自《十药神书》。

方十 止咳栝楼膏（方名编者加）

【来源】《本草纲目·卷十八·栝楼》

【组成】熟栝楼 500 克，蜜 500 克，白矾 4 克。

【制法】先将熟栝楼捣烂绞榨取汁，再入蜜及白矾，一起煎熬成膏。

【功用】清热养阴，化痰止咳。

【适应证】干咳无痰。

【用法】取膏适量，频含咽汁。

【说明】本方出自杨起《简便方》。

方十一　天门冬膏

【来源】《本草纲目·十八卷·天门冬》

【组成】天门冬 6400 克。

【制法】将天门冬用流水泡过，去皮心，捣烂取汁，于砂锅中煎煮，勿令其大沸，一般 6400 克天门冬煎熬至 1920 克，入蜜 160 克，直至滴水成珠为度。盛于瓶中埋土中 7 天，去其火毒。

【功用】补肺润燥，化痰止咳。

【适应证】去积聚风痰，补肺，疗咳嗽失血，润五脏，杀三虫伏尸，除瘟疫，轻身益气，令人不饥。

【用法】取膏 1 汤匙，早晚各 1 次，白开水调服。

【说明】本方出自《医方摘要》。若动大便，则改用酒送服。

方十二　百部藤根膏（方名编者加）

【来源】《本草纲目·十八·草之七·百部》

【组成】百部藤根 1000 克，蜜 500 克。

【制法】先将百部藤根捣烂取汁，再入蜜一起煎熬成膏。

【功用】润肺止咳。

【适应证】暴咳。

【用法】取膏适量，含化。

【说明】本方出自《续十全方》。

方十三　杏仁煎

【来源】《奇效良方·卷三十·咳嗽通治方》

【组成】杏仁（去皮尖）、胡桃肉各 200 克。

【制法】将上药研为细末，入炼蜜少许，研如膏。

【功用】止咳化痰，纳气平喘。

【适应证】治老人久患喘嗽不已，睡卧不得者，服之立效。

【用法】每服 1 匙，饭后生姜汤送下。

【禁忌证】实证不宜。

【说明】此方亦载于:《瑞竹堂经验方·卷六》

方十四 僵蚕膏（方名编者加）

【来源】《是斋百一选方·卷十九》

【组成】白僵蚕（焙干）25克，皂角子50个。

【制法】取水1碗浸皂角子1夜，次日慢火熬取浓汁半盏，滤去皂角子，以僵蚕蘸所滤汁液炙干，汁尽为度，再碾为细末，炼蜜调成膏。

【功用】化痰祛风。

【适应证】小儿咳嗽，痰难咯出。

【用法】候小儿睡着，以抹唇上，自咽下即效。

【特别提醒】不宜过多服用。

方十五 麦门冬煎

【来源】《证治准绳·幼科·集九·肺脏部·平剂》

【组成】麦门冬100克，生姜汁50克，杏仁200克，白蜜500克。

【制法】先将麦门冬与杏仁捣烂，然后放入锅中煎煮三遍，滤出药渣。将滤出的药液与姜汁一起放入锅中煎煮浓缩，再将白蜜炒透放入锅中搅拌均匀收膏。

【功用】滋阴清热，降逆止咳。

【适应证】小儿咳嗽壮热，胸膈壅滞。

【用法】每日4次，白天3次，夜晚1次。服用时以清粥调服半汤匙。根据患儿大小，酌情加减。

【禁忌证】脾虚便溏者慎服。

方十六 茅先生奶豆膏

【来源】《证治准绳·幼科·集九·肺脏部·平剂》

【组成】栝楼瓤、白蜜、人参、铅白霜各50克，槐花10克，栝楼仁100克。

【制法】先将栝楼瓤捣烂，与白蜜一起熬制成膏状，然后将余药打成粉状放入锅中，搅拌均匀，煎煮收膏。

【功用】健脾益气，化痰止咳。

【适应证】小儿咳嗽壮热，胸膈壅滞。

【用法】每服1汤匙，以杏仁煎汤调服。

【特别提醒】虚寒证所致的咳嗽慎服。

【说明】方中铅白霜有毒，不可久服。

方十七　张涣雄黄膏

【来源】《证治准绳·幼科·集九·肺脏部·百晬内咳》

【组成】雄黄10克，杏仁、半夏各20克，生姜汁、白蜜各50克。

【制法】先将生姜汁与白蜜一起放入锅中煮沸，然后将雄黄、杏仁、半夏打成粉状放入锅中，以柳枝搅拌均匀，煎煮收膏。

【功用】温阳化痰、降气止咳。

【适应证】小儿未满月咳嗽。

【用法】将膏药涂于乳头或用糯米汤调化服用。

【禁忌证】湿热及阴虚火旺所致的咳嗽慎服。

方十八　三汁膏（方名编者加）

【来源】《验方新编·卷三·咳嗽》

【组成】藕汁、梨汁、白果汁各100克。

【制法】将上药混匀，锅内熬成膏。

【功用】化痰止咳，敛肺定喘。

【适应证】咳嗽痰喘。

【用法】随意服之。

方十九　愈久咳膏（方名编者加）

【来源】《验方新编·卷三·咳嗽》

【组成】生地、沙参各100克，川贝母、牡丹皮各75克，玄参、黄芩、桔梗、知母、百合、百部、款冬花、天门冬、陈皮、枳壳各50克，甘草4克。

【制法】将上药切碎，水浸后煎煮，纱布滤去药渣，如此3遍，再将所滤药液浓缩为膏。

【功用】养阴润肺，止咳化痰。

【适应证】年久咳嗽，久咳不愈。

【用法】每早空腹开水调服1匙。

【禁忌证】湿热证不宜使用。

方二十 理肺膏

【来源】《证治准绳·疡医·卷二·肺痈》

【组成】诃子、百药煎、五味子、条参、款冬花、杏仁、知母、贝母、葶苈子、紫菀、百合、甘草节各50克，白茅根汁2000克，白蜜200克。

【制法】先将白茅根汁、白蜜放入铜锅中熬制成膏状，然后将余药打成粉放入锅中继续煎熬收膏。

【功用】清热化痰，敛肺止咳。

【适应证】肺痈咳唾不利，胸膈堵塞感。

【用法】使用时将膏药用温开水化开吞服。一日3次。

【禁忌证】脾虚便溏者慎服。

【特别提醒】外用，禁内服。

方二十一 元霜膏

【来源】《验方新编·卷三·劳证诸方》

【组成】真乌梅汁、梨汁、萝卜汁、柿霜、白沙糖、白蜜各200克，姜汁50克，赤苓末4克，款冬花（乳汁浸，晒干）、紫菀末各100克。

【制法】将上药共入砂锅中熬成膏。

【功用】滋阴润肺，止咳化痰。

【适应证】治虚劳咳嗽，吐血下血，发热困倦。

【用法】每服10克，卧时含口中，缓缓咽下。

方二十二 消痰止嗽膏

【来源】《验方新编·卷十八·咳嗽部》

【组成】白米糖500克，猪板油200克，谷雨前茶叶100克。

【制法】取水1000毫升，煎茶叶至600毫升，再将猪板油去膜切碎，连茶叶、米糖同熬至膏状。

【功用】止咳化痰，润肺健脾。

【适应证】咳嗽久治不愈，食纳不佳，倦怠乏力。

【用法】每服3匙，每日3次，白开水冲服。

方二十三 肺燥咳嗽方

【来源】《验方新编·卷十八·咳嗽部》

【组成】松子仁、胡桃仁各 50 克。

【制法】将松子仁、胡桃仁与熟蜜共研如膏。

【功用】润肺止咳。

【适应证】咳嗽少痰，久咳不愈，兼有大便干结者。

【用法】每服 10 克，每日 3 次，饭后水冲服。

【禁忌证】大便稀溏者禁服。

方二十四　治痰嗽诸虚奇验方

【来源】《种福堂公选良方·咳嗽》

【组成】藕汁、梨汁、萝卜汁、人乳、姜汁、白糖、砂糖、童便各 200 克。

【制法】将上药混匀，慢火煎，浓缩如膏状即成。

【功用】止咳化痰，益气润肺。

【适应证】咳吐痰涎，身体虚弱等症。

【用法】每服 1~2 匙，每日 3 次。

方二十五　止嗽膏

【来源】《种福堂公选良方·咳嗽》

【组成】生姜汁、黑砂糖各 200 克。

【制法】将上药混匀，入水少许，慢火煎，浓缩如膏状即成。

【功用】下气止嗽，化痰止咳。

【适应证】老人上气喘急，嗽不得卧。

【用法】每服半匙，每日 3 次。

方二十六　白凤膏

【来源】《类证治裁·卷二·虚损痨瘵·附方》

【组成】白鸭 1 只，大枣 250 克，参苓平胃散 250 克，陈酒 500 克。

【制法】将鸭顶血滴酒内饮用。再将鸭去毛去内脏洗净，然后将枣去核与参苓平胃散一起放入鸭腹中用麻线扎好。再将整鸭放入铜锅中，加入冷水，水量以高出鸭身 10 厘米为宜，先用大火将药液煮沸，再用小火煎煮，保持微沸，煎煮时随时加酒。待到锅中水煮干为止，然后将煮好的鸭捣烂为膏状即可。

【功用】滋阴清热，健脾养肺。

【适应证】阴虚肺痿之咳吐脓血，形体消瘦。

【用法】服用时以人参汤化服，一日 3 次，每次 1 汤匙，空腹服用。

方二十七　鹿髓煎

【来源】《奇效良方·卷二十二·痨瘵通治方》

【组成】鹿髓 500 克，蜜 100 克，酥 100 克，桃仁（汤浸去皮尖双仁，以酒半盏，研取汁）150 克，生地黄汁 2000 克，杏仁（汤浸去皮尖双仁，以酒一中盏，浸研取汁）1500 克。

【制法】将桃仁汁、杏仁汁、生地黄汁于锅内慢火煎令减半，再下鹿髓、蜜、酥，同煎为膏。

【功用】补中益气，滋阴止嗽。

【适应证】治虚劳伤中，脉绝筋急，肺痿咳嗽。

【用法】饭后含咽 1 匙。

方二十八　润肺膏

【来源】《古今医统大全·卷四十五·药方》

【组成】羊肺（1 具），杏仁（去皮尖净研）50 克，柿霜 50 克，真酥 50 克，真粉 50 克，白蜜 100 克。

【制法】将羊肺洗净，次将药入，水搅匀黏，灌入肺中，白水煮熟服。

【功用】润燥止咳。

【适应证】久咳肺燥成痿咳嗽。

【禁忌证】实证不宜。

【说明】真粉有毒，慎用。

方二十九　理肺膏

【来源】《世医得效方·卷十九·肺痈》

【组成】诃子（去核）、百药煎、五味子、条参、款冬花蕊、杏仁、知母、贝母、甜葶苈子、紫菀、百合、甘草节各 25 克。

【制法】将上药研为极细末，取新鲜白茅根 1500 克，洗净，捣取自然汁，熬成膏，入蜜 100 克，再熬匀，候冷，入前药末拌匀。每服 1 匙，每日 3 次。

【功用】排脓疗痈。

【适应证】治肺痈正作，咳唾不利，胸膈迫塞。

方三十　理肺膏

【来源】《古今医统大全·卷四十五·药方》

【组成】诃子肉、百药煎、五味子、人参、紫菀、杏仁（去皮尖炒)、款冬花、甜葶苈（炒)、知母、百合、生甘草各 25 克，茅根 1500 克。

【制法】上药为末，用茅根（洗净）捣自然汁，入瓦器中熬成膏，更入好蜜 100g 再熬，候冷和药丸，梧桐子大。每服 50 丸，白汤送下。

【功用】润燥止咳。

【适应证】治肺痈咳唾不利，胸膈迫塞之症。

【禁忌证】寒证不宜。

方三十一　通声煎

【来源】《奇效良方·卷三十·咳嗽通治方》

【组成】杏仁（去皮尖及双仁，炒，另研如泥）250 克，木通、五味子、人参、桂心（去粗皮)、细辛、款冬花、菖蒲、竹茹、酥各 150 克，白蜜、生姜汁各 1000 克，枣肉 2000 克。

【制法】将前 9 味药切碎，水煎后滤出药渣，再将所滤汁液加热，下入酥、蜜、姜汁并枣肉，同煎为膏。

【功用】止嗽开音，化痰止咳。

【适应证】治咳嗽气促，胸中满闷，语声不出。

【用法】每服 1 匙，用温酒化下。

【说明】此方亦载于:《医宗必读·卷九·咳嗽》。

方三十二　松花膏

【来源】《黄帝素问宣明论方·卷九·痰饮门》

【组成】防风、干生姜、野菊花、芫花、枸杞子、甘草、苍术各 50 克，黄精 1000 克。

【制法】上药研为细末，将黄精熬成膏，入前药末为丸。

【功用】益气健脾，祛痰止嗽。

【适应证】治劳嗽经久，一切痰涎肺积喘嗽。

【用法】每服细嚼 1 丸，冷水化下。

【说明】芫花有毒，慎用。不宜过量服用。

方三十三　人参款花膏

【来源】《古今医统大全·卷四十三·药方》

【组成】人参、款冬花、五味子、桑白皮各 35 克，紫菀 50 克，杏仁 40 克，木香、槟榔、紫苏、半夏（制）各 25 克。

【制法】上熬成膏，炼蜜丸，鸡头子大。

【功用】温化寒痰，行气止咳。

【适应证】治肺胃虚寒，久嗽不已，咽膈满闷，咳嗽气壅之症。

【用法】每服 1 丸，食后细嚼，淡姜汤下。

【禁忌证】热证不宜。

方三十四　白凤膏

【来源】《古今医统大全·卷四十六·药方》

【组成】黑嘴白鸭 1 只，大京枣 500 克，参苓平胃散 250 克，陈煮酒 500 克。

【制法】上药先将鸭缚定脚，量患人饮酒多少，随量以酒荡温，将鸭顶割开，滴血入酒，拌匀饮之。却将鸭干去毛，于肺边开一小孔，取其肠杂，拭干。次将枣子去核，每个中实纳参苓平胃散末，填满肠肚中，用麻扎定。以沙瓮 1 个，置鸭在内、四围用火慢煨，将陈煮酒，作 3 次添入，煮干为度。然后食其枣子。

【功用】健脾益气，化痰止咳。

【适应证】治一切久怯虚弱，咳嗽吐痰，吐血发热之症。

【用法】阴干随意食用，参汤送下，后服补髓丹，则补髓生精，和血顺气。

【禁忌证】实证不宜。

【说明】此方亦载于:《张氏医通·卷十五·祖方·平胃散》。

方三十五　二冬膏

【来源】《张氏医通·卷十五·祖方》

【组成】天门冬、麦门冬各 800 克。

【制法】将上述二味一起加蜜煎熬成膏。

【功用】清热养阴，化痰止咳。

【适应证】肺胃燥热，痰湿咳嗽。

【用法】取适量，不时噙热咽之。

方三十六　固本膏

【来源】《张氏医通·卷十五·祖方》

【组成】天门冬、麦门冬、生地黄、熟地黄各 320 克，人参 120 克。

【制法】将上述药物加蜜一起煎煮，直至可以成丸。

【功用】养血生津，润燥止咳。

【适应证】年老之人津血俱亏，咳嗽，便秘。

【用法】取 16 克，酒送服。

【禁忌证】食少便滑者禁用。

方三十七　集灵膏

【来源】《张氏医通·卷十五·祖方》

【组成】天门冬、麦门冬、生地、熟地各 400 克，人参、枸杞各 240 克。

【制法】将上述药物一起煎熬，加蜜收成膏。

【功用】益气养血，化痰止咳。

【适应证】久嗽所致气血俱虚，咳痰困难者。

【用法】取适量，口服，每天 1 次。

【说明】若是血虚导致的大便困难，加当归身；若是脾虚所致便溏，加白术，同时用糖霜代蜜收膏。

方三十八　八物生姜煎

【来源】《外台秘要方·卷三十六·小儿诸疾下五十门·小儿咳嗽方八首》

【组成】生姜 315 克，干姜 180 克，桂心 90 克，杏仁 75 克，甘草、款冬花、紫菀各 135 克，蜜 300 克。

【制法】将上述药物捣研为粉末，与蜜混合后置于小火上煎煮，直至如饴状则膏成。

【功用】温肺散寒，化痰止咳。

【适应证】小儿咳嗽。

【用法】根据小儿年龄大小决定其用量，含化；百日大小儿含约 3

克大一枚，每天 4~5 次。

方三十九　人参款冬膏

【来源】《保命歌括·卷十七·咳嗽》

【组成】款冬花、紫菀、人参、北五味子、桑白皮各 500 克。

【制法】将上述药物捣研为细末，加蜜炼成蜜丸，如弹子大。

【功用】益气养阴，化痰止咳。

【适应证】肺虚咳嗽。

【用法】取 1 丸，含化，淡姜汤送下。

方四十　琼玉膏

【来源】《保命歌括·卷十七·咳嗽》

【组成】人参 480 克，白茯苓 1000 克，沉香、琥珀各 20 克，生地黄 6000 克，白砂蜜 3000 克。

【制法】先将前四味药物一起捣研为细末备用，再将生地黄捣汁后加入炼蜜中混合均匀，用绢布绞榨过滤去渣，盛放于瓷罐中，再下诸药粉，搅拌混合均匀，外用绵纸封口，又用箬叶密封，取长流水于锅中，置于桑柴火上慢慢煎煮一天一夜，边煎边添热水，取罐埋土中一晚，去其火毒，收起后贮存备用。

【功用】益气养阴，敛肺止咳。

【适应证】虚劳，干咳，喉中出血，肠中隐隐作痛。

【用法】取 1~2 汤匙，白开水化下。

【说明】此方亦载于：①《张氏医通·卷十三·专方·虚损门》。②《古今医统大全·卷十九·药方》。

方四十一　两仪膏

【来源】《景岳全书·卷五十一·新方八阵·补阵》

【组成】人参 600 克，熟地黄 1200 克（若劳损咳嗽多痰，加贝母 600 克）。

【制法】将上药切碎，水浸后煎煮，纱布滤去药渣，如此 3 遍，再将所滤药液加热浓缩，下入蜂蜜，慢火熬至稠膏状。

【功用】益气滋阴，养正调元。

【适应证】精气大亏、诸药不应，或以克伐太过、耗损真阴所致的气阴两虚证。

【用法】每日3次，每服1汤匙，饭后服用，用白开水送服。

【禁忌证】痰湿内盛者慎服。

方四十二　人参膏

【来源】《景岳全书·卷五十三·图集·补阵》

【组成】人参2000克。

【制法】将人参切碎，水浸后煎煮，纱布滤去药渣，如此3遍，再将所滤药液加热浓缩，下入蜂蜜，慢火熬至稠膏状。

【功用】大补元气，养正调元。

【适应证】多欲之人肾气衰疲所致的咳嗽。

【用法】每日3次，每服1汤匙，饭后服用，用生姜、橘皮煎汤化服。

【说明】此方亦载于:《保命歌括·卷十二·虚损》。

方四十三　《医林》杏仁煎

【来源】《景岳全书·卷六十·因阵》

【组成】杏仁、白蜜、姜汁、砂糖各300克，川木通、石菖蒲各100克，桑白皮、贝母、紫菀、五味子、款冬花各150克。

【制法】将药材饮片切碎，水浸后煎煮，纱布滤去药渣，如此3遍，将所滤汁液混匀，加热浓缩，下入白蜜、姜汁、砂糖，搅拌均匀，慢火浓缩至稠膏。

【功用】清热润肺，止咳化痰。

【适应证】肺热、痰火所致的突发咳嗽，声音难出。

【用法】每日3次，每服1汤匙，饭后服用，用温水送服。

【说明】此方亦载于:《外台秘要方·卷九·咳嗽二十三门·咳失声方》。

【特别提醒】忌蒜、面、炙肉等。

方四十四　清肺膏

【来源】《理瀹骈文·存济堂药局修和施送方并加药法》

【组成】生黄芩150克，南薄荷、桑白皮、地骨皮、知母、贝母、天冬、麦冬、连翘、苏子、花粉、葶苈、芫花各100克，桔梗、橘红、郁金、香附、荆穗、枳壳、牛子、山豆根、栝楼、旋覆花（即金沸草）、苦杏仁、川芎、白芷、马兜铃、前胡、蒲黄、防风、苏梗、青皮、胆南星、防己、射干、白前、白槟榔、白丑头、款冬花、五倍子、元参、生地、生甘草、忍冬藤、归尾、白芍、赤芍、丹皮、木通、车前子、枳实、黄连、黄柏、黑山栀、白及、白蔹、大黄、芒硝、木鳖仁、蓖麻仁、山甲各50克，滑石200克。

生姜（连皮）、葱白各100克，冬桑叶、白菊花（连根）、槐枝、柳枝、桑枝各400克，枇杷叶200克，竹叶、柏叶、橘叶各100克，凤仙（全株）、百合、莱菔子各50克，花椒、乌梅各25克。

【制法】两共用油20公斤，分熬丹收。再入生石膏200克，青黛、海石、蛤粉、硼砂、明矾、真轻粉各50克，牛胶（酒蒸化）200克。俟丹收后，搅至温温，以1滴试之不爆，方取下，再搅千余遍，令匀，愈多愈妙。

【功用】清热化痰，润肺止咳。

【适应证】治一切咳喘等证属肺热者。凡风热、暑热、燥热，伤肺咳喘上气，或酒熯过度，邪火伤肺致咳喘者。衄血，消渴，肺胀，肺积，肺痿，肺痈，咽喉、大肠诸火证。

【用法】贴喉中央，胸口，背后，脐上，脐下或患处。

【特别提醒】严禁内服。

方四十五　温肺膏

【来源】《理瀹骈文·存济堂药局修和施送方并加药法》

【组成】生半夏（姜汁现炒）150克，杏仁、苏子、炙桑皮、五味子、麻黄、细辛、干姜、陈皮、官桂、葶苈子（炒）、白蒺藜各100克，西党参、白术、苍术、黄芪、炙甘草、川芎、白芷、荆穗、独活、防风、百部、南星、当归、酒芍、桔梗、枳壳、青皮、灵仙、砂仁、沙蒺藜、旋覆花、制香附、乌药、大腹皮、巴戟天、大茴香、破故纸、吴萸、荜茇、良姜、款冬花、芫花、紫菀、厚朴、黑丑、泽泻、车前子、白附子、巴豆仁、诃子肉、川乌、白及、白蔹、皂角、木瓜、木鳖仁、蓖麻仁、炮山甲各50克。

生姜、葱白、槐枝、柳枝、桑枝各200克，凤仙草（全株干者）100克，白芥子、胡椒、川椒、核桃仁（连皮）、石菖蒲、莱菔子、白果仁、大枣、乌梅、罂粟壳各50克。

【**制法**】两共用油8000克，分熬丹收。再入肉桂、丁香、木香、降香（沉香更佳）、白蔻仁各50克，牛胶（酒蒸化）200克。俟丹收后，搅至温温，以1滴试之不爆，方取下，再搅千余遍，令匀，愈多愈妙。

【**功用**】温阳化饮，散寒止咳。

【**适应证**】治一切咳喘等证属肺寒者。凡风寒客于肺，咳喘上气；或生冷伤肺，咳喘上气；或中焦脾胃虚寒，有痰水冷气，心下汪洋嘈杂，时吐清水者；或下焦无火，肾水泛上为痰，水冷金寒者；或肺胃两虚，气上逆者；或肺肾两虚，不纳气者。亦治冷哮、冷痿等症。

【**用法**】上贴心口，中贴脐眼，下贴丹田，或并贴。

【**特别提醒**】严禁内服。

方四十六　铁瓮先生琼玉膏

【**来源**】《清宫配方集成·补益方》

【**组成**】生地、新罗参各300克，白茯苓600克，白蜜1000克（炼净）。

【**制法**】将生地熬成膏去渣，用蜜合茯苓、人参，研末收之。

【**功用**】滋阴润肺，填精补髓。

【**适应证**】精血不充之齿落发白，容颜衰老等症。又治阴虚火燥，干嗽无痰。

【**用法**】每日空腹酒调1匙服。

【**禁忌证**】本方用药滋腻，外感所致咳嗽非本方所宜。

【**特别提醒**】服药期间忌食蒜、葱、萝卜、醋、酸等物，戒思虑、劳烦。

方四十七　清热和肝化痰膏

【**来源**】《清宫配方集成·妇科方》

【**组成**】生地、麦冬、鲜石斛、花粉、生白芍、当归、炙香附、杏仁、白菊花各100克，栝楼200克，芦荟、橘红、法夏各80克，鲜青果14枚。

【**制法**】共以水熬透去渣，再熬浓汁，兑梨膏1200克收膏。

【**功用**】清热泻火，和肝化痰。

【**适应证**】痰热壅肺之咳嗽口渴，耳鸣胸堵，脉左关弦而近数，右寸关略滑。

【用法】每服1匙，白开水送下。

【禁忌证】咳嗽属寒者非宜。

方四十八　宁嗽膏

【来源】《寿世保元·卷八·咳嗽》

【组成】麻黄、杏仁（去皮尖）、桔梗（去芦）、甘草、知母、贝母、款冬花、黄芩、紫菀各25克，黄连5克，香附（童便炒）10克，胆南星50克。

【制法】上药用水煎煮3次，滤去药渣，然后将药液浓缩成清膏。加蜂蜜，再熬成膏。

【功用】宣肺止咳，化痰平喘。

【适应证】小儿一切咳嗽不已。

【用法】每服2~3匙，米汤化下。

方四十九　天门冬煎

【来源】《外台秘要方·卷九·咳嗽二十三门·咳嗽方三首》

【组成】天门冬、附子、干姜、人参180克，杏仁、椒各150克，桂心、厚朴、杜仲、苦参各90克，乌头8克，蜈蚣5克。

【制法】先将杏仁捣烂如泥，其余药物一起捣研为细粉、过筛，作散，再与2500克胶糖混合一起捣研，直至膏成。

【功用】温阳散寒，降气止咳。

【适应证】咳嗽。

【用法】每次5克，口服，每日3次。

【说明】方中乌头、附子均有毒。

【特别提醒】忌冷水、猪肉、生葱、鲤鱼。

方五十　八味生姜煎

【来源】《千金要方·卷五·少小婴孺方·咳嗽第六》

【组成】生姜700克，干姜400克，桂心200克，甘草、款冬花、紫菀各300克，杏仁、蜜各1000克。

【制法】将前7味药切碎，水浸一夜后煎煮滤汁，如此3遍，再将药汁混匀后浓缩，最后兑入蜂蜜收膏。

【功用】降气化痰，散寒止咳。

【适应证】小儿感寒咳嗽，畏寒怕冷，鼻塞身重，咳嗽有痰等症。

【用法】每服 1 匙，每日 3 次。

【禁忌证】实热证不宜服。

方五十一　酥蜜膏酒止气嗽通声方

【来源】《千金要方·卷十七·肺脏·肺虚实第二》

【组成】酥、崖蜜、饴糖、姜汁、百部汁各 500 毫升，枣肉、杏仁各 250 克，柑皮 50 克。

【制法】将后 3 味药切为细末，与前 5 味混匀，微火慢煎，时时搅拌，待药液减半即成。

【功用】补益肺气，止咳化痰。

【适应证】肺虚寒，厉风所伤，语声嘶塞，气息喘惫，咳唾痰涎。

【用法】每服 1 匙，温酒化服，细细咽之，白天 2 次，晚上 1 次。

【禁忌证】实热证不宜服。

方五十二　气嗽及涕唾鼻塞方

【来源】《千金要方·卷十七·肺脏·肺虚实第二》

【组成】枣肉 1000 克，杏仁 500 克，酥、生姜汁、白糖、生百部汁、白蜜各 500 毫升。

【制法】将枣肉、杏仁研烂，与后 5 味药混匀，微火慢煎，时时搅拌，待药液黏稠如饴糖即成。

【功用】补益肺气，止咳化痰。

【适应证】肺部受寒损伤，咳嗽上气，鼻塞等症。

【用法】每服 1 匙，温酒化服，细细咽之，每天 2 次。

【禁忌证】实热证不宜服。

方五十三　款冬花煎

【来源】《外台秘要方·卷九·咳嗽二十三门·新久咳嗽方三首》

【组成】款冬花、干姜、芫花根各 100 克，五味子、紫菀各 150 克。

【制法】先将款冬花、干姜及芫花根捣碎研为细末，然后将款冬花、五味子及紫菀 3 味加水共煎，药成，过滤去渣，最后将芫花根末、干姜末及蜂蜜 500 克，一起加入到前药中，放入铜制器皿中小火合煎，直至成膏。

【功用】化痰止咳，温阳散寒。

【适应证】新旧咳嗽。

【用法】每次3克，含服，一天3次。

【特别提醒】忌蒜、面、腥腻。

方五十四　射干煎

【来源】《千金要方·卷十八·大肠腑·咳嗽第五》

【组成】生射干、款冬花200克，紫菀、细辛、桑白皮、附子、甘草各10克，饴糖500克，生姜汁（一云干姜500克）、白蜜、竹沥各1000毫升。

【制法】将上7味药切为细末。射干先放入白蜜与竹沥的混合液中煎5~6沸，纱布绞取汁。再将后6味粉末水浸一夜，煎煮7沸后纱布滤取汁。将两次所取汁液混匀，兑入生姜汁，浓缩如膏状即成。

【功用】降气化痰，散寒止咳。

【适应证】痰涎壅盛，喘咳气急难卧，胸膈满闷等症。

【用法】每服1匙，白天3次。严重者，晚上加2次。

【禁忌证】虚证不宜服。

方五十五　芫花煎

【来源】《千金要方·卷十八·大肠腑·咳嗽第五》

【组成】芫花、干姜各100克，白蜜1000毫升。

【制法】将芫花、干姜研为极细末，放入白蜜中搅拌均匀，再微火慢煎，水气尽即膏成。

【功用】温阳散寒，止咳疗嗽。

【适应证】新久咳嗽。

【用法】每服如枣核大，白天3次，晚上1次。

【特别提醒】不可过量服用。

方五十六　贝母煎

【来源】《外台秘要方·卷九·咳嗽二十三门·暴热咳方二首》

【组成】贝母90克，紫菀、五味子、百部根、杏仁、炙甘草各60克。

【制法】将上述药物切碎后加水同煎，药成，过滤去渣取汁，同地黄汁600克、生麦冬汁200克、白蜜100克、好酥50克、生姜汁20克合煎，小火慢熬，直至成膏。也可先取地黄汁、麦门冬汁及先前所得汤汁一起煎煮，直至剩下一半时，再加入好酥和姜汁，不停搅拌，又减少至先前的一半时加入蜂蜜，慢慢煎熬，直至膏成。

【功用】化痰止咳，降气润肺。

【适应证】突发热性咳嗽。

【用法】每次3克，含化，白天3次，晚上2次。

【特别提醒】忌海藻、菘菜、咸物。

方五十七　疗冷嗽方

【来源】《外台秘要方·卷九·咳嗽二十三门·冷咳方三首》

【组成】干姜90克，胶饴500克。

【制法】将干姜捣研为细粉，与饴糖混合，一起搅拌，直至均匀，再取大米1500克蒸熟，与前药一起混合均匀。

【功用】温肺止咳，温阳散寒。

【适应证】寒咳，症见阵发性咳嗽，咯痰清稀色白量多，遇冷加剧。

【用法】每次3克，含化。白天含服5次，晚上含服3次。

方五十八　通声膏

【来源】《外台秘要方·卷九·咳嗽二十三门·咳失声方四首》

【组成】五味子、款冬花、通草各90克，杏仁50克，人参、桂心、细辛、青竹皮、菖蒲、酪酥60克，枣膏150克，白蜜、姜汁各200克。

【制法】将前9味药物切碎，加水同煎，反复煎煮3遍，浓缩取汁，药成，过滤去渣，再加入姜汁、枣膏同煎，不断搅拌，混合均匀，直至膏成。

【功用】利咽开音，止咳化痰。

【适应证】咳嗽，失声，不能言语。

【用法】每次6克，酒送服，每日1次。

【说明】方中细辛有毒。此方亦载于：①《千金要方·卷十八·大肠腑·咳嗽第五》。②《证治准绳·类方·第五册·喑》。

【特别提醒】忌生菜、生葱、羊肉、糖。

方五十九　杏仁煎

【来源】《外台秘要方·卷九·咳嗽二十三门·气嗽方八首》

【组成】好杏仁100克，蜜200克，糖、酥、生姜汁各40克，贝母320克，苏子汁400克。

【制法】先将杏仁捣碎如泥，然后加入其他6味药物一起合煎，直至煎如稠糖，膏成。

【功用】降气化痰，润肺止咳。

【适应证】气嗽，症见突然咳嗽，但咳痰量少。

【用法】每次3克，含化，每天3次。一旦咳嗽发作，不拘时间，即可含服。

【特别提醒】忌猪肉。

方六十　疗气嗽煎方

【来源】《外台秘要方·卷九·咳嗽二十三门·气嗽方八首》

【组成】贝母、紫菀、百部根、款冬花、炙甘草各90克，桂心60克。

【制法】将上述药物切碎，加水共煎，药成，滤汁去渣，再加入以下药物：生地黄汁600克，生麦冬汁100克，生姜汁100克，白蜜100克，酥100克，白糖100克，杏仁60克，继续煎熬，反复浓缩，直至形如糖饴，膏成。

【功用】养阴润肺，化痰止咳。

【适应证】气嗽，症见突然咳嗽，但咳痰量少。

【用法】每次取5克，口服，每日3次，可以慢慢加至每次口服15克，咳嗽消失后即停止服用。

【特别提醒】忌海藻、生葱、菘菜、芜荑、蒜、醋、咸食、猪肉等。

方六十一　杏仁煎

【来源】《外台秘要方·卷九·咳嗽二十三门·气嗽方》

【组成】杏仁500克，生姜汁400克，酥200克，蜜600克。

【制法】将杏仁研碎后加水煎煮，滤汁，盛放在铜制器皿中，一边煎煮一边搅拌，直至药汁减至前药一半，加入姜汁，煎熬如稀糖，最后加入酥、蜂蜜煎熬，直至如稠糖，膏成。

【功用】润肺化痰，益气止咳。

【适应证】气嗽，症见突然咳嗽，但咳痰量少。

【用法】每次取 5 克，口服，白天 3 次，晚上 1 次，可以慢慢加至每次口服 10 克。

【特别提醒】忌猪肉。

方六十二　疗咳方

【来源】《外台秘要方·卷九·咳嗽二十三门·疗咳方一十四首》

【组成】杏仁 500 克，紫菀 120 克。

【制法】先将杏仁捣研取汁，再将紫菀切碎，二者一起合煎至稍微浓稠，过滤去渣，下蜜 500 克使之变稠，膏成。

【功用】降气化痰，润肺止咳。

【适应证】咳嗽。

【用法】每次 5 克，口服，日 1 次。

方六十三　疗咳方

【来源】《外台秘要方·卷九·咳嗽二十三门·疗咳方一十四首》

【组成】杏仁 600 克，苏子汁、生姜汁、蜜各 300 克。

【制法】先将杏仁捣碎如脂，再与其他药物一起混合均匀，加水煎煮 3~4 遍，反复浓缩，直至成膏。

【功用】降气化痰，散寒止咳。

【适应证】咳嗽。

【用法】每次取 3 克，含化，一天 3~4 次。

【特别提醒】忌蒜、面。

方六十四　芫花煎

【来源】《外台秘要方·卷九·咳嗽二十三门·积年久咳方二十一首》

【组成】芫花 240 克，干姜末 360 克。

【制法】先用水煎煮芫花，药成，滤汁去渣，加入干姜末和蜜 800 克，一起合煎，直至煎如糜粥则膏成。另有一方不加干姜，只取芫花汁和蜂蜜同煎，直至可做成丸剂，每次口服 10 克，每天 3 次。

【功用】蠲饮散寒，止咳化痰。

【适应证】三十年咳嗽。

【用法】每次取1.5克，口服，每天3次，效果不明显时可以加量。

【说明】方中芫花有毒。

方六十五　疗三十年咳逆上气方

【来源】《外台秘要方·卷九·咳嗽二十三门·积年久咳方二十一首》

【组成】香豉300克，蜀椒100克，干姜250克，猪膏750克。

【制法】先将香豉、蜀椒和干姜捣研为细末、过筛，然后与猪膏混合，加水同煎，直至豉熟膏成。

【功用】温肺止咳，化痰定喘。

【适应证】三十年咳嗽气喘，咽喉中痰鸣辘辘，有如水鸡鸣叫的声音，或者咳血唾脓痰，诸药无效者。

【用法】每次取20克，口服，每日3次。

方六十六　疗三十年咳嗽方

【来源】《外台秘要方·卷九·咳嗽二十三门·积年久咳方》

【组成】蜜500克，生姜汁1000克。

【制法】先将煎药的铜制器皿称重，再入蜜称重，记录所得重量，将姜汁加入蜜中，小火煎熬，直至姜汁消融殆尽，只剩下500克重的药物，则膏成。

【功用】润肺化痰，散寒止咳。

【适应证】三十年咳嗽。

【用法】每早晨起取5克，口服，另取5克，含化，每天3次。

【特别提醒】禁一切杂食。

方六十七　疗咳嗽积年不瘥方

【来源】《外台秘要方·卷九·咳嗽二十三门·积年久咳方二十一首》

【组成】紫菀400克，杏仁250克，酥、蜜各300克。

【制法】先将紫菀及杏仁分别捣碎备用，再将酥、蜜混合在一起搅拌均匀，然后与紫菀、杏仁一起同煎，直至膏成，贮存在瓷器中。

【功用】降气化痰，润肺止咳。

【适应证】咳嗽多年不愈者，胸膈满闷疼痛不舒。

【用法】每次取 10 克，空腹含化。

【特别提醒】忌酒面及猪肉等。

方六十八　疗咳嗽脓血方

【来源】《外台秘要方·卷九·咳嗽二十三门·咳嗽脓血方》

【组成】杏仁 120 克，猪脂 60 克，生姜汁 480 克，糖、蜜各 240 克。

【制法】先用猪膏煎熬杏仁，变成黄黑色后滤出，擦拭干净，研磨捣碎如膏，再将所有药物一起合煎，直至可成丸。

【功用】润肺化痰，降气止咳。

【适应证】咳嗽喘息，咽喉中如有物阻隔，吞之不下，吐之不出，唾中带血。

【用法】每次取 5 克，口服，不拘白天晚上均可服用，每天可服至 6~7 次，可逐渐增加服药次数。

方六十九　疗久咳嗽脓血方

【来源】《外台秘要方·卷九·咳嗽二十三门·久咳嗽脓血方四首》

【组成】桑白皮 50 克，芍药 36 克，款冬花、麦门冬、杏仁各 24 克，茯苓、贝母、升麻、黄芩各 48 克，白羊肺、生地黄汁、蜜各 400 克。

【制法】将上述药物切碎后加水煎煮，药成，过滤取汁去渣，然后加入杏仁脂、地黄汁、蜜等，小火慢煎，反复煎熬，不断浓缩，并不停搅拌，直至膏成，用干净的双层棉布过滤去渣。

【功用】清热润肺，化痰止咳。

【适应证】咳嗽，多年不愈，短气喘息严重，肺伤痰中带血。

【用法】每次取 20 克，饭后含服，每天 3~4 次，不拘日夜。年老者和小孩酌情减量，微微加热含服最好。

【特别提醒】忌食生冷、油、醋、面、鱼、蒜、芜荑。

方七十　疗咳嗽方

【来源】《外台秘要方·卷九·咳嗽二十三门·许仁则疗咳嗽方一十二首》

【组成】桑白皮 25 克，地骨皮 75 克，生地黄汁 500 克，生麦门冬汁200克，竹沥、生葛根汁各300克，牛酥30克，生姜汁、白蜜、大枣膏各100克。

【制法】先用小火合煎生地黄汁以下及生葛根汁以上诸药，直至减半，加入桑白皮、地骨皮一起合煎，待三分变成一分，入酥、蜜、枣膏，不停搅拌，直至得如稠饴状物，膏成，贮存在容器中备服。

【功用】清热泄肺，养阴止咳。

【适应证】咳嗽，胸膺饱满，夜间咳嗽加剧。

【用法】每次取5克，临睡之时含化，可逐渐加至10克，也可以在服十味丸间隔时含服。白天已经服用十味丸，不知夜间是否再次发作，可以每夜含化此膏，以为预防。

【特别提醒】忌芜荑。

方七十一　疗肺痿咳嗽方

【来源】《外台秘要方·卷十·肺痿肺气上气咳嗽二十八门·肺痿方》

【组成】生天门冬汁、酒各300克，饴糖750克，紫菀45克。

【制法】将上述药物一起加入到铜制器皿中用水煎煮，熬至如稠膏。

【功用】养阴润肺，化痰止咳。

【适应证】肺痿咳嗽，口中吐涎沫，胸闷，咽燥口渴者。

【用法】每次取5克，口服，每天3次。

【特别提醒】忌鲤鱼。

方七十二　天门冬煎

【来源】《外台秘要方·卷十·肺痿肺气上气咳嗽二十八门·肺热兼咳方七首》

【组成】生天门冬汁200克，生地黄汁、白蜜各100克，白糖150克，杏仁50克，贝母、紫菀、通草各90克，牛酥、百部根、白前、炙甘草、人参、橘皮各60克。

【制法】将上述药物切碎，加水煎煮贝母等物，药成，滤汁去渣，入天门冬汁、生地黄汁，煎熬至减半，再入酥、蜜、糖等，煎熬至稍硬能作丸即可。

【功用】养阴润肺，化痰利咽。

【适应证】肺热咳嗽，声音嘶哑。

【用法】每次取 10 克，含化，每天 4~5 次。

【特别提醒】忌鲤鱼、芜荑、海藻、菘菜等。

方七十三　地黄麦门冬煎

【来源】《外台秘要方・卷十・肺痿肺气上气咳嗽二十八门・肺热兼咳方七首》

【组成】生地黄汁、生麦门冬汁各 600 克，生姜汁 20 克，酥 40 克，白蜜 40 克。

【制法】先煎煮生地黄汁、生麦门冬汁和姜汁，至三分减至一分，入酥、蜜，小火慢煎如稀糖，最后入贝母末 15 克、紫菀末 8 克，搅拌均匀，备服。

【功用】滋阴润肺，化痰止咳。

【适应证】肺热咳嗽。

【用法】每次取 10 克，口服，白天 2 次，晚上 1 次。

【特别提醒】忌芜荑。

方七十四　天门冬煎

【来源】《外台秘要方・卷十・肺痿肺气上气咳嗽二十八门・肺热兼咳方》

【组成】天门冬 90 克，款冬花、贝母各 30 克，麦门冬、紫菀、茯苓、升麻各 60 克，生姜汁 200 克，蜜 200 克，酥 20 克，地黄汁 600 克。

【制法】先加水煎煮前面 7 味药物，药成，滤汁去渣，入生姜、地黄汁同煎，最后加蜜、酥于银器中，与先前所得药汁一起合煎，直至可成丸。

【功用】润肺止咳，散结利咽。

【适应证】肺热咳嗽，咽喉肿大闭塞不通。

【用法】每次取 10 克，含化，不拘日夜，可服至 3~5 次。

【特别提醒】忌醋、芜荑、鲤鱼等。

方七十五　疗肺虚寒方

【来源】《外台秘要方・卷十・肺痿肺气上气咳嗽二十八门・肺虚寒方三首》

【组成】酥、崖蜜、饴糖、生姜汁、生百部汁各 200 克，大枣肉、杏仁各50克，柑皮25克。

【制法】将上述药物混合均匀后加水小火煎煮，不断搅拌，反复浓缩，待姜汁和百部汁只剩下以前的一半，停止煎熬，膏成。

【功用】降气止咳，利咽开音。

【适应证】邪气犯肺而致的肺虚寒证，症见声音嘶哑难出，气喘，呼吸困难，咳嗽，咳痰。

【用法】每次取3克，温酒送服，慢慢咽汁，每天3次，不拘日夜。

方七十六　射干煎

【来源】《外台秘要方·卷十·肺痿肺气上气咳嗽二十八门·咳嗽上气方七首》

【组成】射干、桑根白皮、款冬花各250克，紫菀、细辛、芫花根、甘草各15克，胶饴、干姜各150克，生竹沥200克，附子15克，炙白蜜300克。

【制法】先将射干切碎，同蜜、竹沥汁一起煎煮，药成，过滤去渣。再将其他药物切碎后用水浸泡一晚，反复煎煮7遍，滤汁去渣，入饴糖、姜末，煎熬至如稠糖。

【功用】降气化痰，散寒止咳。

【适应证】咳嗽。

【用法】每次取5克，口服，白天3次，晚上1次，无效可以慢慢加大剂量。

【说明】方中细辛、芫花根及附子均有毒。

【特别提醒】忌海藻、菘菜、猪肉、冷水、生菜。

方七十七　疗咳嗽上气方

【来源】《外台秘要方·卷十·肺痿肺气上气咳嗽二十八门·咳嗽上气方七首》

【组成】杏仁200克，白蜜300克，牛酥500克。

【制法】先将杏仁于瓷器中捣碎取汁1000克，取干燥的铜制器皿，先倒入600克药汁于铜制器皿中，记录其深浅；又倒入剩下的400克药汁，小火慢煎，直至减至所作标记处，入白蜜及酥，再次煎熬直至下降到所作标记处，膏成，贮存在干燥的瓷器中。

【功用】滋阴润肺，降气止咳。

【适应证】咳嗽，胸闷胸痛；也可以填补虚损不足，遇风怕冷。

【用法】每日取 10 克，口服，每日 3 次，能饮酒者可以用温酒送服，不能饮酒者，也可以用粥送服。一般服用 7 天后痰色可以变白，14 天变稀，21 天咳嗽消失。

方七十八　疗咳嗽上气方

【来源】《外台秘要方·卷十·肺痿肺气上气咳嗽二十八门·咳逆上气呕吐方四首》

【组成】胶饴 1250 克，蜀椒 50 克，桂心 9 克，乌头、大附子各 10 克，干姜、人参各 6 克，杏仁 25 克，天门冬 15 克，蜈蚣 1.5 克。

【制法】先将上述药物捣研为细末，杏仁捣烂成膏后加入所得药末，混合均匀，反复捣研，最后与烊化后的胶饴同煎，不断搅拌，使其混合均匀，直至膏成。饮食不消化者，加杏仁 25 克；出现少气、少腹拘急、腰痛者，加天门冬、杜仲；出现风证者加乌头 6 克、附子 3 克，但立夏后不能加；素有痰饮者加葶苈子 30 克，研成粉末，一起煎熬。

【功用】温肺化饮，降逆止咳。

【适应证】咳嗽，咽喉中有腥臭气味，头晕头痛眼疼，耳鸣，消瘦，胸闷，恶心呕吐呃逆，口中多唾液，胃脘胀满，多饮食少，劳瘵并淋证。

【用法】每次取 3 克，含服，白天 6~7 次，晚上 2~3 次，直至感觉到胸中温暖为度。

【说明】方中乌头、附子及葶苈子均有毒。

【特别提醒】忌猪肉、冷水、生葱、鲤鱼等物。

方七十九　杏仁煎

【来源】《外台秘要方·卷十·肺痿肺气上气咳嗽二十八门·上气咳嗽多唾方》

【组成】杏仁 1500 克。

【制法】将杏仁捣碎，研磨，再加水一起捣研，过滤取汁，加水煎煮，直至膏成。

【功用】宣肺止咳，降气化痰。

【适应证】咳嗽，口中多唾，鼻中多涕。

【用法】每次取 5 克，酒送服，1 天 3 次。

【特别提醒】忌猪鸡鱼肉、胡荽等物。

方八十　杏仁煎

【来源】《外台秘要方·卷十·肺痿肺气上气咳嗽二十八门·咳逆上气方》

【组成】杏仁50克，石斛、干姜各120克，桂心、炙甘草、麻黄各150克，五味子、款冬花、紫菀各90克。

【制法】先将上述8味药物捣研为细末、过筛，备用。再加水煎煮麻黄，药成，滤汁去渣，加入先前所得药末及胶饴250克、蜜200克，搅拌均匀，反复煎煮，不断浓缩，直至膏成。

【功用】宣肺化饮，化痰止咳。

【适应证】咳嗽。

【用法】每次取5克，饭后服用，1日3次。

【特别提醒】忌生葱、海藻、菘菜等物。

方八十一　苏子煎

【来源】《千金要方·卷十八·大肠腑·咳嗽第五》

【组成】苏子、杏仁各1000克，白蜜、生姜汁、地黄汁各1000毫升。

【制法】将苏子捣为细末，用地黄汁、生姜汁浸之，再用纱布绞取汁，如此多遍，至苏子味尽；熬杏仁至色黄黑，研为细末，再用地黄汁、生姜汁浸之，纱布绞取汁，如此6~7遍，至杏仁味尽。将两次绞取汁液与蜜混匀，微火慢煎，浓缩至如饴糖状。

【功用】养阴润肺，降气止咳。

【适应证】喘咳气急难卧，痰涎壅盛，胸膈满闷等症。

【用法】每服1匙，白天3次，晚上1次。

【禁忌证】湿热证不宜服。

【说明】此方亦载于：①《外台秘要方·卷十·肺痿肺气上气咳嗽二十八门·咳嗽上气方》。②《奇效良方·卷三十·咳嗽通治方》。

方八十二　治咳嗽上气又方

【来源】《千金要方·卷十八·大肠腑·咳嗽第五》

【组成】干姜300克，胶饴1000克。

【制法】 干姜研为细末，与胶饴混匀，放入锅中与米同蒸，待热则取如枣大药膏含之，慢慢咽下药汁。

【功用】 补脾益肺，温阳散寒。

【适应证】 食寒饮冷所致的咳嗽、痰白而稀等症。

【用法】 白天5次，晚上2次。

【禁忌证】 热证不宜服。

方八十三　款冬煎

【来源】《千金要方·卷十八·大肠腑·咳嗽第五》

【组成】 款冬花、干姜、紫菀各300克，五味子200克，芫花100克（熬令赤）。

【制法】 将上药切为细末，先煮款冬花、五味子、紫菀3味，纱布滤取汁，再放入芫花末、干姜末，加蜜3000毫升，搅拌均匀，于锅中微火煎令如饴糖。

【功用】 降气化痰，止咳疗嗽。

【适应证】 新久咳嗽。

【用法】 每服如半枣大，每日3次。

【特别提醒】 不可过量服用。

方八十四　治三十年咳嗽方

【来源】《千金要方·卷十八·大肠腑·咳嗽第五》

【组成】 百部根1000克。

【制法】 将百部根捣取汁，煎如饴糖。每服半匙，每日3次。(《外台》和饴糖500克煎成膏，以温粥调下。《深师方》以白蜜1000毫升，与百部汁混匀后浓缩至膏状。)

【功用】 润肺下气，止咳化痰。

【适应证】 用于新久咳嗽，肺痨咳嗽，百日咳等症。

【用法】 每服1匙，每日3次。

【禁忌证】 实证不宜服。

方八十五　治三十年咳嗽方

【来源】《千金要方·卷十八·大肠腑·咳嗽第五》

【组成】 白蜜500克，生姜1000克。

【制法】生姜取汁，白蜜放入容器中称定质量，再放入生姜汁，煎至所称定质量即止。

【功用】温肺散寒，止咳化痰。

【适应证】咳嗽缠绵难愈之症。

【用法】每次含服如枣大，每日 3 次。

【禁忌证】实证不宜服。

方八十六　唾血方

【来源】《千金要方·卷十八·大肠腑·咳嗽第五》

【组成】杏仁、生姜汁各 1000 毫升，糖、蜜各 500 毫升，猪膏 100 毫升。

【制法】用猪膏先煎杏仁，待颜色变黄，捣如膏状，再与生姜汁、糖、蜜混匀合煎，至如膏状即成。

【功用】降气化痰，润肺止咳。

【适应证】上气咳嗽，喘息不止，喉中如有物状，唾血等症。

【用法】每服 1 匙，日夜 6~7 次，渐渐加之。

【禁忌证】热证不宜服。

方八十七　枣膏丸

【来源】《普济本事方·卷二·肺肾经病》

【组成】葶苈子 300 克，陈皮 300 克，桔梗 300 克，大枣 1500 克。

【制法】上药除大枣以外加水煎煮 3 次，合并滤液，加热浓缩为清膏；另将大枣用水煎煮成膏，最后两者合并加蜂蜜，收膏即成。

【功用】行气散结，降气平喘。

【适应证】肺之积息贲证，伴其人恶寒发热、喘嗽、发痈疽。

【用法】每服 1 匙，每日 3 次。

【禁忌证】虚证不宜服。

方八十八　琼玉膏

【来源】《类证治裁·卷一·燥证论治·附方》

【组成】地黄 400 克，茯苓 1200 克，人参 600 克。

【制法】将上药切碎，水浸后煎煮，纱布滤去药渣，如此 3 遍，将所滤汁液加热浓缩，下入蜂蜜，慢火熬至稠膏状。

【功用】益气养阴，润燥止咳。

【适应证】肺中有伏火所致的燥咳。

【用法】每日 3 次，每服 1 汤匙，饭后服用，用温开水化服。

【说明】此方亦载于：①《寿世保元·卷四·老人》。②《医垒元戎·卷九·五补例》。

方八十九　米糖膏（方名编者加）

【来源】《寿世保元·卷三·咳嗽》

【组成】猪板油、蜂蜜、米糖各 500 克。

【制法】上 3 味熬成膏。

【功用】滋阴润燥，化痰止咳。

【适应证】年老之人或久年咳嗽、声哑证。

【用法】时时挑起 1 匙，口中噙化，2~5 日，其嗽即止。

【禁忌证】实证不宜。

方九十　银杏膏

【来源】《寿世保元·卷三·咳嗽》

【组成】陈茶、白果、胡桃肉、蜂蜜各 500 克。

【制法】将上药切碎，水浸后煎煮，纱布滤去药渣，如此 3 遍，将所滤汁液加热浓缩，下入蜂蜜，慢火熬至稠膏状。

【功用】敛肺止咳，清热化痰。

【适应证】年老之人或久年咳嗽声哑症。

【用法】时时挑起 1 匙，口中噙化，不拘时服。

【禁忌证】实证不宜。

方九十一　清金膏

【来源】《寿世保元·卷三·咳嗽》

【组成】天门冬 500 克，麦门冬、川贝母、杏仁、姜半夏、煨葛根 300 克。

【制法】上药除葛根以外用水煎煮，熬至药液减半，滤出药渣。然后，将葛根研成细末，加入药液，放温后再放入白蜜 1500 克和调，再慢火煎至膏成。

【功用】滋阴润燥，化痰止咳。

【适应证】年老之人或久年咳嗽声哑症。

【用法】饭前服半匙，酒化服，每日3次。不知，稍加至1匙。

【禁忌证】实证不宜。

方九十二　调元百补膏

【来源】《寿世保元·卷四·劳瘵》

【组成】当归身（酒洗）、怀熟地黄、人参、麦门冬（去心）、地骨皮、白术（去芦）、莲肉、怀山药、甘草各250克，怀生地黄1000克，甘枸杞子、白芍（用米粉炒）、白茯苓（去皮）、薏苡仁（用米粉炒）各500克，辽五味子100克，贝母（去心）200克，琥珀20克。

【制法】上锉细末，和足水5000克，微火煎干。如干，再加水5000克。如此4次，滤去渣，取汁，文武火熬之。待减去三分，每500克拣净熟蜜200克，春250克，夏300克，共熬成膏。

【功用】养血和中，宁嗽化痰，退热定喘，止泻除渴。

【适应证】治五劳七伤，诸虚劳极，元气虚损，脾胃亏弱之证。

【用法】每服3匙，白汤调下。吐血，加牡丹皮100克。骨蒸，加青蒿汁、童便各2碗。同热服之。

【禁忌证】实证不宜。

方九十三　如神宁嗽膏

【来源】《寿世保元·卷四·劳瘵》

【组成】杏仁（泡去皮尖）、贝母（去心）、百部、百合、款冬花、阿胶、白茯苓（水飞去筋膜）各250克，紫菀200克，天门冬（去心）、饴糖各500克。

【制法】以上药材饮片俱为细末，水煎3次。入饴糖、蜜，再熬。阿胶、白茯苓晒干，入前汁内，调匀如糊成膏。

【功用】大敛肺气，止咳化痰。

【适应证】阴虚火动所致吐血咯血或咳嗽痰涎喘急之症。

【用法】每服3~5匙。

【禁忌证】实证不宜。

方九十四　二冬膏

【来源】《慈禧太后医方选议·第十二章·止嗽化痰理肺医方》

【组成】天冬、麦冬各200克，川贝末50克。

【制法】将天冬、麦冬水熬去渣，加入川贝末，搅拌均匀，炼蜜收膏。

【功用】清肺降火，生津化痰。

【适应证】肺胃燥热，痰涩咳嗽。

【用法】每服1匙，每日3次。

【禁忌证】本方滋腻，痰热壅肺者不宜使用。

方九十五　梨膏

【来源】《慈禧太后医方选议·第十二章·止嗽化痰理肺医方》

【组成】鸭梨20个。

【制法】鸭梨去核，取汁，兑炼蜜收膏。

【功用】润肺降火，化痰止咳。

【适应证】干咳久咳，咳嗽燥呛，咽喉干燥，失音气促，痰中带血。

【用法】每服1匙，每日3次。

【禁忌证】脾虚痰湿内盛及寒痰咳嗽，本方不宜。

方九十六　润肺和肝膏

【来源】《慈禧太后医方选议·第十二章·止嗽化痰理肺医方》

【组成】党参50克，生薏苡仁100克，麦冬、桑叶、石斛各80克，橘红、枳壳各40克，炙枇杷叶70克（包煎），生白芍60克，甘草30克。

【制法】共以水煎透，去渣再熬浓汁，少兑蜜炼为膏。

【功用】清肝降肺，健脾化痰。

【适应证】肝肺气道欠调，时作咳嗽。

【用法】每服10克，白开水送下。

方九十七　清嗽止渴抑火化饮膏

【来源】《光绪皇帝医方选议·第十五章·治咳嗽医方》

【组成】苏梗、前胡、天花粉、霜桑叶、菊花、麦冬、赤茯苓、炒谷芽、炒神曲各90克，橘红、竹茹各60克，甘草30克。

【制法】共以水煎透，去渣再熬浓汁，兑炼蜜为膏。

【功用】清嗽止渴，抑火化饮。

【适应证】外感风热，内有痰饮之证。咳嗽痰黄，胸膈不利，口微渴，纳呆。

【用法】每服2匙，白开水送服。

【禁忌证】咳嗽属风寒者，非本方所宜。

方九十八　加竹沥梨膏

【来源】《光绪皇帝医方选议·第十五章·治咳嗽医方》

【组成】黄梨100个，鲜竹叶100片，鲜芦根30支，老树橘红20片，荸荠50个（浓汁）。

【制法】共以水煎透，去渣再熬浓汁，炼蜜为膏。

【功用】清热化痰，润肺止嗽。

【适应证】阴虚劳嗽。

【用法】每服10克，白开水冲服。

【禁忌证】寒咳非本方所宜。

方九十九　百花膏

【来源】《清宫配方集成·痰嗽方》

【组成】天冬、紫菀、元参、麦冬、浙贝、百部、山药、茯苓、丹皮、橘红、黄芩、桑皮、桔梗、知母、甘草各100克。

【制法】共以水煎透，去渣再熬浓汁，炼蜜为膏。

【功用】滋阴降火，化痰止咳。

【适应证】阴虚火旺之咳嗽。症见咳嗽喘急，五色稠痰，口干声哑，手足五心发热，遍身无力，精神疲倦，舌红少苔，脉细数。肺痿、肺痈，吐血、衄血，痰中见血，并皆治之。

【用法】每服10克，白开水冲服。

【禁忌证】寒性咳嗽不宜。

【特别提醒】服药期间，忌食烧酒、动火之物，戒房欲、劳碌、气恼。

方一百　补真膏

【来源】《清宫配方集成·痰嗽方》

【组成】人参50克，山药（蒸熟）、芡实（蒸熟），红枣肉（蒸熟）、莲子（去心）、杏仁（蒸熟）、核桃肉各200克，沉香（另研）

5克。

【制法】共捣烂加炼蜜600克，酥油200克，合如膏，忌铁器。

【功用】大补真元，止咳平喘。

【适应证】痰嗽咳喘，肺胃损伤之证。

【用法】每早晚白滚水调服数匙。

【禁忌证】本方以补虚为主，痰多者不宜。

【说明】此方亦载于：《万病回春·卷二·内伤》。

方一百零一　归元琼玉膏

【来源】《清宫配方集成·痰嗽方》

【组成】生地400克，茯苓200克，人参100克。

【制法】将生地煎汁，再用参、苓合蜜收膏。

【功用】滋阴润肺，暖脾和胃。

【适应证】阴虚肺燥之劳嗽。症见干咳不已，痰喘不息，咽燥咯血，肌肉消瘦，形容枯槁，四肢倦怠，饮食不进，肠鸣溏泄，午前作冷，午后发烧，舌红少苔，脉细数。

【用法】每服10克，白开水冲服。

【禁忌证】本方偏滋腻，兼有表证者，非本方所宜。

方一百零二　和肝化痰膏

【来源】《清宫配方集成·痰嗽方》

【组成】全当归、生地各80克，生杭芍、旋覆花（包煎）、法夏、泽泻、炙香附、化橘红各60克，茯神100克，柏子仁40克，枣仁50克，甘草30克。

【制法】共以水煎透，去渣再熬浓汁，兑蜜600克收膏。

【功用】疏肝理气，化痰止咳。

【适应证】肝火痰嗽证。症见咳嗽时作，鼻塞声重，头晕心悸，烦躁失眠，身肢稍倦，脉左关弦而近数，右寸关沉滑。

【用法】每服1匙，白开水冲服。

【禁忌证】表证仍在、恶寒发热者，不宜使用本方。

方一百零三　和肝清热化痰膏

【来源】《清宫配方集成·痰嗽方》

【组成】炙香附、栝楼各100克，生杭芍150克，当归、橘红、半夏、浙贝各100克，青皮、龙胆草、黄连、黄柏、一捻金各60克，酒芩、枳壳、炒栀子各80克，生地100克。

【制法】共以水煎透，去渣再熬浓汁，兑蜂蜜1000克收膏。

【功用】清肝降火，止咳化痰。

【适应证】肝火胃热痰滞之咳嗽。症见咳嗽阵作，头晕心烦，尿黄便秘，脉左关略弦，右部滑。

【用法】每晚服1匙，开水冲下。

【禁忌证】表证仍在、恶寒发热者，不宜使用本方。

方一百零四 梨膏

【来源】《清宫配方集成·痰嗽方》

【组成】秋梨20个，红枣1200克，鲜藕1800克，生姜200克。

【制法】各取汁熬膏，加冰糖300克，蜜收之。

【功用】润肺消痰，除烦止渴。

【适应证】阴虚肺燥之咳嗽。症见干咳痰少而黏，或痰中带血丝，口燥咽干，心神烦乱，胸膈痞塞，舌红少苔，脉细数，并治饮酒太过，呕吐痰逆等。

【用法】每用不拘多少，不拘时，随意用之。

【禁忌证】脾虚痰湿内盛及寒痰咳嗽，本方不宜。

方一百零五 梨膏

【来源】《清宫配方集成·痰嗽方》

【组成】秋梨50个（取汁），白藕（取汁）、红枣、生姜各600克，大萝卜5个（取汁），薄荷75克。

【制法】水熬姜枣薄荷，去渣，熬稠兑汁，以白蜜收之。

【功用】润燥化痰，下气除胀。

【适应证】阴虚肺燥咳嗽。症见干咳喘急，胸膈满闷，心烦口渴，心下虚胀，舌红少苔，脉细数。

【用法】每用不拘多少，常服为妙。

【禁忌证】脾虚痰湿内盛及寒痰咳嗽，本方不宜。

方一百零六 梨膏

【来源】《清宫配方集成·痰嗽方》

【组成】嫩藕900克，秋梨20个（去皮核，取汁），红枣肉300克（煮，取汁用），冰糖、盆糖各1200克，麦冬、川贝母、薄荷各75克，白蜜50克。

【制法】上将冰糖、盆糖、白蜜化开，滤去渣，熬成膏饼。

【功用】清金降火，止嗽化痰。

【适应证】阴虚火旺肺燥之咳嗽。症见干咳，无痰或痰少而黏，咳久嗽血，吐血咯血，痰中带血，口燥咽干。

【用法】每用5~6茶匙，早晚滚白水冲服。

【禁忌证】脾虚痰湿内盛及寒痰咳嗽，本方不宜。

方一百零七　宁嗽太平膏

【来源】《清宫配方集成·痰嗽方》

【组成】天冬、麦冬、石斛、川贝、百合各100克，款冬花30克，生地、枇杷叶各50克，元参、桔梗、知母各40克。

【制法】共合一处，用水熬汁，兑蜜成膏。

【功用】滋肝清热，养肺宁嗽。

【适应证】肝虚有热，熏蒸肺气，咳嗽时缓时多，胸闷胁痛。

【用法】每次10克，白滚水冲服。

【禁忌证】表证仍在及寒痰咳嗽，非本方所宜。

方一百零八　枇杷膏

【来源】《清宫配方集成·痰嗽方》

【组成】枇杷叶56片（新鲜者更佳，洗净毛），秋梨2个（去皮心，切片），白蜜半盅，大枣300克，莲子150克（不去皮）。

【制法】先将枇杷叶放锅内用河水煎汁。去叶，再将群味合入，以莲肉融烂为止，收瓷罐内。随意食之。大便干燥者，多加白蜜，大便溏泄者以白糖代替；痰多者加川贝35克，研；若吐血，加藕节21个，捣汁同煎收膏。

【功用】润肺健脾，降火止咳。

【适应证】气血不足，咽痛干咳。专治劳伤，虚损吐血，咳嗽发烧，身体瘦弱，四肢酸软，精神疲倦，腰背疼痛，饮食不进，及一切留饮停痰，肺气不足等症。凡虚病多服汤剂，则脾胃受伤，饮食减少，病反加重，宜此膏常服之。

【用法】每次10克，白滚水冲服。

【禁忌证】寒咳实证，非本方所宜。

方一百零九　清金宁嗽膏

【来源】《清宫配方集成·痰嗽方》

【组成】生地（酒炒）、麦冬各500克（去心），橘红150克，龙眼肉400克，桔梗、甘草、川贝面各100克，薏米面400克，薄荷面50克。

【制法】将前六味熬成膏，再加薏米面、川贝面、薄荷面入膏内。

【功用】益气健脾，清金宁嗽。

【适应证】劳嗽吐血。

【用法】每服1匙，白开水送服。

【禁忌证】本方用药偏于滋腻，表证外感所致咳嗽咯血，非本方所宜。

方一百一十　润燥清热化痰膏

【来源】《清宫配方集成·痰嗽方》

【组成】生地、当归、杏仁、法夏、橘红、炙香附各100克，一捻金80克，生白芍、芦荟各150克，栝楼200克，生栀子、炒青皮各60克。（另一方加石斛150克，花粉100克，去蜂蜜易梨膏1200克。）

【制法】共以水熬透去渣，再熬浓汁，兑蜂蜜500克，梨膏600克收膏。

【功用】清热化痰，生津润燥。

【适应证】燥热犯肺证，症见痰盛咳喘，或白或黄，黏稠难咯，胸闷胁痛，口苦咽干，腹胀便秘，舌红少津，脉弦数。

【用法】每服1匙，开水送下。

【禁忌证】痰属寒湿者，不宜。

方一百一十一　调味膏

【来源】《清宫配方集成·脾胃方》

【组成】雪梨400克，生地100克，杏仁200克，生姜、苏子各100克。

【制法】共捣取汁，熬浓煎熟，加白蜜200克再熬成膏。

【功用】降气化痰，清补肺胃。

【适应证】干咳，症见气上似喘，腰胯酸痛，大便不畅，耳鸣眠差。本方原书有如下注释，以方便读者领会本方：十月初五日臣施焕、张彭年请得皇上（光绪皇帝）脉沉细无力，两尺尤甚，左关弦，右关不调。腰胯酸痛，昨日有轻有重，今晨比昨略甚，偏左较据。大便虽见不畅，并不燥结。小便数而不多，均属肾气不足。津液少升则口渴，虚阳上浮则耳响，坎离不交则夜寐不实，阳虚则麻冷，气上则干咳而动作似喘。先天既亏，纯赖后天为培养，五脏不和，当先调胃。

【用法】每次用5~10克，每早另服燕窝10克。

【禁忌证】寒痰壅肺之咳嗽非宜。

方一百一十二　地黄煎

【来源】《外台秘要方·卷三十一·采药时节所出土地诸家丸散酒煎解诸毒等二十三门·古今诸家煎方六首》

【组成】生地黄汁400克，麦门冬汁1000克，生姜汁100克，紫菀、贝母、款冬花、炙甘草各90克。（一方中原有人参90克）。

【制法】将上述药物切碎，加水1400毫升煎煮，直至煎至剩下600毫升则过滤去渣取汁，倒入锅中，下地黄汁、麦门冬、姜汁等煎煮至沸腾30次，下蜜200克，煎熬至如饴糖则膏成，盛于干燥容器中冷却备用。

【功用】补肺养阴，化痰止咳。

【适应证】肺气虚所致咳嗽及头发变白。

【用法】取5克，含化，每天1次，随病情逐渐增加剂量。

方一百一十三　安嗽化痰膏

【来源】《类证治裁·卷二·喘证论治·附方》

【组成】杏仁、葛根、枳壳、桔梗、半夏、橘红、桑白皮、炙甘草、茯苓、紫苏、前胡、麻黄各200克。

【制法】将上药切碎，水浸后煎煮，纱布滤去药渣，如此3遍，将所滤药液加热浓缩，下入蜂蜜，慢火熬至稠膏状。

【功用】理气化痰，宣肺止咳。

【适应证】客邪伤肺，久嗽不止。

【用法】每日3次，每服1汤匙，饭后服用，用温开水化服。

方一百一十四　杏仁膏

【来源】《仁斋小儿方论·卷四·咳嗽喘嗽证治》

【组成】杏仁 150 克，茯苓 100 克，紫菀茸、皂角各 50 克。

【制法】将上药切为细末，水煎后滤取汁，如此 3 遍，将所滤汁液混匀后浓缩，下入蜂蜜收膏。

【功用】化痰止咳，健脾渗湿。

【适应证】治小儿久患咳嗽。

【用法】每服 1 匙，薄荷汤化开服。

方一百一十五　人参款花膏

【来源】《仁斋直指方论·卷八·咳嗽证治》

【组成】人参、紫菀茸、款冬花、北五味子、桑白皮各 200 克。

【制法】将上药切为细末，水煎后滤取汁，如此 3 遍，将所滤汁液混匀后浓缩，下入蜂蜜收膏。

【功用】益气补虚，止咳化痰。

【适应证】咳嗽经久，身倦乏力。

【用法】每服 1 匙，姜汤化服。

方一百一十六　紫菀膏

【来源】《世医得效方·卷五·咳嗽》

【组成】枇杷叶、木通、款冬花、紫菀、杏仁、桑白皮各 100 克，大黄 50 克。

【制法】将上药切为细末，水浸后煎煮，纱布滤取汁液，如此 3 遍，将所滤汁液混合后浓缩，下入蜂蜜收膏即成。

【功用】清热化痰，止咳平喘。

【适应证】上焦有热，咳嗽黄痰，兼治痰喘。

【用法】每服 1 匙。

【禁忌证】阴虚火旺者勿服。

【说明】此方亦载于：①《张氏医通·卷十三·专方·咳嗽门》。②《古今医统大全·卷四十三·药方》。

方一百一十七　覆盆子膏

【来源】《普济方·卷二十六·肺脏门·肺虚（附论）》

【组成】覆盆子 1000 克。

【制法】将覆盆子取汁，少加炼蜜，煎熬成膏。

【功用】敛肺止咳，温阳散寒。

【适应证】肺脏虚寒，咳逆痰唾，背寒短气。

【用法】每服 10 克，白水冲服。

【禁忌证】热咳不宜。

【说明】此方亦载于：《普济方·卷四十九·头门·乌髭发（附论）》。

方一百一十八　集灵胶

【来源】《理虚元鉴·虚劳本治方》

【组成】天冬、麦冬、生地、熟地、玄参、桔梗、甘草各 100 克。

【制法】将上药切为细末，水浸后煎煮，纱布滤取汁液，如此 3 遍，将所滤汁液混合后浓缩，下入蜂蜜收膏即成。

【功用】滋阴清热，化痰止咳。

【适应证】虚劳咳嗽。

【用法】每日 3 次，每服 1 汤匙，饭后服用，用温开水送服。

【禁忌证】痰湿内盛者慎服。

方一百一十九　加味固本胶

【来源】《理虚元鉴·虚劳本治方》

【组成】生地、熟地、桔梗、玄参、川贝、百合、阿胶、紫菀、麦冬、甘草各 100 克，茯苓 300 克。

【制法】将上药切为细末，水浸后煎煮，纱布滤取汁液，如此 3 遍，将所滤汁液混合后浓缩，下入阿胶、蜂蜜收膏即成。

【功用】滋阴清热，化痰止咳。

【适应证】虚劳阴虚内热，炼液为痰，肺气不利之咳嗽。

【用法】每日 3 次，每服 1 汤匙，饭后服用，用温开水送服。

【禁忌证】痰湿内盛者慎服。

方一百二十　人参款花膏

【来源】《幼科发挥·卷下·肺脏主病·喘嗽》

【组成】款冬花、百合、五味子、桑白皮、人参各 500 克。

【制法】将上药切为细末，水浸后煎煮，纱布滤取汁液，如此3遍，将所滤汁液混合后浓缩，下入蜂蜜收膏即成。

【功用】益气养阴，化痰止咳。

【适应证】久咳导致的肺虚。

【用法】取6克，用紫苏叶煎汤送下。

方一百二十一　香茶饼

【来源】《种杏仙方·卷四·附日用杂方》

【组成】甘松、白豆蔻、沉香、檀香、桂枝、白芷各90克，孩儿茶、细辛、薄荷各300克，木香、藁本各30克，龙脑15克。

【制法】将上述药物一起捣研为细末，再将甘草1500克捣研为粗末，加水浸泡一晚，过滤去渣，混合一起，煎熬成膏，和为饼用。

【功用】清热生津，化痰止嗽。

【适应证】热盛导致的口中异味，口干，痰热咳嗽，头目昏蒙。

【用法】取饼适量，含化。

方一百二十二　滋阴清化膏

【来源】《万病回春·卷四·虚劳》

【组成】生地黄、熟地黄、天门冬、麦门冬、白茯苓、炒山药、枸杞子、白芍药、黄柏、知母、玄参、薏苡仁各120克，五味子84克，生甘草60克。

【制法】将上药切为细末，水浸后煎煮，纱布滤取汁液，如此3遍，将所滤汁液混合后浓缩，下入蜂蜜收膏即成。

【功用】清热滋阴，化痰止咳。

【适应证】咳嗽。

【用法】取10克，空腹含化。

【说明】有盗汗加蜜炙黄芪42克；咳嗽痰多者加陈皮、贝母各60克。

方一百二十三　宁嗽膏

【来源】《万病回春·卷四·虚劳》

【组成】天门冬480克，杏仁、贝母、百部、百合各240克，款冬花300克，紫菀180克，白术480克。

【制法】将上述药物捣研为粗末，加长流水煎煮 3 次，取三次汁，过滤去渣，加饴糖 480 克、蜜 960 克再煎，最后入阿胶 240 克、白茯苓 240 克，入前汁内混合均匀如糊状，膏成。

【功用】益气养阴，止咳化痰。

【适应证】阴虚咳嗽，火动发热，咯血吐血，大敛肺气。

【用法】取 3~5 汤匙，空腹服下。

方一百二十四　姜糖煎

【来源】《济世全书·坎集·卷二·咳嗽》

【组成】生姜汁 1000 克，砂糖 320 克。

【制法】将上述 2 味混合均匀，置于火上小火煎煮至沸腾 10~20 次，直至膏成。

【功用】降气止咳，温中消胀。

【适应证】老人咳嗽喘急，烦热、食不下，食即吐逆，腹胀满。

【用法】取半汤匙，含化咽汁。

方一百二十五　润肺神膏

【来源】《济世全书·坎集·卷二·咳嗽》

【组成】天门冬 320 克，麦门冬、贝母、杏仁、姜半夏各 160 克。

【制法】将上述 5 味药物切成片，加水煎熬，过滤去渣，取汁 1000 毫升，入白粉葛末 160 克、蜜 640 克，一起煎煮取汁入坛内，小火再煎煮 1 天，直至成膏则取出。

【功用】益气养阴，化痰止咳。

【适应证】年久咳嗽，痰涎喘急，百药无功者。

【用法】取适量，口服，不拘时频服。

方一百二十六　杏桃膏

【来源】《济世全书·坎集·卷二·喘证》

【组成】杏仁、胡桃仁各 800 克。

【制法】将上述药物一起捣研为膏，加熟蜜少许炼为蜜丸，如弹子大小。

【功用】降气安神，敛肺止咳。

【适应证】老人久患喘急，咳嗽不已，睡卧不安。

【用法】取1~2丸，三餐饭后及睡前细嚼，生姜煎汤送下。

方一百二十七　治吐痰喘嗽方

【来源】《种杏仙方·卷一·咳嗽》

【组成】香油120克，蜜、生姜汁各480克，紫菀、麻黄、杏仁各180克。

【制法】先将香油、蜜、姜汁置于铜锅内煎熬，直至滴水成珠为度，再将紫菀、麻黄及杏仁捣研为细末，加入一起搅拌均匀，再煎，直至膏成，置于瓷器中盛放贮存。

【功用】宣肺化痰，降气止嗽。

【适应证】年久劳嗽。

【用法】取4~5汤匙，夜间白开水送下。

哮　喘

哮喘分为哮病和喘病。哮病和喘病都有呼吸急促、困难的表现。哮必兼喘，但喘未必兼哮。哮指声响言，喉中哮鸣有声，是一种反复发作的独立性疾病。喘指气息言，为呼吸困难，是多种肺系急慢性疾病的一个症状。

哮病是一种发作性的痰鸣气喘疾患，发作时喉中有哮鸣音，呼吸困难，甚则喘息不能平卧。哮病的发生为痰伏于肺，每因外邪侵袭、饮食不当、情志刺激、体虚劳倦等诱因引动而触发。哮病的常见证型有冷哮，宜宣肺散寒、化痰平喘；热哮，宜宣肺清热、化痰定喘；寒包热哮，宜解表散寒、清热化痰；风痰哮证，宜祛风涤痰、降气平喘；虚哮，宜补肺纳肾、降气化痰。若缓解期现肺脾气虚证，宜健脾益气、补土生津；肺肾两虚，宜补肺益肾。

喘病临床表现以呼吸困难，张口抬肩，鼻翼煽动，不能平卧为特征。喘证的症状轻重不一，轻者仅表现呼吸困难，不能平卧；重者稍动则喘息不已，严重者，喘促持续不解，烦躁不安。喘病常见证型有风寒壅肺，宜宣肺散寒；表寒肺热，宜解表清里、化痰平喘；痰热郁肺，宜清热化痰、宣肺平喘；痰浊阻肺，宜祛痰降逆、宣肺平喘；肺气郁阻，宜开郁降气平喘；肺气虚耗，宜补肺益气养阴；肾不纳气，宜补肾纳气；正虚喘脱，宜补阳固脱、镇摄肾气。

西医学的支气管哮喘、喘息性支气管炎等可表现为哮病的特征；肺炎、喘息性支气管炎、肺气肿、肺源性心脏病、肺结核、矽肺等可表现为喘病的特征。

方一　丹溪琼玉膏

【来源】《景岳全书·卷五十三·古方八阵·补阵》

【组成】 人参100克，白茯苓150克，琥珀、沉香各20克，鲜地黄、蜂蜜各500克。

【制法】 将前4味药研为极细末，鲜地黄取自然汁。将鲜地黄自然汁与蜂蜜混匀，加热，再下入前药末，搅拌均匀，慢火浓缩至稠膏状。

【功用】 健脾补中，纳气平喘。

【适应证】 虚劳干咳以及嗜酒而致的久咳。

【用法】 每天清晨和午后服用，每服3汤匙，用温酒或白开水调服。

【禁忌证】 痰湿内盛者慎服。

方二　苏子膏

【来源】《类证治裁·卷二·咳嗽论治·附方》

【组成】 苏子、杏仁、生地、姜汁各500克。

【制法】 将前3味药水浸后煎煮，纱布滤去药渣，如此3遍，将所滤汁液加热浓缩，下入姜汁，慢火熬至稠膏状。

【功用】 润肺止咳，下气平喘。

【适应证】 气急上逆所致的咳嗽。

【用法】 每日3次，每服1汤匙，饭后服用，用送服。

方三　唐郑相国方

【来源】《冯氏锦囊秘录杂证大小合参·卷十一·方脉痨瘵合参》

【组成】 补骨脂（酒蒸为末）400克，胡桃仁（去皮，研烂）800克。

【制法】 上药加蜜调入如饴糖。

【功用】 补肺温肾，止咳平喘。

【适应证】 虚寒喘嗽，腰脚酸痛。

【用法】 取1大汤匙，晨起酒服，不能饮者，开水调服。

【特别提醒】忌油菜、羊血。

方四　三建膏

【来源】《类证治裁·卷二·哮证论治·附方》

【组成】天雄、川乌、桂心、肉桂、桂枝、细辛、川椒、干姜各50克，麻油500克，铅丹300克。

【制法】将麻油倒入铜锅中煮沸，然后将除铅丹以外的药物放入锅中煎煮，待到锅中药物变为焦黑色时即可滤出药渣，然后将铅丹放入锅中，并不断用筷子搅拌收膏备用。

【功用】助阳散寒，温肺化饮。

【适应证】寒痰内盛，又外感风寒之哮证。

【用法】使用时将膏药均匀摊于牛皮纸上，然后贴于肺俞穴处即可。

【说明】此方亦载于：《张氏医通·卷十三·专方·哮门》，用于阴疽腐肉不化，腹痛食少泄泻，阳衰阴冷，冷哮喘嗽，癥瘕积聚。若是阴疽者，先用葱煎汤洗净，加入少许银粉后摊涂患处；若是腹痛食少泄泻者，摊开后加丁香末少许，贴神阙及中脘穴；若是阳衰阴冷者，摊开后加阿芙蓉少许，贴神阙及丹田穴；若是冷哮喘嗽，摊开后加麝香少许，贴肺俞及华盖、膻中穴；若是癥瘕积聚者，摊开后加麝香、阿魏少许，贴患处。方中天雄、附子、川乌及细辛均有毒。

方五　润肺化痰膏

【来源】《冯氏锦囊秘录杂证大小合参·卷十二·论哮》

【组成】大白梨汁、川蜜各640克，白茯苓（乳制，晒干，研极细末）、麦冬（熬汁）、核桃肉（去皮，净，捣烂）各160克，川贝母（去心研末）80克。

【制法】先将梨汁熬熟，再将蜜炼熟，入后药一起煎熬成膏。

【功用】润肺化痰。

【适应证】肺燥痰嗽。

【用法】取膏半茶盅，晨起空腹白开水调服。

【说明】如痰中有血，可入童便160克在内。

方六　断根膏

【来源】《寿世仙丹·内科经验良方·卷一·喘哮》

【组成】天门冬、麦门冬各100克，杏仁、栝楼仁、胡桃仁各25克。

【制法】用水熬成膏，碗盛，又用蜜250克，真麻油200克，先将生姜500克取汁同麻油熬，次入蜜熬熟，和前药膏共一处熬成膏，将罐盛贮，出火气。

【功用】清热润肺，降气平喘。

【适应证】肺热津伤之哮喘。

【用法】每用白滚汤调3~5茶匙，空心服。

【禁忌证】痰饮停肺之哮喘不宜。

方七　人参固本膏

【来源】《冯氏锦囊秘录杂证大小合参·卷十一·方脉鼻衄齿衄舌衄肌衄合参》

【组成】人参40克，天冬、麦冬、生地、熟地各160克。

【制法】将二冬二地熬成膏，再入人参细末和匀。

【功用】补肾养阴，清肺化痰，止咳平喘。

【适应证】肾虚肺热，喘嗽烦渴，咯血肺痿。

【用法】取膏适量，时时口中含化。

方八　阿胶膏

【来源】《十便良方·卷十七·治虚损等疾诸方上》

【组成】阿胶、薤白、杏仁各150克，白羊肾3对，黄牛酥200克，羊肾脂200克，山药100克。

【制法】阿胶捣碎，炒令黄，为细末；羊肾去筋膜，细切，与山药共杵为末；薤白细切；杏仁汤浸，去皮尖、双仁，麸炒为黄；羊肾脂煮，去滓。七味药相和，与瓷瓶内贮之，蒸半日，令药成膏。

【功用】滋阴养肺，纳气平喘，润肠通便。

【适应证】肺气喘，下焦虚伤。

【用法】每服不计时候以暖酒调下15克。

【禁忌证】肺气壅滞或痰热壅肺之气喘不宜。

【说明】此方亦载于：《普济方·卷二十七·肺脏门·肺气喘急（附论）》。

方九　泻肺大黄煎

【来源】《普济方・卷二十六・肺脏门・肺实（附论）》

【组成】川大黄 75 克，生地汁 60 毫升，杏仁、枳壳各 40 克，牛蒡根汁 40 毫升，郁李仁 75 克。

【制法】将上药捣筛为末。先将蜜 150 克，酥 75 克，同生地汁、牛蒡根汁一起下入锅内，再入诸药末，搅拌令匀，慢火煎熬成膏，瓷器收盛。

【功用】通腑泄热，宽胸降气。

【适应证】肺脏气实，大肠气滞，心胸烦壅，咳嗽喘促。

【用法】每服不拘时候，用米粥调服。

【禁忌证】虚证、寒证不宜。

方十　杏仁蜜草膏

【来源】《普济方・卷二十七・肺脏门・肺脏壅热（附论）》

【组成】杏仁 500 克，生蜜 200 克，甘草 5 克。

【制法】将杏仁去皮，用水反复绞取稠汁，入后 2 味药，慢火煎熬，浓缩成稀膏，瓷器收盛。

【功用】清热平喘，润肠通便。

【适应证】肺燥喘热，大便秘结。

【用法】每于饭后、睡前，用少许酥和沸水点服 1 匙，如无上证，入盐点服尤佳。

方十一　治吐痰喘嗽方

【来源】《种杏仙方・卷一・痰饮》

【组成】半夏、甘草各 640 克。

【制法】先将半夏用水浸泡，去掉皮及脐，再将白矾 240 克煎汤取汁，浸泡半夏，春、夏季 21 天，秋、冬季 49 天，捞起晒干。再用生姜 720 克捣烂取汁浸泡，春、夏季 3 天，秋、冬季 7 天，晒干或者阴干，捣研为细末。最后将甘草煎熬成膏，和半夏炼为丸，如樱桃大小。

【功用】化痰止咳，降气平喘。

【适应证】喘嗽吐痰。

【用法】取 3 丸，睡前含化。

【说明】方中生半夏有毒，不可轻易使用，需严格按照炮制方法去其毒。

方十二　治上气喘嗽方

【来源】《种杏仙方·卷一·喘急》

【组成】生姜 800 克，砂糖 320 克。

【制法】将上述药物一起小火慢煎，反复煎煮，直至成膏。

【功用】降气化痰，止嗽定喘。

【适应证】肺气上逆导致的咳喘咳痰，烦热不安，纳差，食即呕吐、腹胀。

【用法】取半汤匙，含化咽汁。

感　冒

感冒是感受风邪，邪气侵犯肺卫而导致的常见外感疾病。临床以恶寒、发热、鼻塞、流涕、喷嚏、咳嗽、头痛、全身不适、脉浮为其特征。一年四季均可发生，而以春冬两季为多。病情轻者称为伤风、冒风、冒寒，病情重者多为感受非时之邪，称为重感冒。如果在某一时段内广泛流行，病情都相类似者，称为时行感冒。

感冒常见的证型有风寒感冒，宜发散风寒；风热感冒，宜疏散风热；暑湿感冒，宜清暑祛湿解表；气虚感冒，宜益气解表；阴虚感冒，宜滋阴解表。

方一　胡椒膏（方名编者加）

【来源】《本草纲目·卷三十二·胡椒》

【组成】胡椒、丁香各 7 粒。

【制法】将胡椒、丁香碾碎，以葱白捣膏。

【功用】发散寒邪。

【适应证】风寒感冒，恶寒，头身疼痛。

【用法】和涂两手心，合掌握定，夹于大腿内侧，温覆取汗则愈。

【禁忌证】热证不宜使用。

方二　青膏

【来源】《外台秘要方·卷一·伤寒上》

【组成】当归、川芎、吴茱萸、附子、乌头、莽草、蜀椒、白芷各100克。

【制法】将上述8味药物切碎，用醋浸渍两晚，与猪脂700克同小火慢煎，等到白芷颜色变黄，滤去药渣，膏成。

【功用】温阳散寒，祛风止痛。

【适应证】伤寒感冒，初得时症见头痛、颈项及后背强痛、四肢疼痛等。

【用法】每次10克，热酒送服，每日3次。汗出为药物取效的表现，如果没有出汗，可以渐渐增加药物剂量直待汗出为佳，此膏既可内服也可外用摩身。

【说明】方中附子、乌头及莽草均有毒。

【特别提醒】忌猪肉。

方三　葱涎膏

【来源】《世医得效方·卷十一·诸热》

【组成】猪牙皂角、草乌各5克，葱涎少许。

【制法】将皂角、草乌研为细末，取葱涎杵成膏。

【功用】祛风化痰，温阳散寒。

【适应证】治初生小儿肺壅鼻塞，乳食不下。

【用法】贴囟门上。

【特别提醒】不宜内服。

方四　黄膏

【来源】《千金要方·卷九·伤寒上·伤寒膏第三》

【组成】大黄、附子、细辛、干姜、花椒、桂心各100克，巴豆50粒。

【制法】将上7味药切为细末，用醋浸一夜，再放入猪油中微火慢煎三沸，待药色变黄，用纱布滤取汁，冷凝即成。

【功用】祛风散寒，温经通络。

【适应证】外感风寒，发热恶寒，头项强痛等症。

【用法】伤寒赤色发热，酒服梧子大1枚，又用手摩膏于患处百遍。

【禁忌证】实热证不宜服。

【说明】此方亦载于：《外台秘要方·卷一·伤寒上一十二门·杂疗伤寒汤散丸方》。

方五　五物甘草等生摩膏

【来源】《外台秘要方·卷三十六·小儿诸疾下五十门·小儿中风方四首》

【组成】甘草、防风各60克，白术、桔梗各50克，雷丸150克。

【制法】将上述药物切碎备用，先将不中水猪脂1000克煎熬成膏，再与其他药物一起置于小火上煎煮，视其可以凝固则膏成，过滤去渣。

【功用】益气祛风，宣肺护卫。

【适应证】新生小儿肌肤幼弱，被风邪所伤，症见身体壮热，或中大风，见手足惊掣。

【用法】取3克大1枚，将手炙热摩儿100次。

【说明】虽小儿无病，常以此膏少量摩囟门上及手足心，可以远离风寒，效果很好。

方六　小儿羌活膏

【来源】《清宫配方集成·儿科方》

【组成】羌活、独活、前胡、川芎各280克，天麻、枳壳、柴胡、桔梗各200克，薄荷、枳实各150克，党参、甘草各80克。

【制法】用水煎透，炼蜜收之。

【功用】益气解表，散风祛湿，止咳化痰。

【适应证】小儿四时感冒，瘟疫伤寒，头疼身热，咳嗽痰喘，鼻塞声重，惊风搐搦，一切伤风伤寒，或痘或疹。

【用法】初起之时，每用2克，4~5岁可服5克，解表微汗为度。伤寒无汗，用姜汤化服；伤食感冒，用山楂化服；惊风壮热，用薄荷汤化服；痘疹初起，用芫荽汤化服。

【特别提醒】服药后，忌饮食1~2日，谨避风寒；吃乳者减用。

方七　白膏

【来源】《外台秘要方·卷一·伤寒上一十二门·杂疗伤寒汤散丸

方》

【组成】天雄、乌头、莽草、羊踯躅各100克。

【制法】将上述4味药物切碎，用醋浸渍一晚，将已经熬好的猪脂500克，盛放在铜制器皿中，用火加热至其熔化殆尽，加入其他药物，反复煎煮，不断浓缩，过滤去渣，膏成。

【功用】温阳散寒，祛风止痛。

【适应证】伤寒头痛、咽痛；恶疮，小儿头疮，牛领马鞍疮。

【用法】伤寒头痛：每次5克，酒送服，盖被以助汗出，尚可用其外用摩身。咽痛者：每次3克，含服，每天3次，咽下所得药汁。

【说明】方中莽草及羊踯躅均有毒。

【特别提醒】不能让药膏进入眼睛。忌猪肉。

方八　疗伤寒雪煎方

【来源】《外台秘要方·卷一·伤寒上一十二门·杂疗伤寒汤散丸方八首》

【组成】麻黄600克，杏仁500克，大黄100克。

【制法】先取雪水适量，浸渍麻黄3个晚上，加入大黄混合均匀，一同煎煮，减至五分之二，滤汁去渣。再将杏仁膏下药汁中煎煮，煎至三分之一，滤汁去渣，放置在铜制器皿中。再加雪水合煎，反复煎煮，不断浓缩，直至膏成，做成如弹子大的丸子备用。

【功用】散寒解表，泄热通里。

【适应证】伤寒。

【用法】每次10克，融化在白开水中，适温服，可见立即汗出，若病仍旧没有痊愈的，可以再如前法服用1丸。

【说明】此药需密封保存，不能令药气外泄。

方九　贴喉膏

【来源】《外台秘要方·卷二·伤寒下二十一门·伤寒喉咽痛方》

【组成】蜜500克，甘草200克，猪膏400克。

【制法】先用小火煎煮甘草、猪膏，等到药汁沸腾几次后，过滤去渣，再入蜂蜜，趁药温搅拌将其与药汁融合，膏成。

【功用】清热解毒，利咽开音。

【适应证】伤寒言语不利、咽痛。

【用法】每次 3 克，含服，慢慢咽下药汁。

【特别提醒】忌海藻、菘菜。

方十　乌扇膏

【来源】《外台秘要方·卷二·伤寒下二十一门·伤寒喉咽痛方》

【组成】射干、猪膏各 500 克。

【制法】将射干、猪油一起合煎，反复煎熬，不断浓缩，直至膏成。

【功用】清热利咽，消肿止痛。

【适应证】伤寒化热，症见咽喉肿大疼痛，食水难以下咽。

【用法】每次 5 克，用绵布包裹，含化，咽汁，直至治愈。

【特别提醒】忌酒、蒜等物。

方十一　干枣丸

【来源】《外台秘要方·卷二·伤寒下二十一门·伤寒喉咽痛方八首》

【组成】干枣 400 克，乌梅 200 克。

【制法】将上述 2 味药物一起捣研为细末，作散剂，加入蜂蜜制成如杏核大药丸。

【功用】养阴生津，健脾利咽。

【适应证】伤寒化热后出现口干，唾液多，咽痛者。

【用法】每次 5 克，用绵布包裹，含化，咽汁。

方十二　石膏蜜煎

【来源】《外台秘要方·卷三·天行二十一门·天行口疮及口干苦方四首》

【组成】石膏 250 克，蜜 500 克。

【制法】先煎煮石膏一段时间后，再入蜂蜜，一起同煎，反复煎煮，不断浓缩，直至膏成，过滤去渣。

【功用】清热泻火，润肺利咽。

【适应证】流感见口苦、咽喉不利。

【用法】每次 3 克，含化，化尽后再含。

方十三　生姜煎

【来源】《外台秘要方·卷三·天行二十一门·天行咳嗽方》

【组成】生姜300克，糖800克。

【制法】将生姜与糖混合后煎煮，小火慢熬，待生姜烂熟后滤汁去渣。

【功用】解表散寒，化痰止咳。

【适应证】流感，症见咳嗽、唾液和涎液多，白天和晚上不停发作。

【用法】取药膏适量，无论早晚，均可含服，而且可以取生姜药渣嚼碎，同药汁一起咽下。

方十四　贴顶膏

【来源】《外台秘要方·卷十五·风狂及诸风下二十四门·头风旋方七首》

【组成】蓖麻、杏仁、石盐、川芎、松脂、防风各250克。

【制法】先将石盐、川芎、松脂及防风四味药物捣研为细末，另捣蓖麻、杏仁，完成后使其混合，用蜡纸包裹备用。

【功用】祛风散寒，通经止痛。

【适应证】头部受风，症见头闷头昏，鼻塞，视物旋转，眼睛发黑。

【用法】先用艾灸在百会穴上灸3壮，完毕后，剃除百会穴周围毛发，保持干燥清洁，用1帛布作药贴，其大小略大于所施艾灸的地方，将膏药摊匀后贴在上面，2~3天一换。艾灸的地方旋即破溃，出脓血，等用帛布贴之时，看到有似烂柿蒂出现时，效果比较好。

【说明】此方亦载于：《普济方·卷四十七·头门·风头旋（附论）》。

方十五　羌活膏

【来源】《万病回春·卷七·感冒》

【组成】人参、白术、独活、前胡、川芎、桔梗、羌活、天麻各200克，薄荷120克，地骨皮、甘草各80克。

【制法】将上述药物捣研为细末，加蜜炼为丸，如芡实大。

【功用】益气扶正，祛风解表。

【适应证】小儿风寒外感，惊风内积，发热喘促，咳嗽痰涎，潮热搐搦，痘疹初作。

【用法】取1丸，姜汤研化调下。

第三章
心系疾病膏方

心主血脉，藏神，在体合脉，其华在面（华：光彩之意。其华在面是指心的功能正常与否，可以由面部的色泽变化显露出来。）心的气血充沛，脉道通利，则面部红润而有光泽，若心的气血不足则面色淡白。心之血脉瘀阻则面色青紫或晦暗。心在志为喜，心气血调和，喜乐有度。若过喜则心气弛缓，心神涣散，注意力难以集中，甚至神志狂乱。若暴喜则心气暴脱，胸痛，冷汗淋漓，神志模糊，脉微欲绝。心在液为汗，汗是体内津液通过阳气的气化，从皮肤汗孔（玄府）排出的液体。心神调控汗液的分泌和排泄。若阴虚则盗汗，气虚则自汗。心与夏气相通应，心之阳气在夏季最旺盛。若因阴虚阳盛所致的心脏病和情志病，在夏季往往加重，所以有“冬病夏治”之说。

口　疮

口疮是指口腔内之唇、舌、颊及上腭等处，发生单个或多个黄白色圆形或椭圆形的溃疡点，有明显的疼痛、受刺激时疼痛更重，常易反复发作。本病多由于过食辛辣厚味或嗜饮醇酒，以致心脾积热，或因口腔不洁，复感外邪，引动心脾经热，循经上攻于口，蒸灼肌膜而成。亦可因七情内伤，肝郁化火，以及阴虚生内热，或正气虚弱致黏膜溃烂而成口疮。

心开窍于舌，口疮与心经有密切联系。常见证型有心火上炎，宜清心降火、凉血利尿；脾胃蕴热，宜通腑泻热、凉血止痛；肝经郁热，宜清肝泻火、理气凉血；阴虚火旺，宜滋阴降火；脾虚湿困，宜益气健脾、祛湿消肿；脾肾阳虚，宜健脾补肾壮阳。口疮总的治疗原则是实证以清热解毒，消肿止痛为主；虚证以滋阴降火，或扶助正气为主。

口疮相当于西医学所说的复发性口腔溃疡，又叫复发性阿弗它口炎。

方一　疗口舌生疮含煎方

【来源】《外台秘要方·卷二十二·耳鼻牙齿唇口舌咽喉病五十六门·口疮方》

【组成】升麻、大青叶、射干各90克，栀子、黄柏、苦竹叶各50克，蜜160克，蔷薇白皮150克，生地黄汁100克，生玄参汁100克。

【制法】将上述药物切碎后加水同煎，直至三分减为一分，滤汁去渣，入生地黄汁、蜜，再煎，直至如糖。

【功用】清热解毒，祛湿疗疮。

【适应证】口舌生疮。

【用法】取适量，含服，直至痊愈。

方二　塌气蘽膏

【来源】《普济方·卷三百·上部疮门·手足诸疮》

【组成】吴茱萸、桂、附子、花椒、干姜、地龙各10克。

【制法】将上药共研为末，用姜汁调成膏状。

【功用】温经散寒，引火归元。

【适应证】下冷上热之人，跣足履地，口舌生疮及眼痛日久不愈，服凉药越甚。

【用法】每用少量贴手足心，外用不透气薄膜覆盖。

【特别提醒】本方外用，不宜内服。

方三　地黄膏

【来源】《证治准绳·幼科·集一·重舌》

【组成】郁金、豆粉各50克，炙甘草10克，马牙硝1克，生地黄汁200克，蜂蜜200克。

【制法】先用皂荚水将郁金煮透，然后焙干与豆粉、炙甘草、马牙硝一起打成粉状备用。再将生地黄汁与蜂蜜一起放入锅中煎煮浓缩，并撒入制备好的药粉，搅拌均匀收膏。

【功用】清热解毒，清心凉血。

【适应证】小儿胎热所致的重舌。

【用法】以香熟水含化服用，或以鹅毛扫入口内。

【禁忌证】脾虚便溏及虚寒证患者慎用。

【说明】“香熟水”又称“熟水”，一般是以单一香料（香药、香花、香草、香叶等）制作而成。

方四　浮萍煎膏

【来源】《普济方·卷二百九十九·上部疮门·口舌疮》

【组成】浮萍草、升麻、黄柏各40克，生甘草60克。

【制法】将上药切碎和匀，用猪脂600克，煎至300克，滤去渣滓，膏即成。

【功用】解毒消疮，清心透热。

【适应证】口生疮，久不瘥。

【用法】每服半匙，含化咽津。

方五　蔷薇膏

【来源】《普济方·卷二百九十九·上部疮门·口疮》

【组成】蔷薇根、郁李根、水杨皮、牛蒡子根、苍耳子各600克，露峰房、生地、升麻、当归各40克，地骨皮、白芷、石胆（研）各20克，熟铜粉（研）、麝香各0.5克。

【制法】将前6味切细，以水20升，煎至5升，入地黄、升麻、当归、地骨皮、白芷再煎至2升，去渣，小火煎熬成膏，乘热下后3味研药，搅拌均匀，膏即成，瓷器收盛。

【功用】解毒疗疮，疏风透热。

【适应证】口疮多年不瘥，风热上攻。

【用法】每含如弹丸大，口水勿咽下。

方六　黄连膏

【来源】《普济方·卷二百九十九·上部疮门·口疮》

【组成】黄连、升麻、槐白皮、大青叶、竹叶各40克。

【制法】共以水熬透，去渣再熬浓汁，兑蜜、冰片为膏。

【功用】清心解毒，养阴生津。

【适应证】久患口疮。

【用法】每用少许，涂于疮上，日3次。

方七　贴手足心法

【来源】《普济方·卷二百九十九·上部疮门·口疮》

【组成】川乌、吴茱萸各40克。(一方有地龙，无川乌)

【制法】将上药研末，用醋调成膏。

【功用】引火归元。

【适应证】小儿口疮咽痛。

【用法】每用适量，涂于手足心，外用不透气薄膜覆盖。

【说明】方中草乌有毒。

【特别提醒】本方外用，严禁内服。

方八　黄丹膏

【来源】《普济方·卷二百九十九·上部疮门·口疮》

【组成】黄丹20克，蜜50克。

【制法】将上药熔化后，搅拌均匀，膏即成。

【功用】解毒疗疮，养阴生津。

【适应证】口疮。

【用法】每用少许，涂于疮口。

方九　神圣膏

【来源】《普济方·卷二百九十九·上部疮门·口疮》

【组成】吴茱萸（研末）40克。

【制法】将上药用醋煎熬成膏，入地龙末20克，搅拌均匀，即成。

【功用】清上温下，引火归元。

【适应证】下冷口疮及咽喉痛，初生小儿亦可用。

【用法】睡前，先用葱椒汤洗脚，擦干后，取本膏涂于两足心，外用不透气薄膜覆盖。次日症必减轻，未减再涂。

方十　紫金膏

【来源】《普济方·卷二百九十九·上部疮门·口疮》

【组成】胆矾15克，乳糖160克。

【制法】将上药加水一碗半，煎熬浓缩成膏状。

【功用】解毒疗疮，化痰止痛。

【适应证】口疮，连年累月不效，痰涎满口，饮食不快。

【用法】每用筷子挑2~3滴，点痛处疮口内，停待片刻，吐出热咽涎，痛即止。

方十一　塌气膏

【来源】《十便良方·卷二十一·治积热等疾诸方》

【组成】吴茱萸、肉桂、附子、椒子、干姜、地龙、生姜各1克。

【制法】上药为末，姜汁调成膏。

【功用】引火归元。

【适应证】下冷上热之跣足履地、口舌生疮，及眼痛日久不愈，服凉药愈甚。

【用法】摊如掌大，贴足心，踏火桶子。

【禁忌证】实热壅盛者慎用。

【说明】附子、吴茱萸皆有毒。

方十二　泻胃热汤方

【来源】《备急千金要方·卷十六·胃腑·胃虚实》

【组成】栀子仁、射干、升麻、茯苓各200克，芍药400克，白术500克，生地黄汁、赤蜜各1000克。

【制法】将前6味药切碎，水煮滤汁，水煎3遍将滤汁混匀后浓缩，再兑入生地汁、赤蜜熬炼如膏状。

【功用】清泻胃热。

【适应证】唇舌颊腮肿痛，牙龈肿痛溃烂，口气热臭，口干舌燥等症。

【用法】每服2匙，每日3次。

【禁忌证】实热证不宜服。

方十三　贴脐膏

【来源】《古今医统大全·卷六十三·药方》

【组成】吴茱萸（醋炒）、干姜（炮）、木鳖子（去壳）各25克。

【制法】上药为细末，每用3克。

【功用】引火归元。

【适应证】治元气虚浮、阳气上攻、口舌生疮不已之症。

【用法】用冷水调，以纸靨贴脐。

方十四　升麻煎

【来源】《备急千金要方·卷六·七窍病·口病》

【组成】升麻、玄参、蔷薇根白皮、射干各 400 克，大青叶、黄柏各 300 克，蜜 1000 克。

【制法】将前六味药切碎，水浸一夜后煎煮滤汁，如此 3 遍，再将药汁混匀后浓缩，最后兑入蜂蜜收膏。

【功用】清热解毒，利尿通淋。

【适应证】口舌生疮，咽喉肿痛，口渴面赤，意欲冷饮，小便赤热等症。

【用法】每服 1 匙，每日 3 次。

【禁忌证】阴虚证不宜使用。

【来源】此方亦载于:《奇效良方·卷六十·口舌通治方》。

方十五 口燥膏方

【来源】《备急千金要方·卷六·七窍病·口病》

【组成】猪膏、白蜜各 1000 克，黄连 100 克。

【制法】将黄连切碎，合猪膏、白蜜共煎，令水气尽，纱布滤去汁即成。

【功用】生津润燥，清热泻火。

【适应证】口舌生疮，咽喉肿痛，口舌干燥，口干欲冷饮等。

【用法】每取半枣大，含服。白天 4 次，晚上 2 次。

【禁忌证】阴虚证不宜使用。

【来源】此方亦载于:①《千金翼方·卷十一·小儿·口病》。②《普济方·卷六十二·咽喉门·咽喉生疮》。

方十六 水浆不得入膏

【来源】《备急千金要方·卷六·七窍病·口病》

【组成】当归、射干、升麻各 100 克，附子 50 克，白蜜 400 克。

【制法】将前四味药切碎，入猪油中先煎，待附子色黄，用纱布滤取药汁，再放入蜂蜜，搅拌均匀，再浓缩，冷凝即膏成。

【功用】清热利咽。

【适应证】口舌生疮，口干咽烂等症。

【用法】取如杏仁大药膏含于口中，溶尽则吞之。每日 4~5 次。

【禁忌证】阴虚证不宜使用。

【说明】此方亦载于:《千金翼方·卷十一·小儿·口病》。

方十七　龙胆煎

【来源】《奇效良方·卷十一》

【组成】龙胆草、黄连、升麻、槐白皮、大黄各50克，蔷薇根、竹叶各100克。

【制法】将上药切碎，水煎后滤取药液，入蜜300克，慢火煎成膏。

【功用】清热泻火，解毒敛疮。

【适应证】治热病，口疮发渴，疼痛不可忍，宜涂。

【用法】取适量涂于疮上，有涎吐之。

【禁忌证】阴虚火旺者勿用。

方十八　疗舌上疮方

【来源】《外台秘要方·卷二十二·耳鼻牙齿唇口舌咽喉病五十六门·舌上疮方》

【组成】猪膏500克，蜜400克，甘草50克。

【制法】将上述3味药物混合均匀后合煎，直至膏成。

【功用】解毒疗疮。

【适应证】舌上生疮。

【用法】取5克，含化，一天3次，直至痊愈。

方十九　升麻泄热煎

【来源】《外台秘要方·卷二十二·耳鼻牙齿唇口舌咽喉病五十六门·口唇舌鼻杂疗方》

【组成】升麻、射干各180克，黄柏、生芦根、蔷薇根白皮各100克，苦竹叶50克，大青叶120克，生玄参汁、生地黄汁各200克，赤蜜320克。

【制法】将上述药物切碎，加水同煎，直至减为1/4，过滤去渣，下玄参汁、地黄汁及蜜，再煎，直至膏成。

【功用】清热疗疮。

【适应证】舌生疮，症见舌裂破溃，唇红而干裂。

【用法】取适量摊放在绵布上，贴舌，慢慢咽汁，直至痊愈。

方二十　射干膏

【来源】《普济方·卷六十四·咽喉门·咽干（附论）》

【组成】射干、升麻、栀子仁、玄参各110克，小豆卷110克，黄柏150克，赤蜜120毫升，地黄汁120毫升，大枣20枚。

【制法】上除蜜并地黄汁外，切碎，后以水煎透，去渣兑入蜜与地黄汁，慢火再熬成膏。

【功用】清心肺热，养阴生津。

【适应证】咽干口疮牙痈，心肺热盛。

【用法】每以少许细细含化，咽津。

方二十一　神灵膏

【来源】《良朋汇集经验神方·卷四·口舌生疮》。

【组成】绿豆粉40克，川黄连10克，麝香5克，冰片5克，白蜜40克。

【制法】上药一起放入研钵中捣烂为膏，装入瓷瓶中备用。

【功用】清热解毒。

【适应证】热毒所致的口舌生疮、瘙疮、眼疮。

【用法】点眼用凉水化开；瘙疮，以温水化开涂于患处；口疮，含嗽咽下。

【禁忌证】虚寒证慎用。

方二十二　碧雪膏

【来源】《万病回春·卷五·口舌》

【组成】碧雪、芒硝、马牙硝、朴硝各600克，青黛、石膏、寒水石、滑石各225克。

【制法】将上述药物捣研为细末，用甘草600克煎汤，均匀调和诸药，再置于火上煎熬，用柳木棍不停搅拌，使其混合均匀，入青黛后继续搅拌使其混合均匀，倾倒于盆内，待其冷结成块，捣研为细末。

【功用】清热解毒，消肿止痛。

【适应证】一切积热，口舌生疮，心烦喉闭，燥渴肿痛。

【用法】取少量，含化；若是喉闭者，取少量，吹入喉中。

方二十三　绿云膏

【来源】《世医得效方·卷十七·口病》

【组成】黄柏25克，螺青10克。

【制法】将上药研为细末。

【功用】清热解毒，敛疮生肌。

【适应证】治口疮，臭气瘀烂，久而不愈。

【用法】睡觉前取3克含于舌下，咽津。

方二十四　蒲黄散膏

【来源】《普济方·卷五十九·舌门·舌肿强（附论）》

【组成】蒲黄250克。

【制法】将上药研末，水调成膏，瓷器贮存。

【功用】化瘀消肿。

【适应证】舌肿满口不能言。

【用法】每以适量，敷舌上下，再将蓖麻子研碎，纸卷烧烟熏舌，随即消缩。

【特别提醒】本方外用，不宜内服。

方二十五　碧雪膏

【来源】《济世全书·乾集·卷一·积热》

【组成】芒硝、朴硝、硝石、马牙硝、石膏、寒水石、青黛各200克，甘草汤2000克。

【制法】先将诸药加入甘草汤中再煎，同时用大柳棍不停搅拌，使得各硝溶入青黛等物中，离火，沙盆内盛放，待其冷却凝结成霜，捣研为细末。

【功用】清热泻火，解毒疗疮。

【适应证】一切积热，口舌生疮，心烦喉闭。

【用法】取少许，含化咽津。

【说明】一方中加硼砂。

方二十六　薄荷煎

【来源】《奇效良方·卷四十八·积热通治方》

【组成】薄荷175克，缩砂10克，川芎10克，片脑2.5克，甘草12.5克。

【制法】上为细末，和匀，炼蜜为丸。

【功用】清热泻火，化痰消肿。

【适应证】治口舌生疮，痰涎壅塞，咽喉肿痛。

【用法】不拘时任意嚼咽。

【禁忌证】阴虚火旺者勿用。

【说明】《和剂局方》方无片脑，有桔梗。

方二十七　琥珀犀角膏

【来源】《奇效良方·卷六十一·咽喉通治方》

【组成】琥珀、犀角各5克，人参、酸枣仁、茯神、辰砂各10克，片脑1克。

【制法】将上药研为细末，研匀，炼蜜和为膏。

【功用】疗疮杀菌。

【适应证】治咽喉、口舌生疮。

【用法】每服一弹子大，以麦门冬去心，浓煎汤化下。

【说明】此方亦载于:《普济方·卷六十二·咽喉门·咽喉生疮》。

【特别提醒】不宜过多服用。

方二十八　杏粉膏

【来源】《世医得效方·卷十七·口病》

【组成】杏仁10粒，轻粉1克。

【制法】将杏仁捣研如膏状，入轻粉拌匀。

【功用】蚀疮生肌。

【适应证】治口疮，以凉药敷之不愈者。

【用法】睡觉前敷疮上，少顷即吐之，勿咽。

【说明】轻粉有毒。

方二十九　吴茱萸膏（方名编者加）

【来源】《串雅内编·卷四·单方外治门》《串雅外编·卷二·杂法门》

【组成】吴茱萸500克。

【制法】粉碎成末醋调。

【功用】引热下行。

【适应证】治口疮，兼治厥逆之证。

【用法】贴两足心，过夜即愈，盖引热下行也。

方三十　附子膏（方名编者加）

【来源】《串雅外编·卷二·杂法门》

【组成】附子500克。

【制法】附子研末，米醋调成膏。

【功用】引热下行。

【适应证】治口疮。

【用法】贴涌泉穴上，然后用六味汤大剂与之，火不再发。

方三十一　生地黄膏

【来源】《仁斋直指方论·卷二十一·唇舌证治》

【组成】生地黄、蓝青叶各500克。

【制法】将上药切为细末，水煎后滤取汁，如此3遍，将所滤汁液混匀后浓缩，下入蜂蜜收膏。

【功用】清热解毒，凉血消肿。

【适应证】治口舌疮肿。

【用法】每服1匙。

【禁忌证】阴虚火旺者勿服。

【说明】此方亦载于:《古今医统大全·卷六十三·药方》。

心　悸

心悸是指病人自觉心中悸动、惊惕不安，甚则不能自主，以心神不宁为病理特点的病证，多呈发作性，且常伴胸闷、气短、失眠、健忘、眩晕、耳鸣等症。病情较轻者为惊悸，病情较重者为怔忡。多因体虚劳倦，情志波动，劳累过度，外邪侵袭等导致心神失宁而发病。

心悸的发生多因体质虚弱，饮食劳倦，七情所伤，感受外邪及药石不当等，引起气血阴阳失调，出现心神失养，或痰、饮、火、瘀阻滞心脉，扰乱心神而发病。心悸常见原因：①心虚胆怯：症见心悸不宁，善惊易恐，坐卧不安，不寐多梦而易惊醒，恶闻声响，食少纳呆，治宜镇惊定志、养心安神。②心血不足：症见心悸气短，头晕目眩，失眠健忘，面色无华，倦怠乏力，纳呆食少，治宜补血养心、益气安神。③心阳不振：症见心悸不安，胸闷气短，动则尤甚，面色苍白，形寒肢冷，治宜温补心阳、安神定悸。④水饮凌心：症见心悸眩晕，胸闷痞满，渴不欲饮，小便短少，或下肢浮肿，形寒肢冷，伴恶心、欲吐、流涎，治宜振奋心阳、宁心安神。⑤阴虚火旺：症见心悸易惊，心烦失眠，五心烦热，口干，盗汗，思虑劳心则症状加重，伴耳鸣腰酸，头晕目眩，急躁易怒，舌红少津，治宜滋阴清火、养心安神。⑥瘀阻心脉：症见心悸不安，胸闷不舒，心痛时作，痛如针刺，唇甲青紫，治宜活血化瘀、理气通络。⑦痰火扰心：症见心悸时发时止，受惊易作，胸闷烦躁，失眠多梦，口干苦，大便秘结，小便短赤，治宜清热化痰、宁心安神。

心悸可见于西医内科的心律失常，如心动过速、心动过缓、过早搏动、心房颤动或扑动、房室传导阻滞、病态窦房结综合征、预激综合征以及心功能不全，及部分神经官能症等。

方一　养阴润燥膏

【来源】《清宫配方集成·妇科方》

【组成】火麻仁200克，杏仁50克，郁李仁100克，柏子仁80克，元明粉30克，枳实20克。

【制法】共以水熬透去渣，再熬浓汁，兑蜜800克收膏。

【功用】益气育神，养阴润燥。

【适应证】心气不足，阴分尚弱以致心悸气短，时有咳嗽，身肢觉软，脉左寸关弦软，右寸关沉缓。

【用法】每服1茶匙，白开水冲服。

【禁忌证】孕妇慎用。

方二　宁志膏

【来源】《女科证治准绳·卷二·惊悸》

【组成】辰砂（研）、酸枣仁（炒）、生晒参、白茯神（去木）、琥珀（研）各3克，滴乳香（研）5克。

【制法】上药为末，和匀。

【功用】行气活血。

【适应证】治妇人因失血过多，心神不安，言语失常，不得睡卧。

【用法】每服一钱，浓煎灯心、枣汤，空心调下。

【说明】①辰砂有毒。②一方无茯神、琥珀，蜜丸如弹子大，薄荷汤化下1丸。③此方亦载于：《妇人大全良方·卷三·失血过多心神不安方论第十一》。

方三　天地煎

【来源】《奇效良方·卷四十六·怔忡健忘动悸通治方》

【组成】天门冬（去心）100克，熟地黄50克。

【制法】上为细末，炼蜜为丸，如梧桐子大。

【功用】滋阴养血。

【适应证】治心血燥少，口干咽燥，心烦喜冷，怔忡恍惚，小便黄赤，或生疮疡。

【用法】每服100丸，不拘时用人参煎汤送下。

【禁忌证】属湿热证者勿用。

方四　养心安神膏

【来源】《理瀹骈文·存济堂药局修和施送方并加药法》

【组成】牛心1个，牛胆1个，用小磨麻油1500克浸熬听用。川黄连150克，大麦冬、丹参、元参、苦参、郁金、胆南星、黄芩、丹皮、天冬、生地各100克，潞党参、熟地、生黄芪、上于术、酒白芍、当归、贝母、半夏、苦桔梗、广陈皮、川芎、柏子仁、连翘、熟枣仁、钗石斛、远志肉（炒黑）、天花粉、蒲黄、金铃子、地骨皮、淮山药、五味子、枳壳、黄柏、知母、黑山栀、生甘草、木通、泽泻、车前子、红花、官桂、木鳖仁、羚羊角、镑犀角各50克，生龟板、生龙齿、生龙骨、生牡蛎各100克。

生姜、竹茹、九节菖蒲各100克，槐枝、柳枝、竹叶、桑枝各400克，百合、鲜菊花（连根叶）各200克，凤仙草1株。

【制法】两共用油8000克，分熬去渣，合牛心油并熬丹收。再入寒水石、金陀僧各200克，芒硝、朱砂、青黛各100克，煅明矾、煅赤石脂、煅赭石各50克，牛胶（酒蒸化）200克。俟丹收后，搅至温温，以1滴试之不爆，方取下，再搅千余遍，令匀，愈多愈妙。

【功用】清心化痰，镇惊安神。

【适应证】治心虚有痰火，不能安神者，亦治胆虚。凡老年心怯，病后神不归舍，又少年相火旺，心肾不交，怔忡梦遗，亦有因惊而不能寐者。

【用法】贴膻中穴。

【禁忌证】胸有湿痰梗塞者勿用。

心 痛

心痛是心胸部疼痛的统称，病名出自《灵枢·经脉》，泛指心脏本身病损所致的一种病证。突然发作的胸骨中段之后或胸骨上段压榨性疼痛，可放射至下颌、左肩、左上肢内侧，直至左腕、无名指、小指。也可向下放射至上腹部；有时放射至颈部、咽部等处，常伴有出汗、面色苍白并被迫停止活动。心痛多见于心绞痛、心前区疼痛等。心痛产生原因常见：①寒凝心脉：症见卒然心痛如绞，形寒，胸闷气短，手足不温，形寒肢冷，短气心悸，治宜温补心阳、散寒通脉。②气滞血瘀：症见心胸疼痛较剧，胸闷，情怀不畅，嗳气、矢气则舒，治宜活血行气化瘀、通脉止痛。③心阴不足：症见心胸疼痛时作，或灼痛，或兼胸闷，心悸怔忡，心烦不寐，头晕，盗汗口干，大便不爽，治宜滋阴养心、活血清热。④心阳亏虚：症见心悸动而痛，胸闷，神倦怯寒，遇冷则心痛加剧，气短，动则更甚，四肢欠温，自汗，治宜补益阳气、温振心阳。

古人将胃脘痛也称为心痛，《丹溪心法·心脾痛》：“心痛即胃脘痛。”此部分所选膏方不用于胃脘疼痛。

方一 生地黄膏

【来源】《仁斋直指方论·卷六·心疼证治》

【组成】石菖蒲 75 克，北前胡、赤茯苓各 2 克，蜜 1 盏，生地黄汁 1 盏。

【制法】将上药研为细末，入蜜、生地黄汁混匀，慢火浓缩为膏。每服半匙，紫苏煎汤，食后调下。

【功用】滋阴清热，开窍养心。

【适应证】治热气乘心作痛。

【用法】每服 1 汤匙，饭后服用。

【说明】此方亦载于：《保命歌括·卷三十·心痛》。

方二 杏仁乌枣膏

【来源】《良朋汇集经验神方·卷二·心疼门》

【组成】杏仁 50 克，乌梅 50 克，红枣 50 克。

【制法】红枣去核，然后与杏仁、乌梅一起捣烂为膏。

【功用】敛肺、养心、安神。

【适应证】肺气不敛，肺病反侮于心所致的心痛。

【用法】1 日 3 次，饭后服用，用盐汤或热酒送服。

【禁忌证】实热内盛者慎用。

方三　生地黄膏

【来源】《永类钤方·卷十二·心痛》

【组成】石菖蒲、白蜜各 150 克，前胡、赤茯苓各 30 克，生地黄汁 300 克。

【制法】上述药物放在一起捣烂为膏。

【用法】1 日 3 次，每次 1 汤匙，紫苏汤送服。

【功用】滋阴清热，宁心止痛。

【适应证】热气乘心所致的心痛。

【禁忌证】虚寒证慎服。

失　眠

失眠亦称不寐，是以经常不能获得正常睡眠为特征的一类病证。主要表现为睡眠时间、深度的不足，轻者入睡困难，或寐而不酣，或醒后不能再睡，重则彻夜不寐，常伴有头昏、头痛、心悸、健忘、神疲乏力、心神不宁、多梦等，影响工作、生活、学习和健康。发病机制可由饮食失节、劳逸失调、情志失常、病后体虚等多方面原因造成。

不寐常见证型有肝火扰心，宜疏肝泻火、镇心安神；痰热扰心，宜清热化痰、和中安神；心脾两虚，宜补益心脾、养血安神；心肾不交，宜滋阴降火、交通心肾；心胆气虚，宜益气镇心、定志安神。

西医学所说的神经官能症、更年期综合征、慢性消化不良、贫血、动脉粥样硬化等均可表现失眠的征象。

方一　和肝调胃膏

【来源】《清宫配方集成·妇科方》

【组成】当归、狗脊、丹皮、郁金、槟榔片、枳壳、茵陈、法夏各150克，青皮75克，黄芩100克，枣仁250克，朱茯神200克。

【制法】共以水煎透去渣，兑炼蜜3000克收膏。

【功用】和肝调胃，养心安神。

【适应证】肝胃欠和之夜间少寐，脉左关弦缓，右寸关稍数。

【用法】每用1匙，白开水送服。

方二　潜阳益阴育神膏

【来源】《清宫配方集成·气滞方》

【组成】生地、朱茯神各120克，朱麦冬、石斛、肉苁蓉各80克，西洋参、竹茹、淡竹叶、橘红、知母各60克，生杭芍100克，甘草40克。

【制法】共以水煎透，去渣，再熬浓汁，兑蜜1000克收膏。

【功用】益阴清热，安神潜阳。

【适应证】上焦余热不净之口鼻干燥，惊悸失眠，左关稍弦，右寸关沉滑。

【用法】每晚服1匙，白开水冲服。

方三　养阴理脾膏

【来源】《清宫配方集成·脾胃方》

【组成】生杭芍、茯神、菊花各120克，羚羊角40克，全当归100克，柏子仁100克，枳壳、槟榔、甘草各60克，生白术、黄芩、砂仁各80克。

【制法】共以水煎透，去渣再熬浓汁，兑炼蜜收膏。

【功用】清肝理脾，养心安神。

【适应证】肝经有火、肠胃气道欠舒之证，症见失眠多梦，头晕目赤，心烦口苦，脘痞腹胀，舌边红苔薄，脉左关弦数，右寸关滑而近数。

【用法】每服10克，白开水冲服。

【说明】另一方去槟榔、菊花加人参60克，木香40克。

方四　凉阴和阳育神膏

【来源】《清宫配方集成·妇科方》

【组成】生地500克，厚朴、陈皮各100克，黄连50克，栀子、当归、赤茯苓各250克，泽泻、知母、霜桑叶、石斛各150克，麦冬400克，焦三仙各500克。

【制法】共以水煎透去渣，再熬浓汁，兑炼蜜2500克收膏。

【功用】凉阴和阳安神。

【适应证】肝热失眠，症见烦躁易怒，口渴口苦，月经先期、量少，舌边红苔薄黄，脉弦数。

【用法】每早晚各服1茶匙，白开水冲服。

方五　养阴荣肤膏

【来源】《清宫配方集成·妇科方》

【组成】生地、杭芍、朱麦冬各150克，天冬100克，紫菀75克，百合、北沙参、茯神、枣仁、狗脊各150克，砂仁50克，陈皮40克，

【制法】共以水煎透去渣，兑炼蜜2000克收膏。

【功用】养肝荣肤。

【适应证】肝血亏虚之夜寐欠实，形体未充，左关稍弦，右寸沉滑。

【用法】每用1茶匙，白开水送服。

【禁忌证】本方滋补为主，肝实及脾虚者不宜。

方六　养阴清热育神膏

【来源】《清宫配方集成·气滞方》

【组成】生地、生杭芍各120克，肉苁蓉、竹茹、石斛、菊花各80克，朱茯神160克，朱麦冬100克，木通、炒栀子、橘红各60克，羚羊角、甘草各40克，青果55个。

【制法】共以水煎透，去渣，再熬浓汁，兑蜜1000克收膏。

【功用】育阴清热，养心安神。

【适应证】心虚肝旺之口中干燥，夜不能寐，左关弦，右寸关滑而近数。

【用法】每服1匙，白开水冲服。

方七　育神养阴安眠膏

【来源】《清宫配方集成·气滞方》

【组成】西洋参60克，朱茯神160克，枣仁、竹茹各80克，生地、

朱麦冬各120克，生杭芍、肉苁蓉各100克，羚羊角、五味子、甘草各40克，远志20克，橘红60克，鲜青果66个。

【制法】共以水煎透，去渣，再熬浓汁，兑炼蜜1000克收膏。

【功用】清肝降火，养阴安神。

【适应证】神虚肝旺，阴热上浮之失眠，脉左寸关弦软，右关沉缓。

【用法】每服1匙，白开水冲服。

【禁忌证】本方攻补兼施，失眠属纯实证者不宜。

方八　育神养阴膏

【来源】《清宫配方集成·气滞方》

【组成】生地、朱茯神各120克，生杭芍、朱麦冬、肉苁蓉各100克，枣仁、石斛、柏子仁、橘红各80克，西洋参、淡竹叶各60克，甘草40克。

【制法】共以水煎透，去渣，再熬浓汁，兑蜜1000克收膏。

【功用】养心益气，清肝安神。

【适应证】心气素弱、肝热伤浮之夜寐欠安，脉左关稍弦，右寸关沉滑。

【用法】每晚服1匙，白开水冲服。

【禁忌证】本方攻补兼施，失眠属纯实证者不宜。

方九　宁志膏

【来源】《普济本事方·卷二·心小肠脾胃病》

【组成】党参、酸枣仁各150克，朱砂、乳香各30克，薄荷60克。

【制法】上药除朱砂以外加水煎煮3次，合并滤液，加热浓缩为清膏，最后加蜂蜜，朱砂收膏即成。

【功用】宁心安神。

【适应证】心火偏亢，阴血不足之证。

【用法】空腹服用，每次1汤匙。

【禁忌证】实证不宜。

【说明】朱砂有毒，剂量不宜过大。此方亦载于：《寿世保元·卷五·癫狂》。

方十　宁志膏

【来源】《十便良方·卷十七·治虚损等疾诸方上》

【组成】人参、酸枣仁各50克，乳香0.5克，辰砂25克。

【制法】上为细末，炼蜜和杵圆如弹子大。

【功用】宁心安神。

【适应证】心血虚之失眠少寐。

【用法】每服1粒，薄荷汤化下。

【说明】辰砂有毒。此方亦载于：①《景岳全书·卷五十三·图集·补阵》。②《医宗必读·卷十·惊》。③《古今医统大全·卷四十九·药方》。

脚　气

脚气，又称脚弱，见于《备急千金要方·卷七·风毒脚气》："然此病发，初得先从脚起，因即胫肿，时人号为脚气。深师云：脚弱者，即其义也。"以足胫麻木、酸痛、软弱无力为主症。隋代巢元方《诸病源候论》对本病做了细致的论述，分为干脚气、湿脚气和脚气冲心等。

本病主要因为水寒和湿热之邪侵袭下肢，流溢皮肉筋脉；或饮食失节，损伤脾胃，湿热流注足胫；或因病后体质虚弱，气血亏耗，经脉、经筋失于涵养所致。初起仅觉两脚无力，渐渐酸重顽麻而纵缓，而后两下肢或见软细，或浮肿。①湿脚气偏于实证，症见足胫肿大，麻木而重，腿膝软弱，小便不利。治宜逐湿祛风，调血行气等法。②干脚气偏于虚证，症见足胫肌肤日渐瘦削，无力，麻木酸痛，冷麻酸重逐渐加剧，形神萎弱，饮食减少，或兼见便秘溲黄。治宜宣壅化湿，和营清热。③脚气冲心属凶险之候，症见气逆喘满，心悸烦热，神志昏者。如湿毒上攻，心神受扰则心悸而烦，循经窜犯肺胃则喘满呕恶。

另有足癣，俗名"香港脚"，口语也称"脚气"，系真菌感染引起，表现为脚上皮肤瘙痒难忍，起小水疱，可逐渐融合成大疱。因病情发展或搔抓，可出现糜烂、渗液，甚或细菌感染，出现脓疱等。不是本篇所论内容。

方一　紫雪膏

【来源】《外台秘要方·卷十八·脚气上十二门·脚气服汤药色目方一十九首》

【组成】 寒水石、石膏、磁石、滑石各500克，玄参160克，羚羊角（山羊角代）、犀角（水牛角代）、沉香、青木香各50克，升麻16克，丁香10克，炙甘草80克。

【制法】先将寒水石等四种金石药一起煎煮，滤汁去渣，后入余下药物合煎，滤汁去渣。再取芒硝70克加入先前药汁中，小火上煎熬，不停搅拌，直至膏成，贮放在木盆中，半天后凝固，入已研好朱砂30克，研细麝香（人工麝香代替）5克，搅拌均匀，放冷两天后变成霜雪样紫色。

【功用】解毒疗疮。

【适应证】脚气毒遍内外，症见烦热、口中生疮，精神失常，詈骂叫喊；众多金石、毒草、热药中毒发作及热邪导致的急黄等；瘴疫、毒疫、卒死、温疟、五尸、五疰、心腹各种疾病，症见绞痛刺痛及刀割样疼痛；各种不明原因中毒；小儿惊痫。

【用法】素体强壮者，每次服用6克，热毒当出；年老体弱之人或热毒轻微者，每次服用3克，根据病情适当调整。若脚气病经过服用金石药，而见发热毒闷者，用之效果很好。用水服用12克，效果远胜于服三黄汤10剂。

【说明】方中朱砂有毒，不可轻易服用。方中本有黄金，现稀缺，故去。方中之麝香，珍稀难得，酌情使用。

【特别提醒】忌海藻、菘菜、生血物等。

方二　脚气医所不疗方

【来源】《外台秘要方·卷十八·脚气上二十门·大法春秋宜服散汤方六首》

【组成】 天门冬、枸杞根、生地黄各350克，酥200克，獐骨40克，白蜜120克。

【制法】先将天门冬及生地黄捣研取汁，置铜器中，小火煎煮，直至减半，再入剩下的药物继续煎煮，直至减半，继而武火煎煮，待稍用力就可为丸，膏成。

【功用】解毒疗疮。

【适应证】脚气。

【用法】取5克，晨起空腹用酒送服，1日2次，可以慢慢加至每次12克。

【特别提醒】忌生冷、醋滑、鸡、猪、鱼、蒜、油、面、芜荑等。

方三　治葛膏

【来源】《外台秘要方·卷十九·脚气下一十六门·杂疗脚气方一十五首》

【组成】野葛、犀角（水牛角代替）、乌头、桔梗、茵芋、蜀椒、干姜、巴豆各8克，升麻、细辛各30克，蛇衔草、防风各45克，雄黄6克，鳖甲15克。

【制法】将上述药物切碎后用酒浸渍一晚，再用没有沾水猪膏1250克一起合煎，小火煎煮，反复煎熬，不停搅拌，不断浓缩，直至药色变黄，勿使变焦黑，过滤去渣，则膏成。

【功用】祛风解毒。

【适应证】江南风毒，症见先从手脚上开始水肿痹痛，进而到达上颈部、面部，最后转入腹中而不救。

【用法】取适量，摩病处。

【说明】方中乌头、茵芋、巴豆、细辛及雄黄均有毒，不可轻易使用。

【特别提醒】忌猪肉、冷水、生菜、苋菜、芦笋等。

方四　疗风痹方

【来源】《外台秘要方·卷十九·脚气下一十六门·杂疗脚气方一十五首》

【组成】 莽草、藜芦各9克，牡丹皮、芫花各60克，大黄、蜀椒各12克，皂荚6克，附子90克。

【制法】将上述药物捣研为细末、过筛，用醋浸渍一晚，再与不沾水猪膏1500克一起混合，小火反复煎熬，不断浓缩，直至药物颜色变黄，过滤去渣，膏成。

【功用】清热解毒，托毒疗疮。

【适应证】风痹之手足疼痛无力，生于颈部的窦道破溃难敛者，恶疮毒，所有腹部绞痛。

【用法】取适量，摩肿处，敷疮面。

【说明】方中莽草、藜芦、芫花及附子均有毒。

【特别提醒】此药有毒不可内服，不能碰到身体孔道。忌猪肉、冷水、胡荽。

方五　膏贴法

【来源】《普济方·卷二百四十六·脚气门·脚气杂治膏药淋渫等》

【组成】皂角、木鳖子、草乌、南星、肉桂、乳香、没药各100克。

【制法】将上药用醋煎熬成膏，或再同大黄、川椒、牡丹皮、吴茱萸、当归、巴豆、白芷各100克，一并放入猪油中，小火煎熬，以药色黄为度，勿令焦黑，过滤。

【功用】散寒除湿，化瘀消肿。

【适应证】脚气。

【用法】每用本膏适量，加热后外摩患处，日3~4次。

【说明】方中木鳖子、草乌、南星有毒。

【特别提醒】本方外用，严禁内服。

方六　冶葛膏

【来源】《外台秘要方·卷十九·脚气下一十六门·杂疗脚气方一十五首》

【组成】野葛15克，犀角（水牛角代替）、汉防己、莽草、干姜各30克，生乌头、吴茱萸各75克，花椒、丹参、升麻、当归、桔梗各45克，附子75克，踯躅花、白芷各25克，

【制法】将上述十五味药物切碎后加醋浸渍，再与已经煎好的猪膏700克合煎，反复煎熬，不断浓缩，直至膏成，过滤去渣。用酥代替猪膏也可以。

【功用】祛风除湿解毒。

【适应证】江南风毒，症见先从手脚上开始水肿痹痛，进而到达上颈部、面部，最后转入腹中而不救。

【用法】取适量，膏摩肿处，敷疮面。

【说明】方中莽草、生乌头、踯躅花及附子均有毒。旧方中无白芷、防己、茱萸、附子、当归，有巴豆、雄黄、蛇衔草、防风、鳖甲。

【特别提醒】忌猪肉、冷水。

方七　防己膏

【来源】《普济方·卷二百四十六·脚气门·脚气杂治膏药淋渫等》

【组成】汉防己、犀角屑（现用水牛角10倍量代替）、川乌头、吴

茱萸、升麻、干姜、附子、白芷、当归、桔梗、巴豆、雄黄、蛇衔草、防风、鳖甲各40克，野葛、莽草、丹参、花椒各60克，踯躅花75克。

【制法】将上药切碎，绵裹，用醋2000毫升，浸泡一夜，再加入猪脂1800克中，小火煎熬，候药色变黄，膏即成，滤去渣滓，收于瓷器中放冷。

【功用】祛风散寒，除湿止痉。

【适应证】脚气风毒，筋脉拘急，肿满疼痛。

【用法】每取适量，外摩患处。

【说明】方中巴豆、雄黄、莽草有毒。

【特别提醒】本方外用，不宜内服。

方八　丹参膏

【来源】《普济方·卷二百四十六·脚气门·脚气杂治膏药淋渫等》

【组成】莽草、汉防己、川芎、花椒、吴茱萸、当归各40克，丹参、商陆各60克，附子75克，白芷、沉香、零陵香、鸡舌香、木香各20克。

【制法】将上药切碎，绵裹，用醋2000毫升，浸泡一夜，再加至1200克猪脂中，小火煎熬，候药色变黄，膏即成，滤去渣滓，瓷器收盛。

【功用】散寒化湿，解毒消肿。

【适应证】脚气风毒，肿盛难消。

【用法】每取适量，外摩患处。

【说明】方中莽草、商陆、附子有毒。

【特别提醒】本方外用，不宜内服。

方九　牡丹膏

【来源】《普济方·卷二百四十六·脚气门·脚气杂治膏药淋渫等》

【组成】丹皮、生芫花、皂荚20克，蜀椒40克，藜芦、炮附子、莽草各1.5克，大黄40克。

【制法】将上药捣罗后绵裹，加入3升醋中浸泡一夜，兑入腊月猪油，小火煎熬，以药变色，滴水成珠为度，滤去渣滓，频频搅拌，膏即成，瓷器收盛。

【功用】祛风散寒，化瘀消痈。

【适应证】脚气风痹，鼠瘘恶疮，风毒所中，脚中冷痛百病。

【用法】每取适量，外摩患处。

【说明】方中芫花、莽草、藜芦有毒。

【特别提醒】本方外用，不宜内服。

方十　芥子膏

【来源】《普济方·卷二百四十六·脚气门·脚气杂治膏药淋渫等》

【组成】白芥子、芸苔子、蓖麻子、木鳖子、白胶香各40克，胡桃（去壳）5个。

【制法】将上药同捣如膏状，即成。

【功用】祛风除湿，活血定痛。

【适应证】风湿脚气，肿痛无力。

【用法】每用皂子大，外摩疼处。

【说明】方中木鳖子有毒。

【特别提醒】本方外用，不宜内服。

方十一　桑叶煎

【来源】《普济方·卷二百四十六·脚气门·脚气杂治膏药淋渫等》

【组成】白桑木（用生白椹者，采取软条或带叶者亦得，切碎）75千克。

【制法】将上药放入大锅中，用水75升，煎至50升，再立即加水50升，小火煎至50升，去滓澄清，再煎至20升，过滤，小火煎熬成膏，约有2升，瓷器收盛。

【功用】清热祛风，行水消肿。

【适应证】脚气。

【用法】每日于空腹时，取1匙含化服，若呕逆不下，可混入粥中服食。

【说明】服至第七天，当觉四肢通畅，若两脚变肿，是正常的，乃药力所致，病将痊愈的征兆。

癫　狂

癫狂为临床常见的精神失常疾病，分为癫病或狂病。癫病以精神抑郁、表情淡漠、沉默痴呆、语无伦次、静而多喜为特征。狂病以精神亢奋、狂躁不安、骂詈毁物、动而多怒为特征。二者均导致脏气不平，阴阳失调，闭塞心窍，致神机逆乱，临床症状不能截然分开，所以统称为癫狂。本病与七情内伤、饮食失节、先天不足有关。

癫狂常见征象有痰气郁结，宜理气解郁、化痰醒脾；痰火扰心，宜清心泻火、涤痰醒神；心脾两虚，宜健脾益气、养心安神；痰热瘀结，宜豁痰化瘀、调畅气血；火盛伤阴，宜育阴潜阳、交通心肾。

西医学中的精神分裂症、躁狂抑郁症可表现癫狂的征象。

方一　疗谵狂大黄膏（方名编者加）

【来源】《本草纲目·十六·草之六·大黄》

【组成】川大黄200克。

【制法】将川大黄剉细为散，火炒至微红，加腊月雪水5000毫升，煎煮成膏。

【功用】泻热去积，导痰止狂。

【适应证】热病谵狂。

【用法】取膏半汤匙，冷水送服。

【说明】本方出自《圣惠方》。

方二　牛黄膏

【来源】《素问病机气宜保命集·卷中·热论第十四》

【组成】牛黄（现多用人工牛黄代替）12.5克，朱砂、郁金、牡丹皮各15克，脑子、甘草各5克，

【制法】上药研为细末，炼蜜为丸，或为膏。

【功用】清热凉血。

【适应证】治热入血，发狂不认人。

【用法】每服1丸，水化下。

【说明】此方亦载于：①《古今医统大全·卷二十一·药方》。②《万病回春·卷四·癫狂》。

【特别提醒】不宜过量服用。

方三　天冬膏

【来源】《良朋汇集经验神方·卷二·癫狂门》

【组成】天门冬、生地黄各100克。

【制法】上药放入铜锅中，加入冷水浸泡12小时，然后取出用布包好，捣汁。反复数次，直至药渣变为淡味即可。然后将药汁放入铜锅中，先用大火将药液煮沸，再用小火煎煮蒸发浓缩，同时不断用筷子搅动药液，防止焦化，逐渐形成稠膏状，和匀收膏。

【功用】滋阴熄风。

【适应证】阴虚风动之癫痫。

【用法】1日3次，每服1汤匙，饭后服用，用白开水送服。

【禁忌证】脾虚便溏者慎服。

方四　橄榄膏（方名编者加）

【来源】《验方新编·卷四·痰疾》

【组成】青橄榄5000克，白矾40克。

【制法】将橄榄打破，于锅内煎煮，滤出捣烂，再熬至无味，纱布滤去药渣，将所滤药液加热浓缩为膏，再将白矾研为细末，下入，搅拌均匀。

【功用】化痰开窍。

【适应证】痰迷心窍所致的痴呆、癫狂、羊癫疯等症。

【用法】每日早、晚取膏10克，开水送下。

【特别提醒】不宜过量服用。

方五　一醉膏

【来源】《普济方·卷十八·心脏门·心狂》

【组成】无灰酒2碗，麻油150克。

【制法】将上2味药和匀，用杨柳枝20条，逐条搅100~200下，换遍柳条，直至油酒相融如膏，再煎药至原药的七成左右为度。

【功用】解热安神。

【适应证】心神不安，或癫或狂。

【用法】令病人将上药喝完，若是病人不配合，则强行灌入，药后病人当熟睡，或吐或不吐，醒来即愈。

【说明】服用此方时患者可能会出现呕吐症状，此为逐邪外出，不必惊慌。此方亦载于：《证治准绳·类方·第五册·狂》。

方六　来苏膏

【来源】《瑞竹堂经验方·卷五·来苏膏》

【组成】皂角（用好肥者，无虫蛀，去皮弦）500克。

【制法】将皂角去皮弦切碎，用酸浆水一大碗，春秋三、四日，冬浸七日，夏浸一、二日，揉取净浆。

【功用】开窍醒神。

【适应证】治远年日近风痫心恙，中风，涎沫潮闭，牙关不开，破伤风搐，并皆治之。

【用法】酌情频服。

【说明】此方亦载于：①《普济方·卷一百·诸风门·痫（附论）》。②《张氏医通·卷十四·专方·狂门》。③《奇效良方·卷三》。

方七　皂角膏（方名编者加）

【来源】《串雅内编·卷四·单方内治门》

【组成】皂角500克。

【制法】用肥皂角，去皮弦子，切碎，以酸浆水浸，春秋三、四日，夏一、二日，冬七日，揉捞去滓，将汁入银器或砂锅慢火熬透，以槐柳枝搅成膏，取出摊于纸阴干收贮。

【功用】祛风湿，止痹痛。

【适应证】治远近风痫，心恙，中风涎沫，牙关不开，破伤风搐者。

【用法】取手掌大1片，温水化在碗内，灌入病患鼻孔内，良久涎出为验。如欲涎止，服温盐汤1~2口即止。

【说明】青风藤有毒。

【特别提醒】忌食鸡鱼生冷湿面等物。

第四章
脾胃疾病膏方

脾胃主运化食物，在体合肉，主四肢，脾化生精气以养肌肉。脾气健运则肌肉丰满壮实，四肢运动有力。脾气虚则肌肉消瘦萎软，四肢失用。其在窍为口，其华在唇。脾之精气通于口，则食欲、口味正常；口唇红润光泽。若脾失健运则食欲不振，口淡乏味或口味甜腻，嗜异味；口唇淡白无华。在志为思，若脾气健旺则思维敏捷，若思虑过度则脾气郁结，运化失常，不思饮食，脘腹胀闷，头目眩晕。在液为涎，涎为唾液中较清稀的部分，有润泽口腔、保护口腔黏膜的作用。若脾气和调，则口腔润泽、吞咽顺畅；若脾气不和（不摄）则涎液化生异常增多、口角流涎，脾精不足则涎液化生减少，口干舌燥。脾与长夏之气相通应，长夏为夏末秋初，跨越农历夏至至处暑 5 个节气，脾之运化旺于长夏。长夏之湿气容易困脾，应选用芳香醒脾燥湿之品。

口　渴

口渴是指口中干渴，时时欲饮水。口渴只是一个症状，可见于多种病症中，但与消渴不同。当天气炎热、体力劳动、失血、烧伤、呕吐、腹泻、高温、中暑而大量出汗的时候，都会感到口渴，这是因为人体内严重缺水导致的，往往会出现口干舌燥、面容憔悴、眼窝塌陷、皮肤干瘪而不能舒展等症状。产生口渴的原因有肺胃津伤，宜清泻肺胃，并养阴生津；胃火亢盛，宜清泻胃火；脾胃亏虚，宜补益脾胃；肾阴亏虚，宜滋补肾阴；气化失司，宜化气渗湿，兼以益阴。

西医学所说的糖尿病、尿崩症、甲状腺机能亢进、肾病及用药不当都会导致口干口渴。

方一　止渴抑火化湿膏

【来源】《清宫配方集成·脾胃方》

【组成】麦冬、天花粉各 100 克，赤苓、泽泻、陈皮、竹茹、酒芩各 60 克，桑叶、菊花各 80 克，甘草 40 克，乌梅 25 个。

【制法】共以水熬透，去渣，再熬浓汁，加冰糖面 100 克兑炼老蜜成膏。

【功用】生津止渴，抑火化湿。

【适应证】肝胃饮热未清之证，症见头晕口渴时作，脉左关稍弦，右关缓滑。

【用法】每服 2 匙，白开水冲服。

方二　健脾阳和膏

【来源】《慈禧太后医方选议·第十三章·治脾胃病医方》

【组成】党参、茯苓、制枇杷叶各 200 克，白术、桔梗、木香、辛夷各 100 克，草豆蔻 120 克，炒三仙 400 克，枳壳、陈皮、苏叶、羌活各 150 克。

【制法】共以水熬透，去渣，再熬浓，加炼蜜为膏。

【功用】温运脾阳，消食开胃。

【适应证】脾阳不足之胃脘冷痛，咳嗽鼻塞，饮食不香，四肢不温，大便溏薄。

【用法】每服 15 克，白开水冲服。

【禁忌证】本方药偏温燥，素体阴虚者不宜使用。

方三　生地黄煎

【来源】《奇效良方·卷六十·口舌通治方》

【组成】生地黄汁、生天门冬汁各 500 克，生麦门冬、玉竹各 100 克，黄芪、升麻各 75 克，细辛、川芎、白术、生甘草各 50 克。

【制法】将上药切碎，酒浸一夜，用猪脂 1000 克煎至药令色焦，纱布滤去药渣，再将所滤药液加热，下地黄汁、天门冬汁，熬至如膏状。

【功用】升阳散火，滋阴清热。

【适应证】治脾热唇焦，枯无润泽。

【用法】每服半匙，不拘时含咽下。

【禁忌证】属痰湿证者勿服。

【说明】此方亦载于：《普济方·卷五十八·口门·唇口面皴（附论）》。

方四 滋阴抑火化湿膏

【来源】《清宫配方集成·脾胃方》

【组成】元参、生地、茯苓各120克，山茱萸60克，泽泻、山药、丹皮、麦冬、天花粉、菊花、茵陈蒿、川芎各80克，滑石、石斛、竹茹各100克，乌梅40个。

【制法】共以水熬透，去渣，再熬浓汁，兑冰糖粉200克，加炼蜜为膏。

【功用】滋阴养肝，抑火化湿。

【适应证】肝胃湿热内蕴、阴液不实之证之头晕口渴。

【用法】每服20克，白开水冲服。

方五 桑根白皮膏

【来源】《普济方·卷二百六十一·乳石门·乳石发烦渴（附论）》

【组成】桑白皮500克。

【制法】将上药微研，以水熬透，去渣再熬浓汁，兑炼蜜收膏，瓷器收盛。

【功用】清肺泻热，益气养阴。

【适应证】服金石发热渴，精神不振。

【用法】每于饭后睡前，用本膏10克，沸水点服。

方六 疗口干除热下气方

【来源】《外台秘要方·卷二十二·耳鼻牙齿唇口舌咽喉病五十六门·口干燥方》

【组成】石膏150克。

【制法】先加水煎煮石膏，直至减为三分之二，入蜜800克同煎，煎至一半后过滤去渣，膏成。

【功用】清热泻火，养阴生津。

【适应证】口干。

【用法】取适量，含化，瘥愈后停用。

方七　地黄煎

【来源】《奇效良方·卷四十八·积热通治方》

【组成】地黄汁2000克，茯神、知母、玉竹各200克，天花粉250克，生姜汁、生地骨皮、生麦门冬汁、白蜜各1000克，石膏400克，竹沥300克。(一方用竹叶)。

【制法】将上药切碎，水煎后纱布滤去药渣，下竹沥、地黄汁、麦门冬汁，慢火煎4~5沸，下蜜、姜汁，微火煎为膏。

【功用】清热泻火，养阴生津。

【适应证】主治积热，口渴喜冷饮，大热汗出等症。

【用法】每服1匙，每日3次。

【禁忌证】虚热证不宜服。

方八　疗口干方

【来源】《外台秘要方·卷二十二·耳鼻牙齿唇口舌咽喉病五十六门·口干燥方五首》

【组成】酸枣50克，酸石榴子、乌梅各25克，麦门冬120克，覆盆子15克，葛根、炙甘草、栝楼各90克。

【制法】先将上述八味药物捣研为细末，再以蜜500克调和为丸，如枣核大。

【功用】滋阴润燥，酸甘生津。

【适应证】口干。

【用法】取3克，含化，直至口中湿润为止。

方九　治口干方

【来源】《千金翼方·卷十一·小儿·口病第五》

【组成】石膏500克，蜜1000毫升。

【制法】将石膏捣碎，以水3000毫升煮石膏，待药液至2000毫升时加入蜂蜜，煮药液至1000毫升，纱布滤取汁，冷凝即成。

【功用】清热泻火，除烦止渴。

【适应证】实证所致的口干咽燥、渴欲冷饮等症。

【用法】每含如枣核大，咽汁尽即含之。

【禁忌证】寒证不宜服。

方十　凉膈和胃膏

【来源】《清宫配方集成·脾胃方》

【组成】生地300克，黄连30克，竹茹、栀子、煅石膏、陈皮、法夏、泽泻各60克，玄参、赤苓、石斛各100克，枳壳、厚朴各40克，炒三仙200克。

【制法】共以水煎透去渣，再熬浓汁，兑炼蜜1000克收膏。

【功用】清退阴热，平胃扶脾。

【适应证】胃中瘀热阻滞、脾阳不行之证，症见胸膈烦热，食后难消，口渴善饥，脉右寸关洪数而滑。

【用法】每早晚各服1茶匙，白开水送服。

方十一　疗口干方

【来源】《外台秘要方·卷二十二·耳鼻牙齿唇口舌咽喉病五十六门·口干燥方》

【组成】干枣肉150克，炙甘草100克，杏仁100克，乌梅100克。

【制法】将上述4味药物捣研为细末、过筛，再以蜜500克调和为丸，如枣核大。

【功用】养阴润燥，益气生津。

【适应证】口干症。

【用法】取3克，含化，直至口中湿润，痊愈后止。

方十二　清胃膏

【来源】《理瀹骈文·存济堂药局修和施送方并加药法》

【组成】生地200克，大麦冬、天花粉各150克，黄连、知母、当归、栝楼仁、生白芍、石斛、天冬、干葛、生甘草各100克，元参、丹参、苦参、羌活、枳实、槟榔、防风、秦艽、枯黄芩、川郁金、大贝母、香白芷、半夏、化橘红、苦桔梗、连翘、川芎、柴胡、前胡、胆南星、淮山药、忍冬藤、蒲黄、杏仁、麻仁、苏子、炙甘草、青皮、地骨皮、桑白皮、黄柏、黑山栀、赤芍、丹皮、红花、五味子、五倍子、胡黄连、升麻、白术、甘遂、大戟、细辛、车前子、泽泻、木通、皂角、蓖麻仁、木鳖仁、羚羊角、镑犀角、山甲、大黄、芒硝各50克，滑石200克。

生姜（连皮）、竹茹各150克，石菖蒲50克，葱白、韭白、薤白、藿香各100克，茅根、桑叶、芦根、枇杷叶（去毛）、芭蕉叶、竹叶各200克，槐枝、柳枝、桑枝、白菊花各400克，风仙草全株，乌梅3个。

【制法】两共用油10公斤，分熬丹收。再入生石膏400克，寒水石200克，青黛50克，牡蛎粉、元明粉各100克，牛胶（酒蒸化）200克。俟丹收后，搅至温温，以1滴试之不爆，方取下，再搅千余遍，令匀，愈多愈妙。

【功用】滋阴泄热，清胃凉血。

【适应证】治胃中血不足，燥火用事。或心烦口渴，或呕吐黄水，或噎食不下，或食下吐出，或消谷善饥，或大呕吐血，或大便难。亦治肺燥者、肾热者、挟心肝火者。

【用法】贴上、中、下三脘。

【特别提醒】严禁内服。

方十三　藕蜜膏

【来源】《十便良方·卷三十八·杂方五》

【组成】藕250克。

【制法】藕去皮绞取汁。

【功用】清热除烦，生津止渴。

【适应证】心脏烦热，口干喜饮之阴虚者。

【用法】每服1匙，每日3次。

【禁忌证】脾胃虚寒者勿服。

方十四　助胃膏

【来源】《十便良方·卷二十七·治小儿等疾诸方一》

【组成】人参、白术、甘草、茴香、檀香15克，乌梅肉、白豆蔻、缩砂仁各25克，干山药、干木瓜各50克。

【制法】上诸药为细末，炼蜜为膏。

【功用】温中健脾，化湿布津。

【适应证】小儿纳差、纳呆，时常口渴者。

【用法】每服1匙，每日3次。

【禁忌证】热证不宜。

吐 血

吐血由胃和食道而来，经口吐出，血色红或紫黯，常夹有食物残渣，也称为呕血，因血随呕吐而出。常伴有胃痛、胁痛、黄疸等宿疾。可以因饮食不节、情志失和、劳倦过度、气候突变而诱发。吐血辨证：①胃中积热：症见血色鲜红或夹食物残渣，脘腹胀满，甚则作痛，口干，口臭，便秘或大便，治宜清胃泻火、凉血止血。②肝火犯胃：症见吐血鲜红或紫黯，暴吐如涌，口苦胁痛，心烦易怒，躁扰不宁，治宜泻肝清胃、凉血止血。③脾失统摄：症见吐血色黯而淡并反复发作，时轻时重，面色萎黄，消瘦乏力，心悸气短，腹胀便溏，治宜健脾益气、摄血。

吐血常见于西医学的消化性溃疡、胃炎、肝硬化、胃癌等病所致的上消化道出血。

方一　治虚劳吐血方

【来源】《千金要方·卷十二·胆腑·吐血第六》

【组成】 生地黄2500克，白蜜1000克。

【制法】 生地黄绞取汁，微火煎3沸，放入白蜜，煎至如膏状。

【功用】 凉血止血，滋阴养血。

【适应证】 各种血热证引起的吐血。

【用法】 每服1匙，每日3次。

【禁忌证】 寒证不宜服。

方二　伏龙肝膏

【来源】《古今医统大全·卷四十二·药方》

【组成】 伏龙肝（为末入汁）、生地黄汁、麦门冬汁、小蓟汁各50克。

【制法】 上三汁入白蜜1匙，慢火熬成膏，入伏龙肝搅拌均匀。

【功用】 凉血止血，滋阴养血。

【适应证】 治吐血不止。

【用法】 每服1匙，噙咽。

【特别提醒】实证不宜。

方三 吐狂血方

【来源】《惠直堂经验方·卷一·吐血门》

【组成】生地（捣汁）、藕汁、人乳、茅根（捣汁）、梨花蜜、童便各200毫升，京墨3克，姜汁100毫升。

【制法】将上药混匀，慢火熬成膏。

【功用】凉血止血。

【适应证】实热证所致吐血不已，血色鲜红。

【用法】每日清晨服2匙，临吐时亦可服。

【禁忌证】虚寒证不宜使用。

方四 元霜紫雪膏

【来源】《类证治裁·卷二·吐血论治·附方》

【组成】雪梨汁、藕汁、生地汁、麦冬汁、莱菔汁、茅根汁、姜汁、柿霜各200克，饴糖1000克。

【制法】将前7味药入锅中，搅拌均匀，加热煎煮，待稍稠时加入柿霜、饴糖，搅匀，浓缩至如稠膏。

【功用】养阴清热，凉血止血。

【适应证】热邪伤阴、津液干涸所致的咳血吐血。

【用法】每日3次，每服1汤匙，饭后服用，用温开水化服。

方五 地黄煎

【来源】《千金翼方·卷十八·杂病上·吐血第四》

【组成】生地黄2500克，白蜜1000克。

【制法】将生地黄捣碎，纱布绞取汁，与白蜜同煎，待药液如饴糖状即成。

【功用】凉血补血，滋阴益气。

【适应证】因忧恚绝伤所致的吐血、胸痛、乏力等症。

【用法】每服1匙，每日3次。

【禁忌证】血寒证不宜服。

方六 地黄煎

【来源】《仁斋直指方论·卷二十六·血疾证治》

【组成】生地黄2000克，鹿角胶500克。

【制法】将生地黄取汁，鹿角胶打碎，二者混匀，浓缩至如膏状即可。

【功用】凉血止血，补益精血。

【适应证】吐血、嗽血。

【用法】每服1匙，每日2次。

吐泻

吐泻乃胃与肠之病，病于胃则吐，病于肠则泻，病于肠胃则吐泻交作。胃病有时亦能致泻，肠病有时亦能致吐，但吐泻之为病，其关键又莫不在脾也。食滞于胃口者为吐，食滞于大小肠者为泻。此证在夏月秋令患之最多，肠胃最弱而感受最易。其重者亦名霍乱，以其症状为挥霍扰乱也。然真霍乱一证，初起必腹中绞痛，继则吐泻无度，终至手足挛急，罗纹陷瘪者乃是。若仅为吐泻，则病未在胃肠。吐泻交作，勃然而起，一旦伤食、伤暑或感受湿浊，清浊之气，交乱于中，遂为引动。此证腹中胃脘大都作痛，痛一阵则泻一阵，复吐一阵。

吐泻多发于暑季，暑必夹湿，治宜暑湿兼顾。常见证型：①脾胃虚弱：症见饮食稍有不慎，或稍有劳倦，即易吐泻，时作时止，胃纳不佳，脘腹痞闷，口淡不渴，面白少华，倦怠乏力，治宜益气健脾、和胃降逆。②邪犯胃肠：症见呕吐食物，吐出有力，突然发生，起病较急，常伴有恶寒发热，胸脘满闷，不思饮食，大便泄泻，治宜疏邪解表、和胃止泻。③饮食停滞：症见呕吐物酸腐，脘腹胀满拒按，嗳气厌食，得食更甚，吐后反快，大便泄泻不爽，气味臭秽，治宜消食化滞、和胃降逆。④痰饮内停：症见呕吐物多为清水痰涎，胸脘满闷，不思饮食，或呕而肠鸣，泄泻，治宜温化痰饮、和胃止泻。

吐泻多见于西医学之急性胃肠炎等症。

方一 助胃膏

【来源】《寿世保元·卷八·吐泻》

【组成】人参、白术（炒）、白茯苓（去皮）、丁香、木香、砂仁、白豆蔻、肉豆蔻、官桂、藿香、甘草各10克，陈皮5克，山药25克。

【制法】上药用水煎煮3次，滤去药渣，然后将药液浓缩成清膏。加蜂蜜，再熬成膏。

【功用】行气散结，运脾温胃。

【适应证】小儿脾胃虚寒所导致的饮食不进，腹胁胀满，肠鸣吐泻等症。兼治乳便青，或时夜啼，胎寒腹痛。

【用法】每服2~3匙，米汤化下。

【特别提醒】实热证不宜。

【说明】此方亦载于：①《太平惠民和剂局方·卷十·治小儿诸疾》。②《万病回春·卷七·吐泻》。③《仁斋小儿方论·卷四·脾胃》。

方二　人参膏

【来源】《奇效良方·卷六十四·感寒吐泻通治方》

【组成】人参、木香、诃子、肉豆蔻、丁香、藿香、砂仁、炙甘草各50克。

【制法】将上药研为细末，炼蜜为丸，如绿豆大。

【功用】芳香化湿，健脾止泻。

【适应证】治小儿吐泻，脾胃虚弱，困倦不食，腹痛。

【用法】每服1丸，白汤化下，不拘时服。

方三　益中膏

【来源】《奇效良方·卷六十四·痢疾通治方》

【组成】陈皮50克，丁香100克，诃子、肉豆蔻、炙甘草各250克。

【制法】将上药研为细末，炼蜜为丸，如绿豆大。

【功用】温中健脾，收敛止泻。

【适应证】治小儿吐泻，胃虚呕逆。

【用法】每服1丸，饭前米汤化下。

方四　温胃膏

【来源】《理瀹骈文·存济堂药局修和施送方并加药法》

【组成】干姜（炒）100克，川乌、白术各75克，苍术、党参、附子、吴茱萸、黄芪、麻黄、桂枝、北细辛、羌活、独活、防风、麦冬、藁本、柴胡（炒）、川芎、当归、酒芍、香附、紫苏、藿梗、杏仁、白芷、青皮、陈皮、半夏（炒）、南星、厚朴、乌药、灵仙、麦芽、神曲（炒）、枳实、泽泻、荜澄茄、草果、草蔻仁、肉蔻仁、故纸、良姜、益智仁、大茴、巴戟、荜茇、车前子、延胡、灵脂各50克，黄连（吴萸水炒）、五味子各25克，甘草35克。一方加木鳖仁、蓖麻仁、山甲各50克。

生姜、葱白各200克，艾、薤、韭、蒜头、菖蒲各100克，风仙1株，木瓜、川椒、白芥子、胡椒各50克，大枣、乌梅肉各5个。

【制法】两共用油6000克，分熬黄丹收。再入木香、丁香、砂仁、官桂、制乳香、制没药各50克，牛胶（酒蒸化）200克。俟丹收后，搅至温温，以1滴试之不爆，方取下，再搅千余遍，令匀，愈多愈妙。

【功用】温中祛寒，补气健脾。

【适应证】治胃寒不纳，呕泻，痞胀，疼痛诸症。

【用法】贴上、中、下三脘。

【特别提醒】严禁内服。

方五　阳痧救急膏

【来源】《理瀹骈文·存济堂药局修和施送方并加药法》

【组成】苍术150克，藿香、陈皮、枳壳、炒山楂、麦芽、炒神曲、酒炒黄芩、半夏各100克，厚朴、羌活、防风、荆芥、川芎、白芷、杏仁、香附、乌药、青皮、大腹皮、槟榔、草果、木瓜、郁金、细辛、香薷、白术、车前子、黄连（姜汁炒透）、大黄、猪苓、木通、泽泻、莱菔子各50克，紫苏子、炒柴胡、干葛、薄荷各35克，吴萸、川乌、甘草各25克，滑石200克。

生姜、薤白、葱白、大蒜头、菖蒲各100克，风仙1株，白芥子、川椒、陈佛手干各50克。

【制法】油丹熬，入雄黄、朱砂、砂仁、明矾、降香、木香、丁香、官桂各25克。

【功用】芳香化湿，解毒救急。

【适应证】感受风寒暑湿，饮食失常，霍乱吐泻。

【用法】贴心、脐。

【特别提醒】严禁内服。

方六　阴痧救急膏

【来源】《理瀹骈文·存济堂药局修和施送方并加药法》

【组成】生附子 200 克，白附子、川乌、官桂、生半夏、生南星、白术、炮干姜、木瓜、蚕沙各 100 克，吴萸、苍术、草乌、独活、故纸、良姜、延胡、灵脂、草蔻仁各 50 克，川芎、防风、桂枝、细辛、酒芍、当归各 35 克，陈皮、厚朴、荜澄茄、乌梅、炙甘草、巴戟、益智仁、大茴、姜黄、黄连、乌药、麦冬、五味子、肉蔻仁各 25 克。（或加党参、黄芪各 50 克。）

生姜 20 片，薤白 7 个，韭白、艾各 100 克，菖蒲 15 克，凤仙子、白芥子各 25 克，白胡椒 50 克。

【制法】油丹熬，入雄黄、朱砂、矾、檀香、木香、丁香、砂仁、乳香、没药各 25 克。

【功用】回阳救逆，温阳止泻。

【适应证】治麻脚痧，吐泻，冷汗厥逆者。

【用法】贴胸脐。

【特别提醒】严禁内服。

方七　狗皮膏

【来源】《良朋汇集经验神方·卷四·小儿吐泻》

【组成】木鳖子 10 克，杏仁、桃枝、柳枝各 40 克，芝麻油 200 克，铅丹 30 克，乳香、没药、麝香各 5 克。

【制法】将香油放入铜锅中，先用大火煮沸，再用小火煎煮，然后放入除铅丹、乳香、没药、麝香外的药物煎炸至焦黄色后滤除药渣，然后再放入铅丹，用槐枝、桃枝搅拌，待到槐枝、桃枝变为炭即可，然后停火，最后放入乳香、没药、麝香，逐渐形成稠膏状、和匀收膏，装入瓶中，放入冷水中去火毒。

【功用】温中散寒，健脾止泻。

【适应证】小儿脾胃虚寒所致的泻痢。

【用法】直接将膏药摊于狗皮上，然后贴于肚脐即可。

【禁忌证】湿热内盛者慎用。

呕 吐

呕吐是指胃失和降，气逆于上，迫使胃中之物从口中吐出的一种病证。一般以有物有声谓之呕，有物无声谓之吐，无物有声谓之干呕，临床呕与吐常同时发生，故合称为呕吐。呕吐病程长者，常伴有精神萎靡，倦怠乏力，食欲不佳等。呕吐常见的病因是很多的，如外感六淫、内伤七情、情志不遂、禀赋不足，病后体虚，均可影响于胃，使胃失和降，胃气上逆，产生呕吐。

呕吐常见证型有：外邪犯胃，宜解表祛邪、化浊和胃；饮食内停，宜消食化滞、和胃降逆；痰饮内阻，宜化痰降逆、温中和胃；肝气犯胃，宜疏肝理气、和胃降逆；脾胃气虚，宜益气健脾、和胃降逆；脾胃阳虚，宜温中健脾、和胃降逆；胃阴不足，宜滋阴养胃、降逆止呕。

西医学所说的神经性呕吐、急性胃炎、胃黏膜脱垂症、幽门痉挛、贲门痉挛、十二指肠壅积症、心源性呕吐以及急性胰腺炎、急性胆囊炎、尿毒症等均可表现为呕吐征象。

方一 黑膏

【来源】《古今医统大全·卷十四·诸方目》

【组成】生地黄130克，豆豉80克，猪膏500克。

【制法】将生地黄、豆豉切碎，入猪膏中共煎，待药液减少三分之一，用纱布绞去药渣，冷凝即成。

【功用】清热凉血，行血散血。

【适应证】治温毒发斑呕逆。

【用法】入雄黄豆大，麝香少许，搅和匀，分3服。毒从皮中出则愈。

【禁忌证】寒证不宜。

【说明】此方亦载于：《外台秘要方·卷四·温病及黄疸二十门·温病发斑方》。

【特别提醒】忌芜荑。

方二 万安膏

【来源】《证治准绳·幼科·集七·脾脏部上·寒吐》

【组成】人参、姜制厚朴、陈皮、青皮、肉桂、干姜各100克，木香、沉香、藿香、甘草各50克，使君子10克，泽泻30克，白蜜1000克。

【制法】上述药物放入锅中煎煮三遍，滤出药渣浓缩，再将白蜜炒透放入锅中，慢火熬成膏状备用。

【功用】健脾理气，化湿止呕。

【适应证】小儿脾胃虚弱，腹生疳虫癥瘕，食积泄泻。

【用法】饭前服用，用温米汤化开服用。如内有积热者用薄荷汤化服。

【禁忌证】中焦湿热所致的呕吐不可用。

【说明】①夏季不用肉桂，冬季不用泽泻，春秋季节泽泻减量使用。②一方无木香、沉香、藿香、青皮、使君子，有白术、苍术、茯苓、猪苓。

方三　助胃膏

【来源】《奇效良方·卷十九》

【组成】人参、白术、茯苓、橘皮、缩砂仁各10克，丁香、木香、肉豆蔻（煨）、草果仁各150克，白豆蔻100克。

【制法】将上药研为细末，炼蜜和丸，如弹子大。

【功用】芳香化湿，补脾健胃。

【适应证】主治呕吐不食。

【用法】每服1丸，生姜煎汤化下。

【禁忌证】阴虚火旺者勿服。

【说明】此方亦载于：《仁斋直指方论·卷六·脾疼证治》。

方四　助胃膏

【来源】《保婴撮要·卷七·热吐》

【组成】人参、白术、白茯苓、炙甘草、丁香各250克，砂仁400个，木香150克，白豆蔻140个，干山药500克，煨肉豆蔻40个。

【制法】上药切碎，煎煮后滤取药汁，如此三遍，将所滤药汁混合浓缩，再下入蜂蜜收膏。

【功用】温脾健胃，止呕止泻。

【适应证】治脾胃虚寒，吐泻等症。

【用法】每服1匙，每日3次。

【说明】此方亦载于：《景岳全书·卷六十二·小儿》。

方五　理脾和肝化湿膏

【来源】《光绪皇帝医方选议·第十七章·治脾胃病医方》

【组成】西洋参、橘红、玉竹、菊花、桑皮、莱菔子、竹茹、泽泻、旋覆花、枳壳、川贝、栝楼皮、炒三仙各90克，苍术60克，芍药、元参、猪苓、茯苓、菟丝子150克，鸡内金120克。

【制法】共以水煎透，去渣再熬浓汁，兑蜜1500克。

【功用】健脾渗湿，补益肝肾。

【适应证】脾虚湿蕴，肝肾不足，咳嗽呕恶，食后腹胀，小便不利，腰膝酸软等。

【用法】每服3匙，白水送下。

方六　蒜煎

【来源】《外台秘要方·卷三十一·采药时节所出土地诸家丸散酒煎解诸毒等二十三门·古今诸家煎方》

【组成】蒜400克，牛乳1000克，牛膝600克。

【制法】先将蒜入牛乳中煎煮，待蒜消融殆尽，不停搅拌，下牛膝末，直至膏成，置于容器中贮存备用。

【功用】益气温中，下气降逆。

【适应证】冷气导致的呃逆等症。

【用法】取10克，饭前以酒送服，每天1次。

【禁忌证】忌羊血。

呃　逆

呃逆是指胃气上逆动膈，以气逆上冲，喉间呃呃连声，声短而频，难以自制为主要表现的病证。其呃声或高或低，或疏或密，间歇时间不定。常伴有胸膈痞闷，脘中不适，情绪不安等。呃逆多由受凉、饮食不当、情志不遂和正气亏虚等所致。

呃逆常见证型有胃中寒冷，宜温中散寒、降逆止呃；胃火上逆，宜清胃泄热、降逆止呃；气机郁滞，宜顺气解郁、和胃降逆；脾胃阳虚，宜温补脾胃、降逆止呃；胃阴不足，宜养阴生津、降逆止呃。其治疗总以理气和胃、降逆平呃为原则。

西医学所说的单纯性膈肌痉挛、胃肠神经官能症、胃炎、胃扩张、胸腹腔肿瘤、肝硬化晚期、脑血管病、尿毒症等均可引起呃逆。

方一　参茯膏

【来源】《古今医统大全·卷二十七·药方》

【组成】生晒参、陈皮、白茯苓、生地黄、麦门冬各50克，丁香（末）、沉香（末）各10克。

【制法】将前5味药切碎，水浸后煎煮，纱布滤去药渣，如此3遍，再将所滤药液加热浓缩，下入丁香、沉香末，蜜250克，姜汁1杯，搅匀收膏。

【功用】健脾益气，降逆止呃。

【适应证】治五嗝五噎，呕逆食不下。

【用法】每服1匙，粟米饮下，有痰加竹沥。

【禁忌证】实证不宜。

方二　春雪膏

【来源】《古今医统大全·卷二十七·药方》

【组成】绿豆粉500克，真薄荷叶（同绿豆粉和匀放于甑中，盖密，勿令泄气，蒸2小时，待冷取下）300克，沉香（另研）、白硼砂、砂仁（另研）各25克，冰片5克，真柿霜200克，白蜜（炼熟）250克，姜汁250克，竹沥（和蜜熬2~3沸）30克。

【制法】将白蜜、姜汁、竹沥混匀加热，下入余药，搅拌如膏状。

【功用】健脾益气，降逆止呃。

【适应证】治五嗝五噎，豁痰开结。

【用法】每服1匙，水调呷之。

【禁忌证】实证不宜。

方三　润肠膏

【来源】《古今医统大全·卷二十七·药方》

【组成】威灵仙（鲜者捣汁）200克，生姜200克，真麻油100克，白砂蜜（煎沸去沫）200克。

【制法】上药入砂锅搅匀，慢火煎如稠膏。

【功用】降逆止呃，润肠通便。

【适应证】治噎膈大便结燥，饮食良久复出。

【用法】时时以匙挑服之。1料未愈，再服1料，决效。

【禁忌证】实证不宜。

方四　通噫消食膏酒

【来源】《千金要方·卷十五·脾脏·脾劳第三》

【组成】猪膏1500克，宿姜汁2500克，吴茱萸、白术各500克。

【制法】捣研吴茱萸、白术，细细筛下为细末，纳入生姜汁、猪膏中煎，待水气尽，纱布滤取汁，冷凝即成。

【功用】温脾散寒，降逆止呃。

【适应证】治脾虚寒劳损，气胀噫满，不欲饮食等症。

【用法】每服半匙，温清酒化服，每日2次。

【禁忌证】实热证不宜服。

方五　神效打板膏

【来源】《经验良方全集·卷一·跌打损伤》

【组成】乳香（去油）、没药（去油）各8克，轻粉、血竭、冰片各2克，麝香1克，樟脑10克，黄蜡60克，猪板油（熬，去渣）150克。（一方用儿茶10克）

【制法】将上药研为极细末，黄蜡同猪板油熬化，下入药末，搅拌均匀，冷凝即成。

【功用】活血化瘀，疗伤止痛。

【适应证】死血郁结、呃逆不食，并夹棍伤内烂。

【用法】外贴患处。

【特别提醒】不宜内服。

泛　酸

泛酸亦称反酸、吞酸，是指胃内容物经食管反流达口咽部，口腔感觉到出现酸性物质，可表现为烧心、食管痛、吞咽痛及呼吸道症状。胃酸可以帮助消化，但如果胃酸过多就会伤及胃、十二指肠，甚至将黏膜、肌肉“烧破”，造成胃溃疡或十二指肠溃疡等疾病。胃酸过多可以因为长期酗酒，喜食辛辣食物，生活不规律，不定时用餐，精神紧张，大量吸烟等所致。胃液对消化食物起着重要作用，胃液分泌有一定的量，如分泌过多，就会出现烧心、吞酸、食管疼痛等现象，久之可导致胃溃疡、十二指肠溃疡、慢性胃炎、反流性食管炎等。

泛酸辨证及治法：①肝胃不和：反酸，胸骨后或胃脘部疼痛，每因情志因素而发作，胃脘胀闷，连及两胁，善太息，嗳气频频，大便不畅。治宜疏肝解郁，和胃降逆。②肝胃郁热：反酸不止，胸骨后或胃脘部疼痛，痛如烧灼，口干口苦，心烦易怒，嘈杂不适，大便不爽或便秘。治宜清肝泄热，和胃降逆。③寒热错杂：胃脘痞塞、疼痛，烧心反酸，嗳气频频，呕吐泄泻，口苦、口臭、胃中灼热，大便干燥，胃部受寒后出现胃部不适。治宜辛开苦降，和胃降逆。④气血瘀阻：胃脘部刺痛，偶有烧心反酸，脘腹胀满，嗳气不舒，形体瘦弱，吞咽不利。治宜理气活血，和胃降逆。⑤痰气郁阻：咽喉不适，如有物梗阻，吞之不下，甚则咽痛，每因情志不畅而加重，时有烧心反酸，嘈杂不适，纳差，大便不爽。治宜开郁化痰，和胃降逆。⑥中虚气逆：反酸，泛吐清水，胃脘冷痛、胀满，食欲不振，嗳气，神疲乏力，大便溏薄。治宜补中健脾，和胃降逆。⑦胃阴亏虚：嘈杂烧心，胸骨后或胃脘部隐痛，口干咽燥，渴不欲饮，五心烦热，乏力，或体瘦，大便干。治宜养阴益胃，和中降逆。

方一　暖胃膏

【来源】《验方新编·卷四·脾胃》

【组成】生姜500克，牛皮胶、乳香末、没药末各25克。

【制法】将生姜捣取自然汁，与牛皮胶、乳香末、没药末同煎，待药末溶尽后离火，摊于纸上。

【功用】温中降气，暖胃止痛。

【适应证】胃寒所致的呕吐黄水、疼痛等症。

【用法】贴胃脘痛处，外以热物熨之。

【禁忌证】胃热证不宜使用。

方二　理脾调中化湿膏

【来源】《慈禧太后医方选议·第十三章·治脾胃病医方》

【组成】党参180克，炒白术90克，生白术90克，陈皮90克，黄连60克，炒神曲120克，炒谷芽120克，砂仁60克，麦冬180克，茯苓180克，香附120克，藿梗90克，炙草120克。

【制法】共以水煎透，去渣再熬浓汁，少兑蜜炼为膏。

【功用】益气导滞，化湿醒脾。

【适应证】脾虚湿滞化热之脘痞纳呆，嗳腐吞酸，大便泄泻，舌苔白腻渐黄，脉滑。

【用法】每服1匙，白开水冲服。

方三　治嘈膏

【来源】《清宫配方集成·脾胃方》

【组成】茯苓400克，生白术120克，肉桂50克，生甘草80克。

【制法】上药共用河甜水熬浓取汁，另加水熬，连取汁三次，一并熬收成膏。

【功用】利水渗湿，助阳化气。

【适应症】适应于水湿困脾之胃脘嘈杂、泛酸、头昏眩冒，身软乏倦，睡眠欠安，舌淡红苔白，左关两尺俱弦缓。

【用法】临用时酌兑白蜜开水服之，若便溏时不用白蜜，改用冰糖开水兑服。

【禁忌证】嘈杂证属胃热者不宜。

泄　泻

泄泻是以排便次数增多，粪质稀溏或完谷不化，甚至泻出如水样为主症的病证。古时将大便溏薄而缓者称为泄，将大便清稀如水而势急者称为泻。其发病可由感受外邪、饮食不节、情志失调、病后体虚、禀赋不足等所致。

泄泻常见的证型有：①寒湿内盛，宜散寒化湿、和中止泻；②湿热伤中，宜清热化湿、利湿止泻；③食滞肠胃，宜消食导滞、理气止泻；④脾胃虚弱，宜健运脾胃、补虚止泻；⑤肾阳虚衰，宜温肾健脾、固涩止泻；⑥肝气犯脾，宜疏肝理气、扶脾止泻。泄泻在治疗上一般要通利小便，古有“治泻不利小便，非其治也”的说法。

泄泻可见于西医学中的多种疾病，如急性肠炎、肠易激综合征，吸收不良综合征、肠道肿瘤、肠结核、炎症性肠病。

方一　木鳖止泻膏（方名编者加）

【来源】《本草纲目·十七·草之七·木鳖子》

【组成】木鳖仁5枚，母丁香5枚，麝香（现用人工麝香）0.4克。

【制法】将上述药物捣研为细末，用米汤调和为膏。

【功用】理气温中，利肠止泻。

【适应证】水泻不止。

【用法】取膏适量，纳脐中贴之，外用膏药固定。

【说明】本方出自吴旻《扶寿精方》。方中木鳖仁有毒。

方二　水泻方

【来源】《急救广生集·卷九·外治补遗·水泻方》

【组成】锅焦饭、莲子肉、白糖霜各200克，五倍子100克。

【制法】将锅焦饭、莲子肉、白糖霜研为细末，白开水调如膏状内服。五倍子研为细末，陈醋调成膏外用。

【功用】健脾止泻。

【适应证】水泻不止。

【用法】内服药：每日3次，每次50克。外用药：贴脐上。

方三　止泻膏（方名编者加）

【来源】《急救广生集·卷二·杂证·泻痢》

【组成】木鳖仁、母丁香各10个，麝香1克。

【制法】将上药研为细末，米汤调作膏。

【功用】温中散寒。

【适应证】水泻不止。

【用法】纳肚脐中，外盖一层不透气薄膜。

【禁忌证】湿热证不宜使用。

方四　胜金膏

【来源】《黄帝素问宣明论方·卷十·泄痢门》

【组成】巴豆皮、楮实叶各100克。

【制法】将巴豆皮、楮实叶同烧存性，研为细末，和匀，熔蜡丸，如绿豆大。

【功用】逐痰行水，泄热止痢。

【适应证】一切泻痢不止。

【用法】每服5丸，煎甘草汤下。

【特别提醒】不宜过量服用。

方五　理脾养胃除湿膏

【来源】《清宫配方集成·脾胃方》

【组成】党参、炒神曲各100克，白术、茯苓、莲肉、薏苡仁、扁豆、炒麦芽各150克，藿梗、陈皮各75克，砂仁50克，甘草40克。

【制法】将上药切碎，水浸后煎煮，纱布滤去药渣，如此3遍，再将所滤药液加热浓缩，下入蜂蜜，收膏即成。

【功用】健脾益气，渗湿和胃。

【适应证】脾胃虚弱证，症见饮食不消，脘痞腹胀，或呕或泻，乏力纳差，面色萎黄，体倦乏力，舌淡苔白腻，脉虚缓。

【用法】每服7克，白开水冲服。

方六　调中清热化湿膏

【来源】《慈禧太后医方选议·第三十章·各类效验医方》

【组成】茯苓180克，陈皮、茅苍术、藿香梗、大腹皮、白豆蔻、酒黄芩各90克，厚朴、酒连炭各60克，香附、泽泻各120克，生白芍180克。

【制法】共以水煎透，去渣再熬浓汁，少兑炼蜜为膏。

【功用】调中和胃，清热化湿。

【适应证】湿热滞脾之证，症见胸脘痞闷，知饥不食，腹胀泄泻，舌苔白腻，脉濡。

【用法】每服1匙，白开水冲服。

方七 理脾调气化湿膏

【来源】《清宫配方集成·脾胃方》

【组成】生白术、茯苓、扁豆、炒神曲各120克，炒薏米180克，菊花80克，佛手柑40克，陈皮、炙香附、甘草各60克。

【制法】将上药切碎，水浸后煎煮，纱布滤去药渣，如此3遍，再将所滤药液加热浓缩，下入蜂蜜，收膏即成。

【功用】理气化湿，解郁清肝。

【适应证】气道欠调，稍有浮热，症见胸膈壅闷，胁痛脘痞，情志不舒，大便溏泄，舌边略红，苔薄白，左关稍弦，右寸关缓滑。

【用法】每服10克，白开水冲服。

方八 止泻暖脐膏

【来源】《丁甘仁先生家传珍方·膏方》

【组成】公丁香、制硫黄各11克，清胡椒30克，绿豆粉56克。

【制法】将上药共研极细末。

【功用】散寒止痛，温中止泻。

【适应证】一切暑热暑寒，痧疫、腹痛、泄泻、绞腹吊脚等痧。

【用法】取万应灵膏适量将上药末调和成膏，对脐上贴之。

【说明】方中硫黄有毒。

方九 黄连煎

【来源】《千金要方·卷二十·膀胱腑·三焦虚实》

【组成】黄连、酸石榴皮、地榆各400克，黄柏、当归、厚朴、干姜各300克，阿胶400克。

【制法】将前7味药切碎，水煎后滤取汁，如此3遍，再将所滤汁液混合后浓缩，最后下入阿胶，浓缩至如膏状。

【功用】辛开苦降，补虚止痢。

【适应证】中焦虚寒、洞泄下痢，或因霍乱后，泻黄白无度、腹中虚痛。

【用法】每服1匙，每日3次。

【禁忌证】实热证不宜服。

方十　暖脐膏

【来源】《青囊秘传·膏门》

【组成】母丁香、白胡椒各 8 克，倭硫黄、绿豆粉各 12 克，吴茱萸 4 克。

【制法】将上述药物捣研为细末，用太乙膏 160 克，隔水炖化，将药末和入令匀。

【功用】温中止泻，散寒止痛。

【适应证】寒邪入里，太阴受病，脘腹胀痛，大便泄泻。

【用法】取膏适量，贴脐。

【说明】方中倭硫黄有毒。

方十一　止泻暖脐膏

【来源】《青囊秘传·膏门》

【组成】丁香 4 克，胡椒 12 克，硫黄 8 克，绿豆粉 20 克。

【制法】将上药捣研为细末，撒膏药上，对脐贴之。

【功用】温中理气，祛湿止泻。

【适应证】湿邪入腹，腹痛泄泻。

【用法】取膏适量，摊贴患处。

【说明】方中硫黄有毒。

方十二　治泻膏（方名编者加）

【来源】《串雅内编·卷一·截药内治门》

【组成】香油（或用麻油）、生姜（切片）各 500 克，黄丹（飞过）250 克。

【制法】上药熬膏摊布贴脐上，或用红药丸。（红药丸方：硫黄 15 克，母丁香 5 克，麝香 5 克；加独头蒜数枚，捣如泥，再入前 3 味，研匀，和丸。又方：母丁香 5 克，土木鳖 5 克，麝香 5 克，研末唾液为丸，如芡实大，纳脐中，外用膏药贴之。）若夏秋霍乱转筋者，以红药丸方加肉桂 5 克为散，每用 5 克置脐眼上，用寻常膏药盖之。其症之重者，更以艾火安于膏药面上炷之，或以热茶壶熨之。

【功用】和中止泻。

【适应证】治水泻白痢，治小儿痢尤验。

【用法】外贴脐上。

【禁忌证】孕妇忌贴。

方十三　加减理脾清热除湿膏

【来源】《光绪皇帝医方选议·第十七章·治脾胃病医方》

【组成】党参60克，砂仁30克，陈皮、白芍各45克，白术、茯苓、炒神曲、石斛、扁豆、灶心土、薏苡仁各90克，益元散60克。

【制法】将上药切碎，水浸后煎煮，纱布滤去药渣，如此3遍，再将所滤药液加热浓缩，下入蜂蜜，收膏即成。

【功用】理脾清热，淡渗利湿。

【适应证】脾虚之湿热积滞、饮食不消、便溏尿黄、胸脘痞闷、恶心呕吐、舌苔黄腻。

【用法】每服7克，白开水冲服。

方十四　理脾和胃除湿膏

【来源】《光绪皇帝医方选议·第十七章·治脾胃病医方》

【组成】党参、生白术、白芍各45克，茯苓、生薏苡仁、莲子各90克，炒谷芽、当归、枸杞子、生地各60克，陈皮、香附各30克。

【制法】将上药切碎，水浸后煎煮，纱布滤去药渣，如此3遍，再将所滤药液加热浓缩，下入蜂蜜，收膏即成。

【功用】健脾渗湿，补益肝肾。

【适应证】素体阴虚复加脾虚生湿之形体消瘦，泄泻乏力，情志不畅，腰胁隐痛等。

【用法】每服7克，白开水冲服。

方十五　治水泻不止方

【来源】《万病回春·卷七·呕吐》

【组成】生姜、香油各1600克，黄丹800克。

【制法】将上述药物一起煎熬成膏。

【功用】温中散寒，健脾止泻。

【适应证】小儿水泻不止。

【用法】取适量，摊涂在纸上，贴脐。

【说明】方中黄丹有毒，不可轻易使用。

胃痛

胃痛又称胃脘痛，是以上腹胃脘部近心窝处疼痛为主的病证。其疼痛有胀痛、刺痛、隐痛、剧痛等不同性质。胃痛发病机理，主要有外邪犯胃、饮食伤胃，情志不畅、脾胃素虚等，导致胃气郁滞、胃失和降，不通则痛。

胃痛常见证型有寒邪客胃，宜温胃散寒、行气止痛；饮食伤胃，宜消食导滞、和胃止痛；肝气犯胃，宜疏肝解郁、理气止痛；湿热中阻，宜清化湿热、理气和胃；瘀血停胃，宜通络化瘀、理气和胃；胃阴亏损，宜养阴益胃、和中止痛；脾胃虚寒，宜温中健脾、和胃止痛。治疗上以理气和胃为大法。在选用本处方治时，须要灵活掌握。

西医学所说的急性胃炎、慢性胃炎、胃溃疡、十二指肠溃疡、功能性消化不良、胃黏膜脱垂等病以上腹部疼痛为主要症状者，均属于中医学胃痛的范畴。

方一　安胃止疼舒气调经膏

【来源】《清宫配方集成·妇科方》

【组成】 制香附、川郁金、全当归、娑罗子各 150 克，木香 50 克，酒赤芍、草豆蔻、片姜黄、元胡、青皮、五灵脂各 100 克，炙甘草 75 克。

【制法】 将上药切碎，水浸后煎煮，纱布滤去药渣，如此 3 遍，再将所滤药液加热浓缩，下入蜂蜜，收膏即成。

【功用】 安胃止疼，舒气调经。

【适应证】 肝胃不和、气滞水寒饮伤胃，以致中脘疼痛，胸闷恶心，有时身倦，荣分不调，脉左关沉弦，右寸关滑。

【用法】 每服 6 克，白开水冲服。

【禁忌证】 胃痛属肝热犯胃者非本方所宜。

方二　茱萸煎

【来源】《外台秘要方·卷七·心痛心腹痛及寒疝三十二门·心背彻痛方》

【组成】吴茱萸 100 克，蜀椒 250 克，甘草 60 克，干地黄 500 克。

【制法】将上述 4 味药物用酒浸渍 3 个晚上，绞榨滤汁，放入铜制器皿中另煎沸腾，同时将麦门冬 250 克去心，干漆 500 克切碎后纳入前药中合煎，待药物颜色变黄，过滤去渣，再加入石斛 150 克、阿胶 500 克、白蜜 300 克，一起煎煮，直至成膏。

【功用】温中散寒，缓急止痛。

【适应证】胃脘疼痛难忍，牵引背部，腹胀，食积不下。

【用法】每次 3 克，含化，每天 3 次，病重者可以一天服至 5~6 次。

【说明】方中干漆有小毒，勿过量服用。

【特别提醒】忌海藻、菘菜、芜荑。

便　秘

便秘是指粪便在肠道滞留过久，秘结不通，排便周期长，或周期不长，但粪便干结，排出艰难；或粪便不硬，虽有便意，但便而不畅。便秘的发病原因可因饮食不节，情志失调，外邪犯胃，禀赋不足等。其总的治疗原则是通泻腑实。

便秘常见的证型有热结便秘，宜泻热导滞；气滞便秘，宜顺气通腑；冷结便秘，宜散寒通便；气虚便秘，宜益气通便；血虚便秘，宜养血润燥；阴虚便秘，宜滋阴通便；阳虚便秘，宜温阳通便；肠燥津亏，宜润肠通便。

西医学所说的功能型便秘、肠道激惹综合征、肠炎恢复期肠蠕动减弱等，均可出现便秘。

方一　养阴理气膏

【来源】《清宫配方集成·脾胃方》

【组成】生杭芍、菊花、山楂各 120 克，羚羊角 40 克，当归 100 克，柏子仁 10 克，桃仁泥、栝楼仁、黄芩、槟榔各 80 克，枳壳、甘草各 60 克。

【制法】将上药切碎，水浸后煎煮，纱布滤去药渣，如此 3 遍，再将所滤药液加热浓缩，下入蜂蜜，收膏即成。

【功用】清肝理脾，润肠通便。

【适应证】肝热腑滞之证，症见头晕目赤，心烦失眠，脘痞腹胀，口苦纳呆，大便干结，舌边红苔薄黄，脉左关弦数，右寸关滑而近数。

【用法】每服 10 克，白开水冲服。

方二　胶蜜汤

【来源】《仁斋直指方论·卷十五·大便秘涩证治》

【组成】连根葱白 3 片，阿胶 10 克，蜜 2 匙。

【制法】先用水煎葱，再去葱，入阿胶、蜜，熬至如膏状即成。

【功用】滋阴润燥，行气通便。

【适应证】主治老人、虚人大便秘涩。

【用法】1 次服完。

方三　豕膏

【来源】《景岳全书·卷五十一·新方八阵·固阵》

【组成】当归 500 克，猪板油、白蜜各 1000 克（《千金方》无当归，另有姜汁二升，酒五合）。

【制法】将当归切碎，入猪板油中慢火熬，待当归颜色变为焦黄，纱布滤去药渣，将所滤药油加热，下入白蜜，搅拌均匀，慢火熬至稠膏状。如有阳气不通者可加生姜 400 克，气不利者可加杏仁 200 克，积滞者可以饴糖代蜜。

【功用】润肠通便，润肺止咳。

【适应证】老人便秘、噎嗝，以及咽部痈疮化脓，而阻塞咽喉所致的失音。

【用法】不定时服用，每服 1 汤匙。若饮酒之人，亦可用温酒送服。

【禁忌证】脾胃虚弱、大便稀溏者慎服。

方四　摩脐方

【来源】《普济方·卷三十九·大肠腑门·大便秘涩不通（附论）》

【组成】杏仁、葱白、盐各 20 克。

【制法】上共研如膏状。

【功用】咸寒软坚，润肠通便。

【适应证】大便不通，腹胀。

【用法】每次取如绿豆大许，涂手心，摩肚脐上 300 转，须臾即利，如下泻不止，以冷水洗手即定。

【特别提醒】本方外用，不宜内服。

方五　肠结方

【来源】《普济方·卷三十九·大肠腑门·大便秘涩不通（附论）》

【组成】猪胆1枚（取汁），沙糖10克，糯米100克（烧灰存性，切碎）。

【制法】上共研如膏状。

【功用】苦寒清热，润肠通便。

【适应证】病后津液燥少，大便不通。

【用法】每用少许，纳入肛门，立通。

【特别提醒】本方外用，严禁内服。

方六　贴脐膏

【来源】《普济方·卷三十九·大肠腑门·大小便不通（附论）》

【组成】甘遂（研末）100克。

【制法】将生面调为糊，摊纸上，掺甘遂末于其上。

【功用】泻水逐饮，消肿散结。

【适应证】大小便不通。

【用法】每以少量涂脐中及脐下硬处。再煎甘草水内服，温服凉服皆可。

【特别提醒】本方外用，严禁内服。

方七　丹参赤膏方

【来源】《备急千金要方·卷五·少小婴孺方·惊痫》

【组成】丹参、雷丸、戎盐、大黄、芒硝各100克。

【制法】将前4味药切碎，用醋浸一夜后，再放入猪油中煎3沸，用纱布绞去药渣，纳入芒硝，膏即成。

【功用】清热导滞。

【适应证】小儿实证引起的身体壮热，大便不通等症。

【用法】每取适量，用手摩胸腹部。

【特别提醒】不宜内服。

消渴

消渴是以多饮、多食、多尿、消瘦（俗称三多一少）、乏力，或尿有甜味为主要临床表现的一种病证。其发病原因有禀赋不足、饮食失节、情志失调、劳欲过度等所致。病机主要是阴津亏虚，燥热偏盛。根据征象不同，又有上消、中消、下消之分。但在辨证时，三者往往不可绝对划分。

上消的常见证型有肺热津伤，宜清热润肺、生津止渴。中消的常见证型有胃热炽盛，宜清胃泻火、养阴补液；气阴亏虚，宜益气健脾、生津止渴。下消的常见证型有肾阴亏虚，宜滋阴固肾；阴阳两虚，宜滋阴温阳、补肾固涩。

西医学中的糖尿病以及甲状腺机能亢进、尿崩症与本病证相似。

方一 栝楼根煎

【来源】《本草纲目·卷五十·牛》

【组成】生栝楼根（切）6400克，炼净黄牛脂100克。

【制法】将生栝楼根加水30升，煎煮至10升，过滤去渣，入黄牛脂再小火煎熬成膏，贮存于瓶中备用。

【功用】清热润燥，生津止渴。

【适应证】消渴。

【用法】取膏1杯，口服，一天3次。

【说明】此方出自《圣济总录》。

方二 藕汁膏

【来源】《类证治裁·卷四·三消论治·附方》

【组成】人乳、生地汁、藕汁、黄连、花粉、姜汁各100克，白蜜600克。

【制法】先将黄连、花粉研为细末，将人乳、生地汁、藕汁放入锅中煮沸，然后用小火熬制成膏状，再将前药末下入锅中，不断搅拌，然后再放入姜汁、白蜜，搅拌均匀后用小火熬制成膏。

【功用】滋阴清热，益胃生津。

【适应证】消渴证心肺有热而致的口干口渴。

【用法】每日 3 次，每服 1 汤匙，饭后服用，噙化。

【禁忌证】脾胃虚寒者慎服。

方三　疗头面热赤并渴方

【来源】《外台秘要方·卷三十七·乳石论下一十八门·石发热烦及渴方》

【组成】生葛汁、生地黄、生麦门冬汁、白蜜各 300 克，枣膏 240 克，生姜汁 60 克。

【制法】将上述 5 味药物一起合煎，直至煎如稀糖，下蜜，膏成。

【功用】清热养阴，升津止渴。

【适应证】虚热上聚胸中，见口干舌燥，头面热赤并口渴者。

【用法】取适量，饭后含化。

方四　乌梅荔枝汤

【来源】《普济方·卷二百六十七·诸汤香煎门·诸汤》

【组成】乌梅（先用热水浸泡三五次，以去酸水，再取肉研烂）30 枚，桂末 20 克，生姜 300 克，糖 600 克。

【制法】先将生姜取汁，纳入余药，共同煎熬浓缩，直至膏成，瓷器收盛。

【功用】生津止渴，养阴润肺。

【适应证】口渴。

【用法】每用 1 匙，水调服。

方五　黄连膏

【来源】《证治准绳·类方·第五册·消瘅》

【组成】黄连、牛乳、藕汁、生地黄汁各 500 克。

【制法】先将三汁放入铜锅中煎煮浓缩，然后将黄连打成粉状均匀撒入锅中，继续煎煮浓缩成膏状即可。

【功用】滋阴清热。

【适应证】阴虚火旺所致的消渴。

【用法】取膏药用白开水化开吞服，一日 10 次。

【禁忌证】脾虚便溏者慎服。

方六　黄连膏

【来源】《奇效良方·卷三十三·消渴通治方》

【组成】 黄连（碾为末）100克，牛乳汁200克。

【制法】 将上药混匀，慢火熬为膏。

【功用】 清热泻火，滋阴生津。

【适应证】 口干口渴，喜冷饮。

【用法】 每服1匙，每日3次。

【特别提醒】 不宜过多服用。

方七　生地黄煎

【来源】《张氏医通·卷十三·专方·燥门》

【组成】 葳蕤、知母、茯神、栝楼根、鲜地骨皮各60克，石膏240克，生地黄汁800克，麦门冬汁、白蜜各40克，生姜汁80克，竹沥260克。

【制法】 将前5味药切碎，水浸后煎煮，纱布滤去药渣，如此3遍，再将所滤药液加热浓缩，下入生地黄汁、麦门冬汁、白蜜、生姜汁、竹沥，搅拌均匀，慢火熬至稠膏状。

【功用】 清热养阴，生津止渴。

【适应证】 积热导致的烦渴，日晡时分加剧，咳喘面赤，虽能食而便秘者。

【用法】 开始服用时每次取60毫升，白天3次，晚上1次，可以逐渐加服至每次80毫升。

【禁忌证】 然而非能食且便秘者，切不可用。

【说明】 此方在夏季可制成散剂，也可用姜汁、竹沥做成蜜丸服用，煎成膏剂效果更好。喻嘉言曾言道："此方生津凉血，制火彻热，充分发挥其长处，再酌加人参，终成治疗虚热之良剂。"

方八　生地黄膏

【来源】《世医得效方·卷七·消渴》

【组成】 生地黄250克，白蜜200克，人参50克，白茯苓100克。

【制法】 将生地黄切为细末，入水1碗、冬蜜1碗煎煮，待药液减少一半，下入人参末、茯苓末，搅拌均匀即可。

【功用】益气健脾，滋阴生津。

【适应证】消渴所致的口干口渴。

【用法】随意服食。

【说明】此方亦载于：①《寿世保元·卷五·消渴》。②《证治准绳·类方·第五册·消瘅》。

方九　白藕汁膏

【来源】《丹溪治法心要·卷三·消渴第二十九》

【组成】黄连末、生地汁、牛乳汁、白莲藕汁各 500 克。

【制法】将生地汁、牛乳汁、白莲藕汁混匀后慢火浓缩，再下入黄连末，搅拌，煎至如饴糖状，即膏成。

【功用】清热泻火，滋阴生津。

【适应证】消渴所致的口舌干燥，渴喜冷饮等症。

【用法】每服 1 匙，每日 3 次。

方十　骨填煎

【来源】《千金要方·卷二十一·消渴第一》

【组成】茯苓、菟丝子、山茱萸、当归、牛膝、附子、五味子、巴戟天、麦门冬、石膏各 300 克，石韦、人参、桂心、苁蓉（《外台》作远志）各 400 克，大豆卷 300 克，天门冬、牛髓各 500 克，生地黄汁、栝楼根汁各 2000 毫升，白蜜 1000 克。

【制法】将前 16 味药切碎，水煎后滤取汁，如此 3 遍，再将所滤汁液混合后浓缩，最后下入生地黄汁、栝楼根汁、白蜜、牛髓，浓缩如膏状。

【功用】补肾填精，滋阴生津。

【适应证】面黑耳焦，饮一溲二，溲似淋浊，如膏如油，腰膝酸软等症。

【用法】每服 1 匙，每日 3 次。

【禁忌证】实证不宜服。

方十一　填骨煎

【来源】《外台秘要方·卷十一·消渴消中十八门·消渴方》

【组成】茯苓、菟丝子、山茱萸、当归、牛膝、巴戟天、麦门冬、五味子、远志、石斛各90克，大豆黄卷50克，石韦、人参、桂心、附子各60克，天门冬150克。

【制法】将上述药物捣研为细末、过筛，备用。另别取生地黄5000克、生栝楼5000克，舂研后绞榨取汁，于火上煎煮使之减半，分多次加入药中，并下白蜜400克、牛髓250克一起同煎，小火慢煎，直至如糜粥。

【功用】补肾填精，养阴清热。

【适应证】低热口渴。

【用法】每次取5克，口服，每天3次。也可用水冲服。

【特别提醒】忌酢物、鲤鱼、生葱、猪肉、冷水。

【说明】方中附子有毒，不宜轻易服用。

方十二　酥蜜煎

【来源】《千金翼方·卷十九·杂病中·消渴》

【组成】酥1000毫升，白蜜3000毫升，芒硝100克。

【制法】上3味药合煎，搅拌均匀，煎至如膏状即成。

【功用】清热泻火，滋阴生津。

【适应证】消渴所致的渴饮无度，心中烦热。

【用法】欲渴即啜之，每日6~7次，益气力，神效。

【禁忌证】寒证不宜服。

方十三　酥蜜煎

【来源】《千金翼方·卷十九·杂病中·消渴第一》

【组成】酥、蜜各1000毫升。

【制法】上2味药合煎，搅拌均匀，煎至如膏状即成。

【功用】益气滋阴，养阴生津。

【适应证】消渴所致的口干喜饮、疲乏无力等症。

【用法】每服2匙，每日3次。

【禁忌证】寒证不宜服。

方十四　羊髓煎

【来源】《千金翼方·卷十九·杂病中·消渴》

【组成】羊髓（无，即以酥代之）、白蜜各200毫升，炙甘草50克。

【制法】将甘草切碎，水煮后纱布滤取汁，入羊髓、白蜜，共煎至如饴糖状即成。

【功用】补肾填精，益气滋阴。

【适应证】消渴所致的口干喜饮，虚劳羸瘦，骨蒸劳热。

【用法】不拘次数，含之尽，复含。

【禁忌证】实热证不宜服。

方十五　茯苓煎

【来源】《千金翼方·卷十九·杂病中·消渴》

【组成】茯苓 500 克，白蜜 2000 毫升。

【制法】将茯苓研为细末，过筛，入白蜜中微火煎之，至如膏状即成。

【功用】健脾渗湿，益气滋阴。

【适应证】消渴。

【用法】每服 2 匙，每日 3 次。

【禁忌证】实热证不宜服。

方十六　消渴利方

【来源】《外台秘要方·卷十一·消渴消中十八门·渴利虚经脉涩成痈脓方》

【组成】天花粉 1500 克。

【制法】将上药切碎，加水 1000 毫升煎煮，直至煎至约 250 毫升，滤汁去渣，用牛脂 10 克合煎，待水尽则膏成。

【功用】清热泻火，生津止渴。

【适应证】消渴小便多。

【用法】每次取 10 克，饭前温酒送服，每天 3 次。

方十七　补养地黄丸

【来源】《外台秘要方·卷十一·消渴消中十八门·强中生诸病方》

【组成】生地黄汁、生栝楼汁各 280 克，生羊脂 140 克，好蜜 560 克，黄连末 350 克。

【制法】将上述药物放到银制器皿中加水煎熬，不断浓缩，直至可制成如梧桐子大丸剂。

【功用】清热泻火，滋阴益气。

【适应证】面色黄，咽干口燥，手足俱黄，气短，脉滑利。

【用法】每次取2克，用水送服，每天3次，每次用量可加至4克。

【特别提醒】忌猪肉、芜荑。

方十八　治渴利方

【来源】《千金要方·卷二十一·消渴》

【组成】鲜天花粉15千克，牛脂500毫升。

【制法】将鲜天花粉切碎，水煎后绞取汁，与牛脂混匀，浓缩至如膏状。

【功用】清热泻火，生津止渴。

【适应证】烦渴多饮，口干舌燥，尿频量多，舌质红，少津，苔薄黄，脉洪数等症。

【用法】每服1匙，每日3次。

【禁忌证】寒证不宜服。

方十九　生地黄煎

【来源】《普济本事方·卷六·诸嗽虚汗消渴》

【组成】生地黄600克，党参、茯苓、白芍、白术、炙甘草150克，麦冬500克，石膏200克，玉竹200克，远志100克。

【制法】上药加水煎煮3次，合并滤液，加热浓缩为清膏，最后加蜂蜜收膏即成。

【功用】健脾益气，生津止渴。

【适应证】消渴证，伴咳嗽虚汗不止。

【用法】每服1匙，每日3次。

【禁忌证】实证不宜。

方二十　天池膏

【来源】《寿世保元·卷五·消渴》

【组成】天花粉、黄连、人参、知母（去壳）、白术（炒，去芦）、藕汁、怀生地黄汁各250克，五味子150克，麦门冬（去心）600克，人乳、牛乳、生姜汁各100克。

【制法】将前7味药切碎，水浸后煎煮，纱布滤去药渣，如此3遍，再将所滤药液加热浓缩，再下入藕汁、怀生地黄汁、人乳、牛乳、生姜汁，搅拌均匀，慢火熬至稠膏状。

【功用】清热泻火，养阴益气。

【适应证】上、中、下消三消之证。

【用法】乃收入瓷罐内，用水浸 3 日，去火毒。每用 2~3 匙，咽之，或用白汤送下。

【禁忌证】实证不宜。

方二十一　小麦面十四味煎方

【来源】《外台秘要方·卷二十七·淋并大小便难病二十七门·许仁则小便数多方》

【组成】小麦面 250 克，生葛根 100 克，生栝楼 2500 克，胡麻 150 克，筋竹根、生茅根、生芦根各 500 克，乌梅 50 克，生麦门冬汁 600 克，生姜汁、牛乳各 200 克，冬瓜汁、白蜜各 400 克。

【制法】先将小麦面加水搅拌，揉搓成条状，直至面粉消尽，成面筋一块即停止，将所得面粉汁置入其他容器中贮存，澄清，滤去清液，将所剩稠粉盛于白色熟绢制的袋子中过滤，待其慢慢干燥。将生葛根捣碎，入水中搓揉成条状，直至葛根粉汁消尽，置于其他容器中贮存，澄清，滤去清液，将所剩稠粉盛于白色熟绢制的袋子中过滤，待其慢慢干燥。生栝楼如生葛根制法。胡麻去皮后熬熟，捣研为散。将筋竹根、生茅根、生芦根、乌梅切碎后，加水 20 公斤，小火煎煮，直至药剩 300 毫升止，过滤去渣，澄清取清液。再将所得竹根等汁与冬瓜汁、生麦门冬汁及生姜汁混合，小火煎煮，直至减为一半，入牛乳、白蜜，再煎 6~7 沸，后入小麦面粉、生葛粉、栝楼粉、胡麻散，混合均匀后煎煮，不停搅拌，直至煎如稠糖，即停，待自然冷却，贮存在其他容器中。

【功用】补肾涩尿，生津止渴。

【适应证】肾虚所致腰冷而无其他症状，由于有小便数，故诊断为消渴。

【用法】开始取 5 克，晚上含服，可以慢慢加至 10 克，也可不拘时间，每天含服 1 次。

【说明】也可以做成丸剂口服。

方二十二　琼脂膏

【来源】《古今医统大全·卷十九·药方》

【组成】生地黄（鲜者10公斤洗净，细捣取其汁去渣）2000克，鹿角胶500克，真酥油500克，白砂蜜（煎1~2沸，掠去面上沫）1000克，生姜（捣取其汁）100克。

【制法】先以文武火熬地黄汁数沸，以绢滤，取净汁，又煎20沸，下鹿角胶，次下酥油及蜜，同煎良久。成膏，以瓷器取贮。

【功用】补血养血，益气祛风。

【适应证】治血虚皮肤枯燥，消渴等证。

【用法】每服2~3匙，空心温酒调下。

【禁忌证】实证不宜。

方二十三　地仙膏

【来源】《古今医统大全·卷十九·药方》

【组成】山药（末）、杏仁（去皮尖）各500克，牛乳1000克。

【制法】将杏仁捣细，入牛乳、山药，拌匀绞汁。用新瓮瓶密封，重汤煮1日。

【功用】养阴润燥，清肺生津。

【适应证】治诸燥证。

【用法】每服1~2匙，空心温酒或汤下。

【禁忌证】实证不宜。

方二十四　总治三消方

【来源】《万病回春·卷五·消渴》

【组成】黄连、天花粉、藕汁、人乳汁、生地黄汁各300克。

【制法】先将黄连、天花粉捣研为细末，再用姜汁、蜜及其他药汁调和2味为膏。

【功用】清热养阴，生津止渴。

【适应证】消渴。

【用法】取指头大1枚，置于舌上，白开水慢慢送下。

【说明】方中本无剂量，酌情添加。

虚　劳

虚劳又称虚损，是以脏腑功能失调、气血阴阳亏损、久虚不复成劳为主要病机，以五脏虚证为主要临床表现的多种慢性虚弱证候的总称。其发病原因有禀赋薄弱、素质不强，房劳过度、损伤五脏，饮食不节、损伤脾胃，大病久病、失于调理，误治失治、损耗精气等。虚劳病程一般周期长，甚至为痼疾。有气血阴阳虚损之分。

气虚的常见证型有肺气虚，宜补益肺气；心气虚，宜补气养心；脾气虚，宜健脾益气；肾气虚，宜益气补肾。

血虚的常见证型有心血虚，宜养血宁心；肝血虚，宜补血养肝。

阴虚的常见证型有肺阴虚，宜养阴润肺；心阴虚，宜养心滋阴；脾胃阴虚，宜养阴和胃；肝阴虚，宜滋养肝阴；肾阴虚，宜滋补肾阴。

阳虚的常见证型有心阳虚，宜益气温阳；脾阳虚，宜温中健脾；肾阳虚，宜温补肾阳。

其总的治疗原则是虚者补之，损者益之。

西医学中的多种慢性消耗性和功能衰退性疾病，均可表现出虚劳的征象。

方一　人参膏（方名编者加）

【来源】《本草纲目·卷十二·人参》

【组成】生姜250克，白蜜500克，人参200克。

【制法】将人参研末，生姜取汁。将生姜汁与白蜜混匀，慢火煎，再下入人参末收膏。

【功用】健脾养胃。

【适应证】脾胃虚弱，不思饮食。

【用法】每服1匙，每日3次，米饮调服。

【禁忌证】食积证不宜使用。

方二　苍术膏

【来源】《本草纲目·卷十二·术》

【组成】苍术1000克，茯苓500克，白蜜200克。

【制法】将苍术切碎，水浸后慢火煎煮，纱布滤取汁液，如此3遍，再将所滤汁液混匀浓缩，将茯苓研为细末后下入，搅拌均匀，再入白蜜收膏。

【功用】健脾燥湿。

【适应证】主治脾胃虚弱。

【用法】每服3匙，清晨、临卧各服1次，以温酒送下。

【特别提醒】忌醋及酸物、桃、李、雀、蛤、菘菜、首鱼等物。

方三 苍术膏

【来源】《本草纲目·卷十二·术》

【组成】苍术5000克，石楠叶1500克，楮实子500克，当归250克，甘草200克，白蜜1500克。

【制法】将上药切碎，水浸后慢火煎煮，纱布滤取汁液，如此3遍，再将所滤汁液混匀浓缩，下入白蜜收膏。

【功用】健脾燥湿，补气益血。

【适应证】主治脾经湿气，伤食少食，足肿无力，酒色过度，劳逸有伤，骨蒸潮热。

【用法】每服10克，每日3次，空腹酒调服。

方四 牛髓膏（方名编者加）

【来源】《本草纲目·卷五十·牛》

【组成】炼牛髓、胡桃肉、杏仁泥各160克，山药末320克，炼蜜640克。

【制法】将上述药物一起捣研为膏，加水煎煮1天，直至成膏。

【功用】补精润肺，壮阳助胃。

【适应证】虚劳。

【用法】取1汤匙，空腹服，每天1次。

【说明】本方出自《瑞竹方》。

方五 养血麦地膏（方名编者加）

【来源】《本草纲目·卷十六·麦门冬》

【组成】麦门冬、生地黄各1920克。

【制法】将上述药物取汁，混合一处，煎熬成膏，过滤去渣，入蜜，加蜜为所得膏量的四分之一，再煎，直至成膏，收于瓶中保存。

【功用】填精补血。

【适应证】男女血虚。

【用法】取膏适量，用白开水点服。

【说明】本方出自《医方摘要》。

【特别提醒】忌铁器。

方六 卫生膏

【来源】《惠直堂经验方·卷一·补虚门》

【组成】人参、枸杞、怀牛膝、天冬（去心）、麦冬（去心）、龙眼肉、鹿角胶、梨胶、霞天胶500克，黄芪（蜜炙）、生地（九蒸九晒）、炼蜜各1000克，五味子600克，虎骨胶（现用羊骨胶）、龟胶各400克。

【制法】将人参、枸杞、怀牛膝、天冬、麦冬、龙眼肉、黄芪、生地、五味子切碎，水浸后慢火煎煮，纱布滤取药汁，如此3遍，再将所滤药汁混匀，慢火浓缩，再下入余药，搅拌均匀，收膏即成。

【功用】益气养血，补益肝肾。

【适应证】主治五劳七伤，及一切远年痼疾。

【用法】开水或酒化服15克，早晚各1次。

方七 神仙饵胡麻膏

【来源】《普济方·卷二百六十三·服饵门·神仙服饵（附论）》

【组成】胡麻膏10升，韭头600克。

【制法】将上药混合后，小火煎熬，至韭焦黄，去韭过滤，即成，瓷器收盛。

【功用】延年益寿，补益虚损

【适应证】益寿延年，老人复少。

【用法】每日用温酒调服1匙。服100日后，肌肤充益；200日后老者复少；300日后，延年益寿，久服不已，长生。

方八 枸杞煎

【来源】《普济方·卷二百六十五·服饵门·煎药》

【组成】枸杞根（洗净，晒干）3000克，生地汁2000毫升，鹿髓1000毫升，枣膏300克。

【制法】先用水50升煎枸杞根，至10升，去渣澄清，再煎熬浓缩至3升，加入余药，小火煎如稀饧，即成，瓷器收盛。

【功用】补虚益颜，填精壮骨。

【适应证】虚损，久服老者返，身轻明目延年。

【用法】每次用温酒调服半匙，日3次。

方九　金髓煎

【来源】《普济方·卷二百六十五·服饵门·煎药》

【组成】鲜枸杞子2000克。

【制法】将上药用无灰酒密闭浸泡2个月后，取出晾干，研细末，过滤，再将之前用以浸泡的药酒，过滤，兑入前末，煎熬浓缩成膏，瓷器收盛。

【功用】平补阴阳，益寿延年。

【适应证】虚损，久服轻身延年。

【用法】每天早上，用温酒调服2大匙。

方十　百补膏

【来源】《惠直堂经验方·卷一·补虚门》

【组成】玉竹、枸杞、龙眼肉、核桃肉、女贞子各500克。

【制法】将上药切碎，水浸后慢火煎煮，纱布滤取药汁，如此3遍，再将所滤药汁混匀，慢火浓缩，下入白蜜500克收膏。

【功用】益气养心，滋阴补肾。

【适应证】主治心血、肾水不足及诸虚。

【用法】开水调服15克，早晚各1次。

方十一　加味茶汤方

【来源】《良朋汇集经验神方·卷一·伤脾门》

【组成】山药150克，莲子肉100克，芡实100克，茯苓300克，菱角米100克，酥油500克，炒扁豆150克，薏苡仁300克，糯米100克，小黄米100克，人参100克，白糖500克，白蜜500克。

【制法】上药将糯米、黄米、菱角米打成粉状备用，然后将除酥油、白蜜、白糖之外的药物放入铜锅中，加入冷水浸泡12小时，水量以高出药面15厘米为宜，先用大火将药液煮沸，再用小火煎煮，保持微沸，煎煮时应及时搅拌，并去除浮于表面的泡沫，以免药液溢出，煮至2~5小时，过滤取出药液，药渣续加冷水再煎，第二次加水量以淹没药料即可，如法煎煮3次为度，合并药液，静置沉淀，再用四层纱布过滤3次，尽量减少药液中的杂质。将制备好的米粉放入煎出的药液，再放在小火上煎煮蒸发浓缩，同时不断用筷子搅动药液，防止焦化，逐渐形成稠膏状，趁热用筷子取浓缩的药液滴于干燥皮纸上，以滴膏周围不见水迹为度，此谓清膏。白糖、白蜜先行炒透，随后与酥油一起放入稠膏状的药液中，用小火煎熬，并不断用筷子搅拌和匀收膏。

【用法】一日 3 次，每服 1 汤匙，饭后服用，用白开水送服。

【功用】健脾益气，滋阴养胃。

【适应证】老年男妇劳病日久，胃气短少，不能进饮食。

【禁忌证】脾胃气滞者慎服。

方十二　补精膏

【来源】《奇效良方·卷二十一·诸虚通治方》

【组成】牛髓（炼去滓）、胡桃（去皮，炒）、杏仁（去皮尖）各 200 克，山药 250 克。

【制法】将胡桃、杏仁、山药共捣成膏，入炼熟蜜 500 克，与牛髓和匀，入瓷器内，隔水煮 1 日。

【功用】益肾填精，助胃润肺。

【适应证】主治虚损。

【用法】每日空腹服 1 匙。

【说明】此方亦载于：《瑞竹堂经验方·卷七·补精膏》。

方十三　血竭膏

【来源】《冯氏锦囊秘录女科精要·卷十六·经病门绪论》

【组成】锦纹大黄（酒浸晒干，为末）1200 克。

【制法】用好醋 10 升将大黄煎熬成膏，制丸如鸡蛋大。

【功用】活血通经。

【适应证】干血气。

【用法】取 1 丸，热酒化开，待温，睡前服。

方十四　补精膏

【来源】《经验良方全集·卷一·补益》

【组成】牛脊骨髓 1000 克，核桃肉、山药（姜汁拌蒸）、杏仁（泡去皮尖苦味）、红枣肉（去皮核）各 200 克，人参 150 克，当归 100 克。

【制法】将人参、当归研为细末，取蜜 500 克，炼去白沫，与前药末、牛髓混匀，隔水蒸一日成膏，再将核桃肉、山药、杏仁、枣肉捣为膏，再将两膏混匀。

【功用】健脾润肺，补气益血。

【适应证】主治虚劳。

【用法】每服1匙，用酒调下，空腹服。

方十五　养老膏

【来源】《经验良方全集·卷一·补益》

【组成】建莲（去心研末）、芡实（去壳研末）、薏米（蒸熟研末）各500克，山楂、梨、藕各250克。

【制法】将山楂、梨、藕切碎，水浸后煎煮，纱布滤去药渣，如此3遍，将所滤药液混匀，慢火浓缩，下入药末，搅拌均匀，调为膏，酌量加白砂糖，拌匀晒干，收贮食之。

【功用】润燥清火，滋阴健脾。

【适应证】此膏老人服之，大有补益。

【用法】随意食之。

方十六　长春方

【来源】《种福堂公选良方·补益》

【组成】鱼鳔（蛤粉炒成珠）、棉花子（取仁，去尽油，酒蒸）、金樱子各500克，白莲须、石斛各400克，沙苑子、菟丝子、五味子各200克，枸杞300克。

【制法】将上药研为细末，取鹿角片2500克，煮取汁液，滤去药渣，下入前药末，慢火浓缩至膏状。

【功用】补肾填精，温阳益气。

【适应证】主治肾虚精冷之症。

【用法】每服1匙，每日3次。

【禁忌证】阴虚火旺者勿服。

方十七　百花膏

【来源】《是斋百一选方·卷十八》

【组成】熟地黄、生地黄、当归、川芎、白芍药、人参各50克，生藕汁、生姜汁、蜜各100毫升。

【制法】将前6味药研为细末，生藕汁、生姜汁、蜜混匀后下入前药末，慢火煎如膏状。

【功用】益气养血。

【适应证】主治妇人因失血后气弱，或产后虚羸，亦宜服之。

【用法】每服1匙，用灯心、枣汤化下。

方十八　代参膏

【来源】《验方新编·卷十一·阴疽诸症》

【组成】嫩黄芪、当归身各250克，肥玉竹500克，化州橘红150克。

【制法】将上药切碎，水浸后煎煮，纱布滤去药渣，如此3遍，将所滤药液混匀浓缩为膏。

【功用】大补气血。

【适应证】此膏大补气血，可代参用。

【用法】每日3次，每次10克，开水调服。

方十九　涌泉膏（又名海龙膏）

【来源】《验方新编·卷十一·阴疽诸症》

【组成】大海龙1对，大生附子1个（切去芦头，童便、甘草水各浸1日，洗净），零陵香、穿山甲、锁阳各15克，麻油700克，黄丹325克，阳起石末、麝香末各25克，冬虫夏草末、野高丽参末、川椒末、母丁香末各15克。

【制法】将前5味药切碎，入麻油中浸后，慢火熬至药物焦枯，纱布滤去药渣，再将所滤药油加热，熬至滴水成珠，称定药油质量，每药油500克入黄丹325克，不停搅拌，再下入余下药末，搅极匀，摊如硬币大小。

【功用】温振元阳，补益虚损。

【适应证】主治男子妇女下元虚损，五劳七伤，咳嗽痰喘气急，左瘫右痪，手足麻木，遍身筋骨疼痛，腰脚软弱，肚腹受寒，男子遗精白浊，妇人赤白带下等症。

【用法】外贴足心，10日1换，不可间断。

【禁忌证】青壮年无虚损者勿贴。

方二十　三才膏

【来源】《冯氏锦囊秘录杂证大小合参·卷五·痿黄》

【组成】天门冬（去心）、地黄、人参各500克。

【制法】将上药加水煎成膏。

【功用】益气健脾，养阴退蒸。

【适应证】骨蒸痿黄。

【用法】取膏适量，白开水调服。

方二十一　代灸膏

【来源】《奇效良方·卷二十一·诸虚通治方》

【组成】附子50克，吴茱萸、马蔺花、蛇床子各10克，肉桂10克，木香5克。

【制法】将上药研为细末，

【功用】温肾助阳，散寒止泻。

【适应证】治男子下焦虚冷，真气衰弱，泄痢腹痛，气短不食。老人元气衰弱虚冷，脏腑虚滑，腰脚冷痛沉重，饮食减少，手足逆冷不能忍者。

【用法】每取1匙，入面少许，用生姜自然汁调药，摊在纸上，贴脐并脐下，觉腹中热为度。

【说明】此方亦载于:《瑞竹堂经验方·卷七·代灸膏》。

【特别提醒】不宜内服。

方二十二　还元膏

【来源】《寿世仙丹·内科经验良方·卷三·补益》

【组成】人参、韭子各100克，鹿角胶、仙茅、白苓、黑豆、乳汁、蜂蜜各200克。

【制法】共8味除蜂蜜、乳汁以外，用水1000克，煎沸，浓缩成500克，再加入蜂蜜、乳汁，炼成膏，制成饼子。

【功用】健脾养血，固精益寿。

【适应证】主治气血两虚之头晕、乏力之症。

【用法】可常服不拘，汤酒送下。

方二十三　枸杞煎

【来源】《奇效良方·卷二十一·诸虚通治方》

【组成】枸杞子（取汁）、生地黄（取汁）、麦门冬（取汁）各1500克，杏仁（去皮尖，研如膏）1000克，人参（捣为末）、白茯苓（去黑皮，研为末）各150克。

【制法】将前4味药入锅内，慢火熬如稀饧，后入人参末、茯苓末，待煎至如膏状，以瓷器盛之。

【功用】补阴益阳，延年益寿。

【适应证】主治虚损。

【用法】每服半匙，空腹温酒化服，每日2次。

方二十四　摩腰膏

【来源】《奇效良方·卷二十一·诸虚通治方》

【组成】母丁香、木香、朱砂、藿香、附子、干姜、沉香、桂心、生硫黄、枯矾、雄黄、杏仁（别研）、吴茱萸、陈皮各10克，轻粉（别研）、麝香（别研）各1克。

【制法】将上药研为细末，入杏仁、轻粉、麝香同研匀，炼蜜和丸，如绿豆大。每用老姜一块，切碎煎浓汁，倒在碗内，取1丸浸汁中，化研如膏，令人手蘸药于腰上摩之，至药汁尽为度，腰上即温热如火，但是诸虚之证，并皆治之。

【功用】补火助阳，温肾散寒。

【适应证】补下元虚败白浊。

【用法】若摩一丸，腰下如火；二丸血脉舒畅；三丸颜色悦泽；十丸骨健身轻，气全精足，骨髓坚定。

【特别提醒】不宜内服。

方二十五　犊髓全阳膏

【来源】《奇效良方·卷二十一·诸虚通治方》

【组成】小牛犊儿（未食草者，产八日宰，遍挦去毛，开破洗净，肚肠全体不遗，大锅炖煮）1只，黄芪（刮净皮）500克，官桂、良姜、陈皮、甘草（以上各切碎）、川椒（去白）各200克，食盐50克，好酒1000克。

【制法】将上以药并酒同入锅内，慢火熬至肉烂如泥，取骨捶髓，再入煎煮尽化，滤去肉、骨、药，但存稠汁，待冷用瓷器盛，冰箱保存。

【功用】健脾开胃，补益气血。

【适应证】凡体气虚弱，感动疾病，羸瘦少食，似无大害，积久可忧，不惯服药者用之。

【用法】凡遇吃饭、面食诸物，即取肉汁，任意调和食用，以尽为度。

方二十六　黄精膏

【来源】《千金要方·卷二十七·养性·服食法第六》

【组成】黄精1000克，干姜末300克，桂心末100克。

【制法】将黄精去须毛，洗净捣碎，蒸熟后绞取汁，浓缩后下入干姜末、桂心末，搅拌均匀，微火煎之，待药末颜色变黄即成。

【功用】补脾益肺，延年益寿。

【适应证】润肌泽肤，颜色变少，花容有异，鬓发更改，延年不老。

【用法】每服1匙，空腹酒化服，长期服用则不用酒。

【禁忌证】实证不宜服。

方二十七　茯苓膏方

【来源】《千金要方·卷二十七·养性·服食法第六》

【组成】茯苓、松脂各2000克，松子仁、柏子仁各1000克，白蜜3000克。

【制法】将茯苓、松脂捣碎，松子仁、柏子仁研为细末。先水煎茯苓、松脂3遍，纱布滤取汁，将三遍汁液混匀后浓缩，再下入松子仁、柏子仁、白蜜，搅拌均匀，微火煎之如膏状即成。

【功用】强身健体，益寿延年。

【适应证】轻身明目，不老。发白更黑，齿落重生，延年益寿。

【用法】每服1匙，每日3次。

【禁忌证】实证不宜服。

方二十八　服杏仁法

【来源】《千金翼方·卷十二·养性·养性服饵第二》

【组成】杏仁 1000 克，茯苓 500 克，人参 250 克，酥 1000 克，蜜 1500 克。

【制法】将前 3 味药研为细末，水浸后煎取汁液，纱布滤取汁，如此 3 遍，将三遍汁液浓缩后，兑入酥、蜜，浓缩至如膏状即成。

【功用】补气健脾。

【适应证】吐血后，不能饮食，食则呕吐，萎黄羸瘦，健忘，记忆力减退等症。

【用法】每服 1 匙，每日 3 次。

【禁忌证】实证不宜服。

方二十九　服地黄方

【来源】《千金翼方·卷十二·养性·养性服饵第二》

【组成】生地黄 2000 克，白蜜 5000 克，枣脂 1000 克。

【制法】将地黄捣烂，水浸后用纱布绞取汁，微火煎之使药液减半，加入白蜜、枣脂，搅拌均匀，煎至如膏状即成。

【功用】补益气血。

【适应证】体虚羸瘦，面色萎黄，不欲饮食等症。

【用法】每服 1 匙，每日 3 次。

【禁忌证】实证不宜服。

方三十　蜜饵

【来源】《千金翼方·卷十二·养性·养老食疗第四》

【组成】白蜜 2000 克，胡麻油 500 克，腊月猪脂肪、干地黄末各 1000 克。

【制法】上 4 味药，搅拌混匀，微火慢煎，令水气尽，药液如膏状即成。

【功用】补益气血。

【适应证】体虚乏力，身体羸瘦，面色萎黄，纳差，女子月经量少等症。

【用法】每服 1 匙，每日 3 次。稍加，以知为度，久服肥充益寿。

【禁忌证】实证不宜服。

方三十一　仙方凝灵膏

【来源】《千金翼方·卷十三·辟谷·服松柏实第三》

【组成】茯苓1500克，松脂1000克，松仁、柏子仁各500克。

【制法】上4味药研为细末，过筛，依次入白蜜1000克中微火煎之，搅拌均匀，至如膏状即成。

【功用】延年益寿。

【适应证】本方为平常保健之方，功能延年益寿，使身轻目明。

【用法】每服1匙，每日3次。

【禁忌证】实证不宜服。

方三十二　九仙薯蓣煎

【来源】《奇效良方·卷二十一·诸虚通治方》

【组成】山药、杏仁各100克，生牛乳300克。

【制法】将杏仁捣烂如泥，入牛乳绞取汁，再取山药相合，入瓷器内，隔水煮1日即成。

【功用】补益气血，健身润肤。

【适应证】治腰脚疼痛，腹内一切冷病。服之令人肥白，颜色悦泽，身体轻健，骨髓坚牢，行及奔马，久服可通仙矣。

【用法】每日空腹以温酒调1匙服之。

方三十三　醍醐膏

【来源】《奇效良方·卷二十一·诸虚通治方》

【组成】乌梅500克，白砂蜜2500克，砂仁末25克，白檀末15克，麝香0.5克。

【制法】将乌梅捶碎，用水4大碗，煎至1碗，纱布滤去药渣，入白砂蜜、砂仁末，慢火熬成赤色膏为度，取下放冷，加白檀末、麝香，搅拌均匀即成。

【功用】生津止渴，润肺醒脾。

【适应证】主治脾肺虚损，口干口渴，不欲饮食等症。

【用法】夏天冷水调服，冬天沸汤调服。

方三十四　保真种子膏

【来源】《古今医统大全·卷九十三·经验秘方》

【组成】真香油700克，甘草50克，谷精草25克，蛇床子（酒浸干）10克，生晒参、天门冬（去心）、麦门冬（去心）、生地黄（酒洗）、熟地黄（酒洗）、远志、甘草（水煮，去心）、菟丝草、牛膝（酒洗）、鹿茸（酥炙）、骨酥（酥炙）、川续断、木鳖子（去壳）、肉豆蔻（煨）、肉苁蓉（酒洗去甲）、大附子（制）、海狗肾（制）各20克，杏仁（去皮尖）400克，官桂200克，铅粉（续续下，以槐条不住用手搅，滴水成珠为度，方下后项药）、松香、黄蜡各20克，紫梢花、雄黄、硫黄、阳起石、赤石脂、沉香、木香、丁香、乳香（制）、没药（制）、蟾酥、罂粟、麝各10克。

【制法】用铁锅一口，以桑柴火慢熬，先下香油、甘草同煎5~7沸；次下谷精草等17味，文火熬至焦色，滤去渣；再下附子等4味熬焦，去渣净；再下铅粉，以槐条不住手搅，滴水成珠；方下黄蜡等6味，搅；候温方下沉香等8味，搅匀；以银罐盛之，封固悬井中7日，出火毒。

【功用】阴阳并补，益肾固精。

【适应证】此膏能锁玉池，固精不泄，养灵龟不死，壮阳保真，百战不竭。贴肾俞，暖丹田，子午既济，百病自除。一膏能贴六十日，金水生时，用功即孕，大有奇效。久贴，返老还童，乌须黑发，行步如飞，延年不惫。又治腰腿寒湿风气疼痛，半身不遂，五劳七伤，下元虚冷，不成胎息，贴一月育孕。

【用法】用红绢丝摊贴肾俞，每个重20克，丹田每个重12克，贴60日揭去，入房即孕。如丹田有毛，隔纸贴，外以软帛束缚，多行济火之法，其效甚大。

【禁忌证】实证不宜。

【说明】铅粉、木鳖子、硫黄、雄黄、蟾酥有毒，不宜久用。

方三十五　乌附膏

【来源】《冯氏锦囊秘录杂证大小合参·卷三·囟陷》

【组成】生川乌、雄黄各200克，生附子500克。

【制法】将上药单独捣研为细末，再用生葱连根叶一起捣研成膏。

【功用】温阳举陷。

【适应证】小儿囟陷。

【用法】取膏适量，空心贴囟门上。

【说明】方中生川乌、雄黄、生附子有毒。

方三十六　白术膏

【来源】《清宫配方集成·补益方》

【组成】白术1600克。

【制法】将上药切碎，水浸后煎煮，纱布滤去药渣，如此3遍，再将所滤药液加热浓缩，下入蜂蜜，收膏即成。

【功用】补脾滋肾，益气化痰。

【适应证】诸虚劳损，饮食无味，精神短少，四肢无力，面色萎黄，肌肉消瘦，腰膝酸软，脾湿下注，遗精白浊，虚损劳伤。

【用法】每晨用米饮煎服10~15克。

【说明】此方亦载于：《寿世保元·卷四·补益》。忌生冷、油腻、坚硬等物。

方三十七　耆婆汤

【来源】《外台秘要方·卷三十七·乳石论下一十八门·石发痰结大小腹留雍老小虚羸方》

【组成】麻油200克，牛酥500克，葱白20克，胡麻仁50克，豉100克，蜜200克，酒400克。

【制法】先将麻油置于锅中烧开，再下葱白煎煮，煎煮至其颜色变黄，下酥、蜜、豉汁、麻仁等继续煎煮至沸腾，最后下酒，不断煎煮，直至膏成，收贮在干燥容器中保存。

【功用】填髓补虚，养阴祛风。

【适应证】伤风导致的各种虚损。

【用法】取1~2汤匙，口服，每天1次；或者用酒送服，效果也很好。

【说明】若感觉发冷者，可酌加生姜汁500克，加入干姜末亦可。

方三十八　龟鹿二仙膏

【来源】《张氏医通·卷十三·专方·虚损门》

【组成】鹿角胶600克，龟板胶300克，枸杞240克，人参160克，桂圆肉240克。

【制法】先将枸杞、桂圆肉与白蜜一起炼成膏，再将鹿角胶及龟板胶用酒浸泡，于杞圆膏中烊化，待其化尽，下人参末，用瓷罐收放存贮备用。

【功用】补髓填精，滋阴益气。

【适应证】督任俱虚，精血不足者。

【用法】取20~24克，清晨空腹，用酒调服。

方三十九　秘传当归膏

【来源】《仁斋直指方论·卷九·声音证治》

【组成】当归800克，生地黄、白芍药、白术各500克，熟地黄、甘草、贝母各150克，薏苡仁400克，白茯苓600克，莲子、人参、地骨皮各200克，山药、麦门冬各250克，枸杞子700克，天门冬100克，五味子50克，琥珀6克。吐血加丹皮100克；骨蒸加青蒿汁2碗、童便2碗；劳瘵加钟乳粉50克。

【制法】将上药切为细末，水浸1夜后煎煮滤取汁，如此4遍，将所滤汁液混匀后浓缩，下入蜂蜜收膏。

【功用】养血和中，滋荣筋骨。

【适应证】主治五劳七伤，诸虚劳极，脾胃虚弱。

【用法】每服1匙，每日3次。

方四十　专翕大生膏

【来源】《温病条辨·卷三·秋燥》

【组成】人参（或西洋参代之）、茯苓、阿胶、莲子各1000克，龟板（另熬胶）、鳖甲（另熬胶）、牡蛎、沙苑蒺藜、白蜜、枸杞子（炒黑）各500克，乌骨鸡1对，鲍鱼、海参、白芍各1000克，五味子、萸肉各250克，羊腰子8对，猪脊髓500克，鸡子黄20个，芡实、熟地黄各1500克。

【制法】上药分为三组：血肉有情之品乌骨鸡、鲍鱼、鸡子黄、海参、羊腰子、猪脊髓煎煮滤汁，将所滤汁液文火熬成膏状；有粉无汁之品茯苓、莲子、芡实、牡蛎、白芍研为极细末；余药煎煮滤汁，熬如膏状。将三者混合，下入鹿角胶、龟板胶、鳖甲胶、白蜜，搅拌均匀，微火熬至如膏。

【功用】补益肝肾，滋阴生津。

【适应证】主治燥邪伤及肝肾之阴，上盛下虚，昼凉夜热，或干咳，或不咳，甚则痉厥者。

【用法】每服1匙，每日3次。

【禁忌证】有湿热证者不可服。

【说明】此方剂量过大，可以根据原方剂量比例，缩小剂量。

方四十一　白凤膏

【来源】《血证论·卷七》

【组成】黑嘴白鸭1只，大枣200克，苍术、陈皮、厚朴、甘草各150克。

【制法】将后4味药研为细末，与大枣共入鸭腹中，陈酒煮烂。

【功用】健脾开胃，益气补虚。

【适应证】主治脾胃虚损诸证。

【用法】食鸭肉，将大枣阴干，随用参汤或白汤化服。

方四十二　参术调元膏

【来源】《清宫配方集成·补益方》

【组成】白术600克，拣参150克。

【制法】将上药切碎，水浸后煎煮，纱布滤去药渣，如此3遍，再将所滤药液加热浓缩，下入蜂蜜，收膏即成。

【功用】健脾开胃，益气补虚。

【适应证】脾胃虚损之身体虚羸，纳呆食少，肌肤不荣等虚损诸症。

【用法】每日服3~4次，白滚水冲服。

【说明】此方亦载于:《万病回春·卷二·内伤》。

方四十三　党参膏

【来源】《清宫配方集成·补益方》

【组成】党参600克，当归、熟地各300克，升麻75克。

【制法】将上药切碎，水浸后煎煮，纱布滤去药渣，如此3遍，再将所滤药液加热浓缩，下入蜂蜜，收膏即成。

【功用】补血填精，益气升阳。

【适应证】虚劳内伤，身热心烦，头痛恶寒，懒言恶食，脉洪大而虚；或阳虚自汗，多梦纷纭；或气虚不能摄血；或泻痢脾虚，久不能愈，一切清阳下陷、元气不足之症。

【用法】每服10~15克，用白开水冲服，或合丸药，或入煎剂，随症加入皆可。

方四十四　熟地膏

【来源】《清宫配方集成·补益方》

【组成】熟地 600 克。

【制法】将上药切碎，水浸后煎煮，纱布滤去药渣，如此 3 遍，再将所滤药液加热浓缩，下入蜂蜜，收膏即成。

【功用】补血养阴，填精补髓。

【适应证】年老虚损诸证，并治男子阴虚盗汗、妇女血虚发热。

【用法】早晨用黄酒冲服 3~5 茶匙，白开水亦可。

【特别提醒】此膏需用铅罐制作，忌铁器。

方四十五　滋阴健脾化湿膏

【来源】《清宫配方集成·补益方》

【组成】西洋参、枣仁、当归身、生杭芍、肉苁蓉、续断、浙贝、盐黄柏、知母、山药各 90 克，茯苓 180 克，玉竹、杜仲各 150 克，生地 240 克，狗脊 120 克，甘草 60 克。

【制法】将上药切碎，水浸后煎煮，纱布滤去药渣，如此 3 遍，再将所滤药液加热浓缩，下入蜂蜜，收膏即成。

【功用】清燥益阴，平肝醒脾。

【适应证】肝郁热滞，心虚肺燥，脾弱湿聚之证。症见手足浮肿，心急发热，烦热烦躁，自汗不能躺卧，坐睡朦胧，咳痰稠黏，心悸气怯，舌疮糜烂，食少饮多，身体瘦弱，左寸关弦数，右寸关滑数，尺弱。

【用法】每服 3 克，白开水冲服。

方四十六　河车膏（又名混元膏）

【来源】《清宫配方集成·补益方》

【组成】党参、生地、枸杞、当归各 200 克，紫河车 3 具。

【制法】将上药切碎，水浸后煎煮，纱布滤去药渣，如此 3 遍，再将所滤药液加热浓缩，下入蜂蜜，收膏即成。

【功用】补虚强壮，暖宫种子。

【适应证】男妇诸虚百损，五劳七伤；或由先天禀受不足，元气虚弱，动转多病，不耐劳苦。男子肾虚阳痿，精乏无嗣；妇人子宫虚冷，屡经堕落，不成孕育，并皆治之。

【用法】每早用黄酒冲服3~5茶匙。

【特别提醒】戒气怒、房劳，忌诸般血物、烧酒。

方四十七　生地黄煎

【来源】《外台秘要方·卷十七·虚劳下二十九门·补益虚损方》

【组成】生地黄汁1000克，枣膏30克，白蜜、酒各200克，牦牛酥80克，生姜汁60克，紫苏子50克，鹿角胶120克。

【制法】先将地黄等药加水同煎，直至减为先前三分之一，入蜜、酥，用蜜拌匀鹿角胶末，加入一起，继续煎煮，直至膏成，用器皿盛放贮存。

【功用】补虚填髓，生肉去热。

【适应证】虚损，症见消瘦、低热等。

【用法】每次取5克，酒送服，日1次。

方四十八　饴煎

【来源】《千金要方·卷十七·肺脏·肺虚实第二》

【组成】饴糖3000毫升，大枣500克。

【制法】将大枣去核，研烂，水浸后用纱布绞取汁，滤汁与饴糖混匀，浓缩如膏状即成。

【功用】补脾益肺，滋阴生津。

【适应证】肺气不足，咽喉苦干。

【用法】吞服，慢慢下咽，白天3次，晚上2次。

【禁忌证】实热证不宜服。

方四十九　补气虚逆方

【来源】《千金要方·卷十七·肺脏·积气》

【组成】大枣1500克，柑皮、干姜各100克，干地黄400克。

【制法】将柑皮、干姜、干地黄研为细末。大枣浸酒中3夜后取出，入甑中微火蒸之，待成枣膏后放入原所浸酒中，煎至药液减半，再趁热下入上研细末，搅拌均匀，如饴糖状即成。

【功用】健脾开胃，补益气血。

【适应证】气虚所致的短气、不欲饮食、身体瘦削等症。

【用法】每服 2 匙，酒化服，每日 2 次。

【禁忌证】实热证不宜服。

方五十　生地黄煎

【来源】《外台秘要方·卷十七·虚劳下二十九门·补益虚损方》

【组成】生地黄汁 1000 克，枣膏 60 克，白蜜 200 克，好酒 200 克，牦牛酥 60 克。

【制法】先将生地黄汁煎熬如稠糖，不停搅拌，再入枣膏、蜜，煎熬如糖，做成如弹丸大小丸剂。

【功用】补虚填髓，生肉去热。

【适应证】虚损，症见消瘦，低热等。

【用法】取 10 克，饭后用酒送服，可逐渐增至每日 20 克，也可以含化。

【特别提醒】忌芜荑。

方五十一　枸杞子煎（又名神丹煎）

【来源】《外台秘要方·卷十七·虚劳下二十九门·补益虚损方》

【组成】 枸杞子 75 克，杏仁 25 克，生地黄汁 300 克，人参、茯苓各 15 克，天门冬 125 克，白蜜 500 克，生髓 100 克，酥 500 克。

【制法】先将汁类药物一起合煎如饧，再入其他药物，反复煎熬，不断浓缩，直至入水不散，则膏成。

【功用】补虚延年，暖宫悦颜。

【适应证】去万病，使人神清气爽、五脏安和，能延人寿命，还能治疗妇女长时间宫寒无子。若能坚持长期服用，对人大有益处，使得皮肤柔嫩，有如少年。

【用法】取 10 克，酒送服，每天 1 次。

【特别提醒】忌鲤鱼、酢物。

方五十二　陆抗膏

【来源】《外台秘要方·卷十七·虚劳下二十九门·虚劳百病方五首》

【组成】猪脂、生姜汁各 480 克，羊脂、白蜜各 320 克，牛髓

80克。

【制法】先煎猪脂、羊脂及牛髓三物，再下姜汁合煎，最后下蜜，不断煎熬，反复浓缩，直至膏成。

【功用】补虚疗损，填精益髓。

【适应证】百病导致的劳损，或者伤于风湿。

【用法】取10克，温酒送服，每日1次。

【特别提醒】忌芜荑。

方五十三　猪悬蹄青龙五生膏

【来源】《外台秘要方·卷十六·虚劳上四十九门·肺虚劳损方》

【组成】猪后悬蹄60克，生梧桐白皮120克，生桑根白皮、龙胆、雄黄各15克，蛇蜕皮20克，生青竹皮18克，露蜂房10克，蜀椒10克，猥皮、附子各12克，生柏皮20克，杏仁15克。

【制法】将上述药物切碎后绵布包裹，用醋浸渍一晚，放到火上烘干后捣研为细末、过筛。然后与猪膏600克一起混合，小火慢煎，不断浓缩，直至稠如薄糖，膏成。

【功用】清热燥湿，补虚疗疮。

【适应证】心劳或久病损伤于肺而致肺虚者，合并肠中生痔，名曰“肠痔”，症见肛门边见痔核、疼痛、寒热不调而得之、容易脱出，一段时间后逐渐萎缩而成疮。

【用法】每用既可取适量敷疮，也可取5克，酒送服，每天1次。

【说明】方中雄黄、露蜂房及附子均有毒，不可轻易服用。

方五十四　通噫消食膏酒方

【来源】《外台秘要方·卷十六·虚劳上四十九门·脾劳虚寒方》

【组成】猪膏200克，吴茱萸50克，宿姜汁、白术各500克。

【制法】先将吴茱萸、白术捣研为细末，过筛为散，再入姜汁、猪膏一起同煎，不断搅拌，反复煎熬、浓缩，直至膏成。

【功用】温胃散寒，降逆止呕。

【适应证】脾胃虚寒导致的劳损，症见腹胀满、噫气、饮食不下。

【用法】取3克，温酒送服，每日2次。

【特别提醒】忌桃李、雀肉等。

方五十五　羌活补髓丸方

【来源】《外台秘要方·卷十六·虚劳上四十九门·髓虚实方》

【组成】羌活、川芎、当归各90克，桂心60克，人参120克，酥200克，枣肉500克，大麻仁100克，羊髓、牛髓各50克。

【制法】先将5味干药捣研为细散，再下枣膏、麻仁一起捣研，相互混合均匀，入二髓并酥，置铜制器皿中浓煎，直至可为丸如梧桐子。

【功用】填髓益脑，祛风止痛。

【适应证】脑髓空虚，症见脑痛不安、胆寒。

【用法】每次取7克，用酒送服，每天2次，可加至每次10克。

【特别提醒】忌生葱。

方五十六　秘传当归膏

【来源】《保命歌括·卷十二·虚损》

【组成】当归45克，生地、白术、白芍各600克，熟地黄120克，薏苡仁320克，白茯苓480克，莲肉、人参、地骨皮各160克，山药200克，枸杞600克，甘草、贝母各120克，麦冬200克，五味子40克，琥珀5克。

【制法】将上述药物切碎后加水600毫升，小火煎煮，若变干则再加水6000毫升，如此煎煮4次，过滤去渣取汁，用文、武火继续煎熬，待药物减去三分，每500克加炼熟蜜120克，春季200克、夏季320克，一起煎熬成膏。

【功用】养血和中，滋阴抑阳。

【适应证】五劳七伤，诸虚劳极，脾胃虚弱。

【用法】取3汤匙，白开水送下。

【说明】若有吐血，加丹皮80克；若有骨蒸，加青蒿汁200克、童便200克。

方五十七　地黄羊脂煎

【来源】《外台秘要方·卷三十四·妇人下四十八门·产后虚羸方》

【组成】生地黄汁200克，生姜汁、羊脂、白蜜各1000克。

【制法】先煎地黄汁置于铜器中煎煮，直至其减半，再下羊脂，煎煮直至减半，再下姜，再下蜜，直至煎如饴糖状。

【功用】养血和胃，扶正去羸。

【适应证】产后诸病导致的虚羸消瘦。

【用法】取膏10克置于200毫升酒中，口服，每天3次。

【说明】此方亦载于：①《千金翼方·卷七·妇人三·虚乏》。②《千金要方·卷三·妇人方中·虚损第一》。

方五十八　石斛生地黄煎方

【来源】《外台秘要方·卷三十四·妇人下四十八门·妇人虚羸及月病不能食方》

【组成】石斛、炙甘草、紫菀各120克，桂心60克，生地黄汁、醇酒各1600克，茯苓500克，大黄150克，麦门冬1000克，桃仁25克。

【制法】将上述药物捣研为细末，一起盛于铜器中，先将鹿角胶500克置于炭火上烊化，搅拌，直至煎煮至200毫升，下饴糖1500克、白蜜600克，搅拌使其混合均匀，置于铜器中与其他药物一起煎煮，同时用生竹棍不停搅拌使其混合均匀，勿令粘锅，直至膏成。

【功用】益气养阴，扶正补虚。

【适应证】妇人虚羸短气，胸胁满闷。

【用法】取3克，空腹时用酒送服，每天1次。

方五十九　当归膏

【来源】《古今医统大全·卷四十六·药方》

【组成】当归（酒洗）700克，芍药（微炒）400克，生地黄（酒洗）250克，薏仁（糯米炒去粉）、白术（泻者黄土微炒）500克，茯苓300克，莲肉（去心）、山药（炒）各250克，生晒参（服得者倍之）150克，甘草（炙半生）75克，陈皮、枸杞子各200克。内外俱热如蒸者，加青蒿汁100克，银柴胡50克，胡黄连25克；内热蒸者，加地骨皮10克，牡丹皮100克，知母50克，女人加童便浸香附子50克，乌药、玄胡各100克；男女胃脘痛者，加草豆蔻50克，寒加肉桂；虚火阵阵作痛，加炒黑山栀仁25克；头昏目晕者，加天麻、钟乳粉各100克；头虚痛者，加大川芎200克；咳嗽，加贝母150克，紫菀、五味子各50克；肺热者，加麦门冬150克，天门冬、桔梗、百部各50克；足膝软弱、或酸者，加牛膝200克，石斛100克；腰背痛者，加杜仲300克，橘核仁50克。

【制法】将上药切碎，水浸后煎煮，纱布滤去药渣，如此3遍，再将所滤药液加热浓缩，下入蜂蜜，收膏即成。

【功用】补益脾胃，益气养血。

【适应证】脾胃虚弱。

【用法】每服1匙，每日3次。

【禁忌证】实证不宜。

方六十　地黄膏

【来源】《古今医统大全·卷四十六·药方》

【组成】鲜地黄（捣汁）5000克，当归身500克，芍药、甘杞子各250克，天门冬300克，川芎、丹皮各100克，麦门冬300克，莲肉200克，知母150克，地骨皮150克，生晒参、甘草各50克。

【制法】将上药切碎，水浸后煎煮，纱布滤去药渣，如此3遍，再将所滤药液加热浓缩，下入蜂蜜、地黄汁，收膏即成。

【功用】滋阴降火，养血清肝。

【适应证】治肝阳上亢所致头昏目胀之症。

【用法】每服1匙，每日3次。

【禁忌证】寒证不宜。

方六十一　参术膏

【来源】《古今医统大全·卷四十六·药方》

【组成】生晒参、白术（土炒）500克，薏苡仁（炒熟）400克，莲肉（去心皮）300克，黄芪（蜜水炒）200克，茯苓200克，神曲（炒）100克，泽泻25克，甘草（炙）25克。

【制法】将上药切碎，水浸后煎煮，纱布滤去药渣，如此3遍，再将所滤药液加热浓缩，下入蜂蜜，收膏即成。

【功用】健脾益气，消食宽中。

【适应证】治虚劳，脾胃虚弱，不能运用，或胀、或泻之症。

【用法】饮汤调服25克。

【禁忌证】实证不宜。

方六十二　鹿角胶煎

【来源】《外台秘要方·卷三十一·采药时节所出土地诸家丸散酒

煎解诸毒等二十三门·古今诸家煎方》

【组成】鹿角胶1200克，生地黄汁500克，紫苏子汁100克，生姜汁500克，牦牛酥200克，白蜜1500克。

【制法】先将地黄汁、苏子汁、生姜汁等煎煮至沸腾20余遍，再下酥、蜜，煎煮至沸腾3~5次，再下蜜和鹿角胶末，充分搅拌使其均匀混合，待胶消殆尽则膏成。用容器贮存。

【功用】填精温肾，益气补虚。

【适应证】五劳七伤，四肢沉重，百事不任，虚怯无力，昏昏欲睡，身无润泽，腰疼顽痹，脚弱不便，不能久立，胸胁胀满，腹中雷鸣，春夏手足烦热，秋冬腰膝冷疼，心悸健忘，肾气虚，五脏虚弱外受风邪之病。

【用法】取20克，空腹，酒送服，每天2次。

【说明】此膏方补益五脏，益心力，充实骨髓，生肌肉，祛风补虚，使人耳聪目明，腰脚疼痛诸病效果很好，服用1~2剂即可使人强健，精神倍增，大大强于从前。

【特别提醒】忌羊肉、芜荑。

方六十三　地黄煎

【来源】《外台秘要方·卷三十一·采药时节所出土地诸家丸散酒煎解诸毒等二十三门·古今诸家煎方》

【组成】生地黄汁400克，炙甘草90克，豉心、葱白各50克，牛酥250克，藕汁400克，白蜜500克。

【制法】先用水1200毫升煎煮葱、豉等，直至煎至400毫升，绞榨过滤去渣，下地黄、藕汁，再煎煮至沸腾三到五次，下酥、蜜，不停搅拌，反复煎煮，直至熬似稀糖则膏成，置于容器中贮存备用。

【功用】补虚疗羸，养阴除蒸。

【适应证】男女因气血两虚导致的虚劳病，症见骨蒸劳热、形体逐渐消瘦、精神逐渐憔悴。

【用法】取5克，可以逐渐增至15克，用煎好的桑枝汤调和送服，或者用桃仁汤送服。

方六十四　甘草膏

【来源】《串雅外编·卷三·法制门》

【组成】甘草1000克，人参、檀香、白豆蔻、片脑各50克。

【制法】甘草熬膏，余药为末，和匀为膏。

【功用】补益元气，轻身延年。

【适应证】治虚劳之证。

【用法】随时细嚼。

【禁忌证】实证不宜。

方六十五　石斛地黄煎

【来源】《千金要方·卷三·妇人方中·虚损第一》

【组成】石斛200克，生地黄汁4000克，桃仁250克，桂心100克，甘草200克，大黄400克，紫菀200克，麦门冬1000克，茯苓500克，醇酒4000克。（一方用人参150克）。

【制法】上药共为细末，合入生地黄汁、醇酒，放入铜锅中，炭火上熬，放入鹿角胶500克，熬至药液减半，再放入饴糖1500克、白蜜1500克和调，再慢火煎至膏成。

【功用】补气活血，滋阴温阳。

【适应证】妇女形体瘦弱，动辄气短，胸胁满闷等症。

【用法】饭前服半匙，酒化服，每日3次。

【禁忌证】实证不宜服。

方六十六　五物甘草生摩膏

【来源】《千金要方·卷五·少小婴孺方·惊痫第三》

【组成】甘草、防风各100克，雷丸250克，白术、桔梗各50克。

【制法】上药切碎，用猪油微火煎药，待药色变黄，用纱布滤去药渣，膏即成。

【功用】补脾实卫，固表止汗。

【适应证】新生儿禀赋羸弱，腠理不固，表虚自汗，易感风邪；风雨寒湿伤形，皮肤枯槁，汗出恶风，面色㿠白，舌淡苔薄白，脉浮虚。

【用法】每取适量，早晨起来以膏摩囟门及手足心。

【禁忌证】阴虚盗汗者。

方六十七　天门冬大煎

【来源】《千金要方·卷十二·胆腑·风虚杂补酒煎第五》

【组成】天门冬汁3000毫升，生地黄汁3500毫升，枸杞根汁3000毫升，獐骨1具（捣碎，水煮3遍取汁，浓缩后过滤），酥3000毫升，白蜜3000毫升。

下后散药：茯苓、柏子仁、桂心、白术、葳蕤、菖蒲、远志、泽泻、山药、人参、石斛、牛膝、杜仲、细辛、防风、独活、枳实、川芎、黄芪、肉苁蓉、续断、狗脊、萆薢、白芷、巴戟天、五加皮、覆盆子、橘皮、胡麻仁、大豆黄卷、茯神、石楠各100克，甘草300克，蜀椒100克，薏苡仁300克，阿胶500克，大枣100枚（煮作膏），鹿角胶250克，蔓荆子150克。

加减法：小便涩，去柏子仁，加秦艽100克，干地黄300克；阴萎失精，去葳蕤，加五味子100克；头风，去柏子仁，加菊花、防风各100克；小便利，阴气弱，去细辛、防风，加山茱萸100克；腹中冷，去防风，加干姜100克。

【制法】前6味药，先微火煎地黄汁、麦门冬汁，药液减半后与其它药混匀。后39味药研为细末，放入药液中共煎，令水气尽，纱布滤取汁，再浓缩收膏即成。

【功用】补益气血，祛风除湿。

【适应证】男子五劳七伤，八风，十二痹，伤中六极，脚气。

【用法】每服1匙，每日3次。

【特别提醒】慎生冷、醋、滑、猪、鸡、鱼、蒜、油、面等。女人先患热者得服，患冷者勿服。

方六十八　填骨万金煎

【来源】《千金要方·卷十二·胆腑·风虚杂补酒煎第五》

【组成】生地黄汁1000克，甘草50克，阿胶、肉苁蓉、麻子仁各50克，桑根白皮40克，麦门冬、干地黄100克，石斛75克，牛髓150克，白蜜500克，清酒4000克，大枣15枚，当归70克，干漆100克，蜀椒20克，桔梗、五味子、附子各25克，干姜、茯苓、桂心各40克，人参25克。

【制法】将上药切为细末，浸于清酒内，微火慢煎，滤取汁，下入生地黄汁、阿胶、牛髓、白蜜，浓缩如饴糖状即成。

【功用】补气养血，温肾散寒。

【适应证】内劳少气，寒疝里急，腹中喘逆，腰背疼痛。

【用法】每服1匙，每日3次。

【禁忌证】实证不宜服。

方六十九　男子风虚劳损兼时气方

【来源】《千金要方·卷十二·胆腑·风虚杂补酒煎》

【组成】甘草500克，石斛、防风、苁蓉、山茱萸、茯苓、人参、山药各200克，桂心、牛膝、五味子、菟丝子、巴戟天、川芎各150克，地骨皮300克，丹参100克，胡麻1000克（煮取汁），牛髓1500克，生地黄汁500克，生姜汁500克，白蜜1500克，麦门冬汁1500克。

【制法】将前16味药切为细末，水煮滤汁，煎取3遍，将汁液混匀浓缩，再放入胡麻汁、牛髓、生地黄汁、生姜汁、白蜜、麦门冬汁，熬如饴糖状即膏成。

【功用】祛风除湿，补益气血。

【适应证】脏腑虚弱而风冷客之，寒气搏于血气，血气不能温于肌肤，使人虚乏疲顿，致羸损不平复。

【用法】每服1匙，酒化服。每日2次。

【禁忌证】实证不宜服。

方七十　小鹿骨煎

【来源】《千金要方·卷十二·胆腑·风虚杂补酒煎》

【组成】鹿骨1具，枸杞根1000克。

【制法】将鹿骨、枸杞根分开煎煮，分别滤汁3遍后再混匀浓缩。

【功用】填精补肾，益气养血。

【适应证】治一切虚羸。

【用法】每服2匙，每日3次。

【禁忌证】实证不宜服。

方七十一　地黄小煎

【来源】《千金要方·卷十二·胆腑·风虚杂补酒煎第五》

【组成】干地黄末1000克，胡麻油500克，蜜2000克，猪脂1000克。

【制法】以上4味铜器中煎，令水气尽，即膏成。

【功用】益气养血，补益肝肾。

【适应证】治五劳七伤，身体瘦削者。久久常服，大有所益。

【用法】每服1匙，日3次。

【禁忌证】实证不宜服。

方七十二　陆抗膏方

【来源】《千金要方·卷十二·胆腑·风虚杂补酒煎第五》

【组成】牛髓、羊脂各1000克，白蜜、生姜汁、酥各1500克。

【制法】上5味药，先煎煮酥令熟，次纳姜汁，再放入蜜，最后放入羊脂、牛髓，后微火慢煎三沸，令水气尽，即膏成。

【功用】填精补肾，益气养血。

【适应证】形体消瘦，畏寒怕冷，颜面无泽，虚损诸不足等症。

【用法】温酒化服，随人能否，不限多少。

【禁忌证】实证不宜服。

方七十三　枸杞煎

【来源】《千金要方·卷十二·胆腑·风虚杂补酒煎》

【组成】枸杞3000克。

【制法】将枸杞浸于清酒中一夜，微火慢煎五沸，滤取汁，将枸杞研烂，纱布绞取汁，再将汁液浓缩为膏。

【功用】平补阴阳，益寿延年。

【适应证】补虚羸，久服轻身不老。

【用法】每服1匙，每日2次。

【禁忌证】实证不宜服。

【说明】此方亦载于：①《千金要方·卷二十二·疔肿痈疽·痈疽》。②《普济方·卷八十六·眼目门·一切眼疾杂治》，用于治疗视物昏花。

方七十四　夏姬杏仁方

【来源】《千金要方·卷十二·胆腑·风虚杂补酒煎第五》

【组成】杏仁1500克，羊脂2000克。

【制法】将杏仁捣碎，煎取滤汁，将三遍滤汁混匀浓缩，再放入羊脂中共煎，待至膏状即成。

【功用】肥白易容，驻颜悦色。

【适应证】颜面无泽，形体枯瘦等症。

【用法】每服半匙，每日 3 次。

【禁忌证】实证不宜服。

方七十五　桃仁煎

【来源】《千金要方·卷十二·胆腑·风虚杂补酒煎》

【组成】桃仁、胡麻、蜜各 500 克，酥 250 克，牛乳 2500 克，地黄汁 3000 克。

【制法】将桃仁、胡麻研为细末，与酥、牛乳、地黄汁、蜜拌匀，合煎如饴糖状即成。

【功用】益气养血，润泽肌肤。

【适应证】颜面无泽，肌肤枯燥，形体瘦削等症。

【用法】每服 1 匙，每日 3 次。

【禁忌证】实证不宜服。

方七十六　治羸瘦膏煎

【来源】《千金要方·卷十二·胆腑·风虚杂补酒煎第五》

【组成】羊肝 1 具，羊脊膂肉 1 条，陈曲末 250 克，枸杞根 5000 克。

【制法】将枸杞根切为细末，煎煮 3 次，滤取药液混匀，再将羊肝、羊脊膂肉切细，与曲末放入药液中煮，再入葱、豉、盐如熬汤法，待稠如饴糖时即成。

【功用】益气养血，润泽肌肤。

【适应证】身体瘦弱，气短乏力，颜面无泽等症。

【用法】随意食之。

【禁忌证】实证不宜服。

方七十七　生地黄消热止极强胃气煎方

【来源】《千金要方·卷十三·心脏·脉极第四》

【组成】生地黄汁、赤蜜各 1000 克，人参、茯苓、芍药、白术各 150 克，甘草 100 克，生麦门冬 1000 克，石膏 300 克，生葳蕤 200 克，干地黄 150 克，莼心 500 克，远志 1000 克。

【制法】将后 11 味药切碎，水煮滤汁，将三遍滤汁混匀浓缩后，再下入生地黄汁、赤蜜收膏。

【功用】补气养血，滋阴泻热。

【适应证】治脉热极则血气脱，色白干燥不泽，饮食不为肌肤。

【用法】每服1匙，每日4次。

【禁忌证】寒证不宜服。

方七十八　疲乏困顿方

【来源】《千金要方·卷十七·肺脏·积气第五》

【组成】酥、白蜜、油、糖、酒各1000毫升。

【制法】上五味药，混匀后微火慢煎，待如饴糖状即成。

【功用】补益气血。

【适应证】诵读劳极，疲乏困顿。

【用法】每服2匙，每日4次。

【禁忌证】实证不宜服。

方七十九　石英煎

【来源】《千金要方·卷十九·肾脏·补肾》

【组成】紫石英、白石英各500克，干地黄500克，石斛250克，柏子仁、远志各50克，茯苓、人参、桂心、干姜、白术、五味子、苁蓉、甘草、天雄、白芷、细辛、川芎、黄芪、山茱萸、麦门冬、防风、山药各100克，白蜜1500毫升，酥500毫升，桃仁1000克。

【制法】将紫石英、白石英捣为细末，用醇酒微火煎，纱布滤取汁。将其余饮片切碎，水煎后滤取汁，如此3遍，再将所滤汁液混合后浓缩。将二次所取药汁混合，兑入白蜜、酥，浓缩如膏状即成。

【功用】填精补肾，温阳益气。

【适应证】主男子、女人五劳七伤，消枯羸瘦，风虚痼冷，少气力，无颜色，不能动作，口苦咽燥，眠中不安，恶梦惊惧。

【用法】每服1匙，每日3次。

【禁忌证】实证不宜服。

方八十　生地黄煎

【来源】《千金翼方·卷七·妇人三·虚乏》

【组成】生地黄400克，茯苓、麦门冬各500克，桃仁200克，炙甘草100克，人参150克，石斛、桂心、紫菀各200克。

【制法】将上药切碎，水煎后滤取汁，如此3遍，将所滤汁液混匀浓缩，加入生地汁4000毫升、清酒4000毫升、鹿角胶500克，浓缩药液，再加入饴糖1500毫升、白蜜1500毫升，搅拌均匀，微火慢煎至如膏状即成。

【功用】补气养血，润肤养颜。

【适应证】治妇女产后虚羸短气，身体瘦弱，肌肤枯槁，不欲饮食等症。

【用法】每服1匙，每日3次。

【禁忌证】实证不宜服。

方八十一　五仁斑龙胶

【来源】《寿世保元·卷四·补益》

【组成】人参、天门冬（去心）、麦门冬（去心）、怀牛膝（去芦用）、甘枸杞子各500克，老鹿茸（燎去毛，截6厘米长，劈2片，水洗净）1000克。

【制法】将上药均入大砂锅内，熬汁5次，将滓滤净，再熬至5碗，则成胶矣。

【功用】壮阳益肾，生精养血。

【适应证】真阳元精内乏，以致胃气弱、下焦虚惫，及梦泄自汗、头眩四肢无力。

【用法】每服1匙，每日3次。

【禁忌证】实证不宜。

方八十二　补精膏

【来源】《寿世保元·卷四·补益》

【组成】牛髓、胡桃肉、杏仁、生晒参各500克，山药、大枣各1000克。

【制法】上将杏仁、胡桃肉、山药、大枣4味，捣为膏，用蜜500克，炼去白沫，与牛髓同和匀，入瓷罐内，重汤煮1日。

【功用】补益真气，助胃润肺。

【适应证】真阳元精内乏，以致胃气弱、肺气衰之证。

【用法】空心，以1匙，用酒或白汤化服。

【禁忌证】实证不宜。

方八十三　人参膏

【来源】《寿世保元·卷四·补益》

【组成】红参500克。

【制法】红参去芦，不拘多少切片，入砂锅内净水，文武火熬干一半，倾放瓶内。将渣又煎，又如前并之于瓶。凡熬3次，验参渣，嚼无味乃止。却将3次所煎之汁滤去渣，仍入砂锅内，文武火慢慢熬成膏。如人参500克，只好熬成1碗足矣。及成膏入碗，隔宿必有清水浮上，亦宜去之，只留稠膏。

【功用】大补元气，补脾益肺。

【适应证】元精内乏，虚劳之证。

【用法】每服2~3匙，清米汤一口漱下。

【禁忌证】实证不宜。

方八十四　茯苓膏

【来源】《寿世保元·卷四·补益》

【组成】茯苓500克。

【制法】将上药切碎，水浸后煎煮，纱布滤去药渣，如此3遍，再将所滤药液加热浓缩，下入蜂蜜，收膏即成。

【功用】健脾渗湿，利水消肿。

【适应证】脾失健运或痰火内蕴之证。

【用法】每早晚用3~4匙，以白汤下。

方八十五　地黄膏

【来源】《寿世保元·卷四·补益》

【组成】生地黄500克。

【制法】将上药切碎，水浸后煎煮，纱布滤去药渣，如此3遍，再将所滤药液加热浓缩，下入蜂蜜，收膏即成。

【功用】清热凉血，养阴生津。

【适应证】主治肾阴亏虚之证。

【用法】每服2~3匙，空心白汤点服。

【禁忌证】实证不宜。

方八十六　枸杞膏

【来源】《寿世保元·卷四·补益》

【组成】枸杞子 500 克。

【制法】将上药切碎，水浸后煎煮，纱布滤去药渣，如此 3 遍，再将所滤药液加热浓缩，下入蜂蜜，收膏即成。

【功用】滋补肝肾，益精明目。

【适应证】主治精血不足所致的视力减退、内障目昏、腰膝酸软、遗精滑泄、牙齿松动、须发早白等症。

【用法】不论男妇，早晚用酒调服。

【禁忌证】实证不宜。

方八十七　千金封脐膏

【来源】《寿世保元·卷四·补益》

【组成】天门冬、生地黄、熟地黄、木鳖子、大附子、蛇床子、麦门冬、紫梢花、杏仁、远志、牛膝、肉苁蓉、官桂、肉豆蔻、菟丝子各 50 克，虎骨、鹿茸、硫黄、雄黄、朱砂、赤石脂、龙骨、罂粟、蟾酥、阳起石、沉木香 20 克，麝香 10 克（一方加乳香 20 克，没药 20 克，母丁香 20 克）。

【制法】入油 1000 克，文武火熬黑色，去渣澄清。入黄丹 250 克，水飞过，松香 200 克，熬，用槐柳条搅，滴水不散为度。再下硫黄、雄黄、朱砂、赤石脂、龙骨等药，为末入内。除此不用见火。将药微冷定，再下腽肭脐 1 副，阿芙蓉、蟾酥、麝香、阳起石、沉木香，俱不见火。上为细末，入内，待药冷。下黄蜡 100 克，放瓷器内盛之，封口。放水中浸 3 日，去火毒取出。

【功用】生精壮阳，延年益寿。

【适应证】肾阴肾阳两亏之证。

【用法】摊缎子上，或红绢上亦可。贴脐 60 日，方无力再换。

【禁忌证】实证不宜。

【说明】木鳖子、朱砂、雄黄、罂粟、蟾酥等物有毒，慎用。老虎为国家保护动物，虎骨现已少用。

方八十八　八仙斑龙胶

【来源】《寿世保元·卷四·补益》

【组成】人参、天门冬（去心）、怀生地黄（酒洗）、怀熟地黄（酒蒸）、麦门冬（去心）、怀牛膝（去芦用）各五两，甘枸杞子、白何首乌、赤何首乌各500克，老鹿茸（燎去毛，截6厘米长，劈2片，水洗净）2000克。

【制法】除鹿茸以外俱锉咀片，连同鹿茸一起，入大砂锅内，熬汁5次，将渣滤净。再熬至5碗，则成胶矣。

【功用】生精壮阳，延年益寿。

【适应证】肾阴肾阳两亏之证。

【用法】每服银茶匙2～3匙，好酒调化。空心服，或酒化胶为前丸。

【禁忌证】实证不宜。

方八十九　查梨膏

【来源】《寿世保元·卷十·杂方》

【组成】山楂、甜梨各5000克，蜜150克。

【制法】将山楂、甜梨去核，共捣取自然汁，入锅内慢火熬，入蜜200克，共熬成膏。

【功用】健脾润肺。

【适应证】脾肺气虚之证。

【用法】每服1匙，每日3次。

【禁忌证】实证不宜。

方九十　滋阴壮水膏

【来源】《理瀹骈文·存济堂药局修和施送方并加药法》

【组成】生龟板500克（腹黑者佳，黄色及汤板不可用），用小磨麻油1500克浸熬去滓听用，或下黄丹收亦可。元参200克，生地、天冬各150克，丹参、熟地、萸肉、黄柏、知母、麦冬、当归、白芍、丹皮、地骨皮各100克，党参、白术、生黄芪、川芎、柴胡、连翘、桑白皮、杜仲（炒断丝）、熟牛膝、南薄荷、川郁金、羌活、防风、香附、蒲黄、秦艽、枳壳、杏仁、贝母、青皮、橘皮、半夏、胆星、黑荆穗、桔梗、天花粉、远志肉（炒）、女贞子、柏子仁、熟枣仁、紫菀、菟丝饼、钗石斛、淮山药、续断、巴戟天、黑山栀、茜草、红花、黄芩、黄连、泽泻、车前子、木通、生甘遂、红芽大戟、生大黄、五味子（炒）、五倍子、金樱子、炒延胡、炒灵脂、生甘草、木鳖仁、蓖麻仁、炮山甲、羚羊角、镑犀角、生龙骨、生牡蛎、吴萸各50克，飞滑石200克。

生姜、干姜（炒）各50克，葱白、韭白、大蒜头各100克，槐枝、柳枝、桑枝、枸杞根、冬青枝各400克，风仙草、旱莲草、益母草各1株，冬霜叶、白菊花、侧柏叶各200克，菖蒲、小茴香、川椒各50克，发团100克。

【制法】两共用油6千克，分熬去渣，合龟板油并熬丹收，再加铅粉（炒）500克，生石膏200克，青黛、轻粉各50克，灵磁石（醋煅）100克，官桂、砂仁、木香各50克，牛胶200克（酒蒸化），朱砂5钱。收膏备用。

【功用】滋阴降火，凉血止血。

【适应证】治男子阴虚火旺，午后发热，咳嗽痰血，或郁热衄血吐血，或涎唾带血，或心烦口干，惊悸喘息，眼花耳鸣，两颧发赤，喉舌生疮，盗汗梦遗，腰痛脊酸，足痿。妇人骨蒸潮热，或经水不调，或少腹热痛，及一切阴虚有火之证。

【用法】上贴心俞，中贴脐眼，下贴丹田。阴无骤补之法，膏以久贴见效。

【特别提醒】严禁内服。

方九十一　扶阳益火膏

【来源】《理瀹骈文·存济堂药局修和施送方并加药法》

【组成】生鹿角屑（鹿茸更佳）500克，高丽参200克，用油1500~2000克先熬枯去渣听用，或用黄丹收亦可。生附子200克，川乌、天雄各150克，白附子、益智仁、茅山术、桂枝、生半夏、补骨脂、吴茱萸、巴戟天、胡芦巴、肉苁蓉各100克，党参、白术、黄芪、熟地、川芎、酒当归、酒白芍、山萸肉、淮山药、仙茅、蛇床子、菟丝饼、陈皮、南星、北细辛、覆盆子、羌活、独活、香白芷、防风、草乌、肉蔻仁、草蔻仁、远志肉、荜澄茄、炙甘草、砂仁、厚朴（制）、杏仁、香附、乌药、良姜、黑丑（盐水炒黑）、杜仲（炒）、续断、牛膝（炒）、延胡索（炒）、灵脂（炒）、秦皮（炒）、五味子、五倍子、诃子肉、草果仁、大茴、红花、川萆薢、车前子、金毛狗脊、金樱子、甘遂、黄连、黄芩、木鳖仁、蓖麻仁、龙骨、牡蛎、山甲各50克，炒蚕沙150克，发团80克。

生姜、大蒜头、川椒、韭子、葱子、棉花子、核桃仁（连皮）、干艾各200克，凤仙全株，干姜、炮姜、白芥子、胡椒、石菖蒲、木瓜、乌梅各50克，槐枝、柳枝、桑枝各400克，茴香100克。

【制法】两共用油12千克，分熬再合鹿角油并熬丹收。再入净松香、陀僧、赤脂各200克，阳起石（煅）100克，雄黄、枯矾、木香、檀香、丁香、官桂、制乳香、制没药各50克，牛胶（酒蒸化）200克，俟丹收后，搅至温温，以一滴试之不爆，方取下。再搅千余遍，令匀，愈多愈妙，勿炒珠。

【功用】补火暖土，温肾壮阳。

【适应证】治元阳衰耗，火不生土，胃冷成膈；或脾寒便溏，泄泻浮肿作胀；或肾气虚寒，腰脊重痛，腹脐腿足常冷。或肾气衰败，茎痿精寒；或滑精，随触随泄；或夜多遗溺，甚则脬冷，遗尿不禁；或冷淋；或寒疝；或脱精脱神之症。妇人子宫冷，或大崩不止，身冷气微，阳欲脱者；或冲任虚寒，带下纯白者；或久带下，脐腹冷痛，腰以下如坐冰雪中，三阳真气俱衰者。小儿慢脾风。

【用法】贴心、脐、对脐、脐下。

【特别提醒】严禁内服。

方九十二　大补延龄膏

【来源】《理瀹骈文·存济堂药局修和施送方并加药法》

【组成】党参、丹参、玄参、黄芪、于术、木通、生地、熟地、酒川芎、酒当归、酒白芍、川乌、萸肉、香白芷、淮山药、羌活、防风、柴胡、秦艽、苍术、厚朴、青皮、陈皮、乌药、杏仁、香附子、苏子、贝母、生半夏、生南星、枳实、丹皮、地骨皮、桑白皮、菟丝子、蛇床子、杜仲、牛膝、续断、炙甘草、破故纸、黄柏、知母、锁阳、巴戟天、胡桃仁、五味子、天冬、枣仁（炒）、柏子仁、远志肉（炒）、肉蔻仁、吴萸、大茴香、威灵仙、覆盆子、川楝子、车前子、泽泻、益智仁、黄连、黄芩、黑山栀、大黄、桂枝、红花、木鳖仁、蓖麻仁、炮山甲、金樱子、五倍子、龙骨、牡蛎各50克。

生姜、干姜、葱白、薤白、韭蒜头、干艾、侧柏叶各100克，槐枝、柳枝、桑枝、桃枝、冬青枝、鲜菊花各400克，苍耳草、凤仙草各1株、石菖蒲、白芥子、莱菔子、花椒、大枣、乌梅各50克，发团150克。

【制法】两共用油20公斤，分熬丹收。再入铅粉（炒）500克，陀僧、净松香各200克，赤石脂、木香、砂仁、官桂、丁香、檀香、雄黄、明矾、轻粉、降香、制乳香、制没药各50克。另用龟板胶、鹿角胶（酒蒸化）各100克，俟丹收后，搅至温温，以1滴试之不爆，方下，再搅千余遍令匀。或加桂、麝以为引更妙。

【功用】调和五脏，配合阴阳。

【适应证】凡气血两衰，不论何病何痛，皆可用。

【用法】贴肚脐、命门。

【说明】上方剂量大，可以适当缩小剂量。

【特别提醒】严禁内服。

方九十三　参术膏

【来源】《景岳全书·卷五十三·古方八阵·补阵》

【组成】人参、白术各1000克（一方人参与白术用量之比为5∶2）。

【制法】将上药切碎，水浸后煎煮，纱布滤去药渣，如此3遍，再将所滤药液加热浓缩，下入蜂蜜，收膏即成。

【功用】健脾补中。

【适应证】中气不足，或因用药失宜耗伤元气所致各种气虚症状蜂起的病证。

【用法】每日3次，每服1汤匙，饭后服用，用温水化服。

【说明】此方亦载于：①《鲁府禁方·卷一·福集·内伤》。②《外科枢要·卷四·治疮疡各症附方》。③《傅青主女科·类疟》，用于治疗产后寒热往来。

方九十四　太和膏

【来源】《医垒元戎·卷十·黄柏例》

【组成】当归（酒浸）、肉苁蓉（酒浸）、川芎各200克，舶上茴香300克，川楝子、破故纸、楮实子、远志（去心）、白术、韭子、白茯苓、葫芦巴、枸杞各150克，黄蜡75克，葱白10茎，胡桃50个（切作片）。

【制法】上用鹿角5公斤，东流河水30担，铜灶铁锅2只，靠鹿顶截角，用赤石脂、盐泥于截处涂固之，勿令透气，于甑内蒸一炊时，用马蔺刷就热汤，刷去角上血刺、尘垢后，可长10~12厘米截断鹿角，外将前件药14味拌和停匀，先铺1层角于锅内，角上铺1层药，如此匀作3层铺之，将河水添在药锅内，其水于角上常令高9厘米，用无烟木炭慢慢煎熬，常令小沸，勿令大滚。外一锅内，专将河水煎汤，亦勿令大滚，却取河水添在熟汤内，住火候冷，将鹿角捞出，用生绢取汁，其药滓不用。外将药汁如前法再熬，更不用加水，如膏成滴水中凝结不散，方始成膏。

【功用】填精壮阳，益气补血。

【适应证】诸虚不足，气血虚衰，精神减少，肢体瘦悴，行步艰难。

【用法】每服1匙，空心暖酒化服。

方九十五　人参当归膏

【来源】《串雅内编·卷一·截药内治门》

【组成】人参、当归、麦冬各100克，五味子25克。

【制法】上药用水1000克，煎至300克，合熬成膏。

【功用】补益心气。

【适应证】治闻雷即昏晕不省人事，此气怯也。

【用法】每服3匙，白滚汤调服，尽500克，闻雷自若。

方九十六　龟背方

【来源】《保童秘要·龟背》

【组成】麻黄、枳壳、芍药各10克，桂心、独活、防风、大黄各20克。

【制法】上药切碎，水煮滤汁，如此3遍，将所滤汁液浓缩，加入蜂蜜收膏。

【功用】祛风散寒，行气活血。

【适应证】小儿龟背。

【用法】米饮调下。

【特别提醒】不宜过量服用。

方九十七　四汁膏（方名编者加）

【来源】《良朋汇集经验神方·卷二·虚劳门》

【组成】姜汁、人乳各40克，白萝卜汁、梨汁各50克，蜂蜜100克。

【制法】上药除蜂蜜外，余药放入铜锅中，先用大火将药液煮沸，再用小火煎煮，保持微沸，煎煮时应及时搅拌，防止黏锅，煮至2~5小时，待到锅中逐渐形成稠膏状，然后放入蜂蜜，用小火煎熬，并不断用筷子搅拌和匀收膏。

【功用】滋阴清热，行气化痰。

【适应证】肺胃阴虚所致的痨证。

【用法】每日3次，每服1汤匙，饭后服用，用白开水送服。

【禁忌证】脾虚便溏者慎服。

方九十八　补益鹿茸煎

【来源】《普济方·卷三十三·肾脏门·精极（附论）》

【组成】鹿茸200克。

【制法】将上药研末，以清酒2升，慢火煎熬至如膏状，盛于瓷器中。

【功用】补肾壮阳，强筋健骨。

【适应证】精极，症见骨髓虚竭，齿焦发落，梦中失精，目视不明，耳聋体重。

【用法】每于空腹及晚餐前以温酒调下半匙。

【禁忌证】证属实热者不宜。

方九十九　参术膏

【来源】《鲁府禁方·卷一·内伤》

【组成】楝参360克，白术1360克。

【制法】将上药切碎，水浸后煎煮，纱布滤去药渣，如此3遍，再将所滤药液加热浓缩，下入蜂蜜，收膏即成。

【功用】大补元气，补益脾胃。

【适应证】饮食失节，损伤脾胃，劳役过度，耗伤元气，肌肉消削，饮食不进。

【用法】取2~3汤匙，白米汤送下，不拘时候，任意服之。

方一百　益寿补天膏

【来源】《万病回春·卷三·补益》

【组成】鹿茸、附子、牛膝、虎胫骨（现用羊胫骨）、蛇床子、菟丝子、川续断、远志肉、肉苁蓉、天门冬、麦门冬、杏仁、生地、熟地、官桂、川楝子、山茱萸、巴戟天、破故纸、杜仲、木鳖子、肉豆蔻、紫梢花、谷精草、穿山甲、大麻子各60克，甘草120克。

【制法】将上述药物锉细，用真香油840克浸药一昼夜，置于小火上慢熬至黑色，下黄丹480克、黄香240克，同时用柳棍不停搅拌，再下雄黄、倭硫、龙骨、赤石脂各120克，以铜汤匙挑药滴水成珠不散为度，下母丁香、沉香、木香、乳香、没药、阳起石、煅蟾酥、哑芙蓉各12克、麝香（现用人工麝香）6克，搅拌使其混合均匀，又下黄蜡30克，膏成，贮存于瓷罐内，严密封口，入水中浸5天去其火毒，制成约42克重的膏药贴，摊涂于红绢上，贴患处。

【功用】填精补髓，温肾助元。

【适应证】精滑不固，腰膝酸软，筋骨痿弱，下元虚冷，五劳七伤，半身不遂，下部虚冷，膀胱病证，阳事不举，女子赤白带下，砂淋血崩，兼下生疮疖，喘咳。

【用法】取膏摊涂在红绢上，贴脐上或两腰眼上，每1贴可用60天。

【说明】此药最能填精补髓，保固真精不泄；善助元阳，滋润皮肤，壮筋骨、理腰膝；男子贴之，行步康健，气力倍添，奔走如飞；女子贴之，能通二十四道血脉，坚固身体，返老还童；方中附子、木鳖子、黄丹、雄黄、倭硫均有毒，不可轻易使用。

方一百零一　固阳膏

【来源】《济世全书·卷一·中寒》

【组成】生白矾360克，黄丹240克，干姜400克，母丁香120克，胡椒240克。

【制法】将上述药物捣研为细末，用醋调和成膏。

【功用】温阳散寒，理气止痛。

【适应证】因女色成阴证者。

【用法】以男左女右手握药搽脐上，盖被，汗出即愈。

【说明】方中白矾、黄丹有毒。

方一百零二　长肉膏

【来源】《景岳全书·春集·卷六十四·外科》

【组成】人参、黄芪、当归、合欢皮、玄参、血竭、龙骨、赤石脂各10克，血余30克，老鼠1只，白蜡50克，麻油150克，铅丹50克。

【制法】先将血竭、龙骨、赤石脂、白蜡打成粉状备用，然后将麻油倒入铜锅中煮沸，再将除铅丹以外的药放入铜锅中一起煎煮，待到锅中药物变为焦黑时滤出药渣，继续加热，然后将制备好的药粉放入锅中搅拌均匀，再放入铅丹即可收膏。

【功用】益气养血，生肌敛疮。

【适应证】疮疡久不生肉，身体虚弱，疲倦乏力等。

【用法】直接将膏药贴于患处即可。

方一百零三　八宝丹

【来源】《瑞竹堂经验方·卷七·八宝丹》

【组成】广木香、母丁香、红花各100克，牡蛎、地龙（去土）各25克，灯草（糯晒干）10克。

【制法】上药为末，甘草150克碾末，熬成膏子，丸如弹子大。

【功用】壮益元阳，行气生血。

【适应证】治老人衰弱，元气虚冷，脏腑虚滑，饮食减少，手足逆冷者。

【用法】每服1丸，细嚼，空心酒下，以干物压之。

【禁忌证】实证不宜。

痞　满

痞满是由表邪内陷、饮食不节、痰湿阻滞、情志失调、脾胃虚弱等导致脾胃功能失调、升降失司、胃气壅塞而成的以胸脘痞塞满闷不舒、按之柔软、压之不痛、视之无胀大之形为主要临床特征的一种脾胃病证。按部位可划分为胸痞、心下痞等。《素问·五常政大论》："卑监之纪，其病留满痞塞。"《杂病源流犀烛·肿胀源流》："痞满，脾病也。本由脾气虚及气郁不能运行，心下痞塞填满，故有中气不足，不能运化而成者，有食积而成者，有痰结而成者，有湿热太甚而成者。虚则补其中气，宜调中益气汤；实则消食，宜资生丸；豁痰宜豁痰汤；除湿宜二陈汤加猪苓、泽泻；有湿热清热，宜当归拈痛汤而消导之，亦不可用峻剂，致伤元气。"其治法，应调中，补气血，消痞清热，攻补兼施。

西医学中的慢性胃炎、胃神经官能症、胃下垂、消化不良等疾病，当出现以胃脘部痞塞、满闷不舒为主要表现时，即相当于痞满。

方一　消积水红花膏（方名编者加）

【来源】《本草纲目·卷十六·荭草》

【组成】水红花（或子）200毫升。

【制法】将上述药物加水600毫升，置于桑柴火上大火煎熬成膏。

【功用】行气活血，消积止痛。

【适应证】腹中痞积。

【用法】量痞块大小，取膏适量，摊贴患处，同时取适量酒调内服。

【说明】本方出自刘松石《保寿堂方》。

【特别提醒】忌腥荤油腻之物。

方二　消癖膏（方名编者加）

【来源】《急救广生集·卷二·杂症·痞癖》

【组成】甘草、甘遂、苋菜各15克，硇砂5克，木鳖子（去壳）4个，鳖肉50克，葱头7个。

【制法】将上药切碎，入蜜少许，共捣成膏。

【功用】消痞散结。

【适应证】大人小儿各种痞积有块。

【用法】外贴患处，如药干，用葱汁拌蜜润之。

【特别提醒】不宜内服。

方三　神效方

【来源】《惠直堂经验方·卷二·痞积门》

【组成】大蒜10个，大黄、皮硝各50克。

【制法】将大黄、皮硝研为细末，入大蒜共捣成膏。

【功用】消痞散结。

【适应证】主治痞积。

【用法】外贴患处。

【特别提醒】不宜内服。

方四　痞块膏

【来源】《青囊秘传·膏门》

【组成】大黄、朴硝各 40 克。

【制法】将上述药物捣研为细末，与大蒜一起同打成膏。

【功用】消痞散结。

【适应证】痞块。

【用法】取膏适量，贴患处。

方五　痞块膏

【来源】《惠直堂经验方·卷四·膏药门》

【组成】川椒 49 粒，五倍子 7 粒，铅粉 100 克，麝香 1 克。

【制法】将川椒、五倍子用麻油 200 克慢火煎煮焦枯，纱布滤去药渣，再将所滤药油加热，熬至滴水成珠，下入铅粉收膏，离火，入麝香，搅拌均匀，冷凝即成。

【功用】消痞散结。

【适应证】主治食积痞胀等症。

【用法】外贴患处。

【特别提醒】不宜内服。

方六　八反膏

【来源】《种福堂公选良方·痞块》

【组成】鳖头、苋菜、葱、蜜、甘草、甘遂、芫花、海藻、阿魏、鳖甲、水红花子各 50 克。

【制法】将上药捣为细末，入烧酒调如膏状。

【功用】消痞散结，行气活血。

【适应证】痞证。

【用法】水调白面作圈，围痞块四周，将药敷痞块上，用热水袋外熨药上，冷则易之，至痞块动痛为度。

【特别提醒】不宜内服。

方七　化痞反正膏

【来源】《惠直堂经验方·卷四·膏药门》

【组成】川乌、草乌、半夏、红牙大戟、芫花、甘草节、甘遂、细辛、姜黄、穿山甲、狼毒、牵牛、威灵仙、巴豆仁、三棱、蓬术、枳壳、白术、水红花子、葱白头、鳖甲、红苋菜、白芍、沙参、丹参、白及、贝母、藜芦各 50 克，藜芦（葱管者真）一两，干蟾 4 只，麻油 2500 克，密陀僧 400 克，黄蜡、阿魏各 100 克。

【制法】将上药切碎，入麻油中浸 7 日，慢火熬至药物焦枯，纱布滤去药渣，再将所滤药油加热，熬至滴水成珠，下入密陀僧、黄蜡，不停搅拌，离火，待稍温下入阿魏，收成膏摊用。

【功用】化痞散结。

【适应证】诸般痞块积聚，寒热腹痛，胸隔痰饮。小儿大肚疳积，妇人经水不通、血瘕等症。

【用法】外贴患处。

【特别提醒】孕妇勿用。

方八 化痞消积膏

【来源】《惠直堂经验方·卷四·膏药门》

【组成】秦艽、三棱、莪术、蜈蚣、巴豆各 25 克，当归、大黄、黄连各 15 克，全蝎 14 个，山甲 14 片，木鳖 7 个，阿胶 50 克，阿魏、芦荟各 10 克，麝香、片脑、没药、乳香各 5 克，麻油 1200 克，红丹 600 克。

【制法】将上药饮片切碎，入麻油中浸后，慢火熬至药物焦枯，纱布滤去药渣，再将所滤药油加热，熬至滴水成珠，下入红丹，不停搅拌，离火，收成膏摊用。

【功用】化痞散结。

【适应证】主治小儿痞积气块，身热，口内生疳。三日即止热，七日觉腹内渐痛，十日大便下脓血为验。

【用法】摊贴痞处。

【特别提醒】忌生冷腥膻发物。

方九 化痞膏

【来源】《惠直堂经验方·卷四·膏药门》

【组成】大黄、白术、山楂、麦芽各 25 克，人参、枳实、厚朴、使君子 15 克，丹皮、两头尖、生甘草、槟榔各 10 克，鳖甲、神曲、当归、白芍、蒲公英、金银花各50克，防风、川芎各5克，麻油1500克，红丹900克，薄荷叶、赤石脂、冰片各10克，乳香、没药各25克，麝香3克，阿魏、血竭各15克。

【制法】将上药饮片切碎，入麻油中浸后，慢火熬至药物焦枯，纱布滤去药渣，再将所滤药油加热，熬至滴水成珠，下入红丹，不停搅拌，离火，将后7味药研为极细末下入，搅拌均匀，冷凝即成。

【功用】化痞散结。

【适应证】主治一切痞块，在左胁者效更佳。

【用法】摊贴患处。

【特别提醒】不宜内服。

方十　消痞膏（方名编者加）

【来源】《验方新编·卷十八·痞积部》

【组成】清油500克，密陀僧300克，羌活50克，阿魏25克，麝香10克。

【制法】将清油煎滚，下入密陀僧、羌活，熬至焦枯，纱布滤去药渣，再将所滤药油加热，熬至滴水成珠，离火，再下入阿魏、麝香，搅拌均匀，冷凝即成，随患处大小摊贴。

【功用】消痞散结。

【适应证】主治各种痞积。

【用法】外贴患处。

【特别提醒】不宜内服。

方十一　桐油膏（方名编者加）

【来源】《验方新编·卷十八·痞积部》

【组成】桐油250克，松香400克，当归、乳香、没药各50克，真阿魏15克。

【制法】将松香、当归入桐油中熬枯去渣，再下入乳香、没药，搅拌均匀，溶尽后离火，下入阿魏，搅匀，冷凝即成。

【功用】消痞散结。

【适应证】主治各种痞积。

【用法】先以煨生姜擦肌肤，再贴此膏，频将热手摩之，或炒热盐在膏外熨之更好。

【特别提醒】不宜内服。

方十二　大蒜膏（方名编者加）

【来源】《验方新编・卷十八・痞积部》

【组成】大蒜100克，加大黄、皮硝各50克。

【制法】将大蒜捣烂，大黄、皮硝研为细末，再将上3味药混匀，共捣成膏。

【功用】消痞散结。

【适应证】主治各种痞积。

【用法】外贴患处。

【特别提醒】不宜内服。

方十三　桃红膏

【来源】《验方新编・卷十八・痞积部》

【组成】风化石灰200克，大黄末50克，肉桂末25克。

【制法】将风化石灰用铁锅炒热，入大黄末，同炒至色红，取出，入肉桂末，共和匀，米醋调成膏。

【功用】消痞散结。

【适应证】主治腹胁积痛。

【用法】外贴患处。

【特别提醒】不宜内服。

方十四　三妙膏

【来源】《验方新编・卷十八・痞积部》

【组成】松香煎200克，蓖麻肉（去壳）100克，皮硝25克，麝香1克。

【制法】共捣成膏，量痞大小摊青布上。

【功用】活血通经，消痞散结。

【适应证】主治胸腹胁肋积聚痞块。

【用法】外贴患处。

【特别提醒】不宜内服。

方十五　消痞膏

【来源】《验方新编・卷五・痞积》

【组成】密陀僧 300 克，阿魏 25 克，羌活、水红花子各 50 克，穿山甲 15 克，香油 900 克，麝香 5 克。

【制法】将上药切碎，入香油中浸后慢火熬至焦枯，纱布滤去药渣，再将所滤药油加热，熬至滴水成珠，离火，下入麝香，搅拌均匀，用布照痞大小摊贴。

【功用】消痞散结。

【适应证】治积年恶痞，至重贴至两张即消。屡试神验。

【用法】患痞癖处肌肤定无毫毛，看准以笔圈记，用膏贴之。

【特别提醒】不宜内服。

方十六　甲鱼膏（方名编者加）

【来源】《验方新编·卷五·痞积》

【组成】苋菜（洗去泥，不必去根）5000 克，活甲鱼 1 个。

【制法】苋菜切碎煮汤，甲鱼不必切碎，入苋菜汤连骨煮烂如膏，纱布滤去药渣，再将甲鱼膏薄摊晒干，研末。用麻油 400 克熬至滴水成珠，下入甲鱼膏末 200 克，搅匀成膏，量患处大小，摊贴。

【功用】消痞散结。

【适应证】各种痞积。

【用法】外贴患处。

【特别提醒】严禁内服。

方十七　黄白膏（方名编者加）

【来源】《验方新编·卷五·痞积》

【组成】雄黄、白矾各 50 克。

【制法】将雄黄、白矾研为细末，面糊调膏摊布上。

【功用】消痞散结。

【适应证】各种痞积。

【用法】外贴患处。

【特别提醒】严禁内服。

方十八　贴痞膏

【来源】《古今医统大全·卷九十三·经验秘方》

【组成】三棱、陈皮、地骨皮、黄芩、黄连、五灵脂、苦参、玄参、赤芍药、两头尖、草乌、香附子、当归、香白芷、大黄、木鳖子（去壳）、轻粉、巴豆（去壳衣）、没药、血竭各15克，乳香、麝香、阿魏各5克，香油750克，铅丹（飞，焙干）250克。

【制法】上药先将香油入铜锅内，旋即将18味切片粗药入油内，用桑柴慢火煎之，黑黄色为度。滤去渣，方入丹，用槐柳条不住手搅千遍，将油滴入水内成珠，去火再入细药和匀，收贮去火毒，用绢摊贴。

【功用】行气活血，消积除痞。

【适应证】治痞证。

【用法】每日换1次，如痒揭去，须用净布鞋底焙至不痒，复贴之，待药力尽自落下，不可强揭。

【说明】轻粉、巴豆、铅丹有毒。

方十九　二仙膏

【来源】《古今医统大全·卷三十四·药方》

【组成】明矾、雄黄各100克。

【制法】上药研细，再将100克水糊和成膏。

【功用】行气消痞，消肿散结。

【适应证】治痞气腹中作块。

【用法】纸摊贴患处即效。不效，再以100克摊贴，须看贴药之，大便如脓下，即愈。

方二十　琥珀膏

【来源】《古今医统大全·卷三十四·药方》

【组成】大黄、朴硝各50克。

【制法】上药为末，以大蒜捣膏贴之。

【功用】行气消痞，消肿散结。

【适应证】治痞气作块。

【用法】外贴患处。

【说明】此方亦载于：①《仁斋直指方论·卷五·积聚癥瘕痞块方论》。②《小儿推拿广意·卷下·诸热门》。

方二十一　无水红花子膏

【来源】《古今医统大全·卷三十四·药方》

【组成】水红花（或子）500克。

【制法】上药以水3倍量，用桑柴文武火熬成膏。

【功用】行气消痞，活血消积。

【适应证】治痞气作块。

【用法】量痞大小，纸摊贴，以无力为度。仍将膏用酒调服，忌荤腥油腻。不饮酒者，白汤下。

【特别提醒】此方有毒，不可入口。

方二十二　乾坤一气膏

【来源】《外科正宗·卷四·痞癖第六十四》

【组成】当归、白附子、赤芍、白芍、白芷、生地、熟地、穿山甲、木鳖肉、巴豆仁、蓖麻仁、三棱、莪术、五灵脂、续断、肉桂、玄参各50克，乳香、没药各60克，麝香15克，阿魏100克。

【制法】将前17味药切碎，浸入麻油2500克中（春季浸3日，夏季浸5日，秋季浸7日，冬季浸10日），入锅内，慢火熬至药枯浮起为度，纱布滤去药渣，称定药油质量，每500克药油下入飞丹600克，频频搅拌，熬至滴水成珠，离火，下入阿魏，再下乳、没、麝香，搅拌均匀，冷凝即成。

【功用】消痞散结，行气活血。

【适应证】此膏专治痞疾，不论新久。又治诸风瘫痪，湿痰流注，各种恶疮，百般怪症。男子夜梦遗精，妇人赤白带下；又男女精寒血冷，久不生育者，皆可贴之。

【用法】外贴患处。男子遗精，妇人白带，俱贴丹田；诸风瘫痪，贴肾俞穴。

【特别提醒】不宜内服。

方二十三　化痞膏

【来源】《外科证治全生集·医方》

【组成】香油500克，密陀僧300克，阿魏25克，羌活50克，水红花子、麝香各15克。

【制法】将密陀僧、阿魏、羌活、水红花子入香油中煎至焦枯，纱布滤去药渣，再将药油熬至滴水成珠，离火后，下入麝香，搅拌均匀即成。

【功用】消痞散结，行气活血。

【适应证】主治痞癖。

【用法】外贴患处。内服克坚酒：用水红花子15克研末，浸火酒1000克，时时呷之。

【特别提醒】此方有毒，严禁内服。

方二十四　阿魏膏

【来源】《内科摘要·卷下·各症方药十一》

【组成】羌活、独活、玄参、官桂、赤芍、穿山甲、生地黄、两头尖、大黄、白芷、天麻各25克，槐、柳、桃枝各15克，红花20克，木鳖子20枚，乱发如鸡蛋大一团。

【制法】上药切碎后用香油1200克，煎至药材颜色变黑，滤去药渣，再下入乱发，滤去药渣，下入黄丹，令软硬得中，再入芒硝、阿魏、苏合油、乳香、没药各25克、麝香15克，调匀即成膏。

【功用】消痞散结，行气活血。

【适应证】治一切痞块。

【用法】每取适量，外敷于患处。

【特别提醒】不宜内服。

【说明】此方亦载于：①《女科证治准绳·卷三·积聚瘕》。②《景岳全书·春集·卷六十四·外科》。

痢　疾

痢疾以大便次数增多，腹痛，里急后重，或痢下赤白黏冻为主要临床表现，是夏秋季常见的肠道传染病。痢疾多因感受时邪疫毒、饮食不节等所致，其病位在肠，与脾胃有密切关系。多为湿热、疫毒、寒湿结于肠腑，气血壅滞，血络受阻，化为脓血，大肠传到失司。

痢疾常见的证型有湿热痢，宜清肠化湿、调气和血；疫毒痢，宜凉血解毒、清热除积；寒湿痢，宜温中燥湿、调和气血；阴虚痢，宜养阴和营、清肠化湿；虚寒痢，宜温补脾肾、收敛固脱；休息痢，宜温中清肠，调气化滞。痢疾总的治疗原则是通腑。

西医学中的细菌性痢疾、阿米巴痢疾以及溃疡性结肠炎、细菌性食物中毒均可表现出痢疾的征象。

方一　黄连膏（方名编者加）

【来源】《本草纲目·卷十三·黄连》

【组成】 黄连 50 克。

【制法】 将黄连研为细末，用鸡子白和为饼，于锅中炙为紫色，再研末，入浆水 1500 毫升，慢火煎成膏。

【功用】 清热止痢，健脾补中。

【适应证】 主治赤痢久下，累治不愈。

【用法】 每服 1 小碗，温米饮下。

方二　封脐膏

【来源】《惠直堂经验方·卷一·痢疾门》

【组成】 大黄、黄芩、黄柏、枳实各 50 克，槟榔 40 克，黑牵牛、白牵牛各 15 克，当归、槐花各 25 克，地榆 30 克，木香 15 克，生姜 20 克，麻油 400 克，黄丹 200 克。

【制法】 将上药切碎，入麻油中浸后，慢火煎至药物焦枯，纱布滤去药渣，再将所滤药油加热，下入黄丹，不停搅拌，熬至滴水成珠，冷凝即成。

【功用】 清热燥湿，调气和血。

【适应证】 主治痢疾。

【用法】 摊贴脐上。下痢白多者，先用姜 3 片、茶叶 15 克、红糖 15 克，水煎服。下痢赤多者，或口噤者，用川连、地榆各 5 克，茶叶 4 克，水煎服。服后贴膏药。

【特别提醒】 忌肥厚油腻之品。

方三　外灸膏

【来源】《奇效良方·卷十三》

【组成】 木香、附子（炮）、蛇床子、吴茱萸、胡椒、川乌各 30 克。

【制法】 将上药研为细末。每药末 15 克，用面 10 克，混匀后，用生姜自然汁调如膏状。

【功用】 温脾暖肾，散寒止痢。

【适应证】 治一切虚寒，下痢赤白，或时腹痛，肠滑不禁，心腹冷极，皆可用。

【用法】贴脐中，上下以衣物盖定，熨斗盛火熨之，痢止为度。

【禁忌证】实热证不宜使用。

【说明】此方亦载于:《十便良方·卷十五·治脾胃等疾诸方中》。

方四　千金羊脂煎

【来源】《张氏医通·卷十四·专方·痢门》

【组成】羊脂15克，白蜡30克，黄连1000克，酢、蜜各700克，乌梅肉80克，乱发灰1000克。

【制法】将上述7味药物混合后置于铜器中加水煎煮，不断搅拌，直至可作成丸剂如梧桐子大小。

【功用】清热利湿，理气除滞。

【适应证】多年热痢，下痢赤白。

【用法】取20丸，口服，每天3次。

【说明】羊脂具有滑利之性，《千金》用其治疗久痢不愈，专门取其滑利之性来通虚中之留滞；其书后还有羊脂、阿胶、蜜、蜡、黍米作粥方，深谙炎帝《本经》中补中寓泻的道理。

方五　气痢方

【来源】《保童秘要·诸痢》

【组成】桂心、赤石脂、干姜各100克，炮附子200克。

【制法】上药切碎，水煮滤汁，如此3遍，将所滤汁液浓缩，加入蜂蜜收膏。

【功用】温阳益气，收涩止痢。

【适应证】腹胀排气时大便即随之而下，脘腹虚满，下痢色白。

【用法】温水研化下。

方六　红白痢膏药

【来源】《寿世仙丹·内科经验良方·卷二·痢疾》

【组成】巴豆适量，雄黄少许。

【制法】上将雄黄末少许，入巴豆研成膏，先将病人眉心中穴用水洗净，将膏摊油纸上，备用。

【功用】导滞消痢。

【适应证】寒湿痢疾，红白夹杂，白多红少者。

【用法】贴穴上，壮者贴敷一炷香时间，老幼贴敷半炷香时间，视人大小用之。香尽将药轻轻揭去，拭尽。

【禁忌证】湿热痢疾，红多白少者或脓血痢。

【说明】巴豆、雄黄均有毒，慎用。

方七　痢后昏昏多睡诸方

【来源】《保童秘要·诸痢》

【组成】黄连40克，人参20克，黄芩、豆豉各10克。

【制法】上药切碎，水煮滤汁，如此三遍，将所滤汁液浓缩，加入蜂蜜收膏。

【功用】清热燥湿，益气止痢。

【适应证】下痢后倦怠乏力，昏昏欲睡。

【用法】煎茯苓汤下。

方八　胶腊汤

【来源】《千金要方·卷三·妇人方中·下痢第六》

【组成】阿胶、蜡、黄柏各100克，当归150克，黄连200克，陈仓米2000克。

【制法】将后4味药切碎后，水煮至米熟，滤取汁，浓缩后加入阿胶、蜡，收膏即成。

【功用】清热燥湿，补虚止痢。

【适应证】妇女产后感染五色痢，症见脓血粪便中夹杂有多种颜色，脐下急痛，频频虚坐，脉虚无力等。

【用法】每服1匙，每日4次。视病情轻重，可适当增减服用剂量。

【禁忌证】纯实证、纯虚证不宜服。

方九　桂蜜汤

【来源】《千金要方·卷三·妇人方中·下痢第六》

【组成】桂心、干姜、甘草、当归各200克，附子100克，蜜、赤石脂各1000克。

【制法】将药切碎后水浸1夜，水煮滤汁，如此3遍，再将药汁混匀后浓缩，最后放入蜜收膏。

【功用】温中散寒，收涩止痢。

【适应证】妇女产后感染痢疾属于寒性者，症见便赤白脓血、日数十行，时时下血，苔白，脉迟等症。

【用法】每服1匙，每日3次。视病情轻重，可适当增减服用剂量。

【禁忌证】实热痢不宜服。

方十　紫花地丁膏（方名编者加）

【来源】《串雅内编·卷四·单方内治门》

【组成】紫花地丁500克。

【制法】紫花地丁草捣为膏。

【功用】清热解毒，凉血止痢。

【适应证】赤白痢。

【用法】贴脐上。

方十一　蓝青丸方

【来源】《外台秘要方·卷二十五·痢三十三门·水谷痢方》

【组成】蓝青汁600克，黄连250克，黄柏125克，阿胶150克，白术、地榆、地肤子、乌梅肉各90克。

【制法】将上述7味药物捣研为细末、过筛为散，再用蓝青汁调和均匀，小火上煎煮，直至可作成丸剂，如杏仁大小。

【功用】清热燥湿，凉血止痢。

【适应证】中焦有热，水谷下痢。

【用法】取3丸，白开水送服，立即吞下不可停留。

【特别提醒】忌猪肉、冷水、桃、李、雀肉等。

方十二　疗水下痢色白方

【来源】《外台秘要方·卷二十五·痢三十三门·冷痢方》

【组成】黄连、干姜各270克。

【制法】将上述2味药物捣研为细末、过筛，与白酒900克一起煎煮，直至可作成丸剂。

【功用】清热燥湿，温中止痢。

【适应证】水痢，痢下色白，食不消化者。

【用法】取梧子大20丸，水送服。

【特别提醒】忌猪肉、冷水。

方十三　疗久痢神验方

【来源】《外台秘要方·卷二十五·痢三十三门·冷痢食不消下方》

【组成】黄连末 15 克，乱发灰、醋、蜜各 10 克，白蜡 5 克，鸡子黄 1 枚。

【制法】将上述 6 味药物放入铜制器皿中，置炭火上，先加入醋、蜜、蜡、鸡子黄搅拌均匀，再入黄连末、发灰，再次搅拌，不断煎熬，当视其可挑起时，出为丸。

【功用】清热燥湿，凉血止痢。

【适应证】年老及幼小下痢，极度消瘦，不能进食，饮食不能消化，食入口就出，命在旦夕，下痢日久者。

【用法】病情严重者，一昼夜服完；病情轻者，2 天服完。

方十四　疗冷热痢方

【来源】《外台秘要方·卷二十五·痢三十三门·冷热痢方》

【组成】黄连 36 克，黄柏、当归、黄芩、阿胶各 180 克，熟艾 90 克。

【制法】将前 4 味药物捣研为细末、过筛为散，用醋 1200 克煮阿胶，使其烊化，再下其他药物一起煎煮，直至可为丸如大豆。

【功用】清热燥湿，调血止痢。

【适应证】冷热诸痢，五色痢。

【用法】取 70~80 丸，白开水送服，白天 2 次，晚上 1 次。

【说明】此方特别适合年老患者；若产妇患下痢，可加蒲黄 90 克，用蜜做成丸剂，效果很好。

方十五　疗久赤痢方

【来源】《外台秘要方·卷二十五·痢三十三门·久赤痢方二首》

【组成】鼠尾草、蔷薇根、秦皮各 600 克。

【制法】将上述 3 味药物加水淹渍，煎煮，药成过滤去渣，置铜制器皿中武火煎煮，直至可作成丸剂，丸如梧桐子大。

【功用】清热燥湿，凉血止痢。

【适应证】多年久痢夹血。

【用法】取5~6丸，口服，每天3次，可以逐渐增加剂量，直至痊愈。也可改服用浓汁100克口服。

【说明】秦皮可用槲皮代替。

方十六　狗皮膏

【来源】《万病回春·卷三·痢疾》

【组成】乳香、没药各300克，木鳖子50克，杏仁100克。

【制法】先用香油4200克将木鳖子炸枯，待其浮起，过滤去渣，下飞过黄丹18克，用槐枝不住手搅，以滴水成珠为度，退火，再入乳香、没药，加麝香（现用人工麝香）6克搅匀，膏成，埋地下退火毒。

【功用】行气止痛，利肠止痢。

【适应证】泻痢。

【用法】取适量，摊涂在狗皮上，贴脐上。

【说明】方中木鳖子、黄丹均有毒，不可轻易使用。

方十七　泻痢膏

【来源】《万病回春·卷三·痢疾》

【组成】赤石脂、诃子、罂粟壳各240克，干姜300克。

【制法】将上述药物捣研为细末，用真麻油2160克，熬去240克，直至剩下1920克，趁热加入水飞黄丹960克，直至煎熬成黑色，滴水成珠，方入以下4味药物：龙骨120克，乳香30克，没药30克，麝香（现用人工麝香）6克，将药物一起捣研为细末，加入后搅拌使其混合均匀，退火，出火毒。

【功用】温中理气，涩肠止痢。

【适应证】泻痢。

【用法】取膏12克，摊涂在纸上，贴脐上。

【说明】冬季可加肉蔻30克。

腹胀

腹胀，即腹部胀大或胀满不适，出于《灵枢·玉版》《灵枢·水胀》等篇，可以是一种主观上的感觉。腹胀多伴随腹痛、呕吐、嗳气、便秘、腹泻、矢气等，多因胃部疾病、肠道疾病、肝胆疾病、胰腺疾病等所致。

产生腹胀的原因有：①气滞作胀：自觉上腹部胀满堵塞，因胀致痛，每因生气或情志刺激诱发或加重，伴有烦躁易怒，恶心呕吐，食少嗳气，甚至吞酸等，治宜疏达肝气、健脾和胃。②脾虚腹胀：食欲不振，食少腹胀，食后加重，倦怠乏力，少气懒言，大便干稀不调，四肢不温或有轻度水肿，治宜健脾消胀、升清降浊。③血瘀腹胀：小腹部持续性胀满，昼轻夜重，形体消瘦，面色苍白，指甲青紫、微血管怒张，治宜行气化瘀、消胀除满。④湿热腹胀：胃脘少腹胀满，甚至满腹胀，持续不能缓解，多吃油腻则更甚，伴有烦躁，口渴不想喝水，恶心，厌油腻，大便黏滞不爽，放屁恶臭，小便黄赤等，治宜利湿清热、调肠理气。⑤食积停滞：腹满胀痛，嗳腐吞酸，或厌闻食臭，或矢气、大便臭如败卵，治宜消食导滞、行气止痛。⑥寒热错杂型：胃脘饱胀或腹部胀满，午后、晚上较重，稍进食即觉胀满，伴有口苦或口臭，或有恶心、嗳气，胃腹怕寒，欲进冷饮食而又不敢，大便不畅或便秘或便稀，矢气多，治宜舒肝理气、和胃消胀。

方一　健脾方

【来源】《惠直堂经验方·卷一·补虚门》

【组成】陈米锅焦1000克，苍术（麸炒）、白芍（醋炒）各150克，干佛手40克。

【制法】将上药研为细末，白糖开水调如糊状。

【功用】健脾消食。

【适应证】脾胃虚弱所致的纳差，嗳气，腹胀等。

【用法】每服50克，每日2次。

方二　资生健脾膏

【来源】《慈禧太后医方选议·第十三章·治脾胃病医方》

【组成】党参200克，白术、柏子仁各150克，砂仁、木香、山药、厚朴各100克，茯苓200克，陈皮、枳实各120克，炒三仙400克，炙草50克。

【制法】将上药切碎，水浸后煎煮，纱布滤去药渣，如此3遍，再将所滤药液加热浓缩，下入蜂蜜，收膏即成。

【功用】健脾和胃，行气消痞。

【适应证】脾虚气滞之脘腹痞满，食少倦怠，大便略干，舌苔腻，脉弦。

【用法】每用12克，白开水冲服，瓷罐收盛。

方三　茱萸膏

【来源】《三因极一病证方论·卷八·五劳证治》

【组成】吴茱萸、白术、猪油、姜汁各500克。

【制法】将吴茱萸、白术切碎，与猪油、姜汁一起放入锅中，慢火煎煮至药物颜色变为焦黄色，纱布滤去药渣，冷凝即成。

【功用】温脾散寒，下气除痞。

【适应证】脾胃虚寒所致的气胀咽满、食下不通，噫臭宿食。

【用法】每服1汤匙，饭前服用，用温酒送服。

【禁忌证】中焦湿热及脾胃阴虚者慎服。

方四　雄黄膏

【来源】《普济方·卷二百五十四·杂治门·中恶》

【组成】雄黄、朱砂、当归、花椒各75克，乌头、薤白各40克。

【制法】将上药用醋浸泡一夜，放入猪油中煎5沸，滤去渣滓，兑入雄黄及朱砂末，搅拌均匀，即成。

【功用】宽胸理气，解毒辟秽。

【适应证】夜行及病冒雾露所致心腹胀满，吐泻不利；亦治诸卒百劳，四肢有病，痈肿诸病疮。

【用法】诸卒百劳，温酒调服，如枣核大1枚，不瘥再服，得下即除。四肢有病，痈肿诸病疮，皆可外摩涂敷。夜行及病冒雾露，以外涂人身为佳。

【说明】方中雄黄、朱砂、乌头有毒。

【特别提醒】本方外用，不宜内服。

方五　调气化饮膏

【来源】《慈禧太后医方选议·第十三章·治脾胃病医方》

【组成】沙参、茯苓、槟榔、三棱各200克，白术、苍术、厚朴、陈皮、鸡内金、枳实各150克，木香、砂仁各100克，甘草80克。

【制法】将上药切碎，水浸后煎煮，纱布滤去药渣，如此3遍，再将所滤药液加热浓缩，下入蜂蜜，收膏即成。

【功用】健脾行气，化湿和胃。

【适应证】脾虚食滞之脘腹胀满，口淡无味，恶心呕吐，乏力纳呆，舌苔白腻而厚，脉滑。

【用法】每服15~20克，白开水冲服，瓷器收盛。

【禁忌证】本方药偏温燥，平素阴虚者不宜使用。

方六　加减健脾阳和膏

【来源】《慈禧太后医方选议·第十三章·治脾胃病医方》

【组成】党参、茯苓、枇杷叶各200克，白术、陈皮、厚朴、草豆蔻、桔梗、苍术、苏叶各150克，木香100克，炒三仙各100克。

【制法】将上药切碎，水浸后煎煮，纱布滤去药渣，如此3遍，再将所滤药液加热浓缩，下入蜂蜜，收膏即成。

【功用】温运脾阳，化湿行气。

【适应证】脾阳不足、湿邪内盛之痰多食少，脘痞腹胀，口淡无味，舌苔白腻。

【用法】每服15克，白开水冲服。

【禁忌证】本方苦辛温燥，阴虚及热盛者不宜使用。

方七　和肝益血调气膏

【来源】《清宫配方集成·妇科方》

【组成】茯苓300克，全当归、陈皮、川芎、杭芍各150克，扁豆、半夏曲、白术各200克，炙甘草、厚朴、黄芩、砂仁各100克。

【制法】将上药切碎，水浸后煎煮，纱布滤去药渣，如此3遍，再将所滤药液加热浓缩，下入蜂蜜，收膏即成。

【功用】养肝健脾，和胃化湿。

【适应证】肝胃不和之月经不调、量少，腹胀，情志抑郁，乏力少食，脉弦缓。

【用法】每早晚各进1茶匙，开水冲。

腹　痛

腹痛是以胃脘以下、耻骨毛际以上部位发生疼痛为主症的病证。可因外感风、寒、暑、湿邪，饮食不节，情志失调，阳气素虚所致。其主要病机是脏腑气机阻滞，气血运行不畅，经脉痹阻致不通则痛。

腹痛常见的证型有寒邪内阻，宜散寒温里、理气止痛；湿热壅滞，宜泄热通腑、行气导滞；饮食积滞，宜消食导滞、理气止痛；肝郁气滞，宜疏肝解郁、顺气止痛；瘀血内阻，宜活血化瘀、和络止痛；中虚脏寒，宜温中补虚、缓急止痛。

西医学的肠易激综合征、消化不良、胃肠痉挛、不完全肠梗阻、肠粘连、肠系膜和腹膜病变、泌尿道结石、急慢性胰腺炎、肠道寄生虫等疾病均可表现腹痛的征象。

方一 二物大乌头煎

【来源】《外台秘要方·卷七·心痛心腹痛及寒疝三十二门·寒疝腹痛方》

【组成】大乌头90克，白蜜1000克。

【制法】将乌头经炮制后用水煎煮，滤汁去渣，再入蜂蜜合煎，直至水尽膏成。

【功用】温阳散寒止痛。

【适应证】寒疝腹痛，症见肚脐周围疼痛难忍，发作时全身冷汗出，手足冰凉，脉沉弦者。

【用法】身体强壮之人一次服用30克，身体弱小者一次服用20克。一次服用之后病未能痊愈者，明天再服，每天只能服用1次，不可多服。

【说明】方中乌头有毒，不宜轻易服用。

【特别提醒】忌猪肉、冷水。

方二 大岩蜜汤

【来源】《千金要方·卷三·妇人方中·心腹痛第四》

【组成】干地黄、当归、独活、甘草、芍药、桂心、细辛、远志各100克，吴茱萸500克，干姜150克。

【制法】将上药切碎，水煮滤汁，如此3遍，再将药汁混匀后浓缩，最后加入蜂蜜收膏。

【功用】温中补虚，和里缓急。

【适应证】治疗妇女产后因寒所致的心腹疼痛，腹中挛痛，时痛时止，喜温喜按，舌淡苔白，脉细弦而缓。

【用法】每服1匙，每日3次。

【禁忌证】实热、湿热型腹痛不宜服。

方三　阳和启脾膏

【来源】《太医院秘藏膏丹丸散方剂·卷一》

【组成】党参、白术、黄芪、鹿角、当归、香附各75克，白芍、川芎、独活、附子、干姜、阿魏、橘皮、三棱、川椒、草果仁各50克。

【制法】用麻油1500克，浸上药后微火慢煎，待药物煎至颜色焦黑，用纱布滤去药渣，再将所滤药油加热，下入黄丹600克，搅拌均匀，再将肉桂、沉香、丁香各15克研为细末下入，收膏即成。

【功用】温阳散寒，行气活血。

【适应证】主治脾胃虚弱，阳气不足，中风中寒，食积腹痛，肠鸣腹胀，饮食不香，癥瘕痞块，五更泄泻，一切虚寒之症。

【用法】贴于肚脐。

【禁忌证】实热证不宜。

方四　内补当归建中汤

【来源】《备急千金要方·卷三·妇人方中·心腹痛第四》

【组成】当归400克，芍药、生姜各600克，甘草200克，桂心300克，大枣20枚。

【制法】将上6味药切碎，水煮滤汁，如此3遍，再将药汁混匀后浓缩。若人虚甚，加入饴糖600克收膏；若生成失血过多，血流不止，则加入生地黄600克同前药煎，阿胶200克待药液浓缩后加入收膏。

【功用】大补气血，缓急止痛。

【适应证】治疗妇女产后形体瘦弱，短气乏力，皮肤枯槁，肌肉消瘦，腹中绞痛，食欲不振等症。

【用法】视病情轻重，不拘量，不拘时服用。

【禁忌证】实热、湿热型腹痛不宜服。

方五　大便色青方

【来源】《保童秘要·大小便》

【组成】白术、芍药各20克，当归、黄连、茯苓各30克。

【制法】上药切碎，水煮滤汁，如此3遍，将所滤汁液浓缩，加入蜂蜜收膏。

【功用】养血健脾，柔肝止痛。

【适应证】大便色青者、腹内疼痛等症。

【用法】米饮调下。

方六　封脐膏

【来源】《良朋汇集经验神方·卷三·膏药门》

【组成】穿山甲50克，木鳖子30克，香油300克，铅丹70克，乳香、没药各25克，麝香5克。

【制法】将香油放入铜锅中，先用大火煮沸，再用小火煎煮，然后放入穿山甲、木鳖子继续煎煮，待到锅中药物变为焦黄，然后滤出药渣，再将滤出的药液放在小火上煎煮，放入麝香、乳香、没药、铅丹，逐渐形成稠膏状和匀收膏，装入瓶中。

【功用】活血通经，温阳止泻。

【适应证】夏日贪凉失于盖被所致的腹痛、泄泻。

【用法】将药物涂于脐上，然后用塑料薄膜覆盖贴好。

【禁忌证】湿热所致的泄泻慎用。

方七　木香煎

【来源】《普济方·卷三十·肾脏门·肾脏积冷气攻心腹疼痛（附论）》

【组成】木香、肉桂、青皮、炮附子、桃仁各40克，全蝎20克，阿魏20克。

【制法】将上药捣筛为散，用童子尿1.5升，煎药成膏，收于干燥容器中。

【功用】温肾散寒，行气止痛。

【适应证】肾脏积冷，气攻心腹，疼痛，发歇不定。

【用法】每服不计时候，以热酒和生姜调服1汤匙。

痰　饮

痰饮是指体内水液输布、运化失常，停积于某些部位的一类病证。

痰和饮稍有区别：痰稠浊，饮清稀。其发病原因有外感寒湿、饮食不当、劳倦内伤等，与肺、脾、肾三脏关系密切。张仲景将痰饮又分为痰饮、悬饮、溢饮、支饮。狭义痰饮若因脾阳虚弱，宜温脾化饮；饮留肠胃，宜攻下逐饮。悬饮的证型有邪犯胸肺，宜和解宣利；饮停胸胁，宜泻肺祛饮；络气不和，宜理气和络；阴虚内热，宜滋阴清热。溢饮的证型有表寒里饮，宜发表化饮。支饮的证型有寒饮伏肺，宜宣肺化饮；脾肾阳虚，宜温脾补肾。痰饮总以温化为原则。

痰证表现极为复杂，有寒痰、热痰、湿痰、燥痰、风痰、瘀痰、脓痰，并各有不同的表现特点。而常见的痰证根据停留的部位不一，有多种表现形式，如痰蒙心神、痰火扰心、痰阻心脉、痰阻胸阳、痰热闭肺、痰浊阻肺、痰热壅肺、痰热结胸、痰热腑实、燥痰结肺、痰浊犯头、痰阻胞宫、痰湿内盛、痰阻经络等。饮证有寒饮停肺、饮停心包、饮停胸胁、饮留肠胃等种种表现。

西医学中的慢性支气管炎、支气管哮喘、渗出性胸膜炎、慢性胃炎、心力衰竭、肾炎水肿临床上均可表现出痰饮的征象。

方一 五痫膏

【来源】《本草纲目·卷三十五·皂荚》

【组成】大皂角250克，蜜200克，麝香2克。

【制法】大皂角去皮、子，以蜜涂上，慢火炙透捶碎，再用热水浸，揉取汁，慢火熬成膏。入麝香少许，摊在纸上，晒干，煎作纸花。

【功用】祛风化痰。

【适应证】治诸风，取痰如神。

【用法】每用3~4片，入水中溶化，以筒吹汁入鼻内，待痰涎流尽，吃芝麻饼1个，涎尽即愈。

【特别提醒】不宜过量使用。

方二 钓痰膏

【来源】《本草纲目·卷三十五·皂荚》

【组成】半夏50克，皂角200克，明矾10克，柿饼2个。

【制法】将皂角切碎，水浸后滤取汁液，再将汁液浓缩为膏。将半夏用醋煮，滤取汁液，与皂角膏和匀，入明矾，以柿饼捣为膏。

【功用】祛风化痰。

【适应证】各种痰证。

【用法】每取豌豆大，噙化。

【特别提醒】不宜过量使用。

方三　南星膏

【来源】《本草纲目·卷十七·虎掌》

【组成】生天南星（大者）1枚。

【制法】将天南星捣烂，滴好醋5~7滴，调和为膏。

【功用】化痰散结。

【适应证】人皮肌头面上生瘤及结核，大者如拳，小者如栗，或软或硬，不疼不痒。

【用法】先用针刺破患处令其气透，再取膏适量，贴之，感觉患处痒则频繁贴之，此为起效的表现。

【说明】本方出自严子礼《济生方》，如无生天南星者，用干者捣研为末，醋调为膏，亦可。方中生天南星有毒。

方四　堇菜膏（方名编者加）

【来源】《本草纲目·卷十七·石龙芮》

【组成】紫花地丁500克。

【制法】将上药晒干，捣研为细末，加油煎熬成膏。

【功用】清热解毒，化痰散结。

【适应证】结核气。

【用法】取膏适量，摩患处，一天3~5次。

【说明】本方出自孟诜《食疗》。

方五　清心化痰膏

【来源】《理瀹骈文·存济堂药局修和施送方并加药法》

【组成】胆南星150克，连翘、郁金、黄连、麦冬、生大黄、枳实、化橘红、苦葶苈、黄芩、朴硝各100克，大生地、元参、丹参、苦参、川芎、当归、生白芍、生蒲黄、杏仁、丹皮、苦桔梗、前胡、知母、贝母、栝楼、半夏、槟榔、枳壳、大戟、青皮、天麻、黑山栀、甘遂、黄柏、独活、防风、细辛、旋覆花、芫花（醋炒）、木通、泽泻、车前子、生甘草、木鳖仁、蓖麻仁、皂角、山甲、干地龙、瓦楞子、羚羊角、犀角（镑）、僵蚕、全蝎各50克，滑石200克。

生姜、竹茹、南薄荷、九节菖蒲各100克，柳枝、竹叶、桑枝、槐枝各400克，凤仙草（全株）、紫苏子、莱菔子各50克，白芥子25克。

【制法】 上共用油8000克，分熬丹收。再下生石膏400克，青礞石（消煅）200克，金陀僧200克，青黛、雄黄、明矾各100克，硼砂、朱砂、轻粉各50克，牛黄清心丸1粒，滚痰丸15克，抱龙丸25克。

【功用】 清热化痰，活血化瘀。

【适应证】 统治郁痰、惊痰、热痰、燥痰、老痰、痰迷心窍、痰结胸、癫痫。又暴病多属火，怪病多属痰，亦可贴。

【用法】 外贴患处。

【说明】 此方剂量大，可以适宜缩小剂量。

【特别提醒】 严禁内服。

方六　化痰膏（方名编者加）

【来源】《串雅外编·卷三·法制门》

【组成】 甘草1000克，枳实500克，檀香25克，片脑5克。

【制法】 甘草熬膏，余药为末，和匀为膏，

【功用】 行气化痰，健脾利湿。

【适应证】 胀满逆气，胸胁痰癖。

【用法】 随时细嚼。

【禁忌证】 虚证不宜。

方七　消痞膏

【来源】《青囊秘传·膏门》

【组成】 香油320克，密陀僧120克，阿魏10克，水红花子6克，麝香（现用人工麝香）6克，羌活20克。

【制法】 先将羌活、水红花子熬枯去渣，再熬至滴水成珠，入密陀僧、阿魏、麝香，和匀，或捣研为细末摊膏用亦可。

【功用】 软坚散结，活血消积。

【适应证】 痰疬痰块等。

【用法】 取膏适量，贴患处。

方八　消疬膏

【来源】《青囊秘传·膏门》

【组成】第一组：黄丹400克，乳香（去油）、没药（去油）、孩儿茶、密陀僧、血竭各40克，麝香（现用人工麝香）4克。

第二组：当归、甲片、黄柏、黄芩各200克，陈酒120克，肉桂、木鳖子、象皮、黄连、艾叶、天花粉各40克，蜈蚣10条，金银花160克，香油1920克。

【制法】先将第二组共14味药物用香油浸渍15天，夏季5天，秋季10天，熬枯去渣，收膏时入第一组7味药物，和匀成膏。

【功用】化痰散结，解毒消肿。

【适应证】痰疬。

【用法】取膏适量，摊贴患处。

【说明】方中黄丹、木鳖子有毒。

方九　膏药

【来源】《青囊秘传·膏门》

【组成】嫩松香1280克，姜汁、葱汁、醋各200毫升。

【制法】先将姜、葱渣再煎煮汁300毫升，将松香入内浸透，煮后再入前汁，等煮至白泡沫不起，水气尽为度，入阿魏80克、朱砂120克、乳香（去油）40克、麝香（现用人工麝香）8克，和透再炼。麻油夏季用160克，冬用320克，熬好，摊大膏药用。

【功用】化痰散结，消肿止痛。

【适应证】痰毒肿块。

【用法】取膏适量，摊贴患处。

【说明】方中朱砂有毒。

噎膈

噎膈是指饮食不下或食入即吐的病证，其形成原因：①七情所伤，膈病多起于忧郁，忧郁则气结，如《诸病源候论·卷二十·噎候》有“忧恚则气结，气结则不宣流，使噎。噎者，噎塞不通也”的认识，因忧思悲恚则脾胃受伤，津液渐耗，气则上而不下，妨碍道路，饮食难进，噎塞由成也，治宜疏肝解郁、通膈降逆。②痰瘀内结，如痰浊、瘀血内阻于食道而形成噎膈。噎膈之证必有瘀血，顽痰逆气，阻隔胃气，痰塞不通，久则痰结成块，饮则可入，食则难入，治宜化痰滋阴、破结行瘀。③饮食失节，不良饮食习惯会导致噎膈，饮食不谨，食味过厚，积成膈热，治宜消食通膈、活血化瘀。④脏腑亏虚，精血枯涸则燥热内结，以致饮食难下，治宜补气养血、润燥顺气。

噎膈多见于西医学的食道癌、贲门癌、贲门痉挛、食憩室、食道神经官能症及食道炎症。

方一　八仙膏

【来源】《万病回春·卷三·翻胃》

【组成】生藕汁、生姜汁、梨汁、萝卜汁、甘蔗汁、白果汁、竹沥、蜂蜜各200克。

【制法】将上述各汁加在一处，置于饭甑中蒸熟。

【功用】益气养阴，润燥下噎。

【适应证】噎食。

【用法】取适量口服，不拘时。

【说明】此方亦载于:《种福堂公选良方·膈》。

方二　啄木鸟膏

【来源】《类证治裁·卷三·噎膈反胃论治·附方》

【组成】啄木鸟1只，麝香10克，白蜜20克。

【制法】将啄木鸟去毛去内脏后捣成膏状，放入麝香，加入白蜜搅拌均匀装入玻璃瓶中备用。

【功用】降逆止呕，滋阴开窍。

【适应证】噎膈之胃气上逆。

【用法】以鼻嗅药味即可，不定时使用。

方三　愈膈膏

【来源】《种福堂公选良方·膈》

【组成】黑砂糖、连皮老生姜各500克。

【制法】将上2味药共捣如膏状，入瓷罐内封固，埋于地下，7日取出。

【功用】化痰消食，健脾益胃。

【适应证】治一切痰膈、食膈。

【用法】每服半匙，开水调下。

方四　膈噎膏

【来源】《种福堂公选良方·膈》

【组成】人乳、牛乳、蔗浆、梨汁、芦根汁、龙眼肉浓汁、人参浓汁各100克，姜汁50克。

【制法】将上药混匀，隔水熬成膏，下入蜜即成。

【功用】滋阴益气，健脾益胃。

【适应证】噎嗝之难于进食、身体虚弱等症。

【用法】每服1匙，每日3次。

方五　噎膈膏

【来源】《类证治裁·卷三·噎膈反胃论治·附方》

【组成】人参、牛乳、甘蔗汁、梨汁、芦根汁、龙眼肉汁、姜汁、人乳各200克，白蜜1600克。

【制法】将人参研为细末，与余药一起放入锅中，慢火浓缩至如稠膏状。

【功用】大补元气，养阴润燥。

【适应证】噎膈之气阴两虚证。

【用法】每日3次，每服1汤匙，饭后服用，用温开水化服。

方六　生姜汁煎

【来源】《类证治裁·卷三·噎膈反胃论治·附方》

【组成】姜汁1500克，白蜜1000克，牛酥、人参、百合各500克。

【制法】将人参、百合研为细末，与余药一起放入锅中，慢火浓缩至如稠膏状。

【功用】益气养阴，降逆止呕。

【适应证】噎嗝之气阴亏损、胃气上逆。

【用法】每日3次，每服1汤匙，饭后服用，用温开水化服。

方七　治噎膈膏

【来源】《清宫配方集成·脾胃方》

【组成】甘蔗汁、冰糖、藕汁、梨汁、甘酒酿、人乳、牛乳、萝卜汁、童便各200克。

【制法】先用烧酒1盏，放铜杓内，入玄明粉20克，焙干细末，备用。将上药文武火慢熬至400克，加白蜂蜜100克收膏，每挑调玄明粉1克。

【功用】生津润燥，清热泻火。

【适应证】噎膈饮食难咽，强咽不能下，或大便如羊粪者。

【用法】此膏2汤匙不拘时咽，轻者莲子20粒煎汤，重者人参2克煎汤调服。

【禁忌证】脾胃虚寒、便溏者不宜。

方八　秘方润肠膏

【来源】《保命歌括·卷二十八·膈噎》

【组成】威灵仙、生姜、白砂蜜各480克，青麻油240克。

【制法】将上述四味药物一起加入到银器内搅拌均匀，小火慢煎，直至煎如饴糖，膏成。

【功用】润肠通便，下气止噎。

【适应证】噎膈之症见大便燥结，饮食良久复出。

【用法】取1汤匙口服，可频服。

第五章
肝胆疾病膏方

肝主疏泄，促进血液与津液的运行输布，促进脾胃运化和胆汁的分泌排泄，调畅情志，促进男子排精与女子排卵行经。其在体合筋，其华在爪：筋即筋膜，包括肌腱、韧带；爪即爪甲，包括指甲、趾甲，为筋之延续，“爪为筋之余”。肝之气血养筋：肝血充足则筋膜柔韧有力，若肝血不足则筋膜拘紧、关节屈伸不利，或筋膜萎弱，肢体运动无力。在窍为目，肝之精气上通于目，则视觉灵敏、视物清晰。若肝之阴血不足则两目干涩、视物不清，肝火上炎则目赤肿痛。其在志为怒，若肝气舒畅、条达则怒而不过，若肝气升泄太过（肝火）则急躁易怒，暴怒则肝气上逆，出现头痛、吐血、中风等。郁怒不解则肝气郁结而心情抑郁、闷闷不乐。其在液为泪，泪乃泪腺的分泌液，具有濡润、保护眼睛的功能，若肝气血调和则泪液分泌正常，目有所养；若肝血不足则泪液分泌减少，出现两目干涩；若肝经湿热则泪液分泌异常，迎风流泪、目眵增多。其与春气相通应，若肝升发之气旺于春。春季易发眩晕、中风、精神失常等病证，春季要保持心情舒畅，力戒暴怒忧郁。

中　风

中风是以猝然昏仆，不省人事，半身不遂，口眼㖞斜，语言不利为主的病证。或仅有口歪，半身不遂，或语言不利。多急性起病，好发于40岁以上年龄。中风可因内伤急损、劳欲过度、饮食不节、情志过极、气虚邪中导致。

中风按病情轻重，有中经络、中脏腑的区别。急性期中经络有风痰入络，宜祛风化痰通络；风阳上扰，宜平肝潜阳、活血通络；阴虚风动，宜滋阴潜阳、息风通络。中脏腑有痰热腑实，宜通腑泄热、息风化痰；痰火瘀闭，宜息风清火、豁痰开窍；痰浊瘀闭，宜化痰息风、宣郁开窍。恢复期若风痰瘀阻，宜搜风化痰、行瘀通络；气虚络瘀，宜益气养血、化瘀通络；肝肾亏虚，宜滋养肝肾。

西医学中的急性脑血管意外，如缺血性中风和出血性中风、脑梗塞、原发性脑出血、蛛网膜下腔出血，均可表现为中风征象。

方一　青藤膏

【来源】《本草纲目·卷十八·清风藤》

【组成】青藤（出太平荻港上者，二、三月采之）1500 克。

【制法】将青藤置于锅中小火煎煮 7 天，直至成膏，收于瓷器中贮存。

【功用】祛风通络，除湿止痛。

【适应证】一切诸风。

【用法】先准备梳子 3~5 把，量人虚实，用酒送服 1 茶匙后，将患人身上拍一掌，其后遍身发痒，不可忍受，急用梳子梳之，若想要痒止，立即饮冷水一口便可，风病皆愈也。

【特别提醒】避风数日。

【说明】本方出自《集简方》。

方二　疗口目㖞斜膏

【来源】《本草纲目·卷十七·蓖麻》

【组成】蓖麻子 49 粒。

【制法】将上述药物捣研为饼。

【功用】通络利窍。

【适应证】口目㖞斜。

【用法】取膏适量，右侧㖞斜贴左手心，左侧㖞斜贴右手心，同时用铜盆盛热水坐药上，冷却后及时更换，5~6 次口目㖞斜即可转正。

【说明】本方出自《妇人良方》。另有一方加巴豆 19 粒，麝香 0.2 克，制法同上。

方三　神应丹

【来源】《本草纲目·卷十七·乌头》

【组成】生草乌头、生天麻各 500 克。

【制法】将上述药物捣烂绞汁，倾汁于盆中，砌1小坑，其下烧火，将盆置坑上煎煮，白天用竹片搅拌1次，夜则露之，直至晒成膏，作成小锭子，每1锭分作3服。

【功用】祛风通络。

【适应证】一切顽风。

【用法】取三分之一锭，用葱、姜自然汁合好酒热服。

【说明】本方出自《乾坤秘韫》。方中生草乌头有毒。

方四　二青膏（方名编者加）

【来源】《本草纲目·卷十四·假苏》

【组成】青荆芥、青薄荷各1000克。

【制法】将上药切碎，研烂，绞取汁，于锅中慢火熬成膏。

【功用】祛风正颜。

【适应证】主治一切偏风、口眼㖞斜。

【用法】每服1匙，每日2次。

【特别提醒】忌动风发物。

方五　清热养肝和络膏

【来源】《清宫配方集成·气滞方》

【组成】郁金、生白术、生地、酒当归、僵蚕、川贝母各120克，霜桑叶、生杭芍各160克，羚羊角100克，天麻、秦艽、橘红、枳壳各80克，炒神曲120克，甘草40克。

【制法】共以水煎透，去渣再熬浓汁，炼蜜为膏。

【功用】凉肝熄风，通络化痰。

【适应证】肝热生风证，症见头目昏花或壮热神昏，手足拘急，烦闷躁扰，舌红苔黄，脉弦数。

【用法】每服10克，白开水冲服。

【禁忌证】热病后期之阴虚风动，非本方所宜。

方六　治瘫痪秘方

【来源】《种福堂公选良方·中风》

【组成】熟牛骨髓1碗，熟白蜜750克，炒白面500克，炮姜末150克。

【制法】将上药混匀，慢火熬如膏状。

【功用】补益气血，温阳通络。

【适应证】中风后肢体瘫痪、短气乏力等症。

【用法】每服1匙，黄酒调下。

【禁忌证】证属湿热证者勿服。

方七　萆薢膏

【来源】《奇效良方·卷二》

【组成】大萆薢子14个，巴豆（去皮）7个，麝香2.5克。（一方无麝香）

【制法】将上药捣如泥，入麝香，调匀如膏状。

【功用】祛风正颜。

【适应证】治中风口眼㖞斜不正。

【用法】如患左侧口眼㖞斜，则取药敷于右手劳宫穴处，用不透气薄膜盖在药饼上，如患右侧则用左手。

【特别提醒】不宜内服。

【说明】巴豆有毒。麝香因价格、货源因素，可以白芷或人工麝香代替。

方八　白术膏

【来源】《类证治裁·卷五·破伤风论治·附方》

【组成】白术250克。

【制法】将白术放入铜锅中，加入冷水浸泡12小时，水量以高出药面15厘米为宜，先用大火将药液煮沸，再用小火煎煮，保持微沸，煎煮时应及时搅拌，并去除浮于表面的泡沫，以免药液溢出，煮至2~5小时，过滤取出药液，药渣续加冷水再煎。第二次加水量以淹没药料即可，如法煎煮3次为度，合并药液，静置沉淀，再用四层纱布过滤3次，尽量减少药液中的杂质。将煎出的药液再放在小火上煎煮蒸发浓缩，同时不断用筷子搅动药液，防止焦化，逐渐形成稠膏状，趁热用筷子取浓缩的药液滴于干燥皮纸上，以滴膏周围不见水迹为度。此谓清膏。饴糖800克，白蜜800克先行炒透，随后放入稠膏状的药液中，用小火煎熬，并不断用筷子搅拌和匀收膏。

【功用】健脾祛湿。

【适应证】伤口溃破后以水冲洗，湿气侵入、疮口流脓，而人昏迷沉重。

【用法】一日3次，每服1汤匙，饭后服用，用温开水送服。

方九　来苏膏

【来源】《古今医统大全·卷四十九·药方》

【组成】皂荚（肥大不蛀者，去皮、子，净500克，切碎，用酸浆水2碗，春浸3日，夏浸2日，冬浸7日，揉取净浆，去渣）250克。

【制法】上以净浆入砂锅内，文武火熬，以槐柳枝条搅，熬如膏取出，摊在纸上阴干。用时取手大一块，温浆水化在盏内，扶病患坐定，用竹筒盛药水，吹在病患左右鼻内，良久涎出，效。

【功用】醒神开窍。

【适应证】治远年近日心风卒倒，闷狂风痫，中风痰潮，牙关紧闭，及破伤风并治。

【用法】欲要涎止，以温盐汤服1~2口便止。

【禁忌证】虚证不宜。

【特别提醒】忌鸡、鱼、生冷、面、蒜等物。

方十　摩风膏

【来源】《普济方·卷七十六·眼目门·目偏视风牵》

【组成】木香40克，当归40克，黑附子40克，骨碎补40克，乌头40克，白芍40克，藁本40克，白芷40克，防风40克，细辛40克，肉桂40克，猪脂300克，牛酥150克，鹅脂150克。

【制法】将上药研末，浸入300克麻油中一日一夜，再入锅中，反复煎熬浓缩，以滴水成珠为度。

【功用】祛风散寒，补益肝肾。

【适应证】双目风牵，㖞斜、外障。

【用法】每用少许，涂摩患处。

【禁忌证】热证不宜。

【特别提醒】本方外用，不宜内服。

方十一　摩风骨

【来源】《奇效良方·卷五十七·眼目通用方》

【组成】木香、当归、白芷、黑附子、防风、细辛、藁本、骨碎补各50克，乌头、芍药、肉桂各75克，猪脂250克，牛酥、鹅脂各200克。

【制法】将上药研为细末，以麻油250克，浸一昼夜，以文武火煎如膏，纱布滤去药渣，冷凝即成。外摩患处。

【功用】祛风解痉。

【适应证】治风牵眼目，歪偏外障。

【特别提醒】不宜内服。

方十二　摩风膏

【来源】《审视瑶函·卷六·诸因》

【组成】白芷、黑附子、广木香、防风、细辛、骨碎补、归身、藁本、赤芍药、浓肉桂各50克，乌头75克，牛酥（即骨髓）200克，鹅脂200克，猪板油250克。

【制法】除酥、脂、板油外，以上诸药，各为细末，用真麻油250克，浸一昼夜。再入酥、脂、板油共熬，以文武火熬如膏为度，涂于患处。

【功用】祛风明目。

【适应证】治风牵眼偏斜。

【禁忌证】热证不宜。

【说明】乌头、细辛有毒，慎用。

方十三　至圣一醉膏

【来源】《奇效良方·卷二》

【组成】天麻1克，没药、乳香各25克，附子（炮裂去皮脐）50克，安息香1克，麻黄200克，片脑1克。

【制法】将上7味药，研为细末，混匀。每取20克药末，用酒1000克于锅内熬成膏。

【功用】祛风疗瘫，活血通络。

【适应证】治瘫缓风。

【用法】将膏取出分在四盏内，看病人酒量多少，另用酒渐调膏子，服尽为度，令枕病处卧，以衣被盖或汗出，或似虫行即效。次日再服1剂，手足必已举。

【禁忌证】得此疾50日以上方治，若发直者，不在治疗范围。

【说明】附子有毒。

方十四　御风膏

【来源】《世医得效方·卷十三·风科》

【组成】蓖麻子50克。

【制法】将蓖麻子去壳碾碎，捣如膏状。

【功用】祛风通络，除㖞正颜。

【适应证】治口眼㖞斜。

【用法】每取少许，涂在手心，以一茶杯置在手心蓖麻子上，倒入热水，口正则迅速取下茶杯。左摊涂右手心，右摊涂左手心，口眼才正，急洗去药。

【特别提醒】不宜内服。

方十五　莱菔膏

【来源】《世医得效方·卷十三·风科》

【组成】皂角（炙，去皮子）、萝卜（如无，以子代之）各50克。

【制法】将皂角研为细末，以萝卜同醋研，再将两者混匀如膏状。

【功用】祛风通络，行气开窍。

【适应证】治大人、小儿噤口风。

【用法】每取少许，涂牙龈上。

方十六　趁风膏

【来源】《世医得效方·卷十三·风科》

【组成】穿山甲（左瘫用左足，右瘫用右足）、红海蛤、大川乌（生用）各100克。

【制法】将上药研为细末，每取25克，捣葱白汁调和成膏状。

【功用】祛风散寒，活络开窍。

【适应证】治中风，手足偏废不举。

【用法】每取一硬币大小，外贴所患一侧脚中心，纱布绑定，坐于椅上，取热水一盆，将贴药脚浸于盆内，候汗出，即迅速揭去药。得汗周遍为妙，切宜避风。

【说明】川乌有毒。

【特别提醒】不宜内服。

方十七　麻黄膏

【来源】《仁斋直指方论·卷三·诸风证治》

【组成】麻黄 2000 克。

【制法】将麻黄切碎，水煎后滤取汁，如此 3 遍，将所滤汁液混匀后浓缩如膏状。

【功用】祛风散寒，通络开窍。

【适应证】治中风不省人事，猝然倒地。

【用法】凡中风猝倒，用此膏加入汤药内服。

【特别提醒】不可过量服用。

方十八　僵蚕全蝎敷治方

【来源】《清宫配方集成·风痰方》

【组成】僵蚕 33 克，全蝎（去毒）6 个，香皂 9 个。

【制法】共捣成泥，瓷器收盛。

【功用】祛风止痉，化痰通络。

【适应证】风痰阻络之面肌抽动、口眼㖞斜。

【用法】每用适量，外敷患处，温酒或白开水和服亦可。

【禁忌证】本方药偏辛燥，适用于口眼㖞斜偏寒者。气虚血瘀或肝风内动所致的口眼㖞斜，非本方所宜。

方十九　天仙膏

【来源】《古今医统大全·卷八·药方》

【组成】天南星 10 克，白及 25 克，草乌 10 克，僵蚕 20 克。

【制法】将上药研为细末，备用。

【功用】祛风散寒，通络正颜。

【适应证】治卒中风，口眼㖞斜之症。

【用法】每用适量，生鳝鱼头血调敷患处，觉正，便用温水洗去。

【特别提醒】严禁内服。

【说明】天南星、草乌有毒。

方二十　祛风至宝膏

【来源】《古今医统大全·卷八·药方》

【组成】防风、芍药、当归、川芎各125克，白术75克，芒硝、大黄、连翘、荆芥、山栀子、麻黄（不去节）、黄柏、薄荷、细辛、黄连各25克，石膏、黄芩、天麻、熟地黄、桔梗、羌活、人参、独活各50克，滑石150克，甘草100克，全蝎5克。

【制法】共以水煎透，去渣再熬浓汁，炼蜜为膏。

【功用】祛风通络，散热通腑。

【适应证】治诸风热所致卒中风之证。

【用法】每服10克，茶酒送服，睡前服。

【禁忌证】虚证不宜。

【说明】全蝎、细辛有毒。

方二十一 疗历节诸风方

【来源】《外台秘要方·卷十四·中风上二十一门·历节风方》

【组成】松脂1500克。

【制法】用酥油、温和松脂各60克，一边煎煮一边搅拌，使其混合均匀，直至膏成。

【功用】祛风燥湿，除痹止痛。

【适应证】历节诸风，症见全身多个关节酸痛难忍，其痛游走不定。

【用法】每次取3克，用酒晨起空腹时服用，一天3次。服药期间应多食面粥。

【特别提醒】慎血腥、生冷、酢物、果子。

方二十二 转舌膏

【来源】《寿世保元·卷二·中风》

【组成】连翘、栀子、黄芩、薄荷、桔梗、大黄、玄明粉、防风、炙远志、炙甘草300克，犀角100克（现用水牛角1000克代替），牛黄100克（现用人工牛黄代替），川芎、琥珀、珍珠母各100克，石菖蒲400克，柿霜500克。

【制法】上药除琥珀、牛黄、珍珠母余药用水煎煮，熬至药液减半，滤出药渣。然后，将琥珀、牛黄、珍珠母3味药研成细末，放温后再放入白蜜1500克和调，再慢火煎至膏成。

【功用】清热解毒，镇惊开窍。

【适应证】中风失音证。

【用法】饭前服半匙，酒化服，每日 3 次。不知，稍加至 1 匙。

【禁忌证】虚证忌用。

【说明】此方中的牛黄剂量过大，可以适宜减量。

方二十三　正容膏

【来源】《慈禧太后医方选议·第九章·治面风（面神经痉挛）医方》

【组成】蓖麻子 15 克，冰片 2 克。

【制法】将上药共捣成泥。

【功用】祛风止痉，通经活络。

【适应证】风中经络之偏风口噤，口眼㖞斜。

【用法】每用适量敷于患处面部，左㖞敷右，右㖞敷左，外用纱布绷带固定，每日换药。

【特别提醒】本方外用，不宜内服。

方二十四　活络敷药方

【来源】《清宫配方集成·风痰方》

【组成】乳香、没药各 15 克，麝香 0.8 克。

【制法】共研细面，合大角子 150 克，掺匀。

【功用】活血行气，通窍止痉。

【适应证】面神经痉挛。

【用法】将上药敷于面部肌肉跳动之处。

【说明】麝香因价格、货源因素，可用白芷或人工麝香代替。

方二十五　祛风活络贴药方

【来源】《清宫配方集成·风痰方》

【组成】防风、白芷、僵蚕各 30 克，白附子、天麻各 20 克，薄荷 15 克。

【制法】共研细面，兑大肥皂 600 克，蒸透和匀。

【功用】祛风活络，化痰解痉。

【适应证】风痰阻络，口眼㖞斜，面肌掣动。

【用法】每用适量，外敷患处。

【禁忌证】本方药偏辛燥，适用于口眼㖞斜偏寒者。气虚血瘀或肝风内动所致的口眼㖞斜，非本方所宜。

【说明】白附子有毒。

方二十六 鸡血藤活络贴药方

【来源】《清宫配方集成·风痰方》

【组成】鸡血藤膏面200克，大角子400克。

【制法】将上药同香肥皂适量用黑糖水化开，和匀如膏状，瓷器收盛。

【功用】祛风活血，养血通络。

【适应证】面风。

【用法】每用适量，外敷患处。

【特别提醒】不宜内服。

方二十七 疏风活络敷药

【来源】《清宫配方集成·风痰方》

【组成】麻黄40克，石膏20克，肉桂、干姜、川芎各10克，当归、黄芩各5克，杏仁8克，竹沥20克。

【制法】共研细面，兑大角子搀匀。

【功用】疏风散寒，通络化痰。

【适应证】面风。

【用法】每用适量，外敷患处。

【特别提醒】本方外用，严禁内服。

方二十八 加味转舌膏

【来源】《类证治裁·卷一·中风·附方》

【组成】连翘、远志、薄荷、柿霜、菖蒲、栀子、防风、桔梗、黄芩、炙甘草、大黄、元明粉、川芎各100克，犀牛角100克（现用水牛角1000克代替）。

【制法】上药放入铜锅中，加入冷水浸泡12小时，水量以高出药面15厘米为宜，先用大火将药液煮沸，再用小火煎煮，保持微沸，煎煮时应及时搅拌，并去除浮于表面的泡沫，以免药液溢出，煮至2~5小时，过滤取出药液，药渣续加冷水再煎，第2次加水量以淹没药料即可，如法煎煮3次为度，合并药液，静置沉淀，再用四层纱布过滤3次，尽量减少药液中的杂质。将煎出的药液再放在小火上煎煮蒸发浓缩，同时不断用筷子搅动药液，防止焦化，逐渐形成稠膏状，趁热用筷子取浓缩的药液滴于干燥皮纸上，以滴膏周围不见水迹为度，此谓清膏。饴糖 800 克，白蜜 800 克先行炒透，随后放入稠膏状的药液中，用小火煎熬，并不断用筷子搅拌和匀收膏。

【功用】清心开窍，祛风化痰。

【适应证】中风痰湿阻络、心火旺盛所致的语言謇涩。

【用法】一日 3 次，每服 1 汤匙，饭后服用，用温开水送服。使用时取少许龟尿点舌上其效更佳。

方二十九　乌头膏

【来源】《千金翼方·卷十六·中风上·㖞僻第四》

【组成】乌头 250 克，野葛、莽草各 500 克。

【制法】上 3 味药切碎，入酒中浸渍 3 日，再与猪油同煎，待水气尽，纱布绞去药渣，冷凝即成。

【功用】祛风散寒，温通经络。

【适应证】外感风邪后肢体不遂、偏枯口僻，及感伤寒后身体强直等症。

【用法】有病者，向火摩多遍，汗出即愈。若触寒雾露，鼻中塞，向火膏指头摩入鼻孔中，即愈。勿令入口眼。

【说明】乌头、莽草有毒。此方亦载于《外台秘要方·卷十四·中风上二十一门·贼风方》。

【特别提醒】不宜内服。

方三十　丹参膏

【来源】《千金翼方·卷十六·中风上·诸膏第三》

【组成】丹参、蒴藋根各 200 克，秦艽 150 克，羌活、花椒、牛膝、乌头、连翘、白术各 100 克，踯躅、菊花、莽草各 50 克。

【制法】上 12 味药切为细末，与醋 5 升、麻油 7 升合煎，待醋味尽，纱布绞去药渣，再入猪油中煎至如膏状，冷凝即成。

【功用】祛风散邪，活血通络。

【适应证】伤寒时行，贼风恶气在外，肢节挛痛，不能屈伸，项颈咽喉闭塞，入腹则心急腹胀，胸中呕逆；缓风不遂，湿痹不仁，偏枯拘屈，口面㖞斜，耳聋齿痛，风颈肿痹，脑中风痛，石痈，结核瘰疬，坚肿未溃，敷之取消；赤白瘾疹，诸肿无头作痛疽者，摩之令消。

【用法】 凡风冷者用酒服，热毒单服，齿痛绵沾嚼之。病在腹内则内服，在外则摩于患处。

【特别提醒】 不宜过量服用。

【说明】 莽草有毒。

方三十一　天南星膏

【来源】《普济方·卷九十一·诸风门·卒中风（附论）》

【组成】 南星 100 克。

【制法】 将上药研末备用。

【功用】 祛风解痉。

【适应证】 卒暴中风，口眼㖞斜。

【用法】 每用适量，生姜自然汁调如膏状，摊于纸上，左㖞贴右，右㖞贴左，候正便洗去。

【特别提醒】 严禁内服。

【说明】 南星有毒。

方三十二　大豆煎方

【来源】《普济方·卷九十二·诸风门·中风失音不语》

【组成】 大豆 2 升，生姜汁 20 毫升。

【制法】 以水 5 升，先煎大豆至 2 升，去豆，入姜汁，小火煎熬浓缩成稀膏。

【功用】 扶正补虚，祛风开音。

【适应证】 中风之失音不语。

【用法】 每用 1 匙，细细含咽，空腹、饭后、睡前各服 1 次，病重者，用竹沥 20 毫升调服。

方三十三　乌金煎

【来源】《普济方·卷九十二·诸风门·中风失音不语》

【组成】 黑豆 2 升，羌活、独活各 75 克，荆芥 40 克。

【制法】 先煮黑豆令烂，去豆取汁，再将诸药研末，加入豆汁中，小火煎十余沸，再入无灰酒 1 升，煎熬浓缩成膏，瓷器收盛。

【功用】祛风散寒，补虚开音。
【适应证】中风之失音不语、烦热头痛。
【用法】每服不拘时候，以温酒调下半匙。
【特别提醒】本方外用，不宜内服。

方三十四　白芥子膏

【来源】《普济方·卷九十二·诸风门·中风失音不语》
【组成】白芥子 100 克。
【制法】将上药研细，以醋煎熬成膏。
【功用】化痰通络，利气开窍。
【适应证】中风卒不能语。
【用法】将上药敷头 1 周，外以帛裹，1 日 1 夜，瘥。
【特别提醒】本方外用，不宜内服。

方三十五　备急膏

【来源】《普济方·卷九十二·诸风门·风口噤（附论）》
【组成】川乌 20 克，轻粉 0.5 克，冰片 0.5 克。
【制法】将上药研匀，用黄牛胆汁调成膏，瓷器收盛。
【功用】祛风散寒，通络止痉。
【适应证】中风口噤不开。
【用法】每服不计时候，以温酒调下 4 克，拗开口灌之。
【说明】轻粉、川乌有毒。

方三十六　芥子膏

【来源】《普济方·卷九十二·诸风门·风口噤（附论）》
【组成】生南星末 4 克，冰片 0.5 克。
【制法】将上药混合研匀，备用。
【功用】祛风解痉。
【适应证】中风口噤，舌体缩。
【用法】用指蘸生姜自然汁，再蘸药于左右大牙上，揩之立开。
【特别提醒】严禁内服。
【说明】生南星有毒。

方三十七　醋石榴煎

【来源】《普济方·卷九十四·诸风门·中风半身不遂》

【组成】酸石榴皮、防风、肉桂、白术、天麻、附子、赤茯苓、牛膝、赤芍、枳壳、山茱萸、羚羊角屑各80克，羌活120克。

【制法】将上药研末，以酒10升，小火煎熬成膏，瓷器收盛。

【功用】祛风除湿，化痰通络。

【适应证】中风手足不遂，口眼㖞斜，语涩垂涎。

【用法】每于饭前，用暖酒调下半匙。

【说明】附子有毒。

方三十八　生地黄煎

【来源】《普济方·卷九十四·诸风门·中风半身不遂》

【组成】生地黄3000克（捣绞取汁令尽），桂60克，山芋60克，黑豆1升（以水2升煎至1升，去豆），晚蚕沙60克，海桐皮110克，大甜石榴3颗（去蒂萼和子皮，捣研取汁）。

【制法】先煎地黄汁20~30沸，次下石榴、黑豆汁，又煎20~30沸，将桂、山芋、蚕沙、海桐皮切碎后加入，不停搅伴，小火煎浓，去滓，下酥60克再煎，搅匀如稠膏，收于干燥瓷器中。

【功用】祛风除湿，养阴清热。

【适应证】中风，症见手足不遂，或拘挛，屈伸不得，口眼㖞斜，偏风疼痛；或痹沉重，病在筋骨；亦治妇人产后风血恶疾。

【用法】每于空腹时，用无灰酒少许调本煎膏半匙，搅匀后服用；若病重者，加至1匙，每日3次。

方三十九　蒴藋煎

【来源】《普济方·卷九十四·诸风门·中风半身不遂》

【组成】生蒴藋根汁、生地黄汁1000毫升，酥150克，炮附子（为末）40克，生姜汁40毫升，蜜75克。

【制法】先取蒴藋、地黄汁、附子末同煎，炼成稀膏后，入酥、蜜、姜汁，再煎令稠，瓷器收盛。

【功用】祛风除湿，化瘀养阴。

【适应证】中风，手足不遂。

【用法】每日空腹及睡前用温酒调服半匙。

【说明】炮附子有毒。

方四十　乌头摩风膏

【来源】《普济方·卷九十五·诸风门·风不仁（附论）》

【组成】生川乌、防风、肉桂、白芷、藁本、川椒、吴茱萸、白术、细辛、川芎、白附子、藜芦、莽草、羌活各20克，黄蜡200克，猪油600克，生姜12克。

【制法】先将猪油放入锅中熔化，再将诸药切细，加入共煎，至白芷色黄，去滓，下黄蜡，搅匀，膏即成，待稍凝固，收于瓷器。

【功用】祛风除湿，化痰通络。

【适应证】风痛及皮肤不仁，筋脉拘急。

【用法】先将手搓热，蘸本膏少许，涂摩患处100~200遍。

【说明】川乌、白附子有毒。

【特别提醒】本方外用，不宜内服。

方四十一　犀角煎

【来源】《普济方·卷九十七·诸风门·风偏枯（附论）》

【组成】犀角、天麻、附子各75克，冰片20克，威灵仙6000克。

【制法】用河水76升先煎威灵仙至30升，去滓，只取清汁，入醇酒10升，同熬至10升，再去滓，入天麻、附子末，小火煎熬成膏，最后兑入犀角屑、冰片末搅匀，瓷器收盛。

【功用】祛风除湿，通络止痛。

【适应证】中风，手足偏枯不遂，或瘫或痪，脚气攻头面浮肿，口眼㖞斜，语涩多涎，精神恍惚，大便风秘。

【用法】每服1匙，薄荷煎汤化下。

【说明】附子有毒。

方四十二　摩风神验膏

【来源】《普济方·卷九十七·诸风门·风身体疼痛》

【组成】硫黄、朱砂、雄黄、人参、当归、细辛、防风、白芷、肉桂、干姜、川芎、川椒、独活、石菖蒲、大黄、藁本、白术、吴茱萸各110克，松脂300克，生附子、天雄各150克。

【制法】先用生地300克捣绞取汁，同猪脂入锅中，小火煎透，以药味尽为度，过滤，下诸药再熬，柳枝搅拌，直至膏凝，瓷器收盛。

【功用】祛风散寒，温通诸窍。

【适应证】中风之身体疼痹，头风目眩，伤风项强，耳鼻俱塞。

【用法】病在内，每用酒调服弹子大；病在外，每用弹子大外涂患处，热灸手摩皆效。

【说明】方中硫黄、雄黄、生附子、天雄等药有毒。

方四十三　肉桂方

【来源】《普济方·卷八十九·诸风门·中风》

【组成】肉桂40克。

【制法】将上药研末，每用20克，用好酒煎熬浓缩成膏。

【功用】温通经络，除㖞止痉。

【适应证】中风虽能举动，尚口眼不正。

【用法】将本膏涂于不歪处，如左㖞贴右，右㖞贴左，用纸盖定，再取新瓦二片，火上炙令热，熨贴药上。候才觉口正，便速用温汤洗去药。

【特别提醒】本方外用，不宜内服。

方四十四　神仙夺命丹

【来源】《鲁府禁方·卷一·福集·中风》

【组成】薄荷叶120克，天南星（姜汁炒）、羌活各60克，僵蚕36克，荆芥穗24克，川椒12克，细辛24克，牙皂960克，石脑油240克，硼砂120克。

【制法】先将牙皂以上8味药物单独捣研，再用酸浆水1600毫升，加入瓷盆内浸泡诸药，春秋季节浸泡5天，夏季3天，冬季7天，过滤去渣取汁，加入银锅或铜锅内，置于桑柴火上煎熬，同时用槐柳枝频繁搅拌，待煎熬至沸腾数十遍，再入石脑油、硼砂，直至煎熬成膏如琥珀色，乘热平摊于四层厚纸上，待其干燥，收放存贮备用。

【功用】祛风涌痰，开窍催醒。

【适应证】中风之痰厥，气厥，牙关紧闭，不省人事。

【用法】用剪刀剪方寸大1块，用温浆水熔化于茶盏内，取苇杆做成筒，吹药入二鼻孔中，良久吐出痰涎，人即醒。

【说明】如果吹之太重，或药水太热，可能会导致鼻出血，切勿惊慌，立即饮淡盐汤1~2口就可停止。天南星有毒。

【特别提醒】不宜内服。

方四十五　神仙外应膏

【来源】《万病回春·卷二·中风》

【组成】川乌、陈醋各600克。

【制法】先将川乌捣研为细末，再用隔年陈醋入砂锅内一起慢火煎熬，直至如酱色，膏成。

【功用】舒经活血，散寒止痛。

【适应证】左瘫右痪，筋骨疼痛，手足拘挛。

【用法】先用升麻、皮硝、生姜煎汤洗净患处，然后取膏适量，涂患处。

【说明】川乌有毒。如果病有1年，敷后1日发痒；如果病2年，2日发痒。瘙痒时令人用手拍痒处，以不痒为度。

【特别提醒】不可见风。

方四十六　治中风痰厥方

【来源】《万病回春·卷二·中风》

【组成】藜芦、青礞石各600克，雄猪胆500克，冰片45克。

【制法】先将藜芦加水煮为汁，青礞石用火煅过后，投入所得药汁内，如此数次，过滤去渣，将雄猪胆取汁，加入前汁内搅拌均匀，置于火上煎熬成膏，候其仍温，入冰片末，装入瓷罐内，黄蜡封口，备用。

【功用】涌涎开窍，醒神回厥。

【适应证】中风痰厥，不省人事。

【用法】取黄豆大一粒，用新取井水化开，男左女右，通过葱管吹入鼻孔，其痰自吐。若牙关紧闭不能吐者，将其口拔开，其痰得出，再下别药。

【说明】方中藜芦有毒，不可轻易使用。

【特别提醒】严禁内服。

方四十七　雄黄膏

【来源】《十便良方·卷九·治一切风疾诸方下》

【组成】雄黄（水飞）、白花蛇（全者，16厘米许，剪，酒浸一夜，去骨，炙干，为细末）各50克，白砂蜜、杏仁（去皮尖，烂研）各500克。

【制法】上将雄黄、白花蛇末入在蜜、杏仁内，同炼为膏。

【功用】活血养血，祛风止痛。

【适应证】治中风之证。

【用法】每服3克，温酒调服，日进3服，久服绝根本。

【说明】雄黄、细辛、乌头、天雄、朱砂有毒。

方四十八　青龙膏

【来源】《十便良方·卷九·治一切风疾诸方下》

【组成】白花蛇300克（酒煮去皮骨，新瓦焙干，取肉50克），狗脊50克，天麻100克。

【制法】上为细末，银盂子盛无灰酒1000克，入此3药，重汤煮稠如膏，银匙搅。再细磨生姜25克，取汁，同熬匀，瓷罐内收。

【功用】调和营卫，祛风除痹。

【适应证】荣卫不和，阳多阴少，手脚举动不快。

【用法】每服半匙，头好酒半盏，搅匀服，或汤亦可。食前或空腹饮之极佳，日2服。

【说明】白花蛇有毒。

胁痛

胁痛是指以一侧或两侧胁肋部疼痛为主要表现的病证。胁，指侧胸部，为腋以下至第十二肋骨部的总称。《灵枢·五邪》云："邪在肝，则两胁中痛……恶血在内"。《医宗金鉴·卷八十九》明确指出："其两侧自腋而下，至肋骨之尽处，统名曰胁。"《医方考·胁痛门》又谓："胁者，肝胆之区也。"

胁痛产生的病因主要与情志、饮食、房劳等关系最为紧密。常见证型：①肝郁气滞：症见胁肋胀痛，走窜不定，甚则引及胸背肩臂，疼痛每因情志变化而增减，胸闷腹胀，嗳气频作，得嗳气而胀痛稍舒，纳少口苦，治宜疏肝理气。②肝胆湿热：症见胁肋胀痛或刺痛，口苦口黏，胸闷纳呆，恶心呕吐，小便黄赤，大便不爽，或兼有身热恶寒，身目发黄，治宜清热利湿。③瘀血阻络证：症见胁肋刺痛，痛有定处，痛处拒按，入夜痛甚，胁肋下或见有癥块，面色晦暗，治宜祛瘀通络。④肝络失养证：症见胁肋隐痛，悠悠不休，遇劳加重，口干咽燥，心中烦热，头晕目眩，治宜养阴柔肝。⑤肝阴不足：症见胁肋隐痛，绵绵不已，遇劳加重，口干咽燥，两目干涩，心中烦热，头晕目眩，治宜养阴柔肝，佐以理气通络。

胁痛可见于西医学的多种疾病之中，如急慢性肝炎、胆囊炎、胆结石、胆道蛔虫、肋间神经痛、慢性胰腺炎等。

方一　疏肝理脾膏

【来源】《清宫配方集成·妇科方》

【组成】酒杭芍、丹参、杜仲炭、焦白术各 180 克，当归、炙香附各 240 克，艾叶炭、缩砂仁各 150 克，川芎、木香各 120 克，萸连 90 克，炒神曲 180 克。

【制法】共以水煎透，去渣再熬浓汁，兑炼蜜收膏。

【功用】疏肝止痛，理气健脾。

【适应证】肝郁脾虚之胁下窜疼时作，左关沉弦，右寸关缓滑。

【用法】每服 1 匙，白开水冲服。

【特别提醒】阴虚阳亢者不宜使用。

方二　和肝理气化湿膏

【来源】《清宫配方集成·妇科方》

【组成】醋柴胡、甘草各 100 克，郁金 250 克，枳壳、川贝、炒杭芍、苦梗、茯苓各 200 克，青皮、陈皮、法夏各 150 克，栝楼皮 300 克。

【制法】共以水煎透，去渣，再熬浓汁，兑炼蜜 3 千克收膏。

【功用】疏肝理气，化湿和胃。

【适应证】肝经宿郁、感春令木旺之时而发左胁胀闷，卧则加重，有时作响，左关弦缓。

【用法】每进 1 茶匙，白开水送服。

方三　调肝和胃膏

【来源】《慈禧太后医方选议·第十四章·治肝病医方》

【组成】党参、竹茹各90克，生白芍、石斛、桑叶各120克，炒三仙各90克，木香24克，橘红45克，甘草30克，枳壳、白术各60克。

【制法】共以水熬透，去渣，再熬浓汁，兑炼蜜收膏。

【功用】调肝和胃，养肝泻火。

【适应证】肝阴虚、脾胃不和之胁肋隐痛，咽干口燥，吞酸吐苦，头晕眼花，乏力纳少，舌边红，脉弦。

【用法】每服20克，白开水冲服。

方四　和肝理脾膏

【来源】《清宫配方集成·妇科方》

【组成】当归、赤茯苓、丹皮各200克，杭芍、醋柴胡、黄芩、白术、栀子、秦艽各150克，元胡75克，薄荷、甘草各50克。

【制法】共以水煎透去渣，兑炼蜜3千克收稠膏。

【功用】疏肝养血，健脾化湿。

【适应证】肝木欠调、脾湿不尽之胸前堵闷，左半筋络有时作抽，左关弦，右关滑。

【用法】每晚用1匙，白开水送服。

方五　清肝滋脾化痰膏

【来源】《清宫配方集成·妇科方》

【组成】生地、栝楼、杏仁、郁李仁、生杭芍、火麻仁、当归身、橘红各150克，龙胆草、生栀子、黄芩、石斛、枳壳、大黄各100克，羚羊角面、姜朴各75克。

【制法】共以水煎透去渣，再熬浓汁，兑蜜1.5千克收膏。

【功用】清肝养阴，滋脾化痰。

【适应证】肝阳气滞、微感浮风之胸满胁痛，肢倦神疲，脉左寸关弦而近数，右寸关缓滑。

【用法】每服1匙，白开水冲服。

疟疾

疟疾是疟原虫寄生于人体所引起的传染病，经疟蚊叮咬或输入带疟原虫者的血液而感染。本病主要表现为周期性规律发作，全身发冷、发热、多汗、长期多次发作后，可引起贫血和脾肿大。中医学认为由感受疟邪、邪正交争所致，是以寒战壮热、头痛、汗出、休作有时为特征的传染性疾病，多发于夏秋季。

祛邪截疟是治疗疟疾的基本原则。①正疟：先有呵欠乏力，继则寒栗鼓颌，寒罢则内外皆热，头痛面赤，口渴引饮，终则遍身汗出，热退身凉，治宜祛邪截疟，和解表里。②温疟：寒少热多，汗出不畅，头痛，骨节酸疼，口渴引饮，尿赤便秘，治宜清热解表、和解祛邪。③寒疟：寒多热少，口不渴，胸脘痞闷，神疲体倦，治宜和解表里、温阳达邪。④热瘴：寒微热甚，或壮热不寒，头痛，肢体烦疼，面红目赤，胸闷呕吐，烦渴饮冷，大便秘结，小便热赤，甚至神昏谵语，治宜解毒除瘴、清热保津。⑤冷瘴：寒甚热微，或但寒不热，或呕吐腹泻，甚则神昏不语，治宜解毒除瘴、芳化湿浊。⑥劳疟：倦怠乏力，短气懒言，食少，面色萎黄，形体消瘦，遇劳则复发疟疾，寒热时作，治宜益气养血、扶正祛邪。⑦疟母：久疟不愈，胁下结块，触之有形，按之压痛，或胁肋胀痛，舌质紫黯，有瘀斑，治宜软坚散结、祛瘀化痰。治疗疟疾的特效药物乃是青蒿。

方一　二姜膏（方名编者加）

【来源】《本草纲目·卷十四·草之三·高良姜》

【组成】 高良姜（麻油炒）、干姜（炮）各50克。

【制法】 将上药研为细末，用猪胆汁调成膏。

【功用】 温脾散寒。

【适应证】 主治脾虚寒疟，寒多热少，饮食不思。

【用法】 每服15克，临发时热酒调服。

方二　猪胆膏

【来源】《十便良方·卷十六·治脾胃等疾诸方下》

【组成】 干姜50克，高良姜（切块，油炒）50克。

【制法】 上为细末，分作4服。

【功用】 温中散寒，健脾止疟。

【适应证】 治脾胃虚弱遂作疟疾，寒多热少。仍治秋深寒疟。

【用法】 每服用猪胆汁调成膏，以半盏热好酒调匀，发时服或以胆汁和圆，焙干，酒下45丸，亦佳。

【禁忌证】疟疾见热多寒少者。

方三　金仙膏

【来源】《理瀹骈文·存济堂药局修和施送方并加药法》

【组成】苍术250克，上白术200克，羌活、川乌、姜黄、生半夏（姜制）、乌药、川芎、青皮、生大黄、生香附、炒香附、生灵脂、炒灵脂、生延胡、炒延胡、枳实、黄连、姜制厚朴、当归、灵仙、黑丑头（半生半炒）各100克，枯黄芩、黄柏、生蒲黄、黑山栀、川郁金、莪术、三棱、槟榔、陈皮、山楂、麦芽、神曲、南星、白丑头、苦葶苈、苏梗、藿梗、南薄荷、草乌、独活、柴胡、前胡、细辛、白芷、荆芥穗、防风、连翘、干葛、苦桔梗、知母、大贝母、甘遂、大戟、芫花、防己、栝楼仁、腹皮、天花粉、赤芍、白芍、枳壳、茵陈、川楝子、木通、泽泻、车前子、猪苓、宣木瓜、皂角、苦杏仁、桃仁、苏子、益智仁、良姜、草果、吴萸、红花、木鳖仁、蓖麻仁、僵蚕、全蝎、蜈蚣、蝉蜕、生山甲、生甘草各50克，发团100克，飞滑石200克。

生姜、葱白、韭白、薤白、大蒜头、红凤仙、白凤仙（全）、槐枝、柳枝、桑枝各500克，凤仙干者或用200克，榆枝、桃枝（俱连叶）、石菖蒲、莱菔子、干姜各100克，陈佛手干、小茴、艾各50克。

【制法】两共用油20公斤，分熬丹收。再入净松香、生石膏各200克，陈壁土、明矾各100克，雄黄、轻粉、砂仁、白芥子、川椒、广木香、檀香、官桂、制乳香、制没药各50克，牛胶200克（酒蒸化，如前下法），或加苏合油，临用加沉香、麝香。

【功用】行气活血，化痰消痞。

【适应证】风寒暑湿，气血痰食，六郁五积诸病，中州脾胃之病，四时外感内伤，表里不分，寒热相杂，非一偏所能治者；夏时暑湿、湿温之证偏于阴湿者；一切腹痛，妇人痛经，小儿虫痛、疟疾、痢疾。

【用法】外贴患处。

【特别提醒】此膏力量亦大，非重症不可轻用大张，亦不可轻加重药。若有加药，必审证明白再加，且由渐而增，不可骤加。小儿减半。

方四　阳和解凝膏

【来源】《外科全生集·卷四·膏药类·阳和解凝膏》

【组成】鲜大力子梗、叶、根各1500克，活白凤仙梗200克，大麻油5000克，川附、桂枝、大黄、当归、肉桂、官桂、草乌、川乌、地龙、僵蚕、赤芍、白芷、白蔹、白及各100克，川芎、续断、防风、荆芥、五灵脂、木香、香橼、陈皮各50克，乳香、没药各100克，苏合油200克，麝香（现多用人工麝香代替）50克。

【制法】鲜大力子梗、叶、根和活白凤仙梗入大麻油，先煎至枯，去渣，次日用川附、桂枝、大黄、当归、肉桂、官桂、草乌、川乌、地龙、僵蚕、赤芍、白芷、白蔹、白及、川芎、续断、防风、荆芥、五灵脂、木香、香橼、陈皮等药，再煎药枯，沥渣，隔宿油冷，每500克油，用炒透桃丹350克搅和，明日再熬，至滴水成珠，不黏指为度。以湿草纸罨火，移锅放冷处，将乳香、没药末、苏合油和麝香（现多用人工麝香代替），研细入膏，搅和极匀，出火气，半月后成膏。

【功用】消肿止痛。

【适应证】治阴疽流注，溃烂不堪及冻疮毒根等症。未溃者，一夜全消；已溃者，三张痊愈。

【用法】摊贴，日3次。疟疾贴背心。

【禁忌证】热证不宜。

【说明】草乌、川乌有毒，慎用。

方五　万槌青云膏

【来源】《证治准绳·疡病·卷一·敷贴温药》

【组成】白松香50克，蓖麻子、杏仁各300粒，铜青30克，乳香、没药各15克，轻粉5克，香油200克。

【制法】上述药物用铁槌、木砧捣成膏状，若药物太干则加入少许香油，调和均匀即可。

【功用】温阳活血、通络止痛。

【适应证】诸般肿毒。脓已成者可散脓，未成脓者贴之可拔毒追脓。

【用法】疮疡脓已成或未成者直接将膏药均匀涂于患处。腹中有痞块者直接贴于痞块上；疟疾者贴于大椎或身柱。

【禁忌证】热毒壅盛者慎用。

【特别提醒】外用，禁内服。此方有毒。

眩 晕

眩晕是以目眩、头晕为主要特征的一类疾病。眩是指眼花或眼前发黑，晕是指头晕甚或感觉自身或外物旋转，二者常同时并见，故称眩晕。轻者闭目即止，重者如坐车船，旋转不定，不能站立，或伴有恶心、呕吐、汗出、甚或昏倒等症状。其产生的原因可因情志不遂、病后体虚、饮食不节等导致。

眩晕的常见证型有肝阳上亢，宜平肝潜阳、清热息风；气血亏虚，宜补益气血、调养心脾；肾精不足，宜滋养肝肾、益精填髓；痰湿中阻，宜化痰祛湿、健脾和胃；瘀血阻窍，宜祛瘀生新、活血通窍。

西医学中的高血压病、低血压、脑动脉硬化、颈椎病、贫血、神经衰弱、美尼尔氏综合征等均可表现眩晕征象。

方一 薯蓣煎

【来源】《千金要方·卷十四·小肠腑·风眩第四》

【组成】山药200克，甘草140克，泽泻、人参、黄芩各40克，当归、白蔹、桂心、防风、麦门冬各30克，大豆黄卷、桔梗、芍药、山茱萸、紫菀、白术、川芎、干姜、花椒、干地黄各20克，生地黄汁500克，麻子仁1000克，大枣80枚，蜜2000克，獐鹿杂髓、鹿角胶各400克，桑白皮1500克。

【制法】将前20味药水煮滤汁，水煎三遍将滤汁混匀后浓缩。将桑白皮、麻子仁、大枣切碎，放入清酒中煎煮，待药液减少一半时，加入生地黄汁、鹿角胶、獐鹿杂髓、蜜，混匀后微火煎。将2份药液混匀，微火慢煎至如膏状。

【功用】益气健脾，补肾滋阴。

【适应证】脾肾两虚之食少肌瘦、腰膝酸软、头晕目眩等症。

【用法】每服1匙，每日3次。

【禁忌证】实证不宜服。

方二 防风补煎

【来源】《千金要方·卷十一·肝脏·肝虚实第二》

【组成】防风、细辛、川芎、白鲜皮、独活、甘草各300克，大枣40枚，橘皮、淡竹叶各200克，蜜500克。

【制法】将前九味药切碎，水浸后煎煮滤汁，煎三遍后将药汁混合浓缩，最后下入蜜收膏。

【功用】祛风散寒，活血定眩。

【适应证】治肝虚寒之视物不明、头晕目眩等症。

【用法】每服1匙，白天3次，晚上1次。

【禁忌证】肝实热证不宜服。

方三　调肝和胃膏

【来源】《清宫配方集成·气滞方》

【组成】羚羊角、秦艽、钩藤、青皮、元胡、炙香附、枳实、胡连、酒芩100克，溏栝楼、茵陈、赤苓各200克，焦三仙各150克，甘草50克。

【制法】共以水煎透，去渣，兑炼蜜3千克。

【功用】平肝和胃，通滞化积。

【适应证】肝胃不和之证，症见眩晕头痛，急躁易怒，胁痛腹胀，小便赤涩，大便秘结，舌苔黄腻，左关弦，右寸关稍滑。

【用法】每晚服1茶匙，白开水送服。

【禁忌证】脾胃虚寒者，不宜使用本方。

方四　薯蓣汤

【来源】《三因极一病证方论·卷七·眩晕证治》

【组成】山药、白茯苓、炙黄芪各300克，人参、熟地黄、枳壳各150克，麦冬、前胡、白芍药、远志、茯神、法半夏、炙甘草各100克。

【制法】上药放入铜锅中，加入冷水浸泡12小时，水量以高出药面15厘米为宜，先用大火将药液煮沸，再用小火煎煮，保持微沸，煎煮时应及时搅拌，并去除浮于表面的泡沫，以免药液溢出，煮至2~5小时，过滤取出药液，药渣续加冷水再煎，第二次加水量一般以淹没药料即可，如法煎煮3次为度，合并药液，静置沉淀，再用四层纱布过滤3次，尽量减少药液中的杂质。将煎出的药液再放在小火上煎煮蒸发浓缩，同时不断用筷子搅动药液，防止焦化，逐渐形成稠膏状，趁热用筷子取浓缩的药液滴于干燥皮纸上，以滴膏周围不见水迹为度。此谓清膏。饴糖1250克，白蜜1250克先行炒透，随后放入稠膏状的药液中，用小火煎熬，并不断用筷子搅拌和匀收膏。

【功用】益气滋阴，降逆化痰。

【适应证】七情内动所致的脏气不行，郁而生涎，涎结为饮，随气上厥，伏留阳经，心中忡悸，四肢缓弱，翕然面热，头目眩冒，如欲摇动。

【用法】每服1汤匙，饭前服用，用生姜和秫米煮水送服。

【禁忌证】痰湿内盛者慎服。

方五 清肝膏

【来源】《理瀹骈文·存济堂药局修和施送方并加药法》

【组成】鳖甲1个，用小磨麻油1.5公斤，浸熬听用。柴胡200克，黄连、龙胆草150克，元参、生地、川芎、当归、白芍、郁金、丹皮、地骨皮、羌活、防风、胆南星各100克，薄荷、黄芩、麦冬、知母、贝母、黄柏、荆芥穗、天麻、秦艽、蒲黄、枳壳、连翘、半夏、花粉、黑山栀、香附、赤芍、前胡、橘红、青皮、栝楼仁、桃仁、胡黄连、延胡、灵脂（炒）、莪术（煨）、三棱（煨）、甘遂、大戟、红花、茜草、牛膝、续断、车前子、木通、皂角、细辛、蓖麻仁、木鳖仁、大黄、芒硝、羚羊角、犀角、山甲、全蝎、牡蛎、忍冬藤、甘草、石决明各50克，吴萸、官桂、蝉蜕各25克。

生姜、葱白、大蒜头各100克，韭白200克，槐枝、柳枝、桑枝、冬青枝、枸杞根各400克，凤仙（全株）、益母草、白菊花、干桑叶、蓉叶各200克，侧柏叶100克，菖蒲、木瓜各50克，花椒、白芥子、乌梅各25克。

【制法】以上两料共用油12公斤，分熬丹收。再入煅青礞石200克、雄黄、青黛各100克，芦荟、青木香各50克，牛胶（酒蒸化）200克，俟丹收后，搅至温温，以一滴试之不爆，方取下。再搅千余遍，令匀，愈多愈妙，勿炒珠。

【功用】清泻肝火，滋养肝阴。

【适应证】治肝经血虚有怒火，或头晕头痛，眼花目赤，耳鸣耳聋，耳前后痛，面青口酸，寒热往来，多惊不睡，善怒，吐血，胸中痞塞，胁肋乳旁痛，大腹作痛，少腹作痛，阴肿阴痛，小儿发搐，肝疳。外症见颈上生核。

【用法】量部位大小摊贴。头眼病贴两太阳，耳病夹耳门贴。内症上贴胸口，并两胁、背心（肝俞）、脐上、脐下，余贴患处。

【说明】方中半夏、甘遂、胆南星、雄黄有毒。

【特别提醒】严禁内服。

方六　清热养肝活络膏

【来源】《慈禧太后医方选议·第十四章·治肝病医方》

【组成】生地150克，芍药、当归各120克，羚羊角75克，天麻、秦艽、枳壳、橘红各60克，僵蚕、川贝母、炒神曲各90克，甘草30克。

【制法】共以水煎透，去渣再熬浓汁，炼蜜为膏。

【功用】平肝潜阳，滋阴通络。

【适应证】肝阳化风之头晕微疼，目不清爽。

【用法】每服10克，白开水冲服。

【禁忌证】热病后期之阴虚风动，非本方所宜。

方七　松脂膏

【来源】《普济方·卷四十五·头门·头面风（附论）》

【组成】松脂、光明盐、杏仁、蜜、蜡50克，薰陆香100克，麻仁150克。

【制法】将上药捣烂后作饼，备用。

【功用】祛风利气，通经定眩。

【适应证】头面风之眩晕。

【用法】先将百会穴上头发剃净，再贴本膏，外盖一层不透气薄膜，三日1换药。若痒，加针百会，不久风定。

【特别提醒】本方外用，不宜内服。

方八　摩顶细辛膏

【来源】《普济方·卷四十七·头门·风头旋（附论）》

【组成】细辛、当归、肉桂各30克，天雄、乌头各20克，白芷、川芎各15克，干姜10克，松柏枝40克，生地（取自然汁）800克，朱砂10克，猪油480克。

【制法】将上药切碎，用生地黄汁浸泡一夜，加入猪油同煎，以白芷色黄为度，滤去药渣，再加入朱砂末，用柳木棒不停搅拌，使之凝固，收于瓷器中。

【功用】祛风止眩，温通经络。

【适应证】眩晕。

【用法】每用少许，外摩头顶。

【说明】细辛、乌头、天雄、朱砂有毒。

【特别提醒】本方外用，不宜内服。

方九　青莲摩顶膏

【来源】《普济方·卷四十七·头门·风头眩（附论）》

【组成】吴蓝、大青、玉竹、槐子仁、山栀子仁各40克，淡竹叶20克（以上6味，切碎绵裹），生油1000毫升，真酥110克，莲子草汁1升，长理石40克，盐花75克，曾青、川朴硝各75克。

【制法】将油、酥、莲子草汁3味，放入铜锅，小火慢熬，至沸腾如鱼眼。再加入绵袋内诸药，煎半日后去药，过滤去渣。再煎药油，微沸后，即下长理石等后4味，用柳棍轻搅10余沸，膏即成，收于干燥容器中。

【功用】祛风止眩，生发明目。

【适应证】头风目眩，风毒冲脑，脑户留热，及脑中诸疾，或脑脂流入目中，风泪宜用，亦可生发明目。

【用法】每用涂顶及无发处，匀涂后用铁匙摩擦，令药力渗透入脑。每隔2~3晚，摩1次，不可过于频繁。摩膏后头生垢腻，任依寻常洗去。

【特别提醒】本方外用，严禁内服。

黄　疸

黄疸是以目黄、身黄、尿黄为主症的一种病证，常伴有食欲减退、恶心、呕吐、胁痛、腹胀等。其中目睛黄染为本病的重要特征。黄疸产生的原因有外感和内伤两个方面。外感多属湿热疫毒所致，内伤常与饮食、劳倦、病后有关。黄疸的病机关键是湿，中医现将黄疸分为阳黄、阴黄。二者在一定条件下可以互相转化。阳黄则黄色鲜明，发病急，病程短，常伴身热，口干苦，舌苔黄腻，脉象弦数。阳黄之急重者为急黄。阴黄黄色晦暗，病程长，病势缓，常伴有纳少，乏力，舌淡，脉沉迟或细缓。阳黄常见的证型有热重于湿者，宜清热通腑、利湿退黄；湿重于热者，宜利湿运脾、清热化浊；胆腑郁热，宜疏肝泄热、利胆退黄；疫毒炽盛，宜清热解毒、凉血开窍。阴黄常见的证型有寒湿阻遏，宜温中化湿、健脾和胃；脾虚湿滞，宜健脾养血、利湿退黄。黄疸退后，因气滞血瘀，宜疏肝理气，活血化瘀。黄疸的治疗大法是化湿邪，利小便。

西医学所说的急慢性肝炎、肝硬化、胆结石、蚕豆黄、钩端螺旋体病，均可表现黄疸的征象。

方一　猪膏发煎

【来源】《外台秘要方·卷四·温病及黄疸二十门·诸黄方》

【组成】猪膏750克，乱发150克。

【制法】将乱发与猪膏合煎，待发消融殆尽，过滤去渣，膏成。

【功用】消瘀润燥，利水退黄。

【适应证】各种黄疸。

【用法】每次10克，口服，一日2次。

【特别提醒】忌芫荑。

方二　香鲫膏

【来源】《外科全生集·卷四·添加马氏试验秘方·香鲫膏》

【组成】乌背鲫鱼1尾，麝香（现多用人工麝香代替）3克。

【制法】乌背鲫鱼1尾，须活着，约重150克，连肠杂鳞翅，入石臼内捣烂，加人工麝香3克，再捣匀，成膏。

【功用】清热解毒，利湿退黄。

【适应证】治黄疸等症。

【用法】摊布上，贴肚脐眼上，次日取下，重者贴2~3枚，贴后即有黄水流出为妙。

方三　牛黄膏

【来源】《本草纲目·卷五十·牛黄》

【组成】牛黄3克，蜜10毫升。

【制法】将牛黄用蜜调和成膏。

【功用】清热解毒，利胆退黄。

【适应证】初生胎热或身体黄者。

【用法】取膏适量，用乳汁化开，时时滴儿口中。

【特别提醒】小儿形色不实者，勿多服。

【说明】此方出自《钱氏小儿方》。

第六章
肾系疾病膏方

肾主水，指肾有主司和调节全身津液代谢的功能。《素问·逆调论》："肾者水脏，主津液"。肾中精气推动和调节脏腑气化。肾主纳气，肾有助肺保持吸气的深度、防止呼吸表浅的作用。"肺为气之主，肾为气之根"。肾主纳气的功能是肾主封藏功能在呼吸运动中的具体表现。肾在体合骨，生髓，其华在发，肾精生髓以充养骨骼、牙齿，头发，"齿为骨之余"。髓聚而成脑，故脑又称"髓海"。肾精充足则骨髓充盛，骨骼健壮；髓海充满，思维敏捷，头发润泽。若肾精不足则骨髓空虚，小儿牙齿生长迟缓，骨骼发育不良；成人牙齿早脱、骨脆易折；思维迟钝，痴呆；头发变白、枯萎脱落。在窍为耳及二阴，耳主司听觉。肾中精气上通于耳，听觉灵敏、聪慧。若肾精亏损则耳鸣、耳聋。主二阴，指前阴（外生殖器）和后阴（肛门），主司二便。肾中精气充足则二阴得养，二便通调。肾中精气不足则尿频、尿失禁，或尿少、尿闭；大便秘结，或大便失禁，久泄脱肛。在志为恐，若肾精充足，蛰藏有度则恐而不过、有所节制。若肾精不足，蛰藏失司则惶恐易惊，恐惧过度则肾气下陷，二便失禁，或遗精。其在液为唾，唾乃唾液中较稠厚的部分，由舌下分泌而出，能滋润口腔、滋养肾精。若肾精充足，唾液丰富，可吞唾养肾精。若肾精不足，唾液分泌减少，口燥咽干，吞咽梗阻，久唾多唾则耗伤肾精。

水 肿

水肿是体内水液潴留，泛滥肌肤，表现以头面、眼睑、四肢、腹背，甚至全身浮肿为特征的一类疾病。水肿产生的原因有风邪袭表、疮毒内犯、外感水湿、饮食不节、禀赋不足，久病劳倦等。水肿有阳水和阴水之分。

阳水的常见证型有风水相搏，宜疏风清热、宣肺行水；湿毒侵淫，宜宣肺解毒、利湿消肿；水湿浸渍，宜运脾化湿、通阳利水；湿热壅盛，宜分利湿热。

阴水的常见证型有脾阳虚衰，宜健脾温阳利水；肾阳衰微，宜温肾助阳、化气行水；水瘀互结，宜活血祛瘀、化气行水。水肿的治疗以发汗、利尿、泻下为三大基本原则。

水肿在西医学中是多种疾病的一个症状，包括肾性水肿（如急慢性肾小球肾炎、肾病综合征、继发性肾小球肾炎等）、心性水肿、肝性水肿、营养不良性水肿、功能性水肿、内分泌失调等引起的水肿。

方一　疗水气浮肿膏（方名编者加）

【来源】《本草纲目·卷四十六·田螺》

【组成】田螺、大蒜、车前子各500克。

【制法】将上述药物捣烂成膏。

【功用】利水消肿。

【适应证】水气浮肿。

【用法】取膏适量，摊贴于脐上。

【说明】此方出自仇远《稗史》。

方二　附子膏

【来源】《本草纲目·卷十七·乌头》

【组成】黑附子（生，取皮脐）1枚。

【制法】将上述药物捣研为散，取生姜汁调和为膏。

【功用】温阳通络，利水消肿。

【适应证】脚气腿肿之久不瘥者。

【用法】取膏适量，涂疮，药干再涂，以肿消为度。

【说明】本方出自《简要济众》。方中附子有毒。

【禁忌证】湿热证不宜使用。

方三　椒目膏（方名编者加）

【来源】《本草纲目·卷三十二·蜀椒》

【组成】椒目100克。

【制法】将椒目炒后，捣如膏。

【功用】利水消肿。

【适应证】主治水气肿满。

【用法】每服3克，酒化服。

【特别提醒】不宜过多服用。

方四　葱豆膏（方名编者加）

【来源】《本草纲目·卷二十六·胡葱》

【组成】胡葱10茎，赤小豆300克，硝石50克。

【制法】将胡葱、赤小豆用水煮至熟，待水干，入硝石，同擂成膏。

【功用】利尿消肿。

【适应证】主治身面浮肿，小便不利，喘急。

【用法】每日3次，每次空腹温酒服半匙。

【特别提醒】不宜过量服用。

方五　大蒜膏（方名编者加）

【来源】《本草纲目·卷二十六·葫》

【组成】大蒜、田螺、车前子各100克。

【制法】将车前子研为细末，大蒜、田螺捣烂，再将三者混匀，捣为膏。

【功用】利尿消肿。

【适应证】主治水气肿满。

【用法】摊贴脐中。

【特别提醒】不宜内服。

方六　涂脐膏

【来源】《仁斋直指方论·卷十七·虚肿》

【组成】地龙、猪苓、针砂各20克。

【制法】将上药研为细末，葱涎调匀。

【功用】消肿利尿。

【适应证】主治肿满，小便少。

【用法】敷脐中，外束一层不透气的薄膜。

【特别提醒】不宜内服。

方七 葶苈膏

【来源】《黄帝素问宣明论方·卷八·水湿门》

【组成】牛黄、麝香、龙脑各10克，昆布、海藻各100克，牵牛、桂心各80克，椒目30克，葶苈60克。

【制法】将牛黄、麝香、龙脑研为细末，再将余药煎煮滤汁，浓缩如稀饴状，下入前药末，和匀，即膏成。

【功用】利水消肿。

【适应证】治水肿腹胀。

【用法】每服1匙，每日2次。稍利小便为度，详虚实加减。

【特别提醒】不宜过量服用。

方八 涂脐膏

【来源】《冯氏锦囊秘录杂证大小合参·卷十四·方脉肿胀合参》

【组成】猪苓、生地龙、针砂（醋煮）、甘遂各500克。

【制法】上药捣研为末，入葱汁研成膏。

【功用】利水消肿。

【适应证】水肿，小便涩少。

【用法】取膏适量，敷肚脐中3厘米厚，外用布固定，以小便出为度，一天2次。

【说明】方中针砂、甘遂有毒。

方九 消水膏（方名编者加）

【来源】《急救广生集·卷九·外治补遗·肿满》

【组成】水蓼花、皮硝、牙皂、大黄、栀子各25克，生姜10片，葱、蒜各7支，莱菔子15克。

【制法】将上药切碎，捣烂如膏状。

【功用】泻水逐饮，消肿散结。

【适应证】主治大腹水肿。

【用法】外贴脐腹，外盖一不透气薄膜。

【特别提醒】不宜内服。

方十 田螺膏（方名编者加）

【来源】《急救广生集·卷九·外治补遗·肿满》

【组成】田螺、大蒜、车前草各50克。

【制法】将上药捣烂，和研为膏。

【功用】泻水逐饮，消肿散结。

【适应证】主治大腹水肿。

【用法】外贴肚脐，外盖一不透气薄膜。

【特别提醒】不宜内服。

方十一　商陆膏

【来源】《外台秘要方·卷二十·水病二十六门·水肿方》

【组成】商陆根、猪膏各750克。

【制法】将上述两味药物合煎，令商陆根颜色变黄，膏成，滤去滓，备用。

【功用】利水消肿。

【适应证】水肿。

【用法】取适量，摩水肿处；也可以内服少量。

【说明】方中商陆根有毒，不可轻易使用。

【特别提醒】忌犬肉。

方十二　蜗牛膏

【来源】《寿世保元·卷五·二便闭》

【组成】蜗牛3枚。

【制法】蜗牛去壳，捣如泥，加麝香少许。或用田螺亦可。

【功用】利尿通便。

【适应证】治大小便不通。

【用法】取适量，纳脐中。以手揉按之，立通。

【禁忌证】虚证不宜。

方十三　行水膏

【来源】《理瀹骈文·存济堂药局修和施送方并加药法》

【组成】苍术250克，生半夏、防己、黄芩、黄柏、苦葶苈、甘遂、红芽大戟、芫花、木通各150克，生白术、龙胆草、羌活、大黄、黑丑头、芒硝、黑山栀、桑白皮、泽泻各100克，川芎、当归、赤芍、黄连、川郁金、苦参、知母、商陆、枳实、连翘、槟榔、郁李仁、大腹皮、防风、细辛、杏仁、胆南星、茵陈、白丑头、花粉、苏子、独活、青皮、广陈皮、藁本、栝楼仁、柴胡、地骨皮、白鲜皮、丹皮、灵仙、旋覆花、生蒲黄、猪苓、牛蒡子、马兜铃、白芷、升麻、川楝子、地肤子、车前子、怀牛膝、香附子、莱菔子、土茯苓、川萆薢、生甘草、海藻、昆布、瞿麦、萹蓄、木鳖仁、蓖麻仁、干地龙、土狗、山甲各 50 克，发团 100 克，浮萍 150 克，延胡、厚朴、附子、乌药各 25 克，龟板 150 克，飞滑石 200 克。

生姜、韭白、葱白、榆白、桃枝各 200 克，大蒜头、杨柳枝、槐枝、桑枝各 400 克，苍耳草、益母草、诸葛菜、车前草、马齿苋、黄花地丁（鲜者）各 500 克，凤仙草（全株干者）100 克，九节菖蒲、花椒、白芥子各 50 克，皂角、赤小豆各 100 克。

【制法】共用油 20 公斤，分熬收丹，再入铅粉（炒）500 克，提净松香 400 克，金陀僧、生石膏各 200 克，陈壁土、明矾、轻粉各 100 克，官桂、木香各 50 克，牛胶（酒蒸化）200 克。俟丹收后，搅至温温，以 1 滴试之不爆，方取下，再搅千余遍，令匀，愈多愈妙。

【功用】通利水道。

【适应证】统治暑湿之邪与水停不散，或为怔忡，干呕而吐，痞满而痛，痰饮水气喘咳，水结胸，阳黄疸，阳水肿满，热胀，小便黄赤。或少腹满急，或尿涩不行，或热淋，大便溏泄，或便秘不通，或肠痔。又肩背沉重，肢节疼痛，脚气肿痛，妇人带下。外症湿热凝结成毒，成湿热烂皮，皆可用。

【用法】上贴心口，中贴脐眼并脐两旁，下贴丹田及患处。

【说明】方中有毒药物众多，慎用。

【特别提醒】严禁内服。

尿血

尿血是指小便中混有血液或伴血块夹杂而下的病证。随出血量多少的不同，小便可呈淡红色、鲜红色或洗肉水色、淡酱油色等。尿血与血淋相似而有别，若小便时不痛者为尿血，治疗应以止血为主。小便时点滴涩痛，痛苦难忍者即为血淋，治疗应以通淋为主。产生尿血的原因常见：①心火亢盛：尿血，色鲜红，小便灼热，短涩，面赤身热，口舌糜烂或生疮，心悸，心烦，失眠，大便燥结，治宜清心降火止血。②肾虚火旺：尿血，色鲜红，反复不止，兼眩晕，耳鸣，腰膝酸软，两颧红赤，潮热盗汗，五心烦热，虚烦不寐，治宜滋阴清热止血。③膀胱湿热：尿血，尿频，尿急，尿道灼痛，腰痛，少腹胀满，治宜清热利尿止血。④脾肾两亏：小便频数带血，血色淡红，反复不愈，神疲倦怠，纳减腹胀，便溏，腰膝酸软，耳鸣，头晕，面色萎黄，治宜补益脾肾止血。

西医学所云肾结核、肾炎、尿路感染、尿路结石、尿路肿瘤等均可导致尿血。

方一　牛膝膏

【来源】《保命歌括·卷八·血病》

【组成】 牛膝1200克。

【制法】 将牛膝切碎，加新汲水2000毫升煎煮，直至十分损耗八分，加入麝香（现用人工麝香）4克，收膏备用。

【功用】 活血通淋。

【适应证】 尿血。

【用法】 取5克，口服，一天1次。

【说明】 方中未说明适应症及用法，现据原书有关内容及药物功效推测而加。

方二　玉屑膏

【来源】《三因极一病证方论·卷九·尿血证治》

【组成】 黄芪、人参、萝卜、蜂蜜各1000克。

【制法】 黄芪、人参研末备用，将萝卜洗净切成条状并置入蜜中腌制后放入铜锅中炙干，然后取出放入蜜中继续腌制，反复数次，直至将蜜全部用完为止，炙炒时注意不要炒焦，但同时要保证将萝卜炒熟。

【功用】 健脾益气，利尿通淋。

【适应证】 血尿，以及五淋所致的尿道疼痛难以忍受。

【用法】 不定时，以蜜炙萝卜蘸黄芪、人参末吃，用盐汤送下。

【禁忌证】 实证不宜服。

【说明】 世说人参、萝卜不能同用，其实是可以同用的。此方亦载于：《古今医统大全·卷四十二·药方》。《本草纲目·卷十二》亦有记载。

淋 证

淋证是指以小便频数短涩，淋沥刺痛，小腹拘急引痛为主的病证。淋证产生的原因有外感湿热、饮食不节、情志失调、禀赋不足或劳伤久病所致。本病的病位在膀胱与肾。基本病机为湿热蕴结下焦。

淋证常见证型有热淋，宜清热利湿、祛浊通淋；石淋，宜清热利湿、排石通淋；血淋，宜清热通淋、凉血止血；气淋，宜理气疏导、通淋利尿；膏淋，宜清热利湿、分清泄浊；劳淋，宜健脾益气、补肾扶虚。

西医学中的急慢性尿路感染、泌尿道结核、尿路结石、急慢性前列腺炎、膀胱炎、乳糜尿以及尿道综合征等均可表现出淋证的征象。

方一 暝眩膏

【来源】《世医得效方·卷八·诸淋》

【组成】 大萝卜1个。

【制法】 将大萝卜切作一指厚4~5片，用蜜浸半小时，放锅内慢火炙干，又蘸蜜后炙干，如此反复多次，至萝卜香熟，但不可焦。

【功用】 利尿通淋。

【适应证】 治诸淋，疼痛不可忍，及砂石淋。

【用法】 候冷细嚼，用盐汤送服。

【说明】 此方亦载于：①《证治准绳·类方·第六册·淋》。②《奇效良方·卷三十五·诸淋通治方》。③《古今医统大全·卷七十一·药方》。

方二 螺泥膏

【来源】《古今医统大全·卷七十一·药方》

【组成】 大田螺200克。

【制法】 以净水器盛养，待螺吐出泥，澄去上面清水，以底下浓泥入腻粉5克。

【功用】 利尿通淋。

【适应证】 治热淋小便不通。

【用法】适量涂脐上，尿立通，将螺放生。

【禁忌证】虚证不宜。

【说明】腻粉有毒，慎用。

方三　牛膝膏

【来源】《景岳全书·卷五十四·和阵》

【组成】桃仁、当归各 100 克，牛膝 400 克，赤芍、生地各 150 克，川芎 50 克，麝香 10 克。

【制法】上药除麝香外，余药放入铜锅中，加入冷水浸泡 12 小时，水量以高出药面 15 厘米为宜，先用大火将药液煮沸，再用小火煎煮，保持微沸，煎煮时应及时搅拌，并去除浮于表面的泡沫，以免药液溢出，煮至 2~5 小时，过滤取出药液，药渣续加冷水再煎，第 2 次加水量以淹没药料即可，如法煎煮 3 次为度，合并药液，静置沉淀，再用四层纱布过滤 3 次，尽量减少药液中的杂质。将煎出的药液再放在小火上煎煮蒸发浓缩，同时不断用筷子搅动药液，防止焦化，逐渐形成稠膏状，趁热用筷子取浓缩的药液滴于干燥皮纸上，以滴膏周围不见水迹为度，此谓清膏。饴糖 900 克、白蜜 900 克先行炒透，随后与麝香一起放入稠膏状的药液中，用小火煎熬，并不断用筷子搅拌和匀收膏。

【功用】活血通经，利水通淋。

【适应证】瘀血内滞所致的淋证。

【用法】1 日 4 次，每服 1 汤匙，空腹服用，用白开水化服。

【禁忌证】虚证不宜。

【说明】此方亦载于:《证治准绳·类方·第六册·淋》。

方四　思仙续断丸

【来源】《普济本事方·卷四·肾脏风及足膝腰腿香港脚》

【组成】杜仲 450 克，五加皮、防风、薏仁、羌活、续断、牛膝各 350 克，生地 450 克，木瓜 500 克。

【制法】上药除木瓜以外加水煎煮 3 次，合并滤液，加热浓缩为清膏；另将木瓜用盐酒煎煮成膏；最后两者合并加蜂蜜，收膏即成。

【功用】益精凉血，坚强筋骨。

【适应证】肝肾风虚气弱，脚膝不可践地，腰脊疼痛，风毒流疰下经，行止艰难，小便余沥。

【禁忌证】实证不宜。

方五　牛膝膏

【来源】《冯氏锦囊秘录杂证大小合参·卷十四·淋证大小总论合参》

【组成】牛膝1500克，麝香（现用人工麝香）1克。

【制法】用清水浓煎牛膝，直至成膏，入麝香收膏。

【功用】利水通淋。

【适应证】小便不通，茎中痛欲死，及妇人血结坚痛。

【用法】取膏适量，口服。

【说明】方中无服法，编者补入。

方六　参术膏

【来源】《丹溪心法·卷五·产后九十二》

【组成】人参12.5克，白术10克，桃仁、陈皮各5克，黄芪7.5克，茯苓5克，炙甘草2.5克。

【制法】将上7味药切碎，水煮猪、羊胞后入药，煮熟即可。

【功用】益气通淋。

【适应证】治产后胞损，小便淋沥不畅。

【用法】饮汤，一次服完。

【说明】该方于《仁斋直指方论·卷二十六·产后诸方》中也有记载，所治相同。

方七　治膀胱实热方

【来源】《千金要方·卷二十·膀胱腑·膀胱虚实》

【组成】石膏400克，栀子仁（一作瓜子仁）、茯苓、知母各150克，生地黄1000克，淡竹叶300克，蜜500毫升。

【制法】将前6味药切碎，水煎后滤取汁，如此3遍，再将所滤汁液混合后浓缩，最后兑入蜂蜜，浓缩如膏状。

【功用】清热泄火，利水通淋。

【适应证】小便浑赤，溺时涩痛，淋漓不畅，甚或癃闭不通，小腹急满，口燥咽干等症。

【用法】每服1匙，每日3次。

【禁忌证】寒证不宜服。

方八　治膀胱热不已舌干咽肿方

【来源】《备急千金要方·卷二十·膀胱腑·膀胱虚实》

【组成】升麻、大青叶各300克，蔷薇根白皮、射干、生玄参、黄柏各400克，蜜700毫升。

【制法】将前6味药切碎，水煎后滤取汁，如此三遍，再将所滤汁液混合后浓缩，最后兑入蜂蜜，浓缩如膏状。

【功用】清热，泄火，利咽。

【适应证】舌干口燥，咽喉肿痛，小便浑赤，溺时涩痛，淋漓不畅等症。

【用法】每服1匙，每日3次，含服。

【禁忌证】寒证不宜服。

方九　榆皮通滑泄热煎

【来源】《备急千金要方·卷二十·膀胱腑·胞囊论》

【组成】榆白皮、葵子各500克，车前子1000克，滑石、通草各300克，赤蜜1000毫升。

【制法】将前5味药切碎，水煎后滤取汁，如此三遍，再将所滤汁液混合后浓缩，最后兑入蜂蜜，浓缩如膏状。

【功用】清热通淋。

【适应证】胞囊涩热，小便黄赤，淋沥不通。

【用法】每服1匙，每日3次，含服。

【禁忌证】寒证不宜服。

【说明】通草有毒，慎用。

方十　葱白膏（方名编者加）

【来源】《幼科推拿秘书·卷四·淋涩门》

【组成】葱白50克，蜂蜜50克。

【制法】葱白加蜂蜜捣成膏。

【功用】利尿通淋。

【适应证】治小儿淋涩之症。

【用法】摊布上。小便结，贴肾囊；大便结，贴肚脐。

方十一　糯米膏

【来源】《十便良方·卷二十三·治大肠小肠等疾诸方》

【组成】纯糯米膏150克。

【制法】临睡前微火烤令其变软，服用。

【功用】健脾固肾，候心气，缩水道。

【适应证】小便频数者。

【用法】用温酒或温水冲服，可多次服用。

方十二　葱乳膏

【来源】《十便良方·卷二十七·治小儿等疾诸方一》

【组成】奶汁150克，葱白50克。

【制法】上2味煎服1合，去滓，温服。

【功用】利湿降浊，醒脾开胃。

【适应证】初生小儿不饮乳伴小便不利者。

【用法】用温酒或温水冲服，可多次服用。

腰　痛

腰痛又称腰脊痛，是指因外感、内伤或挫闪导致腰部气血运行不畅，或失于濡养，引起腰脊或脊旁部位疼痛为主要症状的一种疾病。腰痛产生的原因有外邪侵袭、体虚年迈、跌扑闪挫等。

腰痛常见的证型有寒湿腰痛，宜散寒祛湿、温经通络；湿热腰痛，宜清热利湿、舒筋止痛；瘀血腰痛，宜活血化瘀、通络止痛；肾虚腰痛而偏于肾阴虚者，宜滋补肾阴、濡养筋脉，偏于肾阳虚者，宜补肾壮阳、温煦经脉。

西医学的腰肌劳损、腰肌纤维炎、腰椎骨质增生、腰椎间盘病变、跌打损伤、妇科疾病、外科疾病均可引起腰痛。

方一　摩腰膏

【来源】《类证治裁·卷六·腰脊腿足痛论治·附方》

【组成】制附片、川乌、天南星、朱砂、雄黄、樟脑、丁香、干姜、麝香（现多以人工麝香代替）各100克。

【制法】将上述药物磨成粉状，然后以白蜜调制成丸状，使用时用生姜汁化开，在腰间摩擦即可。

【功用】温补肾阳。

【适应证】肾阳不足所致的腰痛。

【用法】将药膏放于手掌，每天饭后在腰间摩擦，然后用布帛包好，待到腰上发热如火。隔日使用1次。

【禁忌证】阴虚火旺者慎用。

【说明】方中附子、川乌、天南星、朱砂、樟脑有毒，慎用。麝香剂量大，可以适当减量。此方亦载于：①《保命歌括·卷十三·腰痛》。②《医宗必读·卷八·腰痛》。③《张氏医通·卷十四·专方·腰痛门》，唯《张氏医通》中方无朱砂，有蜀椒。所治相同。④《证治准绳·类方·第四册·腰痛》。

方二　黄明胶膏（方名编者加）

【来源】《串雅内编·卷一·截药内治门》

【组成】生姜500克，黄明胶50克。

【制法】生姜500克捣汁200克，与黄明胶同煎成膏。

【功用】行气止痛。

【适应证】腰痛。

【用法】浓纸摊贴腰眼甚效。

方三　木瓜膏（方名编者加）

【来源】《急救广生集·卷二·杂症·腰脚软痛》

【组成】木瓜10枚。

【制法】将木瓜捣碎，用酒、水各半煎煮为膏。

【功用】舒筋活络，化湿止痉。

【适应证】下肢肌肉痉挛疼痛。

【用法】乘热贴于痛处，外以纱布裹之，冷即换药，每日3~5次。

方四　消肿活瘀膏

【来源】《光绪皇帝医方选议·第二十六章·皮肤病医方》

【组成】鸡血藤膏、麝香、穿山甲、第一仙丹各90克，金果榄

60克。

【制法】共研细面，过绢罗，兑蜂蜜合膏。

【功用】活血化瘀，清热消肿。

【适应证】腰椎结核。

【用法】每用少量，外敷肿处。

【特别提醒】本方外用，严禁内服。

方五 清空膏

【来源】《古今医统大全·卷五十八·药方》

【组成】附子、乌头尖、南星各15克，干姜5克，雄黄8克，朝脑8克，丁香8克，麝香3克。

【制法】上药为细末，炼蜜丸，如弹子大。每用1丸，生姜汁化开如浓粥样。

【功用】祛风通络。

【适应证】治寒湿腰痛之症。

【用法】烘热置掌中，摩腰上令尽黏肉，烘绵衣缚定，腰热如火。间三日用1丸，或加吴茱萸、桂皮。

【禁忌证】热证不宜。

【说明】乌头尖、雄黄有毒，慎用。

第七章
外科疾病膏方

中医外科成为专科是在周代，《周礼·天官篇》把当时的医生分为疾医、疡医、食医和兽医四大类，其中疡医即是外科医生，主治肿疡、溃疡、金创和折伤。《周礼·天官篇》中有“凡疗疡以五毒攻之”记载。

中医外科名称始于宋，宋代以前之外科多以“疡医”名之，是研究体表病证的病因、病理、证候、诊断、治法、医疗技术的专门学科，包括有痈、疽、疮、疡、疥、癣、伤折等疾病。中医外科较早记载见于《黄帝内经》，其中《灵枢·痈疽》所载外科病名虽只有17种，但对痈疽的病因病机已有一定的认识。在《黄帝内经》中，尚有针砭、按摩、猪膏外用、醪药、手术等多种外科疗法，如最早提出用截趾手术治疗脱疽。张仲景的《金匮要略》记载的治疗肠痈、寒疝、浸淫疮、狐惑等病的辨治方法和方药，至今仍为临床所应用。

丹　毒

丹毒是一种急性皮肤热毒病证，因患部皮肤红如涂丹，故名。又称“流火”或“火丹”，多发于小腿或面部，患处皮肤大片红肿，略高于皮面，边缘明显，表面光滑发亮，触之坚实，患部附近的淋巴结肿大，伴有寒战、高热、头痛、骨节疼痛等全身症状。丹毒的形成，多由于火邪侵犯、血分有热，郁于肌肤而发，主要有火毒和湿热两类。

丹毒的常见证型有风热化火，宜散风清热解毒；肝脾湿热，宜清肝泄热利湿；湿热化火，宜清热解毒利湿；火热毒盛，宜清热泻火解毒；血分热盛，宜凉血消斑解毒。

方一　千槌膏

【来源】《鲁府禁方·卷四·宁集·痈疽》

【组成】蓖麻子100克，杏仁500克，黄香1200克，黄丹、没药各60克，乳香90克，轻粉30克，麝香（现用人工麝香）6克。

【制法】将上述药物在端午节午时用棒槌捣研千遍，贮存于瓷器中，备用。

【功用】清热解毒，散结消肿。

【适应证】无名肿毒，发背初起者。

【用法】取适量，摊涂在绢布上，敷疮。

【说明】方中黄丹、轻粉有毒。

方二　鸡子膏

【来源】《保童秘要·丹毒》

【组成】大黄250克，赤小豆（熬令紫色）500克，硝石150克。

【制法】上药研为细末，用鸡蛋清调如膏状。

【功用】清热解毒。

【适应证】小儿身上或有成片，赤如胭脂，或稍带白色，渐渐增多。

【用法】取膏适量，外涂患处。

【特别提醒】不宜内服。

方三　真珠膏

【来源】《证治准绳·幼科·集三·丹毒》

【组成】升麻、大黄、护火草、蛇衔草、栀子、寒水石、芒硝、大青叶、生地黄、芭蕉根、羚羊角粉、梧桐皮各50克，竹沥800克，腊月猪油500克。

【制法】先将上述药物打成粉状，并将粉末放入竹沥中浸泡一昼夜，然后滤除药渣，将药液与猪油一起放入锅中，慢火熬成膏状，然后以瓷器盛装封存。

【功用】清热解毒，消痈散结。

【适应证】小儿丹毒发无定处，身热如火烧。

【用法】取膏药用清水化开涂于患处，然后取1汤匙以竹沥化服。

【禁忌证】虚寒证患者慎用。

【说明】方中羚羊角粉取材于国家保护动物，现大多根据其功效改用为水牛角粉，但用量需大方可取效。

方四　升麻膏

【来源】《千金要方·卷二十二·疔肿痈疽·丹毒》

【组成】升麻、白薇、漏芦、连翘、芒硝、黄芩各100克，蛇衔草、枳实各150克，栀子40枚，蒴藋200克。

【制法】将上药捣碎，水浸半日，入猪油中煎之，待水气尽，用纱布绞去药渣，冷凝即成。

【功用】清热解毒，消肿疗疮。

【适应证】丹毒。丹毒又名天火，肉中突然红赤如丹砂所涂，大的有如手掌大，剧者则全身皆是，痒而微肿。另外一种称作白丹，从肉中长出，痒而痛，微微浮肿，若遇风则起瘾疹。有一种名曰鸡冠丹，透红，大者如钱币大，小者如麻豆粒大，如鸡冠上的纹理，又名茱萸火丹。有一种名水丹，由于体热之人又遇水湿，搏结于肌肤而成丹，呈亮黄红色，像有水在皮肤中，多留着于腹部及阴处，虽然看似很小的疾病，若不及时治疗，可危及人的性命。热疮红肿者也可用之。

【用法】取适量，敷丹毒上，频繁敷之，直至痊愈为止。同时内服漏芦汤。不宜内服。

【说明】白薇《肘后》作白蔹。此方亦载于：①《外台秘要方·卷三十·恶疾大风癞疮等二十三门·丹毒》。②《外台秘要方·卷二十四·痈疽发背九门·瘭疽》，用于治疗热疮。③《外台秘要方·卷三十·恶疾大风癞疮等二十三门·恶疮一切毒疮肿方》。④《普济方·卷一百八·诸风门·风瘙瘾疹（附论）》。

方五　郁金膏

【来源】《万病回春·卷八·杖疮》

【组成】生猪脂1280克，郁金320克，生地黄320克。

【制法】将郁金和生地黄切成细片，入猪油内煎枯，过滤去渣，入黄蜡640克化开，又入龙脑80克，收于瓷罐中贮存。

【功用】活血消肿，解毒疗疮。

【适应证】一切肿毒杖疮。

【用法】每用膏40克，加官粉8克，熔化后搅拌均匀，摊涂在单层油纸上贴患处。

【说明】原书中生地黄缺剂量，酌加；方中官粉有毒。

方六 豆豉膏（方名编者加）

【来源】《普济方·卷二百七十九·诸疮肿门·丹毒》

【组成】豆豉40克，香薷、蓼叶各20克。

【制法】将上药研末，入酒少许，细研成膏。

【功用】祛风消肿，透热行滞。

【适应证】赤黑丹毒。

【用法】每用适量，外涂患处，干即换药。

【特别提醒】本方外用，不宜内服。

方七 治缠腰丹毒方

【来源】《普济方·卷二百七十九·诸疮肿门·丹毒》

【组成】糯米20克，韭20克。

【制法】将上药同研成膏状。

【功用】清热解毒，疗疮止痛。

【适应证】缠腰丹毒。

【用法】先用麻油外擦患处，再涂本膏。

【特别提醒】本方外用，不宜内服。

发背

发背属于痈疽类，因生于脊背部位而命名。分阴证和阳证两类，阳证又叫“发背痈”或“背痈”，阴证又叫“发背疽”。阳证多因感受六淫所引发，局部疮头数天后迅速高肿，大如手掌，甚如碗口，红肿剧痛，伴有高热、烦渴、脉洪数等。阴证多因七情内伤，膏粱厚味，醇酒炙煿，火毒郁积而成，初起疮头如粟，根盘散漫，不甚高肿，色不红活，疼痛稍轻，伴有烦闷、口渴、便秘、尿赤、脉细无力等，数天后疮头甚多，上有脓点，形如莲蓬，疮头脓稠难溃。

现在认为发背是由金黄色葡萄球菌引起的多个相邻的急性深毛囊炎和毛囊周围炎，也可以累及周围和其下的结缔组织，形成比较明显的痈性红肿硬块。内服多用清热解毒、活血化瘀、透脓托毒的中药，后期宜补气养血、清解余毒。也可以采用外用的方法。

方一　铁桶膏

【来源】《外科正宗·卷三·肿疡》

【组成】 铜绿 25 克，明矾 20 克，胆矾 15 克，五倍子（微炒）50 克，白及 25 克，轻粉、郁金各 10 克，麝香（现用人工麝香）1 克。

【制法】 将上药研为极细末，取陈米醋 1 碗，慢火熬至 1 小杯，候起金黄色泡为度。待温，用上药末 5 克下入，搅拌如膏状。

【功用】 箍疮护根。

【适应证】 发背。用此膏箍住患处根脚，可使疮根自生皱纹，渐收渐紧，不再扩大。

【用法】 用新毛笔蘸膏涂疮根上，以棉纸盖其疮根。

【特别提醒】 不宜内服。

【说明】 方中轻粉有毒。此方亦载于：《类证治裁·卷八·诸疮论治·附方》。

方二　麝香膏

【来源】《外台秘要方·卷二十四·痈疽发背九门·发背》

【组成】 麝香（现用人工麝香）、雄黄、珍珠、矾石各 200 克。

【制法】 将上述 4 味药物捣研为细末、过筛，用猪膏适量一起搅拌均匀，使其如泥状。

【功用】 解毒去腐，敛疮生肌。

【适应证】 多种恶疮及痈疽、背痈，去腐肉。

【用法】 取适量涂疮上，待先前腐肉尽去则止用，换敷生肉膏。

【说明】 方中雄黄有毒。方中麝香剂量过大，可以适当减量。

方三　乳香发背膏（方名编者加）

【来源】《青囊秘传·膏门》

【组成】 滴乳香（箬叶包，烧红，砖压去油）、净没药（箬叶包，烧红，砖压去油）、鲜油血竭、白毛儿茶、好银朱、杭州定粉、上黄丹各 160 克，铜绿 12 克。

【制法】 将上述药物捣研为细末，和匀，每用时用香油调和为膏，视患处大小，纸摊贴患处。

【功用】活血散结，解毒消肿，蚀疮生肌。

【适应证】发背。

【用法】取膏适量，贴患处。

【说明】方中银朱、黄丹有毒。

方四 灵宝膏

【来源】《杨氏家藏方·卷十二·疮肿方七十二道》

【组成】栝楼（取瓤饼子，新瓦上炒香，不得犯铁器，细研）10枚，胡桃（取肉同栝楼研细）15枚，乳香（研）40克，白砂蜜640克。

【制法】将上述药物置于石器内小火煎熬成膏。

【功用】化痰散结，消肿止痛。

【适应证】治阴阳二证，发背、脑疽、痈疖，一切毒疮，奶痈，疼痛不可忍者。

【用法】取2大汤匙，温酒调下，不拘时服。

方五 栝楼膏（方名编者加）

【来源】《验方新编·卷五·背部》

【组成】栝楼250克（取子去壳），真乳香50克，白蜜500克。

【制法】将栝楼、乳香研为细末，下入白蜜同熬成膏。

【功用】消痈散结，清热排脓。

【适应证】主治背痈。

【用法】每服10克，温黄酒化服。

【特别提醒】不宜内服。

方六 祛毒膏（方名编者加）

【来源】《验方新编·卷十一·阴疽诸证》

【组成】大生地300克，黄芩100克，粉甘草75克，郁金、黄蜡各100克，白蜡50克，藤黄25克，冰片15克，猪油1000克。

【制法】将上药切碎，微火炼熟去渣后，按上各药次序，逐一炸枯去渣，至藤黄止，离火冷却后，再下冰片末调匀即成。

【功用】清热解毒，敛疮生肌。

【适应证】主治发背，亦治诸疮毒。

【用法】先熬陈茶、艾叶、甘草、银花4味洗净疮，再用纱布蘸膏贴患处，每早一换。

【禁忌证】属寒证者不宜。

方七 独圣膏

【来源】《杨氏家藏方·卷十二·疮肿方七十二道》

【组成】牛皮胶适量。

【制法】将上述药物锉碎，加水煎煮直至稀稠适宜则膏成，摊膏于纸上。

【功用】拔毒排脓。

【适应证】发背之凡背上初觉肿痛，或痒或已成疮者。

【用法】取膏适量贴患处，再用细软白布2条置于醋中煮热，漉出，趁热置于胶纸上蒸熨。若觉疮痒，是药物起效的表现，必须忍住，继续蒸熨，直至脓液流尽，立即将用贯众煎成的浓汤，放温后洗净胶纸。次日再观察疮中是否仍有脓液，如果还有即是无效，再依前法用之，用胶纸、醋煮布直至脓液尽出，然后用贯众煎汤如前法洗去胶纸，次日再观察疮中是否仍有脓液，如果仍有脓，又依前法蒸熨之。连着几天蒸熨的话无多大妨碍，只至疮中脓液尽，疮变干为度，再用后续药物。

方八 化毒膏

【来源】《寿世仙丹·外科经验良方·卷二·通治》

【组成】黄蜡175克，黄丹70克。

【制法】黄蜡（春、秋用200克，夏用250克，冬用175克）；黄丹（春、秋用70克，夏用75克，冬用70克）。上用香油500克，槐条稍嫩绿者不拘多少，看疮毒大小，重者多用，轻者少用。将油同槐条入锅熬，以枝条黑枯为度，即去其渣，下黄蜡化尽，又下黄丹搅匀，成膏。

【功用】凉血敛疮。

【适应证】痈疽、发背、疔毒、怪疮初起或成脓欲溃之症。

【用法】凡敷诸毒上，以布缚之。初起一日四五六换，出头者一日一换。

【说明】黄丹有毒，慎用。

方九 大黄膏

【来源】《外台秘要方·卷二十四·痈疽发背九门·发背》

【组成】大黄、附子、川芎、雄黄、珍珠、雌黄、莽草各100克，白蔹、矾石、黄芩、藘茹各200克。

【制法】将上述药物先与猪膏700克合煎，沸腾6遍，过滤去渣，下藘茹、矾石末，搅拌均匀，膏成。

【功用】清热解毒，散结敛疮。

【适应证】背痈。

【用法】取适量涂疮上，直至腐肉尽去而止。

【说明】方中附子、雄黄、雌黄及莽草均有毒。

方十 莽草膏

【来源】《外台秘要方·卷二十四·痈疽发背九门·发背》

【组成】莽草、川芎、当归、细辛、附子、黄芩、乌头、牛膝、踯躅、野葛、茯苓、防风、杜蘅各30克，猪脂1000克。

【制法】将上述药物切碎与猪脂合煎，直至膏成，过滤去渣。

【功用】清热解毒，扶正散结。

【适应证】痈肿核硬而坚，背痈化脓。

【用法】取适量敷疮上，一天2次。

【说明】方中莽草、细辛、附子、乌头均有毒。

【特别提醒】忌猪肉、冷水、生菜、大酢。

方十一 卓氏白膏

【来源】《外台秘要方·卷二十四·痈疽发背九门·发背》

【组成】当归、附子、细辛、川芎、续断、牛膝、通草、炙甘草、白芷各120克，蜀椒、芍药、黄芪各60克。

【制法】将上述药物切碎，与猪膏800克合煎，小火煎熬，直至白芷色黄则膏成，绞榨过滤去渣。

【功用】温阳散结，活血疗疮。

【适应证】痈疽、背痈、金疮已成坏证，火疮未成败证，多种痈疽及疥疮。

【用法】取适量敷疮上，一天3次。

【说明】方中附子、细辛均有毒。

【特别提醒】忌海藻、菘菜、猪肉。

方十二　疗发背及一切毒肿膏

【来源】《外台秘要方·卷二十四·痈疽发背九门·发背》

【组成】生麻油 240 克，黄丹 1200 克，生栗子末 200 克，地胆 10 克。

【制法】将上述药物混合后盛放在铜器中，置于炭火上用武火煎煮，待药沫溢出与铜器口平，取小麦 100 克，嚼取筋，急入药中搅拌，使其均匀混合，膏成，将铜器浸入冷水中放凉。

【功用】拔毒去腐，蚀疮生肌。

【适应证】背痈及一切毒肿。

【用法】取适量，摊涂膏药于布帛上，贴所苦处，早晚各换 1 次。

【说明】方中黄丹、地胆均有毒。

方十三　生肌膏

【来源】《外台秘要方·卷二十四·痈疽发背九门·发背》

【组成】麝香（现用人工麝香）60 克，枣皮灰 150 克，生麻油 1200 克。

【制法】将上述药物用武火煎熬至沸腾十余次，直至稀稠如膏。

【功用】扶正补虚，敛疮生肌。

【适应证】疮疡已愈，用其生肌。

【用法】取膏适量，摊涂旧布上，贴疮，膏起作用后逐渐减量。

【特别提醒】可以吃白羊头肉，不能食豆。

方十四　犀角膏

【来源】《外台秘要方·卷二十四·痈疽发背九门·痈疽发背》

【组成】犀角（现用水牛角）、羚羊角（现用山羊角）各 50 克，升麻、薤白、蛇衔草、慎火草、寒水石各 100 克，栀子仁 20 克，吴蓝 60 克，玄参、续断、大黄、白蔹、射干、白芷各 35 克，黄芩、麻黄各 50 克。

【制法】将上述药物切碎，用竹沥 1200 克、生地黄汁 200 克浸渍一晚，再入猪脂 600 克合煎，小火煎熬，反复煎煮，不断浓缩，待白芷色黄则膏成，过滤去渣。

【功用】凉血解毒，散结消肿。

【适应证】热毒风丹并发背。

【用法】取适量涂疮上。

方十五　芙蓉膏

【来源】《万病回春·卷八·痈疽》

【组成】芙蓉叶、黄荆子各1000克。

【制法】将上述药物一起置于石臼内捣研极烂，用鸡子清调和成膏。

【功用】清热凉血，消肿排脓。

【适应证】痈疽发背诸毒。

【用法】取膏适量，搽于疮上；疮顶不须涂药，不过2次就可痊愈。顶上如有烟起，立时痛止。

【说明】此方亦载于：①《寿世保元·卷九·痈疽》。②《云林神彀·卷四·痈疽》。

方十六　琥珀膏

【来源】《万病回春·卷八·痈疽》

【组成】香油480克，沉香12克，松香960克，乳香、没药、银朱、血竭各12克。

【制法】先用香油煎炸沉香，待其浮于油面及油热，即去之，再下松香，置于火上煎煮，不停搅拌，直至煎如琥珀色退火，下乳香、没药、银朱、血竭，搅入膏内，令其混合均匀，埋于地下退其火毒。

【功用】祛风燥湿，活血消肿，生肌止痛。

【适应证】痈疽发背，诸般肿毒，久年顽疮。

【用法】取膏适量，摊贴于油纸上，贴患处。

【说明】方中银朱有毒。

金　疮

金疮又称金创，指刀箭等金属利器造成的创伤，现多称为创伤。因古代外科技术差，一般不缝合，所以剧烈运动等会引起创口开裂。若出血太多者，外用止血生肌之药，内用清心补血之药而调理之，如三国时期华佗为关羽所疗箭伤即为金疮。金疮用膏方主要是外用。

方一　生肌长肉膏药

【来源】《急救广生集·卷三·急症·自刎》

【组成】当归、黄芪、山慈菇、白芷、甘草、血余、天麻、独活、穿山甲、露蜂房、五倍子、天花粉、荆芥、金银花、白蔹、肉桂、牛蒡子、白芍各50克，麻油1500克，黄丹750克，白蜡、黄蜡、血竭、铜绿各100克，轻粉、乳香、没药、龙骨、象皮、樟脑、儿茶、赤白脂各50克，麝香1克，冰片10克。

【制法】将前18味药切碎，入麻油中浸后慢火熬至药物焦枯，纱布滤去药渣，再将所滤药油加热，下入黄丹，不停搅拌，再下入白蜡、黄蜡、血竭、铜绿，待溶尽后，离火，再将余药研为极细末下入，搅拌均匀，冷凝即成。

【功用】生肌长肉，敛疮疗伤。

【适应证】金疮外伤后，伤口久不愈合。

【用法】外贴患处。

方二　疗咬伤膏（方名编者加）

【来源】《本草纲目·十七·草之六·蓖麻》

【组成】蓖麻子（去壳）50粒。

【制法】将蓖麻子加井花水捣研为膏。

【功用】解毒疗伤。

【适应证】咬伤、创伤。

【用法】先用盐水洗吹痛处，再取膏适量，贴患处。

【说明】本方出自《袖珍方》。

方三　散血膏

【来源】《证治准绳·疡病·卷六·外治药方》

【组成】鲜耳草叶、鲜泽兰叶各20克。

【制法】上述药物捣烂成膏状备用。

【功用】利水消肿，活血止痛。

【适应证】跌打损伤，刀斧砍伤以及家畜、野兽等咬伤。

【用法】刀斧砍伤破皮损肉者先用羊毛饼贴于伤口，然后再将此膏药贴于患处。在疮口四周用截血膏敷贴。

【说明】羊毛饼制法为：将鸡蛋清、桐油各 20 克搅拌均匀，然后将羊毛碾碎，一起搅拌均匀后摊成薄饼状。另一法使用此方时不用羊毛饼，用金毛狗脊毛铺于患处，然后再在周围敷上此膏药。

【特别提醒】外用，禁内服。

方四　鼠油膏

【来源】《证治准绳·疡病·卷六·箭头入肉》

【组成】老鼠 1 只，蜣螂、皂角、定粉、龙骨各 10 克，乳香 5 克，磁石 20 克。

【制法】先将老鼠放入锅中熬油备用，然后将其余药物打成粉末，再与老鼠油一起搅拌均匀，调和成膏状。

【功用】活血化瘀，消肿止痛。

【适应证】箭伤后箭头不出所致的疼痛。

【用法】将膏药点于伤口内，然后以磁石末盖于其上，箭头可自出。

【特别提醒】外用，禁内服。

方五　银粉膏

【来源】《证治准绳·疡病·卷六·杖疮》

【组成】光粉 100 克，乳香、没药、赤石脂、樟脑各 10 克，水银 25 克，猪油 200 克，黄蜡 50 克。

【制法】将上述药物打成粉状，然后将猪油、黄蜡融化，与药物一起搅拌均匀，调和成膏状。

【功用】活血化瘀，消肿止痛。

【适应证】杖疮所致的疼痛。

【用法】将膏药均匀摊于牛皮纸上，再贴于患处即可。

【说明】方中水银有毒。

【特别提醒】外用，禁内服。

方六　银粉膏

【来源】《证治准绳·疡病·卷六·杖疮》

【组成】水银、樟脑各 20 克，乳香、没药、血竭各 10 克，冰片 1 克，黄蜡、水牛油、猪油各 100 克。

【制法】将上述药物打成粉状，然后将猪油、水牛油、黄蜡融化放冷后与药物一起搅拌均匀调和成膏状。

【功用】 活血化瘀、消肿止痛。

【适应证】 杖疮所致的疼痛，。

【用法】 将膏药均匀摊于牛皮纸上，再贴于患处即可。

【说明】 方中水银有毒。冰片、樟脑芳香走窜，孕妇慎用。

【特别提醒】 外用，禁内服。

方七　牛脂膏

【来源】《证治准绳·疡病·卷六·杖疮》

【组成】 乳香、没药、樟脑各 5 克，冰片 1 克，黄蜡 40 克，水牛油 100 克。

【制法】 将上述药物打成粉状，然后将黄蜡融化与药物一起搅拌调和，然后再放入水牛油调制成膏状。

【功用】 活血化瘀，消肿止痛。

【适应证】 杖疮所致的疼痛。

【用法】 将膏药均匀摊于牛皮纸上，再贴于患处。或将膏药均匀摊于天芋叶上，再贴于患处效果更佳。

【说明】 冰片、樟脑芳香走窜，孕妇慎用。

【特别提醒】 外用，禁内服。

方八　红膏药

【来源】《证治准绳·疡病·卷六·杖疮》

【组成】 黄丹 200 克，乳香、没药、儿茶、血竭、朱砂、樟脑、水银各 10 克，麝香、冰片各 1 克，黄蜡、水牛油各 100 克。

【制法】 将上述药物打成粉状，然后将黄蜡融化与药物一起搅拌调和，然后再放入水牛油调制成膏状。

【功用】 活血化瘀，消肿止痛。

【适应证】 杖疮、臁疮所致的疼痛。

【用法】 将膏药均匀摊于牛皮纸上，再贴于患处。贴臁疮时，先将患处洗净，然后在牛皮纸上钻小孔，再将膏药均匀涂于患处，贴膏药时将无药的一面贴于患处。

【说明】 方中水银有毒。麝香、冰片芳香走窜力强，孕妇慎用。

【特别提醒】 外用，禁内服。

方九　白膏药

【来源】《证治准绳·疡病·卷六·杖疮》

【组成】光粉200克，炉甘石、白石脂、龙骨、乳香、没药、枫香、樟脑、水银各10克，麝香、冰片各1克，黄蜡50克，白蜡100克，猪油150克。

【制法】将上述药物打成粉状，然后将黄蜡、白蜡融化与药物一起搅拌调和，然后再放入猪油，调制成膏状。

【功用】活血化瘀，消肿止痛。

【适应证】杖疮、臁疮所致的疼痛。

【用法】将膏药均匀摊于牛皮纸上，再贴于患处。贴臁疮时，先将患处洗净，然后将牛皮纸上钻小孔，再将膏药均匀涂于患处，贴膏药时将无药的一面贴于患处。

【说明】方中水银有毒。麝香、冰片、樟脑芳香走窜，孕妇慎用。

【特别提醒】外用，禁内服。

方十　秘传杖疮膏药

【来源】《证治准绳·疡病·卷六·杖疮》

【组成】香油400克，穿山甲1片，柏枝、槐枝各1根，铅丹100克，黄蜡、朱砂20克，血竭、乳香、没药、儿茶各30克，珍珠、象牙、面粉各10克，钟乳石、黄连、黄芩各300克，海螵蛸50克，半夏40克，冰片1克，麝香3克，阿魏5克。

【制法】将香油放入锅中煮沸，然后放入穿山甲、柏枝，待锅中药物变为焦黄色时滤去药渣。余药打成粉状，均匀分作5份，先下4份看锅中膏药稀稠，若锅中过稀则继续放入，若不稀则留用。

【功用】活血化瘀，消肿止痛。

【适应证】各种打伤、金创及无名肿毒、臁疮。

【用法】先用莱菔汁、桑叶煎汤，在露天地放一宿，然后洗患处，再将膏药贴于患处。每日清洗伤口一遍，但不必换药，待二三日消肿后，再换万应膏贴之。

【禁忌证】摔伤及其他非打伤，金创、肿毒、臁疮者禁用。

【说明】方中铅丹、朱砂、半夏有毒。麝香、冰片、樟脑芳香走窜，孕妇慎用。

【特别提醒】外用，禁内服。

方十一　太乙膏

【来源】《普济方·卷三百二·金疮门·金刃所伤》

【组成】白芷、乳香、没药、苍术、白胶香、石膏、黄丹各 20 克。

【制法】先煎清油 160 克（桐油亦可），柳枝搅拌，次入白芷等 4 味，煎少顷，入胶香、石膏、黄丹，煎至滴水成珠，兑入黄蜡 40 克，煎至蜡熔，过滤去滓，膏即成，瓷器收盛。

【功用】活血定痛，消肿疗疮。

【适应证】金疮箭镞，不问轻重，并治痈疽疖毒。

【用法】每用适量，摊于油单纸上，外敷疮口。

【特别提醒】本方外用，不宜内服。

方十二　太乙膏

【来源】《奇效良方·卷五十六·正骨》

【组成】白芷、苍术、石膏（醋炒）、白胶香、乳香、没药、黄丹各 25 克，麻油 200 克，黄蜡 50 克。

【制法】将上药研为细末，白芷、苍术入麻油中煎至黄色，再下入白胶香、石膏、黄蜡，待消尽后，纱布滤去药渣，将所滤药油加热，下入黄丹，不停搅拌，熬至滴水成珠，再下入乳香、没药，搅拌均匀，冷凝即成。

【功用】活血止痛，生肌敛疮。

【适应证】金疮箭镞，不问轻重，痈疽疖毒。

【用法】取适量敷疮。

【说明】方中黄丹有毒。

【特别提醒】不宜内服。

方十三　续断膏

【来源】《普济方·卷三百二·金疮门·箭镞金刃入肉》

【组成】当归、续断、骨碎补、桂、附子、泽兰、芍药、白及、牛膝、羌活、川芎、木香、血竭、生地、白僵蚕、白附子各 40 克，沉香、丁香各 20 克，栝楼 100 克，乌蛇肉、白蔹、白芷、玄参各 40 克，杏仁、桃仁各 30 克。

【制法】将上药切碎，用麻油2400克、猪脂600克、驴脂120克，煎3日，过滤去滓，入乳香120克、松脂240克，再煎1日，过滤，再炒1800克铅丹至紫色，加入前药中，煎至滴水成珠，膏即成，瓷器收盛。

【功用】活血消肿，僻风敛疮。

【适应证】箭头入肉赤肿。

【用法】每用适量，摊于油单纸上，外敷疮口。

【特别提醒】本方外用，不宜内服。

方十四　三白膏

【来源】《普济方·卷三百三·金疮门·金疮止痛生肌》

【组成】白及、白蔹、生甘草各20克，白芷、熟地黄各30克，猪脂300克。

【制法】将上药研末，入猪油内熬成膏，过滤候冷，瓷器收盛。

【功用】活血定痛，生肌敛疮。

【适应证】金疮生肌。

【用法】每用适量，摊于油单纸上，外敷疮口。

【特别提醒】本方外用，不宜内服。

方十五　生肌膏

【来源】《普济方·卷三百三·金疮门·金疮止痛生肌》

【组成】白芍、薰陆香、胡粉、干姜各40克，油160克，蜡80克。

【制法】将上药研末，用油和蜡煎熬成膏。

【功用】活血定痛，消肿敛疮。

【适应证】金疮，兼治一切打损疮。

【用法】每用适量，摊于油单纸上，外敷疮口，日换药2次。

【说明】方中胡粉有毒。

【特别提醒】本方外用，不宜内服。

方十六　生肌膏

【来源】《普济方·卷三百三·金疮门·金疮止痛生肌》

【组成】槟榔1枚，薰陆香20克，杏仁5克。

【制法】将上药加入猪油80克、黄蜡（胡桃仁大）中，共同煎熬成膏。

【功用】解毒定痛，消肿敛疮。

【适应证】金疮、炙疮、火烧疮等。

【用法】每用适量，摊于油布上，外贴疮口。

【特别提醒】本方外用，不宜内服。

方十七　生肌膏

【来源】《奇效良方·卷五十六·正骨》

【组成】胡粉、白芍、乳香、干姜各50克，油200克，黄蜡100克。

【制法】将上药研为细末，以油、蜡相和，煎如膏。

【功用】生肌敛疮。

【适应证】金疮及一切打损疮。

【用法】取适量贴疮。

【说明】方中胡粉有毒。

【特别提醒】不宜内服。

方十八　葛蛇衔膏

【来源】《普济方·卷三百三·金疮门·金疮止痛生肌》

【组成】蛇衔草、蔷薇根、续断、葛根各80克，当归、附子各60克，防风、黄芩、泽兰各40克，松脂、柏脂120克。

【制法】将上药加入猪油1800克中煎熬，纳白芷1枚，煎至色黄，膏即成，去滓，瓷器收盛。

【功用】活血敛疮，消肿生肌。

【适应证】金疮。

【用法】每用适量，摊于油单纸上，外敷疮口。

【特别提醒】本方外用，不宜内服。

方十九　白芷膏

【来源】《普济方·卷三百三·金疮门·金疮止痛生肌》

【组成】白芷、熟地、当归、白蔹各40克，川芎45克，花椒25克，附子30克，炙甘草20克。

【制法】将上药切碎，加入猪油中煎3沸，去渣再煎，候软硬适宜，膏即成，瓷器收盛。

【功用】温通经络，止血生肌。

【适应证】金疮。

【用法】每用少量，频涂疮口。

【特别提醒】本方外用，不宜内服。

方二十　万应膏方

【来源】《证治准绳·疡病·卷六·杖疮》

【组成】香油200克，黄连、黄柏、黄芩各50克，铅丹100克，乳香、没药、血竭、儿茶各30克，象皮灰、海螵蛸、龙骨、阿魏各5克，半夏10克。

【制法】将香油放入锅中煮沸，然后放入黄连、黄柏、黄芩，待锅中药物变为焦黄色时滤去药渣。再放入铅丹，以槐枝搅拌，直至槐枝烟尽，锅中药物滴水成珠时，趁热装入瓷瓶中，再将余药打成粉状均匀撒入，收膏封存。

【功用】敛疮生肌，消肿止痛。

【适应证】杖疮久不收口。

【用法】先用莱菔汁、桑叶煎汤，在露天地放一宿，然后洗患处，再将膏药贴于患处。每日清洗伤口一遍，但不必换药。

【说明】方中铅丹、半夏有毒。

【特别提醒】外用，禁内服。

方二十一　棒疮膏

【来源】《外科启玄·卷十二·杖疮》

【组成】文蛤1500克。

【制法】于柳木甑子内蒸软晒干，如此3次蒸晒，干为细末。

【功用】收疮生肌。

【适应证】金疮肉破。

【用法】取适量，用熟桐油调摊油纸上贴疮。

方二十二　杖疮白蜡膏

【来源】《外科启玄·卷十二·杖疮》

【组成】白蜡50克，猪骨髓500克，樟脑15克。

【制法】将上药共入铫内熬成膏。

【功用】收疮生肌。

【适应证】金疮肉破。

【用法】取适量，用甘草煮油纸摊贴患处。

方二十三　乳香膏

【来源】《奇效良方·卷五十六·正骨》

【组成】乳香、没药、川芎、自然铜35克，当归、羌活、独活、川牛膝、石膏、刘寄奴、黑牵牛、黄柏、补骨脂、白胶香、生地黄、熟地黄、赤芍、白芍、紫金皮、黄丹、白芷各25克，黄蜡50克，清油200克。

【制法】将上药切碎，除乳香、没药、白胶香、黄丹、黄蜡外，余药入油中煎至白芷颜色变黄，纱布滤去药渣，将所滤药油加热，下入黄蜡、黄丹，不停搅拌，熬至滴水成珠，再下入乳香、没药，搅拌均匀，冷凝即成。

【功用】疗疮止痛。

【适应证】金疮，杖疮。

【用法】取适量贴患处。

【说明】方中黑牵牛、紫金皮、黄丹均有毒。

【特别提醒】不宜内服。

方二十四　灵异膏

【来源】《奇效良方·卷五十六·正骨》

【组成】川郁金150克，生地黄100克，甘草50克，腊月猪板脂500克。

【制法】将上药切碎，入猪脂中熬至焦黑色，纱布滤去药渣，下入黄蜡200克，熬化搅匀，冷凝即成。

【功用】止血定疼。

【适应证】杖疮、金疮、跌打损伤、汤火伤、久年恶疮，治冻疮尤妙。

【用法】先用冷水将疮洗净，拭干，再敷药于疮上，外以白纸贴之。

【特别提醒】不宜内服。

方二十五　龙骨膏

【来源】《古今医统大全·卷七十九·药方》

【组成】龙骨、赤石脂、五倍子、黄丹、海螵蛸各 250 克。

【制法】上药各研入麝香少许，共研匀掺上。

【功用】敛疮止血。

【适应证】金疮。

【用法】取适量敷疮。

【说明】如疮面干燥，则先用盐水洗之，再敷药。

【特别提醒】方中黄丹有毒。

方二十六　龙骨膏

【来源】《世医得效方·卷十八·刀斧棒杖伤》

【组成】龙骨、海螵蛸、五倍子、赤石脂、黄丹（煅过）、红硫黄各 100 克。

【制法】将上药研为细末，混匀。

【功用】敛疮疗伤。

【适应证】金疮。

【用法】取适量外敷患处。

【说明】方中黄丹有毒。此方与《古今医统大全·卷七十九·药方》中之龙骨膏仅差红硫黄 1 味。

【特别提醒】不宜内服。

方二十七　白玉夹纸膏

【来源】《外科证治全生集·医方》

【组成】麻油 400 克，松香 50 克，白蜡 25 克，黄蜡 25 克，轻粉 100 克，冰片 2 克，麝香（现用人工麝香）2 克，鸡子白 2 个。

【制法】先将麻油熬至滴水成珠，离火，下入松香、白蜡、黄蜡，再熬去烟沫，用纱布过滤，下入余药，搅拌均匀，冷凝即成。

【功用】疗伤止痛。

【适应证】夹棍杖伤及刀斧枪棍伤损。

【用法】取油纸，一面摊膏，另一面刺孔，以有眼一面贴向患处。

【说明】方中轻粉有毒。

【特别提醒】不宜内服。

方二十八　血竭膏

【来源】《古今医统大全·卷七十九·药方》

【组成】血竭、轻粉、干胭脂、密陀僧、乳香、没药各 250 克。

【制法】上药为细末，以猪脂溶调，搽在红纸上贴之。

【功用】敛口生肌，拔毒止痛。

【适应证】杖疮。

【用法】先用冷水将疮洗净、拭干，再取适量用猪脂调匀，摊涂于红纸上，敷疮。

【说明】方中轻粉、密陀僧有毒。

方二十九　二黄膏

【来源】《古今医统大全·卷七十九·药方》

【组成】黄丹、黄蜡各 150 克，香油 200 克。

【制法】先将香油煎熬至沸腾，趁热下入黄蜡，再熬，直至化尽，提起，入黄丹调得稀糊样为度。

【功用】敛口生肌，拔毒止痛。

【适应证】杖疮、金疮、跌打、汤火伤，久不愈而成恶毒者。

【用法】取膏适量，摊涂于油单纸上，敷患处，外用帛束之。

【说明】方中黄丹有毒。

方三十　神效膏

【来源】《古今医统大全·卷八十一·药方》

【组成】香油 150 克，花椒 15 克，黄蜡 50 克，轻粉、枯矾各 5 克。

【制法】先看疮大小，用绵纸裁成四框 12 张，四角用小纸捻钉住听用。再将香油置于铜器中与花椒一起煎熬，直至煎成黑色取起。次下槐枝 100 克，煎至焦黑取起。次下黄蜡、轻粉、枯矾，直至溶清，浸前纸于油内，令透，不可使焦，取起听用。

【功用】敛口生肌，拔毒止痛。

【适应证】杖疮，金疮。

【用法】每贴时，先用槐枝、葱及椒煎汤将疮洗净、拭干，再将膏纸粘贴于上，外盖以油单纸，同时用绵帛缚定，1 天后取下，掀去近疮那一层，再用前药煎汤将疮洗净，依旧贴之，用完 12 张，疮无不愈。

【说明】方中轻粉有毒。此方亦载于《景岳全书·卷六十四·外科》，名臁疮神效膏。

方三十一　隔纸膏

【来源】《古今医统大全·卷八十一·药方》

【组成】 黄芪（捣为末）250克，轻粉、乳香、没药各50克，血竭30克，银朱50克，铜绿30克。

【制法】 将上药捣为细末，与真香油一起调成膏。

【功用】 敛口生肌，拔毒止痛。

【适应证】 杖疮金疮，此膏至简而效速。

【用法】 取膏适量，摊涂于油纸上，再用油单纸一层，以针刺孔，覆盖于膏药上贴之，1天1换。

【说明】 方中轻粉、银朱有毒。此方亦载于：《景岳全书·卷六十四·外科》。

方三十二　乌金膏

【来源】《古今医统大全·卷八十一·外科附方》

【组成】 巴豆300克。

【制法】 将巴豆去壳炒焦，研如膏。

【功用】 敛口生肌，拔毒止痛。

【适应证】 一切疮毒，功及腐化瘀肉，最能推陈致新。

【用法】 取适量，点肿处则解毒，涂瘀肉则自化。

【说明】 方中巴豆有毒。此方加乳香少许亦可。若是疮肉，能搜脓化毒。另加香油少许，调稀可用，若余毒深伏，不能收敛者宜此。此方亦载于：①《医学心悟·附录·发背》。②《张氏医通·卷十五·专方·痈疽》。

方三十三　棒疮疔甲膏

【来源】《万病回春·卷八·杖疮》

【组成】 乳香、没药、孩儿茶、雄黄各120克，轻粉40克，官粉、黄蜡各400克。

【制法】 先将猪脂入锅中炼油，待其冷定，将上述药物捣研为细末，入油中搅拌均匀，将黄蜡化开后投入一处，又搅拌均匀，将药膏摊涂于单层油纸上。

【功用】 活血化瘀，消肿止痛，收湿敛疮，化脓生肌。

【适应证】小儿秃疮。

【用法】量疮之大小，取膏适量贴疮。

【说明】此方在去疔甲、收脓水、消肿止痛方面效果极好。外用此方时宜内服木耳散。敷膏前，先用防风、荆芥、苦参各等分煎汤将疮洗净，好得更快。方中雄黄、轻粉、官粉均有毒。

方三十四　贴杖疮膏

【来源】《种杏仙方·卷三·杖疮》

【组成】密陀僧480克，香油960克。

【制法】将上述药物加入锅中煎熬，同时用柳条沿同一个方向不停搅拌，待变成黑色，滴水成珠，则膏成。

【功用】消肿止痛，收敛防腐。

【适应证】杖疮，疔甲，顽疮，天疱疮，冻疮。

【用法】取适量平摊油纸上，贴患处，疼痛立止，流脓水，自然生肉。

【说明】方中密陀僧有毒。

疝　气

疝气即人体组织或器官的一部分离开了原来的部位，通过人体间隙、缺损或薄弱部位进入另一部位，可因咳嗽、喷嚏、用力过度、腹部过肥、用力排便、妇女妊娠、小儿过度啼哭、老年腹壁强度退行性变等原因引起。中医认为，疝气的发病原因有多种，如肝气郁滞致忧思、愤怒、情志不舒、气机不畅、气窜于少腹；寒湿内停久坐寒湿之地，或雨淋受寒，致使寒湿之邪侵袭肝经；中气下陷强力举重，房劳过度、伤于正气，致使气虚下陷患于少腹；或小儿先天禀赋不足，或老年人肝肾亏虚，筋脉松弛；或因脾胃虚弱、中气下陷、升提失职而发病。

药物疗法能缓解疝气导致的腹胀、腹痛、便秘等症状，从而使疝气减轻，不足之处是无法控制疝气脱出。若严重者需采用手术治疗。

方一　丝瓜膏（方名编者加）

【来源】《本草纲目·卷二十八·丝瓜》

【组成】老透丝瓜1个。

【制法】将丝瓜烧灰存性，研为细末，炼蜜调成膏。

【功用】祛风通络。

【适应证】主治疝气，卵肿偏坠。

【用法】每晚酒调服1匙。如在左左睡，在右右睡。

方二　治疝气如斗大方

【来源】《急救广生集·卷九·外治补遗·治疝气如斗大方》

【组成】苍术（炒干为末）、松树皮（烧灰）各150克，川椒末50克。

【制法】将上药用面调匀如膏。

【功用】燥湿行气。

【适应证】主治疝气。

【用法】用布摊贴在阴囊上，黄水自流，次日即消。若不消，四日后再贴。

【特别提醒】夜间不可贴。

方三　钩藤膏

【来源】《世医得效方·卷十二·疝气》

【组成】乳香（研细）、没药（研细）、木香、姜黄各45克，木鳖子（去皮研烂）24个。

【制法】将上药研为细末，捣和如膏状。

【功用】行气止痛。

【适应证】盘肠内钓，腹中极痛，干啼。

【用法】每用取1克，钩藤煎汤化服。

【特别提醒】不宜过量服用。

【说明】方中木鳖子有毒。此方亦载于：《保婴撮要·卷三·天钓内钓》。

方四　薏苡仁膏（方名编者加）

【来源】《验方新编·卷五·肚腹》

【组成】薏苡仁50克。

【制法】用东方壁土将薏苡仁炒为黄色，入水煮烂，再研为膏。

【功用】健脾渗湿。

【适应证】主治疝气。

【用法】每服10克，每日3次，酒调服。

方五　金匮乌头煎

【来源】《保命歌括·卷十六·疝气》

【组成】乌头25克。

【制法】将乌头切碎，加水3升煎煮，取1升，过滤去乌头，再加入蜜2升，煎煮至水气尽，取2升，膏成。

【功用】散寒止痛。

【适应证】寒疝所致绕脐疼痛，发作时冷汗出、手足逆冷、脉沉弦。

【用法】身体强壮之人取14毫升，身体虚弱之人取10毫升，口服；若未能痊愈，明日再服1次，不可一天顿服完所有药物。

【说明】方中乌头有毒；如果寒疝腹中痛，见手足逆冷、手足不仁，或全身疼痛，艾灸、针刺及诸药均不能治，仍疼痛难忍者，用桂枝汤煎成500毫升与乌头煎500毫升共1000毫升，名乌头桂枝汤。开始服用200毫升，若无效，就改服300毫升，还是无效，再加至500毫升。药物显效时可见如醉酒貌，能得吐者，为有效。

方六　胡椒膏（方名编者加）

【来源】《验方新编·卷十八·疝气部》

【组成】胡椒细末50克，灰面100克。

【制法】将灰面煮成厚糊，离火，加入胡椒细末，搅匀，摊成膏。

【功用】行气散寒。

【适应证】疝气偏坠。

【用法】外贴患处。

【特别提醒】不宜内服。

方七　地龙膏

【来源】《古今医统大全·卷三十一·药方》

【组成】生干地龙1200克。

【制法】将上药捣研为末，用唾液或热鸡子清调和成膏。

【功用】清热消肿。

【适应证】大人小儿外肾肿，或疝气，风热暴肿及阴疮肿。

【用法】先用葱椒汤在无风处洗净患处，再取膏适量，敷外肾。

【说明】或加牡蛎末，效果尤佳。

疮 痈

疮、疡、痈、疽、疔、疖均为外科的常见病证。

疮疡是指一切体表化脓感染性疾病的总称，古代泛指多种外科疾患，多由毒邪内侵，邪热灼血，以致气血凝滞而成，以热毒、火毒最多见。疮疡内治法的总则：①初期尚未成脓时，用消法使之消散，以清热解毒、行气化瘀为治法。②中期脓成不溃或脓出不畅，用托毒外出之法治疗。③后期正气虚弱者，用补法恢复正气，使疮口早日愈合。

痈是发生于皮肤与肌肉之间的一种急性化脓性疾病。临床表现为局部光软无头，初起皮肤上红肿胀痛，易向周围扩散，发病迅速，易肿，易脓，易溃，易敛。溃烂之后，状如莲蓬蜂窝。本病多由外感风燥火毒，邪热壅聚，或恣食膏粱厚味，湿热内郁，火毒内生，毒邪内侵所致。痈的总治疗原则是清热解毒，后期可调补气血、生肌收口。痈相当于西医学所说的皮肤浅表脓肿、急性化脓性淋巴结炎。

疽乃疮疡表现为漫肿平塌，皮色不变，不热少痛，未成脓难消，已成脓难溃，脓水清稀，破后难敛，其形成多由感受外邪，邪气郁于肌肉筋骨之间，气血凝滞而成。亦可因情志内伤，气血失调，或恣食肥腻，痰凝湿滞等所致。疽的总治疗原则是解毒活血。

疔是发病迅速而且危险性较大的急性感染性疾病。其形小坚硬根深，如钉子之状，易致走黄，危及生命。其发病原因为火毒内患，或因恣食膏粱厚味、醇酒炙煿，致脏腑积热，火毒内聚，亦可因邪热火毒蕴结于肌肤，致气血不畅所致。疔的治疗原则宜清热解毒，泻火凉血；后期宜益气补虚，托毒生肌。疔相当于西医学所说的疖、痈、坏疽、瘭疽、急性淋巴管炎等。

疖乃发生于肌肤浅表，形小而根浅的一种化脓性疾病，随处可生。疖多因感受暑热之毒，或搔抓痱子染毒而发。疖的治疗原则，若热毒蕴结，宜清热解毒；暑湿浸淫，宜化湿解暑祛毒；体虚毒恋，宜补虚扶正，解毒化湿。

方一　疗甲疽膏

【来源】《本草纲目·十七·草之六·藘茹》

【组成】藘茹 120 克，黄芪 80 克，猪脂 500 毫升。

【制法】将藘茹与黄芪用醋浸渍一晚，再与猪脂合煎，直至煎煮至 300 毫升则膏成。

【功用】清热解毒，敛疮生肌。

【适应证】甲疽生于脚趾边，并肿烂。

【用法】取膏适量，涂患处，一天 3 次。

【说明】本方出自《必效方》。

方二　忍冬膏

【来源】《本草纲目·卷十八·忍冬》

【组成】金银藤 160 克，吸铁石 12 克，香油 640 克，黄丹 320 克。

【制法】用香油将金银藤、吸铁石熬枯，过滤去渣，入黄丹，再熬至滴水成珠为度。

【功用】解毒疗疮，消肿止痛。

【适应证】诸般肿痛，金刃伤疮恶疮。

【用法】取膏适量，摊涂患处。

【说明】本方出自《乾坤秘韫》。方中黄丹有毒。

方三　万应膏

【来源】《本草纲目·卷十五·枲耳》

【组成】苍耳根叶 5000 克。

【制法】将苍耳根叶切碎，水浸后慢火煎煮，纱布滤取汁液，如此 3 遍，将所滤汁液混匀浓缩为膏。

【功用】清热解毒，祛风止痒。

【适应证】主治一切痈疽发背，无头恶疮，肿毒疔疖，一切风痒，臁疮杖疮，牙疼喉痹。

【用法】外敷患处，牙疼即敷牙上，喉痹敷舌上或噙化。

方四　乌龙膏

【来源】《本草纲目·卷二十二·小麦》

【组成】隔年小麦粉200克。

【制法】将小麦粉以锅炒之，初炒如饧，久炒则干，成黄黑色，冷定研末，陈米醋调成糊，慢火熬如黑漆，瓷罐收之。

【功用】清热解毒，消肿散结。

【适应证】主治一切痈肿发背，无名肿毒，初发焮热未破者。

【用法】用时摊纸上，剪孔贴患处。

【特别提醒】不宜内服。

方五　翠玉膏

【来源】《本草纲目·卷三十四·松》

【组成】沥青400克，铜绿100克，麻油15克，雄猪胆汁3个。

【制法】先溶沥青，次下麻油、雄猪胆汁，拌匀，再入铜绿，慢火熬成膏。

【功用】清热解毒。

【适应证】主治软疖频发。

【用法】摊贴患处。

【特别提醒】不宜内服。

方六　拔云膏

【来源】《本草纲目·卷四十·斑蝥》

【组成】斑蝥200克，蒜100克。

【制法】将斑蝥捣研为细末，与蒜一起捣研为膏。

【功用】拔毒去脓。

【适应证】痈疽不破，或破而肿硬无脓。

【用法】取水适量，调和成膏，贴患处，一会儿脓出即去药。

【说明】本方来源于《仁斋直指方》，原书无剂量，今酌加，在配制过程中可适量增减。方中斑蝥有毒。

方七　疔疖肿膏（方名编者加）

【来源】《本草纲目·四十·草蜘蛛》

【组成】草蜘蛛1枚。

【制法】将蜘蛛捣烂成膏。

【功用】拔毒去脓。

【适应证】疔肿。

【用法】取膏适量，敷患处。

【说明】方中蜘蛛有毒。

方八　疗诸疮肿毒膏（方名编者加）

【来源】《本草纲目·卷四十·蝎》

【组成】全蝎 7 枚，栀子 7 枚。

【制法】将上述 2 味药物用麻油煎黑，过滤去渣，入黄蜡，熔化成膏。

【功用】解毒消肿。

【适应证】诸疮肿毒。

【用法】取膏适量，敷疮。

【说明】本方来源于《澹寮方》。

方九　疗疔毒生乌头膏（方名编者加）

【来源】《本草纲目·卷十七·乌头》

【组成】生乌头 200 克。

【制法】将生乌头切片，加醋适量煎熬成膏。

【功用】托毒拔疮。

【适应证】疔毒恶肿。

【用法】取膏适量，摊贴患处。

【说明】本方出自《普济方》。方中生乌头有毒。

方十　两头尖膏（方名编者加）

【来源】《本草纲目·卷十七·乌头》

【组成】两头尖 40 克，巴豆 4 枚。

【制法】将上述药物捣研为膏。

【功用】托毒拔疮。

【适应证】疔毒恶肿。

【用法】取膏适量，摊贴患处。

【说明】本方出自《普济方》。方中两头尖、巴豆有毒。

方十一　疗鱼口便毒膏（方名编者加）

【来源】《本草纲目·卷三十九·五倍子》

【组成】五倍子1000克。

【制法】将五倍子置于瓦罐中加陈醋适量煎熬成膏。

【功用】收湿敛疮。

【适应证】鱼口便毒。

【用法】取膏适量，摊涂于布上，贴患处，干则更换，3~5天就会痊愈。

【说明】鱼口便毒：正在小腹与大腿折纹缝中交界之际，两胯合缝之间，初起如核，渐大如卵，坚硬木痛，微热不红，寒热交作，多由强力房劳、忍精不泄，或欲念不遂，以致精搏血液，聚于中途，壅遏而成。或因暴怒伤肝，气滞血凝而发，生在左为鱼口，生在右为便毒。生在小腹之下、阴毛之旁者，名曰横痃，又名曰外疝，非鱼口便毒也。生于肾囊之后、肛门之前，名曰悬痈，又名曰海底漏。治法宜散滞、行瘀、通利。

方十二　蛇衔膏

【来源】《本草纲目·卷十六·蛇含》

【组成】蛇衔草、大黄、附子、芍药、大戟、细辛、独活、黄芩、当归、莽草、蜀椒各40克，薤白14枚。

【制法】将上述药物捣研为细末，用醋浸渍一晚，取猪膏1280克于小火上煎沸，再与诸药一起煎煮，直至成膏。

【功用】清热解毒，活血祛积，消肿止痛。

【适应证】痈肿瘀血，产后积血，耳目诸病，牛领马鞍疮。

【用法】随所治不同而用之：若为内服，则为丸如弹丸大小，每取1丸，酒送服，一天2次；若病在外，则取膏适量，摩敷患处；若病在耳，则取膏适量，用绵布包裹，塞耳；若病在目，则取膏适量，点眼。

【说明】本方出自葛洪《肘后方》；若入龙衔藤40克，则名龙衔膏。葛洪《抱朴子》曰“蛇衔膏连已断之指”，是否为此蛇衔膏则不可知。方中附子、大戟、细辛、莽草有毒。

方十三　消恶肉蒴藋膏（方名编者加）

【来源】《本草纲目·卷十六·蒴藋》

【组成】蒴藋灰、石灰各1000克。

【制法】将上述药物各自水淋取汁，混合一处同煎，直至成膏。

【功用】蚀疮去腐。

【适应证】痈肿恶肉不消者。

【用法】取膏适量，敷疮，能蚀恶肉，也能去痣疵。

【说明】本方出自《千金方》。

方十四　疗手足瘭疽膏（方名编者加）

【来源】《本草纲目·卷四十四·鲫鱼》

【组成】大鲫鱼（长3~4寸）1尾，乱发20克，猪脂1000克。

【制法】将上述药物一起煎熬成膏。

【功用】清热解毒，消肿止痛。

【适应证】手足瘭疽，累累如赤豆，剥之汁出。

【用法】取膏适量，涂疮。

【说明】本方来源于《千金方》。

方十五　乱发鸡子膏

【来源】《本草纲目·卷四十八·鸡》

【组成】鸡子黄5枚，乱发20克。

【制法】将上述药物混合均匀，于铁铫中用炭火煎熬，开始变干，一会变焦后，才见有液出，立即取出置碗中，以汁液熬尽为度。

【功用】解毒疗疮。

【适应证】小儿热疮。

【用法】取膏适量，涂疮上，外用苦参末敷之。

【说明】本方出自刘禹锡《传信方》。

方十六　疗附骨坏疮膏（方名编者加）

【来源】《本草纲目·卷四十二·蟾蜍》

【组成】大蛤蟆1只，乱发20克，猪油160克。

【制法】用猪油将上述药物煎枯去渣，待其冷凝如膏。

【功用】解毒蚀疮。

【适应证】附骨坏疮久不瘥，脓汁不已，或骨从疮孔中出。

【用法】先用桑根皮、乌头煎汤洗净患处，拭干，用煅龙骨末涂疮之四周，再取膏适量涂疮。

【说明】本方出自于《锦囊秘览》。

方十七　扶桑膏（方名编者加）

【来源】《本草纲目·卷三十六·扶桑》

【组成】扶桑（叶或花），白芙蓉叶、牛蒡叶各50克。

【制法】将上药同白蜜研膏。

【功用】清热解毒，软坚散结。

【适应证】主治痈疽腮肿。

【用法】外敷患处。

【特别提醒】不宜内服。

方十八　百花膏

【来源】《本草纲目·卷三十九·蜂蜜》

【组成】石蜜1500克。

【制法】将石蜜用水调和成膏。

【功用】解毒疗疮。

【适应证】诸疮，使其不留疤痕。

【用法】用羽毛蘸膏，刷疮上。

【说明】本方出自《全幼心鉴》。

方十九　疔肿恶毒生蜜膏（方名编者加）

【来源】《本草纲目·卷三十九·蜂蜜》

【组成】生蜜1000克，隔年葱500克。

【制法】将上述2种药物一起捣研成膏。

【功用】通阳活血，解毒疗疮。

【适应证】疔肿恶毒。

【用法】先将疔肿刺破，再取膏适量涂之，过30分钟左右，可见疮疔出，用醋煎热洗去即可。

【说明】本方出自《济急仙方》，原书中无药物剂量，今酌加，制作过程中可视情况适度增减。

方二十　小金丝膏

【来源】《本草纲目·卷三十四·松》

【组成】沥青、白胶香各100克，乳香10克，没药50克，黄蜡、香油各15克。

【制法】将上药混匀，同熬至滴下不散，收膏。

【功用】清热解毒，软坚散结。

【适应证】一切疮疖肿毒。

【用法】每捻作饼，外贴患处。

【特别提醒】不宜内服。

方二十一 百棱藤膏（方名编者加）

【来源】《本草纲目·卷十八·百棱藤》

【组成】百棱藤3200克。

【制法】将上述药物锉细，加水30升，煮汁5升，再煎成膏。

【功用】祛风止痛。

【适应证】一切风痛风疮。

【用法】取膏1汤匙，酒送服，一天3次。

方二十二 五龙膏

【来源】《类证治裁·卷八·诸疮论治·附方》

【组成】鲜五龙草、鲜银花、鲜豨签草、鲜车前草、青盐各200克，陈年面粉500克。

【制法】先将除面粉、青盐外的药物捣烂，然后放入青盐调均匀，再放入面粉和匀即可。

【功用】清热解毒，提脓生肌。

【适应证】疮疡热毒。

【用法】将面饼贴于患处。

【禁忌证】虚寒证慎用。

方二十三 应用膏

【来源】《青囊秘传·膏门》

【组成】桐油、菜油各640克，铅粉400克，头发160克。

【制法】先将头发熬枯去渣，再熬直至滴水成珠，入铅粉收膏。

【功用】清热解毒，蚀疮生肌。

【适应证】一切热毒疮疖，烂脚疮。

【用法】取膏适量，敷患处。

【说明】 此方即《外科传薪集》清凉膏。

方二十四　马齿苋膏

【来源】《证治准绳·疡医·卷二·久漏疮》

【组成】 马齿苋、腊月烛烬（一作腊月鼠灰）各20克，腊月猪油50克。

【制法】 先将马齿苋、烛烬打成粉状，然后以腊月猪油调和成膏状。

【功用】 清热解毒，消肿止痛。

【适应证】 诸般瘘疮。

【用法】 先用温米泔水清洗疮口，然后将膏药贴于患处。每日3次。

【特别提醒】 外用，禁内服。

方二十五　清凉膏

【来源】《青囊秘传·膏门》

【组成】 长头发、鲜牛蒡、甘菊、金银藤、马鞭草、苍耳草、金钱草各640克，白芷、甘草、五灵脂、当归各320克，菜油8960克。

【制法】 先用菜油2560克将头发煎枯去渣，再用活牛蒡、甘菊、金银藤、马鞭草、苍耳草、金钱草入菜油6400克，煎枯后过滤去渣取汁，再加白芷、甘草、五灵脂、当归，煎枯去渣，再将煎熬发油一起混入，计算总重量，每640克油入桃丹280克，熬膏摊贴患处，若熬嫩膏只添丹160克煮和即可。

【功用】 清热解毒，散结消肿。

【适应证】 热毒疮疖。

【用法】 取膏适量，摊贴患处。

【说明】 方中桃丹有毒。

方二十六

【来源】《普济方·卷二百七十六·诸疮肿门·身体风毒疮》

【组成】 茅胆（即茅针里面的肉）、栀子、苦参各40克，黄蜡110克，清麻油300克，轻粉300克。

【制法】 先煎油至沸，入蜡，待熔化后，将茅胆等3味研末同轻粉一并加入其中，不停用手搅拌，膏即成，瓷器收盛。

【功用】 祛风解毒，疗疮止痛。

【适应证】身体生风毒疮。
【用法】每用少许，外涂患处，日 4~5 次。
【说明】方中轻粉有毒。
【特别提醒】本方外用，严禁内服。

方二十七　四和膏方

【来源】《普济方·卷二百七十七·诸疮肿门·漆疮》
【组成】麻油、松脂各 75 克，黄蜡、桂各 40 克。
【制法】将上药共同煎熬成膏。
【功用】解毒疗疮，消肿止痛。
【适应证】漆疮遍身，焮赤疼痛。
【用法】每用适量，外涂患处。
【特别提醒】本方外用，严禁内服。

方二十八　猪膏涂方

【来源】《普济方·卷二百七十七·诸疮肿门·漆疮》
【组成】猪膏 300 克。
【制法】将上药煎熬后，去滓，即成。
【功用】解毒疗疮，消肿止痛。
【适应证】漆疮。
【用法】适量外涂患处。
【特别提醒】本方外用，严禁内服。

方二十九　治汤泼火烧，热疮肿痛方

【来源】《普济方·卷二百七十七·诸疮肿门·汤火疮》
【组成】大黄、黄连、黄柏、黄芩、白及各 100 克。
【制法】将上药用水调成膏状。
【功用】解毒疗疮，消肿止痛。
【适应证】汤泼火烧，热疮肿痛。
【用法】适量外涂患处。
【特别提醒】本方外用，严禁内服。

方三十　止痛膏

【来源】《普济方·卷二百七十七·诸疮肿门·汤火疮》

【组成】羊脂、松脂、猪膏、蜡各20克。

【制法】将诸药混匀后，煎熬，待诸物皆消，即成，去滓。

【功用】解毒疗疮，止痛灭瘢。

【适应证】灸及汤火所损，昼夜啼呼。

【用法】少许外敷患处。

【特别提醒】本方外用，严禁内服。

方三十一　止痛膏

【来源】《普济方·卷二百七十七·诸疮肿门·汤火疮》

【组成】朴硝40克，炉星灰（即炭炉内火正盛时，退却火，取热灰放冷，细绢筛取）110克。

【制法】将上药混匀，冷水调如糊状，即成。

【功用】解毒疗疮，消肿止痛。

【适应证】汤火所伤，皮肉未破烂，只热痛者。

【用法】少许，外涂患处，频换即瘥。

【特别提醒】本方外用，严禁内服。

方三十二　百草膏

【来源】《普济方·卷三百·上部疮门·手足诸疮》

【组成】羊粪30粒。

【制法】将上药置于瓦上，烧至烟尽，钳到地上，外覆一盆以存性。再将该药筛罗成白灰，研细，去沙土，痒则兑入轻粉，痛则加入麝香少许，最后用麻油调成膏状。

【功用】解毒止痒，疗疮止痛。

【适应证】脚面恶疮，如桐油浸淫蔓延，及治一切恶疮，不问干湿痛痒，日近年深，百药不瘥。

【用法】适量，外涂患处。

【说明】方中轻粉有毒。

【特别提醒】本方外用，不宜内服。

方三十三　无名异膏

【来源】《普济方·卷二百六十二·乳石门·乳石发痈肿（附论）》

【组成】无名异、没药、麝香、丹砂、沉香、血竭、乳香、突厥白、檀香、白蔹、白及、白芷、鸡舌香、鸡骨香、当归、川芎、槐枝、牛膝、防风、大黄、柳枝、桑根各 20 克，蜡 220 克，铅丹 450 克，清油 1200 克。

【制法】将上药除油、蜡、丹及前 8 味研末外，一并切研。先将油煎沸，下檀香等 14 味，煎至白芷赤黑色，滤去渣滓。再煎入蜡、铅丹，用柳篦搅至色变黑，滴水成珠，软硬适宜，再下无名异等 8 味，搅拌均匀，瓷盒收盛。

【功用】祛瘀生肌，消痈散毒。

【适应证】乳石痈毒发背。

【用法】将上药涂于纸上，外贴疮口，日换 1 次，以愈为度。

【特别提醒】本方外用，严禁内服。

方三十四　甜菜膏

【来源】《普济方·卷二百六十二·乳石门·乳石发痈肿（附论）》

【组成】甜菜、生地黄、猪脂各 110 克，大戟 40 克，当归、续断、白芷、川芎各 20 克，芍药、炙甘草各 10 克，莽草、防风各 20 克，细辛、大黄、炙黄芪、杜仲、黄芩、花椒各 5 克。

【制法】将上药除猪脂外，切碎。先熬猪脂令沸，下诸切药，煎至白芷赤色，即成，过滤去渣，瓷器收盛。

【功用】消痈散毒，止痛生肌。

【适应证】乳石发痈疽疮。

【用法】每用适量，外涂疮上，日 3~5 次。

【说明】方中细辛、莽草有毒。

【特别提醒】本方外用，严禁内服。

方三十五　小膏子

【来源】《普济方·卷三百·上部疮门·手足冻疮》

【组成】丹参 40 克，黄蜡 20 克，豆豉 10 克，葱白 10 克，清油 120 克。

【制法】先将油煎 3 沸，入参、豉煎令焦，过滤，入蜡搅拌均匀，即成。

【功用】温经散寒，活血通络。

【适应证】冻耳，湿癣。

【用法】每用少量，外涂患处。

【特别提醒】本方外用，不宜内服。

方三十六　麻仁膏

【来源】《普济方·卷三百一·下部疮门·阴蚀疮》

【组成】高昌白矾、麻仁各30克。

【制法】将上药用猪油搅合成膏。

【功用】解毒疗疮，燥湿排脓。

【适应证】人阴生疮，脓出作臼。

【用法】先用槐白皮煎汤清洗疮口，擦干后涂本膏，外贴楸叶。

【特别提醒】本方外用，不宜内服。

方三十七　立应膏

【来源】《普济方·卷二百七十七·诸疮肿门·汤火疮》

【组成】生柏叶75克，糯米110克。

【制法】将上药研末，冷水调如膏状。

【功用】解毒疗疮，消肿止痛。

【适应证】汤火所伤，皮肉已破烂者。

【用法】每用少许，外涂患处，频换即瘥。

【特别提醒】本方外用，严禁内服。

方三十八　薤叶膏

【来源】《普济方·卷二百七十七·诸疮肿门·汤火疮》

【组成】薤叶、赤石脂各20克。

【制法】将上药捣研如泥，即成。

【功用】解毒疗疮，消肿止痛。

【适应证】汤火所伤。热疼用之，永无瘢痕。

【用法】每用少许，外涂患处。

【特别提醒】本方外用，严禁内服。

方三十九　清净膏

【来源】《普济方·卷二百七十七·诸疮肿门·汤火疮》

【组成】生山芋100克。

【制法】将上药研烂如膏状。

【功用】解毒疗疮，消肿止痛。

【适应证】汤火所伤。

【用法】每用少许，外涂患处，疼痛立止，不成瘢痕。

【特别提醒】本方外用，严禁内服。

方四十　定痛膏

【来源】《普济方·卷二百七十七·诸疮肿门·汤火疮》

【组成】绿豆100克。

【制法】将上药炒至微焦，研细，备用。

【功用】解毒疗疮，消肿止痛。

【适应证】火烧汤烫。

【用法】每以少许，用生油调成膏状，外涂疮上，痛即止。

【特别提醒】本方外用，严禁内服。

方四十一　生肌膏

【来源】《普济方·卷二百七十七·诸疮肿门·灸疮》

【组成】防风、白蔹、赤芍、当归、川芎、桑白皮、杏仁、木香、丁香、甘草、乱发、柳枝各40克，黄丹200克，麻油600克。

【制法】上药除木香、丁香捣罗为末外，其余一并切细，用油浸泡一夜，小火煎熬，直至柳枝色黄黑，过滤去滓澄清，加入黄丹边搅边熬，至黄丹色稍黑，滴水成珠，兑入木香、丁香搅拌均匀，膏即成，瓷器收盛。

【功用】解毒疗疮，消肿止痛。

【适应证】灸疮久不瘥。

【用法】先用柳枝煎汤清洗疮口，再视灸疮大小，取本膏适量，用纸均匀摊贴疮上，每日换2~3次。

【特别提醒】本方外用，严禁内服。

方四十二　薤白膏

【来源】《普济方·卷二百七十七·诸疮肿门·灸疮》

【组成】薤白、生地、胡粉、酥各110克，栀子、杏仁、白芷各40克，羊背躯脂1000毫升。

【制法】将上药除酥、脂外，切碎，先用小火烊化酥、脂，后下薤白等药，煎至白芷色赤，去滓，加胡粉搅拌均匀，膏即成，瓷器收盛。

【功用】解毒疗疮，消肿止痛。

【适应证】灸疮经久不瘥。

【用法】每用少许，摊于布上，外贴患处，以瘥为度。

【说明】方中胡粉有毒。

【特别提醒】本方外用，严禁内服。

方四十三　当归膏

【来源】《普济方·卷二百七十七·诸疮肿门·灸疮》

【组成】当归、甘草、胡粉、羊脂各50克，猪脂110克。（一方无猪脂）

【制法】将上药除羊、猪脂及胡粉外，均捣罗成末。先熬脂令沸，下药末、胡粉，用柳枝搅拌均匀，即成，瓷器收盛。

【功用】解毒疗疮，消肿止痛。

【适应证】灸痛。

【用法】每用少许，摊于布上，外贴患处，以瘥为度。

【说明】方中胡粉有毒。

【特别提醒】本方外用，严禁内服。

方四十四　柏皮膏

【来源】《普济方·卷二百七十七·诸疮肿门·灸疮》

【组成】柏白皮（切碎）110克，当归（切碎）40克，薤白200克，猪脂600克。

【制法】先煎脂至沸，下诸药，候薤白赤黑色，膏即成，过滤去滓，瓷器收盛。

【功用】解毒疗疮，消肿止痛。

【适应证】灸疮发肿，火毒疼痛。

【用法】每用少许，外涂疮上，日3~5次。

【特别提醒】本方外用，严禁内服。

方四十五　甘草膏

【来源】《普济方·卷二百七十七·诸疮肿门·灸疮》

【组成】甘草（为末）20 克，乳香、蜡各 5 克。

【制法】先煎蜡至熔化，加入余药，搅成稀膏。

【功用】解毒疗疮，消肿止痛。

【适应证】灸疮痛不可忍。

【用法】每用少许，外涂疮上。

【特别提醒】本方外用，严禁内服。

方四十六　白蔹膏

【来源】《普济方·卷二百七十七·诸疮肿门·恶核肿》

【组成】白蔹、川大黄、赤石脂、赤芍药、芥草、黄芩、黄连、吴茱萸各 40 克。

【制法】将上药共研为末，鸡子清调如膏状。

【功用】解毒疗疮，消肿散结。

【适应证】恶核焮肿不消及痈疽。

【用法】每用适量，涂于布上，外贴患处，干则换。

【特别提醒】本方外用，严禁内服。

方四十七　治结核方

【来源】《普济方·卷二百七十七·诸疮肿门·恶核肿》

【组成】堇菜干末 100 克。

【制法】将上药同油煎熬成膏，瓷器收盛。

【功用】清热解毒，消肿散结。

【适应证】结核。

【用法】每用少许，外摩患处，日 3 次。

【特别提醒】本方外用，严禁内服。

方四十八　万金膏

【来源】《普济方·卷二百八十二·痈疽门·诸痈疽》

【组成】川乌、草乌、白芷、黄柏、藁本、荆芥、蝉蜕、肉桂、僵蚕、赤小豆、乳香、没药、蚕沙、花粉各 30 克。

【制法】将上药研末，用薄荷汁和蜜调成膏状。

【功用】解毒疗疮，散寒通经。

【适应证】痈疽、发背、五发、瘰疬、阴毒，痛不能忍，并治或有肿毒侵内沉伏者，吸毒于外。

【用法】每用适量，外涂患处，并用纸盖住。若药干后，可用地黄汁、薄荷汁刷湿。

【说明】方中川乌、草乌有毒。

【特别提醒】本方外用，不宜内服。

方四十九　大黄蚀肉膏

【来源】《普济方·卷二百八十三·痈疽门·诸痈疽》

【组成】大黄、附子、莽草、芎䓖、雄黄、雌黄、珍珠、白蔹、白矾、黄芩、茜草各 40 克，猪脂 1200 克。

【制法】先煎猪脂至沸，下大黄、附子、莽草、川芎、黄芩、茜草，煎至色黑赤，过滤去滓，兑入余药，搅拌均匀，膏即成，瓷器收盛。

【功用】解毒疗疮，散寒通经。

【适应证】痈疽疮。

【用法】每用适量，外涂患处，日 3~5 次，以恶肉除尽为度。

【说明】方中莽草、雄黄、雌黄有毒。

【特别提醒】本方外用，不宜内服。

方五十　麝香膏

【来源】《普济方·卷二百八十三·痈疽门·诸痈疽》

【组成】麝香、茜草、雄黄、矾石各 40 克。

【制法】将上药研末，用猪油调如膏状，即成。

【功用】解毒去腐，通经疗疮。

【适应证】痈疽及发背诸恶疮，去恶肉。

【用法】每用适量，外涂患处，以恶肉除尽为度。

【说明】方中雄黄有毒。

【特别提醒】本方外用，不宜内服。

方五十一　消肿膏

【来源】《普济方·卷二百八十三·痈疽门·诸痈疽》

【组成】生乌麻油、铅丹、黄蜡各 160 克，熊脂（研）、松脂各 40 克，水银（研）、硫黄、芒硝各 20 克。

【制法】于农历五月初四或十二月十二日早上，小火煎除水银、熊脂外诸药，1 日 1 夜后，兑入水银、熊脂，膏即成，瓷器收盛。

【功用】消肿止痛，解毒蚀疮。

【适应证】发背痈疽，一切恶疮。

【用法】每用适量，摊于布上，外贴患处。

【说明】方中铅丹、水银、硫黄有毒。

【特别提醒】本方外用，不宜内服。

方五十二　琥珀犀角膏

【来源】《普济方·卷二百八十三·痈疽门·诸痈疽》

【组成】琥珀、犀角（现用水牛角代替）各 10 克，朱砂、人参、茯神、枣仁各 20 克，樟脑 1 克。

【制法】将上药研末混匀，兑炼蜜为膏，瓷器收盛。

【功用】解毒疗疮，清心安神。

【适应证】痈疽不曾宣毒，致热毒冲心经，咽喉口舌生疮，甚则生红黑菌者。

【用法】疾病发作时，用麦冬去心浓煎，化服本膏一弹子大。

【特别提醒】本方外用，不宜内服。

方五十三　压热神白膏

【来源】《普济方·卷二百八十三·痈疽门·诸痈疽》

【组成】大黄、白蔹、黄柏、南星、赤小豆、蛤粉各 40 克。

【制法】将上药研末，用芭蕉清汁调成膏状。

【功用】清热解毒，化瘀消肿。

【适应证】痈疽疮。

【用法】每用适量，外涂肿处，若药干后，再用蕉汁刷湿。

【特别提醒】本方外用，不宜内服。

方五十四　沉水膏

【来源】《普济方·卷二百八十三·痈疽门·诸痈疽》

【组成】白及、白蔹、黄柏、黄连、黄丹各 50 克。

【制法】将上药共研为末，用水调成膏状。

【功用】解毒疗疮，消肿生肌。

【适应证】痈疽肿热硬，痛不止。

【用法】每用适量，外涂肿处。

【特别提醒】本方外用，不宜内服。

方五十五　灵宝膏

【来源】《普济方·卷二百八十三·痈疽门·诸痈疽》

【组成】大栝楼仁1500克，乳香80克，胡桃肉（研）60个。

【制法】共以水煎透，去渣再熬浓汁，兑白蜜600克为膏。

【功用】宣热拔毒，排脓止痛。

【适应证】发背痈疽及脑疽奶痈，疼痛不可忍。

【用法】每用2大匙，温酒调服，日2次。

方五十六　乌龙膏

【来源】《普济方·卷二百八十三·痈疽门·诸痈疽》

【组成】木鳖子、半夏各40克，小粉160克，草乌20克。

【制法】将上药用小火炒焦，出火毒后碾细，冷水调成膏状。

【功用】解毒疗疮，散寒通经。

【适应证】一切肿毒、痈疽，色赤有晕。

【用法】每用适量，外涂患处，1日1换。

【说明】方中木鳖子、草乌有毒。

【特别提醒】本方外用，不宜内服。

方五十七　麦饭石膏

【来源】《普济方·卷二百八十三·痈疽门·诸痈疽》

【组成】白麦饭石（煅红，陈米醋淬，如此10次后碾末，筛去粗者，取细末炒用）、白蔹（研末）各80克，鹿角（不用自脱者，须拣两脑顶骨全者，截作5厘米长，炭火内烧令烟尽，研极细）160克。

【制法】先煎经年米醋，沸如鱼眼，边下诸药，边用竹棒不停搅拌，熬2~4小时，视稀稠合适，膏即成，放冷密封，瓷器贮存，勿令灰尘进入。

【功用】解毒止痛，排脓收口。

【适应证】发背诸般痈疽，神效。

【用法】先用猪蹄汤洗净疮上脓血，擦干后，用鹅毛蘸药膏涂敷，四周凡有红处，皆需涂药，留中心一口如钱大不涂，以出脓血，使热毒之气随之而出。

【说明】本方效著，如未溃者能内消；如已溃则排脓如湍水，疮口会每天慢慢收敛；如患久肌肉腐烂，筋骨出露，用旧布涂药，外贴疮上。诸药均须研极细，否则涂即极痛。麦饭石须用好者，鹿角须生连脑骨者，烧灰时却不用脑骨，但要辨其生取与自退耳，若能精心选择修制，收功多矣。洗疮时勿以手触动嫩肉，也不可以口气吹疮。初须一日一洗一换药，10 日后二日一换。可熬米醋一大盆，瓷器贮存。敷于疮上的膏药，时间一久则干裂，可常用鹅毛点醋拂湿。

【特别提醒】本方外用，不宜内服。

方五十八　牡蛎地黄膏

【来源】《普济方·卷二百八十四·痈疽门·诸痈疽》

【组成】大黄（研末）40 克，煅牡蛎 80 克。

【制法】将上药用生地汁，调如膏状。

【功用】消痈散结，解毒消肿。

【适应证】痈未破肿痛。

【用法】每用适量，外涂患处，药干时用地黄汁刷湿。

【特别提醒】本方外用，不宜内服。

方五十九　出虫膏

【来源】《普济方·卷二百八十四·痈疽门·诸痈疽》

【组成】自死虾蟆 1 枚，头发 1 把。

【制法】将上药用猪油煎熬成膏，去滓，冷却，兑入盐 20 毫升，搅匀。

【功用】攻毒疗疮。

【适应证】痈疽败证及骨疽。

【用法】每用适量，外涂疮上，1 日 1 换，虫处即愈。

【特别提醒】本方外用，不宜内服。

方六十　地黄膏

【来源】《普济方·卷二百八十四·痈疽门·诸痈疽》

【组成】煅石膏、藿香叶、蚌粉、白芷、雄黄各 20 克。

【制法】将上药共研为末，用生地汁调如膏状。

【功用】解毒疗疮，杀虫止痒。

【适应证】一切痈疽，兼治毒虫所伤。

【用法】每用适量，涂疮上四围，留疮头，已破者亦留疮口勿涂，干即再敷，药厚则用水湿润。

【特别提醒】本方外用，不宜内服。

方六十一　神效膏

【来源】《普济方·卷二百八十四·痈疽门·诸痈疽》

【组成】木通、炙甘草、当归、白芷、防风、细辛、栀子仁、黄连、黄芩各 40 克，铅丹 240 克，柳枝 80 克，蜡 20 克，清油 600 克。

【制法】上除丹、蜡、油外，均切碎，先用油浸药一夜，再煎至白芷色黑赤，绞去渣滓再煎，下丹、蜡，柳棒搅拌，待色变黑，滴水中成珠，软硬适宜，膏即成，瓷盒收盛。

【功用】解毒止痛，消肿散结。

【适应证】痈疽发背，热毒气结，肿痛坚硬，亦治诸疽，附骨痈，根在脏腑，历节肿出，疔肿，恶脉诸毒。

【用法】每用适量，摊于布上，外涂患处，日换药 2 次。

【说明】方中细辛、铅丹有毒。

【特别提醒】本方外用，不宜内服。

方六十二　摩风膏

【来源】《普济方·卷二百七十二·诸疮肿门·诸疮肿》

【组成】白附子、白芍药、白茯苓、零陵香、白及、白蔹、白芷、白檀、藿香、升麻、细辛、黄芪、甘草、杏仁各 20 克，黄蜡 240 克，樟脑 1 克，栝楼 80 克，花粉 40 克，芝麻油 600 克。

【制法】将前 14 味药切碎，放油中浸泡 100 日后，小火煎熬，直至白芷色微黄色，加入栝楼、花粉，煮至百沸，过滤去滓，再入黄蜡加热，以蜡熔开为度，兑入樟脑，膏即成，瓷器收盛，密封保存。

【功用】祛风止痒，解毒疗疮。

【适应证】头面发疮肿疥癣等疾，及汤火破伤，能灭瘢痕。

【用法】每用少许，外涂患处。

【特别提醒】本方外用，不宜内服。

方六十三　五黄膏

【来源】《普济方·卷二百七十二·诸疮肿门·诸疮肿》

【组成】大黄、黄芩、黄柏、黄连、姜黄各50克。

【制法】将上药一并研末备用。

【功用】清热解毒，消肿散结。

【适应证】一切疮肿。

【用法】每用少许，冷水调如膏状，外敷患处。

【特别提醒】本方外用，不宜内服。

方六十四　山慈菇膏（方名编者加）

【来源】《普济方·卷二百七十二·诸疮肿门·诸疮肿》

【组成】鲜山慈菇茎叶100克。

【制法】将上药捣如膏状，兑蜜少许，即成。

【功用】清热解毒，化痰散结。

【适应证】疮肿。

【用法】每用少许，外贴患处，候清血出，即效。

【特别提醒】本方外用，不宜内服。

方六十五　苏龙丸（又名神明膏）

【来源】《普济方·卷二百七十二·诸疮肿门·诸疮肿》

【组成】生栝楼、赤芍、甘草、杏仁、当归、人参、桃仁各50克，川芎、苍术、桑白皮、沉香、零陵香、藿香各100克。

【制法】将上药切细，用麻油浸泡49日，大火煎开，小火慢熬，从早到晚，至药色半焦，过滤去滓，取3枚大鹅梨取汁，加入其中，再入黄蜡110克，麝香1克，炼至油不沸腾，即成，入樟脑末1克，搅拌均匀，再次过滤，倒入瓷器中。滤出的药滓，再用油炼半日，仍加等量梨、蜡、麝香，制同前法，为次等膏。

【功用】清热解毒，消肿疗疮。

【适应证】一切疮肿伤折。

【用法】每用3克，酒调服。如有口疮，含化；如口面风癣瘙痒，遍身疮疹痛，加外涂本膏，摩擦至局部皮肤发热，以使药力渗透；如耳鼻中有肉铃，每用少许外点，日1次，1月取下。久疮及治小儿疮瘤、汤火伤，只要是痛处，外涂本膏即愈。其次等膏，可以用作面油，能美白灭瘢。

【特别提醒】本方外用，严禁内服。

方六十六　灵鼠膏

【来源】《普济方·卷二百七十二·诸疮肿门·诸疮肿》

【组成】大黄鼠1枚。

【制法】将上药用清油600克，小火煎至鼠焦，滴水成珠，滤去渣滓澄清，入黄丹200克，煎至色变，用柳木棒子不停搅拌，至滴水成珠，入黄蜡40克，再煎至黑色，膏即成，瓷器收盛，放于土地上2~3日，以除火毒。

【功用】清热解毒，消肿止痛。

【适应证】疮肿疼痛。

【用法】每用少许，外涂患处。

【特别提醒】本方外用，严禁内服。

方六十七　神秘方（又名地黄膏）

【来源】《普济方·卷二百七十二·诸疮肿门·诸疮》

【组成】地黄汁1000毫升，松脂75克，薰陆香40克，羊肾脂、牛酥、蜡各如鸡子大。

【制法】先取前3味药，加热至松脂及香熔化，入后3味药，搅拌均匀，煎熬浓缩成膏，去滓，瓷器收盛。

【功用】清热解毒，去脓生肉。

【适应证】一切疮已溃者。

【用法】每用适量，外涂患处。

【特别提醒】本方外用，不宜内服。

方六十八　三黄膏

【来源】《普济方·卷二百七十二·诸疮肿门·诸疮》

【组成】青油110克，巴豆20粒。

【制法】将巴豆放入油中，煎至色微黑，去巴豆入黄蜡40克，加热熔化，入雄黄、硫黄各4克，膏即成。

【功用】清热解毒，消肿止痛。

【适应证】一切痈疮，疹豆后疮亦可用。

【用法】先洗净患处，再外涂本膏，2~3 次即效。

【特别提醒】本方外用，不宜内服。

方六十九　黄芪膏

【来源】《普济方·卷二百七十二·诸疮肿门·诸疮》

【组成】人参、黄芪、白芷、细辛（去叶）、羌活各 10 克，当归 20 克。

【制法】将上药切碎，加入清油 220 克中，小火煎熬，至黄芪微黑，过滤去滓，只用油，入没药 10 克，黄蜡 75 克，搅拌均匀，瓷器收盛。

【功用】消肿止痛，解毒疗疮。

【适应证】一切疮疖。

【用法】每用少许，外涂患处。

【特别提醒】本方外用，不宜内服。

方七十　紫金膏

【来源】《普济方·卷二百七十三·诸疮肿门·诸疔疮》

【组成】冰片、轻粉、胆矾各 6 克，没药 12 克，乳香 10 克，巴豆、蓖麻仁（研）、黄丹、石灰、荞麦（淋）各 3 克，麝香 1 克。

【制法】将上药研成细末，先熬石灰水 5~7 次，再入诸药，煎熬浓缩，直至膏成，过滤去滓，瓷器收盛。

【功用】清热解毒，消肿溃坚。

【适应证】疔疮。

【用法】每用少许，外涂患处。

【特别提醒】本方外用，不宜内服。

方七十一　神效回疔膏

【来源】《普济方·卷二百七十三·诸疮肿门·诸疔疮》

【组成】桑柴、枣、柳柴、谷杆草、施风草、荞麦秸各 600 克，鸡粪、石灰各 170 克。

【制法】将上药除石灰外，均烧灰，加入石灰中，用沸水淋灰 1~2 碗，取该水煎熬浓缩，兑入锅底煤，调和成膏。

【功用】消肿止痛，解毒疗疮。

【适应证】诸般疔疮、恶疮、瘤痔。

【用法】每用少许，外涂患处，如疮不破，先将疮拨破后，再涂擦，3次即愈。

【特别提醒】本方外用，不宜内服。

方七十二　治疔疮方

【来源】《普济方·卷二百七十三·诸疮肿门·诸疔疮》

【组成】土蜂窝、穿山甲、茄根、海螺壳各20克。

【制法】将上药研极细，用腊月猪脂调和成膏。

【功用】清热解毒，消肿溃坚。

【适应证】疔疮。

【用法】每用指头蘸药于疮处磨之，又蘸又磨，待疮化黄水出尽，即日愈，神效。

【特别提醒】本方外用，不宜内服。

方七十三　神效回疔膏

【来源】《普济方·卷二百七十三·诸疮肿门·诸疔疮》

【组成】附子、巴豆、胡粉各40克

【制法】将上药研末，用乌麻油调如膏状。

【功用】消肿溃坚，解毒疗疮。

【适应证】诸般疔疮、恶疮、瘤痔。

【用法】先用针刺疮四边，血出后即用药封之，其四面也用药盖，密封，其根自出。

【特别提醒】本方外用，不宜内服。

方七十四　葶苈膏

【来源】《普济方·卷二百七十四·诸疮肿门·冷疮》

【组成】葶苈40克，蜣螂、马牙虫、蝉壳、斑蝥各5枚，麝香3克。

【制法】将上药研末，兑炼蜜为膏。

【功用】温肌养血，涤污除脓。

【适应证】一切疮久冷。

【用法】每用少许，摊布上外贴患处，日3次，以瘥为度。

【特别提醒】本方外用，不宜内服。

方七十五　六灰煎膏

【来源】《普济方·卷二百七十四·诸疮肿门·冷疮》

【组成】石灰 5000 毫升，蒺藜灰、白头翁灰、白柞灰、桑灰、藜芦各 300 克。

【制法】将上药混匀后，隔水蒸煮 20 分钟，用沸水淋下灰汁 2000 毫升，再将灰汁煎熬浓缩，直至膏成，瓷器收盛。

【功用】温肌养血，涤污除脓。

【适应证】诸冷疮，紫肉久不瘥。

【用法】先用盐汤洗疮，再涂敷本膏，即愈。

【特别提醒】本方外用，不宜内服。

方七十六　木兰皮膏

【来源】《普济方·卷二百七十四·诸疮肿门·热疮》

【组成】木兰皮、芍药、射干、蛇床子各 40 克，白芷、黄连各 60 克，黄柏、黄芩、狼牙、栀子各 40 克，猪脂 1200 克。

【制法】将上药除猪脂外，均切碎，先煎猪脂使沸，下余药，煎至白芷色黄，过滤去滓，瓷器收盛。

【功用】清热解毒，拔毒生肌。

【适应证】热疮。

【用法】每用少许，外涂疮上，日 3~5 次。

【特别提醒】本方外用，不宜内服。

方七十七　乌犀膏

【来源】《普济方·卷二百七十五·诸疮肿门·诸疮水毒焮肿》

【组成】皂荚子（烧存性）5 克，砂糖 50 克。

【制法】先将皂荚子灰研细，再入砂糖调和均匀如膏状，瓷器收盛。

【功用】清热解毒，通经止痛。

【适应证】恶水入疮，热痛不止。

【用法】每用少许，外贴疮上。

【特别提醒】本方外用，不宜内服。

方七十八　水调膏

【来源】《普济方·卷二百七十五·诸疮肿门·一切恶疮》

【组成】黄连、黄柏、黄芩、郁金、大黄、栀子、白芥子、乌鱼骨、地龙、白僵蚕、密陀僧、白及、寒食面各 100 克，木鳖子仁、盆硝各 25 克。

【制法】将上药研末，用新泔水调如膏状，即成。

【功用】清热解毒，止痛溃坚。

【适应证】一切恶疮肿毒疼痛。

【用法】每用少许，摊于纸上，外贴患处，5 日后大效，黄水流尽则自瘥。

【说明】方中木鳖子、密陀僧有毒。

【特别提醒】本方外用，不宜内服。

方七十九　碧云膏

【来源】《普济方·卷二百七十五·诸疮肿门·一切恶疮》

【组成】石绿（研）、乳香（研）、麒麟竭（研）、没药（研）各 2 克，黄蜡 110 克，松脂、轻粉各 6 克。

【制法】先将黄蜡、松脂兑入少许热油，熔化后，搅拌均匀，以滴在水上软硬得所为度，再加入前药末，搅匀，视颜色深浅得所，滤去渣滓，即成，瓷器收盛。

【功用】拔毒溃坚。

【适应证】一切恶疮，痛不可忍者。

【用法】每用少许，摊于布上，每日换药 2 次。

【说明】方中轻粉有毒。

【特别提醒】本方外用，不宜内服。

方八十　白膏方

【来源】《普济方·卷二百七十五·诸疮肿门·一切恶疮》

【组成】油 8 克，白蜡 40 克，轻粉、南粉、密陀僧、乳香各 0.4 克，杏仁 2 克。

【制法】先将油煎沸，入蜡熔化，再入诸药末，搅匀成膏。

【功用】拔毒溃坚。

【适应证】久恶疮。

【用法】每用少许，外涂患处，日 2~3 次。

【说明】方中轻粉、密陀僧有毒。

【特别提醒】本方外用，不宜内服。

方八十一　松脂膏

【来源】《普济方·卷二百七十五·诸疮肿门·一切恶疮》

【组成】松脂、薰陆香各 60 克，白羊脂 110 克，乱发灰（研细）20 克，生地黄汁 100 毫升，石盐 20 克。

【制法】先煎羊脂、松脂、薰陆香，次下地黄汁，熬浓汁，再入发灰并盐，搅匀成膏。

【功用】拔毒疗疮。

【适应证】久恶疮，黄水出流。

【用法】每用少许，外涂患处，日 1 次。

【特别提醒】本方外用，不宜内服。

方八十二　砒霜膏

【来源】《普济方·卷二百七十五·诸疮肿门·一切恶疮》

【组成】砒霜、附子、苦参、黄蜡各 20 克。

【制法】先煎麻油至沸，下黄蜡，次下诸药，搅拌均匀，膏即成。

【功用】清热解毒，溃坚疗疮。

【适应证】久恶疮。

【用法】每次先用蒴藋、柳枝煎汤洗疮，擦干后涂本膏，日 2 次。

【说明】方中砒霜有毒。

【特别提醒】本方外用，不宜内服。

方八十三　马齿苋膏

【来源】《普济方·卷二百七十五·诸疮肿门·一切恶疮》

【组成】马齿苋 60 克，白矾、皂荚各 40 克。

【制法】将上药研末，用好醋 600 克，慢火煎熬，直至膏成。

【功用】清热解毒，溃坚疗疮。

【适应证】一切久恶疮。

【用法】每用少许，摊于纸上，外贴患处。

【特别提醒】本方外用，不宜内服。

方八十四　治积年诸疮不瘥方

【来源】《普济方·卷二百七十五·诸疮肿门·一切恶疮》

【组成】牛蒡子根 100 克。

【制法】将上药切碎捣烂，加入腊月猪脂中，调和成膏。

【功用】清热解毒，消肿疗疮。

【适应证】积年诸疮不瘥。

【用法】每用少许，外涂患处，日 2 次。

【特别提醒】本方外用，不宜内服。

方八十五　硫黄膏

【来源】《普济方·卷二百七十五·诸疮肿门·一切恶疮》

【组成】硫黄、轻粉、吴茱萸各 0.5 克，矾石、牡蛎各 20 克。

【制法】将上药研细，入油 20 克、黄蜡 40 克，共同煎熬成膏。

【功用】消肿止痛，解毒蚀疮。

【适应证】一切恶疮。

【用法】每用少许，摊于纸上，用火熔化后，外贴患处。

【说明】方中轻粉有毒。

【特别提醒】本方外用，不宜内服。

方八十六　蔷薇膏

【来源】《普济方·卷二百七十五·诸疮肿门·一切恶疮》

【组成】蔷薇（春夏用枝，秋、冬用根）1000 克，铅丹 500 克，松脂 400 克。

【制法】将蔷薇加入油中煎黑，去滓，下松脂，待脂熔化后，过滤，下铅丹，小火边煎边搅拌，直至色变膏凝，即成。

【功用】清热解毒，拔毒生肌。

【适应证】恶疮不识名者。

【用法】每用少许，摊于布上，外贴患处，日换药 2 次。

【说明】方中铅丹有毒。

【特别提醒】本方外用，不宜内服。

方八十七　白龙膏

【来源】《普济方·卷二百七十五·诸疮肿门·一切恶疮》

【组成】轻粉0.5克，乳香20克，湿百合根40克。

【制法】将上药共研如膏状。

【功用】消肿止痛，解毒蚀疮。

【适应证】诸恶疮及肿，人不识者。

【用法】每次先用浆水洗疮后，将药摊于纸上，外贴疮口，日换2次。

【说明】方中轻粉有毒。

【特别提醒】本方外用，严禁内服。

方八十八　鱼胆膏

【来源】《普济方·卷二百七十五·诸疮肿门·一切恶疮》

【组成】鲫鱼1头。

【制法】将上药留鳞开去肠胃，填满头发，用纸包裹，烧为灰，再觅鲫鱼胆汁（麻油亦可）调成膏状。一方兑入雄黄0.5克，用腊月猪脂搅和成膏。

【功用】解毒疗疮，消肿止痛。

【适应证】一切恶疮及秃疮，诸药不瘥者。

【用法】先用泔水洗疮，擦干后再涂本膏，日2~3次。

【说明】方中雄黄有毒。

【特别提醒】本方外用，严禁内服。

方八十九　集珍膏

【来源】《普济方·卷二百七十五·诸疮肿门·一切恶疮》

【组成】黄连10克，山茱萸、白矾、焰硝、苦参、剪刀草、蛇床子、巴豆各5克，轻粉30克。（加五倍子末少许，尤佳）

【制法】先用巴豆3粒，夹葱煎油，再将上药研末，用前油调成膏状。

【功用】解毒疗疮，消肿止痛。

【适应证】诸恶疮。

【用法】每次先用甘草煎水外洗患处，擦干后外敷本膏。

【说明】方中巴豆、轻粉有毒。

【特别提醒】本方外用，严禁内服。

方九十　百草膏

【来源】《普济方·卷二百七十五·诸疮肿门·一切恶疮》

【组成】羊粪100克。

【制法】将上药放于瓦片上，烧至烟尽，研末备用。

【功用】解毒止痛，疗疮止痒。

【适应证】一切恶疮，不问干湿痛痒，日近年深，百药不瘥。

【用法】每用少许，麻油调敷。

【特别提醒】本方外用，严禁内服。

方九十一　雄黄膏

【来源】《普济方·卷二百七十五·诸疮肿门·一切恶疮》

【组成】雄黄末、硫黄末各40克。

【制法】先用猪脂150克，煎化成油，入鲫鱼2各，煎至肉烂，再入乱发2卷，煎至焦烂，去滓，入雄黄、硫黄末，搅合成膏，即成，瓷器收盛。

【功用】解毒疗疮，消肿止痛。

【适应证】身上诸恶疮。

【用法】每用少许，外擦患处。

【说明】方中雄黄、硫黄有毒。

【特别提醒】本方外用，严禁内服。

方九十二　蓖麻葵花膏（方名编者加）

【来源】《普济方·卷二百七十五·诸疮肿门·一切恶疮》

【组成】蓖麻子仁（研成膏）、黄蜀葵花（去萼及时收入瓶内，令腐烂自然成膏）、蒲黄各100克。

【制法】将上药研如膏状。

【功用】解毒疗疮，消肿止痛。

【适应证】诸般恶疮及杖疮成痈，未溃之前，急宜贴之。

【用法】每用少许，摊于白纸上，外盖患处。

【特别提醒】本方外用，严禁内服。

方九十三　白花蛇方

【来源】《普济方·卷二百七十六·诸疮肿门·身体风毒疮》

【组成】 白花蛇（去皮骨）1条，海桐皮、白芷、防风、独活、羌活、白术、附子、天南星、半夏、前胡、细辛、全虫、肉桂、花椒、木鳖子、当归、吴茱萸、苍术各40克。

【制法】 将上药切细，用米醋1200克，煎2~3沸后，加入诸药搅匀，放1夜，再加入腊月猪脂1800克，共同煎熬浓缩成膏，滤去渣滓，即成。

【功用】 祛风止痒，解毒疗疮，消肿止痛。

【适应证】 风毒攻身体生疮，或时发痒肿痛。

【用法】 每次先用苦参煎汤淋浴后，外涂本膏，兼用暖酒调服本膏半匙，日3次。

【特别提醒】 本方外用，严禁内服。

方九十四　治身体生风毒疮膏药

【来源】《普济方·卷二百七十六·诸疮肿门·身体风毒疮》

【组成】 麻油200克，白蜡、桑白皮、黄芪、木鳖子仁各40克，轻粉、乳香各0.5克，胡粉40克。

【制法】 先煎麻油，后下桑白皮、黄芪、木鳖子，煎至焦，去滓，再入白蜡，熔化后即离火，用柳木棒搅拌均匀，膏即成，瓷器收盛。

【功用】 祛风解毒，疗疮止痛。

【适应证】 身体生风毒疮。

【用法】 每用少许，外涂患处，日2~3次。

【说明】 方中木鳖子、轻粉、胡粉有毒。

【特别提醒】 本方外用，严禁内服。

方九十五　白膏

【来源】《青囊秘传·膏门》

【组成】 松香320克，铅粉、麻油各80克。

【制法】 先将麻油熬好，入松香烊开，煎熬至滴水成珠，入铅粉和匀。

【功用】 解毒蚀疮，敛疮生肌。

【适应证】疮疖及久溃不敛者。

【用法】取膏适量，贴患处。

【说明】方中铅粉有毒。

方九十六　云母膏

【来源】《证治准绳·疡医·卷二·肠痈》

【组成】蜀椒、白芷、没药、赤芍药、肉桂、当归、食盐、菖蒲、血竭、黄芪、白及、川芎、木香、龙胆草、白蔹、防风、厚朴、麝香、桔梗、柴胡、松脂、人参、苍术、黄芩、乳香、附子、茯苓、高良姜、合欢皮、硝石、甘草、云母、桑白皮、槐枝、柳枝、柏叶、水银、陈皮各20克，清油400克，黄丹200克。

【制法】上药除云母、硝石、血竭、乳香、没药、麝香、食盐、黄丹外，余药打成粉状放入油中浸泡7日，然后以文火煎煮，并用柳枝不断搅拌，待到锅中煮沸时停火，锅中停止沸腾后又加火，如此反复三次，待锅中药粉变为焦褐色时滤出药渣，放入上8味继续煎煮待药液滴水成珠即可。

【功用】活血消痈，消肿散结。

【适应证】一切痈疽、疮疖、折伤等证。

【用法】用前先将水银刮去，然后将膏药均匀敷于患处。

【禁忌证】体质虚弱者慎用。

【说明】外用，禁内服。

方九十七　内庭秘制白玉膏

【来源】《惠直堂经验方·卷四·膏药门》

【组成】大鲫鱼（不去鳞、肠）2条，大虾蟆1只，巴豆仁150克，蓖麻仁100克，真麻油700克，乳香末25克，番木鳖（面裹煨熟，为末）2个。

【制法】将巴豆仁、蓖麻仁入麻油中慢火熬至焦枯，滤去药渣，再将鲫鱼、虾蟆下入，慢火熬至焦枯，滤去药渣，再将所滤药油熬至滴水成珠，入铅粉1000克，不停搅拌，离火，下入乳香末、番木鳖，搅拌均匀，冷凝即成。

【功用】清热解毒，消肿散结。

【适应证】主治一切痈疽，疮疡肿毒，未成贴之消，已成贴之拔脓生肌。

【用法】外贴患处。

【特别提醒】不宜内服。

方九十八　万应膏

【来源】《青囊秘传·膏门》

【组成】制南星、川乌、半夏各16克，大黄、桃仁、红花、独活、草乌各12克，羌活6克，当归20克，生姜80克，松香（末）1920克，密陀僧（研末）120克，硫黄（研末）320克，葱白适量。

【制法】用麻油640克浸渍上述药物5天，置于火上煎枯去渣，用两层麻布过滤去渣取汁，再煎熬至滴水成珠，入松香、密陀僧、硫黄，搅匀，换成小火，摊膏于布上，备用。

【功用】温阳通络，活血疗疮。

【适应证】阴疽。

【用法】取膏适量，贴患处。

【说明】方中川乌、草乌、硫黄有毒。

方九十九　乌龙膏

【来源】《青囊秘传·膏门》

【组成】川乌、草乌、大黄、五倍子各640克，天南星320克，白及、牙皂各160克，陈小粉2560克（加半夏320克）。

【制法】将上述药物捣研为细末，用醋或姜汁调和成膏。

【功用】温阳通络，散结消痈。

【适应证】外症皮白及阴疽。

【用法】取膏适量，敷患处。

【说明】方中川乌、草乌有毒。

方一百　乌云膏

【来源】《青囊秘传·膏门》

【组成】松香160克，硫黄80克。

【制法】将上药捣研为细末，用青布一方，将药铺上，卷紧扎好，置于香油内浸渍一晚取出，点燃，用杯盛滴下之油，搽之。

【功用】杀虫止痒，敛疮生肌。

【适应证】一切疮痍破津，脂水作痒。

【用法】取膏适量，搽患处。

【说明】方中硫黄有毒。

方一百零一　玉红膏

【来源】《青囊秘传·膏门》

【组成】当归20克，紫草8克，白芷6克，甘草12克。

【制法】将上述药物用麻油160克浸渍5天，煎枯，过滤去渣，再将油煎熬至滴水成珠，下血竭细末4克，搅匀，下白蜡20克，熔化，离火待其稍冷，再下轻粉末4克，直至成膏，盖好后置于水中或地下拔去火毒，愈久愈佳。

【功用】清热解毒，敛疮生肌。

【适应证】一切痈疽，腐去孔深，洞见膜膈者。

【用法】用新棉花蘸膏适量，涂患处。

【说明】血竭以后下为妙。

方一百零二　香油膏（方名编者加）

【来源】《青囊秘传·膏门》

【组成】香油800克，血余20克，鸡蛋10枚，黄蜡120克，飞丹200克。

【制法】将香油置于火上熬热，下血余，熬渣令其消尽，将鸡蛋打碎入内熬枯，去蛋，下黄蜡，离火，下飞丹，收膏。

【功用】清热解毒，敛疮生肌。

【适应证】一切痈疽，腐去孔深，洞见膜膈者。

【用法】用新棉花蘸膏适量，涂患处。

【说明】方中飞丹有毒。

方一百零三　千捶膏

【来源】《青囊秘传·膏门》

【组成】嫩松香160克，巴豆仁5粒，蓖麻仁（去壳）28克，杏仁（去皮）、乳香（去油）、没药（去油）、铜绿各4克。

【制法】先将蓖麻仁打烂，后入其他药物，打数千下成膏，隔汤嫩化摊贴患处。

【功用】清热解毒，拔毒生肌。

【适应证】痈疽疔毒，初起即散；瘰疬连根拔出；小儿鳝拱头，臁疮久不收口。

【用法】取膏适量，摊贴患处。

【说明】方中巴豆仁有毒。一方有土木鳖子肉。

方一百零四　生地膏

【来源】《青囊秘传·膏门》

【组成】细生地160克，白蜡60克，麻油320克。

【制法】将生地入油中熬枯，过滤去渣，再熬至滴水成珠，离火，入蜡，熔化和匀。

【功用】清热解毒，敛疮生肌。

【适应证】痈疽后期生肌长肉。

【用法】取膏适量，敷患处。

方一百零五　元珠膏

【来源】《青囊秘传·膏门》

【组成】番木鳖肉14个，驴蹄甲片12克，草乌4克，斑蝥（去足翅）82只，柳枝1.5米长。

【制法】用麻油40克浸渍上述药物7天，小火煎枯，过滤去渣，入巴豆仁12克，煎黑，倾倒入钵内捣研如泥，入瓷罐内听用。

【功用】清热解毒，蚀疮生肌。

【适应证】痈疽腐肉不脱。

【用法】取膏适量，敷患处。

【说明】方中番木鳖肉、草乌、斑蝥有毒。

方一百零六　狼毒膏

【来源】《青囊秘传·膏门》

【组成】狼毒、川椒、硫黄、槟榔、文蛤（五倍子）、蛇床子、大枫子、枯矾、白矾各12克。

【制法】将上述药物捣研为细末，取香油20毫升，煎滚，下公猪胆汁1枚和匀，调前药，搽患处。

【功用】清热解毒，散结消肿。

【适应证】痈疽。

【用法】取膏适量，搽患处。

【说明】方中狼毒、硫黄、大枫子有毒。

方一百零七　太乙膏

【来源】《青囊秘传·膏门》

【组成】香油640克，当归、生地各80克，生甘草40克。

【制法】将后3味药物入油内煎熬，枯则过滤去渣，再煎至滴水成珠，入飞丹320克，小火再煎，入白蜡、黄蜡各40克，小火煎，入乳香、没药各20克，和匀摊贴患处。

【功用】清热解毒，活血消肿。

【适应证】痈疽。

【用法】取膏适量，摊贴患处。

【说明】方中飞丹有毒。

方一百零八　红阳膏

【来源】《青囊秘传·膏门》

【组成】麻油160克，黄蜡80克，银朱12克。

【制法】将黄蜡入麻油内烊化，候冷，加银朱搅匀，摊贴患处。

【功用】拔毒去腐，润肤生肌。

【适应证】痈疽。

【用法】取膏适量，摊贴患处。

【说明】方中银朱有毒。

方一百零九　家传秘槌红膏药

【来源】《青囊秘传·膏门》

【组成】千金子肉、桃仁、杏仁、老木鳖子肉各40克，蓖麻子肉160克。

【制法】将上述药物一起捣烂捣透，入藤黄、蟾酥各4克，乳香末、没药各12克，再研，槌入松香，视老嫩适宜，入樟冰40克，以血竭、银朱为颜色。隔水炖化，摊贴患处。

【功用】活血散结，解毒消肿。

【适应证】阳证痈疽，用之发散。

【用法】取膏适量，摊贴患处。

【说明】方中千金子肉、老木鳖子肉、蟾酥、银朱有毒。

方一百一十　红膏药

【来源】《青囊秘传·膏门》

【组成】蓖麻子仁 1280 克，老松香 640 克，绛丹 20 克。

【制法】先将蓖麻子仁捣烂，入松香末，捣研均匀，再加麝香（研细，现用人工麝香）8 克，和入绛丹，再打研，视其老嫩，老者加蓖麻仁，嫩者加松香。置于瓷瓶中贮存。

【功用】清热解毒，蚀疮生肌。

【适应证】阳证痈疽，用之发散。

【用法】取膏适量，摊贴患处。

【说明】绛丹，即广丹、桃丹，一方用银朱更佳；方中绛丹有毒。

方一百一十一　熊胆膏

【来源】《证治准绳·疡病·卷五·恶疮》

【组成】熊胆 10 克，水银 12 克，雄黄、麝香各 5 克，槟榔 15 克，猪胆 80 克。

【制法】先将槟榔、雄黄打成粉状，然后与其他药物一起搅拌和匀，然后将药物放入猪胆内，用麻绳绑定，放在松节烟上熏干。

【功用】清热消肿，软坚散结。

【适应证】恶疮、结核、瘰疬、痔漏、痈疽。

【用法】视疮口大小，将膏药直接涂抹于患处。

【特别提醒】虚寒证患者慎用。

【说明】方中水银有毒，不可内服。方中麝香芳香走窜，孕妇慎用此方。熊为珍稀动物，熊胆药材来源不充足，使用时可酌情改为牛黄。

方一百一十二　敷疔膏

【来源】《证治准绳·疡医·卷二·外治》

【组成】生大青叶 20 克。

【制法】将上药捣乱成膏状备用。

【功用】清热解毒，消肿散结。

【适应证】热毒所致的疔疮。

【用法】将膏药直接敷于患处，然后用大青叶梗煎酒服用。

【禁忌证】虚寒证慎用。

【特别提醒】外用，禁内服。

方一百一十三　白膏药

【来源】《经验良方全集·卷三·诸疮》

【组成】净巴豆肉、蓖麻子各600克，香油1500克，虾蟆（各衔乱发一团）5个，活鲫鱼10条，官粉1250克，乳香末25克。

【制法】先将巴豆肉、蓖麻子入油内浸3日，再将虾蟆浸1夜，临熬时入活鲫鱼，共熬至焦枯，纱布滤去药渣，再将所滤药油加热，熬至滴水成珠，离火，再下入官粉、乳香末，搅拌均匀，薄纸摊贴。

【功用】清热解毒，敛疮生肌。

【适应证】诸疮肿毒，溃破流脓甚效。

【用法】外贴患处。

【特别提醒】不宜内服。

方一百一十四　千捶膏

【来源】《急救广生集·卷九·外治补遗·千捶膏》

【组成】松香500克，杏仁、乳香、黄蜡、白蜡各75克，蓖麻子100粒，没药、轻粉、铜绿各100克。

【制法】将上药同入石臼内捣烂成膏。

【功用】拔毒收口，敛疮生肌。

【适应证】痈疽疮疖。

【用法】外贴患处。

方一百一十五　水澄膏

【来源】《惠直堂经验方·卷三·疔疮门》

【组成】白及100克。

【制法】将白及研为细末，放于碗内，加水，沉者用纸摊贴。

【功用】消肿生肌，收敛止血。

【适应证】疔疮久不生肌。

【用法】外贴患处。

方一百一十六　清凉膏

【来源】《惠直堂经验方·卷四·膏药门》

【组成】白芷、大黄、生地、甘草、苦参、黄柏、黄芩、当归、玄参各75克，白芍50克，红花40克，金雀花根100克，麻油1500克，水粉、红丹各600克。

【制法】将上药切碎，入麻油中浸3日，慢火熬至药物焦枯，纱布滤去药渣，再将所滤药油加热，熬至滴水成珠，下入水粉、红丹，不停搅拌，收成膏摊用。

【功用】清热解毒，凉血活血。

【适应证】各种痈疽疮疖，焮热红肿。

【用法】外贴患处。

【禁忌证】寒证不宜。

方一百一十七　岐天师一见消

【来源】《惠直堂经验方·卷四·膏药门》

【组成】金银花500克，黄芪、红花各400克，紫花地丁300克，鬼馒头、蒲公英、赤芍各200克，玄参150克，麻黄、当归、栀子、地榆、黄柏各100克，羌活、半夏、紫草、栝楼、白芷、独活、天花粉、苍术、钩藤、木通、大黄各50克，柴胡40克，甘草、皂角、防风、牛蒡子各25克，连翘15克，广木香150克，蝉蜕、没药各15克，全蝎、僵蚕、麝香各10克。

【制法】将前7味药切碎，用麻油5000克煎枯捞起，再下入其后23味药，煎枯捞出，再将所滤药油加热，熬至滴水不散，入黄丹2500克，不停搅拌，离火，将最后6味药研为极细末下入，搅拌均匀，冷凝即成。

【功用】清热解毒，消痈散结。

【适应证】一切痈疽。

【用法】外贴患处。

【特别提醒】不宜内服。

方一百一十八　段门子膏

【来源】《惠直堂经验方·卷四·膏药门》

【组成】木通、威灵仙、川乌、羌活、防己各25克，归尾、白芷、赤芍、生地、穿山甲、玄参、黄芪、乌药、草乌、首乌、川芎、官桂、金银花、防风、丹皮、红花、郁金、蜂房、全蝎、连翘、栀子、枳壳、青皮、南星、半夏、青木香、秦艽各15克，头发10克，乌梢蛇1条，蟾蜍1只。

蟾酥10克，乳香、没药、血竭各35克，儿茶25克，樟脑、阿魏100克，芦荟50克，麝香15克。

【制法】将前35味药切碎，入麻油3000克中浸后，慢火熬至药物焦枯，纱布滤去药渣，再将所滤药油加热，熬至滴水成珠，下入黄丹1500克，不停搅拌，离火，再将余药研为极细末下入，搅拌均匀，冷凝即成。

【功用】清热解毒，消痈散结。

【适应证】疔疮痈毒，痞块积聚，兼治扑跌伤损。

【用法】外贴患处。

【特别提醒】不宜内服。

方一百一十九　灸疮膏

【来源】《惠直堂经验方·卷四·膏药门》

【组成】当归、川芎、芍药、白芷各100克，细辛、头发各50克，麻油750克，铅粉600克。

【制法】将上药切碎，入麻油中浸3日，慢火熬至药物焦枯，纱布滤去药渣，再将所滤药油加热，熬至滴水成珠，下入铅粉，不停搅拌，收成膏摊用。

【功用】敛疮生肌。

【适应证】艾灸所致的皮肤溃烂，久不收口。

【用法】外敷患处。

【特别提醒】不宜内服。

方一百二十　泥金膏

【来源】《经验良方全集·卷三·诸疮》

【组成】阴地上蚯蚓粪15克，熟皮硝7克，槟榔末、官粉、轻粉、龙骨各1克。

【制法】将上药共研为末，井水调如膏状。

【功用】清热解毒，消肿散结。

【适应证】治大人、小儿一切无名肿毒，坚硬焮赤，诸般丹火，湿烂腐臭之症。

【用法】厚敷患处，干即换之。

【特别提醒】不宜内服。

方一百二十一　五神膏

【来源】《惠直堂经验方·卷四·膏药门》

【组成】血余、蛇蜕、蜂房各 200 克，玄参、杏仁各 100 克，麻油 1000 克，黄丹 500 克。

【制法】将上药切碎，入麻油中浸后，慢火熬至药物焦枯，纱布滤去药渣，再将所滤药油加热，熬至滴水成珠，下入黄丹，不停搅拌，离火，收成膏摊用。

【功用】清热解毒，消肿散结。

【适应证】主治一切无名肿毒、痈疽等症。

【用法】外贴患处。如遇肠痈、肺痈，即以此膏为丸如绿豆大，米汤送下 10 克，能使毒从大便出。

方一百二十二　蜣螂膏

【来源】《证治准绳·疡医·卷二·外治》

【组成】蜣螂 3 个，黄麻虫 10 个。

【制法】将上 2 味捣乱成膏状备用。

【功用】活血消肿，清热拔毒。

【适应证】热毒所致的疔疮。

【用法】使用时先挑破疔疮，然后将膏药均匀敷于患处。如果疔疮在手足上，且有红丝，先在丝尽处用针挑破放血，然后再敷上膏药。

【禁忌证】体质虚弱者慎用。

【说明】外用，禁内服。

方一百二十三　白芥子膏（方名编者加）

【来源】《本草纲目·卷二十六·白芥》

【组成】白芥子 50 克。

【制法】将白芥子研为细末，水调为膏。

【功用】消肿散结，化痰行气。

【适应证】主治痰核，乳癖。

【用法】摊贴患处。

【特别提醒】不宜内服。

方一百二十四　星附膏

【来源】《保婴撮要·卷三·五软》

【组成】天南星、附子各 100 克。

【制法】将上药研为细末，生姜自然汁调匀。

【功用】通经活络。

【适应证】主治项软、痰核。

【用法】每取适量，敷于项间，干则润之。

【特别提醒】不宜内服。

方一百二十五　神应膏

【来源】《太医院秘藏膏丹丸散方剂·卷一》

【组成】穿山甲、川芎、木鳖子、大黄、生地、熟地、白及、赤芍、玄参、当归、白芷梢、天冬、麦冬各 15 克，血余 10 克，香油 1000 克。

【制法】将上药切碎，浸入香油中，微火慢煎，待药物煎至颜色焦黑，用纱布滤去药渣，再将所滤药油加热，下入黄丹 500 克，搅拌均匀，再将乳香、没药、儿茶各 15 克，潮脑 25 克研为细末，下入药油中收膏。

【功用】清热解毒，消肿溃坚。

【适应证】此膏专贴一切痈疽疮疡疔毒等症，初起漫肿无头，暴肿疼痛，溃后或流脓血清汁，或瘀血腐肉不化，或疼痛难忍，遇此诸般之症，贴之无不神效。

【用法】外贴患处。

方一百二十六　神护膏

【来源】《证治准绳·疡病·卷一·敷贴凉药》

【组成】赤小豆、黄皮、白蔹、白芷、天花粉、天南星各 20 克。

【制法】上述药物打成粉状，阴毒所致痈疽以米醋、白蜜水调成膏状，阳毒所致的痈疽以商陆根、芭蕉油调制成膏状。

【功用】消痈散结，消肿止痛。

【适应证】肿毒痈疽。

【用法】将膏药均匀摊于牛皮纸上，然后敷于患处。

【特别提醒】外用，禁内服。

方一百二十七　水澄膏

【来源】《证治准绳·疡病·卷一·敷贴凉药》

【组成】郁金、白蔹、白及、五倍子各10克，乳香、雄黄各5克。

【制法】上述药物打成粉状，以清水调制成膏状。热盛者以蜡水调制。

【功用】清热消肿，消痈止痛。

【适应证】肿毒痈疽。

【用法】将膏药均匀摊于牛皮纸上，然后敷于患处。

【特别提醒】外用，禁内服。

方一百二十八　五金膏（一名葵花散）

【来源】《证治准绳·疡病·卷一·敷贴凉药》

【组成】葵花70克，川黄连20克，栀子、郁金各15克，黄柏5克。

【制法】上述药物打成粉状，以清水调制成膏状。

【功用】清热解毒，消肿止痛。

【适应证】热毒所致的痈疽。

【用法】将膏药均匀摊于牛皮纸上，然后敷于患处。

【特别提醒】外用，禁内服。此药性急，宜现制现用。

方一百二十九　拔毒万应膏

【来源】《太医院秘藏膏丹丸散方剂·卷三》

【组成】生川乌、生草乌、白芷、白蔹、白及、官桂、苦参、当归、赤芍、羌活、甘草、土木鳖、山甲、乌药、大黄、天麻、玄参、生地、独活各12克。

【制法】将上药切碎，入香油1400克中浸后，用慢火熬至药枯为度，纱布滤去药渣，称定药油质量，每500克油下锭儿粉250克，炼至滴水成珠膏嫩为度，薄摊纸上。

【功用】清热解毒，消肿散结。

【适应证】一切无名肿毒，已溃未溃皆可贴之。

【用法】外贴患处。

【特别提醒】不宜内服。

方一百三十　葱蜜膏

【来源】《验方新编·卷十一·痈毒杂治》

【组成】葱头、灰面、白蜜各 50 克。

【制法】捣融为膏，烘热敷之。

【功用】消肿散结。

【适应证】无名肿毒，初起肿痛尚未成脓者。

【用法】外敷患处。

【特别提醒】严禁内服。

方一百三十一　马齿苋膏

【来源】《验方新编·卷二十四·痈毒门》

【组成】马齿苋 500 克。

【制法】鲜者捣成膏，干者水浸透熬成膏。

【功用】清热解毒。

【适应证】各种痈毒。

【用法】或服或敷，能解百毒。

方一百三十二　援生膏

【来源】《证治准绳·疡病·卷一·点药》

【组成】血竭、乳香、没药各 10 克，蟾酥、轻粉各 3 克，麝香、雄黄各 5 克，荞麦秸灰 50 克，石灰 20 克。

【制法】先将前 7 味打成粉状备用，将荞麦秸灰放入铜锅中加冷水煮开，然后将制备好的药粉与石灰一起放入锅中继续煎煮，待锅中变为膏状即可。

【功用】清热消肿，活血止痛。

【适应证】各种恶疮、瘰疬、鼠疮初起。

【用法】将膏药点于患处，一日 2 次，待疮头破溃约出血水 5 分为好。

【特别提醒】外用，禁内服。

方一百三十三　长肌膏

【来源】《证治准绳·疡医·卷二·膏药》

【组成】蜡烛油40克，黄蜡、香油各80克，枫子50克，黄连、黄柏、枯矾、轻粉30克，木鳖子20克，密陀僧5克。

【制法】先将除枯矾、轻粉、密陀僧之外的药物放入铜锅中煎煮3遍，然后滤除药渣，再将剩下的3味药打成粉末状，均匀撒入锅中搅拌收膏。

【功用】活血消肿，散瘀止痛。

【适应证】诸般烂疮经年不愈。

【用法】先用盐茶汤清洗疮口，然后视疮口大小，将膏药做成饼状，并用针钻小孔贴于患处。每两日换一次，直至疮口愈合。

【特别提醒】外用，禁内服。

方一百三十四　回阳玉龙膏

【来源】《验方新编·卷二十四·外科敷贴汇方》

【组成】高良姜、草乌、赤芍（共切片炒黄）各100克，南星（煨）、白芷、嫩桂枝各50克。

【制法】将上药研为极细末，热酒调成膏。

【功用】温阳散寒，通经止痛。

【适应证】治痈疽阴疮之不热不痛、不肿不脓，及寒痰流注，冷痛痹风，寒湿脚气，手足顽麻，筋骨闷痛，鹤膝风等症。凡漫肿无头、皮色不变，但无肌热赤痛者，皆可敷贴。

【用法】敷贴患处，上用热酒浸棉纸盖定。

【特别提醒】坐卧要向暖处，忌犯风寒。

方一百三十五　千槌膏

【来源】《验方新编·卷二十四·外科敷贴汇方》

【组成】木鳖肉5枚，巴豆肉5粒，蓖麻仁35克，杏仁、乳香、没药各10克，铜绿5克，净松香200克。

【制法】将上药共入石臼内槌数千下，待成膏时，取浸水中，随疮大小，捻作薄片，敷贴疮上，用纱布盖之。

【功用】清热解毒，散结消肿。

【适应证】主治疮疡疔毒初起，贴之即消，亦治瘰疬、臁疮。

【用法】外贴患处。

【特别提醒】严禁内服。

方一百三十六　金凤化痰膏

【来源】《验方新编·卷二十四·外科敷贴汇方》

【组成】生葱汁、米醋各 100 毫升，牛皮胶 15 克，凤仙花末 50 克，人中白 40 克。

【制法】将生葱汁、米醋慢火熬，下入牛皮胶，溶尽后，再将凤仙花末、人中白研为细末下入，搅拌均匀，慢火熬成膏。

【功用】化痰散结。

【适应证】主治痰核流注，皮肤肌肉木硬，亦治诸疮。

【用法】外贴患处。

【特别提醒】不宜内服。

方一百三十七　蛇疔膏

【来源】《验方新编·卷二十四·外科敷贴汇方》

【组成】雄黄 10 克，轻粉 3 克，蟾酥 2 克，冰片 1 克。

【制法】将上药研为细末，蜜调为膏。

【功用】消肿止痛。

【适应证】主治手指蛇疔，坚硬有头，疼痛难忍。

【用法】外敷患处。

【特别提醒】严禁内服。

方一百三十八　藜芦膏

【来源】《验方新编·卷二十四·外科敷贴汇方》

【组成】猪油 400 克，藜芦、苦参、松香、枯矾、雄黄细末各 50 克。

【制法】将藜芦、苦参切碎，入锅内熬枯，纱布滤去药渣，再将所滤药油加热，入松香，溶尽后离火，再将枯矾、雄黄研为细末下入，搅拌均匀，冷凝即成。

【功用】消肿止痛，燥湿止痒。

【适应证】手掌生疽疮，皮肤痒痛。

【用法】外敷患处。

【特别提醒】严禁内服。

方一百三十九　狼毒膏

【来源】《验方新编·卷二十四·外科敷贴汇方》

【组成】狼毒、川椒、硫黄、槟榔、枯矾、五倍子、大枫子、蛇床子各15克，麻油100毫升，猪胆汁200毫升。

【制法】将上药研为极细末，先将麻油煎沸，入猪胆汁搅匀，再入前药末，和匀，调如膏状。

【功用】燥湿止痒，杀虫疗疮。

【适应证】肾囊风，阴部瘙痒。

【用法】外涂患处。

【特别提醒】严禁内服。

方一百四十　糯米膏

【来源】《验方新编·卷十一·痈毒杂治》

【组成】热糯米饭50克，葱、盐各2克。

【制法】将上药共捣融敷。

【功用】消肿散结。

【适应证】腋、肋、臂、膊、腰、腿等处忽如火热，肿硬如石，痛不可忍，百药不效者，外敷糯米膏，过夜即松。

【用法】外敷患处。

方一百四十一　回阳玉龙膏

【来源】《验方新编·卷十一·阴疽诸证》

【组成】生草乌150克，生姜（煨）100克，白芷（炒）、生南星各50克，肉桂25克。

【制法】将上药研为细末，混匀，用烧酒调如膏状。

【功用】温阳散寒，解毒通经。

【适应证】一切阴疽恶毒，敷之痛者能止，不痛者即痛而速愈，已破亦能收功。

【用法】外敷患处。

【禁忌证】实热证不宜。

方一百四十二　水调膏

【来源】《是斋百一选方·卷十六》

【组成】小粉30克，米醋100毫升，皂角10克。

【制法】将皂角切碎，入米醋中煎数沸，滤去药渣，下入蜂蜜收膏，再将小粉炒令焦黑，研细后下入，搅拌均匀，摊纸上。

【功用】消肿解毒。

【适应证】一切肿毒。

【用法】外贴患处。

【特别提醒】不宜内服。

方一百四十三　草乌膏（方名编者加）

【来源】《是斋百一选方·卷十六》

【组成】草乌、芙蓉叶各50克。（毒气盛者，加天南星50克）。

【制法】将草乌、芙蓉叶研为细末，生姜汁调如膏。

【功用】清热解毒，消肿止痛。

【适应证】疖毒，痈疽，发背等。

【用法】外敷患处，中间留一小孔，干则易之。

【特别提醒】不宜内服。

方一百四十四　万金膏

【来源】《是斋百一选方·卷二十》

【组成】大甘草根节、黄丹各200克，真麻油400克。

【制法】将甘草根节锉段成3厘米，捣破，留一条长者，搅药用。将甘草入麻油中煎至焦黄色，滤去药渣，再将所滤药油加热，下入黄丹，用前所留长甘草不停搅拌，熬至滴水成珠，收膏即成。

【功用】清热解毒。

【适应证】一切痈疽疮疖。

【用法】外贴患处。

【特别提醒】不宜内服。

方一百四十五　万金膏

【来源】《是斋百一选方·卷二十》

【组成】五倍子 5 克，赤芍药、白芷、大黄、官桂、当归、玄参、干地黄各 12.5 克，虢丹 400 克，当归 12.5 克，羌活、云母各 5 克，巴豆 35 粒，乳香、滑石、白胶香各 5 克，没药 12.5 克。

【制法】将上药切碎，取麻油 500 克煎沸，下入前 8 味药，煎至药物焦枯，纱布滤去药渣，再将所滤药油加热，下入虢丹 200 克，不停搅拌，熬至滴水成珠，倾出另放。再取清油 250 克，下入当归、羌活、云母、巴豆煎至药物焦枯，滤去药渣，再将所滤药油加热，下入乳香、滑石、白胶香，并剩余虢丹 200 克一起下入，煎至滴水成珠。再将前后 2 次所煎药油混匀，慢火收膏即成。

【功用】敛疮生肌，消痈散结。

【适应证】各种恶疮。

【用法】外贴患处。

【特别提醒】不宜内服。

方一百四十六　如圣膏

【来源】《是斋百一选方·卷二十》

【组成】当归、熟地黄、玄参、大黄、香白芷、续断、赤芍药、官桂各 100 克，莪术 50 克，黄丹 1500 克。

【制法】将上药切碎，入麻油 3000 克中浸后，慢火熬至药物焦枯，纱布滤去药渣，再将所滤药油加热，下入黄丹，不停搅拌，熬至滴水成珠，收膏即成。

【功用】消痈散结，通经活络。

【适应证】各种痈疽发背。

【用法】外贴患处。

【特别提醒】不宜内服。

方一百四十七　水调膏

【来源】《是斋百一选方·卷十六》

【组成】生天南星、白矾各 50 克。

【制法】将生天南星、白矾研为细末，水调如膏。

【功用】消肿止痛，软坚散结。

【适应证】各种痈疽疮疖。

【用法】外涂患处，干则易之。

【禁忌证】属寒证者不宜。

方一百四十八　水调膏

【来源】《是斋百一选方·卷十六》

【组成】天南星 50 克，黄柏 25 克，赤小豆 30 克，皂角 10 克。

【制法】将上药研为细末，水调如膏。

【功用】消肿止痛，软坚散结。

【适应证】各种痈疽疮疖。

【用法】外涂患处，干则易之。

【禁忌证】属寒证者不宜。

方一百四十九　十全膏

【来源】《是斋百一选方·卷十六》

【组成】白蔹、白及、黄柏、苦葫芦蒂、赤小豆、黄蜀葵花各 100 克。

【制法】将上药研为细末，以津于手心内调如膏。

【功用】清热解毒，敛疮生肌。

【适应证】恶疮。

【用法】外涂患处，干则易之。

【禁忌证】属寒证者不宜。

方一百五十　加味太乙膏

【来源】《冯氏锦囊秘录外科大小合参·卷十九·痈疽诸毒大小总论合参》

【组成】第 1 组：真麻油（煎浓，入乱发，用桃柳枝不停搅拌，令发熔化，再入蓖麻子煎枯）960 克，乱发（黑润者佳，另入油内煎化）50 克，蓖麻子（去壳，捣碎，入油煎枯）200 粒。第 2 组：大生地（切片）160 克，黑玄参、大黄（切片）、全当归各 120 克，赤芍、白芷、肉桂（去尽粗皮，切碎）各 80 克。第 3 组：明松香（捣碎，入大葱管内，以线缚好，放碗内，隔汤蒸化，取出候冷，去葱研细，剩 320 克，先下，次下黄丹）640 克，真黄丹 800 克（其色黄者为真，水飞，晒干，炒黑色，剩 400 克，若色红者，乃东丹也，不用），滴乳香（箬上烘去油，研细）、真没药（箬上焙去油，研细）各 80 克。

【制法】先将第1组3味药物煎熬至发化麻枯；再入第2组药小火煎煮，直至药色枯黑，过滤去渣，小火熬浓；再入第3组4味药物，煎熬收膏，直至软硬适宜，滴水成珠为度。夏天宜略老些，冬天宜略嫩些，贮存于瓷器中备用。

【功用】清热解毒，软坚散结，拔毒生肌。

【适应证】一切肿毒已溃、未溃，跌打损伤，风湿气痛。

【用法】取膏适量，现用现摊患处。

【说明】方中黄丹有毒。

方一百五十一　胡粉膏

【来源】《医心方·卷廿五·治小儿头疮方第廿六》

【组成】胡粉、水银各80克，松脂、猪膏各160克。

【制法】将松脂、猪膏煎煮至化尽，过滤去渣，下水银、胡粉调匀收膏。

【功用】解毒蚀疮。

【适应证】小儿头疮。

【用法】取膏适量，涂疮，一天2次。

【说明】方中胡粉、水银有毒。

方一百五十二　胡粉膏

【来源】《医心方·卷四·治头面疮方第十三》

【组成】胡粉、水银各120克，松脂80克，猪脂600克。

【制法】先将松脂、猪脂合煎，直至消融殆尽，过滤去渣，再下水银、胡粉搅匀，膏成。

【功用】解毒蚀疮。

【适应证】头面恶疮。

【用法】取膏适量，涂疮，一天3次。

【说明】方中胡粉、水银有毒。

方一百五十三　神应膏

【来源】《丁甘仁先生家传珍方·膏方》

【组成】当归41克，赤芍、大黄各56克，香白芷、官桂各38克，元参49克，川续断45克，莪术38克，生地黄45克。

【制法】将上9味药物捣研为细末，置于真香油1200克浸渍（春季5天，夏季3天，秋季7天，冬季10天），入锅内煎煮，直至颜色变黑，过滤去渣。如热天用黄丹750克，天冷季节用563克，旋旋下丹，不停搅拌，试水中况为度。

【功用】活血散结，生肌敛疮。

【适应证】久漏疮诸方不效。

【用法】取膏适量，送入疮孔内，外用膏摊贴之。

【说明】方中黄丹有毒。

方一百五十四　藜芦膏

【来源】《医心方·卷廿五·治小儿头疮方第廿六》

【组成】黄连、黄柏、雄黄、松脂各3克，藜芦1克，矾石320克。

【制法】用猪膏2000克煎煮诸药，直至膏成。

【功用】清热燥湿，敛疮生肌。

【适应证】小儿头疮日久，疽痒不生痂者。

【用法】先用赤龙皮煎汤洗净患处，再取膏适量，敷疮。

【说明】方中雄黄、藜芦有毒。

方一百五十五　马齿苋膏

【来源】《冯氏锦囊秘录杂证大小合参·卷八·方脉疠风合参》

【组成】马齿苋（切碎，焙干）200克，黄丹（飞）、黄柏、枯白矾、孩儿茶各120克，轻粉40克。

【制法】将上药捣研为末，和匀，入轻粉，用生桐油调和成膏，摊于厚桐纸上备用。

【功用】清热解毒，蚀疮生肌。

【适应证】两足血风疮，并两肩背风湿疮疼痒至骨。

【用法】先用葱椒煎汤洗净患处，再取膏贴之。

【说明】方中黄丹、轻粉有毒。

方一百五十六　灵应膏

【来源】《杨氏家藏方·卷十二·疮肿方七十二道》

【组成】蓖麻子（去壳研）、当归（洗焙，切）、木鳖子（去皮研）、郁金（剉）、香白芷（剉）、草乌头（炮制，去皮脐）、甘草（剉炒）、大黄（剉）、赤芍药（剉）、自然铜（火煅，醋淬，研）、白僵蚕（取末）、苏木（剉）、白及（剉）、白蔹（剉）各40克，黄丹240克，乳香（别研）、没药（别研）各4克，麻黄（去节皮）、天南星（剉）、沥青（别研）、定粉（别研）各20克，葱白10茎，麻油1280克。

【制法】将上述药物除没药、乳香、黄丹、僵蚕外，一起加入油内煎煮，直至药变成赤黑色，过滤去渣，再将此4味药物捣研为极细末，慢慢加入油内，用槐枝、柳枝各10条，每条长约15~18厘米，不停搅拌，慢慢加大火力，直至煎熬至滴水不散为度，则膏成。

【功用】消肿止痛，解毒蚀疮。

【适应证】诸般疮疖。

【用法】视疮之大小，取膏适量摊涂纸上，贴患处，一天1次。

【说明】方中木鳖子、草乌头、黄丹有毒。

方一百五十七　神明膏

【来源】《杨氏家藏方·卷十二·疮肿方七十二道》

【组成】栝楼（去皮瓤，只取仁子）1枚，赤芍药、甘草（微炙）、黄芪、杏仁（汤浸，去皮尖）、香白芷、当归（洗焙）、桃仁（汤浸，去皮尖）、人参（去芦头）、川芎、苍术（米泔浸1晚，焙）、桑白皮各2克，沉香、零陵香、藿香叶（去土）各100克。

【制法】将上述药物一起锉细，用清麻油3000克，浸药49天，待日满后将油倾倒入瓷器中，小火煎熬直至变香变熟，放冷，下上药，再置于火上煎煮1天，直至药物变成半焦，过滤去渣，用鹅梨3枚取汁，黄蜡300克，麝香（现用人工麝香）2克，研细，一起入药内再煎，待油不滚起时则膏成。用新绵布过滤，待冷入研细生龙脑2克，搅匀，入新瓷器中盛放。

【功用】活血消肿，解毒生肌。

【适应证】痈疽、发背，一切疮肿，打扑伤损，汤火金疮，并皆治之。

【用法】视所病之不同而用之，若为内伤，取膏1小汤匙，酒化服；若为口疮，取膏适量，含化；若为恶疮多年不生肌者，先用葱煎汤将疮洗净，再取膏适量敷之；若为鼻内有肉铃子者，用纸捻子蘸药点之，一月可取下；若为干湿癣、风痒顽麻，取膏适量摩患处。

方一百五十八　善应白膏

【来源】《杨氏家藏方·卷十二·疮肿方七十二道》

【组成】光粉（别研）640克，商陆粉（生）、续断、柳皮各80克，当归（洗焙）、赤芍药、白芍药各40克，香白芷、川芎各20克。

【制法】将上药锉细如芝麻大，与清麻油640克一起盛于铁器或者瓷器内煎煮，直至药变黑色为度，过滤去渣取清油，再煎，入光粉，柳条搅匀，与油充分混合，滴入水内试之，以不散为度。倒入新水内澄清凝固，取出，用帛布拭干，入钵内再煎，熔入蜡20克、乳香末12克，再用柳枝子搅匀，倾入新水内一会儿取出拭干，入瓷器中贮存。

【功用】活血拔毒，蚀疮生肌。

【适应证】痈疽、发背，一切肿毒恶疮，骨节疼痛，筋脉拘挛；及诸打扑伤损。

【用法】取膏适量，贴患处。

【说明】方中光粉有毒。

方一百五十九　治诸男女而疽瘘疥痈疽诸疮方

【来源】《医心方·卷十七·治疽疮方第十四》

【组成】附子15枚，蜀椒50克，野葛（去心）45厘米。

【制法】将上述3味药物切碎，用醋浸渍1晚，再与猪膏2000克一起合煎，直至附子色变黄则膏成。

【功用】温中散寒，杀虫止痒。

【适应证】男女之疽瘘疥痈疽诸疮，伤寒，宿食不消。

【用法】取膏适量，摩疮；若为伤寒，取枣大1枚，盖被取汗出。

【说明】方中附子有毒。

方一百六十　没药膏

【来源】《杨氏家藏方·卷十二·疮肿方七十二道》

【组成】乳香（别研）、没药（别研）、血竭（别研）各4克，木鳖子（烘焙，细剉）、杏仁（去皮尖，剉）各20克，乳油头发80克，黄丹240克，麻油640克。

【制法】先将麻油置于石器中熬熟，下除乳香、没药、血竭、黄丹外药物于油内，小火煎煮，直至变成焦黄，发熔碎，油耗去十分之三、四分，绵布过滤去渣。下黄丹再熬，用柳木条不停搅拌，待滴水成珠，软硬适宜，下3种末药，搅匀，盛于瓷罐中贮存，置于地下，用盆覆盖，去其火毒。

【功用】活血拔毒，生肌止痛。

【适应证】痈疽恶疮，久诉不瘥。

【用法】取膏适量，摊涂于纸上，贴疮，一天1次。

【说明】方中木鳖子、黄丹有毒。

方一百六十一　乌龙膏

【来源】《永类钤方·卷十四·诸痈疽疮疖疥癞》

【组成】木鳖子、法半夏各100克，铅粉400克，草乌50克。

【制法】先将上述药物放入铁锅中炒焦，然后打成粉末，去火毒，再打成粉状，用温开水调成膏状。

【用法】使用时直接将药物敷于患处用绷带包好即可。

【功用】消肿散结，化痰通络。

【适应证】消于一切肿毒痈疽所致的赤晕。

【特别提醒】湿热及实热证慎用。

【说明】此方亦载于:《证治准绳·疡病·卷一·敷贴温药》，又名乌金散。

方一百六十二　松脂贴方

【来源】《医心方·卷十五·治痈疽未脓方第二》

【组成】成炼松脂640克，蜜蜡320克，猪脂2560克，当归80克，黄连、黄柏各40克。

【制法】将上述后3味药物切碎，与前药混合均匀，一起反复煎煮，不断浓缩，直至药变成淡紫色则膏成，绞榨过滤去渣。

【功用】清热解毒，活血消痈。

【适应证】痈肿赤痛及已溃。

【用法】若初肿未化脓者，取膏适量涂纸上贴肿处，白天3次，晚上2次；若已经有溃口者，将对着疮口的地方留孔，取膏适量贴疮之四周。

方一百六十三　食恶肉膏

【来源】《医心方·卷十五·治痈疽有脓方第三》

【组成】松脂200克，雄黄、雌黄各80克，野葛皮40克，藘茹120克，巴豆100枚，猪膏1000克。

【制法】先将松脂置于火上煎煮，直至其消融殆尽下余下药物一起合煎，小火反复煎煮，不断浓缩，直至膏成，绞榨过滤去渣。

【功用】清热解毒，蚀疮生肌。

【适应证】痈疽已溃。

【用法】取膏适量作成兑头纳疮中，一天6~7次，开始使用时会觉得红肿疼痛加重，为正常反应；用之需知节度，一旦腐肉消尽，立即停止，不能过用。

【说明】方中雄黄、雌黄、巴豆有毒。

方一百六十四 五毒膏

【来源】《医心方·卷十六·治毒肿方第三》

【组成】蜀椒、当归、朱砂、雄黄各80克，乌头50克，醋1500克，猪肪3840克，巴豆（去心）50克。

【制法】将上述药物切碎，用醋浸渍1晚，纳猪肪一起合煎，小火煎煮，不断浓缩，直至膏成。

【功用】清热解毒，散结消肿。

【适应证】恶气毒肿。

【用法】取膏适量，对着火摩肿处，一天3次。

【说明】方中朱砂、雄黄、乌头、巴豆有毒。

方一百六十五 夜干膏

【来源】《医心方·卷十六·治毒肿方第三》

【组成】射干80克，商陆50克，防己160克，升麻120克。

【制法】将上述药物切碎，与猪膏3000克一起小火煎煮，直至商陆变小变焦黄，绞榨过滤去渣。

【功用】疏风散热，消肿散结。

【适应证】风热毒肿结赤。

【用法】取膏适量，摩患处。

【说明】方中朱砂、雄黄、乌头、巴豆有毒。

方一百六十六 高黏除秘受消散败毒万应灵膏

【来源】《丁甘仁先生家传珍方·膏方》

【组成】当归、生地、白芷、银花、川乌、草乌各75克，防风、荆芥、赤芍、羌活、独活、僵蚕、蝉蜕、蒺藜、威灵仙、首乌、苏皮、川膝、山甲、蛇蜕、甘草、黄柏、官桂各40克，乳香、没药各15克，密陀僧150克。

【制法】将上药研为细末，用真麻油3600克浸渍上药（春季5天，夏季3天，秋季7天，冬季10天），待浸足天数后将药投入锅内，小火熬枯去渣，过滤取净油投入锅内，熬至滴水成珠，初下陀僧末熬沸，将锅端于冷炉上，片时再投。用广丹900克，其丹不烘不炒，下为冷丹，或烘炒为热丹。但下冷丹，极要仔细。热丹好收，此丹投入，不住手搅，候冷收成膏时，再下明乳香、没药搅匀，即成膏。

【功用】清热解毒，软坚散结，拔毒排脓，生肌止痛。

【适应证】痈疽疮疡等毒症。

【用法】取膏适量，敷患处。

【说明】方中川乌、草乌、密陀僧、广丹有毒。

方一百六十七　醋膏

【来源】《丁甘仁先生家传珍方·膏方》

【组成】镇江醋适量。

【制法】将醋熬至三分之一为度。

【功用】清热解毒，活血散瘀。

【适应证】一切痈疽大症，以此膏调敷，药收束脚根散漫。

【用法】取膏适量，敷患处。

方一百六十八　消疔斧墨膏

【来源】《丁甘仁先生家传珍方·膏方》

【组成】松香600克。

【制法】用桑柴灰煎汁澄清，入松香煮燥取出，纳冷水中浸1~2个小时，再入灰汁内煮，以色白如玉为度，再以白蜡75克、黄蜡375克（刮粗片）、明乳香75克、没药113克、铜绿188克，各研极细末，无声为度。再加蟾酥56克，百草霜188克。先将锡底锅刮净，专烧芳柴，取烟煤，亦研极细末，节节无声为度。须净室焚香，前后须用桑柴煎真麻油600克，煎滚后下松香，待稍滚下白蜡、黄蜡，二下乳香、没药，三下铜绿、百草霜。待冷捻成调，做丸如桂元大，入瓷瓶内置于清水中浸。

【功用】拔毒排脓，活血消肿，生肌止痛。

【适应证】消肿止痛，走黄亦可回生。

【用法】取1丸，放热茶壶上烘软，忌火，视肿处大小捻成膏药，贴之，痛痒即止，肿势即消。

【禁忌证】须忌荤腥辛辣，沸汤生冷，发物面食，豆腐茄子，黄并碱水，忌水洗，暴怒房事。

【说明】凡生疔毒，其势甚凶，动即致命，切勿轻忽。宜服菊花汤，或菊花汁草节等煎汤，时代饮亦可。或有误服猪肉走黄，急捣芭蕉根汁，或涂或服，宜酌服。误食羊肉，急煎栗子壳汤。如仓卒外治无药，可用山药白糖捣涂。

方一百六十九　菊叶膏

【来源】《丁甘仁先生家传珍方·膏方》

【组成】青防风、杜红花、羌活、独活各19克，川黄柏、淡黄芩、全当归各38克，血余、木鳖子、金银花、生川军、京赤芍各75克，生甘草、皂角针各113克，鲜竹叶15克，僵蚕8克。

【制法】用真麻油3000克浸药3天，煎枯去渣，加广丹收膏，再加五灵脂、乳香、没药各11克，诸药共为细末，成膏时掺入搅匀。

【功用】清热解毒，活血散结，消肿疗疮。

【适应证】一切疔疮热毒，大小外症等。

【用法】取膏适量，摊敷患处。

【说明】方中木鳖子、广丹有毒。

方一百七十　三妙膏

【来源】《丁甘仁先生家传珍方·膏方》

【组成】紫荆皮、川黄柏、川独活、川白芷、京赤芍、石菖蒲、桃仁泥、西大黄、淡黄芩、川上黄连、千金子、全当归、杜红花、川桂心、荆芥穗、青防风、川独活、北细辛、生半夏、净麻黄、台乌药、象贝母、天花粉、牛蒡子、上黄芪、金银花、香牙皂、真僵蚕、生甲片、软柴胡、刺猬皮、白附子、生鳖甲、嫩苦参、大全蝎、川草乌、巴豆肉、明天麻、高良姜、蓖麻子、怀牛膝、生甘草、海风藤、白及片、连翘壳、血余炭、白蔹肉各19克，大蛇蜕1条，大蜈蚣3条，红苏木19

克，垂柳枝、桑树枝、槐树枝共65厘米。

乳香、没药各30克，血竭、雄上黄、木香、沉香、檀香、枫香、降香、丁香、藿香各19克，麝香（现用人工麝香）、珠粉、冰片各4克。

【制法】用麻油7.5公斤，将前50味药浸渍7天，煎枯去渣，取汁入锅内煎熬至滴水成珠，大约净油3公斤为准，离火，入广丹1.5公斤，手持木棍搅拌，再入后14味药及樟冰19克，膏成则纳入清水中浸之，拔去火毒。

【功用】清热解毒，软坚散结，活血消肿。

【适应证】一切痈疽之症，未成者即消，已成者即溃，已溃者即敛。

【用法】取膏适量，敷患处。

【说明】方中千金子、北细辛、生半夏、川草乌、巴豆肉、广丹有毒。

方一百七十一　硇砂膏

【来源】《丁甘仁先生家传珍方·膏方》

【组成】当归、生地黄、白芷、金银花、川乌、草乌各75克，防风、荆芥、赤芍、羌活、独活、僵蚕、蝉蜕、白蒺藜、威灵仙、首乌、白鲜皮、川牛膝、穿山甲、蛇蜕、甘草、黄柏、官桂各38克，乳香、没药、童子发（盐水洗）各150克，栀子600枚，甲片225克。

硇砂23克，母丁香、藤黄、蟾酥、乳香、没药、轻粉、胆矾、僵蚕、马钱子各11克，冰片2克，银朱8克，五倍子19克，麝香（现用人工麝香）4克，白及、南星、樟冰、铜绿、姜黄、青黛、大黄、甲片各15克。

【制法】将麻油6000克及槐、杏、桑、柳嫩枝各3尺，并入前28味药内一起煎熬成膏，再将后22味药物共研极细末，混合均匀，待膏微温时下入，搅匀。

【功用】清热解毒，软坚散结，活血消肿。

【适应证】一切无名肿毒，有名大毒，未成者消，已成者溃，已溃者敛，拔毒收口。

【用法】开水炖化，敷患处，忌火烘，因硇砂见火则力薄故也。

【禁忌证】此膏疔毒不可用，恐其走黄，宜审辨也。

【说明】方中川乌、草乌、藤黄、蟾酥、轻粉、马钱子、银朱有毒。

方一百七十二　回春至宝膏

【来源】《丁甘仁先生家传珍方·膏方》

【组成】 真麻油 2400 克，桑、柳、杏、桃嫩枝各 2 尺，穿山甲 23 克，生山栀 84 枚，净血余 45 克，血竭 8 克，儿茶 8 克，硇砂 11 克，炙象皮 23 克。

【制法】 用真麻油将桑、柳、杏、桃嫩枝煎枯去渣，再入穿山甲、生山栀、净血余，煎枯滤清，熬至滴水成珠，再用黄丹收膏，最后加血竭、儿茶、硇砂、炙象皮等药末，搅匀。

【功用】 清热解毒，活血散结，消肿疗疮。

【适应证】 一切无名肿毒，有名大毒。

【用法】 取膏适量，阳水炖化，敷患处，不宜见火。

【禁忌证】 疔毒不可用，恐其走黄。

【说明】 又方加木鳖子、青防风、赤芍各 19 克同煎；生川军、全当归、直姜虫各 75 克，照方宜加梅片、元寸各 4 克，更灵。方中黄丹有毒。

方一百七十三　太乙膏

【来源】《丁甘仁先生家传珍方·膏方》

【组成】 真麻油、青桐油各 600 克，血余 38 克。

【制法】 先将麻油入锅内煎煮至沸腾数次，再入青桐油、血余烊化，后下净广丹 450 克，用柳木棍不停搅拌，文火煎熬收膏，须老嫩得中，置冷水中拔去火毒，瓷器内收贮备用。

【功用】 清热解毒，消痈散结。

【适应证】 一切痈疽，不论已溃未溃者。

【用法】 开水炖烊摊膏，内掺末药，外用此膏盖之。

【说明】 方中广丹有毒。

方一百七十四　大红膏

【来源】《丁甘仁先生家传珍方·膏方》

【组成】 蓖麻肉 188 克，嫩松香 375 克，杏仁霜、银朱、广丹、轻粉各 75 克，茶油（夏季用 56 克，冬季用 75 克）。

【制法】 先将蓖麻肉打烂，再入余药，捣透，干槌成膏，不可太老。

【功用】清热解毒，拔毒提脓。

【适应证】一切痈疽疮疖，未成能消，已成能溃，已溃能拔毒提脓。

【用法】取膏适量，敷患处。

【说明】方中银朱、广丹、轻粉有毒。

方一百七十五　玉红膏

【来源】《丁甘仁先生家传珍方·膏方》

【组成】全当归75克，白芷19克，甘草、紫草各8克。

【制法】用麻油600克浸渍上药3天，煎枯去渣，下清水蜜蜡75克烊化，再入血竭、轻粉、细粉各15克，搅透，置瓷器中收贮。

【功用】清热解毒，软坚散结，敛疮生肌。

【适应证】一切痈疽溃烂，腐不去新不生，此药擦之，新肉即生，疮口自敛。

【用法】取膏适量，外擦患处。

【说明】方中轻粉有毒。

方一百七十六　化毒膏

【来源】《丁甘仁先生家传珍方·膏方》

【组成】黄柏、红花、乳香、没药、赤芍各113克，当归、白芷、生地各90克，蓖麻45克，马钱子40枚，蛇蜕4条，蝉蜕30克，全蝎90只，蜈蚣62条，男子发6团。

【制法】用真麻油5400克，将前药入锅内浸渍7天，煎枯去渣，入炒黄铅粉4050克收膏，冷水浸3天，以拔去火毒。

【功用】清热解毒，活血软坚，散结消肿。

【适应证】一切无名肿毒，痈疽大症，及久年瘰疬、杨梅结毒等症。

【用法】开水炖烊摊膏，敷患处。

【说明】方中马钱子、铅粉有毒。

方一百七十七　蜀葵膏

【来源】《永类钤方·卷十四·诸痈疽疮疖疥癞》

【组成】蜀葵200克，青盐50克。

【制法】将蜀葵与青盐一起放入玻璃瓶中密封好，久之即可自成膏状。

【用法】不拘时候，取膏药放入肚脐中，以塑料薄膜贴好即可。

【功用】消痈排脓。

【适应证】痈疽肿毒。

【特别提醒】外用，禁内服。

方一百七十八　灵宝膏

【来源】《洪氏集验方·卷二·灵宝膏》

【组成】全栝楼、新胡桃、白砂蜜各500克，乳香100克。

【制法】选隔二三年陈的大栝楼，尽去其皮，留瓤子，约有250克，用砂盆研细如粉；另选新胡桃不油者，汤去膜，同乳香一样，分别研细如粉。再用白砂蜜，同前药于银石器内，极慢火熬3小时以上，其稠如饴糖，搅匀，成膏。

【功用】活血化瘀，消肿止痛。

【适应证】治一切痈疽，脑疽，发背等疾。

【用法】每服2匙，无灰酒半盏调下，不拘时候，甚者不过两三服。

【禁忌证】寒证不宜。

方一百七十九　千捶膏

【来源】《寿世仙丹·外科经验良方·卷二·通治》

【组成】松香100克，铜青50克，乳香、没药各25克，百草霜10克，蓖麻子200个，杏仁100个。

【制法】上为末，共捣千余次成膏，如干燥再加香油。

【功用】活血化瘀。

【适应证】主治诸般疯损、瘰疬、痈毒之症。

【用法】外涂。

【说明】铜青有毒。

方一百八十　轻粉膏（方名编者加）

【来源】《寿世仙丹·外科经验良方·卷二·通治》

【组成】轻粉、黄丹、黄蜡、白蜡各2.5克，百草霜10克。

【制法】用真香油100克，以土碗盛，置火上熬热，将前药一滚为度。取起，退火三日。

【功用】敛疮生肌。

【适应证】主治百疮肿毒诸证。

【用法】用油纸敷成膏药，不必开眼。

【说明】黄丹有毒，慎用。

方一百八十一　一膏贴

【来源】《寿世仙丹·外科经验良方·卷一·痈疽》

【组成】没药、乳香、儿茶、黄丹各 5 克，官粉 2.5 克，蛤蚧 1.5 克。

【制法】上件药各研为细末，和匀。将香油 15 克、黄蜡 50 克碗盛放在水盆中候半冷，将末药放入，搅匀成膏。取出，将碗覆在土地上存性。

【功用】散郁消肿。

【适应证】主治痈疽发背，经久不消之症。

【用法】涂于疮顶及有红处，用白纸封上，一日换 2 次，每换先用米泔水洗去毒汁。

【说明】黄丹、官粉有毒。

方一百八十二　珍珠膏

【来源】《寿世仙丹·外科经验良方·卷一·臁疮》

【组成】珍珠、轻粉、定粉各 2.5 克，冰片 0.5 克。

【制法】共为极细末，用黄蜡少对香油溶化，入末药，调匀。

【功用】敛疮生肌。

【适应证】主治臁疮经久不愈之症。

【用法】摊夹纸膏贴，5 日 1 换。

【说明】轻粉、定粉有毒，慎用。

方一百八十三　治黄水血风疮膏药

【来源】《寿世仙丹·外科经验良方·卷二·诸疮》

【组成】皮硝 50 克，硫黄、川椒末各 10.5 克，白砒 1 克，麻油 75 克。

【制法】上将此药入油内，熬成黑色为度，用罐收贮任用。

【功用】燥湿敛疮。

【适应证】主治湿淫犯表之黄水血风疮之症。

【用法】外涂。

【说明】白砒有毒。

方一百八十四　冲和仙膏

【来源】《证治准绳·疡病·卷一·敷贴温药》

【组成】紫荆皮50克，独活30克，赤芍药20克，白芷、石菖蒲各10克。

【制法】上述药物放入铜锅中煎煮3遍，滤除药渣再放在锅内继续熬制成膏状。

【功用】养血活血，祛风消肿。

【适应证】疮疡肿痛。

【用法】用热水将膏药均匀涂于患处，然后用绷带包扎好即可。

【禁忌证】热毒壅盛者慎用。

【特别提醒】外用，禁内服。

方一百八十五　夺命膏

【来源】《洪氏集验方·卷二·夺命膏》

【组成】麻油（熬一二沸）200克，石蟹（烧，米醋淬，才黑又烧，碎，为末）1枚，防风（切，焙）、蛤蚧（存性）各50克，灯心灰5克，蜈蚣（烧，存性）、全蝎（烧，存性）各15克，血竭（研）5克，黄连（去芦，切，焙）、当归（切，焙）各25克。

【制法】上药为末，用文武火熬麻油，滴水中不散，次入众药一处，急用柳枝不住手搅，候滴入水中成珠为度。候冷，滤渣，搅匀，成膏。

【功用】活血化瘀，消肿止痛。

【适应证】治肿毒发背等症。

【用法】贴疮，日3次。

【禁忌证】寒证不宜。

【说明】蜈蚣、全蝎有毒，慎用。

方一百八十六　四妙膏

【来源】《外科全生集·卷四·敷药类·四妙膏》

【组成】野狼毒50克，黄芪100克。

【制法】醋浸一宿，入猪油250克，微火煎熬，待药枯。取1000

克，滤渣，搅匀成膏。

【功用】消肿止痛。

【适应证】治甲疽。

【用法】临用涂患处，日涂3次。

【特别提醒】忌犬肉。

【说明】野狼毒有毒，慎用。

方一百八十七　麝苏膏

【来源】《外科全生集·卷四·敷药类·麝苏膏》

【组成】麝香（现多用人工麝香代替）、五灵脂、雄黄、乳香、没药各50克，苏合油100克，蟾酥25克，洞天嫩膏300克。

【制法】各药研为细末，与苏合油嫩膏搅匀，成膏。

【功用】消肿止痛。

【适应证】治一切大痈。

【用法】空头涂围患处，如干，以鸡毛润酒拂之。

【特别提醒】忌犬肉。

【说明】雄黄、蟾酥有毒，慎用。

方一百八十八　白玉夹纸膏

【来源】《外科全生集·卷四·膏药类·白玉夹纸膏》

【组成】麻油200克，松香25克，白蜡、黄蜡各30克，轻粉50克，冰片2克，麝香（现多用人工麝香代替）2克。

【制法】麻油熬成珠，加制好松香、白蜡和黄蜡，再熬去烟沫，用绢滤渣，一加轻粉研细，二加冰片，三加麝香（现多用人工麝香代替）。随搅随和，匀极，加鸡蛋清一份，再搅匀，瓷瓶贮，蜡封口。

【功用】消肿止痛，去腐生肌。

【适应证】治夹棍疮、杖伤、枪棍损伤。

【用法】涂围患处，日3次。

【说明】轻粉有毒，慎用。如过2月后，药干无用矣。

方一百八十九　白花膏

【来源】《外科全生集·卷四·膏药类·白花膏》

【组成】香油500克，青槐枝200克，黄蜡、淀粉各75克，乳香、没药、儿茶、白花蛇各 15 克，潮脑 50 克，麝香（现多用人工麝香代替）5 克。

【制法】 香油 500 克，放入青槐枝，小火慢熬，熬枯去枝，至滴水不散，加入黄蜡、淀粉，离火，再下制净乳香、没药、儿茶、白花蛇等药，后入潮脑和麝香（现多用人工麝香代替），同油搅匀成膏，浸水内一宿，成膏。

【功用】 活血化瘀，消肿止痛。

【适应证】 治痒极见骨者，并疮孔内发痒等症。

【用法】 涂围患处，日 3 次。

方一百九十　紫微膏

【来源】《外科全生集·卷四·膏药类·紫微膏》

【组成】 香油 200 克，烛油、黄蜡各 75 克，铅粉 150 克，轻粉、乳香、没药、阿魏、白蜡、雄黄、龙骨、珍珠各 25 克，儿茶 30 克，麝香（现多用人工麝香代替）5 克。

【制法】 香油、烛油和黄蜡，熬至滴水不散，离火，入炒铅粉，再入轻粉、乳香、没药、阿魏、白蜡、雄黄、龙骨、珍珠等药，后入儿茶，搅匀远火，再入麝香，成膏。

【功用】 活血化瘀，生肌收口。

【适应证】 治疮孔不敛等症。

【用法】 涂围患处，日 3 次。

【说明】 轻粉、铅粉、雄黄等有毒，慎用。

方一百九十一　咬头膏

【来源】《外科全生集·卷四·膏药类·咬头膏》

【组成】 铜青、松香、乳香、没药、杏仁、生木鳖粉、蓖麻仁各 75 克，巴豆（不去油，焙用）15 克，白砒 5 克。

【制法】 各药除白砒以外共打成膏，每 50 克膏内加入白砒 1 克，再搅匀，成膏。

【功用】 拔毒消肿，活血解毒。

【适应证】 治瘰疬、疮痈脓已成。

【用法】 取绿豆大一粒，放患顶，用膏掩之，溃即揭下，洗净换膏贴之。

【禁忌证】胎前产后忌用。

【说明】白砒、木鳖、巴豆等有毒，慎用。

方一百九十二　乳香膏

【来源】《永类钤方·卷十四·诸痈疽疮疖疥癞》

【组成】木鳖子、当归各100克，柳枝、乳香、没药各50克，香油1200克，白胶香400克，铅丹150克。

【制法】将香油放入铜锅中，先用大火煮沸，再用小火煎煮，然后将木鳖子、当归放入锅中煎炸，待到锅中药物变为焦黄，滤出药渣，再将乳香、没药、白胶香打成粉状放入锅中煎化，然后放入铅丹，用柳枝不断搅拌，待到柳枝烟尽，将药液再放在小火上继续煎煮，至注入水中成珠不散为度，再倒入水盆中去火毒即可。

【用法】直接将药物敷于患处，用绷带包好即可。

【功用】拔毒排脓，活血散瘀。

【适应证】痈疽脓成未溃，以及恶毒集聚。

【特别提醒】外用，禁内服。

方一百九十三　乳香膏

【来源】《证治准绳·疡病·卷一·敷贴凉药》

【组成】乳香10克，薄荷40克。

【制法】上药打成粉状，以清水调制成膏状。

【功用】清热散风，通络止痛。

【适应证】诸般热毒所致的肿毒。

【用法】直接将膏药均匀涂于患处，然后用绷带包扎好。

【禁忌证】虚寒证慎用。

【说明】外用，禁内服。

方一百九十四　竹茹膏

【来源】《永类钤方·卷十四·诸痈疽疮疖疥癞》

【组成】香油200克，青木香、青竹茹、杏仁各50克，松脂100克。

【制法】将香油放入铜锅中，先用大火煮沸，再用小火煎煮，然后将青木香、竹茹、杏仁放入锅中煎炸，待到锅中药物变为焦黄，然后滤出药渣，再将松脂放入锅中煎化，锅中成膏状即可。

【用法】取药膏均匀涂于患处即可。

【功用】清热解毒，消肿排脓。

【适应证】热毒所致的黄疱热疮。

【禁忌证】虚寒症慎用。

方一百九十五　太白膏

【来源】《证治准绳·疡病·卷一·敷贴凉药》

【组成】寒水石20克，腊月猪油50克。

【制法】上述药物放入研钵中捣成膏状备用。

【功用】清热解毒，消肿止痛。

【适应证】热毒所致的疮疡肿毒。

【用法】将膏药均匀摊于牛皮纸上，然后敷于患处。

【禁忌证】虚寒证慎用。

【说明】外用，禁内服。

方一百九十六　宣武膏

【来源】《永类钤方·卷十四·诸痈疽疮疖疥癞》

【组成】巴豆250克，铅丹400克，香油1000克，木鳖子、柳枝各200克。

【制法】香油放入锅中煮沸，然后放入除柳枝、铅丹之外的药物，待到锅中药物变为焦黄色时滤除药渣，然后放入铅丹，并用柳枝不断搅拌，待到柳枝烟尽，锅中膏药滴入水中成珠即可，然后装入瓶中，盖好瓶盖放入井水中去火毒。

【用法】直接贴于患处即可。

【功用】活血排脓，生肌敛疮。

【适应证】寒湿所致的痈疽发背。

【禁忌证】实热内盛者慎用。

方一百九十七　秘方透脓膏

【来源】《永类钤方·卷十四·诸痈疽疮疖疥癞》

【组成】蚕茧蛾已飞出者1个，米酒10克。

【制法】将蚕茧烧成灰即可。

【用法】使用时用米酒调服。

【功用】透脓散结。

【适应证】骨疽不破者。

【特别提醒】使用时注意用量，服用 1 个即可透 1 个脓疮，不可多服。

方一百九十八　二乌膏

【来源】《永类钤方·卷十四·诸痈疽疮疖疥癞》

【组成】川乌、草乌各 50 克。

【制法】上 2 味打成粉状，用井水调成膏状。

【用法】直接将药膏涂于患处，如疮疡溃口则涂于溃口四周，待膏药变干再加涂。

【功用】温阳活血。

【适应证】寒湿所致的恶毒诸疮。

【禁忌证】湿热及实热者慎用。

方一百九十九　解毒紫金膏

【来源】《类证治裁·卷八·疔毒论治·附方》

【组成】松香、明矾各 300 克，香油 1500 克。

【制法】将松香、明矾煅红研成细末，用香油调和成膏。

【功用】消肿散结。

【适应证】疔疮肿痛。

【用法】先用葱、艾叶与甘草煎汤洗净患处，取膏适量涂患处，外以油纸覆盖，3 天换 1 次。

【说明】此方亦载于:《外科正宗·卷三·结毒主治方》。

方二百　黄连膏

【来源】《类证治裁·卷八·疔毒论治·附方》

【组成】黄连、当归、生地、黄柏、姜黄各 50 克，香油 450 克，黄蜡 300 克。

【制法】先将香油倒入铜锅中煮沸，然后放入除黄蜡以外的药物煎炸。待到锅中药物变为焦黄即可滤去药渣，然后加入黄蜡熬制成膏状。

【功用】清热润燥。

【适应证】疔疮肿毒所致的皮肤干燥。

【用法】取膏适量，敷患处。

【特别提醒】外用，禁内服。

方二百零一　贝叶膏

【来源】《类证治裁·卷八·诸疮论治·附方》

【组成】麻油200克，血余100克，白蜡300克。

【制法】先将麻油放入铜锅中煮沸，然后放入血余以小火煎炸，待到血余变脆，再滤除药渣，放入白蜡继续煎煮，待锅中成膏状即可。

【功用】生肌敛疮。

【适应证】一切溃烂诸疮。

【用法】取膏适量，敷疮上。

方二百零二　绛珠膏

【来源】《类证治裁·卷八·诸疮论治·附方》

【组成】乳香、没药、血竭、孩儿茶、轻粉、朱砂、血余、黄丹、蓖麻各100克，白蜡1000克，珍珠50克，冰片、麝香（现用人工麝香）各20克，鸡子黄500克，麻油2000克。

【制法】先将鸡子黄熬油，然后与麻油一起放入铜锅中煮沸，再将余药放入锅中煎炸，待到锅中药物变为焦黄，滤出药渣，最后放入白蜡收膏。

【功用】清热活血，收敛生肌。

【适应证】热毒所致的疮疡溃烂不收口。

【用法】取膏适量，敷疮上。

【禁忌证】虚寒证慎用。

【说明】方中轻粉、朱砂及黄丹有毒。

方二百零三　玉红膏

【来源】《类证治裁·卷八·诸疮论治·附方》

【组成】白芷、甘草、当归、血竭、轻粉、白蜡各500克，紫草100克，麻油800克。

【制法】先将麻油倒入锅中煮沸，然后放入除血竭、轻粉、白蜡以外的药物进行煎炸。待到锅中药物变为焦黄色即滤出药渣，然后依次放入血竭、白蜡、轻粉。再继续煎煮直至锅中成膏状即可。

【功用】 清热解毒，活血化瘀。

【适应证】 疮疡肿毒所致的红肿热痛。

【用法】 取膏适量，敷疮上。

【说明】 方中轻粉有毒。此方亦载于：①《外科正宗·卷一·肿疡》，又名生肌玉红膏。②《目经大成·卷三·玉红膏》。③《外科正宗·卷一·肿疡》。④《疡科心得集·方汇·家用膏丹丸散方》。

【特别提醒】 外用，禁内服。

方二百零四　万应膏

【来源】《类证治裁·卷八·诸疮论治·附方》

【组成】 川乌、草乌、生地、白蔹、白及、象皮、肉桂、当归、白芍、羌活、独活、白芷、甘草、苦参、木鳖子、穿山甲、乌药、玄参、大黄各20克，香油500克，面粉500克。

【制法】 先将香油倒入锅中煮沸，然后放入除面粉以外的药物以小火煎炸，待到锅中药物变为焦黄时，滤出药渣，继续煎煮，再放入面粉不断搅拌，直至锅中变为膏状，取出药膏摊放于牛皮纸上。

【功用】 温阳止痛，散风消肿。

【适应证】 热毒所致的一切痈疽、发背、对口疮，以及瘰核、流注等。

【用法】 取膏适量，贴患处。

【禁忌证】 实热证慎用。

【说明】 方中川乌、草乌、木鳖子均有毒。

方二百零五　坎离膏

【来源】《类证治裁·卷五·疠风论治·附方》

【组成】 血竭30克，冰片10克，轻粉、水银各20克，大枫子100克，白蜡50克，香油150克，麝香（现用人工麝香）10克。

【制法】 上药除香油、水银外，余药打成粉状，再将水银放入药粉中搅拌，直到见不到水银星为止，然后将香油熬熟，倒入药粉中搅拌均匀即可。

【功用】 清热解毒，消风散肿。

【适应证】 疮疡日久，红肿溃烂。

【用法】先用甘草煎汤洗净患处，再涂膏于患处。

【禁忌证】虚寒证慎用。

【说明】此药有大毒。方中轻粉、水银及大枫子均有毒。

方二百零六　消毒膏

【来源】《奇效良方·卷五十四·疮科》

【组成】黄芪、当归、川芎、杏仁、白芷、白蔹、零陵香、槐白皮、柳枝、木鳖子仁、甘松各50克，乳香、没药各30克，麝香（现用人工麝香）、朱红、朱砂各5克，黄丹、黄蜡500克，芝麻油1000克，轻粉10克。

【制法】将上药切碎，油浸7天，炭火上煎至杏仁颜色变为焦黑色，纱布滤去药渣，下入黄蜡，熔开后离火，下入黄丹，不停搅拌，再将乳香、没药、麝香、朱红、朱砂研为细末下入，搅拌均匀，冷凝即成。

【功用】消肿散毒。

【适应证】五发恶疮。

【用法】取膏适量，外贴患处。

【说明】方中木鳖子仁、朱红、朱砂、黄丹及轻粉均有毒。

【特别提醒】不宜内服。

方二百零七　摩风膏

【来源】《奇效良方·卷五十四·疮科》

【组成】当归、白芷、杏仁、桃仁、藿香、檀香、零陵香、川芎各30克，沉香、木香、白附子、天麻、独活、白及、白蔹各15克，黄芪110克，防风、茅香、白芍、甘草25克，木通20克，栝楼100克，龙脑40克，黄蜡1200克。

【制法】将上药切碎，用清油2200克浸7天，慢火煎至白芷颜色变黄，纱布滤去药渣，再将所滤药油加热，下入黄连搅匀，离火，将龙脑研为细末下入，冷凝即成。

【功用】摩风止痒，消肿定疼。

【适应证】头面唇鼻诸疮，肌肉裂破。

【用法】每用少许，摩患处。

【特别提醒】不宜内服。

方二百零八　太乙灵应膏

【来源】《奇效良方·卷五十四·疮科》

【组成】 玄参、大黄、官桂、生地黄、白芷、赤芍、血竭、乳香各25克，红花、黄柏、地榆、防风、没药各15克，槐花、黄芩各10克，猪牙皂角3挺，羌活20克，白胶香、刘寄奴各200克，杏仁21枚，当归尾50克。

【制法】 将上药切碎，用香油500克浸7天，以文武火熬药，熬至药物枯焦如炭，然后离火，令其自冷，纱布滤去药渣，将油再入锅内熬，下入黄丹，不停搅拌，熬至滴水成珠，冷凝即成。

【功用】 敛疮生肌。

【适应证】 诸般恶毒、恶疮，杖疮。

【用法】 取膏适量，摊贴患处。

【特别提醒】 不宜内服。

方二百零九　透骨金丝万应膏

【来源】《奇效良方·卷五十四·疮科》

【组成】 木鳖子、牛膝各50克，自然铜、紫花地丁、龙骨、白胶香、当归各25克，川乌30克，蓖麻子100克，菝葜45克，乳香50克，雄黄、白丁香、密陀僧、没药各5克。

【制法】 将前9味药用油500克浸1夜，慢火煎，后入桃、柳、槐枝同熬至焦黑色，纱布滤去药渣，入黄丹300克，不停搅拌，再将后6味药研为细末下入，搅拌均匀，冷凝即成。

【功用】 生肌长肉，收敛疮口。

【适应证】 痈疽、发背，诸肿毒。

【用法】 随疮之大小，摊贴纸上敷疮。

【说明】 方中木鳖子、川乌、雄黄及密陀僧均有毒。

【特别提醒】 不宜内服。

方二百一十　青龙五生膏

【来源】《奇效良方·卷五十四·疮科》

【组成】 生桑白皮、生青竹茹、生柏白皮、生梧桐白皮、生龙胆草各250克，蜂房、刺猬皮、蛇蜕皮、雄黄、雌黄各50克，附子、川芎、蜀椒各3克。

【制法】将上药切碎，入陈醋内浸1夜，于炭火上炙干，捣筛，取猪脂1500克和入，微火煎，搅令相得如膏状。

【功用】清热解毒，敛疮生肌。

【适应证】痈疽、痔瘘、恶疮，出脓血者。

【用法】随病之深浅取膏敷之，并取枣核大1枚，清酒化服，每天1次。

【说明】方中蜂房、雄黄、雌黄及附子均有毒，不宜过量服用。此方亦载于:《千金要方·卷二十二·疔肿痈疽·痈疽》。

方二百一十一　白玉膏

【来源】《奇效良方·卷五十四·疮科通治方》

【组成】杏仁21粒，川椒49粒，清油50克，酒蜡25克。

【制法】将杏仁、川椒切碎，同清油、酒蜡混匀，慢火熬至紫黑，纱布滤去药渣，冷凝即成。

【功用】收敛疮疡。

【适应证】痈疽，可令其缩收，不令延蔓。

【用法】取薄纸，视疮之大小，剪作弧形，摊药于上，于疮晕尽处，两边围绕贴之，候疮晕渐收，即另剪稍小者再摊药围贴，晕又收，即又再移近里贴，直至疮晕已收，见疮根脚，成疮口。

【特别提醒】不宜内服。

方二百一十二　十香膏

【来源】《奇效良方·卷五十四·疮科》

【组成】沉香、檀香、郁金、松香、丁香、木香、龙齿、苏合香、白胶香、乳香各25克，麝香（现用人工麝香）1克，黄丹300克，麻油500克。

【制法】先将前5味药切碎，入麻油内浸7天，慢火熬至药物颜色焦黄，纱布滤去药渣，再将所滤药油加热，下入黄丹，不停搅拌，熬至滴水成珠，离火，后将余药研为细末下入，搅拌均匀，冷凝即成。

【功用】解毒消肿，敛疮生肌。

【适应证】风毒，疮肿，痈疽，疔赘，瘤瘿。

【用法】取膏适量，摊贴患处。

【说明】方中黄丹有毒。

【特别提醒】不宜内服。

方二百一十三　止痛膏

【来源】《奇效良方·卷五十四·疮科》

【组成】当归、鹿角胶各75克，白芷、密陀僧、盐花、朱砂、川芎、藁本各50克，桂心、细辛、黄蜡、轻粉、乳香各2克，麝香（现用人工麝香）1克，黄丹250克，麻油500克。

【制法】将麻油煎开，下入当归、白芷、川芎、藁本、桂心、细辛同煎，待白芷变为赤焦色，纱布滤去药渣，再将所滤药油加热，下黄蜡、黄丹，不停搅拌，候色黑，下入密陀僧、鹿角胶、盐花，次下轻粉，次下乳香，次下麝香、朱砂等，慢火熬至滴水成珠，冷凝即成。

【功用】排脓止痛。

【适应证】一切痈疽发背，溃后日夜疼痛者。

【用法】取膏适量，敷疮。

【说明】方中密陀僧、朱砂、细辛、轻粉及黄丹有毒。

【特别提醒】不宜内服。

方二百一十四　五枝膏

【来源】《奇效良方·卷五十四·疮科》

【组成】香油500克，黄丹250克，槐枝、梧桐枝、柳枝、桑枝、桃枝各50克。

【制法】将油同各枝入锅内，文武火煎至药物颜色变黑，纱布滤去药渣，再将所滤药油加热，下入黄丹，不停搅拌，熬至滴水成珠，冷凝即成。

【功用】清热疗疮，消肿解毒。

【适应证】一切恶疮肿毒等疾。

【用法】取膏适量，摊贴患处。

【说明】方中黄丹有毒。

【特别提醒】不宜内服。

方二百一十五　司马温公解毒膏

【来源】《奇效良方·卷五十四·疮科》

【组成】杏仁48枚，蓖麻子34枚，巴豆14枚，木鳖子仁24枚，槐枝200克，柳枝100克，桃枝、黄丹各150克，乳香15克，麻油250克。

【制法】将上药切碎，入麻油中，文武火煎至药物颜色变焦黄色，纱布滤去药渣，再将所滤药油加热，下入黄丹，不停搅拌，熬至滴水成珠，再下入乳香末搅匀，冷凝即成。

【功用】疗疮生肌。

【适应证】诸疮及杖疮。

【用法】取膏适量，摊贴患处。

【说明】方中巴豆、木鳖子仁及黄丹均有毒。

【特别提醒】不宜内服。

方二百一十六　神效回生膏

【来源】《奇效良方·卷五十四·疮科》

【组成】槐枝、柳枝、桃枝、榆枝、桑枝、枸杞枝各100克，白芷、白及、白蔹、当归、大黄、黄柏、杏仁、赤芍、蓖麻子各75克，轻粉15克，黄丹600克，血竭、没药、乳香、雄黄各25克，清油1500克。

【制法】将前6味药切碎，入清油中文武火煎至焦黄色，纱布滤去药渣，再将其后9味药切碎入油中，煎至白芷颜色变黄，再用纱布过滤，将所滤药油加热，下入黄丹，不停搅拌，熬至滴水成珠，最后将余药研为细末下入，搅拌均匀，冷凝即成。

【功用】清热解毒，敛疮生肌。

【适应证】痈疽疖毒，远近臁疮，跌打损伤，肿毒发背，金疮伤，蛇犬所伤。

【用法】取膏适量，摊贴患处。

【说明】方中轻粉有毒。

【特别提醒】不宜内服。

方二百一十七　无比神应膏

【来源】《奇效良方·卷五十四·疮科》

【组成】白及、白蔹、白芷、木鳖子仁、官桂、杏仁、当归、柿花、乳香、没药各50克，苏合香丸1枚，黄丹1250克，麻油2500克，槐枝、柳枝各250克。

【制法】将上药切碎，除乳香、没药、黄丹、苏合香丸另研外，其余药入麻油内浸5天，文武火熬至白芷颜色变黄，纱布滤去药渣，将所滤药油加热，下入乳香、没药、苏合香丸，搅拌均匀，再下入黄丹，不停搅拌，熬至滴水成珠，冷凝即成。

【功用】消肿解毒，敛疮生肌。

【适应证】诸般恶毒疮肿，发背，痈疽，瘰疬，臁疮，脚气，跌打损伤，刀斧伤，汤浇火烧；多年咳嗽，口内吐血；心腹疼痛，小肠疝气，赤白痢泄不止；牙疼。

【用法】各随所病不同而摊贴之，如多年咳嗽、口内吐血，贴背；心腹疼痛、小肠疝气、赤白痢泄不止，贴脐下；牙疼，贴腮上。

【说明】方中木鳖子仁及黄丹有毒。

【特别提醒】不宜内服。

方二百一十八　万金膏

【来源】《奇效良方·卷五十六·正骨》

【组成】龙骨、鳖甲、苦参、乌贼骨、黄柏、黄芩、黄连、猪牙皂角、白及、白蔹、厚朴、木鳖子仁、草乌、川乌、当归、白芷各50克，没药、乳香各25克，槐枝200克，柳枝200克，黄丹750克，清油2000克。

【制法】将上药切碎，除乳香、没药、黄丹外，余药入油内慢火煎至紫赤色，纱布滤去药渣，再将所滤药油加热，下入黄丹，不停搅拌，熬至滴水成珠，再下入乳香、没药，搅拌均匀，冷凝即成。

【功用】消肿解毒，敛疮生肌。

【适应证】痈疽发背，诸般疮疖，跌打损伤，脚膝生疮，远年臁疮，五般痔漏，一切恶疮。

【用法】量疮之大小，摊纸贴之。

【说明】方中草乌、木鳖子及黄丹均有毒。《奇效良方·卷五十四·疮科》之万金膏一方中无当归，其余与本方同。

【特别提醒】不宜内服。

方二百一十九　将军铁箍膏

【来源】《奇效良方·卷五十四·疮科》

【组成】天南星、大黄、苍耳根、盐霜白梅各50克，白及、白蔹、防风、川乌各25克，草乌、雄黄各15克。

【制法】将上药研为细末，将苍耳根、盐霜白梅捣烂，再与前药末调成膏，如干，入醋少许。

【功用】清热解毒。

【适应证】诸恶毒疮，红肿突起，走疰毒气。

【用法】于疮四周，用药作铁箍涂上，止留疮高突处，如药干，以纱布蘸水外浸，一天换2~3次。

【说明】方中川乌、草乌及雄黄有毒。

【特别提醒】不宜内服。

方二百二十　芫花根膏

【来源】《奇效良方·卷五十四·疮科》

【组成】芫花根100克，黑豆300克，猪牙皂角5挺，白矾（煅，研细）150克。

【制法】用醋1000克，将前3味药先浸3天，于锅中慢火煎，纱布滤去药渣，再将所滤汁液浓缩，入白矾末搅令匀，离火成膏。

【功用】解毒疗疮。

【适应证】鱼脐疔疮，久治不瘥者。

【用法】取膏适量，外贴患处。

【说明】方中芫花根有毒。

【特别提醒】不宜内服。

方二百二十一　猪骨膏

【来源】《奇效良方·卷五十四·疮科》

【组成】猪筒骨髓、松脂（通明者，研）各200克，乳香（另研）、黄连（去须，为末）、白及（研末）各40克，铅丹（别研）、黄蜡各500克。

【制法】将上药捣碎为细末，熔蜡和为膏。

【功用】拔毒疗疮。

【适应证】诸疮口气冷不瘥。

【用法】取膏适量，不拘时敷疮。

【说明】方中铅丹有毒。

【特别提醒】不宜内服。

方二百二十二　乳香膏

【来源】《奇效良方・卷五十四・疮科》

【组成】乳香（另研）50克，盐、松脂各75克，杏仁75克，黄蜡150克，生地黄（取汁）600克，白羊肾胰脂250克。

【制法】先熬白羊肾胰脂令沸，再下杏仁、地黄汁、蜡，候蜡熔尽，入乳香、食盐、松脂，不停搅拌令匀，至如膏状。

【功用】疗疮止痛。

【适应证】诸疮痛，久不瘥。

【用法】取膏适量，外敷疮上。

【特别提醒】不宜内服。

方二百二十三　万宝代针膏

【来源】《奇效良方・卷五十四・疮科》

【组成】硼砂、血竭、轻粉各150克，金头蜈蚣20条，蟾酥50克，雄黄100克，片脑20克，麝香（现用人工麝香）10克。

【制法】上为细末，用蜜和为膏。

【功用】拔毒溃坚。

【适应证】诸恶疮，肿核赤晕已成脓，不肯用针刺脓，此药代之。

【用法】先用小针挑破疮头，后贴上膏药，脓即自溃。

【说明】方中蟾酥、雄黄均有毒。

【特别提醒】忌鸡、羊、鱼、酒、面等物。

方二百二十四　乌金膏

【来源】《奇效良方・卷五十四・疮科》

【组成】桑枝、槐枝、榆枝、枸杞枝、桃枝、柳枝各100克。

【制法】将上药切碎，入香油2000克中，慢火煎至药物焦黑，纱布滤去药渣，入铅丹、蜡收膏。

【功用】拔毒疗疮。

【适应证】一切恶疮。

【用法】取膏适量，外贴患处。

【特别提醒】不宜内服。

方二百二十五　水银膏

【来源】《奇效良方·卷五十四·疮科》

【组成】水银5克，胡粉（研）125克，松脂、黄连（研）各125克，猪脂1000克。

【制法】先煎猪脂令沸，再下入余药，搅拌均匀，冷凝即成。

【功用】杀虫疗疮。

【适应证】月蚀疮（多在两耳上及窍旁，随月盈虚）。

【用法】先用盐汤将疮洗净，再涂敷疮上，每天3~5次。

【说明】此方亦载于:《十便良方·卷三十·治小儿等疾诸方》。

【特别提醒】此方有毒，不宜内服。不可入口、眼。

方二百二十六　隔纸膏

【来源】《奇效良方·卷五十四·疮科》

【组成】当归、白芷、黄连、五倍子、雄黄、没药、血竭、海螵蛸、白及、白蔹、黄柏、厚朴各125克，黄丹150克，乳香63克，轻粉25克。

【制法】将上药研为细末，混匀，用清油调成膏。

【功用】敛疮生肌。

【适应证】内外臁疮。

【用法】先将膏摊涂于油纸上，后敷疮上，纱布缠定，如有脓水，解开刮去，不洁再贴药，如此数次即愈。

【说明】方中黄丹、轻粉均有毒。

【特别提醒】不宜内服。

方二百二十七　翠玉膏

【来源】《奇效良方·卷五十四·疮科》

【组成】沥青500克，铜绿、黄蜡各100克，乳香、没药各50克。

【制法】将铜绿用油调匀，沥青于火上熔开，下入铜绿搅匀，再入乳香、没药，搅拌均匀，最后下入黄蜡，搅拌如膏状，冷凝即成。

【功用】敛疮生肌。

【适应证】臁疮。

【用法】取膏适量，外贴患处。

【特别提醒】不宜内服。

方二百二十八　加味太乙膏

【来源】《外科正宗·卷一·肿疡》

【组成】肉桂、白芷、当归、玄参、赤芍、生地、大黄、土木鳖、槐枝、柳枝各100克，阿魏10克，轻粉20克，乱发50克，黄丹2000克，乳香末25克，没药末15克。

【制法】将前10味药切碎，浸入麻油2500克中（春季浸5天，夏季浸3天，秋季浸7天，冬季浸10天），入锅内，慢火熬至药枯浮起为度，纱布滤去药渣，将所滤药油加热，下入乱发，慢火熬至乱发浮起，滤去药渣，称定药油重量，每0.5公斤药油下入黄丹325克，频频搅拌，熬至滴水成珠，离火，下入阿魏，再下乳香、没药、轻粉，搅拌均匀，冷凝即成。

【功用】清热解毒，敛疮生肌。

【适应证】发背、痈疽及一切恶疮，跌扑伤损、湿痰流注、风湿、风温、遍身筋骨走注作痛，内伤风郁，心腹胸背攻刺作痛，腿脚酸软，腰膝无力，烫火伤、刀伤、棒毒、五损内痈及七伤外症。

【用法】取膏适量，外贴患处。

【说明】方中土木鳖、轻粉、黄丹均有毒。

【特别提醒】不宜内服。

方二百二十九　回阳玉龙膏

【来源】《外科启玄·卷十一·痈疽发背》

【组成】草乌（炒）150克，干姜100克，南星（炒）、白芷、赤芍（炒）各50克，肉桂25克。

【制法】上药捣研为细末，用热酒调和成膏。

【功用】消肿止痛。

【适应证】背疽阴病（不肿高，不焮痛，不发热，不作脓）及寒湿流注、鼓风久损、冷痛痹风、诸湿脚气、手足顽麻、筋骨疼痛，及一切皮色不变，漫肿无头，鹤膝风等。但无皮红肌热者，一概用之，俱有功效。

【用法】若是阴发背满疮面黑烂，四周好肉处敷洪宝丹以保护之，疮中敷此膏，变黑的地方均变红，一旦察其红活似有透发之势，立即停用，敷冲和膏以收功，如果有化脓的趋势，可加南星50克、草乌末50克于冲和膏内用之。如果阳气已回，黑色变红，只有中间一点黑色而不能变红者，是因为血已死也，可用朴硝50克、明矾末50克，或者白丁香50克、砂乳香末50克，用唾液调和成膏，于黑红交界处点一圈，外用冲和膏覆盖，第二天早上去除，黑死肉如同割去一样消掉，先用甘草煎水将疮洗净，方可上生肌合口药以收功，如果黑肉仍未干净，必须待其去除干净方可。

若为冷流注，多附着于骨，硬肿不消，骨寒而痛，筋脉挛缩而不能屈伸，如果误用刀针，不见脓血，只见清稀脓汁，或有黑色瘀血，宜用此方敷之，病情稍微缓和，再加干姜、白芷、肉桂、草乌各50克，用热酒调和成膏，敷患处。若是治疗鹤膝风疼痛，整夜疼痛难忍，宜用酒调和此药成膏，敷膝骨上腿肿痛处，止骨之疼痛，再用冲和膏涂于下胫寒冷处，用玉龙膏敷冷热交接处，内服追风丸，加乳香50克，直至筋脉舒缓为度。

若是长时间患冷痹血风，症见手足严重麻木，不能抬举活动，用绢绵袋盛此药，长期缠于痛处，开始感觉如虫蚁在皮肤中行，是其起效的表现，如果痹痛厉害者再加丁皮、吴茱萸、没药、大川乌各50克，外缠于患处，内服追风丸。

若是香港脚痛不可忍受，内服追风丸，外用此方加面用姜汁调和成膏，趁热敷之，如果想立即止痛，可加乳香、没药末各50克于内，酒调敷患处。

若是长久虚损导致的筋骨疼痛，或坠落、压迫、跌仆、骨折等外伤，不曾出血，宜用此药与热酒调敷病处，内服搜损寻痛丸。一方中只用南星50克、草乌50克，加肉桂20克，能去除黑烂溃脓，被称作小玉龙，这种方法效果很好。

若是治疗石痈，取小玉龙用热酒调敷，外用洪宝箍住脓之四周，待成脓后挑破。

若是治吹乳、乳痈等，开始起病时万万不可用凉药，宜用此方加南星50克，姜汁酒调和成膏，趁热敷患处，痈疽立消，如果想急消者加草乌50克，其能破恶除寒，如果已经成痈，则从冲和膏法治之，或加草乌、南星各50克，若病源于冷则用冲和膏收功，源于热则用洪宝膏退热生肌，须加乳香50克、没药50克以止痛，再服神效栝蒌散治之。

若是宿痰失于敷布而致痈肿无脓者，用此药点疮头，病必向四周扩散，再用玉龙膏敷之，内服通顺散加桔梗、半夏、当归、肉桂等药。若是患处红活而骤然发热，则用冲和膏，不可用凉药。曾治疗吐痈一症，急用此方拔出毒气，使其形成外痈，再用冲和膏而收功，内服通顺散加忍冬藤，治法如前，若痈肿自己能外透，不可用此方，只用冲和膏就可以，正当疮顶用玉龙膏贴之，有头的话将自然显露和破溃，若流脓不是很畅，可用洪宝丹 5 克、姜汁 10 克，茶调敷之，脓液将尽出，内服十宣以平补生肌。孕妇患此症，与一般人不同，宜用紫苏饮安胎，勿轻易使用峻利之药，如果在临产时则儿与脓液俱下，若离生产尚远则脓液自大便下，若发现比较早则消之宜早。

【禁忌证】实热证不宜。

【说明】方中炒草乌有毒。此方亦载于：①《外科正宗・卷一・肿疡》，剂量有所不同。②《外科心法・卷七》。③《古今医统大全・卷八十一・外科附方》。④《寿世保元・卷九・折伤》。⑤《景岳全书・春集・卷六十四・外科》。

方二百三十　参术膏

【来源】《外科正宗・卷一・溃疡》

【组成】人参 250 克，白术、熟地各 300 克。

【制法】将人参切片，用水 5 大碗于锅内慢火熬至 3 碗，滤出药渣，将渣再煎汁 1 碗，将 2 次药液混合，浓缩如膏状。

【功用】补益气血。

【适应证】痈疽、发背等症，大脓后气血大虚。

【用法】随所兼症之不同而用之，如精神短少，懒于言动，短气自汗者，用人参膏 3 匙、白术膏 2 匙、地黄膏 1 匙，无灰好酒 1 杯炖热化服；如脾气虚弱，饮食减少，或食不知味，或食已不化，用白术膏 3 匙、人参膏 2 匙、地黄膏 1 匙，好热酒化服；如腰膝酸软，腿脚无力，皮肤手足粗涩枯槁者，用地黄膏 3 匙，人参膏、白术膏各 2 匙化服；如气血、脾胃相等无偏负者，三膏各 2 匙，热酒化服。此膏用于清晨并临睡时各进 1 次，自然强健精神，顿生气血，新肉易生，疮口易合，任疮危险势大脓多者，可保终无变症。

方二百三十一　追风逐湿膏

【来源】《外科正宗・卷三・附骨疽》

【组成】豨莶草、麻黄、川乌、草乌、海风藤、半夏、天南星、羌活、蓖麻子、桂枝各150克，独活、细辛、当归、白芷、苍术、大黄各100克。

【制法】将上药切碎，用葱汁、姜汁各2碗拌药，先浸1夜。次日用香油4000克，同药入锅内慢火煎至药物焦枯，纱布滤去药渣，称定药油重量，每500克药油，下飞过炒丹500克，再将药油加热，熬至滴水成珠，下入炒丹，频频搅拌至膏成，再下松香末700克，熬化，离火，再下乳香末、木香末、胡椒末、轻粉各100克，白芥子末200克，渐入搅匀，冷凝即成。

【功用】通经活络，散寒止痛。

【适应证】风寒暑湿相伤，以致骨节疼痛、筋挛不能步履，或麻木湿痹等证。

【用法】取膏适量，外敷患处。

【说明】方中川乌、草乌、细辛、黄丹、轻粉均有毒。

【特别提醒】不宜内服。

方二百三十二　神仙碧玉膏

【来源】《外科正宗·卷三·结毒》

【组成】轻粉、杭粉各50克，蜂蜡25克，乳香15克，没药15克，樟冰10克。

【制法】取猪油250克，与蜂蜡熬化，将上药研为细末，两者混匀，搅拌如膏状。

【功用】敛疮生肌。

【适应证】结毒溃烂臭秽，疼痛不敛，及风臁等疮。

【用法】先用葱煎汤将疮洗净，再取膏适量摊油纸上，贴疮。

【说明】方中轻粉有毒。

【特别提醒】不宜内服。

方二百三十三　神仙太乙膏

【来源】《外科发挥·卷四·肠痈》

【组成】玄参、白芷、当归、肉桂、大黄、赤芍、生地黄各50克。

【制法】将上7味药切碎，入麻油1000克中煎至黑色，滤去药渣，下入黄丹600克，再煎至软硬适中，即膏成。

【功用】消痈溃坚。

【适应证】痈疽及一切疮毒，不问年月深浅、是否成脓，并治之。

【用法】取膏适量，内服外贴。

【说明】方中黄丹有毒。此方亦载于：①《医垒元戎·卷十·疮疡疥癣》。②《医学心悟·卷五·乳痈、乳岩》。

方二百三十四　当归膏

【来源】《外科枢要·卷四·治疮疡各症附方》

【组成】当归、生地黄、黄蜡各200克，麻油800克。

【制法】将当归、生地黄入麻油内煎至黑色，滤去药渣，下入黄蜡熔化，候温搅匀即成。

【功用】去腐生新。

【适应证】发背、痈疽、汤火伤等症。其肉未坏者，用之自愈；肉已死，用之自溃，新肉易生。

【用法】取膏适量，外贴患处。

【说明】此方亦载于：《古今医统大全·卷七十九·药方》。

【特别提醒】不宜内服。

方二百三十五　柳枝当归膏

【来源】《东垣试效方·卷三·疮疡》

【组成】当归尾50克，杏仁100个，黄丹300克，肥嫩柳枝175克，肥嫩桃枝75克，芝麻油500克。

【制法】先将芝麻油加热，下入桃、柳枝，煎至半焦，再用绵裹当归、杏仁，下入锅中与桃、柳枝同煎，待桃、柳枝煎至黑焦色时，冷却后纱布滤去药渣，再煎药液沸腾，慢慢下入黄丹，收膏后摊于纸上。

【功用】敛疮生肌。

【适应证】一切热疮。

【用法】取膏适量，外贴患处。

【说明】方中黄丹有毒。

【特别提醒】不宜内服。

方二百三十六　夺命膏

【来源】《东垣试效方·卷三·疮疡》

【组成】当归尾50克，木鳖子5个，巴豆23枚，桃枝150克，黄丹250克，蓖麻子20个，白及18克，没药、乳香各15克，粉霜、藁本各25克，杏仁70个，柳枝70克，芝麻油500克。

【制法】先将芝麻油加热，下入桃枝、柳枝，煎焦后取出，再下入余药，煎至焦黑，滤去药渣，最后下入黄丹收膏。

【功用】消肿溃坚。

【适应证】疔疮石硬属大寒证者。

【用法】取膏适量，外贴患处。如寒气袪，贴此膏作痛者，换柳枝膏贴。

【说明】方中木鳖子、巴豆、黄丹、粉霜均有毒。

【特别提醒】不宜内服。

方二百三十七　藜芦膏

【来源】《保婴撮要·卷十四·翻花疮》

【组成】藜芦50克，生猪脂100克。

【制法】将藜芦研为细末，用生猪脂擂和为膏。

【功用】蚀胬生新。

【适应证】疮口胬肉凸起，或出6~9厘米肉者。

【用法】取适量，搽凸胬肉上。

【说明】方中藜芦有毒。此方亦载于：①《景岳全书·卷六十四·外科》。②《普济方·卷四十八·头门·白秃（附论）》。

【特别提醒】严禁内服。

方二百三十八　善应膏

【来源】《医垒元戎·卷十·疮疡疥癣》

【组成】清油4000克，黄丹1000克，新柳枝500克，没药、乳香各25克，白蔹、白及、白芷、桂枝、木鳖子、当归、杏仁各50克。

【制法】上药除乳香、没药、黄丹外，余药入油内浸7天，炭火上用铁锅熬，至白芷颜色变黄时，用纱布滤去药渣，入黄丹，搅拌均匀，再入乳香、没药，搅匀，候冷即成。

【功用】清热解毒，软坚散结。

【适应证】疮疡，痈疽肿毒，发脑发背，发颐发髭，或瘰疬结核，或脓血已出；寒湿气刺，冷痹顽麻，牙痛外肿，打仆闪挫，金疮杖疮，小儿头面聚热杂疮，蜈蚣蛇蝎伤蛰，狗咬马啮，或蜘蛛咬，遍身成疮，腹胀大而不可治者。

【用法】先用热水洗去患处之脓垢，再用纱布拭干，后贴此药。

【说明】方中黄丹、木鳖子均有毒。

【特别提醒】严禁内服。

方二百三十九　摩风膏

【来源】《医垒元戎·卷十·疮疡疥癣》

【组成】黄芪、当归、芍药、白芷、杏仁、桃仁、白附子、白蔹、零陵香、川芎、天麻、防风、独活、木通、龙脑、栝楼瓤各75克，清油500克，黄蜡600克。

【制法】将上药切碎，清油内浸7天，于炭火上煎至白芷微黄色，离火，纱布滤去药渣，再慢火上炼油香，下黄蜡溶开为度，倒在瓷器内贮藏，上掺龙脑。

【功用】摩风止痛。

【适应证】面疮，一切疮疹肿毒。

【用法】取膏适量，外贴患处。

【特别提醒】严禁内服。

方二百四十　银丝膏

【来源】《医垒元戎·卷十·疮疡疥癣》

【组成】乳香、水银各100克，朱砂30克，轻粉5克，麝香（现用人工麝香）5克，沥青500克，小油200克。

【制法】上药各研为细末，油熬沸，依次下乳香末、水银、朱砂、沥青、轻粉、麝香，熬匀成膏，倒入水中洗令白色，瓷器收储。

【功用】蚀疮溃坚。

【适应证】疮疡肿毒，坚积不消。

【用法】取膏适量，摊贴纸上，外贴患处。

【说明】方中水银、朱砂、轻粉有毒，且剂量过大。

【特别提醒】严禁内服。

方二百四十一　五枝膏

【来源】《医垒元戎·卷十·疮疡疥癣》

【组成】槐枝、榆枝、柳枝、柏枝、桑枝各200克，陈皮10克，苍术15克，杏仁30个，巴豆14个，没药5克，当归15克，木鳖30个，枳壳、赤芍、人参各15克。

【制法】将上药切碎，用酒1000毫升，慢火煎令焦色，纱布滤去药渣，下沥青3克、黄蜡2克、黄丹200克，同熬成软膏，入乳香12克、轻粉5克、麝香（现用人工麝香）3克，搅拌均匀。

【功用】消痈散结，敛疮生肌。

【适应证】疮疡疼痛，或溃后久不生肌。

【用法】取膏适量，摊贴纸上，外贴患处。

【说明】方中巴豆、木鳖、黄丹、轻粉均有毒。

【特别提醒】严禁内服。

方二百四十二　拈痛神应膏

【来源】《医垒元戎·卷十·疮疡疥癣》

【组成】乳香10克，没药5克，油250克，铅丹200克，当归、杏仁、木鳖各15克，槐枝、柳枝各25克。

【制法】将上药切碎，入油内慢火煎令焦色，纱布滤去药渣，下入铅丹，搅拌均匀，稍放冷，再下入乳香、没药拌匀，冷凝即成。

【功用】消痈散结，止痛生肌。

【适应证】疮疡疼痛难忍。

【用法】取膏适量，摊贴纸上，外贴患处。

【特别提醒】严禁内服。

方二百四十三　贝母膏

【来源】《仁斋直指方论·卷二十四·诸疮证治》

【组成】贝母35克，生半夏、南星、五倍子、白芷、黄柏、苦参各25克，黄丹15克，雄黄10克。

【制法】将上药研为细末，用蜜水调如膏状。

【功用】蚀腐溃坚，敛疮生肌。

【适应证】诸恶疮，顽痒烘热。

【用法】先用蜂房、白芷、苦参、大腹皮煎汤熏洗患处，拭干后再外涂贝母膏。

【说明】方中生半夏、黄丹、雄黄均有毒。此方亦载于：《奇效良方·卷五十四·疮科通治方》。

方二百四十四　国老膏

【来源】《外科精要·初发痈疽既灸之后服药以护脏腑》

【组成】甘草1000克。

【制法】将甘草捣碎，水浸1夜，搓揉令汁出，再用纱布过滤，将滤汁慢火熬成膏。

【功用】清热解毒，消肿逐毒，使毒气不内攻。

【适应证】一切痈疽诸发。

【用法】每服1~2汤匙，一天3次。

【说明】此方亦载于:《串雅内编·卷四·单方外治》。

方二百四十五　清热和血化毒膏

【来源】《光绪皇帝医方选议·第二十六章·皮肤病医方》

【组成】乳香、苍耳子、甘草各50克，冰片10克，黄连膏200克。

【制法】共捣烂合膏。

【功用】清热和血，祛风化湿。

【适应证】皮肤疮疡。

【用法】每用适量，外敷患处。

【特别提醒】本方外用，严禁内服。

方二百四十六　神效万灵膏

【来源】《寿世保元·卷九·膏药》

【组成】当归、川芎、赤芍、生地黄、熟地黄、防风、羌活、独活、连翘、山栀、黄连、大黄、玄参、苦参、白芷、两头尖、皂角、桔梗、白及、白蔹、大戟、五倍子、山慈菇、天花粉、官桂、蓖麻子、木鳖子、杏仁、巴豆、穿山甲各30克。

【制法】上锉散，用真麻油1200克、发余50克，入药浸泡（春秋季3天，夏季2天，冬季5天）。油药放铁锅内，文武火熬，用槐、柳枝长3厘米许各30根，同熬焦色。用麻布滤去渣，再放锅内熬，直至滴水成珠不散，倾出瓶内，秤准油1000克，下山东黄丹500克、松香100克、姜汁煮过黄蜡100克、桐油150克，熬至不老不嫩，冷却后下：乳香20克、没药20克、血竭20克、孩儿茶20克、阿魏20克、百草霜

20克、麝香（现用人工麝香）10克、轻粉10克、马齿苋膏30克，上药俱为细末，药油将好时投下，不宜过早，恐泄药气，再熬至不黏手为度。将膏药埋于地下3~4天，除其火毒，瓷瓶内收贮备用。

【功用】生肌止痛，补血续筋。

【适应证】诸疮肿毒及诸病等症。

【用法】取膏适量，摊贴患处。

【说明】如果膏嫩，可加杭粉，不拘多少，以不黏手为度。方中两头尖、巴豆、红牙大戟、木鳖子、黄丹、轻粉均有毒。此方药材较多，可以将剂量减少制作。

方二百四十七　飞腾神骏膏

【来源】《寿世保元·卷九·痈疽》

【组成】麻黄（去节取净）500克，杏仁（热水泡去皮尖，入砂钵捣烂，加水同捣，澄去浊渣用清汁）、防风（去芦）、地骨皮（去骨净）、甘草各200克，木鳖子（去壳）、头发（温水洗净）各50克，灯心草10克，黑铅100克。

【制法】用白炭25公斤，大铁锅1口，将上药入锅内，注清水2~3桶，煮，看药水浓时，过滤去渣，药水另放缸中。又将前渣入锅内，再入水1~2桶，又熬，过滤得药汁又注前汁内。如前法3次，过滤去渣，将前二次汁并作一锅，煎至干，瓷罐收贮，5年不坏。

【功用】消肿溃坚，拔毒生肌。

【适应证】疮毒欲起，至溃破时，前后皆可服。

【用法】每用取10克，好热酒调和成膏，睡前服用，以盖被出大汗为度，缓缓去被，不可伤风。第二天早上用猪蹄煨汤，服之，因汗后恐致虚人，以此复元气；好酒调服，随人酒量，以醉为度，汗出立愈。

【说明】方中木鳖子、黑铅有毒。

方二百四十八　三神膏

【来源】《寿世保元·卷九·痈疽》

【组成】蓖麻子仁、陈醋各500克，盐20克。

【制法】上3味置锅中，用槐条搅成膏。

【功用】拔毒生肌。

【适应证】治痈疽发背已溃烂者。

【用法】先用猪蹄煎汤或米泔水将疮洗净，再用鸡翎缓缓摊膏于疮上，其皮即皱，其肉即生。

【禁忌证】痈疽初起之时不宜。

方二百四十九　神异膏

【来源】《寿世保元·卷九·痈疽》

【组成】归尾、川芎、防风、羌活、白芷、玄参、黄芪、桃仁、杏仁、木鳖子、牛蒡子各25克，官桂、赤芍、何首乌、蜂房各15克，生地黄、穿山甲各20克，蛇蜕、大黄、黄柏、乱发各10克，槐柳皮100克。

【制法】将药入锅内用麻油1500克浸泡（春季5天，夏季3天，秋季7天，冬季10天），置于桑柴上将油煎熬至黑色，以穿山甲浮起黑为度。绢布过滤去渣，再熬油，以滴水成珠为度，下黄丹700克，柳条搅不住手，直至成膏，软硬适宜，再下乳香15克、没药15克、血竭15克、降香末25克，待其完全冷却，下麝香（现用人工麝香）末15克，水浸2~3天，去火性，摊涂成膏备用。

【功用】拔毒生肌。

【适应证】痈疽发背诸疮毒，不拘已成、已溃、未溃者，皆可用之；诸疮溃脓后，不长肌肉，不合口者，神效。

【用法】取膏贴疮，毒甚者，一天换2~3次，中毒者一天换1次。

【说明】方中木鳖子、蜂房、黄丹有毒。

方二百五十　女葳膏

【来源】《外台秘要方·卷十五·风狂及诸风下二十四门·疬疡风》

【组成】凌霄花、附子、麝香（现用人工麝香）、白芷各30克，丁香、青木香各60克。

【制法】将上述药物切碎，与腊月猪脂1500克同煎，小火煎煮至沸腾后，立即滤汁去渣，加入麝香搅拌均匀，再反复煎熬，不断浓缩，直至膏成。

【功用】活血散结，解毒消痈。

【适应证】瘰疬化脓后形成的溃疡，满布全身者。

【用法】先用浮石摩疮处，使其溃开，再取上膏敷疮面。

【说明】方中附子有毒。

方二百五十一　乌蛇膏

【来源】《太平惠民和剂局方·卷八·治疮肿伤折》

【组成】吴茱萸、藁本、独活、细辛、白僵蚕、法夏、蜀椒、防风、赤芍、当归、桂心、川芎、白芷、乌梢蛇、黄蜡、全蝎、白附子各100克。

【制法】将上述药物除黄蜡外打成粉末，用已经炼制好的腊月猪油1000克文火煎煮上药，待白芷变为赤黑色时即可停止煎煮，用滤网滤去药渣，将药液放入瓷器中，然后将黄蜡放入药液中融化。

【功用】活血祛风，化瘀通络。

【适应证】风邪毒气外客皮肤所引起的红肿热痛，并且游走不定，时发痒痛，或风毒势盛，攻注成疮，焮赤多脓，疮边紧急。但是风肿，并皆治之。

【用法】取少许药膏涂抹于患处，然后慢慢按摩使患处发热，一天3次。

【说明】方中细辛有毒。

方二百五十二　食恶肉膏

【来源】《千金要方·卷二十二·疔肿痈疽·痈疽》

【组成】大黄、川芎、莽草、珍珠、雌黄、生附子、雄黄各50克，白蔹、矾石、黄芩、茜草各100克。

【制法】将茜草、珍珠、雌黄、矾石、雄黄研为细末，余药捣为细末与猪脂合煎，纱布绞去药渣后放入前药末，搅拌混匀，冷凝即成。

【功用】消肿溃坚。

【适应证】痈疡肿毒，疮面腐烂，滋水淋漓等症。

【用法】取膏适量，敷疮中，恶肉尽乃止。

【说明】方中莽草、雌黄、生附子及雄黄均有毒。

【特别提醒】不宜内服。

方二百五十三　麝香膏

【来源】《千金要方·卷二十二·疔肿痈疽·痈疽》

【组成】麝香（现用人工麝香）、雄黄、矾石、茜草各50克。

【制法】上4味药研为细末，用猪油适量调匀。

【功用】敛疮生肌。

【适应证】疮疡肿毒，疮面腐烂，久不生肌，滋水淋漓等症。

【用法】取膏适量敷疮中，恶肉尽乃止。

【说明】方中茜草一方中作珍珠。方中雄黄有毒。

【特别提醒】不宜内服。

方二百五十四　生肉膏

【来源】《千金要方·卷二十二·疔肿痈疽·痈疽》

【组成】生地黄500克，辛夷100克，独活、当归、大黄、黄芪、川芎、白芷、芍药、黄芩、续断各50克，薤白250克。

【制法】将上12味药切为细末，用腊月猪油煎之，待白芷颜色变黄，用纱布绞去药渣，冷凝即成。

【功用】敛疮生肌。

【适应证】痈疽发背，疮面腐烂，久不生肌，脓水不尽等症。

【用法】取适量外敷。

【说明】此方亦载于：《外台秘要方·卷二十四·痈疽发背九门·发背》。

【特别提醒】不宜内服。

方二百五十五　生肉膏

【来源】《千金要方·卷二十二·疔肿痈疽·痈疽》

【组成】甘草、当归、白芷、肉苁蓉、花椒、细辛各100克，生乌头3克，蛇衔草50克，薤白30克，干地黄150克。

【制法】上10味药切为细末，用醋浸1夜后，入猪油中煎3沸，待水气尽，用纱布绞去药渣，冷凝即成。

【功用】敛疮生肌。

【适应证】痈疽发背，疮面腐烂，久不生肌，滋水淋漓等症。

【用法】取适量外敷。

【说明】方中细辛、生乌头有毒。此方亦载于：《外台秘要方·卷二十四·痈疽发背九门·痈疽发背杂疗方》。

【特别提醒】不宜内服。

方二百五十六　蛇衔生肉膏

【来源】《千金要方·卷二十二·疔肿痈疽·痈疽》

【组成】蛇衔草、当归各3克，干地黄150克，黄连、黄芪、黄芩、大黄、续断、花椒、芍药、白及、川芎、莽草、白芷、附子、甘草、细辛各50克，薤白30克。

【制法】上18味药切为细末，用醋浸2夜后，入猪油中煎3沸，待水气尽，用纱布绞去药渣，冷凝即成。

【功用】敛疮生肌。

【适应证】痈疽、金疮溃后，疮面朽暗，滋水淋沥，久不生肌。

【用法】取膏适量外敷，白天3次，晚上1次。

【说明】方中莽草、附子、细辛有毒。

【特别提醒】不宜内服。

方二百五十七　乌头膏

【来源】《千金翼方·卷二十三·疮痈下·湿热疮》

【组成】乌头、雄黄、雌黄、川芎、升麻、黄柏、黄连各25克，杏仁14枚，胡粉2克，巴豆仁7枚，乱发10克，松脂30克，防己6克。

【制法】将上13味药切碎，用猪膏3升急煎，令乱发消尽，用纱布绞去药渣，下入珍珠末10克，搅拌均匀，冷凝即成。

【功用】攻毒疗疮。

【适应证】所生之疮痒痛焮肿，脓液较多，难敛难愈，伴随身体壮热等症。

【用法】先用温醋泔将疮洗净，拭干后取膏敷之。

【说明】方中乌头、雄黄、雌黄、胡粉、巴豆仁有毒。

【特别提醒】不宜内服。

方二百五十八　松脂膏

【来源】《千金翼方·卷二十三·疮痈下·湿热疮》

【组成】木兰皮50克，矾石、杜衡、雄黄、附子、大黄、石楠、秦艽、珍珠、苦参、松脂各300克，水银100克，猪膏750克。

【制法】将植物药切碎，用醋浸1夜，入猪油中煎之，待附子颜色变黄，用纱布绞去药渣，下入矾石、雄黄、水银，浓缩至如膏状，冷凝即成。

【功用】攻毒疗疮。

【适应证】疮疽疥癣生于头部，疮痂不去而瘙痒，致鬓发秃落。

【用法】取膏适量，外敷患处。

【说明】方中杜衡、雄黄、附子、水银均有毒。

【特别提醒】不宜内服。

方二百五十九　藜芦膏

【来源】《千金要方·卷五·少小婴孺方·痈疽瘰疬》

【组成】藜芦、黄连、雄黄、黄芩、松脂各300克，矾石、猪脂各500克。

【制法】将前6味药切为细末，放入猪油中搅拌均匀，微火慢煎，待水气尽，冷凝即成。

【功用】清热解毒，敛疮生肌。

【适应证】小儿头疮。

【用法】每取适量，敷于疮上。

【说明】方中藜芦、雄黄有毒。此方亦载于：《千金要方·卷二十二·疔肿痈疽·痈疽》。

【特别提醒】严禁内服。

方二百六十　丹参膏

【来源】《千金要方·卷二十二·疔肿痈疽·痈疽》

【组成】丹参、蒴藋、莽草、花椒、踯躅各100克，秦艽、独活、白及、牛膝、菊花、乌头、防己各50克。

【制法】上12味药切为细末，用醋浸1夜后，入猪油中慢火煎之，待水气尽，用纱布绞去药渣，冷凝即成。

【功用】祛风通络。

【适应证】伤寒时行，贼风恶气在外，肢节痛挛，不得屈伸，项颈咽喉痹塞噤闭，入腹则心急腹胀，胸中呕逆，缓风不遂，湿痹不仁，偏枯拘屈，口面㖞斜，耳聋齿痛，风颈肿痹，脑中风痛，石痈，结核瘰疬，坚肿未溃，赤白瘾疹，诸肿无头作痈疽者，风结核在耳后，风水游肿、疼痛翕翕。

【用法】取膏适量，外摩患处。

【说明】方中莽草、乌头有毒。

【特别提醒】不宜内服。

方二百六十一　地黄煎

【来源】《千金要方·卷二十二·疔肿痈疽·痈疽》

【组成】生地黄10公斤。

【制法】将生地黄捣取汁，取汁令尽，慢火煎至生地黄汁减半，纱布过滤，再煎之如饴糖状即成。

【功用】滋阴清热。

【适应证】补虚除热，散乳石，去痈疖痔疾。

【用法】每服取半汤匙，酒化服，一天3次。

【禁忌证】寒证不宜服。

【说明】此方亦载于：《外台秘要方·卷二十四·痈疽发背九门·痈疖方》。

方二百六十二　痈疽后补虚劳方

【来源】《千金要方·卷二十二·疔肿痈疽·痈疽》

【组成】蔷薇根、枸杞根各5公斤，生地黄500克，蜜500克。

【制法】将前3味药切碎，水煮蔷薇根、枸杞根，纱布滤取汁，再放入生地黄，待生地黄煮烂时用纱布绞去药渣，药汁微火浓缩，最后兑入蜜，搅拌均匀，煎至如饴糖状即成。

【功用】滋阴补血。

【适应证】风湿体痛，不能饮食，兼痈疽后补虚劳。

【用法】每服取1汤匙，一天3次。

【禁忌证】实证不宜服。

方二百六十三　乌麻膏

【来源】《千金要方·卷二十二·疔肿痈疽·痈疽》

【组成】生乌麻油500克，黄丹200克，蜡2克。

【制法】先微火煎生乌麻油，待乌麻油减少至十分之一，下入黄丹、蜡，搅拌均匀，冷凝即成。

【功用】止痛生肌。

【适应证】诸漏恶疮，疔肿，游肿，痈疖毒热，狐刺蛇毒，狂犬虫狼六畜所伤不可识者，多年漏，金疮中风，皆以此膏贴之。

【用法】取膏适量外敷。

【说明】方中黄丹有毒。

【特别提醒】不宜内服。

方二百六十四　松脂膏

【来源】《千金要方·卷二十二·疔肿痈疽·痈疽》

【组成】黄芩、当归、黄芪、黄连、芍药、大黄、蜡、川芎各100克。

【制法】将上药切碎，与松脂1000克、猪油150克共微火煎之，令水气尽，纱布绞去药渣，冷凝即成。

【功用】消肿溃坚。

【适应证】痈疡肿毒初起，患处红肿焮痛等症。

【用法】取膏适量摊涂于纸上，随肿大小贴之，一天换药3次。

【特别提醒】不宜内服。

方二百六十五　灭瘢膏

【来源】《千金要方·卷二十二·疔肿痈疽·痈疽》

【组成】矾石、安息香（一作女萎）、狼毒、乌头、羊踯躅、附子、野葛、白芷、乌贼骨、赤石脂、皂荚、干地黄、天雄、芍药、川芎、大黄、当归、莽草、石膏、地榆、白术、续断、鬼臼、花椒、巴豆、细辛各50克。

【制法】上药捣为末，入猪油中煎之3沸，待水气尽，下入盐1匙，搅拌均匀，冷凝即成。

【功用】消除瘢痕。

【适应证】痈疽恶疮愈后留有瘢痕。

【用法】取膏适量外摩患处。摩之忌近眼。

【说明】方中狼毒、乌头、羊踯躅、附子、天雄、莽草、鬼臼、巴豆、细辛均有毒。一方中安息香作女萎。

方二百六十六　生肉膏

【来源】《千金翼方·卷二十三·疮痈上·薄贴》

【组成】大黄、黄芪、芍药、独活、当归、白芷各50克，薤白100克，生地黄150克（取汁），猪膏1500毫升。

【制法】将前7味药捣为细末，过筛，上8味，捣筛为散，与生地黄汁、猪膏同煎，待白芷颜色变黄，用纱布绞去药渣，冷凝即成。

【功用】活血排脓，生肌止痛。

【适应证】痈疽、金疮。

【用法】取膏适量敷疮上。

【特别提醒】不宜内服。

方二百六十七　松脂膏

【来源】《千金要方·卷十三·心脏·头面风》

【组成】松脂300克，矾石、杜衡50克（一作牡荆），雄黄、附子、大黄、石楠、秦艽、珍珠、苦参、水银、木兰各50克。

【制法】上药切为细末，用醋浸1夜，再放入猪油中微火慢煎，待附子颜色变黄，用纱布绞取汁，再下入矾石、雄黄、水银，于火上煎3沸，冷凝即成。

【功用】消痈敛疮。

【适应证】白秃及痈疽百疮。

【用法】取适量外敷。

【说明】方中雄黄、附子及水银有毒。

【特别提醒】严禁内服。

方二百六十八　兑疽膏

【来源】《千金翼方·卷二十三·疮痈上·处疗痈疽》

【组成】当归、川芎、白芷、乌头各100克，巴豆30枚，松脂100克，猪脂3升。

【制法】将前5味药切碎，入猪油中微火煎3沸，再下入松脂，搅拌均匀，煎至白芷颜色变黄，用纱布绞去药渣，冷凝即成。

【功用】蚀恶肉，生好肉。

【适应证】痈疽疮溃不敛，腐肉不去，新肉不生，滋水淋漓等症。

【用法】以膏着棉絮兑头尖作兑兑之，随病深浅兑之，脓自出，食恶肉尽即生好肉，疮浅者勿兑，着疮中一天3次，恶肉尽止。

【说明】方中乌头、巴豆均有毒。

【特别提醒】不宜内服。

方二百六十九　治男女阴疮膏

【来源】《千金要方·卷三·妇人方中·杂治》

【组成】米粉 50 克，芍药、黄芩、牡蛎、附子、白芷各 10 克。

【制法】后 5 味药切碎，放入猪油中，微火煎 3 沸，待白芷颜色变黄时，滤去药渣，将药液与米粉混匀。

【功用】清热解毒，止痛生肌。

【适应证】男女阴疮及口疮。外阴部生疮，红肿、疼痛，边缘不清，甚至局部化脓溃烂，流黄臭水或血水淋漓不断；或口腔黏膜上的表浅性溃疡，大小可从米粒至黄豆大小、呈圆形或卵圆形，溃疡面为凹、周围充血。

【用法】取适量，敷疮上。

【说明】方中附子有毒。

【特别提醒】不宜内服。

方二百七十　地黄膏

【来源】《千金要方·卷二十五·备急·火疮》

【组成】生地黄汁 300 毫升，乳香、松脂、杏仁、蜡各 100 克，羊肾脂 500 毫升，乌麻油 2000 毫升，石盐 50 克。

【制法】将蜡先煎，化为液体后，下入羊肾脂、松脂，待化为液体，再依次下入杏仁、乳香、生地黄汁、石盐。以微火煎之，令地黄汁水气尽，纱布绞去药渣，冷凝即成。

【功用】敛疮生肌。

【适应证】金疮、火疮、灸疮等。

【用法】取膏适量外敷于患处，白天 3 次，晚上 2 次。

【特别提醒】不宜内服。

方二百七十一　赤膏

【来源】《千金翼方·卷十六·中风上·诸膏》

【组成】生地黄汁 2000 克，生乌麻汁 100 克，乳香末、丁香末各 10 克，黄丹 20 克，蜡 50 克。

【制法】先用微火煎地黄汁、乌麻汁，待药液减少三分减一，下入乳香末、丁香末，煎 30 沸后，再下黄丹、蜡，煎之使熔化，搅拌均匀，冷凝即成。

【功用】敛疮生肌。

【适应证】一切火疮、灸疮、金疮、木石伤损，久治不愈，医所不能疗，令人忧惧，计无所出。以涂上1宿，生肌肉即瘥。

【用法】取膏适量，外涂患处。

【说明】方中黄丹有毒。

【特别提醒】不宜内服。

方二百七十二 水银膏

【来源】《千金要方·卷五·少小婴孺方·痈疽瘰疬》

【组成】水银、胡粉、松脂各150克。

【制法】用猪油煎松脂，令水气尽，再放入水银、胡粉搅匀，冷凝。

【功用】攻毒杀虫，敛疮生肌。

【适应证】小儿热疮（皮肤表面出现黄白色或半透明的小水疱，常成片出现，里面充满液体）。

【用法】取适量，敷于疮上。

【说明】此方亦载于:《刘涓子鬼遗方·卷五·水银膏方》。

【特别提醒】此方有毒，严禁内服，不可入口眼。

方二百七十三 野葛膏

【来源】《千金要方·卷七·风毒脚气·膏》

【组成】野葛、犀角（现用水牛角）、蛇衔草、莽草、乌头、桔梗、升麻、防风、蜀椒、干姜、鳖甲、雄黄、巴豆各100克，丹参300克，踯躅花200克。

【制法】上15味药切为细末，醋浸1夜，入猪油中微火慢煎3沸，令水气尽，纱布绞去药渣，冷凝药液即成。

【功用】解毒祛风。

【适应证】恶风毒肿，疼痹不仁，瘰疬恶疮，脚弱偏枯。

【用法】取膏适量，摩于患处，一天3次。

【说明】方中莽草、乌头、雄黄、巴豆有毒。

【特别提醒】严禁内服。

方二百七十四 甘菊膏

【来源】《千金翼方·卷十九·杂病下·金疮》

【组成】甘菊花、防风、大戟、黄芩、川芎、甘草各50克，芍药、细辛、黄芪、花椒、大黄、杜仲各25克，生地黄200克。

【制法】将上 11 味药捣为细末，过筛，以腊月猪油微火煎之，待芍药颜色变黄，用纱布绞去药渣，冷凝即成。

【功用】敛疮生肌。

【适应证】金疮、痈疽，能止痛生肉。

【用法】取膏适量，敷疮上，一天 3 次。

【说明】方中细辛有毒。

【特别提醒】不宜内服。

方二百七十五　玄参膏

【来源】《串雅内编·卷一·截药总治》

【组成】元参、白芷、当归、赤芍、肉桂、大黄、生地各 50 克，麻油 1000 克。

【制法】诸药入铜锅内，煎至黑，滤去渣，入黄丹 500 克，再煎至滴水手捻软硬得中，即成膏矣。肿毒、跌扑疼痛，加乳香、没药。煎油时，应加槐、桃、桑、柳嫩枝各 50 克。

【功用】活血凉血，清热解毒。

【适应证】一切痈疽、疮毒已、未成溃者，发背，瘰疬，风赤眼，腰膝疼痛，妇人经脉不通、腹痛，一切疥疮，虎犬蛇蝎伤、刀斧伤。

【用法】随所病之处不同而贴之。如治疗发背，先用温水将疮洗净，软绢拭干，再将膏摊涂于红布上，敷疮；如治疗瘰疬，先用盐汤将患处洗净，再摊贴；如治疗风赤眼，将膏捏作小饼，贴太阳穴处；如治疗腰膝疼痛，则贴患处；如治疗妇人经脉不通、腹痛，均贴脐口；如治疗一切疥疮，将麻油煎滚调和膏药，涂于患处；如治疗虎犬蛇蝎伤、刀斧伤，亦贴患处。

【说明】一方中加乳香 50 克，没药 50 克。

方二百七十六　降丹

【来源】《串雅内编·卷二·截药外治》

【组成】水银、火硝、白矾、皂矾、炒白盐各 45 克。

【制法】上药共研细，至不见水银星为度，盛于新大倾银罐内，以微火熔化。火急则水银上升，防其走炉，须用炭为妙，熬至罐内无白烟起，再以竹木枝拨之，无药屑拨起为度，则药吸于罐底，谓之结胎。胎成，用大木盆一个盛水，水盆内置净铁火盆一个。木盆内水须及铁盆之半，然后，将前结成之胎，连罐覆于铁盆内，外以盐水和黄土将罐口封固，勿令出气，出气亦即走炉。再用净灰铺于铁盆内，灰及罐腰，将灰平铺，不可动摇药罐，封口碰伤，亦要走炉。铺灰毕，取烧红栗炭攒围罐底，用扇微扇，烧一炷香，谓之文火；再略重扇炼一炷香，谓之武火。炭随少随添，勿令间断而见罐底，再炼一炷香，即退火。待次日盆灰冷定，用帚扫去，并将封口之土去尽，开看铁盆内所有白霜即谓之丹，将瓷瓶收贮待用，愈陈愈妙。其罐内原胎研掺癣疮神效之至。若恐胎结不老，罐覆盆内，一遇火炼，胎落铁盆，便无丹降，亦谓之走炉。法用铁丝做一三脚小架，顶炉内撑住丹胎，最为稳妥。此丹如遇痈疽发背疔毒一切恶疮，用 0.3 克许，以口津调点毒顶上，再以膏药盖之，次日毒根尽拔，于毒顶上结成黑肉一块，3~4 天即脱落，再用升药数次即收功。此丹用蒸粉糕以水少润，共和极匀，为细末，搓成条子，晒干收贮。

【功用】去腐生新。

【适应证】顽疮、恶毒、死肌之物。

【用法】凡毒成管者，即约量管之深浅，将药条插入，上贴膏药，次日挤脓，如此 1~2 次，其管即化为脓。管尽，再上升药数次，即收功矣。

【说明】方中水银有毒。此丹比升丹功速 10 倍，但性最烈，点毒甚痛，法用生半夏对搀，再加冰片少许，能令肉麻不痛。不可多用乱用。

方二百七十七　柳枝膏

【来源】《串雅内编·卷四·单方外治门》

【组成】柳枝尖 6000 克，生蜜 250 克。

【制法】柳枝尖入锅内熬膏如砂糖样，加蜜熬收，以瓷器贮用。

【功用】消肿止痛。

【适应证】一切痈疽诸毒。

【用法】取 1~2 汤匙，白开水送服，一天 1 次。

方二百七十八　驴蹄膏

【来源】《串雅外编·卷二·贴法》

【组成】驴蹄（细切，炒）、荞麦面各 50 克，白盐 25 克，草乌（去皮）20 克。

【制法】诸药为末，调作饼子，慢火炙黄，出火毒研，米醋调成膏，摊涂于白纸上贴患处。

【功用】解毒消肿。

【适应证】诸般肿毒。

【用法】取膏贴疮。

【说明】方中草乌有毒。

方二百七十九　甘草膏

【来源】《串雅外编·卷二·杂法》

【组成】甘草1000克，芫花、大戟、甘遂各15克。

【制法】甘草煎膏，笔妆之四围，上3次，再用芫花、大戟、甘遂等分为末，醋调，别以笔妆其中。

【功用】解毒消肿。

【适应证】一切痈疽发背、无名肿毒及对口诸疮，已溃未溃。

【用法】先用毛笔蘸甘草膏涂于疮之四周，再取芫花、大戟及甘遂3味药末，醋调和成膏，用毛笔涂疮上。

【说明】方中芫花、大戟及甘遂有毒。

方二百八十　疗石气在皮肤肿热膏方

【来源】《外台秘要方·卷三十七·乳石论上一十九门·痈疽发背证候等论并方》

【组成】生麦门冬、葳蕤、鼠李皮、石膏、寒水石、沙参各150克，青葙子、露蜂房各10克，竹沥150克，牛酥1000克，杏仁油、生地黄汁各300克。

【制法】将上述药物切碎，加入酥、油、沥中，置于小火上煎煮，使其稍微沸腾，大约一顿饭时间则膏成。

【功用】养阴清热，解毒疗疮。

【适应证】服用石药后见皮肤红肿发热。

【用法】取膏适量，在感觉发热处摩之，直至痊愈。

【说明】方中露蜂房有毒。

方二百八十一　痈疽蚀恶肉膏方

【来源】《外台秘要方·卷三十七·乳石论上一十九门·痈疽发背

证候等论并方》

【组成】大黄、附子、莽草、川芎、雄黄、雌黄、珍珠各60克，白蔹、矾石、黄芩、茜草各120克。

【制法】先用猪膏600克煎煮7种草药，直至膏成，过滤去渣，再加入矾石等末，绞榨过滤去渣。

【功用】清热解毒，蚀疮去腐。

【适应证】痈疽恶肉。

【用法】取适量，涂疮中，一旦恶肉蚀尽则停用。

【说明】方中附子、莽草、雄黄、雌黄均有毒。

方二百八十二　神异膏

【来源】《古今医统大全·卷八十一·外科附方》

【组成】露蜂房（子多者）50克，黄芪、玄参、杏仁各100克，蛇蜕（盐水洗，焙）25克，男发10克，黄丹600克，麻油1000克。

【制法】先用黄芪、玄参、杏仁入油，煎至黑色，方入蜂房、蛇蜕、男发，再煎至黑色，滤去渣，徐徐入黄丹，慢火煎，以柳枝不住手搅，滴水捻，软硬得中，则成膏矣。

【功用】消肿止痛。

【适应证】痈疽疡毒甚效。

【用法】取膏适量，敷疮。

【禁忌证】虚证不宜。

【说明】方中露蜂房、黄丹有毒。

方二百八十三　麒麟竭膏

【来源】《古今医统大全·卷九十三·经验秘方》

【组成】当归、木鳖子仁、知母、五倍子、细辛、白芷各25克，槐条（长3厘米许）27根，柳条（长3厘米许）27根，血竭15克，轻粉5克，麝香（研细）5克，雄黄20克，乳香、没药（各研和一处）各10克，松香（明者）500克，香油150克。

【制法】当归、木鳖子仁、知母、五倍子、细辛、白芷等并切碎同作一处，同煎8味入锅，于文武火上下三落，不住手用槐条两茎搅令焦色，即用绵滤去渣，再将油入锅，先入松香、沥青末，不住手搅。如欲滚沸溢出，即取下火。搅约一时顷，滴少许入水中，以手丸之，不软不硬，即取下火。次将6味徐徐而下，急搅令极匀。凝则再上火，勿令再沸，遂倾入大盆水中，半日后以搏之，渐渐软，和揉翻复如金丝之状，再入水浸之。有暇再揉扯，春夏频换水，如急用亦浸1~2晚，如浸多日愈妙。每以大竹管随意大小，高2~4厘米，填药令满而平，两面按油纸在上，于紧火上急手揭下一面，再上纸复烘，次一面仍揭下，浓则再用纸过为2个。如欲展火，即印4~5个于大纸上凑成1片，贴用。

【功用】消肿止痛。

【适应证】一切痈疽并发毒疮，一切疔肿结核，一切恶疮，小儿奶疳，一切干湿白秃头疮，一切臀股黄湿痒痛等疮，一切打扑伤损挫肭气刺等病。

【用法】随所病之不同而用之：于一切痈疽并发毒疮，根据常法烘开，候冷贴之，生者即散，熟者即穿，逐败生肌，首尾皆可贴；一切疔肿结核，贴患处；一切恶疮，先用姜汁、白矾煎汤，用鹅翎蘸汤将疮洗净，以牛蒡子叶或金刚藤叶贴疮半日，取尽恶水，然后粘贴膏，克日安痊；除小儿奶疳外，一切干湿白秃头疮，剃去发，用香油摊薄煎饼1个，裹着头上一饭顷，即用大膏药去饼满头贴之1~2次，换药即效；一切臀股黄湿痒痛等疮，并洗净拭干贴患处；一切打扑伤损挫肭气刺等病，贴患处。

【禁忌证】实证不宜。

【说明】方中木鳖子仁、细辛、轻粉及雄黄有毒。

方二百八十四　麝香膏

【来源】《外台秘要方·卷三十七·乳石论上一十九门·痈疽发背证候等论并方》

【组成】甘草、当归、白芷、花椒、干地黄、细辛、续断各60克，乌头12克，肉苁蓉90克，薤白、蛇衔草各30克。

【制法】将上述11味药物切碎后与醋100克混合，浸渍1晚，再用猪膏1500克一起小火煎煮，令其稍微沸腾，不断煎煮，反复浓缩，直至白芷颜色变黄则膏成。

【功用】清热解毒，扶正敛疮。

【适应证】痈疽发背已经溃破，疮口不敛者。

【用法】取适量，涂疮。

【说明】有一方中无续断。方中细辛、乌头有毒。

方二百八十五　柏皮膏

【来源】《奇效良方·卷五十四·疮科通治方》

【组成】柏树白皮、伏龙肝各200克，猪脂250克。

【制法】将柏树白皮、伏龙肝捣碎，与猪脂同熬成膏，纱布滤去药渣，冷凝即成。

【功用】敛疮生肌。

【适应证】灸疮久不愈。

【用法】取适量，薄薄涂疮，上用油纸隔，纱布裹。

【特别提醒】不宜内服。

方二百八十六　水澄六黄膏

【来源】《奇效良方·卷五十四·疮科通治方》

【组成】雄黄、郁金各100克，黄连、黄丹、黄柏、大黄各250克。

【制法】将上药研为细末，量所肿处，用药多少，取水半碗，入药于内，须臾药沉，澄去其浮者，水尽，然后搅拌药数百转，至如面糊状，以纸摊药，贴肿处。

【功用】消肿解毒。

【适应证】痈肿。

【用法】取膏适量，摊涂纸上贴患处。

【说明】方中雄黄、黄丹有毒。

【特别提醒】不宜内服。

方二百八十七　天南星膏

【来源】《奇效良方·卷五十四·疮科通治方》

【组成】天南星50克，黄柏25克，赤小豆1克，皂角（不蛀者，烧灰存性）1挺（约5克）。

【制法】将上药研为细末，以水调成膏。

【功用】解毒疗疮。

【适应证】风毒痈疖，已结即破，未结即散之，立效。

【用法】取膏适量，外贴患处。

【特别提醒】不宜内服。

方二百八十八　甘草膏

【来源】《奇效良方·卷五十四·疮科通治方》

【组成】无节甘草、有节甘草各200克。

【制法】取无节甘草，入水中浸透，以炭火将甘草蘸水焙炙，再将所炙甘草用水3碗、酒5碗，慢火煎如膏，1次服完。再取有节甘草，煎汤后淋洗患处。

【功用】清热解毒。

【适应证】悬痈（即肛周生痈）。

【用法】先服无节甘草膏，再用有节甘草煎汤淋洗患处。

方二百八十九　清水膏

【来源】《奇效良方·卷五十四·疮科通治方》

【组成】猕猴桃根、大黄、黄芩、绿豆粉、黄柏各50克，赤小豆100克。

【制法】将上药研为细末，用芸苔菜取自然汁，入蜜少许相和，调药令稀稠得所，如膏状即成。

【功用】清热解毒，散肿消结。

【适应证】治痈疽及一切毒肿，坚硬肿痛，四周焮肿。

【用法】视肿赤处四周之大小，取膏适量摊匀于纱布上，外贴患处，干则易之。

【特别提醒】不宜内服。

方二百九十　水调膏

【来源】《奇效良方·卷五十四·疮科通治方》

【组成】川大黄、杏仁、盐花各500克。

【制法】将上药研为细末，混匀，入水和令稀稠得所。

【功用】清热解毒。

【适应证】痈疽毒热，赤焮疼痛。

【用法】取药粉适量，水调和成膏，涂肿处，干即易之。

【特别提醒】不宜内服。

方二百九十一　丹砂膏

【来源】《奇效良方·卷五十四·疮科通治方》

【组成】丹砂、射干、大黄、犀角屑（现用水牛角）、前胡、升麻、川芎、黄芩、沉香、木香各50克，生地黄100克，麝香（现用人工麝香）1克，猪脂1250克。

【制法】上药除丹砂、麝香、猪脂外，切碎，用醋500克和匀，浸1夜。先熬猪脂令沸，再下诸药，煎至生地黄为赤黑色，用纱布绞去药渣，入丹砂、麝香，搅拌均匀，冷凝即成。

【功用】清热解毒。

【适应证】瘭疽（即指端腹面所生痈疽）。

【用法】取膏适量，外敷患处。

【说明】方中丹砂有毒。

【特别提醒】不宜内服。

方二百九十二　松脂膏

【来源】《奇效良方·卷五十四·疮科通治方》

【组成】松脂2克，黄连2克，黄芩、苦参各50克，蛇床子10克，大黄、白矾、胡粉各25克，水银75克。

【制法】将水银与胡粉同研，令无星为度，再将余药研为细末，与前药混匀，用猪脂调和成膏。

【功用】清热解毒，敛疮生肌。

【适应证】头疮经年月不愈。

【用法】取膏适量，敷疮上。

【说明】方中水银、胡粉有毒。

【特别提醒】不宜内服。

方二百九十三　白玉膏一

【来源】《清宫配方集成·疮疡方》

【组成】轻粉、杭粉各50克，白及、白蔹、白芷各25克，樟冰12克，白蜡25克。

【制法】将前6味共研极细末，用公猪油50克，同白蜡化开，入群药末，和匀成膏。

【功用】去腐生肌。

【适应证】诸般疮疡结毒粉毒，痈疽顽疮，疔黑紫腐，久不收口，并敷冻裂大小诸疮。

【用法】用适量摊黑膏中心，或摊净绵上，贴患处，疔腐自化，条条片片，粘连即下。

【说明】倘年老气血虚者，服十全大补汤1~2服以助之，更妙。

【特别提醒】本方外用，严禁内服。

方二百九十四 白玉膏

【来源】《清宫配方集成·疮疡方》

【组成】定儿粉40克，黄蜡60克，香油160克，硼砂8克，冰片20克。

【制法】将上药共熬成膏。

【功用】解毒化腐，生肌收口。

【适应证】诸般疮疡结毒粉毒，痈疽顽疮，疔黑紫腐，久不收口，臭烂不愈者。

【用法】用适量摊黑膏中心，或摊净绵上，贴患处，疔腐自化，条条片片，粘连即下。

【特别提醒】本方外用，严禁内服。

方二百九十五 松脂膏

【来源】《奇效良方·卷五十四·疮科通治方》

【组成】松脂、白胶香各50克，黄蜡25克。

【制法】将上药于火上熔成膏，冷凝即成。

【功用】软坚散结。

【适应证】肉刺。

【用法】取膏适量，外贴患处。

【特别提醒】不宜内服。

方二百九十六 无食膏

【来源】《奇效良方·卷五十四·疮科通治方》

【组成】没食子3枚，肥皂荚1挺。

【制法】将没食子火上烧令烟尽，研细，取醋于砂盆内，别磨皂荚如糊，和末外敷。

【功用】软坚散结。

【适应证】肉刺。

【用法】取膏适量，外敷患处。

【特别提醒】不宜内服。

方二百九十七　水澄三黄消肿膏

【来源】《奇效良方·卷五十四·疮科通治方》

【组成】大黄、黄柏、郁金、天南星、白及、朴硝、黄蜀葵花各50克。

【制法】将上药研为细末，每取药末10克，水1碗，搅匀，澄净后，滤去上层水，再将余药搅如膏状。肿焮处贴之。

【功用】清热解毒，消肿止痛。除热毒赤肿，神效。

【适应证】实热肿痛。

【禁忌证】如皮肤白色属寒证者，勿用之。

方二百九十八　冲和膏

【来源】《清宫配方集成·疮疡方》

【组成】紫荆皮、乳香、甘草、白芷、没药各50克。

【制法】将上药共熬成膏。

【功用】清热除湿，活血化瘀。

【适应证】痈疡之证，似溃非溃，介于半阴半阳者咸宜，亦治湿痹。

【用法】每用适量，外涂患处。

【特别提醒】本方外用，严禁内服。

方二百九十九　兑膏

【来源】《外台秘要方·卷二十四·痈疽发背九门·痈疽方》

【组成】当归、川芎、白芷、松脂各120克，乌头60克，巴豆20克，猪脂800克。

【制法】将上述5味药物切碎后与猪脂混合，小火煎煮，沸腾3遍后，入松脂，令其消融，与药均匀混合，用绵布绞榨过滤去渣，膏成。

【功用】活散消痈。

【适应证】痈疽。

【用法】疮深者，将膏积聚在棉絮一头，放入疮中，脓液流出，脓尽即生新肉；疮浅者，直接将药膏敷疮，一天3次，待腐肉尽，即停用。

【说明】方中乌头、巴豆均有毒。

方三百　生肉黄芪膏

【来源】《外台秘要方·卷二十四·痈疽发背九门·痈疽方》

【组成】 黄芪、芍药、当归、大黄、川芎、独活、白芷、薤白、生地黄各60克。

【制法】将上述9味药物切碎，同猪膏1000克合煎，反复煎熬，不断浓缩，直至膏成，绞榨过滤去渣。

【功用】益气养血，解毒消痈。

【适应证】痈疽、发背破溃出血者。

【用法】取适量，敷兑疮中，摩疮之左右，一天3次。

方三百零一　生肉黄芪膏

【来源】《外台秘要方·卷二十四·痈疽发背九门·痈疽方》

【组成】 黄芪、细辛、生地黄、蜀椒、当归、芍药、薤白、白芷、川芎、丹参、甘草、独活、黄芩各60克，肉苁蓉50克，猪膏600克。

【制法】将上药15味用醋浸渍（夏天1晚，冬天2晚），再用小火煎煮至沸腾3遍，待酒气消尽则膏成。

【功用】养血活血，软坚散结。

【适应证】痈疽疮。

【用法】取适量敷疮。

【说明】方中细辛有毒。

【特别提醒】忌海藻、菘菜、生葱、芜荑。

方三百零二　疗痈疽膏方

【来源】《外台秘要方·卷二十四·痈疽发背九门·痈疽方》

【组成】羊髓60克，甘草120克，胡粉30克，大黄90克，猪膏800克。

【制法】将上述3味药物切碎后备用。先将猪膏、羊髓合煎，至二者烊化，再入甘草、大黄，反复煎熬，不断浓缩，绞榨过滤去渣，下胡粉，搅拌令其混合均匀，膏成。

【功用】解毒疗疮。

【适应证】痈疽开始发作时就见坏证，热毒发疮。

【用法】取适量敷疮，一天 4~5 次。

【说明】方中胡粉有毒。

方三百零三　白芷摩膏

【来源】《外台秘要方 · 卷二十四 · 痈疽发背九门 · 痈疽方》

【组成】 白芷、甘草各 30 克，乌头 75 克，薤白、青竹茹各 50 克。

【制法】将上述 5 味药物切碎，与猪膏 1000 克合煎，待白芷色变黄则膏成，绞榨过滤去渣。

【功用】清热解毒，散结疗疮。

【适应证】痈疽已溃。

【用法】取膏适量，涂疮之四周，勿涂疮中。

【说明】方中乌头有毒。

方三百零四　疗痈疽脓溃外宜贴膏方

【来源】《外台秘要方 · 卷二十四 · 痈疽发背九门 · 痈肿方》

【组成】 松脂 500 克，陈猪脂 60 克，椒叶、白蜡 90 克，蛇衔草、黄芪、川芎、白芷、当归、细辛、芍药 30 克。

【制法】将上述 8 味药物切碎待用。先煎猪脂、松脂，待其烊化殆尽，加入其他药物，反复煎煮，不断浓缩，待白芷色变黄则膏成。

【功用】解毒散结，扶正敛疮。

【适应证】痈肿脓溃。

【用法】用剪刀剪取如疮大小布帛 1 块，摊涂膏于上，贴疮，白天晚上各 1 次。

【说明】方中细辛有毒。

方三百零五　疗痈疽脓溃膏方

【来源】《外台秘要方 · 卷二十四 · 痈疽发背九门 · 痈肿方》

【组成】石硫黄、马齿矾石、漆头䕡茹、麝香（现用人工麝香）、雄黄、白矾、丹砂各 150 克，雌黄 75 克。

【制法】将上述 8 味药物捣研为细末、过筛，作散。

【功用】解毒疗疮。

【适应证】痈肿脓溃，疮中有腐肉，硬而难消。

【用法】搅拌令其调和，用之敷疮中；腐肉上贴膏，一天 2 次。

【说明】方中石硫黄、雄黄、雌黄及丹砂均有毒。

方三百零六　疗痈肿膏方

【来源】《外台秘要方·卷二十四·痈疽发背九门·痈肿方》

【组成】白蔹、乌头、黄芩各600克。

【制法】将上述3种药物捣研为细末下筛，作散，用鸡子白调和成膏。

【功用】清热解毒，散结消痈。

【适应证】痈肿。

【用法】取适量敷疮。

【说明】方中乌头有毒。

方三百零七　疗小儿疽瘘膏方

【来源】《外台秘要方·卷三十六·小儿诸疾下五十门·小儿瘘疮方》

【组成】丹砂、大黄各75克，雌黄、雄黄、藘茹各60克，矾石45克，莽草45克，黄连90克。

【制法】将上述8味药物切碎，与猪脂1300克一起小火煎煮，不断煎煮，反复浓缩，直至膏成，过滤去渣，最后下诸石药末，搅拌使其凝固。

【功用】清热祛湿，解毒敛疮。

【适应证】小儿痈疽，疮破久不收口者。

【用法】取适量涂疮。

【说明】方中丹砂、雌黄、雄黄、莽草均有毒。

方三百零八　治头疮膏方

【来源】《养生四要·卷五·养生总论》

【组成】石螺肉、白蜡、松香各200克，香油800克。

【制法】先将油煮开，再加入白蜡、松香，最后加石螺肉入油内，煎熬成膏。

【功用】清热解毒，利湿疗疮。

【适应证】头疮。

【用法】取适量，贴患处。

方三百零九　疗小儿头疮膏方

【来源】《外台秘要方·卷三十六·小儿诸疾下五十门·小儿头疮方》

【组成】雄黄、大黄、黄柏、黄芩、姜黄、雌黄、白芷、当归、青木香各60克。

【制法】将上述9味药物切碎，用醋浸渍1晚，再与猪脂1500克合煎，待白芷颜色变黄则膏成，过滤去渣，将水银150克与唾液混合后捣研令消，加入膏中，搅拌使其均匀混合，收贮在瓷器中保存。

【功用】清热解毒，杀虫疗疮。

【适应证】小儿头疮，多年不瘥，瘥后又反复发作者。

【用法】先以皂荚煎汤洗疮，拭干后取膏适量涂，一天2次，直至痊愈。

【说明】方中雄黄、雌黄均有毒。

方三百一十　黄芪贴方

【来源】《外台秘要方·卷二十四·痈疽发背九门·痈肿方》

【组成】炙甘草、大黄、白蔹、黄芪、川芎各300克。

【制法】将上述5味药物捣研为细末、过筛，用鸡子黄调和如浊泥。

【功用】益气养血，托毒消痈。

【适应证】痈肿有热。

【用法】取适量用鸡子黄调和如浊泥，摊涂布上，视疮之大小贴之，变干后更换。

方三百一十一　白蔹薄贴方

【来源】《外台秘要方·卷二十四·痈疽发背九门·痈肿方》

【组成】白蔹、当归、芍药、大黄、莽草、川芎各300克。

【制法】将上述6味药物捣研为细末、过筛，用鸡子黄调和如泥。

【功用】解毒疗疮。

【适应证】痈疽化脓。

【用法】取适量，涂布上，随疮之大小贴之，变干后更换。

【说明】方中莽草有毒。

方三百一十二　白蔹贴方

【来源】《外台秘要方·卷二十四·痈疽发背九门·痈肿方》

【组成】白蔹、大黄、赤石脂、芍药、莽草、黄芩、黄连、茱萸各150克。

【制法】将上述 8 味药物捣研为细末、过筛，用鸡子黄调和如浊泥。

【功用】解毒疗疮。

【适应证】痈肿，核坚硬不消。

【用法】取适量，涂布上，随疮之大小贴之，变干后更换。

【说明】方中莽草有毒。

方三百一十三　黄芪贴之方

【来源】《外台秘要方·卷二十四·痈疽发背九门·痈肿方》

【组成】黄芪、当归各 150 克，黄芩、川芎、黄连、白芷、芍药各 100 克。

【制法】将上述 7 味药物捣研为细末、过筛，用鸡子白调和如膏。

【功用】活血散结，解毒疗疮。

【适应证】痈肿。

【用法】痈肿突然肿起之处，将膏摊涂布上，贴之，变干则更换；肿大处不觉，贴冷则愈。

【说明】热毒重者，可酌加白蔹 30 克，效果更好。

方三百一十四　黄芪贴方

【来源】《外台秘要方·卷二十四·痈疽发背九门·痈肿方》

【组成】黄芪、大黄、白芷、牡蛎、白蔹各 300 克。

【制法】将上述 5 味药物捣研为细末、过筛，用鸡子黄调和成膏。

【功用】清热解毒，散结疗疮。

【适应证】痈肿。

【用法】取适量，涂布上，随疮之大小贴之，变干后更换。

方三百一十五　四物黄连薄贴方

【来源】《外台秘要方·卷二十四·痈疽发背九门·痈肿方》

【组成】黄连、黄柏、地榆、白芷各 400 克。

【制法】将上述药物捣研为细末、过筛为散，每用时取鸡子白调和，涂布上，敷患处。

【功用】清热燥湿，凉血消肿。

【适应证】痈肿已溃。

【用法】取适量，用鸡子白调和，摊涂布上，薄敷痈肿上。在布上对着疮口的地方穿一小孔，便于疮痈邪气的消散。

方三百一十六　一物栝楼薄贴方

【来源】《外台秘要方·卷二十四·痈疽发背九门·痈肿方》

【组成】栝楼根 1500 克。

【制法】先将栝楼根切碎，放入到醋中煎熬 5 次，晾干，捣研为细末、过筛为散，每用时用醋调和为膏。

【功用】清热泻火，排脓消肿。

【适应证】痈肿。

【用法】取适量，用醋调和成膏，摊涂纸上，贴痈肿处，服散剂的人适合服用。

方三百一十七　松脂贴方

【来源】《外台秘要方·卷二十四·痈疽发背九门·痈肿方》

【组成】当归、黄芪、黄连、芍药、黄芩、川芎、大黄各 75 克，松脂、蜡、陈猪脂各 300 克。

【制法】将上述药物切碎，小火煎熬，反复煎煮，不断浓缩，直至膏成，用绵布绞榨过滤去渣。

【功用】清热泻火，活血消肿。

【适应证】痈肿。

【用法】取适量，用火烤软，摊涂在纸上，随痈肿大小贴之，一天 3 次，直至痊愈。

方三百一十八　蒺藜散方

【来源】《外台秘要方·卷二十四·痈疽发背九门·痈肿方》

【组成】蒺藜子 1500 克。

【制法】将蒺藜子捣研为细末、过筛为散，用麻油调和如泥膏，再用火炒，使之变焦变黑，每用时摊涂在旧布上敷患处。

【功用】活血消肿。

【适应证】痈肿肿大明显者。

【用法】取适量，摊涂在旧布上，根据肿之大小进行裁剪，不需挑破疮头，直接敷疮，干则更换。

【说明】没有蒺藜子时可以用小豆调和鸡子黄如上法。

方三百一十九　白蔹薄贴

【来源】《外台秘要方·卷二十四·痈疽发背九门·痈肿方》

【组成】白蔹、大黄、黄芩各500克。

【制法】将上述3味药物捣研为细末、过筛为散，每用时用鸡子白调和如泥膏，摊涂布上，敷患处。

【功用】清热解毒，散结疗疮。

【适应证】痈肿。

【用法】取适量，摊涂布上，贴患处，干则更换。也可以取药末10克，加水600毫升中煎煮，沸腾3遍，将绵布用药汁润湿后擦拭痈肿处数十遍。再可用药汁调和寒水石末，涂敷在痈肿上，用纸覆盖，干则更换，每次更换时用所煮之药汁擦拭，一天30次，不拘日夜。

方三百二十　消痈肿方

【来源】《外台秘要方·卷二十四·痈疽发背九门·痈肿方》

【组成】白蔹1000克，黄芩500克。

【制法】将上述2味药物捣研为细末，用醋调和如泥。

【功用】清热解毒，散结消肿。

【适应证】痈肿。

【用法】取适量，贴肿大处，一天3次。

方三百二十一　炼石散方

【来源】《外台秘要方·卷二十四·痈疽发背九门·石痈方》

【组成】鹿角胶500克，白蔹200克，粗理黄石（醋淬）1000克。

【制法】将上述3味药物捣研为细末、过筛为散，用醋调和如泥。

【功用】补虚止血，敛疮生肌。

【适应证】痈肿坚硬如石，核再次长大，肤色不变，包括诸漏、瘰疬。

【用法】先用火针扎疮上，再取膏适量，摊涂在疮上厚厚一层，变干就涂，直至肿消。

方三百二十二　刘涓子疗痈疖肿方

【来源】《外台秘要方·卷二十四·痈疽发背九门·痈疖方》

【组成】生地黄1500克。

【制法】将生地黄加水煎煮，直至煎至只剩下原来的三分之一，过滤去渣，再煎，令其变稠厚。

【功用】滋阴清热。

【适应证】痈疖，诸肿有热，颈肿。

【用法】取适量，摊涂在纸上，在疮正中央贴之，一天更换2～3次，用几次之后就会痊愈。

方三百二十三　疗月蚀疮方

【来源】《外台秘要方·卷二十九·坠堕金疮等四十七门·月蚀疮方》

【组成】虎头骨（现用羊胫骨）180克，浮萍屑90克。

【制法】将虎头骨捣碎后与浮萍屑混合，与猪脂1500克合煎，直至骨颜色变黄则膏成。

【功用】清热利湿，解毒疗疮。

【适应证】月蚀疮，此疮因胆脾湿热蒸腾而致，症见耳鼻面口生疮，烂痛有脓，随月盈虚而变，月初疮盛，月末疮衰。

【用法】取适量，涂疮。

方三百二十四　藜芦膏

【来源】《外台秘要方·卷三十·恶疾大风癞疮等二十三门·瘑疮久不瘥方》

【组成】藜芦、苦参各55克，黄连、矾石、松脂、雄黄各75克。

【制法】将上述6味药物捣研为细末，用厚绢布包裹藜芦等4味药物，与猪脂1200克合煎，待膏成，过滤去渣，再入雄黄、矾石末，搅拌令其混合均匀，冷却凝固后用以敷疮。

【功用】清热燥湿，杀虫疗疮。

【适应证】各种瘑疮（因风湿热邪客于肌肤所致，症见手足上茱萸子状突起，对称发作，瘙痒疼痛，搔破流水，浸淫成疮，时瘥时剧）经年不愈，一旦衣物或者手触碰，则全天瘙痒难忍，日久不愈，多生疽虫。各种疮疡，多年不愈，搔之即流水，不结痂，多种药物效果都不好者。也用以治疗痔疮、头疮。

【用法】取适量，敷疮。

【说明】所谓热疮指的是从生疮开始就生白脓；所谓黄烂疮指的是

开始生疮之时，部位浅，只流黄水，像肥疮；浸淫疮一般部位浅，流黄水，兼见搔抓之后，不断蔓延扩展，迅速扩大，无停止之势；瘑疮一般好发于手足部位，对称分布，既痒又痛，皴裂，每到春夏自然痊愈。方中藜芦、雄黄均有毒。

方三百二十五　蛇衔膏

【来源】《外台秘要方·卷二十四·痈疽发背九门·缓疽方》

【组成】蛇衔草、大黄、附子、芍药、当归、细辛、黄芩、大戟、花椒、莽草、独活各75克，薤白40克。

【制法】将上述药物切碎，用醋浸渍1晚，再与不沾水的炼好猪膏1000克、龙衔藤75克一起合煎，直至膏成，名龙衔膏。

【功用】清热解毒，活血疗疮。

【适应证】痈肿瘀血，产后血积，耳聋目暗，颈及脚底生疮等。

【用法】取适量，敷疮。

【说明】也有取龙衔根合煎者，亦名龙衔膏。方中附子、细辛、大戟及莽草均有毒。

方三百二十六　九物大黄薄贴方

【来源】《外台秘要方·卷二十四·痈疽发背九门·痈疽发背杂疗方》

【组成】大黄、黄芩、白芷、寒水石、白蔹、黄柏、石膏、赤石脂、黄连各90克。

【制法】将上述药物捣研为细末、过筛为散，取15克投粉糜400克中，调和均匀后薄薄涂在纸上，贴疮。

【功用】清热解毒，蚀疮去腐。

【适应证】痈疽、背痈。

【用法】取适量薄薄涂在纸上，贴疮，干燥就换，肿未消就不停，可以加厚敷之。

【特别提醒】忌生冷、热面、大酢。

方三百二十七　当归贴方

【来源】《外台秘要方·卷二十四·痈疽发背九门·痈疽发背杂疗方》

【组成】当归、蛴猬、丹参、附子、蜡蜜、栀子、桂心、胶各200克。

【制法】将上述药物合煎，直至膏成。

【功用】凉血止血，养血敛疮。

【适应证】诸痈疮、发背出脓血。

【用法】取适量，贴疮上。

【说明】方中附子有毒。

【特别提醒】忌生冷、热面、大酢。

方三百二十八 绿膏药

【来源】《清宫配方集成·疮疡方》

【组成】松香1克（入葱管内煮2天，去葱不用，共7次为度），铜绿250克，香油250克。

【制法】将上药熬膏，离火，加冰片2克。

【功用】顽疮、湿痰、湿气、杖疮，一切无名肿毒，未成已破，贴之即愈。

【适应证】解毒化腐。

【用法】适量，摊黑膏中心，或摊净绵上，外贴患处。

【特别提醒】本方外用，严禁内服。

方三百二十九 绿蜡膏

【来源】《清宫配方集成·疮疡方》

【组成】黄蜡60克，白蜡40克，铜绿50克，香油200克。

【制法】将上药熬膏收之。

【功用】解毒消疮，收口生肌。

【适应证】已破疮疡肿毒，日久不愈，贴之生肌甚速。

【用法】每用适量，摊黑膏中心，或摊净绵上，外贴患处。

【特别提醒】本方外用，严禁内服。

方三百三十 山药膏

【来源】《保婴撮要·卷十四·囊痈》

【组成】新鲜山药2000克。

【制法】将山药研烂。

【功用】消痈散结。

【适应证】小腹肿痛或痒。

【用法】频敷患处，干则易之。

方三百三十一　红玉膏

【来源】《清宫配方集成·疮疡方》

【组成】香油200克，鸡蛋6个，黄蜡100克，血余15克，槐枝25克，黄丹100克。

【制法】共熬成膏。

【功用】去腐生肌，定痛消疼，止痒化肿，化疔解毒。

【适应证】梅疮顽疮，结毒臁疮，不论大小，诸毒通用。

【用法】适量摊黑膏中心，或摊纸上，贴患处。有疔者1天1换，无疔者3天1换。

【特别提醒】本方外用，严禁内服。

方三百三十二　糊疮方

【来源】《清宫配方集成·疮疡方》

【组成】紫荆皮50克，赤芍20克，独活30克，白芷10克，石菖蒲15克。

【制法】共为极细末，用细罗筛过，加黄酒、凉水对半，大葱白子熬烂如膏状。

【功用】去腐生肌，定痛消肿。

【适应证】外科一切诸般无名肿毒。

【用法】适量，米醋调敷。

【特别提醒】本方外用，严禁内服。

方三百三十三　羊髓膏

【来源】《外台秘要方·卷二十四·痈疽发背九门·瘭疽方》

【组成】羊髓、大黄、炙甘草、胡粉各120克。

【制法】将上述药物切碎后与猪膏1000克合煎，小火反复煎煮，不断浓缩，直至膏成，绞榨过滤去渣。

【功用】清热解毒，补虚疗疮。

【适应证】瘭疽（即手部感染，感染面积不断增大），酱紫色坏疮。

【用法】取适量，敷疮上，一天4~5次。

【说明】方中胡粉有毒。

方三百三十四 疗瘭疽方

【来源】《外台秘要方·卷二十四·痈疽发背九门·瘭疽方》

【组成】鲫鱼500克，乱发250克，猪脂1000克。

【制法】将上述3种药物合煎，反复煎煮，不断浓缩，直至成膏。

【功用】补虚疗疮，止血生肌。

【适应证】瘭疽。

【用法】取适量，敷疮。

方三百三十五 黄龙膏

【来源】《清宫配方集成·疮疡方》

【组成】当归、大黄、黄柏、生栀子、黄芩各100克。

【制法】香油1000克，将群药熬至黄色去渣，入黄丹400克，和匀收之。

【功用】去腐生肌，定痛消肿。

【适应证】诸般疮毒、痈毒疔毒，一切无名肿毒，及瘰疬臁疮，跌打损伤杖伤，冻裂诸疮、溃烂如盘。

【用法】适量外涂患处。

【说明】倘遇虚弱年老之人，服大补气血之药助之更妙。

【特别提醒】本方外用，严禁内服。

方三百三十六 黄玉膏

【来源】《清宫配方集成·疮疡方》

【组成】猪油400克，黄蜡、没药各100克，黄柏50克，乳香、樟脑、冰片各10克。

【制法】先将猪油化开，再入蜡与乳、没，溶化。少顷离火，下黄柏、樟脑、冰片，搅匀成膏，罐内收藏。

【功用】清热解毒，消肿定痛，化腐生肌。

【适应证】毒盛火盛之证，如一切诸般疮疡，其色紫黑肿痛，腐烂不愈，或不生脓，或不收口，疼痛不止。

【用法】用适量摊黑膏药中心，或摊净绵纸上亦可，外敷患处。

【特别提醒】本方外用，严禁内服。

方三百三十七　夹纸膏

【来源】《清宫配方集成·疮疡方》

【组成】 狼毒、生南星各50克，广胶100克。

【制法】 用光胶熬水，将药面入胶内搅匀，刷三合油纸上，晾干。

【功用】 清热消肿，拔毒定痛，除湿止痒，生肌敛疮。

【适应证】 皮肤肿痛，日流黄水，痾痒不已，难于收敛者，亦治夏月蚊虫咬破，疼痛瘙痒。

【用法】 用适量，外涂患处。治疗蚊虫咬破时，每用适量，用唾津少湿，贴于患处。

【说明】 方中狼毒、生南星有毒。

【特别提醒】 本方外用，严禁内服。

方三百三十八　灵药方

【来源】《清宫配方集成·疮疡方》

【组成】 白矾、黑矾、食盐、火硝、水银各20克。

【制法】 将前4味药研为极细末，按于锅底，将水银居中，上用碗盖之，盐水合泥封固，湿沙盖其上，以文武火升打15分钟为度。

【功用】 拔毒去腐，生肌长肉。

【适应证】 一切疮疡溃后，疮口坚硬，肉黯紫黑。

【用法】 每取适量，鸡翎扫疮上。

【说明】 方中水银有毒。

【特别提醒】 本方外用，严禁内服。

方三百三十九　乌膏

【来源】《外台秘要方·卷三十·恶疾大风癞疮等二十三门·恶疮一切毒疮肿方》

【组成】 乌麻油1000克，黄丹300克，乳香150克，末松脂、末蜡各75克。

【制法】 将乌麻油纯煎，三分减为一分，离火，待其冷却，入黄丹，置火上慢慢煎煮，又三分减为一分，再停、离火待其冷却，入乳香末，不冷却，需防止沸腾而溢出。煎煮至乳香消减殆尽，再下松脂及蜡，直至膏稍稠厚，即用膏点铁器上试其软硬，直至软硬适中才停止煎煮。

【功用】解毒杀虫，拔毒生肌。

【适应证】一切疮疡。

【用法】取适量，敷疮。

【说明】此膏不须煎煮至变硬。在制膏之前先问所得疾病，若为热疮，则去除乳香及松脂；若疮日久不愈，一般多是寒证，可以依上方制膏；若是因为杖伤生疮的，与油1000克、地黄汁50克、黄丹350克、蜡100克同煎，其余按照以上方法操作。方中黄丹有毒。

方三百四十　硝石膏

【来源】《外台秘要方·卷三十·恶疾大风癞疮等二十三门·恶疮一切毒疮肿方》

【组成】硝石700克，生麻油900克。

【制法】先将生麻油煎熬，令其颜色变黑带臭味，再下硝石，小火慢慢煎熬，直至形如稠糖，则膏成，用好瓷器贮存备用。

【功用】解毒消肿。

【适应证】一切热毒所致的疮疡红肿。

【用法】取适量，摊涂在绵布上，贴疮。

【说明】如果热毒甚，可以口服少许，用好酥煎煮更好。

【特别提醒】忌生血物。

方三百四十一　疗反花疮方

【来源】《外台秘要方·卷三十·恶疾大风癞疮等二十三门·反花疮及诸恶疮肿方》

【组成】柳枝、柳叶各1000克。

【制法】将上述药物加水煎煮，直至成膏如稠糖。

【功用】清热解毒，消肿止痛。

【适应证】反花疮（由于风毒相搏于肌肤所成，开始出现时如饭粒大小，逐渐长大，有根脚，流脓，肉反散开如花状，故名反花疮）。

【用法】取适量，涂疮。

方三百四十二　绿云膏

【来源】《清宫配方集成·疮疡方》

【组成】香油110克（用麻仁49粒入油，熬枯去麻仁，滤净贴之不疼)，松香290克（入葱管煮拔7次为度)，铜绿75克，大猪胆3个。

【制法】先将松香入油溶化，再下各药，熬匀，捣千余下，放水中，用手扯拔，愈扯愈绿，收之。

【功用】拔脓散毒，消肿止痛。

【适应证】蟮拱头（疖疮形似曲蟮拱头之状者）时发时愈，疔疮已破，及无名肿毒。

【用法】每用适量，外涂患处。

【特别提醒】本方外用，严禁内服。

方三百四十三　面药方

【来源】《清宫配方集成·疮疡方》

【组成】夏枯草、僵蚕、羌活、海藻、白芷各50克。

【制法】各等分为末，入冰片少许，蜜调成膏，瓷器收盛。

【功用】清热祛风，化痰止痒。

【适应证】风热疮疡瘙痒者。

【用法】每用适量，摊于油布上贴之。

【特别提醒】疮疡属风寒者，非本方所宜。

方三百四十四　白玉膏

【来源】《清宫配方集成·疮疡方》

【组成】象皮、花椒、白及、龙骨各30克，官粉400克，白占400克。

【制法】上药入香油1200克，熬去渣，入鸡子清8个，熬成膏。

【功用】解毒化腐，生肌收口。

【适应证】一切大小诸般疮疡、结毒、粉毒、疳蛀、臁疮、痈疽、顽疮，疔黑紫腐，久不收口，臭烂不愈。

【用法】每用适量，摊黑膏中心，或摊净绵上，贴患处，疔腐自化，条条片片，粘连即下。

【说明】方中官粉有毒。

【特别提醒】本方外用，严禁内服。

方三百四十五　摩风膏

【来源】《清宫配方集成·疮疡方》

【组成】麻黄 50 克，羌活 100 克，升麻 20 克，白檀香、白及、防风、当归身各 10 克。

【制法】香油 500 克，泡药 5 天，慢火熬去渣，滤净，加黄蜡 50 克收之。

【功用】祛风止痒，散热除湿。

【适应证】面上或身上风热浮肿，痒如虫行，肌肤干燥，时起白屑，次后极痒，抓破时流黄水，或破烂见血，疼楚难堪。

【用法】每用适量，外擦患处。

【特别提醒】本方外用，严禁内服。

方三百四十六　治一切无名肿毒鼠疮膏

【来源】《清宫配方集成·疮疡方》

【组成】马钱子 30 个，蜈蚣 15 条，官粉 8 盒，香油 600 克。

【制法】将上药以砂锅熬，先炸马钱子糊，取回，蜈蚣糊，入官粉，黄色，不去火毒。

【功用】拔脓散毒，消肿止痛。

【适应证】一切无名肿毒、鼠疮。

【用法】适量，摊于油布上贴之。

【说明】方中马钱子、官粉有毒。

【特别提醒】本方外用，严禁内服。

方三百四十七　红膏药

【来源】《清宫配方集成·疮疡方》

【组成】银珠 50 克，麻仁 100 克，嫩松香 250 克，黄丹 50 克（飞），轻粉 5 克。

【制法】共捣成膏。

【功用】拔毒消肿，祛腐化疔。

【适应证】疔疮疡子及无名肿毒，并铜铁、竹木、瓦石入疮入肉。

【用法】先用银针挑破疔头，用此药黄豆大，放膏药中心，贴之。

【说明】方中银珠、黄丹、轻粉有毒。

【特别提醒】本方外用，严禁内服。

方三百四十八　白膏药

【来源】《清宫配方集成·疮疡方》

【组成】甘石200克。

【制法】炭火烧1小时，研末摊地上，1天冷透，用生猪板油捣和成膏。

【功用】解毒敛疮，收湿止痒。

【适应证】各种疮疡，亦治湿疹。

【用法】每用适量，外擦患处。

方三百四十九　大黑膏方

【来源】《千金翼方·卷二十一·万病·耆婆治恶病》

【组成】乌头、川芎、雄黄、藜芦、木防己、铅粉、升麻、黄连、矾石、雌黄各50克，杏仁、巴豆各20克，黄柏18克，松脂、乱发各10克，猪油800克。

【制法】将上15味药捣为细末，过筛，与猪油合煎，至乱发消尽则膏成。

【功用】攻毒杀虫，敛疮生肌。

【适应证】此方原用于麻风病所致的遍身生疮，脓血溃坏等症。也可以用于疮疡。

【用法】先用盐汤洗净患处，再取膏适量涂疮上，一天3次。

【说明】方中乌头、雄黄、胡粉、雌黄、藜芦、巴豆有毒。

【特别提醒】不宜内服。此方亦载于：《证治准绳·类方·第五册·疠风》。

方三百五十　宣毒一醉膏

【来源】《仁斋直指方论·卷二十二·痈疽证治》

【组成】栝楼50克，忍冬藤75克，川椒49粒，乳香、没药各3克。

【制法】将上药研为细末，酒水等分同煎，临熟时下入乳香、没药，搅拌均匀即可。

【功用】清热解毒。

【适应证】痈疽已溃未溃，焮红肿痛。

【用法】取膏适量，随意服之。

方三百五十一　夜明砂膏

【来源】《仁斋直指方论·卷二十二·痈疽证治》

【组成】夜明砂 50 克，肉桂 25 克，乳香 1 克。

【制法】将上药研为细末，入干砂糖 25 克，混匀，用井水调如膏状。

【功用】溃脓排脓。

【适应证】痈疽未溃，或溃后脓出不畅者。

【用法】取膏适量，外敷患处。

【特别提醒】不宜内服。

方三百五十二　乳豆膏

【来源】《仁斋直指方论·卷二十二·痈疽证治》

【组成】绿豆（去皮）50 克，乳香（竹叶裹，熨斗熨）2 克。

【制法】将上药研为细末，酒调为膏状。

【功用】清热止痛。

【适应证】痈疽红肿疼痛。

【用法】取膏适量，外敷患处。

【特别提醒】不宜内服。

方三百五十三　收毒外消膏

【来源】《仁斋直指方论·卷二十二·痈疽证治》

【组成】黄明牛皮胶、黄丹各 50 克。

【制法】将黄明牛皮胶用水溶开，下入黄丹煎煮，柳枝搅拌，至如膏状即成。

【功用】消肿溃坚。

【适应证】痈疽未溃。

【用法】取膏适量，摊涂于疮上，疮头留一孔。

【说明】方中黄丹有毒。

【特别提醒】不宜内服。

方三百五十四　乳香膏

【来源】《仁斋直指方论·卷二十二·痈疽证治》

【组成】乳香（竹叶裹，熨斗熨）2 克，没药 2 克，轻粉 5 克，麝香（现用人工麝香）2. 5 克，黄蜡 10 克，蓖麻子仁 50 克。

【制法】将上药捣碎，研为极细末成膏。

【功用】消肿溃坚。

【适应证】痈疽肿毒恶疮，排脓止痛。

【用法】取膏适量，外贴患处。

【说明】方中轻粉有毒。

【特别提醒】不宜内服。

方三百五十五　太乙膏

【来源】《目经大成·卷三》

【组成】白芷、当归、赤芍、元参、肉桂、大黄、大元地各 100 克，乳香、没药各 25 克，麻油 500 克，黄丹 300 克。

【制法】将前 7 味油浸十余日，慢火熬至浮起，滤净，下黄丹搅匀。俟略冷，入乳、没再搅。过硬添油，软加丹，务以得中适用为度。倾入瓷罐藏好，勿泄气。

【功用】托毒消肿。

【适应证】疮疡之症。

【用法】取适量，外敷患处。

【说明】方中黄丹有毒。

方三百五十六　琼玉膏

【来源】《目经大成·卷三》

【组成】赤石脂（研细）、花蕊石（研细）、炉甘石（研细）、轻粉（研细）各 25 克，象皮（略炙研粉）、乳香、没药各 15 克，冰片 10 克，麝香（现用人工麝香）5 克，黄蜡、白蜡各 50 克，麻油 200 克。

【制法】先将麻油煎沸，次入黄白蜡，次乳、没，次三石，退火，下轻粉、象皮，待冷入片、麝，研匀。过硬加熟猪油。

【功用】清热解毒。

【适应证】疮疡，日久溃烂，不生肌，不合口。

【用法】取适量，外敷患处。

【禁忌证】寒证不宜。

【说明】方中轻粉有毒。

方三百五十七　沉水膏

【来源】《仁斋直指方论·卷二十二·痈疽证治》

【组成】大南星 3 克，白及、白芷、赤小豆、生半夏各 50 克，贝母

50克，木鳖子仁、乳香、没药各25克，雄黄10克。

【制法】将上药研为细末，入井水、蜜调和成膏。

【功用】排脓敛毒。

【适应证】痈疽发背。

【用法】取适量，外敷患处。

【说明】方中生半夏、木鳖子仁及雄黄有毒。

【特别提醒】不宜内服。

方三百五十八　涌泉膏

【来源】《仁斋直指方论·卷二十二·痈疽证治》

【组成】斑蝥（去头、足、翅，焙）10只。

【制法】将上药研为细末。

【功用】蚀疮拔毒。

【适应证】痈疽软而疮头不破，或已破而疮头肿结无脓。

【用法】先揉和蒜膏如绿豆大，再取药粉适量点在膏药中，对准疮口处贴之，少顷出脓即去药。

【说明】方中斑蝥有毒。

【特别提醒】不宜内服。

方三百五十九　护肌膏

【来源】《仁斋直指方论·卷二十二·痈疽证治》

【组成】大南星100克，明白矾37.5克，白蔹、白及、雄黄各25克。

【制法】将上药研为细末，生地黄取汁调和成膏。

【功用】收晕敛毒。

【适应证】痈疽未溃。

【用法】取膏适量，敷疮晕外旧肉上，自外圆而促敛之。

【说明】方中雄黄有毒。

【特别提醒】不宜内服。

方三百六十　万金一醉膏

【来源】《仁斋直指方论·卷二十二·痈疽证治》

【组成】全栝楼1枚，生甘草25克，没药12.5克。

【制法】将上药切碎，水酒各半煎。

【功用】宣导恶毒。

【适应证】痈疽发背。

【用法】将膏分 2 次温服。

【说明】一方中加当归、白芷、乳香。

方三百六十一　太乙膏

【来源】《仁斋直指方论·卷二十二·痈疽证治》

【组成】黄丹 125 克，乱发（男性者，洗，焙）10 克，木鳖仁 3 枚，巴豆肉 18 粒。

【制法】用麻油 200 克，慢火先煎巴豆、木鳖、发团，待发溶后放冷，纱布过滤，再加热，入黄丹，用柳枝频搅，至滴水成珠，入乳香末少许，再煎沸，冷凝即成。

【功用】消肿溃坚。

【适应证】痈疽发背恶毒。

【用法】取膏适量，外贴患处。

【说明】方中黄丹、木鳖、巴豆有毒。

【特别提醒】不宜内服。

方三百六十二　神应膏

【来源】《仁斋直指方论·卷二十二·痈疽证治》

【组成】铅粉 100 克，麻油 150 克。

【制法】将上药混匀后同熬，频频搅拌，至滴水成珠，入白胶末少许，再煎沸，冷凝即成。外贴患处。

【功用】消肿溃坚。

【适应证】痈疽发背恶毒。

【用法】取膏适量，外贴患处。

【说明】方中铅粉有毒。

【特别提醒】不宜内服。

方三百六十三　神异膏

【来源】《仁斋直指方论·卷二十二·痈疽证治》

【组成】黑参、白芷、露蜂房、杏仁、木鳖仁、男生发（洗，焙）各 10 克，蛇蜕（盐水洗，焙）5 克，巴豆 15 粒。

【制法】将上药切碎，入麻油250克中浸1夜，慢火煎，至药物颜色变焦黑，纱布滤取汁液，再入黄丹100克，柳枝急搅，至滴水成珠，入乳香末10克，再煎沸，冷凝即成。

【功用】消肿溃坚。

【适应证】痈疽发背，恶毒疮疖。

【用法】取膏适量，外敷患处。

【说明】方中露蜂房、木鳖仁、巴豆有毒。

【特别提醒】不宜内服。

方三百六十四　遇仙膏

【来源】《仁斋直指方论·卷二十二·痈疽证治》

【组成】川五灵脂、白芷、贝母各25克，当归12.5克。

【制法】将上药研为细末，细柳枝截70厘米，麻油300克，同入锅内慢火煎。待柳枝颜色稍焦，入肥白巴豆21粒、木鳖仁（碎）5枚，搅煎至药物颜色变黑，用纱布滤去汁液，再入黄丹125克，煎至滴水成珠，入乳香、没药末各10克，再煎沸，冷凝即成。

【功用】消肿溃坚。

【适应证】痈疽发背、毒疮等。

【用法】取膏适量，外敷患处。

【说明】方中巴豆、木鳖仁、黄丹有毒。

【特别提醒】不宜内服。

方三百六十五　去水膏

【来源】《仁斋直指方论·卷二十二·痈疽证治》

【组成】生甘草100克，砂糖、糯米粉各300克。

【制法】将甘草研为极细末，加水与砂糖、糯米粉同煮至如膏状。

【功用】去水解毒。

【适应证】主治痈疽溃破后，误入皂角水及诸毒水，以致疼痛。

【用法】取膏适量，摊涂在纱布上，外贴患处。

方三百六十六　生肉神异膏

【来源】《世医得效方·卷十九·秘传十方》

【组成】雄黄25克，滑石50克。

【制法】将上药研为细末，混匀。

【功用】敛疮生肌。

【适应证】痈疽坏烂，及诸疮发毒。

【用法】先将疮面洗净，再将药末掺疮上，外用纱布覆盖。

【说明】方中雄黄有毒。

【特别提醒】不宜内服。

方三百六十七　二黄膏

【来源】《景岳全书·春集·卷六十四·外科》

【组成】黄柏、大黄各200克，米醋500克。

【制法】将黄柏、大黄打成粉状备用。

【功用】清热解毒。

【适应证】热度所致的疮疡肿毒。

【用法】用米醋将药粉调和成膏，敷于患处。

方三百六十八　止痛拔毒膏

【来源】《世医得效方·卷十九·秘传十方》

【组成】斑蝥49个，柳根49条，木鳖子7枚，乳香、没药各1克，麝香（现用人工麝香）1克，松脂15克。

【制法】用清油700克煎柳根至焦枯，纱布滤去药渣，入黄丹250克，熬至滴水成珠。再将余药研为细末，下入油中，搅拌均匀，冷凝即成。

【功用】消肿溃坚，敛疮生肌。

【适应证】一切疮发，臭烂不可近，未破则贴破，已破则生肉，杖疮、疔疮皆用之。

【用法】取膏适量，外贴患处。

【说明】方中斑蝥、木鳖子、黄丹均有毒。

【特别提醒】不宜内服。

方三百六十九　神白膏

【来源】《世医得效方·卷十九·通治》

【组成】南星、大黄、草乌、白蔹各25克，蚌粉30克，柏皮30克，赤小豆100克。

【制法】将上药研为细末，取芭蕉头研取油，调如膏状。

【功用】消肿溃坚。

【适应证】五发未破。

【用法】取膏适量，外敷患处。

【说明】方中草乌有毒。

【特别提醒】不宜内服。

方三百七十　乳香膏

【来源】《世医得效方·卷十九·通治》

【组成】木鳖子（去壳，研细）、当归各50克，柳枝70厘米，乳香25克，没药25克，白胶香200克。

【制法】用清油200克煎柳枝至焦枯，纱布滤去药渣，再入余药，煎至药物颜色变黑，纱布滤去药渣，入黄丹50克，熬至滴水成珠。

【功用】活血止痛。

【适应证】痈疽疮疡疼痛不可忍。

【用法】取膏适量，外贴患处。

【说明】方中木鳖子、黄丹有毒。

【特别提醒】不宜内服。

方三百七十一　太乙膏

【来源】《世医得效方·卷十九·通治》

【组成】玄参、川白芷、川当归、官桂、赤芍、大黄、生干地黄各50克。

【制法】将上药研为细末，用清油1000克浸（春季5天，夏季3天，秋季7天，冬季10天）。纱布滤去药渣，油熬后，加黄丹500克，熬至滴水成珠。

【功用】清热解毒，软坚散结。

【适应证】五发痈疽，一切恶疾软疖，年深日远，已成脓未成脓，蛇、虎、蝎、犬、刀斧所伤，发背，血气不通，赤白带下，咳嗽、喉闭、缠喉风，一切风赤眼，跌打损伤，腰膝痛，唾血。

【用法】随所病之不同而用之：若为五发痈疽，一切恶疾软疖，年深日远，已成脓未成脓，贴之；蛇、虎、蝎、犬、刀斧所伤，内服外贴，每服3克；发背，先用葱煎汤将疮洗净，拭干再贴；血气不通，酒化服；赤白带下，当归酒送服；咳嗽、喉闭、缠喉风，绵裹含化；一切风赤眼，外贴太阳穴，再用栀子汤送服；跌打损伤，外贴患处，再用橘皮汤送服；腰膝痛，外贴患处，盐汤送服；唾血，桑白皮汤送服。

【说明】方中黄丹有毒。此方亦载于：①《张氏医通·卷十四·专方·胃脘痈》。②《类证治裁·卷六·胃脘痛论治·附方》。

【特别提醒】内服不宜过量。

方三百七十二　善应膏

【来源】《世医得效方·卷十九·通治》

【组成】黄丹（研极细）400克，白胶香、明没药、滴乳香、当归、川白芷、杏仁、大黄、草乌、川乌、赤芍、槟榔、生干地黄、川芎、葱白、乱发各50克。

【制法】上药除乳香、没药、白胶香外，入香油500克浸1夜，慢火煎熬至诸药颜色变黑，再入葱白、乱发，煎至发消尽，用纱布滤去药渣，再将所滤油于慢火上熬，入黄丹不停搅拌，熬至滴水成珠，再入乳香、没药、白胶香搅匀，冷凝后瓷器盛之，入井水内浸3天，去火毒。

【功用】清热解毒，敛疮生肌。

【适应证】诸般恶疮肿毒，发背脑疽，跌打损伤，刀斧伤，蛇虫毒，烫火伤，疥癣。

【用法】取膏适量，外贴患处。

【说明】方中黄丹、草乌、川乌均有毒。

【特别提醒】不宜内服。

方三百七十三　必胜膏

【来源】《片玉痘疹·卷十二·余毒证治歌括》

【组成】马齿苋500克，猪膏脂300克，石蜜200克。

【制法】将上述药物一起小火慢煎，直至成膏。

【功用】清热解毒，消肿疗疮。

【适应证】痈肿。

【用法】取适量，涂肿处。

方三百七十四　玄武膏

【来源】《世医得效方·卷十九·通治》

【组成】巴豆（去壳膜）、木鳖子（去壳）各100克，黄丹200克，清油500克，槐枝（20厘米长，锉细）7条，嫩柳枝（20厘米长，锉细）7条。

【制法】用清油先煎槐、柳嫩枝至焦枯，再下入巴豆、木鳖子，煎至药物颜色变黑，纱布滤去药渣，再将所滤油于慢火上熬，入黄丹不停搅拌，熬至滴水成珠，冷凝即成。

【功用】排脓散毒，止疼生肌。

【适应证】痈疽，发背，疔肿，内外臁疮，阴疰下诸恶疮，及头项痈肿，不问已溃未溃，皆可用。

【用法】取适量，外贴患处。

【说明】方中巴豆、木鳖子、黄丹均有毒。

【特别提醒】不宜内服。

方三百七十五　水澄膏

【来源】《儒门事亲·卷十二·独治于外者》

【组成】雄黄15克，郁金10克，黄连、黄柏、大黄、黄丹各25克。

【制法】将上药研为极细末，每次取30克药末，入水内，须臾药沉，慢慢去掉上面的清水。水尽，用柳枝搅药百余次，如面糊状。

【功用】消肿解毒。

【适应证】痈肿。

【用法】取膏适量，摊涂于纸上，外敷患处。

【说明】方中雄黄、黄丹有毒。

方三百七十六　小黄膏

【来源】《儒门事亲·卷十二·独治于外者》

【组成】黄柏100克，黄芩100克，大黄100克。

【制法】将上药同研为细末，水调如膏状。

【功用】清热解毒，消肿散结。

【适应证】各种痈疽肿毒。

【用法】取适量外敷患处。

【说明】此方亦载于：《古今医统大全·卷六十七·药方》。

方三百七十七　水沉金丝膏

【来源】《儒门事亲·卷十五·疮疡痈肿》

【组成】沥青、白胶各50克，油蜡20克。

【制法】将油蜡化开，下沥青、白胶，用槐枝搅匀，纱布滤去药渣，冷凝即成。

【功用】敛疮生肌。

【适应证】一切恶疮。

【用法】取膏适量摊纸上，外贴患处。

【特别提醒】不宜内服。

方三百七十八　加味太乙膏

【来源】《景岳全书·春集·卷六十四·外科》

【组成】当归、生地黄、芍药、玄参、大黄各20克，甘草40克，麻油150克。

【制法】将麻油放入铜锅中煮沸，然后将余药放入铜锅中煎炸，待上药变成焦黄时即可。

【功用】清热解毒，滋阴润燥。

【适应证】疮疡热毒伤阴。

【用法】先在疮疡处行隔蒜灸，然后将膏药均匀涂于患处，续服仙方活命饮。

【特别提醒】不宜内服。

方三百七十九　景岳会通膏

【来源】《景岳全书·春集·卷六十四·外科》

【组成】大黄、木鳖子、当归、川芎、白芍、生地、麻黄、细辛、白芷、防风、荆芥、苍术、羌活、川乌、甘草、乌药、南星、半夏、香附、桂枝、苍耳子、骨碎补、草乌、艾叶、皂角、枳壳、三棱、莪术、莱菔子、水红花子、巴豆、五倍子、独活、桃仁、苏木、红花、续断、连翘、栀子、苦参、槐花、皂角刺、干姜、蓖麻子、透骨草、穿山甲、全蝎、僵蚕、露蜂房、蛇蜕、蜈蚣、蟾蜍、血余、独头蒜、阿魏、乳香、没药、木香、丁香、雄黄、朱砂、血竭、孩儿茶、麝香（现用人工麝香）各100克。

【制法】先将阿魏、乳香、没药、木香、丁香、雄黄、朱砂、血竭、儿茶、麝香打成粉状待用。余药放入铜锅中，以麻油5000克浸泡3天后，先用大火将药液煮沸，再用小火煎煮，保持微沸，待到锅中药物变为焦黑后滤出药渣。然后将制备好的药粉倒入锅中继续煎煮，并不断用筷子搅拌，防止药粉沉淀粘锅。待到锅中成膏状备用。

【功用】温阳活血，祛风止痛。

【适应证】一切疮疡肿毒、痞块及风气骨节疼痛。

【用法】将药膏摊于牛皮纸上，贴于患处。

【说明】方中木鳖子、细辛、川乌、草乌、水红花子、巴豆、露蜂房、蟾蜍、雄黄、朱砂均有毒。方中麝香可以适当减量。

方三百八十　神异膏

【来源】《景岳全书·春集·卷六十四·外科》

【组成】麻油150克，铅丹50克，黄芪、杏仁、玄参、血余、蜂房各20克，蛇蜕10克。

【制法】先将麻油倒入铜锅中煮沸，然后放入黄芪、杏仁、玄参煎炸，待到药物变成焦黑，再放入蛇蜕、蜂房、血余煎煮到药物变成焦黑。然后滤出药渣，再放入铅丹煎煮，煎煮时以筷子搅动，待到锅中成膏状即可。

【功用】益气养血，通络止痛。

【适应证】痈疽疮毒久不收口。

【用法】将药膏摊于牛皮纸上，贴于患处。

【说明】方中铅丹、蜂房有毒。此方亦载于：《奇效良方·卷五十四·疮科》。

方三百八十一　清凉膏

【来源】《景岳全书·春集·卷六十四·外科》

【组成】当归100克，白芷、白及、木鳖子、黄柏、白蔹、乳香、白胶香各50克，铅丹150克，麻油500克。

【制法】先将麻油倒入铜锅中煮沸，然后放入当归、白芷、白及、木鳖子、黄柏、白蔹、用文火煎煮，待锅中药物变为焦黑滤出药渣，继续加热，待锅中沸腾时放入铅丹，然后再加入乳香、白胶香收膏。

【功用】活血通经，清热止痛。

【适应证】疮疡溃后，溃疡处疼痛。

【用法】取膏适量，涂于患处。

【说明】方中木鳖子、铅丹有毒。

方三百八十二　朱砂膏

【来源】《景岳全书·卷六十四·外科》

【组成】麻油 250 克，飞丹 60 克，水银 10 克，朱砂 15 克，黄蜡 100 克，鸡蛋 2 枚。

【制法】将麻油倒入铜锅中煮沸后，再将鸡蛋敲开放入油锅中，待鸡蛋变为焦黑时捞出鸡蛋，然后放入水银熬制 20 分钟左右，再放入黄蜡收膏，待药膏稍变凉放入朱砂，搅拌均匀后收膏放入玻璃瓶中储藏。

【功用】拔毒去腐，敛疮生肌。

【适应证】疮疡、杖疮、痈疽溃破之后。

【用法】取膏适量，涂于患处。

【说明】方中飞丹、水银、朱砂有毒。

方三百八十三　神效当归膏

【来源】《景岳全书·卷六十四·外科》

【组成】当归、生地黄、黄蜡各 20 克，麻油 60 克。

【制法】将麻油倒入铜锅中煮沸后放入当归、生地黄，待药物煎煮焦黑后滤去药渣，然后放入黄蜡收膏放入瓷瓶中备用。

【功用】滋阴养血，收敛止痛。

【适应证】疮疡、水火烫伤后的疼痛。

【用法】取膏适量，涂于患处，然后以纸盖于其上即可。如患处有死肉者，需用利刃剃去。

方三百八十四　神圣膏药

【来源】《儒门事亲·卷十五·疮疡痈肿》

【组成】当归、藁本各 25 克，没药、乳香各 15 克，白及、琥珀各 12 克，黄丹 200 克，木鳖子（去皮）5 个，胆矾 5 克，粉霜 5 克，黄蜡 100 克，白胶 150 克，巴豆（去皮）25 个，槐枝 200 克，柳枝 200 克，清油 500 克。

【制法】将槐、柳枝入清油中煎至焦黑，取出，再下余药，待药物颜色变为黑色，用纱布滤出药渣，再将所滤油加热，下入黄丹，熬至滴水成珠即成。

【功用】敛疮生肌。

【适应证】一切恶疮。

【用法】取膏适量，外贴患处。

【特别提醒】

【说明】方中黄丹、木鳖子、粉霜、巴豆有毒。

【特别提醒】不宜内服。

方三百八十五 善应膏药

【来源】《儒门事亲·卷十五·疮疡痈肿》

【组成】黄丹1000克，乳香、没药、当归、木鳖子、白蔹、白矾、官桂、杏仁、白芷各50克，新柳枝500克。

【制法】上药除黄丹、乳香、没药外，余药入芝麻油2500克中浸1夜，再用慢火煎，待白芷颜色变黄，用纱布滤去药渣，再将所滤药液加热，下入黄丹，熬至滴水成珠，再下入乳香、没药，搅拌均匀，冷凝即成。

【功用】敛疮生肌。

【适应证】疮疡痈肿。

【用法】取膏适量，外贴患处。

【说明】方中黄丹、木鳖子有毒。

【特别提醒】不宜内服。

方三百八十六 水仙膏方

【来源】《温病条辨·卷一·上焦篇》

【组成】水仙花根1000克。

【制法】将水仙花根剥去老赤皮与根须，再捣如膏状。

【功用】解毒消肿。

【适应证】温毒外肿，一切痈疮。

【用法】取膏适量，外敷患处，中留一孔出热气，干则易之。

方三百八十七 远志膏

【来源】《医学心悟·附录·发背》

【组成】远志100克。

【制法】将远志去心，清酒煮烂，捣如膏状。

【功用】消肿解毒。

【适应证】一切痈疽肿毒初起。

【用法】取膏适量，外敷患处。

【特别提醒】不宜内服。

方三百八十八　芙蓉膏

【来源】《医学心悟·附录·发背》

【组成】赤小豆、芙蓉叶、香附、菊花叶、白及各 200 克，麝香（现用人工麝香）10 克。

【制法】将上药研为细末，混匀，米醋调如膏状。

【功用】消肿解毒。

【适应证】发背，肿势蔓延。

【用法】取膏适量，敷疮四周。

【特别提醒】不宜内服。

方三百八十九　加味当归膏

【来源】《医学心悟·卷三·疠风》

【组成】当归、生地各 50 克，紫草、木鳖子肉、麻黄、大枫子肉、防风、黄柏、玄参各 25 克，麻油 400 克，黄蜡 100 克。

【制法】将前 9 味药入麻油中熬至焦枯，纱布滤去药渣，再将所滤油入锅内，熬至滴水成珠，下入黄蜡，搅拌均匀即成。

【功用】敛疮生肌。

【适应证】一切疮疹，并痈肿收口。

【用法】取膏适量，外涂患处。

【说明】方中木鳖子肉、大枫子肉有毒。

【特别提醒】不宜内服。

方三百九十　应用膏

【来源】《疡科心得集·方汇·家用膏丹丸散方》

【组成】当归、连翘、白及、白蔹、大黄、山栀各 40 克，官桂 10 克，苍术、羌活、天麻、防风、黄芪、荆芥、穿山甲、甘草、芫花各 30 克，龟甲、蓖麻子、生地各 50 克。

【制法】将上药切碎，入麻油 5000 克中慢火熬枯，纱布滤去药渣，再熬至滴水成珠，称定药油重量，每 500 克药油下东丹（春、秋季 250

克，冬季下 200 克，夏季下 300 克），收成膏后，下乳香末、没药末各 50 克，搅拌均匀即成。

【功用】排脓疗疮。

【适应证】疔、疽、流注、腿痈等穿溃者。

【用法】取膏适量，外贴患处。

【说明】方中芫花有毒。

【特别提醒】不宜内服。

方三百九十一　千捶红玉膏

【来源】《疡科心得集·方汇·家用膏丹丸散方》

【组成】蓖麻子（去壳）、松香（葱头汁煮）各 200 克，南星（研）、半夏（研）、乳香（去油）、没药（去油）各 25 克，银朱 40 克。

【制法】将上药和匀，捣成膏。

【功用】消肿散结。

【适应证】湿毒流注，无名肿毒，未经穿溃者。

【用法】取膏适量，外贴患处。

【禁忌证】穿溃者勿用。

【说明】方中银朱有毒。

方三百九十二　洞天鲜草膏

【来源】《外科证治全生集·医方》

【组成】乱发、活牛蒡、鲜甘菊、鲜苍耳根叶、鲜忍冬藤、鲜马鞭草、鲜金钱草各 500 克，白芷、甘草、五灵脂、当归各 250 克。

【制法】将乱发入菜油 1500 克中煎至焦枯，纱布滤去药渣。另取菜油 5000 克，将鲜草类药下入，煎至焦枯滤出，下入余药，煎至焦枯滤出。待油冷，将 2 次所煎药油混匀，称定药油重量，药油每 500 克，下入黄丹 350 克搅匀，慢火熬至滴水成珠，冷凝即成。

【功用】清热解毒，软坚散结。

【适应证】一切热毒疮疖。

【用法】取膏适量，外贴患处。

【禁忌证】属寒证者勿用。

【说明】方中黄丹有毒。

方三百九十三　紫薇膏

【来源】《外科证治全生集·医方》

【组成】香油200克，烛油、黄蜡各75克，铅粉150克，轻粉、乳香、阿魏、白蜡、没药、雄黄、龙骨、珍珠、麝香（现用人工麝香）各25克，孩儿茶30克。

【制法】将香油、烛油、黄蜡熬至滴水成珠，将余药研为细末下入，搅拌均匀，离火，下入麝香，搅匀，冷凝即成。

【功用】生肌收口。

【适应证】痈疽疮疡溃烂，久不收口。

【用法】取膏适量，外贴患处。

【说明】方中铅粉、轻粉、雄黄有毒。

【特别提醒】不宜内服。

方三百九十四　水膏药

【来源】《世医得效方·卷十三·痨风》

【组成】陈皮（炒至紫色）、陈米（炒）各250克，藿香、马蹄香各50克，麝香（现用人工麝香，别研）5克。

【制法】将上药研为细末，入麝香混匀，冷水调，敷疮上有脓处。

【功用】敛疮生肌。

【适应证】破处及面脚上疮，令生肉。

【用法】如有破损，先用槐枝煎汤洗疮，再敷药。

【特别提醒】不宜内服。

方三百九十五　苦楝膏

【来源】《世医得效方·卷十九·诸疮》

【组成】苦楝皮100克，猪脂30克。

【制法】将苦楝皮烧成灰，猪脂调匀如膏状。

【功用】杀虫疗疮。

【适应证】大人小儿疮秃及恶疮。

【用法】取膏适量，外敷患处。

【说明】此方亦载于：《普济方·卷四十八·头门·白秃（附论）》。

【特别提醒】不宜内服。

方三百九十六　黄连膏

【来源】《疡科心得集·方汇·补遗》

【组成】黄连（研细炒黑）25克，大黄（研末）500克，黄蜡75克，桐油500克，冰片1克。

【制法】将桐油于锅内熬至起白星，下入黄蜡，溶化后，下入黄连、大黄，搅拌均匀，再入冰片搅匀即成。

【功用】清热燥湿，敛疮生肌。

【适应证】足三阴湿热，腿脚红肿，皮破脂流，类乎血风，浸淫不止，痛痒非常者。

【用法】取膏适量，外贴患处。

【特别提醒】不宜内服。

方三百九十七　代针膏

【来源】《景岳全书·卷六十四·外科》

【组成】乳香20克，白丁香50克，炒巴豆50克，碱150克。

【制法】将乳香、白丁香、炒巴豆打成粉状备用。

【功用】活血通经，温阳化脓。

【适应证】疮痈溃脓期脓熟不溃者。

【用法】先以热水调和成膏，点于患处，然后时时以碱水涂于患处，不要让药液变干。

【说明】方中巴豆有毒。

方三百九十八　八仙红玉膏

【来源】《景岳全书·卷六十四·外科》

【组成】龙骨、赤石脂、儿茶、血竭、没药、乳香、轻粉、冰片、当归各50克，麻油500克，黄蜡200克。

【制法】将麻油倒入铜锅中煮沸，放入当归、儿茶、赤石脂、血竭、龙骨，待到锅中药物变为焦黑时滤出药渣，继续加热，再放入乳香、没药，然后放入黄蜡收膏。待到药膏冷却时放入轻粉、冰片均匀摊于牛皮纸上。

【功用】活血消肿。

【适应证】一切疮疡肿痛。

【用法】取膏适量，贴于患处。

【说明】方中轻粉有毒。

方三百九十九　碧油膏

【来源】《景岳全书·卷六十四·外科》

【组成】桃枝、桑枝、柳枝、槐枝、乳香、血竭各 20 克，铅丹 40 克，麻油 150 克。

【制法】将麻油倒入铜锅中煮沸，再将除乳香、血竭以外的药放入铜锅中一起煎煮，待到锅中药物变为焦黑时滤出药渣，继续加热，然后将乳香、血竭放入锅中搅拌均匀，再放入铅丹即可收膏。

【功用】活血通络，止痛排脓。

【适应证】疮疡所致的络脉不通、脓肿疼痛。

【用法】取膏适量，贴于患处。

【说明】方中铅丹有毒。

方四百　白玉膏

【来源】《疡科心得集·方汇·家用膏丹丸散方》

【组成】大鲫鱼 2 条，铅粉 500 克，轻粉 25 克，象皮 50 克，珍珠 15 克。

【制法】将上药研为细末，取麻油 500 克，入鲫鱼煎至焦枯，滤去骨，离火少顷，然后下前药末，搅拌均匀成膏。

【功用】清热燥湿，敛疮生肌。

【适应证】湿毒疮，白疱臁疮，烫伤等。

【用法】取膏适量，外贴患处。

【说明】方中铅粉、轻粉有毒。

【特别提醒】不宜内服。

方四百零一　阳和解凝膏

【来源】《外科证治全生集·医方》

【组成】鲜牛蒡子（根、叶、梗）1500 克，凤仙草、川芎各 200 克，川附子、桂枝、大黄、当归、肉桂、官桂、草乌、地龙、僵蚕、赤芍、白芷、白蔹、白及各 100 克，续断、防风、荆芥、五灵脂、木香、香橼皮、陈皮各50克。

【制法】取香油5000克，将牛蒡子、凤仙梗煎枯，纱布滤去药渣，再下入余药，煎至焦枯，纱布滤去药渣，称定药油重量，药油每500克下入黄丹350克搅匀，慢火熬至滴水成珠，离火，下入乳香末100克、没药末100克、苏合油200克、麝香（现用人工麝香）50克，搅拌均匀，冷凝即成。

【功用】温阳散寒，敛疮生肌。

【适应证】一切烂溃阴疽，冻疮。

【用法】取膏适量，外贴患处。

【禁忌证】属热证者勿用。

【说明】方中川附子、草乌、黄丹有毒。

方四百零二　续断生肌膏

【来源】《刘涓子鬼遗方·卷二·续断生肌膏》

【组成】续断、干地黄、细辛、当归、川芎、黄芪、通草、芍药、白芷、牛膝、炮附子、生晒参、炙甘草各600克，腊月猪脂2000克。

【制法】将上述药物切碎，入猪膏中浸渍半天，置于小火上煎熬至沸腾3次，直至白芷色变黄则膏成。

【功用】活血化瘀，消肿止痛。

【适应证】痈疽金疮之症。

【用法】取膏适量，敷疮上，一天4次。

【说明】方中细辛、炮附子有毒。

方四百零三　止痛生肌甘菊膏

【来源】《刘涓子鬼遗方·卷二·止痛生肌甘菊膏》

【组成】莽草、川芎、炙甘草、防风、黄芩、大戟、细辛、大黄、蜀椒（去目、闭口，汗）、杜仲、黄芪、白芷各50克，生地黄、芍药各75克。

【制法】将上述药物切碎，与腊月猪脂2000克合煎，小火煎煮，直至沸腾5次，待白芷颜色变黄则膏成。

【功用】活血化瘀，消肿止痛。

【适应证】痈疽金疮之症。

【用法】取膏适量，敷疮上，一天2次。

【说明】一方中有甘菊100克。方中莽草、大戟、细辛有毒。

方四百零四　生肌膏

【来源】《刘涓子鬼遗方·卷二·生肌膏》

【组成】大黄、川芎、芍药、黄芪、独活、当归、白芷各50克，薤白100克，生地黄50克。

【制法】上药合薤白一起切碎，与猪脂1500克合煎，不断煎煮，反复浓缩，直至白芷色变黄则膏成，绞榨去渣。

【功用】活血化瘀，消肿止痛。

【适应证】痈疽金疮之症。

【用法】取膏适量，磨疮。

【说明】一方中薤白50克，生地黄100克。

方四百零五　生肉膏

【来源】《刘涓子鬼遗方·卷二·生肉膏》

【组成】黄芪、细辛、生地黄、蜀椒（去目，汗，闭口）、当归、芍药、薤白、川芎、独活、肉苁蓉、白芷、丹参、黄芩、甘草各50克，腊月猪脂1250克。

【制法】将上药切碎，用醋500克浸渍（夏季1晚，冬季2晚），再置于小火上煎煮，直至沸腾3次，醋气消尽则膏成。

【功用】活血化瘀，消肿止痛。

【适应证】金疮痈疽之症。

【用法】取膏适量，敷疮。

【说明】方中细辛有毒。

方四百零六　治痈疽肿松脂帖方

【来源】《刘涓子鬼遗方·卷四·治痈疽肿松脂帖方》

【组成】黄柏、川芎、白芷、白蔹、黄芪、黄芩、防风、芍药、通草、白蜡、当归、大黄各50克，细辛5克，脂150克，松脂1000克。

【制法】上药切碎，曝干极燥，小火反复煎煮，不断浓缩，不停搅拌，直至膏成，用布绵绞榨过滤去渣。

【功用】活血化瘀，消肿止痛。

【适应证】金疮痈疽之症。

【用法】取膏适量，敷疮。

【说明】方中细辛有毒。

方四百零七　治痈疽肿松脂帖方

【来源】《刘涓子鬼遗方·卷四·治痈疽肿松脂帖方》

【组成】当归、黄芪、黄连、芍药、黄芩、大黄、腊蜜、川芎各 50 克，松脂、陈脂各 750 克。

【制法】上药细切，合煎，小火反复煎煮，不断浓缩，直至膏成，绵绞榨过滤去渣。

【功用】活血化瘀，消肿止痛。

【适应证】金疮痈疽之症。

【用法】用火烤软后，摊涂于纸上，贴疮。

方四百零八　治痈疽松脂帖肿方

【来源】《刘涓子鬼遗方·卷四·治痈疽松脂帖肿方》

【组成】松脂 500 克，大黄 5 克，脂 50 克，细辛 3 克，黄芩 2 克，防风 2 克，白芷、白蔹、川芎、当归、芍药、通草、黄连、白蜡、黄柏各 1 克。

【制法】上药细切，曝令极燥，先煎脂、蜡，下松脂烊尽，小火煎煮各药，不断浓缩，直至色足则膏成，绵布绞榨过滤，置于水中冷却。

【功用】活血化瘀，消肿止痛。

【适应证】金疮痈疽之症。

【用法】先置于新竹片上烤软，再摊涂于纸上，贴疮。

【说明】细辛有毒。

方四百零九　升麻薄极冷方

【来源】《刘涓子鬼遗方·卷四·升麻薄极冷方》

【组成】升麻、大黄、黄芪、龙骨、川芎各 50 克，白蔹、黄芩各 3 克，白及（干者）1 克，牡蛎（粉）、炙甘草各 2 克，

【制法】将上药捣研为细散、过筛，用猪胆汁调和成膏。

【功用】活血化瘀，消肿止痛。

【适应证】金疮痈疽之症。

【用法】取膏适量，摊涂布上，贴患处，燥则易之。

【说明】方中细辛有毒。

方四百一十　兑膏方

【来源】《刘涓子鬼遗方·卷四·兑膏方》

【组成】当归、川芎、白芷、松脂各100克，乌头50克，猪脂1000克，巴豆（去心、皮）10克。

【制法】将上药切碎，置于猪脂中合煎，小火反复煎煮，不断浓缩，直至膏成，下松脂，搅拌令其混合均匀，用绵布绞榨过滤去渣。

【功用】活血化瘀，消肿止痛。

【适应证】金疮痈疽之症。

【用法】取膏适量敷于绵絮上，视疮之深浅，做成长度适合的药兑，脓出尽则取出。肉疮浅者不取出，兑疮中一天3次，恶肉尽则止。

【说明】方中乌头、巴豆有毒。

方四百一十一　生肉膏

【来源】《刘涓子鬼遗方·卷四·青龙膏》

【组成】大黄、芍药、黄芪、独活、白芷、川芎、当归各50克，薤白100克，生地黄150克。

【制法】将上药切碎，同猪膏1500克合煎，反复煎煮，不断浓缩，直至膏成，用绵布绞榨过滤去渣。

【功用】活血化瘀，消肿止痛。

【适应证】金疮痈疽之症。

【用法】取膏适量，摩疮，常用之。

方四百一十二　拓汤方

【来源】《刘涓子鬼遗方·卷四·拓汤方》

【组成】升麻、黄芩、芒硝各150克，黄连、大黄、川芎各100克，当归、炙甘草、羚羊角屑（现用山羊角）各50克。

【制法】上药切碎，加水7500克，煮取2500克，绞榨过滤去渣，锅中纳芒硝，置于火上煎煮，不断搅拌，令其沸腾，消融殆尽，待其冷热适宜，摊涂于帛布上。

【功用】清热解毒，消肿止痛。

【适应证】金疮痈疽之症。

【用法】取膏适量，贴患处，其热随手消散。

方四百一十三　生肉地黄膏方

【来源】《刘涓子鬼遗方·卷五·生肉地黄膏方》

【组成】生地黄 500 克，辛夷、独活、当归、大黄、川芎、黄芪、薤白、白芷、芍药、黄芩、续断各 100 克。

【制法】上药切碎，与腊月猪脂 2000 克合煎，小火煎煮，直至白芷色黄则膏成，绞榨过滤去渣。

【功用】清热解毒，消肿止痛。

【适应证】痈疽败坏之症。

【用法】取膏适量，敷疮，一天 4 次。

方四百一十四　生肌黄芪膏方

【来源】《刘涓子鬼遗方·卷五·生肌黄芪膏方》

【组成】黄芪、细辛、生地黄、蜀椒（去目，闭，口汗）、当归、芍药、薤白、白芷、丹参、炙甘草、肉苁蓉、独活、黄芩各 50 克，腊月猪脂 750 克。

【制法】上药细切，用醋 750 克浸泡（夏季 1 天，冬季 2 晚），小火煎煮，待酒气消尽则膏成。

【功用】清热解毒，消肿止痛。

【适应证】痈疽疮之症。

【用法】取膏适量，敷疮。

【说明】方中细辛有毒。

方四百一十五　生膏方

【来源】《刘涓子鬼遗方·卷五·生膏方》

【组成】丹参、防风、白芷、细辛、川芎、黄芩、芍药、炙甘草、黄芪、牛膝、槐子、独活、当归各 150 克。

【制法】上药切碎，与腊月猪脂 2500 克一起小火煎煮，待白芷色黄则膏成。

【功用】清热解毒，消肿止痛。

【适应证】发背，疮口已合，皮上急痛之症。

【用法】取膏适量，摩患处，并用火烤，一天 4 次。

【说明】方中细辛有毒。

方四百一十六　黄芩膏方

【来源】《刘涓子鬼遗方·卷五·黄芩膏方》

【组成】黄芪、黄芩、川芎、白蔹、防风、莽草、白芷、芍药、大黄、细辛、当归各50克。

【制法】上药切碎，用猪脂2000克一起小火煎煮，直至沸腾1次，白芷色黄则膏成。

【功用】清热解毒，消肿止痛。

【适应证】痈肿坚强不消之症。

【用法】取膏适量，敷疮之坚硬者，一天10次。

【说明】方中莽草、细辛有毒。

方四百一十七　鸥脂膏方

【来源】《刘涓子鬼遗方·卷五·鸥脂膏方》

【组成】松脂、芍药、当归、川芎、黄芩各50克，鸥脂350克，白蜡250克。

【制法】上药切碎，与腊月猪脂1000克一起小火煎煮，直至沸腾1次则膏成。

【功用】清热解毒，止痛生肌。

【适应证】治痈肿坚强不消之症。

【用法】取膏适量，摩于疮上，一天3次。

方四百一十八　续断生膏方

【来源】《刘涓子鬼遗方·卷五·续断生膏方》

【组成】续断、干地黄、细辛、当归、川芎、黄芪、通草、芍药、白芷、牛膝、炮附子、生晒参、炙甘草各100克，腊月猪脂2000克。

【制法】上药切碎，置于铜器中，用猪膏浸渍半天，再置于小火上反复煎煮，不断浓缩，直至白芷色黄则膏成。

【功用】清热解毒，止痛生肌。

【适应证】痈疽金疮之症。

【用法】取适量，敷疮，一天4次。

【说明】方中细辛、炮附子有毒。

方四百一十九　甜竹叶膏方

【来源】《刘涓子鬼遗方·卷五·甜竹叶膏方》

【组成】甜竹叶250克，生地黄200克，大戟100克，腊月猪脂2000克，当归、续断、白芷、莽草、川芎、防风各100克，炙甘草、芍药各75克，蜀椒（去目，汗，闭口）、细辛、大黄、杜仲、黄芪各25克。

【制法】上药切碎，与猪脂一起小火煎煮，沸腾5次，直至白芷色黄则膏成。

【功用】活血化瘀，止痛生肌。

【适应证】痈疽金疮之症。

【用法】取膏适量，敷疮。

【说明】方中大戟、莽草、细辛有毒。

方四百二十　生肉莽草膏方

【来源】《刘涓子鬼遗方·卷五·生肉莽草膏方》

【组成】莽草、当归、薤白、黄芩、炙甘草各100克，生地黄250克，白芷150克，大黄200克，续断50克。

【制法】上药切碎，与猪脂1500克小火合煎，直至沸腾3次，白芷色变黄则膏成。

【功用】活血化瘀，止痛生肌。

【适应证】痈疽败坏之症。

【用法】取膏适量，敷疮。

【说明】方中莽草有毒。

方四百二十一　蛇衔膏方

【来源】《刘涓子鬼遗方·卷五·蛇衔膏方》

【组成】蛇衔草、大戟、大黄、芍药、炮附子、当归、独活、莽草、黄芩、细辛、川芎、蜀椒（去目，闭口，汗）、薤白各50克。

【制法】上药切碎，用醋浸渍1晚，再与猪脂750克一起小火煎煮，反复煎煮，不断浓缩，直至膏成，绵布绞榨过滤去渣。

【功用】活血化瘀，止痛生肌。

【适应证】痈疽脓烂并小儿头疮，牛领马鞍，及肠中诸恶，耳聋痛风肿脚疼，金木水火毒螯所中，众疮百疹，无所不治。

【用法】若病在外取适量，敷疮；若病在内，取弹丸大 1 枚，酒送服。

【说明】方中大戟、炮附子、莽草、细辛有毒。

方四百二十二　食肉膏方

【来源】《刘涓子鬼遗方·卷五·食膏方》

【组成】松脂 250 克，雄黄（别研）100 克，雌黄、野葛皮各 50 克，猪脂 500 克，茜草、巴豆（去皮、膜、心）各 150 克。

【制法】上药先煎松脂，水气尽下诸药，小火不断煎煮，反复浓缩，直至膏成，绞榨过滤去渣，纳雄、雌二黄，搅拌使其混合均匀。

【功用】活血化瘀，祛腐生肌。

【适应证】痈疽之症。

【用法】取膏适量，着兑于疮头内，开始使用时患处会比以前更加肿赤，继续使用就会痊愈。

【说明】方中雄黄、雌黄、巴豆有毒；用此膏需有节制，待恶疮消尽即停止使用，勿使过也。

方四百二十三　大黄食肉膏方

【来源】《刘涓子鬼遗方·卷五·大黄食肉膏方》

【组成】大黄、附子、苋草、川芎、珍珠末、雄黄各 50 克，白蔹、矾石、黄芩、茜草各 100 克。

【制法】上药切碎，与猪脂 1000 克一起小火反复煎煮，不断浓缩，直至膏成，下茜草。

【功用】活血化瘀，祛腐生肌。

【适应证】痈疽。

【用法】取膏适量，兑头敷疮中，一旦恶肉尽就停止，勿使过也。

【说明】方中附子、雄黄有毒。

方四百二十四　藘茹散方

【来源】《刘涓子鬼遗方·卷五·藘茹散方》

【组成】茜草、矾石、硫黄、雄黄各 5 克。

【制法】上药捣筛。

【功用】活血化瘀，祛腐生肌。

【适应证】痈疽。

【用法】取膏适量，搅令着兑头内疮口中，恶疮尽止，勿使过也。

【说明】方中硫黄、雄黄有毒。

方四百二十五 发疮膏方

【来源】《刘涓子鬼遗方·卷五·发疮膏方》

【组成】羊髓、大黄各50克，甘草100克，胡粉5克，猪脂1000克。

【制法】上药切碎，合脂髓煎，令烊化殆尽，纳甘草、大黄，反复煎煮，不断浓缩，直至膏成，过滤去渣，纳胡粉，搅拌令其混合均匀。

【功用】活血化瘀，祛腐生肌。

【适应证】痈疽始作便败坏之症。

【用法】取膏适量，敷疮，一天4次。

【说明】方中胡粉有毒。

方四百二十六 藜芦膏方

【来源】《刘涓子鬼遗方·卷五·藜芦膏方》

【组成】藜芦、附子、茜草、桂心、天雄、蛇床子、野葛皮、雄黄、乱发（洗）、白芷、半夏（汤洗）、矾石、细辛、杏仁、川芎、芍药、白术、乌头、黄连、当归、藁本、斑蝥各100克，莽草、巴豆（去皮心）、黄柏、吴茱萸、蜀椒（去目，闭口，汗）各50克。

【制法】上药切碎，用醋浸渍1晚，与腊月猪脂2000克一起小火煎煮，直至酒气尽则膏成。

【功用】活血化瘀，祛腐生肌。

【适应证】疽疥诸恶疮，连年不瘥，并小儿头疮之症。

【用法】取膏适量，敷患处，一天4次。

【说明】方中藜芦、附子、天雄、雄黄、细辛、乌头、斑蝥、莽草、巴豆有毒。

方四百二十七 冶葛膏方

【来源】《刘涓子鬼遗方·卷五·冶葛膏方》

【组成】冶葛皮、黄连、细辛、杏仁、莽草、芍药、藜芦、附子、乳发、茜草、川芎、白芷、蛇床子、桂心、藁本、乌头、白术、吴茱萸、雄黄、矾石、天雄、当归各100克，斑蝥、巴豆（去皮、心）、蜀椒（去目，汗，闭口）、黄柏各50克。

【制法】上药切碎，捣研为细末、过筛，与猪脂2500克一起置于铜器中小火煎煮，反复浓缩，直至膏成，绞榨过滤去渣，再煎，搅拌使其混合均匀。

【功用】活血化瘀，祛腐生肌。

【适应证】久疽，诸疮之症。

【用法】取膏适量，敷疮上，一天4次。

【说明】方中细辛、莽草、藜芦、附子、乌头、雄黄、天雄、斑蝥、巴豆有毒。

方四百二十八　丹妙膏方

【来源】《刘涓子鬼遗方·卷五·丹妙膏方》

【组成】丹砂（末）、犀角（现用水牛角）、射干、大黄、川芎、麝香末（现用人工麝香）、黄芩各100克，生地黄（切）500克，升麻、前胡、沉香各150克，青木香50克。

【制法】上药切碎，用醋浸渍1晚，与猪脂2500克合煎，不断煎煮，反复浓缩，直至膏成，绞榨过滤去渣，下丹参、麝香末，搅拌使其混合均匀。

【功用】活血化瘀，祛腐生肌。

【适应证】久疽，诸疮之症。

【用法】取膏适量，口服。

【说明】方中丹砂有毒。

方四百二十九　麝香膏方

【来源】《刘涓子鬼遗方·卷五·麝香膏方》

【组成】麝香末（现用人工麝香）、凝水石、黄芩、丹砂末、川芎、鸡舌香、青木香、羚羊角（现用山羊角）、升麻各100克，莽草、射干、大黄、羊脂各150克，地黄汁500克。

【制法】上药切碎，用醋浸渍1晚，与猪脂3000克一起小火煎煮，反复浓缩，绞榨过滤去渣，下麝香、丹砂末，搅拌令其调和均匀。

【功用】活血化瘀，祛腐生肌。

【适应证】久疽，诸疮之症。

【用法】取膏适量，摩疮上。

【说明】方中麝香剂量过大，可以适当减少。丹砂、莽草有毒。

方四百三十　白芷摩膏方

【来源】《刘涓子鬼遗方·卷五·白芷摩膏方》

【组成】白芷、甘草、乌头各5克，薤白、青竹皮各15克。

【制法】上药以猪脂500克合煎，候白芷色黄则膏成，绞榨过滤去渣。

【功用】清热解毒，行气活血。

【适应证】痈疽已溃之症。

【用法】取膏适量，涂疮之四周。

【说明】方中乌头有毒。

方四百三十一　治诸疽疮膏方

【来源】《刘涓子鬼遗方·卷五·治诸疽疮膏方》

【组成】蜡、乱发、矾石（熬）、松脂（拣）各50克，猪脂200克。

【制法】上药先下脂煎，令其消融，下发，发消则下矾石，矾消则下松脂，松脂消则下蜡，蜡消则膏成。

【功用】清热解毒，行气活血。

【适应证】诸疽疮之症。

【用法】取膏适量，敷疮。

方四百三十二　麝香膏方

【来源】《刘涓子鬼遗方·卷五·麝香膏方》

【组成】麝香（现用人工麝香）、滑石、雄黄、丹砂各5克。

【制法】上药各细研如粉，以腊月猪脂量其多少调和成膏。

【功用】凉血解毒。

【适应证】诸恶疮之症。

【用法】先用大黄煎汤洗净患处，阴干，然后涂膏。

【说明】方中雄黄、丹砂有毒。

方四百三十三　白术膏方

【来源】《刘涓子鬼遗方·卷五·白术膏方》

【组成】白术 100 克，附子（大者，炮）15 克，甘草 50 克，羊脂 250 克，松脂 300 克，鸡子（大）1 枚，猪脂（不入水者）250 克。

【制法】小火上煎猪脂后，纳羊脂并诸药，又煎膏成，绞榨过滤去渣，待其自然凝固。

【功用】凉血解毒。

【适应证】汤沃人肉烂坏之症。

【用法】取膏适量，涂疮上，一天 3 次。

【说明】方中附子有毒。

方四百三十四　柏树皮膏

【来源】《刘涓子鬼遗方·卷五·又方》

【组成】柏树皮（去黑处）200 克，甘草（细切）150 克，淡竹叶（切）100 克。

【制法】上药与不入水猪脂 700 克合煎，直至膏成，绞榨过滤去渣。

【功用】凉血解毒。

【适应证】汤沃人肉烂坏之症。

【用法】取膏适量，涂疮上，一天 3 次。

方四百三十五　麻子膏

【来源】《刘涓子鬼遗方·卷五·又方》

【组成】麻子（取仁）200 克，柏皮（取白）、白芷、生柳皮（去白）各 50 克。

【制法】上药切碎，与脂 500 克合煎成膏，过滤去渣，待其自然凝固。

【功用】凉血解毒。

【适应证】汤沃人肉烂坏之症。

【用法】取膏适量，敷疮，一天 3 次。

方四百三十六　藘茹膏方

【来源】《刘涓子鬼遗方·卷五·藘茹膏方》

【组成】茜草（漆头者）150 克，雄黄、雌黄（末）、丹砂（研）各 50 克，乱发（洗）25 克。

【制法】上药捣研为细末、过筛，令其调和，先用猪脂 1250 克煎发，待其消尽，纳诸药于小火上再煎，直至膏成。

【功用】凉血解毒。

【适应证】疽疥癣及恶疮之症。

【用法】取膏适量，敷疮，一天3次。

【说明】方中雄黄、雌黄、丹砂有毒。

方四百三十七　柏皮膏

【来源】《刘涓子鬼遗方·卷五·柏皮膏》

【组成】黄柏、猪脂各500克。

【制法】黄柏去黑皮用白肉，与猪脂合煎，直至膏成，过滤去渣，待其自然凝固。

【功用】清热解毒，消肿止痛。

【适应证】火疮之症。

【用法】取膏适量，敷疮。

【说明】此方亦载于：《外台秘要方·卷三十四·妇人下四十八门·乳痈肿方》。

方四百三十八　羊髓膏方

【来源】《刘涓子鬼遗方·卷五·羊髓膏方》

【组成】黄羊髓、大黄各100克，甘草50克，胡粉5克，猪脂1250克。

【制法】上药切碎，与猪脂、胡粉合煎，不断煎煮，反复浓缩，直至膏成，绞榨过滤去渣。

【功用】清热解毒，消肿止痛。

【适应证】疽浸淫广大，赤黑烂坏成疮之症。

【用法】取膏适量，敷疮上，一天4次。

【说明】方中胡粉有毒。

方四百三十九　升麻膏方

【来源】《刘涓子鬼遗方·卷五·升麻膏方》

【组成】升麻150克，白术50克，牡蛎5克，白及、白蔹、射干、大黄、黄连各100克，莽草5克，猪脂1500克。

【制法】上药切碎，与猪脂一起小火煎煮，直至膏成，绞榨过滤去渣。

【功用】清热解毒，消肿止痛。

【适应证】热毒并结及肿成疮之症。

【用法】取膏适量，敷疮上，一天 4 次。

【说明】方中莽草有毒。

方四百四十　雄黄膏方

【来源】《刘涓子鬼遗方 · 卷五 · 雄黄膏方》

【组成】雄黄、矾石（末）、藜芦、当归、黄连、附子、莽草各 100 克，川芎、白及各 50 克，巴豆（去皮心）150 克。

【制法】上药切碎，与猪脂 1000 克一起小火煎煮，直至膏成，绞榨过滤去渣，纳矾石末，搅拌使其调和。

【功用】清热解毒，消肿止痛。

【适应证】恶疮皆烂之症。

【用法】取膏适量，敷疮，一天 4 次。

【说明】方中雄黄、藜芦、附子、莽草、巴豆有毒。

方四百四十一　生地黄膏方

【来源】《刘涓子鬼遗方 · 卷五 · 生地黄膏方》

【组成】生地黄、白蔹、白芷、黄连、升麻、黄芩、大黄各 500 克。

【制法】上药切碎，与猪脂 750 克一起小火煎煮，直至膏成，绞榨过滤去渣。

【功用】清热解毒，消肿止痛。

【适应证】热疮。

【用法】取膏适量，敷疮，一天 4 次。

方四百四十二　生地黄膏方（方名编者加）

【来源】《刘涓子鬼遗方 · 卷五 · 生地黄膏方》

【组成】生地黄、黄连各 200 克，大黄 150 克，黄柏、炙甘草、白蔹、升麻各 100 克。

【制法】上药切碎，与猪脂 1000 克一起小火煎煮，直至膏成，绞榨过滤去渣，待其自然冷却凝固。

【功用】清热解毒，消肿止痛。

【适应证】热疮。

【用法】取膏适量，敷疮。

方四百四十三　生地黄膏方

【来源】《刘涓子鬼遗方·卷五·生地黄膏方》

【组成】生地黄200克，黄连250克，白蔹、芍药、白及各100克，苦参、升麻各150克。

【制法】上药切碎，与猪脂1000克一起小火煎煮，直至膏成，绞榨过滤去渣，待其自然冷却凝固。

【功用】清热解毒，消肿止痛。

【适应证】热疮。

【用法】取膏适量，敷疮。

方四百四十四　黄连膏方

【来源】《刘涓子鬼遗方·卷五·黄连膏方》

【组成】黄连、白蔹、白芷各100克，生胡粉50克。

【制法】上药捣研为细末、过筛，用猪脂调和成膏。

【功用】清热解毒，消肿止痛。

【适应证】温热诸疮。

【用法】取膏适量，涂疮。

【说明】方中生胡粉有毒。

方四百四十五　黄连膏方

【来源】《刘涓子鬼遗方·卷五》

【组成】黄连、生胡粉各150克，白蔹、大黄、黄柏各100克。

【制法】上药捣研为细末，用猪脂调和成膏。

【功用】清热解毒，消肿止痛。

【适应证】热疮。

【用法】取膏适量，涂疮。此方胡粉有毒，只宜外用。

方四百四十六　蛇床子膏方

【来源】《刘涓子鬼遗方·卷五·蛇床子膏方》

【组成】蛇床子、干地黄、苦参各100克，大黄、通草、白芷、黄连、仙鹤草芽各 3 克。

【制法】上药捣研为细末、过筛，用猪脂调和成膏。

【功用】清热解毒，消肿止痛。

【适应证】热疮。

【用法】取膏适量，涂疮。

方四百四十七　木兰膏方

【来源】《刘涓子鬼遗方·卷五》

【组成】辛夷、射干、蛇床子、芍药、栀子各 50 克，黄连 150 克，白芷 100 克，黄柏、黄芩、仙鹤草芽各 100 克。

【制法】上药切碎，与猪脂 1000 克一起小火煎煮，直至膏成，过滤去渣。

【功用】清热解毒，消肿止痛。

【适应证】热疮。

【用法】取膏适量，涂疮。

方四百四十八　生川芎膏方

【来源】《刘涓子鬼遗方·卷五·生芎膏方》

【组成】生川芎汁 500 克，丹砂、当归、升麻各 100 克，生地黄 1000 克，白芷、大黄、麝香末（现用人工麝香）、炙甘草各 150 克，薤白 400 克。

【制法】上药切碎，用醋浸渍 1 晚，再与猪脂 2500 克合煎，不断煎煮，反复浓缩，直至膏成。

【功用】清热解毒，行气活血。

【适应证】疔肿。

【用法】取膏适量，摩于疮上。

【说明】方中丹砂有毒。

方四百四十九　甘草膏方

【来源】《刘涓子鬼遗方·卷五·甘草膏方》

【组成】甘草、当归各 50 克，胡粉 75 克，羊脂 75 克，猪脂 150 克。

【制法】上药切碎，与猪脂、羊脂一起小火煎煮，直至成膏，绞榨过滤去渣，待其自然冷却凝固。

【功用】清热解毒，行气活血。

【适应证】疔肿。

【用法】取膏适量，敷疮。

【说明】方中胡粉有毒。

方四百五十　红玉膏

【来源】《良朋汇集经验神方·卷三·膏药门》

【组成】香油250克，鸡蛋10枚，血余、黄蜡、铅丹各50克。

【制法】将香油放入铜锅中，先用大火煮沸，再换小火煎煮，入鸡蛋煎炸至黑色后捞出，下血余，使其煎化，再下黄蜡，化开后停火，入铅丹，搅拌使其混合均匀如稠膏状，则膏成，装入瓶中贮存备用。

【功用】养血活血，通经止痛。

【适应证】疔疮、恶疮、乳花无名等症，疼痛难以忍受。

【用法】取膏适量，贴患处。

【说明】方中铅丹有毒。此方亦载于：《良朋汇集经验神方·卷五·顽疮门》。

【特别提醒】外用，禁内服。

方四百五十一　珠泥膏

【来源】《良朋汇集经验神方·卷五·顽疮门》

【组成】香油500克，淀粉、黄蜡各20克，琥珀5克，珍珠1克，冰片3克，乳香、没药各5克。

【制法】将香油倒入锅中煮沸，入黄蜡加热至其融化，下淀粉，搅拌混合均匀，离火，待药物温度变温时，再入其他的药物，搅拌均匀，收膏，装入瓷瓶，埋入地下拔去火毒。

【功用】生肌敛疮，活血止痛。

【适应证】各种疮疡久不收口，疼痛难忍。

【用法】取膏适量，涂于患处，外用绷带包扎固定。

【特别提醒】外用，禁内服。

方四百五十二　杖疮膏

【来源】《良朋汇集经验神方·卷五·杖疮门》

【组成】密陀僧 40 克，香油 80 克，柳条 10 根。

【制法】将香油倒入锅中煮沸，入密陀僧，柳枝不停搅拌，待锅中药物变为焦黄色、柳枝烟尽时，过滤去渣，再煎，直至滴水成珠为度，膏成。

【功用】生肌排脓，活血止痛。

【适应证】各种疮疡久不收口，疼痛难忍。

【用法】若疼痛较为严重，取膏适量摊涂于油纸上，贴患处，则疼痛立止，待脓水流出即可自然生肉；有疔疮者，直接取膏适量，贴于患处，则疔疮可消。

【说明】方中密陀僧有毒。

【特别提醒】外用，禁内服。

方四百五十三　八返膏

【来源】《良朋汇集经验神方·卷五·疔毒门》

【组成】羊角葱、白蜜各 200 克。

【制法】将羊角葱捣烂，入白蜜调和成膏。

【功用】定痛疗伤。

【适应证】寒邪凝滞所致的疔疮。

【用法】取膏适量，涂于患处，外用绷带包扎固定。

【特别提醒】外用，禁内服。

方四百五十四　对口疮方

【来源】《良朋汇集经验神方·卷五·对口门》

【组成】小鲫鱼 1 尾，灯心草 30 克，米醋 100 克。

【制法】将鲫鱼与灯心草一起捣烂，入米醋调和成膏。

【功用】清热解毒，利水消肿。

【适应证】热毒所致的对口疮。

【用法】取膏适量，涂于患处，外用绷带包扎固定。

【特别提醒】外用，禁内服。

方四百五十五　清凉膏

【来源】《外科启玄·卷十一·痈疽发背》

【组成】大黄 30 克。

【制法】上药捣研为细末，用米醋和成膏。

【功用】消肿止痛。

【适应证】初患痈肿疮疖，伴热、大痛之症。

【用法】取膏适量，敷患处。

方四百五十六　至效独乌膏

【来源】《外科启玄·卷十一·痈疽发背》

【组成】独活、草乌、南星、肉桂各400克。

【制法】将上药一起捣研为细末，用好米醋调和成膏。

【功用】消肿止痛。

【适应证】背痈疽发毒肿硬痛之症。

【用法】取膏适量，敷疮上，外用纸盖，注意露出疮头，干则用醋润之。

【说明】方中草乌有毒。

方四百五十七　火龙膏

【来源】《外科启玄·卷十一·痈疽发背》

【组成】新火姜（六月六日晒干为末，瓷罐收贮听用）400克。

【制法】将火姜捣研为细末，用鲜猪胆汁调和成膏。

【功用】消肿止痛。

【适应证】阴发背，黑凹而不知痛之症。

【用法】取膏适量，敷在患处四周，上面用纸覆盖，干则用热水润之，感觉疼痛并见黑水自出时表明效果好，如果不觉疼痛而出黑水者，则难治。

方四百五十八　膏药方

【来源】《外科启玄·卷十一·痈疽发背》

【组成】麻油、清桐油各250克，猪毛150克。

【制法】将2种油煎滚，下猪毛，熬化后下黄丹400克，直至滴水成珠则膏成，埋于地下去其火毒。

【功用】消肿止痛。

【适应证】发背诸疮之症。

【用法】取膏适量，敷患处。

方四百五十九　铁罐点毒膏

【来源】《外科启玄·卷十一·痈疽发背》

【组成】方一：巩子锻石（用皂角同在火内炮，烟尽为度）、糯米（南星、当归、赤芍同炒熟）各100克，旱螺（去壳）、斑蝥（炒同米熟，去足翅）各20克，朱砂（去疔头，加此一味疽毒不用）5克。

方二：桑柴灰、芝麻灰、皂角灰、荞麦灰、锻石各500克。

【制法】先将方一中诸药一起捣研为细末，收于铁罐中备用；再将方二中各药淋灰汁，入大锅内，小火煎熬，待十份减去七份，药汁面上起白霜，收于瓷器中贮存。

【功用】消肿止痛。

【适应证】诸痈疽、疖、疔、肿、便毒等疮，初起时就用此药点之，点之即破，无脓即散，有脓即出。

【用法】取后得药汁调和前药粉成膏，点疮，一般用3次后就会疮破毒散。

【说明】如果疮中出水，则不可点药。方中煅石、斑蝥、朱砂有毒。

方四百六十　冲和膏

【来源】《外科启玄·卷十一·痈疽发背》

【组成】紫荆皮（炒）250克，独活（炒）150克，白芷50克，赤芍（炒）100克，石菖蒲（4厘米九节者佳，随症加减）50克。

【制法】上药共为细末备用。

【功用】消肿止痛。

【适应证】诸痈疽发背流注，折伤损痛，流注痰块，瘰疽软疖，冷热不明等疮。

【用法】若疮疡热盛，上方中加紫荆皮250克、石菖蒲50克，如冷盛，加赤芍50克、独活50克；若疮势热盛者不用酒调，改用葱煎汤调，乘热敷疮，如热势减轻，也可以换作酒调。若疮面上有小疮，当先用上4味药物调敷疮上，再将石菖蒲敷盖在上面，超过疮之四周，若变干则用元汤润之，使药保持湿润。若疮有黑晕，疮口无血色者，是患者曾服用凉药太过，宜加肉桂50克、当归50克，若痛不止则加乳香50克、没药50克，将酒烧开后调和2味药物为膏，趁热敷痛处。若为流注筋脉拘挛不能伸者，用乳香50克、没药50克，将酒加热后调和为膏，趁热敷痛处，最能舒筋止痛。若疮口有肉突出者，加南星末50克，用姜汁酒调和成膏，敷疮之四周，如果仍不消者，可能是用手用力挤压过脓核，或者是使用凉药过度，改用热药则会痊愈。若疮口糜烂严重，加枯白矾50克、朴硝50克，捣研为细末，再用硫黄末50克外敷，内服养荣卫之方，外敷冲和膏。若疮势热盛，不可突然就用凉药，宜用此方加对停洪宝膏，用葱煎汤调药成膏，贴患处。若流注者夹杂伤寒表邪未尽，绝不可用凉药，宜用独活末50克，酒调和成膏，敷之。若背痈疽开始长出没有成脓时，单用紫荆皮50克末，酒调成膏敷疮，使其自然消散不再扩散，或者加白芷50克，命名为"一胜膏"，又有一方只用赤芍、石菖蒲、紫荆皮各50克，酒调和成膏，名曰"三胜膏"。另有一人患病日久成损，加南星、草乌各50克，热酒调和成膏，敷患处，效果很好。有人患瘭疽，其状如疱疹而颜色深红，外形虽然小而内毒热盛，病在手心，用洪宝丹以外截其潮血，内用冲和膏留头以收功；病在足心外，用洪宝丹敷胫踝骨四周3~6厘米的范围，内用冲和膏收功。

【说明】方中硫黄、草乌有毒。此方亦载于：①《外科正宗·卷一·肿疡》。②《外科心法·卷七》。③《古今医统大全·卷八十一·外科附方》。④《景岳全书·春集·卷六十四·外科》。

方四百六十一　洪宝膏

【来源】《外科启玄·卷十一·痈疽发背》

【组成】天花粉150克，姜黄、白芷各50克，赤芍100克。

【制法】上药共为细末，茶酒蜜汤调和成膏。

【功用】消肿止痛。

【适应证】诸热痈疽等毒，金疮出血之症。

【用法】取膏适量，乘热涂疮。

【禁忌证】寒证不宜。

【说明】此方亦载于：《寿世保元·卷九·诸疮》。

方四百六十二　水沉膏

【来源】《外科启玄·卷十二·恶疮部》

【组成】白及500克。

【制法】上药捣研为细末，用水调，沉底则去水，取出调和成膏。

【功用】消肿止痛。

【适应证】时毒暑疖之症。
【用法】取膏适量，敷疮之四周，外用纸盖，若变干则再用水润之。
【禁忌证】寒证不宜。

方四百六十三　紫草膏

【来源】《外科启玄·卷十二·群方加减法》
【组成】麻黄、紫草各 50 克，全蝎（酒洗焙）、僵蚕（酒洗）、粉甘草、红花、白附子各 25 克。
【制法】上药捣研为细末，加蜜炼为丸，如龙眼大。
【功用】消肿止痛。
【适应证】疔疖。
【用法】取 1 丸，若热甚则用灯心草煎汤送服，若冷盛则用酒送服，一天 3 次。

方四百六十四　疗痈疽方

【来源】《云林神彀·卷四·痈疽》
【组成】陈醋 1500 克，蓖麻 50 克，盐 25 克。
【制法】将上述药物一起加入锅中煎煮，并不停用槐枝搅拌，直至成膏。
【功用】祛瘀解毒，消肿疗疮。
【适应证】痈疽。
【用法】取适量，敷疮之四周。

方四百六十五　白龙膏

【来源】《云林神彀·卷四·类中风》
【组成】香油 1200 克，官粉 600 克，黄蜡 300 克。
【制法】先将香油煎热，再入官粉煎熬，直至成膏，最后下黄蜡熔化，充分混合均匀。
【功用】清热解毒，生肌敛疮。
【适应证】痈疽。
【用法】先将疮洗净，再取膏适量，摊涂在纸上，敷疮。
【说明】方中官粉有毒。此方亦载于：《万病回春·卷八·痈疽》。

方四百六十六　海仙膏

【来源】《万病回春·卷八·膏药》

【组成】葛根、苦参各800克。

【制法】先将上述药物锉成片状，用香油浸泡后置于火上煎熬至焦枯，过滤去渣，再用香油640克煎至沸腾，慢慢下入密陀僧、铅粉各160克。

【功用】清热解毒，燥湿止痒，消肿止痛。

【适应证】风损诸疮，痈疽肿毒。

【用法】取膏适量，敷疮。

【说明】方中密陀僧、铅粉均有毒。

方四百六十七　千捶膏

【来源】《万病回春·卷八·膏药》

【组成】松香2000克，蓖麻子仁100克，乳香、没药、血竭、孩儿茶各5克。

【制法】将蓖麻子仁与松香同入石臼内捣烂成膏。若稀，则加松香；若稠，则加蓖麻仁，须要稠稀适宜，取出，入水中，扯拔数次，再入乳香、没药、血竭及孩儿茶，顽疮加轻粉、龙骨，再扯拔，令其混合均匀，瓷罐收放存贮。

【功用】拔毒排脓，生肌止痛。

【适应证】疮毒。

【用法】用汤将药化开，摊涂于绵帛上，贴患处。

【说明】原方中均无剂量，酌加。

方四百六十八　艾煎膏

【来源】《普济方·卷四十五·头门·头面风（附论）》

【组成】艾叶40克。

【制法】将上药用醋1000毫升熬透，过滤去渣，小火煎熬成膏状。

【功用】祛风止痒。

【适应证】头面风热小疮，多痒少痛，黄汁出。

【用法】薄摊纸上，外贴患处，一天2次。

【特别提醒】本方外用，不宜内服。

方四百六十九　摩顶立成膏

【来源】《普济方·卷四十六·头门·脑风（附论）》

【组成】青莲花2朵，青黛150克，石膏40克，冰片、麝香（现用人工麝香）各55克，芒硝、硝石各75克，凝水石、朴硝各40克，桑寄生200克，莲子草110克，白杨木皮75克。（一方去青莲花，用绿盐。）

【制法】先煎桑寄生、莲子草、白杨木皮，滤去渣滓，再下朴硝、凝水石、硝石，小火煎熬，候凝取出，烘干研细，入其余诸药，再研令均匀，用密封瓷器贮存。

【功用】散风解毒，清热消肿。

【适应证】头风肿痒，脑热生疮，目暗赤痛。

【用法】取10克用生麻油研烂，加清水5汤匙，再研如粥状，外擦前顶穴、百会穴及两鬓处，涂摩数百遍。

【特别提醒】本方外用，严禁内服。

方四百七十　治癞头热红饼疮方

【来源】《普济方·卷四十八·头门·白秃（附论）》

【组成】生蓝青叶100克，生艾10克。

【制法】将上药捣细，蜜水调和为膏，瓷器收盛。

【功用】清热消疮。

【适应证】恶疮。

【用法】取适量，外敷患处。

【特别提醒】本方外用，不宜内服。

方四百七十一　肉红膏

【来源】《鲁府禁方·卷四·杖疮》

【组成】猪脂油1200克，黄蜡600克，银朱30克，花椒60克。

【制法】将上述药物一起调和成膏。

【功用】攻毒杀虫。

【适应证】棒疮起疔。

【用法】取适量，调匀，摊涂于纸上，贴疮处。

【说明】方中银朱有毒。

方四百七十二　白龙神膏

【来源】《云林神彀·卷四·杖疮》

【组成】黄蜡、黄香各600克，没药、乳香各15克，香油900克。

【制法】先将黄蜡用小火慢熬，直至其熔化殆尽，入黄香、没药及乳香，直至煎熬成膏，将香油炖温后一起混合，不断搅拌混合均匀，冷却后入水缸内3天，去除火毒。

【功用】活血化瘀，解毒疗疮。

【适应证】杖疮。

【用法】取膏适量，摊涂在油纸上，贴患处。

方四百七十三　追毒膏

【来源】《万病回春·卷八·疔疮》

【组成】乳香、木香各20克，孩儿茶80克，血竭4克，没药、青木香各40克，广芙蓉叶1600克，白及1600克。

【制法】将上述药物捣研为细末，混合均匀在一处，每用时，视疮之大小，以生蜜调和成膏，涂患处。

【功用】活血散结，消肿排脓。

【适应证】疔疮。

【用法】取膏适量，敷疮，同时用绵纸盖之，一般3~5次就会消除。

方四百七十四　腊油膏

【来源】《万病回春·卷七·小儿杂病》

【组成】腊猪油（半生半熟）、雄黄、水银各500克。

【制法】将上述药物一起捣研，调和为膏。

【功用】清热解毒，杀虫疗疮。

【适应证】小儿头疮。

【用法】先用水将脓汁洗净，后敷药。

【说明】方中雄黄、水银均有毒。

方四百七十五　扫雪膏

【来源】《万病回春·卷八·秃疮》

【组成】松树皮灰600克，黄丹、寒水石各200克，枯矾、黄连、大黄各100克，白胶香400克，轻粉2克。

【制法】将上述药物捣研为细末，将油熬熟调和成膏。

【功用】清热解毒，生肌敛疮。

【适应证】小儿秃疮。

【用法】先将疮洗净，再敷膏。

【说明】方中黄丹、轻粉有毒。

方四百七十六　涂搽雄黄膏

【来源】《普济方·卷一百八·诸风门·风瘙瘾疹（附论）》

【组成】猪脂、天麻、白芷各110克，轻粉8克，黄蜡、雄黄各20克，麝香（现用人工麝香）5克，巴豆4克。

【制法】先用猪脂煎熬天麻、白芷、巴豆，候白芷色黄，过滤去渣澄清，兑入余药，混合均匀，待冷后，瓷器收盛。

【功用】祛风消疮。

【适应证】发际内诸痒疮及肤起瘾疹痒不可忍。

【用法】睡前敷患处，以痒止为度。

【说明】方中轻粉、雄黄、巴豆有毒。

方四百七十七　黄精煎

【来源】《奇效良方·卷五十三·疠风通治方》

【组成】黄精1200克，白蜜、生地黄各500克。

【制法】先将黄精、生地黄洗净，切碎捣烂，入水绞取汁，置锅中和蜜搅匀，煎之成膏。

【功用】补益气血。

【适应证】大风癞病，面赤疹起，手足挛急，身发疮痍，指节已落者。

【用法】取1汤匙，温酒调化。

方四百七十八　阴疮膏

【来源】《奇效良方·卷五十四·疮科通治方》

【组成】米粉50克，芍药、黄芩、牡蛎、附子、白芷各10克。

【制法】将上药切碎，用猪膏500克，小火煎煮至沸腾3次，待白芷颜色变黄，纱布滤去药渣，下米粉，搅拌均匀即成。

【功用】清热燥湿。

【适应证】男女阴疮。

【用法】取膏适量，外敷疮上。

【说明】方中附子有毒。

【特别提醒】不宜内服。

方四百七十九　当归膏

【来源】《医学心悟·附录·大麻风》

【组成】当归、生地各50克，紫草、麻黄、木鳖子（去壳）、大枫子（去壳）、防风、黄柏、玄参各25克，麻油400克，黄蜡100克。

【制法】先将前9味药入麻油中煎枯，纱布滤去药渣，再将油熬至滴水成珠，下黄蜡，搅拌均匀，冷凝即成。

【功用】祛风解毒。

【适应证】疠风，游丹，鹅掌诸风。

【用法】取膏适量，外涂患处。

【说明】方中木鳖子、大枫子有毒。

【特别提醒】不宜内服。

方四百八十　琥珀膏

【来源】《外科正宗·卷三·流注主治方》

【组成】大黄100克，郁金、南星、白芷各50克。

【制法】将上药研为细末，大蒜去壳捣烂，与药末混匀，捣如膏状，入酒1~2匙调和成膏。

【功用】消肿解毒。

【适应证】一切皮色不变、漫肿无头、气血凝滞结成流毒，不论身体上下、年月新久，但未成脓者。

【用法】取膏适量，遍敷肿上，外用纸盖；如有起泡，先挑去泡中黄水再敷膏。

【特别提醒】不宜内服。

方四百八十一　杏仁膏

【来源】《十便良方·卷二十四·治妇人等疾诸方》

【组成】当归、白芷、川芎、杏仁各50克。

【制法】上药捣研为细末、过筛，用羊脂500克调和均匀，入甑中蒸熟。

【功用】活血消疮，燥湿敛疮。

【适应证】妇人湿毒阴疮。

【用法】取枣大1枚，绵裹纳于阴中。

【禁忌证】寒证不宜。

方四百八十二　沉香膏

【来源】《十便良方·卷二十八·治小儿等疾诸方》

【组成】沉香50克，黄丹300克。

【制法】上药用清麻油1升，先下沉香煎，待沉香色变焦黑，滤出，下黄丹，不停手搅，以小火煎之，待滴于纸上花如黑，无油旁引，膏成。

【功用】理气活血，解毒镇惊。

【适应证】小儿针刺后，针口处起核肿。

【用法】取膏适量，以篦麻子于帛布上摊涂成膏，贴患处，一天1次。

【说明】方中黄丹有毒。勿令风吹着针处。

方四百八十三　乱发膏

【来源】《十便良方·卷三十·治小儿等疾诸方四》

【组成】乱发150克，鹅蛋黄50克。

【制法】上药一起加于铜器中，置于炭火上煎熬至发消，绵布过滤去渣，瓷器收贮。

【功用】清热解毒，敛疮生肌。

【适应证】小儿头疮，昼开出脓，夜即复合者。

【用法】取膏适量，涂于疮上。

【禁忌证】头疮初起者禁用。

方四百八十四　黄连膏

【来源】《十便良方·卷三十·治小儿等疾诸方四》

【组成】黄连末50克，硫黄、轻粉各1克，松脂100克，腊月猪脂

200克。

【制法】将猪脂加入铜器中小火煎熬，直至其化尽，过滤去渣，下松脂，待其熔化，下黄连等末，同时用柳木棍不停手搅拌，直至膏成，收于瓷器中保存。

【功用】清热解毒，消肿散郁。

【适应证】小儿热疮，热肿疼痛。

【用法】取膏适量，涂于疮上，一天3次。

【禁忌证】晦暗阴疮者禁用。

【说明】方中硫黄、轻粉有毒。

方四百八十五　散毒膏

【来源】《十便良方·卷三十一·治一切疮肿等疾诸方》

【组成】赤小豆、浆水、鲫鱼胆各50克，葱白15克。

【制法】上药混合均匀，置于砂盆内捣研如膏。

【功用】清热散郁。

【适应证】一切恶毒肿。

【用法】取膏适量，薄涂肿上。

方四百八十六　散肿膏

【来源】《十便良方·卷三十二·治一切疮肿等疾诸方》

【组成】川大黄、赤小豆各100克，风化石灰150克。

【制法】上药捣研为细末，用醋调和成膏。

【功用】清热利湿，消肿敛疮。

【适应证】毒肿热疮。

【用法】取膏适量，涂患处，干则再涂。

【禁忌证】疮而色泽晦暗者禁用。

方四百八十七　雄硫膏

【来源】《十便良方·卷三十二·治一切疮肿等疾诸方》

【组成】雄黄100克，硫黄50克。

【制法】将上药捣研为细末，取猪脂200克入铜器中煎化成油，入鲫鱼200克，煎熬至其肉烂，入乱发50克，煎熬至其变焦烂，过滤去渣，调和雄黄及硫黄末为膏。

【功用】燥湿解毒。

【适应证】诸恶疮。

【用法】取膏适量，敷患处。

【说明】方中雄黄、硫黄有毒。

方四百八十八　内消膏

【来源】《十便良方·卷三十二·治一切疮肿等疾诸方》

【组成】皂荚500克，青盐、硝石各5克。

【制法】将皂荚用好酒300毫升浸泡，过滤取汁，与上药混合均匀，煎熬成膏。

【功用】清热消肿。

【适应证】热毒肿。

【用法】取膏适量，涂于肿上，一天2次。

【禁忌证】疮疡色泽晦暗者禁用。

方四百八十九　灸疮膏

【来源】《十便良方·卷三十二·治一切疮肿等疾诸方》

【组成】当归、防风各100克，黄芪50克，芍药、白芷、黄丹各50克，乳香、全蝎各1克。

【制法】先用油400克煎煮黄丹外所有药物，直至白芷颜色变黄，入黄丹，下蜡收膏，盛于瓷器中贮存。

【功用】散郁敛疮。

【适应证】灸疮。

【用法】膏适量，涂于肿上，一天2次。

【说明】方中黄丹有毒。

方四百九十　神妙麝香膏

【来源】《十便良方·卷三十二·治一切疮肿等疾诸方》

【组成】黄芩、乳香、白矾、赤芍、白芷各50克，黄丹、黄蜡各25克，麝香（现用人工麝香）5克，芝麻油（或菜油）250克。

【制法】先将油加入到石器中小火煎熬，再下黄芩、芍药、白芷煎熬，直至3味药物颜色变为黑焦，滤出，入黄丹、白矾、乳香、麝香，再煎熬至沸腾数次，入蜡收膏，过滤去渣，放冷，收于瓷器中贮存。

【功用】清热燥湿，散瘀敛疮。

【适应证】远年恶疮不瘥，发背瘰疬。

【用法】取膏适量，摊涂于纸上，贴患处。

【说明】方中黄丹有毒。

方四百九十一　如圣膏

【来源】《十便良方·卷三十二·治一切疮肿等疾诸方》

【组成】芍药、厚朴、当归、官桂、干地黄、白芷各 50 克，黄丹 250 克，麻油 500 克。

【制法】将上药剉碎，先下油煎煮，待其油沫散尽，入其他药，煎熬至其焦黑，过滤去渣，青柳枝不停手搅，待其滴水成珠、不黏手为度，盛于瓷器中，埋于地里，出其火毒。

【功用】活血养血，散郁解毒。

【适应证】一切恶疮发背。

【用法】取膏适量，摊涂于纸上，贴患处。

【说明】方中黄丹有毒。

方四百九十二　乳香膏

【来源】《十便良方·卷三十三·治一切疮肿等疾诸方》

【组成】蜡、杏仁各 50 克，槟榔仁、乳香各 15 克。

【制法】将上 4 味一起捣研为细末，再与猪脂合煎成膏。

【功用】散瘀敛疮。

【适应证】金疮、灸疮、火烧疮。

【用法】取膏适量，摊涂于帛布上，贴疮。

【禁忌证】寒证不宜。

方四百九十三　生肌膏

【来源】《十便良方·卷三十三·治一切疮肿等疾诸方》

【组成】乳香 25 克，槟榔、杏仁各 50 克。

【制法】先将杏仁去皮，捣研如膏，再将余药捣研为细末、过筛为散，取炼猪脂 100 克、黄蜡 10 克，同杏仁一起煎煮，直至膏成，盛于瓷器中贮存。

【功用】散瘀敛疮。

【适应证】金疮、灸疮、火烧疮。

【用法】取膏适量，摊涂在纸上，贴疮。

【禁忌证】寒证不宜。

方四百九十四　生肌膏二（方名编者加）

【来源】《十便良方·卷三十三·治一切疮肿等疾诸方》

【组成】乳香、蜡各100克，羊肾脂50克，油500克。

【制法】将上药与油一起煎熬成膏，绵布过滤，置于干燥容器中贮存。

【功用】强筋壮骨，散瘀疗伤。

【适应证】金疮兼治一切打损疮。

【用法】取膏适量，涂疮。

方四百九十五　防风膏

【来源】《十便良方·卷三十三·治一切疮肿等疾诸方》

【组成】当归、防风、黄蜡各50克，黄丹（飞过，炒）25克。

【制法】先用油200克煎熬当归、防风，待其颜色变为紫黑色，入黄丹，煎煮至沸腾1~2次，绵布过滤，入黄蜡收膏。

【功用】调理营卫，敛疮生肌。

【适应证】灸疮。

【用法】取膏适量，摊涂于帛布上，贴疮。

【说明】方中黄丹有毒。若要止疼痛，加乳香50克。

方四百九十六　水柳膏

【来源】《十便良方·卷三十三·治一切疮肿等疾诸方》

【组成】柳枝（剉碎）100克，甘草（捶碎）100克，黄丹150克，白胶香、松脂、黄蜡、麝香（现用人工麝香，细研）各25克，油500克。

【制法】先将油置于铜器中，小火煎熬至香熟，下柳枝、甘草，煎熬至其颜色变黑，过滤去渣，下白胶香、松脂、蜡等，待其熔化，用绵布过滤，将铜器拭干，将油倾倒于内，下黄丹，不停手搅拌，迅速置于火上煎煮，直至其变色、滴水成珠为度，膏成，入麝香，搅拌混合均匀，盛于瓷器中贮存。

【功用】清热散郁，消肿止痛。

【适应证】灸疮急肿。

【用法】取膏适量，摊涂于绢布上，贴疮。

【禁忌证】灸疮不肿不痛者禁用。

【说明】方中黄丹有毒。

方四百九十七　柳枝膏

【来源】《十便良方·卷三十三·治一切疮肿等疾诸方》

【组成】麻油250克，黄丹150克，乳香5克，柳枝50克。

【制法】上药一起煎煮，直至成膏，入乳香，搅拌使其混合均匀，贮存在瓷器中。

【功用】散郁敛疮。

【适应证】灸疮。

【用法】取膏适量，摊涂于绢布上，贴疮。

【说明】方中黄丹有毒。

方四百九十八　善应膏

【来源】《瑞竹堂经验方·卷十三·善应膏》

【组成】黄丹（水飞）2500克，乳香、没药各100克，木鳖子、白芷、白及、柳枝各50克，血竭150克。

【制法】先将木鳖子、白芷、白及及柳枝置于油中浸泡3天，再放到炭火上煎煮，直至颜色变黄，过滤去渣，入余药，则膏成。

【功用】清热解毒，消肿止痛。

【适应证】恶疮，痈疽肿疖，发背瘰疬，寒湿气冷刺痛，皮肤顽麻，手肿，打扑腰骨。

【用法】取膏适量，贴疮。

【说明】方中黄丹、木鳖子有毒。

方四百九十九　万应膏

【来源】《瑞竹堂经验方·卷十三》

【组成】当归、芍药、白蔹、白及、白芷、木鳖子、杏仁、轻粉、乳香、没药、雄黄、白矾各50克，黄丹、巴豆各150克。

【制法】先将乳香、没药、黄丹、雄黄、白矾等药捣研为极细末，余药锉碎，同槐枝150克、柳枝150克，一起合煎，直至膏成，倾倒于水盆内浸1晚，出尽其火毒，盛于瓷器中保存。

【功用】清热解毒，消肿止痛。

【适应证】一切恶疮及刀斧所伤，蛇咬，狗咬，虫伤，牙痛，心痛，眼痛，腹痛，香港脚，骨节疼痛。

【用法】取膏适量，贴疮。

【说明】方中木鳖子、轻粉、黄丹、雄黄、巴豆有毒。

方五百　经验加麒麟乳香膏

【来源】《瑞竹堂经验方·卷十三·经验加麒麟乳香膏》

【组成】乳香、血竭各 50 克，没药 25 克，乌药、木鳖子仁（去皮）各 15 克，松脂、黄丹各 250 克。

【制法】先用油浸泡木鳖子、乌药等 5 天，再入剩下药物一起小火煎熬，直至成膏，过滤去渣，入黄丹收膏。

【功用】清热解毒，消肿止痛。

【适应证】诸疮肿硬疼痛及脓溃、肌肉腐烂，兼治腐肉不退。

【用法】取膏适量，贴疮。

【说明】方中木鳖子有毒。

方五百零一　膏药方

【来源】《瑞竹堂经验方·卷十三·膏药方》

【组成】当归（去芦）、川芎、芍药、黄芪、白芷、黄芩、黄连、黄柏皮、桑白皮、白及、白蔹各 50 克。

【制法】将上药锉为粗末，混合均匀，用好澄清油 250 克煎煮黄腊、白胶，待其消尽，下麝香（现用人工麝香）5 克，下余药，用杨柳枝不停搅拌，直至煎熬为黑色，膏成。

【功用】清热解毒，消肿止痛。

【适应证】诸疮肿硬疼痛及脓溃、肌肉腐烂，兼治腐肉不退。

【用法】取膏适量，贴疮。

方五百零二　膏注

【来源】《瑞竹堂经验方·卷十三·膏注》

【组成】当归、附子、川芎、防风、白蔹、升麻（去芦）、细辛、侧柏叶、萆薢、甘草、桑白皮各 50 克，雄黄（细研）、麝香（现用人工麝香，细研）各 25 克，朱砂（细研）、硫黄（细研）各 2 克。

【制法】先将前11味药物锉成细散，再用清芝麻油1000克，于新瓷器中浸泡诸药1晚，置于铜器中煎煮，待其稍稠厚，下雄黄、朱砂、麝香、硫黄、黄丹、黄蜡等药，稍稍变稠，倾倒于瓷器中贮存，勿使其沾染灰尘，所得药渣可以再用清油浸泡1晚，再煎使其稠厚成膏。

【功用】清热解毒，消肿止痛。

【适应证】诸疮肿硬疼痛及脓溃、肌肉腐烂，兼治腐肉不退。

【用法】取2汤匙，酒调服，一天2次；同时外用贴疮，3天1次。若是瘰疬、漏疮见骨者，取膏适量，贴之。

【说明】方中附子、细辛、雄黄、朱砂、硫黄有毒。

烧烫伤

烧烫伤是由于火、水、油、电等所致的皮肤、肌肉损伤。烧伤或者烫伤的程度不同，致伤的轻重不一，轻的损伤皮肤，重的损伤肌肉，再重的损伤筋骨。无论烧烫伤程度如何，如治疗不当会迫毒内攻，甚至发展成败血症。烧烫伤按深度，一般分为三度：①一度：只伤及表皮层，受伤的皮肤发红、肿胀，火辣辣地痛，但无水泡出现。②二度：伤及真皮层，局部红肿、发热，疼痛难忍，有明显水泡。③三度：全层皮肤包括皮肤下面的脂肪、骨和肌肉都受到损害，皮肤焦黑、坏死，这时反而疼痛不剧烈，因为许多神经被损坏了。

本病由火毒之邪自外伤及皮内而致，甚则热邪、毒邪入里，火毒攻心，导致耗伤气阴，损及营血，阴阳失调，脉络阻滞，致气血运行不畅。小面积的烧烫伤只需外治即可，外治主要采用湿润包扎疗法，优点是润肤生肌快，不易留疤痕。大面积的烧烫伤必须内外兼治。治内的总则为清热凉血败毒，扶正托里，以防毒气攻心。内服主要采用清热解毒、凉血等方法。本书所选录的方子多只适用于轻度病证。

方一　疗烫伤蓖麻子膏（方名编者加）

【来源】《本草纲目·卷十七·蓖麻》

【组成】蓖麻子仁、蛤粉各500克。

【制法】将上述药物一起捣研为膏。

【功用】清热解毒，散结消肿。

【适应证】汤火灼伤。

【用法】若为汤伤则用油调，若为火灼伤则用水调，涂患处。

【说明】本方出自《古今录验》。

方二　白龙膏

【来源】《奇效良方·卷五十四·疮科通治方》

【组成】白薇、白蔹、白芷、桑白皮、黄芪、商陆根、柳白皮各50克，乳香100克，轻粉25克，官粉、黄蜡各250克，杏子油500克。

【制法】将上药切碎，油内浸3天，于炭火上煎至白芷颜色变黄，纱布滤去药渣，再将所滤药油加热，下入黄蜡、乳香，待消尽后，离火再滤，候微冷，下轻粉，不停搅拌，冷凝即成。

【功用】解毒消肿，生肌止痛。

【适应证】五发恶疮，及汤泼火烧、冻破溃烂，可无瘢痕。

【用法】取膏适量，摊贴患处。

【说明】方中商陆根、轻粉、官粉有毒。若无杏子油可用麻油代之。不宜内服。

方三　当归膏（方名编者加）

【来源】《本草纲目·卷十四·当归》

【组成】当归、黄蜡各50克，麻油200克。

【制法】用麻油慢火煎当归至焦黄，纱布滤去药渣，下入黄蜡收膏。

【功用】生肌敛疮，清热止痛。

【适应证】汤火伤疮，焮赤溃烂。

【用法】摊贴患处。

【特别提醒】不宜内服。

方四　栀子膏

【来源】《医心方·卷十八·治汤火烧灼方第一》

【组成】栀子20枚，白薇、黄芩各200克。

【制法】将上述药物切碎，加水5000毫升、麻油1000毫升，一起煎煮，直至水气熬尽则膏成，过滤去渣。

【功用】清热解毒，凉血止血。

【适应证】汤火烧伤。

【用法】待膏冷，取膏适量，淋烧烫伤处。

方五　治火疮、灸疮等膏方

【来源】《医心方·卷十八·治汤火烧灼方第一》

【组成】柏树白皮、生地黄各 200 克，甘草 40 克，竹叶 120 克。

【制法】将上述药物切碎后用绵布包裹，于醋 500 毫升中浸渍 1 晚，与猪膏 1000 克合煎，直至竹叶色变黄则膏成，过滤去渣。

【功用】清热凉血，解毒疗疮。

【适应证】汤火烧伤。

【用法】取膏适量，摩敷患处。

方六　疗灸疮肿急痛方

【来源】《医心方·卷十八·治灸疮肿痛方第三》

【组成】柏白皮、当归各 120 克，薤白 50 克，猪膏 1000 克。

【制法】将上述药物切碎，用醋浸渍 1 晚，置于小火上反复煎煮，不断浓缩，直至薤白色变黄则膏成，过滤去渣。

【功用】清热解毒，消肿止痛。

【适应证】灸疮红肿急痛。

【用法】取膏适量，敷患处。

方七　止痛膏

【来源】《奇效良方·卷五十四·疮科通治方》

【组成】松脂、羊脂、猪膏、黄蜡各 10 克。

【制法】将上药混匀后加热，搅拌均匀，冷凝即成。

【功用】止痛灭瘢。

【适应证】灸疮及汤火伤，日夜啼呼，疼痛不已，用此膏愈后无瘢痕。

【特别提醒】不宜内服。

方八　神效当归膏

【来源】《奇效良方·卷五十四·疮科通治方》

【组成】当归、黄蜡各 50 克，麻油 200 克。

【制法】将当归入麻油中煎至焦黑，纱布滤去药渣，再入黄蜡，搅化，冷凝即成。

【功用】敛疮生肌，拔毒止痛。

【适应证】汤火疮，初起脓泡，热毒侵展，焮赤疼痛，毒气壅盛，腐化成脓。

【用法】取膏适量，外贴患处。

【说明】一方中无麻油而用白蜡。此方亦载于：《十便良方·卷三十三·治一切疮肿等疾诸方》。

【特别提醒】不宜内服。

方九　炙火疮膏药

【来源】《寿世仙丹·外科经验良方·卷二·汤火伤》

【组成】当归、川芎、芍药、白芷各 100 克，细辛 50 克，头发 50 克，铅粉 500 克。

【制法】用真香油 750 克入药，熬令焦黑色，滤去渣，再候滴水成珠，方下铅粉熬成膏。

【功用】清热敛疮。

【适应证】烧烫伤。

【用法】外涂，日 2 次。

【说明】细辛、铅粉有毒，慎用。

方十　定痛膏

【来源】《寿世仙丹·外科经验良方·卷二·通治》

【组成】当归身、赤芍、生地各 100 克，甘草 50 克。

【制法】上剉片，入真麻油 500 克，慢火煎焦枯，去渣，以棕棉滤净，再入锅熬，滴水不散，入黄丹 250 克，又慢火熬滴水成珠，取起。少顷，入白蜡、黄蜡各 50 克，微火上搅匀，取起。少定，入研细乳香、没药各 25 克，又搅匀，倾置瓷器内，过 3 宿。

【功用】活血化瘀，凉血止痛。

【适应证】发背、汤火痛不可忍。

【用法】外涂。

方十一　当归膏

【来源】《寿世保元·卷九·膏药》

【组成】当归、生地黄（炒）、黄蜡各50克，麻油350克。

【制法】先将当归、地黄入油煎黑，再入蜡，至其熔化，待其凝固，搅拌混匀，则成膏。

【功用】生肌止痛，补血续筋。

【适应证】杖疮、跌仆、汤火烫伤、疮毒等，不问已溃未溃，肉虽伤而未坏者，用之自愈，肉已死用之而自溃，新肉易生，搽至肉色渐白，其毒始尽，此方生肌最速。（如棍杖者，外皮不破，内肉糜烂，其外皮因内干缩，坚硬不破，牵连好肉作痛，俗称疔痂皮。）

【用法】取膏适量，敷疮。若杖疮内有瘀血者，用带有锋芒的瓷片，于患处砭去其瘀血，再涂此药。

方十二　清凉膏

【来源】《寿世保元·卷九·汤火》

【组成】生地黄100克，黄连、栀子、白芷各50克，葱白10茎。

【制法】上药锉细，用香油50克煎熬至地黄等颜色变焦黑，过滤去渣，再入黄蜡25克煎煮，待其熔化，倾于瓷盆内。

【功用】清热解毒，活血止痛。

【适应证】烧烫伤。

【用法】取膏适量，用鸡毛扫疮上。

【说明】此方亦载于：《奇效良方·卷五十四·疮科通治方》。

方十三　麻子膏

【来源】《外台秘要方·卷二十九·坠堕金疮等四十七门·火灼烂坏方》

【组成】麻子仁25克，柏白皮、山栀子、白芷、甘草、柳白皮各150克。

【制法】将上述6味药物切碎，与猪脂1000克合煎，不断煎煮，反复浓缩，直至膏成，过滤去渣。

【功用】解毒疗疮。

【适应证】火烧伤，皮肤糜烂损坏者。

【用法】取适量，涂疮上，一天3次。

【说明】此方亦载于：《奇效良方·卷五十四·疮科通治方》。

方十四　至圣膏

【来源】《世医得效方·卷十九·汤火疮》

【组成】鸡子黄 10 枚。

【制法】将鸡蛋黄于容器内熬取油。

【功用】敛疮生肌。

【适应证】汤火伤。

【用法】取膏适量，外涂患处。

【特别提醒】不宜内服。

方十五　疗火烂疮膏方

【来源】《外台秘要方·卷二十九·坠堕金疮等四十七门·火灼烂坏方》

【组成】柏白皮、生地黄、苦竹叶、甘草各 240 克。

【制法】将上述 4 味药物切碎，与猪脂 1000 克合煎，反复煎煮，不断浓缩，直至膏成，过滤去渣。

【功用】凉血活血，解毒疗疮。

【适应证】火烫伤致皮肤糜烂。

【用法】取适量，敷疮上，一天摩 2 次。

方十六　疗火疮败坏方

【来源】《外台秘要方·卷二十九·坠堕金疮等四十七门·火灼烂坏方》

【组成】柏白皮 250 克，腊月猪脂 1000 克。

【制法】将上药混匀，置于火上煎煮至沸腾 4~5 遍，直至色变则膏成，过滤去渣。

【功用】清热解毒，燥湿疗疮。

【适应证】火烫伤之后形成的难治之疮疡。

【用法】取适量，涂疮。

方十七　薤白膏

【来源】《外台秘要方·卷二十九·坠堕金疮等四十七门·灸疮方》

【组成】薤白、当归各 180 克，白芷 90 克，羊髓 1500 克。

【制法】将前3味药物切碎，与羊髓同煎，直至白芷色黄则膏成，过滤去渣。

【功用】软坚散结，生肌止痛。

【适应证】灸疮。

【用法】取适量，敷疮，一天2次。

方十八 疗灸疮方

【来源】《外台秘要方·卷二十九·坠堕金疮等四十七门·灸疮方》

【组成】炙甘草、当归各300克，胡粉、羊脂各180克。

【制法】将上述4味药物切碎，与猪脂1000克合煎，直至膏成，过滤去渣。

【功用】益气活血，解毒疗疮。

【适应证】灸疮。

【用法】取适量，敷疮。

【说明】胡粉一作胡麻。方中胡粉有毒。

【特别提醒】忌海藻、菘菜。

方十九 疗灸疮脓坏不瘥方

【来源】《外台秘要方·卷二十九·坠堕金疮等四十七门·灸疮脓不瘥方》

【组成】腊月猪脂1500克，薤白150克，胡粉90克。

【制法】先将猪脂与薤白一起煎煮，令其颜色变黄，过滤去渣，再入绵裹石灰90克同煎，膏成，入胡粉使其混匀即可。

【功用】解毒疗疮。

【适应证】灸疮化脓，长久不愈者。

【用法】取适量，敷疮，一天3次。

【说明】方中胡粉有毒。

方二十 疗火疮败坏方

【来源】《外台秘要方·卷二十九·坠堕金疮等四十七门·火灼烂坏方》

【组成】柏白皮、生地黄、黄芩、蛇衔草、栀子、苦竹叶各150克。

【制法】将上述6味药物切碎，与羊髓500克合煎，不断煎煮，反复浓缩，直至膏成，过滤去渣。

【功用】解毒疗疮。

【适应证】火烫伤之后形成的难治之疮疡。

【用法】取适量，涂封疮上，直至痊愈。

方二十一　疗汤火疮

【来源】《外台秘要方·卷二十九·坠堕金疮等四十七门·汤火疮无问大小方》

【组成】粟1500克。

【制法】将栗煎熬至色变焦黑，投入水中搅拌，一段时间后，过滤取汁，再用武火煎煮使其稠厚如糖。

【功用】解毒疗疮。

【适应证】水烫伤，无问大小者。

【用法】取适量，敷疮，可以不留瘢痕。

方二十二　疗火烂疮方

【来源】《外台秘要方·卷二十九·坠堕金疮等四十七门·汤煎膏火所烧方》

【组成】丹参500克，羊脂1000克。

【制法】将丹参切碎，与羊脂合煎，直至膏成。

【功用】凉血消痈。

【适应证】被开水及煎膏所烫伤，皮肤糜烂者。

【用法】取适量，敷疮。

方二十三　栀子膏

【来源】《外台秘要方·卷二十九·坠堕金疮等四十七门·汤煎膏火所烧方》

【组成】栀子60克，白蔹、黄芩各450克。

【制法】 将上述3味药物切碎，加水同麻油600克合煎，直至水气消尽，膏成，过滤去渣，待冷却备用。

【功用】解毒疗疮。

【适应证】被开水、火、热膏所烫伤，不问大小者。

【用法】取适量，敷疮。

【说明】只有待火热毒邪去除之后，疮疡才得愈合。一般用2天后，可以改用其他膏剂、散剂及汤剂治之。

方二十四　疗灸疮方

【来源】《外台秘要方·卷二十九·坠堕金疮等四十七门·灸疮方》

【组成】柏白皮360克，当归120克，薤白200克。

【制法】将上述3味药物切碎，与猪脂800克合煎，不断煎煮，反复浓缩，直至薤白色变黄则膏成，绞榨过滤去渣。

【功用】清热解毒，消肿止痛。

【适应证】灸疮大片红肿，每发作时疼痛，病人病情加重（乱灸穴位，不得其法，不但不能治病，反而增其火毒，整天疼痛不适。病源在于火毒伤脏）。也可以用来治疗风水生疮，火毒生疮。

【用法】取适量，涂疮上。

脱　肛

脱肛也称直肠脱垂，常发生于小儿、老人、久病体弱和身体瘦高者。女性因骨盆下口较大及多次分娩等因素，发病率高于男性。脱肛分为完全型和不完全型：完全型指全部或部分大肠脱出，不完全型为直肠黏膜层的脱出。

临床表现：①脱出：早期排便时直肠黏膜脱出，便后自行复位，随着病情的发展，身体抵抗力逐渐减弱，日久失治，甚至咳嗽、负重、行路、下蹲时也会脱出，而且不易复位，需要用手推回或卧床休息后，方能复位。因经常脱出而排出的黏液会污染内裤。②出血：一般无出血症状，偶尔大便干燥时，擦伤黏膜有滴血，粪便带血或手纸拭擦时有血，但出血量较少。③潮湿：部分病人肛门处常有黏液溢出，以致有潮湿感。或因其脱出，没有及时复位，直肠黏膜充血、水肿或糜烂，黏液刺激肛周皮肤而引起瘙痒。④坠胀：由于黏膜下脱，引起直肠或结肠套叠，压迫肛门部，产生坠胀。⑤嵌顿：大便时，肛门直肠脱出未能及时复位，时间稍长，局部静脉回流受阻，因而发炎肿胀，并导致嵌顿。

中医认为产生脱肛多见于：①脾虚气陷证：便时肛内肿物脱出，伴有肛门坠胀，大便带血，腰膝酸软，神疲乏力，食欲不振，头晕耳鸣，治宜升举脾气。②肛门湿热证：肛内肿物脱出，色紫暗或深红，甚则表面部分溃破、糜烂，肛门坠痛，肛门有灼热感，治宜清热除湿。③肾气不固证：肛内肿物脱出，肛门坠胀，腰酸膝软，头晕眼花，肛门松弛，治宜固护肾气。

方一　疗脱肛膏（方名编者加）

【来源】《本草纲目·三十九·五倍子》

【组成】五倍子 100 克，百草霜 100 克。

【制法】将上述药物捣研为细末，加醋适量，煎熬成膏。

【功用】敛肠固脱。

【适应证】脱肛不收。

【用法】取膏适量，用鹅毛扫敷患处。

【说明】本方出自《普济方》。

方二　蒲黄膏

【来源】《仁斋直指方论·卷十四·脱肛证治》

【组成】生蒲黄 10 克。

【制法】将上药捣研为细末。

【功用】收肛止痛。

【适应证】脱肛热痛。

【用法】将生蒲黄以猪膏和敷，随即按入。

【特别提醒】不宜内服。

方三　橡斗膏

【来源】《仁斋直指方论·卷十四·脱肛证治》

【组成】橡斗子 10 克。

【制法】橡斗子烧存性，猪脂和敷。

【功用】收涩固脱。

【适应证】脱肛。

【特别提醒】不宜内服。

方四　金凤膏

【来源】《普济方·卷四十·大肠腑门·脱肛（附论）》

【组成】鲜鱼胆1个，冰片5克，麝香、飞矾各3克，黄连（研末）5克。

【制法】上为末，用鲜鱼胆汁调。

【功用】固脱敛疮。

【适应证】痔疮破者，脱肛。

【用法】每用少许，外涂患处。

【特别提醒】本方外用，严禁内服。

方五　百五膏

【来源】《普济方·卷四十·大肠腑门·脱肛（附论）》

【组成】百草霜、五倍子各50克。

【制法】上为末，醋熬成膏子。

【功用】涩肠固脱。

【适应证】大人、小儿脱肛。

【用法】每用少许，鹅毛敷上即入。

【特别提醒】本方外用，严禁内服。

方六　桑螺膏

【来源】《普济方·卷四十·大肠腑门·脱肛（附论）》

【组成】缘桑螺50克(此螺全似蜗牛，黄色而小，雨后好援桑叶)。

【制法】将上药烧末，和猪油混匀。

【功用】涩肠固脱。

【适应证】脱肛。

【用法】每用少许，外敷患处。

【说明】此方亦载于:《仁斋直指方论·卷十四·脱肛证治》。

【特别提醒】本方外用，严禁内服。

方七　紫蕺膏

【来源】《普济方·卷四十·大肠腑门·脱肛（附论）》

【组成】鱼腥草100克。

【制法】将上药捣烂如泥。

【功用】清热解毒，涩肠固脱。

【适应证】脏热，肛门脱出。

【用法】先用朴硝水洗净肛门，用芭蕉叶托入，再将药贴于臀下稳坐，自然收入。

【说明】此方亦载于:《世医得效方·卷十二·脱肛》。

【特别提醒】本方外用，严禁内服。

方八　花粉膏

【来源】《普济方·卷四十·大肠腑门·脱肛（附论）》

【组成】花粉 50 克。

【制法】将上药研粉，和猪油适量混匀。

【功用】清热泻火，涩肠固脱。

【适应证】脱肛。

【用法】每用少许，温涂患处，随手抑按，自能缩入。

【特别提醒】本方外用，不宜内服。

痔　疮

痔疮的发病原因皆因脏腑本虚，以致气血下坠，结聚肛门，宿滞不散，而冲突为痔。痔的发病率很高，俗有“十人九痔”之说。

因饮食不节，易生湿积热，湿热下注肛门，使肛门充血灼痛，引发痔疮；劳累过度，久坐则血脉不行，久行则气血纵横引发为痔；瘀血流注肛门而生痔疮；便秘日久，久忍大便，大肠积热，也是痔疮发病的一个原因。此外久泻、久痢、久咳，易使气血亏损、气虚下陷，而妇人妊娠、月经不调等也易诱发痔疮。痔疮之发病也与遗传因素有关，或禀受胎毒或母腹中受热也。

痔疮常表现为便血，疼痛，黏液溢出，肛门瘙痒，直肠坠痛。血为鲜红色，最初多为便中带血，继而滴血，严重者甚至喷射状出血，反复大量出血可致贫血，有时因痔黏膜糜烂、撕裂引起血管破裂，而致大出血，严重者可发生出血性休克。其疼痛一般表现为轻微疼痛、刺痛、灼痛、胀痛等，分泌黏液较多，肛门周围湿润。晚期内痔，常有分泌物由肛门流出。早期痔疮症状较轻时可以用药物治疗，严重者多采用手术治疗。

方一　芫根膏（方名编者加）

【来源】《本草纲目·卷十七·芫花》

【组成】芫根50克。

【制法】将芫花洗净，置于木臼中捣烂，入水少许绞榨取汁，将所得药汁于石器中小火煎熬成膏。

【功用】枯痔散结。

【适应证】痔疮乳核。

【用法】将丝线于膏内浸透，用线系痔，当感觉微微疼痛，待痔干落，用纸捻蘸膏纳肛门内，去其根。可永除其根。

【说明】本方出自严子礼《经验方》。一方法中只将芫花捣汁浸线一夜取用。方中芫根有毒。

【特别提醒】不得见水。

方二　生肌膏

【来源】《类证治裁·卷七·痔漏论治·附方》

【组成】鸡蛋黄1000克，轻粉、乳香、血竭各50克，龙骨100克。

【制法】先将鸡蛋黄熬油备用，然后将余药打成粉状放入熬制好的蛋黄油中调和为膏。

【功用】敛疮生肌。

【适应证】穿肠漏，漏眼不平，肌肉腐败。

【用法】用鸡羽毛蘸药膏适量，涂于患处。

【说明】方中轻粉有毒。

方三　抵金膏

【来源】《杨氏家藏方·卷十三·肠风痔漏方五十九道》

【组成】花蕊石（火煅过，研如粉）、生硫黄（细研）、黄丹（细研）、牡蛎（火煅过，研如粉）、蚌粉（细研）各80克，自然铜（火煅，醋淬，研细）40克。

草乌头（连皮尖生用）160克，骨碎补（去毛）、汉防己、龙骨、乌药、虎骨（如无，可用龟板）各80克。

【制法】先将上组6味药物捣研均匀，再与清油1280克一起入锅内置于炭火上煎熬，直至熬去油400克，再将下组药物入内，立即用木棍搅匀，稍时取出，盛于瓷盒子中，不盖盖儿，放置 3 天，直至凝固。

【功用】解毒蚀疮，敛疮生肌。

【适应证】诸般痔漏，久不愈者。

【用法】取 1 小汤匙，温酒调下，不拘时服。

【说明】方中生硫黄、黄丹、草乌头有毒。

方四　铁罐膏

【来源】《证治准绳·疡医·卷二·外治》

【组成】桑柴灰、荞麦秸灰、石灰、炭灰各 50 克。

【制法】将陶罐底部钻一小孔用木塞堵住，然后将上述药物放入罐中，并往罐中加水，然后用厚纸封住罐口一昼夜，再在罐底的小孔中插入芦苇管，让罐中药液顺管滴下储存备用。将滤过的药液倒入铜锅中文火慢熬，并用铁片不断搅拌，以药液滴入水中不散为度。

【功用】敛疮生肌，活血止痛。

【适应证】一切恶疮、内毒所致的疼痛。

【用法】将膏药均匀敷于患处。

【特别提醒】外用，禁内服。

方五　神验膏

【来源】《普济方·卷三十七·大肠腑门·肠风下血（附论）》

【组成】樗白皮 600 克，黑豆 300 克，槐花 75 克。

【制法】将上药放入水中，慢火煎熬，以豆熟为度，再入蜜 75 克，煎熬浓缩成膏，瓷器贮存，敞口 2 夜后再密封瓶口。

【功用】收敛止血，泄热解毒。

【适应证】肠风下血，令人不食。

【用法】每用此膏 250 毫升，隔水蒸煮至适服温度后，慢慢吞服，每日食后及临睡前各服 1 次。

方六　槐皮膏

【来源】《普济方·卷三十七·大肠腑门·肠风下血（附论）》

【组成】槐皮 110 克，薰陆 20 克，辛夷 20 克，甘草 20 克，白芷 20 克，巴豆 7 枚，漆子 14 枚，桃仁 10 枚。

【制法】将上药以猪油 300 克，反复煎熬，不断浓缩，直至膏成，后用纱布滤去药渣。

【功用】清肠止血，祛风止痒，除湿止痛。

【适应证】便血，肛门痛痒。

【用法】以绵裹膏，塞于肛门，一日 4~5 次。

【特别提醒】本方外用，严禁内服。

方七 生地黄膏

【来源】《古今医统大全·卷四十二·药方》

【组成】生地黄（汁）、小蓟（汁）、砂糖（熬膏）、阿胶各 50 克，侧柏叶 50 克，地榆 50 克。

【制法】上用 4 味汁熬成膏，方入柏叶、地榆末，和匀，空心米饮调下 3 匙许。

【功用】养阴止血。

【适应证】肠燥便血。

【禁忌证】实证不宜。

方八 神应膏

【来源】《证治准绳·疡医·卷二·久漏疮》

【组成】当归 11 克，赤芍、大黄各 15 克，白芷、肉桂、莪术各 10 克，玄参 13 克，续断、生地黄各 12 克，香油 200 克。

【制法】先将前 9 味打成粉状，然后倒入香油中浸泡，放入锅中以武火煎煮，待到锅中药物变为黑色时滤去药渣，然后放入黄丹收膏。

【功用】活血，消肿，消痈。

【适应证】瘘疮日久，诸方不效者。

【用法】将膏药均匀涂于患处。若漏疮有孔则将膏药送入孔内，然后再涂上膏药。

【特别提醒】外用，禁内服。

方九 治痔猪胆膏

【来源】《仁斋直指方论·卷二十三·诸痔证治》

【组成】猪胆 7 枚。

【制法】猪胆取汁，置于炭火上煎熬成膏。

【功用】清热凉血。

【适应证】痔疮。

【用法】先用槐根白皮煎汤温洗患处，再取膏摊敷患处。

【说明】此方亦见于：《古今医统大全·卷七十四·药方》。

【特别提醒】不宜内服。

方十　护痔膏

【来源】《张氏医通·卷十四·专方·痔漏门》

【组成】白及、石膏、黄连各 600 克，冰片、麝香（现用人工麝香）50 克。

【制法】先将上述药物捣研为细末，再用鸡子清与白蜜调和诸药成膏。

【功用】清热解毒，消肿生肌。

【适应证】痔疮。

【用法】在痔疮旁好肉处涂上此膏，再在痔疮上贴枯痔散，如果痔疮旁肌肉坚硬者，可不必用此膏。

【说明】此方麝香剂量过大，可以适当减量。此方亦载于：《外科正宗·卷三·痔疮主治方》。

方十一　槐梅膏

【来源】《外科全生集·卷四·敷药类·槐梅膏》

【组成】苏合油、槐花粉各 50 克，猩胆、冰片各 25 克。

【制法】研和，加嫩膏 50 克，再研，封固勿使泄气。

【功用】消肿止痛。

【适应证】外痔。

【用法】涂患处，痛息，日涂 2 次。

【特别提醒】忌犬肉。

方十二　枯痔水澄膏

【来源】《景岳全书·春集·卷六十四·外科》

【组成】郁金、白及各 30 克。

【制法】上药打成粉状备用。

【功用】清热凉血，活血止血。

【适应证】痔疮痔核外漏者。

【用法】用白蜜将药粉调和成膏，涂于肛门周围好肉上，用纸盖于药上，将痔核留于纸外，再将干的药粉涂于痔核上。

【说明】一方加黄连 30 克。此方亦见于：《古今医统大全·卷七十四·药方》。

方十三　羊胆膏

【来源】《景岳全书·春集·卷六十四·外科》

【组成】羊胆 1 枚，冰片 5 克。

【制法】将冰片放入羊胆内，置于阴凉处风干。

【功用】清热解毒。

【适应证】湿热流注所致的痔疮、下疳疮。

【用法】用凉开水调和成膏，敷患处。

方十四　五灰膏

【来源】《世医得效方·卷七·诸痔》

【组成】荞麦灰 1000 克，荆柴灰、蓟柴灰、山白竹灰、老杉枝灰各 100 克。

【制法】将上 5 味药加水煮取汁，纱布过滤后，浓缩汁液，候冷，入石灰、黄丹调和成膏。

【功用】解毒疗痔。

【适应证】脏腑一切蕴毒，发为痔疮，不问远年近日，形似鸡冠、莲花、核桃、牛乳，或内或外，并皆治之。

【用法】用水将痔疮洗净，仰卧，搭起一足，先用湿纸于痔疮四周贴护，再用冷水调和成膏，涂疮。

【说明】此方亦见于《古今医统大全·卷七十四·药方》。

【特别提醒】不宜内服。

方十五　五灰膏

【来源】《外科启玄·卷十一》

【组成】桑柴、秫、茄根、荞麦各 500 克，锻石（风化）1500 克。

【制法】将除锻石外药物烧成灰，淋水取汁，将所得药汁煎熬成膏，瓷罐收贮。

【功用】消肿止痛。

【适应证】疮痔。

【用法】取膏适量，敷疮。

方十六　生肌凤雏膏

【来源】《外科正宗·卷三·痔疮主治方》

【组成】鸡蛋10枚，轻粉5克，乳香、血竭、龙骨各2.5克。

【制法】将鸡蛋煮熟，鸡蛋黄煎熬取油，将后4味药研为极细末，与油调匀为膏。

【功用】敛疮生肌。

【适应证】痔疮。

【用法】取膏适量，外涂患处。

【说明】方中轻粉有毒。

【特别提醒】不宜内服。

方十七　疗五痔方

【来源】《外台秘要方·卷二十六·痔病阴病九虫等三十五门·五痔方》

【组成】藜芦、大黄、黄连各45克，练木子、桃仁各15克，巴豆5克，蓖麻30克。

【制法】将前6味药物切碎备用。先将猪脂1500克煎熬至沸腾3遍，再下其他药物合煎，直至膏成，过滤去渣。

【功用】清热解毒，活血消痔。

【适应证】牡痔、肠痔、酒痔、血痔及气痔五种痔疮。

【用法】取适量，敷痔疮赘肉上，一天3次。

【说明】一般外敷此膏，内服紫参丸，或者二者交替使用。方中藜芦及巴豆均有毒。

方十八　辰砂膏

【来源】《古今医统大全·卷七十四·药方》

【组成】瓜蒂（为末）15克，密陀僧（另研）10克，朱砂、冰片各5克。

【制法】上药捣研为细末，用水调和成膏。

【功用】消肿止痛。

【适应证】痔疮。

【用法】取膏适量，敷患处。

【禁忌证】虚证不宜。

【说明】方中密陀僧、朱砂有毒。

方十九　紫参丸

【来源】《外台秘要方·卷二十六·痔病阴病九虫等三十五门·五痔方》

【组成】紫参、秦艽、乱发灰、紫菀、厚朴、白芷各60克，藁本120克，雷丸50克，䗪虫、石楠各30克，贯众180克，猪后悬蹄140克，虻虫30克。

【制法】将上述13味药物捣研为细末、过筛，与羊脊骨中髓和猪肪各400克一起合煎，直至可为丸，作丸如梧桐子大。

【功用】清热凉血，活血止血。

【适应证】五种痔疮，大便时肛周出血，久不愈者；脱肛。

【用法】每次取15丸，酒送服，饭后服，1天2次，也可以用白开水送服，病情严重者晚上可加服1次。

【说明】一般服药4天肛周即不痒，8天脓血尽，痔瘘痊愈，服药到60天，可保终身不复发，服时间越长越好。有人患痔疮18年，痔核脱出9厘米，服用此方后痊愈。用于治疗脱肛、有大热者，可除去羊髓，用赤蜜代替。

方二十　槐皮膏

【来源】《外台秘要方·卷二十六·痔病阴病九虫等三十五门·五痔脱肛方》

【组成】槐白皮240克，熏草、辛夷、甘草、白芷各60克，野葛15克，巴豆、漆子各12克，桃仁20克，猪肪1000克。

【制法】将上述10味药物切碎，与猪脂合煎，不断煎煮，反复浓缩，直至膏成，过滤去渣。

【功用】燥湿止痒，凉血止血。

【适应证】五痔、脱肛，症见疼痛、瘙痒、流血。

【用法】取适量，绵上涂膏，塞肛，一天4~5次。

【说明】若虫死则痊愈。此方止痒止痛的效果非常好。方中巴豆有毒。

方二十一　猪悬蹄青龙五生膏

【来源】《外台秘要方·卷二十六·痔病阴病九虫等三十五门·肠痔方》

【组成】猪悬蹄甲 30 克，生梧桐白皮 240 克，生龙胆、生桑白皮、蛇蜕皮各 80 克，生青竹皮 90 克，生柏皮 110 克，露蜂房、蜀椒各 50 克，猥皮、附子各 60 克，杏子 20 克。

【制法】将上述 12 味药物切碎后用绵布包裹，用醋 800 克浸渍 1 晚，再放到火上炙烤干燥，捣研为细末、过筛，与猪脂 1200 克一起混合均匀，小火煎煮，直至煎如薄糖。

【功用】清热解毒，杀虫疗疮。

【适应证】肺脏虚劳、受寒导致肠中生痔，名曰肠痔，见肛门旁有核，疼痛，由寒热不调所得，常脱出，良久才自然回缩，痔疮上生疮。

【用法】取适量，敷疮，并用酒送服 3 克。

【说明】方中龙胆、露蜂房及附子均有毒。

方二十二　疗痔下部痒痛如虫啮方

【来源】《外台秘要方·卷二十六·痔病阴病九虫等三十五门·痔下部如虫啮方》

【组成】胡粉、水银各 600 克。

【制法】将上述 2 味药物用枣膏混合均匀为膏。

【功用】杀虫疗疮。

【适应证】痔疮，肛门痒痛难忍。

【用法】取适量，绵裹，晚上卧床时塞肛。

【说明】方中胡粉、水银均有毒。

方二十三　外台槐皮膏

【来源】《外台秘要方·卷二十六·痔病阴病九虫等三十五门·杂疗痔方》

【组成】槐皮 300 克，甘草、当归、白芷各 120 克，陈豉、桃仁各 50 克，赤小豆 20 克。

【制法】将上述 7 味药物切碎，再与猪脂 800 克一起合煎，待白芷色变黄则膏成，过滤去渣。

【功用】活血散结，消肿止痛。

【适应证】肛门处瘙痒疼痛，痔疮。

【用法】取适量，涂疮处，每天3次。

方二十四　蜂房膏

【来源】《外台秘要方·卷二十六·痔病阴病九虫等三十五门·杂疗痔方》

【组成】蜂房180克，生槐白皮600克，楝实、桃仁各50克，白芷60克，赤小豆10克，猪膏600克。

【制法】将上述6味药物切碎，绵布包裹，入醋1000克浸渍1晚，再下猪膏一起煎煮，直至煎至酒味消失，膏成，过滤去渣。

【功用】攻毒止痛，活血散结。

【适应证】肾脏虚劳，或者醉酒之后受风，继而损及肾脏而成酒痔，症见肛门红肿生疮，每因饮酒、劳累所诱发，便淡红色血，肛门疼痛。

【用法】每次取5克，绵布包裹，塞肛；另外可以同时用酒送服3克。

【说明】方中蜂房有毒。

方二十五　千金槐皮膏

【来源】《千金要方·卷二十三·痔漏·五痔》

【组成】槐皮250克，楝实250克，甘草、白芷各50克，桃仁60枚，当归150克，赤小豆100克。

【制法】上7味药切碎，入猪油中微火煎之，待白芷颜色变黄，用纱布绞去药渣，冷凝即成。

【功用】清肠止血。

【适应证】肛门痒痛，痔疮出血等症。

【用法】每取适量，外摩患处，一天2次。

【说明】此方亦见于：《外台秘要方·卷二十六·痔病阴病九虫等三十五门·杂疗痔方》，方中有陈豉而无楝实；《删繁》中用此方有蜂房而无甘草。

【特别提醒】不宜内服。

方二十六　攻坚败毒膏（又名乾坤一气膏）

【来源】《景岳全书·春集·卷六十四·外科》

【组成】当归、熟地、生地、白芍药、赤芍、南星、半夏、三棱、莪术、木鳖、两头尖、穿山甲、巴豆、肉桂、五灵脂、桃仁、续断、玄参、玄胡索、蓖麻子、白芷、羌活、独活、大黄、红花、川乌、草乌、苏木、川芎、防风、杏仁、铅丹各1000克，乳香、没药、阿魏、麝香（现用人工麝香）各50克，麻油2000克。

【制法】将乳香、没药、阿魏、麝香打成粉末备用，麻油入铜锅中煮沸，再入余药一起煎煮，待药物变为焦黑时滤出药渣，继续煎煮，直至膏成，下铅丹及先前药粉，搅拌均匀。

【功用】活血化瘀，软坚散结。

【适应证】气血瘀滞证所致的痞块、疮毒、痔漏。

【用法】取膏适量，涂于患处。

【说明】上方加入芦荟、木香、蟾酥即名消痞大成膏。方中木鳖、川乌、草乌、铅丹均有毒。

方二十七　雄黄膏

【来源】《世医得效方·卷十九·漏疮》

【组成】雄黄、硫黄各1克，头发、黄蜡各25克。

【制法】用清油200克煎熬头发，至其化尽，下雄黄、硫黄末，再下黄蜡，小火煎煮，柳枝不断搅拌，直至成膏。

【功用】敛疮生肌。

【适应证】积年冷漏，黄水不止。

【用法】先用赤甘草或露蜂房或白芷煎汤洗净患处，再取膏适量贴之。

【说明】方中雄黄、硫黄有毒。此方亦见于：《仁斋直指方论·卷二十二·漏疮证治》。

【特别提醒】不宜内服。

方二十八　乳麝云母膏

【来源】《仁斋直指方论·卷二十二·漏疮证治》

【组成】穿山甲1片，蚌粉200克，乳香末5克，麝香（现用人工麝香）2.5克。

【制法】将穿山甲片同蚌粉炒，待穿山甲片香熟起泡，去粉，研为细末，与乳香末、麝香混匀，同入云母膏中搅拌均匀成膏。

【功用】止漏敛疮。

【适应证】漏疮。

【用法】每用取1汤匙，温酒调服。

方二十九 生地黄膏

【来源】《仁斋直指方论·卷二十二·漏疮证治》

【组成】露蜂房（炙黄）、五倍子、木香各15克，乳香10克，轻粉1克。

【制法】将上药研为细末，用生地黄捣汁，和匀为膏。

【功用】止漏敛疮。

【适应证】漏疮。

【用法】取膏适量，贴疮。

【特别提醒】不宜内服。

方三十 太平膏

【来源】《万病回春·卷四·痔漏》

【组成】防风、荆芥、栀子、连翘、黄芩、大黄、羌活、独活、当归、生地、赤芍、甘草、金银花、五倍子、两头尖、头发各24克，白及、白蔹、山慈菇各120克，香油1920克。

【制法】将上述药物锉细，入油内浸泡1昼夜，用小火熬焦，过滤去渣再熬，直至滴水不散为度，将上好黄丹水飞过炒黑，取9克入内再熬，以滴水成珠为度，待未完全冷却之前，入乳香、没药、轻粉、血竭各24克，搅拌均匀，如果药色偏嫩，再入官粉60克，务必使其火色不老不嫩为宜。

【功用】清热祛风，养血活血，解毒疗疮。

【适应证】痔漏长久不愈。

【用法】先将乳香、没药及海螵蛸（用三黄汤煮过）、煅寒水石、煅龙骨，以上药物各等分，捣研为细末，与太平膏一起调和均匀，敷患处。

【说明】方中黄丹、轻粉及官粉均有毒。

方三十一　止痛膏

【来源】《十便良方·卷二十三·治大肠小肠等疾诸方》

【组成】大皂角150克，白矾15克。

【制法】先将皂角烧灰存性，再与白矾一起捣研为细末，入冰片少许，用面油调匀成膏。

【功用】散瘀止痛。

【适应证】血瘀而痔痛。

【用法】取膏适量，敷患处，一天2次。

【禁忌证】寒证不宜。

跌打损伤

跌打损伤泛指因跌、打、碰、磕等原因所致的软组织损伤，以肿胀、疼痛为主要表现。包括刀枪、跌仆、殴打、闪挫、刺伤、擦伤、运动损伤等，伤处多有疼痛、肿胀、出血或骨折、脱臼等，也包括一些内脏损伤。跌打损伤又分为闭合性跌打损伤和开放性跌打损伤。所谓闭合性跌打损伤就是外伤后，局部皮肤或黏膜完整，无裂口与外界相通，损伤时的出血积聚在组织内。跌打损伤多因外力作用，或自身姿势不正确的情况下用力过猛而造成的。治疗多应采用活血化瘀、补肾之法以促进血液循环，因肾主骨，补肾能够加快损伤愈合。

跌打损伤、扭伤、摔伤时应注意：①不能随便扭动，不当的转动或者按摩，会使损伤的部位症状加重，尤其在没有进行确切的诊断之前，更不应该随便活动已经扭伤的部位。②不能热敷，以免因血液循环加速而导致出血加重。

方一　疗损伤骨折膏（方名编者加）

【来源】《本草纲目·卷五十·牛》

【组成】牛蹄甲1枚，乳香（末）、没药（末）各4克。

【制法】将乳香及没药末入牛蹄甲内烧成灰，用黄米粉调和成膏。

【功用】补虚续筋，接骨疗伤。

【适应证】损伤骨折。

【用法】取膏适量，敷疮。

【说明】本方出自《秘韫》。

方二 接骨地黄膏（方名编者加）

【来源】《本草纲目·卷十六·生地黄》

【组成】生地黄 1500 克。

【制法】将上药煎熬成膏。

【功用】养血活血，续筋疗伤。

【适应证】打扑损伤，骨碎及筋伤烂。

【用法】取膏适量，敷患处，外用竹板固定，勿令转动，一天可换 10 次，直至痊愈。

【说明】本方出自《肘后方》。

方三 卓氏膏

【来源】《本草纲目·卷十七·藜芦》

【组成】大附子（生，切）4 枚，猪脂 640 克。

【制法】将附子用 3 年陈醋浸渍 3 晚，取出与猪脂同煎，不断煎煮，反复浓缩直至膏成。

【功用】通络止痛，活血疗伤。

【适应证】折腕损伤。

【用法】取膏适量，敷摩患处，一天 1 次。

【说明】本方出自《深师方》。方中附子有毒。

方四 乳没膏（方名编者加）

【来源】《本草纲目·卷三十四·没药》

【组成】米粉 200 克，没药末、乳香末各 25 克。

【制法】将米粉炒黄，入没药末、乳香末，酒调成膏。

【功用】活血止痛，消肿生肌。

【适应证】主治筋骨损伤。

【用法】摊贴患处。

方五 乌鸡膏（方名编者加）

【来源】《本草纲目·卷四十八·鸡》

【组成】乌鸡1只，醋3000毫升。

【制法】将乌鸡连毛捣杵1200下，再用醋调和成膏。

【功用】活血通经，补虚疗伤。

【适应证】打伤颠扑及牛马触动，胸腹破陷，四肢摧折。

【用法】取新布一块，搨病处，再将膏涂布上。

【说明】若感觉恶寒震颤欲吐，则徐徐取下，须臾再上；因鸡量少，可再作，以愈为度。此方出自《肘后方》。

方六　活络内灸膏

【来源】《奇效良方·卷五十四·疮科通治方》

【组成】当归、黄芪、白芷、芍药、半夏、木鳖子、铜青、乳香、没药各50克，白胶香750克，麻油500克。

【制法】将前6味药切碎，入油内熬至白芷颜色变黄，纱布滤去药渣，下白胶香，煎至黑色，再将乳香、没药、铜青研为细末下入，搅拌均匀，冷凝即成。

【功用】活血消肿，疗伤止痛。

【适应证】筋骨扭伤，一切无名肿毒疼痛。

【用法】随病之大小，摊涂于厚纸上，贴患处。

【特别提醒】不宜内服。

方七　观音救苦神膏

【来源】《青囊秘传·膏门》

【组成】大黄、蓖麻子（研）、木鳖子（去壳研）、甘遂（研）各80克，香附、芫花、厚朴、杏仁（研）、山甲、防风、天花粉、独活、全蝎、大槟榔、桃仁（研）、细辛（研）、五倍子、玄参各28克，巴豆肉（去油）、肉桂、羌活、黄柏、麻黄、白芷、猪牙皂角、枳实、红芽大戟各32克，当归60克，生地黄、荆三棱、蓬莪术、川乌、草乌各40克，蛇蜕、黄连各20克，蜈蚣10条。

【制法】先用麻油2~3公斤，浸渍诸药5天，入锅中置火上煎熬，用柳枝搅匀，熬至滴水成珠，再加黄丹（水飞）1440克、密陀僧160克，不老不嫩，收入瓷瓶，放水中拔尽火气，外治用布摊贴，内服蜜炼为丸如绿豆大小。

【功用】清热解毒，活血通络，化痰散结，消肿止痛。

【适应证】外科百症。

【用法】若是取其外治，取膏适量，摊贴患处；若是内服，取7丸，开水送服，一天1次。

【禁忌证】妊妇忌用。

【说明】一方中无肉桂、防风，有蝉蜕、红花；一方加桂心60克，木香、没药、乳香各20克，苏合油80克；内服最多只可服7丸，不可多服。方中木鳖子、甘遂、芫花、细辛、巴豆肉、红芽大戟、川乌、草乌、黄丹有毒。久病7天痊愈，新病者3天即愈，危急之症，将膏作丸如黄豆大，每服7粒，每粒1分，开水送下立醒。内用菩提水以应之，菩提水即甘草汤也，每次须用甘草少许煎服，但膏内有甘遂与甘草性反，若以膏作丸，切不可饮甘草汤。

方八　乳香膏

【来源】《证治准绳·疡病·卷六·外治药方》

【组成】乳香、松香、枫香、五倍子、煅狗骨各10克，锅底黑、小麦面各50克，米酒350克。

【制法】上述药物打成粉状，然后以米酒调制成膏状备用。

【功用】活血消肿，散瘀止痛。

【适应证】跌打损伤所致的疼痛。

【用法】将膏药调制好后，趁热直接将膏药敷于患处即可。皮肤溃破者，将风尾草打成粉状掺入方中。

【禁忌证】皮肤破溃者不可使用此方。

【特别提醒】外用，禁内服。

方九　乳香膏

【来源】《证治准绳·疡病·卷六·外治药方》

【组成】芙蓉叶、紫金皮各50克，白芷、当归、骨碎补、独活、首乌、南星各30克，橙橘叶、赤芍药各20克，石菖蒲、肉桂各5克，姜汁、米酒各150克。

【制法】上述药物打成粉状，然后以米酒、姜汁调制成膏状备用。

【功用】活血消肿，散瘀止痛。

【适应证】胸肋部的跌打损伤、伤筋动骨、肿痛。

【用法】将膏药调制好后，趁热直接将膏药敷于患处即可。肿胀严重者以葱汁、茶青调和，趁热贴于患处；伤筋动骨者，加山樟子叶、毛银腾皮及叶各 50 克，打成粉状与前药一起，以酒调制成膏状，趁热敷于患处。

【禁忌证】湿热及实热者慎用。

【特别提醒】外用，禁内服。

方十　加味太乙膏

【来源】《惠直堂经验方·卷四·膏药门》

【组成】黄柏、防风、玄参、赤芍、白芷、生地、大黄、归身、肉桂、海藻、昆布、苍术各 25 克，皂角刺、山慈菇、桂枝各 25 克，金银花、土贝母、何首乌、苦参、连翘、花粉各 50 克。

【制法】将上药切碎，入麻油 2500 克中浸后，慢火煎至焦枯，纱布滤去药渣，再将所滤药油加热，熬至滴水成珠，下入红丹 2000 克，不停搅拌，离火，下入血竭末 25 克，冷凝即成。

【功用】舒筋活血，清热解毒。

【适应证】主治跌打损伤，风寒湿痹，腰腹心胃疼痛，兼治已溃疮疡，拔毒收口。

【用法】外贴患处。

【特别提醒】不宜内服。

方十一　芙蓉膏

【来源】《证治准绳·疡病·卷六·外治药方》

【组成】芙蓉叶 20 克，紫金皮、南星各 10 克，白芷、独活、首乌、赤芍药各 5 克，姜汁、茶青各 100 克。（紫黑严重者可加肉桂 5 克）

【制法】上述药物打成粉状，然后以茶青、姜汁调制成膏状备用。

【功用】活血消肿，散瘀止痛。

【适应证】跌打损伤所致的黑紫色持续不退。

【用法】将膏药调制好后，趁热直接将膏药敷于患处即可。

【禁忌证】湿热及实热者慎用。

【特别提醒】外用，禁内服。

方十二　紫金膏

【来源】《证治准绳·疡病·卷六·外治药方》

【组成】芙蓉叶 20 克，紫金皮 10 克，生地黄 15 克。

【制法】上述药物一起捣烂制成膏状备用。（另一法将芙蓉叶、紫金皮打成粉状，调入鸡蛋清，然后将生地黄捣烂放入，调和均匀。）

【功用】清热解毒，散瘀止痛。

【适应证】跌打损伤所致的红肿热痛。

【用法】将膏药调制好后，直接将膏药敷于患处，然后以绷带固定。

【禁忌证】虚寒证慎用。

【特别提醒】外用，禁内服。

方十三　拯损膏

【来源】《证治准绳·疡病·卷六·外治药方》

【组成】天花粉、芙蓉叶、紫金皮、赤芍药、南星、独活、当归、白芷各 100 克，丹皮 30 克，姜汁 1000 克。（疼痛严重者加乳香、没药各 10 克。）

【制法】上述药物打成粉状，然后以姜汁调制成膏状备用。

【功用】清热活血，散瘀止痛。

【适应证】跌打损伤所致的红肿热痛。

【用法】将膏药调制好后，趁热将膏药敷于患处，然后以绷带固定。

【禁忌证】虚寒证慎用。

【说明】方中南星有毒。

【特别提醒】外用，禁内服。

方十四　松葱膏

【来源】《证治准绳·疡病·卷六·外治药方》

【组成】松香、连根葱各 20 克。

【制法】先将上述药物炒热，然后捣烂为膏状。

【功用】活血散瘀，消肿止痛。

【适应证】跌打损伤所致的肿痛。

【用法】先将生姜捣乱炒热，趁热敷于患处，然后再将膏药敷于患处以绷带固定。

【禁忌证】湿热及实热证慎用。

【特别提醒】外用，禁内服。

方十五　退肿膏

【来源】《证治准绳・疡病・卷六・外治药方》

【组成】芙蓉叶、薄荷、耳草叶、泽兰叶、金桐叶、牛膝、大黄各10克。

【制法】上述药物捣烂为膏状备用。

【功用】活血散瘀，消肿止痛。

【适应证】跌打损伤、刀斧砍伤或杖棍打伤所致的肿痛。

【用法】将膏药敷于患处，并在中间钻一小孔，然后用泽兰叶盖于膏药上（冬季用枇杷叶），每日换药1次，换药时用茶洗患处。若伤处浮肿，用小青叶捣烂敷于患处，然后再用尻池叶、薄荷捣烂敷之。若使用本膏后仍疼痛难忍，用葛叶、毛藤叶、枫叶尾，捣烂敷之。

【特别提醒】外用，禁内服。

方十六　一紫膏

【来源】《证治准绳・疡病・卷六・外治药方》

【组成】紫荆皮、生地黄各50克，童便、茶青各100克。

【制法】先将紫荆皮放入童便中浸泡7天，捞出晒干，然后与生地黄一起打成粉状，再以茶青调制成膏状。

【功用】活血散瘀，消肿止痛。

【适应证】跌打损伤所致的眼胞紫黑、肿痛。

【用法】将膏药均匀涂抹于患处即可。

【说明】原方名为“一紫散”，但其制法为膏方，故编者改名为一紫膏。此方只针对眼胞肿痛者有效，其余地方的损伤需另用它方。

【特别提醒】外用，禁内服。

方十七　一绿膏

【来源】《证治准绳・疡病・卷六・外治药方》

【组成】芙蓉叶、生地黄各50克，鸡蛋清100克。

【制法】先将芙蓉叶与生地黄一起打成粉状，再以鸡蛋青调制成膏状。

【功用】清热活血，消肿止痛。

【适应证】跌打损伤所致的眼胞红肿热痛。

【用法】将膏药均匀涂抹于患处即可。

【禁忌证】虚寒证所致的疼痛不可用。

【说明】原方名为“一绿散”，但其制法为膏方，故编者改名为一绿膏。

【特别提醒】外用，禁内服。

方十八 退热膏

【来源】《证治准绳·疡病·卷六·外治药方》

【组成】山布瓜根、景天草、泽兰叶、桑叶、薄荷、鱼桐根皮各10克。

【制法】将上述药物一起捣烂成膏状。

【功用】清热活血，消肿止痛。

【适应证】跌打损伤所致的高热不退。

【用法】将膏药均匀涂抹于患处，并以绷带固定。

【禁忌证】虚寒证所致的疼痛不可用。

【说明】原方名为“退热散”，但其制法为膏方，故编者改名为退热膏。

【特别提醒】外用，禁内服。

方十九 泽兰膏

【来源】《证治准绳·疡病·卷六·外治药方》

【组成】芙蓉叶、泽兰叶、桑叶、薄荷、耳草叶各10克。

【制法】将上述药物一起捣烂成膏状。

【功用】清热活血，消肿止痛。

【适应证】跌打损伤、虫兽咬伤、刀斧砍伤所致的疼痛。

【用法】将膏药均匀涂抹于患处，并在中间钻一小孔通气，然后用热茶烫七叶杨香叶或池黄叶贴于膏药上。

【禁忌证】虚寒证所致的疼痛不可用。

【说明】原方名为“泽兰散”，但其制法为膏方，故编者改名为泽兰膏。

【特别提醒】外用，禁内服。

方二十 理伤膏

【来源】《证治准绳·疡病·卷六·金创》

【组成】密陀僧、黄丹、自然铜、黄蜡、猪油各 40 克，乳香、没药、折伤木皮各 10 克，松香、麻油各 300 克。

【制法】先将麻油倒入锅中煮沸，放入折伤木皮，待药物变为焦黄色时滤去药渣；然后放入密陀僧、黄丹，慢火熬成膏，再放入松香融化，将药液滴于水中成珠为度；最后放入乳香、没药、自然铜粉末，搅拌均匀收膏。

【功用】活血化瘀，消肿止痛。

【适应证】跌打损伤、骨折脱臼、刀斧砍伤所致的疼痛。

【用法】将膏药均匀摊于牛皮纸上贴于患处。

【说明】方中密陀僧有毒。

【特别提醒】外用，禁内服。

方二十一　接骨膏

【来源】《青囊秘传·膏门》

【组成】葱白、骨碎补各 160 克，桃仁、归尾、五加皮各 80 克，赤芍 40 克，白芥子、樟冰各 20 克。

【制法】将上述药物一起加入锅内煎熟，和麦粉调和成膏。

【功用】活血通络，续筋疗伤。

【适应证】骨伤。

【用法】取膏适量，包伤处，半月痊愈。

方二十二　伤膏

【来源】《青囊秘传·膏门》

【组成】野三七、细生地、透骨草、地骨皮、当归、桑白皮、五加皮各 40 克，钻地风、独活、郁金、千年健、牛膝、虎骨（现用羊胫骨）、自然铜、刘寄奴、延胡、川乌、寻骨风、松节、草乌各 20 克，肉桂 4 克，木香、金毛狗脊、桃仁、桔梗、砂仁各 12 克，姜黄、丁香、乳香、没药各 8 克。

【制法】用麻油 3200 克，净丹 1280 克，浸渍诸药末 15 天后置于火上煎煮，直至煎枯，过滤去渣，再熬，至滴水成珠，摊大膏备用。

【功用】祛风除湿，活血通络，散寒止痛。

【适应证】一切骱骨疼痛，损伤腰脊，及远年内伤，寒热痹阻。

【用法】取膏适量，摊贴患处。

【说明】方中川乌、草乌、净丹有毒。

方二十三　万应灵膏

【来源】《青囊秘传·膏门》

【组成】当归、赤芍、川军、白及、白蔹、羌活、乌药、木鳖子、苦参、连翘、皂角、生地、防风、甘草、山奈、五灵脂、半夏、槐枝、柳枝、桃枝、枣枝、桑枝各40克。

【制法】用麻油3200克入上述药物煎枯去渣，下净血余80克，烊化。再入炒过广丹1280克，熬成膏，入后细药：细辛、附子、良姜、官桂、乳香、没药、丁香、甲片、洋樟、川草乌、阿魏各40克，麝香（现用人工麝香）4克，捣研为细末，调入膏内，红布摊贴。

【功用】温经散寒，活血通络，祛风止痛。

【适应证】筋骨疼痛，跌打损伤，及风寒所侵，骨节疼痛，一切泻痢，及妇人赤白带下，肚痛等症。

【用法】取膏适量，摊贴患处。

【说明】方中木鳖子、广丹、细辛、附子、川草乌有毒。

方二十四　神效伤膏

【来源】《青囊秘传·膏门》

【组成】片松香（葱叶汁煮）80克，乳香、没药、孩儿茶、血竭、阿魏、洋樟（冲入）、龙骨、轻粉、黄蜡、白蜡各60克，降香120克。

【制法】将上述药物捣研为细末，再将猪板油640克熬去渣，入黄蜡、白蜡烊化，再入余药，搅匀候凝，摊贴。

【功用】活血化瘀，通络止痛。

【适应证】跌打损伤，瘀血停滞，作痛难忍者。

【用法】取膏适量，摊贴患处。

【说明】方中轻粉有毒。

方二十五　赵府神应比天膏

【来源】《惠直堂经验方·卷四·膏药门》

【组成】第一组：当归、红花、生地、川芎、芍药、苏木各100克，羌活、独活、莪术（煨）、防风、荆芥、野菊花、骨碎补（去皮毛）、牙皂、苦参、牛膝、三棱（煨）、白蔹、山甲（炙）、续断、蝉蜕、全蝎（汤泡3次）、山豆根、地龙（去泥）、甘松、山柰、槐枝、柳枝、桃枝、榆枝、夏枯草、露蜂房各50克，白果（去壳）3个，南星、半夏各75克，血余（皂角水洗）150克，胎发20丸，白花蛇（去头尾）1条，桑白皮、连翘、金银花、川贝、山慈菇、木鳖仁、甘草、大黄、桃仁、杏仁、川连（去须）、首乌、五味子、黄芪、合欢花、象皮、昆布（洗去盐味）、凤凰蜕各100克，川附子60克，黄芩、射干、黄柏、乌药、玄参、五加皮、天麻、人参、牛蒡子、肉桂、豨莶草各200克。

第二组：雄黄、朱砂、花蕊石、儿茶、煅石膏、赤石脂、煅龙骨、煅自然铜各100克，云母石、阿魏、三七各50克，银朱30克，制乳香、制没药、牛黄各150克，血竭、沉香、檀香、木香各75克，安息香、珍珠、丁香、降香、蝻蛇胆各25克，丹珠（可用山羊血代）50克，麝香20克，冰片10克，苏合香125克。

黄蜡、白蜡各150克，苏合油200克，淘鹅油200克，真麻油7500克，黄丹3500克。

【制法】将第一组药切碎，入麻油中浸后慢火熬至焦枯，纱布滤去药渣，再将所滤药油加热，熬至滴水成珠，下入淘鹅油、黄蜡、白蜡、苏合油，再下黄丹，不停搅拌，离火，将第二组药研为极细末下入，搅拌均匀，冷凝即成。

【功用】接骨续筋，疗伤止痛。

【适应证】各种骨折，筋骨扭伤。

【用法】外贴患处。

【特别提醒】不宜内服。

方二十六　芙蓉膏

【来源】《经验良方全集·卷三·诸疮》

【组成】紫荆皮、南星各50克，芙蓉100克，独活、白芷、赤芍药各25克。

【制法】将上药研为细末，用生姜汁、茶清调如膏状。

【功用】活血化瘀，通经止痛。

【适应证】主治跌打损伤，伤处肿痛，紫黑色久不退者，兼治牙断。

【用法】外涂患处。

【特别提醒】严禁内服。

方二十七 金丝万应膏

【来源】《证治准绳·疡医·卷二·膏药》

【组成】沥青250克，威灵仙、黄蜡各20克，木鳖子、蓖麻子、乳香、没药各10克，麻油40克，槐、柳枝各12根。

【制法】先将威灵仙与沥青一起放入锅中熬化，并不断用槐、柳枝搅拌，待到烟尽即可。最后再放入余药用慢火煎熬，将药液滴入水中不黏手，扯拔如丝状方可。最后以绢布滤除药渣即可。

【功用】活血消肿，散瘀止痛。

【适应证】跌扑损伤、寒湿脚气疼痛不可忍，以及小儿脾疳、泻痢、咳嗽不肯服药者。

【用法】将膏药涂于患处即可。小儿脾疳、泄泻贴于肚脐，小儿咳嗽贴于背心。

【特别提醒】外用，禁内服。

方二十八 金丝膏

【来源】《证治准绳·疡医·卷二·膏药》

【组成】当归尾、白芷、杏仁、玄参、皂角刺、草乌各30克，葱根80克，沥青、乳香、没药各50克，黄蜡10克，男子乱发1把，青油250克。

【制法】将青油放入锅中煮沸，然后将除乳香、没药、黄蜡之外的药物放入锅中煎炸，待到锅中药物变为焦黄色，滤出药渣继续煎煮，最后放入乳香、没药、沥青搅拌收膏。

【功用】活血消肿，散瘀止痛。

【适应证】伤筋动骨、跌扑损伤、风毒恶疮、风湿筋寒诸病。

【用法】将膏药涂于患处即可。

【特别提醒】外用，禁内服。

方二十九 接骨化痞膏

【来源】《太医院秘藏膏丹丸散方剂·卷一》

【组成】红花、当归各10克，木瓜、连翘、川椒、防风、赤芍、白芷、花粉、川芎、天麻、头发各10克，乳香25克，槐条7段，黄丹500克，香油1000克。

【制法】将乳香研为细末，余药切碎，浸入香油中，微火慢煎，待药物煎至颜色焦黑，用纱布滤去药渣，再将所滤药油加热，下入黄丹搅拌均匀，再将乳香末下入，收膏即成。

【功用】接筋续骨，敛疮生肌。

【适应证】专治伤筋动骨，皮肉绽裂，甚至筋断骨碎，痈疽发背，对口疔毒，湿痰流注，瘰疬鼠疮，乳痈乳毒，臁疮外痔，癣疥顽疮，漆疮火丹，风热天疱，肌肤赤肿，干湿脚气，肚腹痞块，小儿丹毒，及绣球风、鹅掌风、虫伤蝎螫等症。用此膏贴在患处，筋骨自续，皮肉平复。

【用法】外贴患处。

方三十　大黄膏（方名编者加）

【来源】《验方新编·卷二十三·跌打损伤经验各良方》

【组成】生大黄 50 克，老姜 100 克。

【制法】将生大黄研为细末，老姜捣烂绞汁，隔水炖温，下入大黄末，调如膏状。

【功用】活血化瘀，消肿止痛。

【适应证】主治胸胁腰肋等处跌扑伤损后疼痛，或咳嗽吸气牵掣吊痛。

【用法】涂于痛处，每日一换。

方三十一　定痛膏

【来源】《证治准绳·疡病·卷六·外治药方》

【组成】芙蓉叶 20 克，紫荆皮、独活、生南星、白芷各 5 克，鲜马兰菜、鲜旱莲草、生葱汁、米醋各 10 克。

【制法】先将鲜马兰菜、鲜旱莲草捣乱，余药打成粉状，然后与生葱汁、米醋一起放入锅中炙炒。

【功用】活血散瘀，清热解毒。

【适应证】跌打损伤、伤筋动骨、木石压伤所致的红肿热痛。

【用法】若跌打损伤压伤骨肉，酸痛有紫黑色，皮肉未破者以草乌、肉桂、高良姜各 30 克研末，姜汁调敷；若紫黑色已褪去，以姜汁、茶清调敷患处；若患者骨折出臼，加赤葛根皮、宝塔草各 20 克，捣乱和膏药一起敷于患处，用童便煮肥皂，捣乱再加入姜汁、生白面各 10 克调和均匀，用芭蕉叶托住，用小夹板固定脱臼的骨头，待患处消肿方可换药，未消肿不可换药。

【特别提醒】外用，禁内服。

方三十二　截血膏

【来源】《证治准绳·疡病·卷六·外治药方》

【组成】天花粉30克，姜黄、赤芍药、白芷各10克。

【制法】上述药物打成粉末，然后以茶青调和均匀。

【功用】活血散瘀，消肿止痛。

【适应证】刀斧砍伤所致的红肿热痛。

【用法】若伤于头面部则将膏药敷于颈上周围；若伤于手则涂于臂周围；若伤于足则涂于腿周围；若多处损伤则涂于伤口周围。若伤处沾水，伤口外翻，则用韭菜汁调上方涂于疮口周围，然后用微火炙烤，再用早稻烟熏之，疮口出水即可；若疮口不流水，则倍南星；若伤口肉硬不消肿，则加独活，用热酒调敷，仍不消者加紫荆皮调敷。

【特别提醒】外用，禁内服。

方三十三　马勃膏（方名编者加）

【来源】《是斋百一选方·卷十三》

【组成】生姜汁、米醋各100毫升，牛皮胶、马勃末各50克。

【制法】将生姜汁、米醋同牛皮胶同熬，待溶尽后，下入马勃末，搅拌均匀，收膏即成。

【功用】消肿止痛。

【适应证】主治跌打损伤，肿胀疼痛。

【用法】外敷患处。

【特别提醒】不宜内服。

方三十四　如圣膏

【来源】《是斋百一选方·卷十三》

【组成】高良姜、吴茱萸、金毛狗脊、木鳖仁、白胶香、龟板、牛膝、当归各50克。

【制法】将上药研为细末，入灰面30克、酒300毫升同熬为膏。

【功用】续筋接骨。

【适应证】筋骨损伤，疼痛。

【用法】外敷患处，7日一换。

【特别提醒】不宜内服。

方三十五　桑白皮膏（方名编者加）

【来源】《验方新编·卷二十三·跌打损伤经验各良方》

【组成】桑白皮500克。

【制法】将桑白皮焙为末，水浸后煎煮，纱布滤去药渣，如此3遍，将所滤药液混合，加热浓缩为膏。

【功用】活血化瘀，消肿止痛。

【适应证】主治高处坠落，或外伤受损，疼痛不止。

【用法】外敷患处。

方三十六　仙传膏

【来源】《验方新编·卷二十三·跌打损伤经验各良方》

【组成】猪油700克，松香、黄蜡各300克，樟脑150克，面粉（炒）200克，麝香、冰片各3克，乳香、没药、血竭、儿茶各50克。

【制法】将猪油、松香、黄蜡先煎化，纱布滤去药渣，再将余药研为细末下入所滤药油中，搅拌均匀，冷凝即成。

【功用】活血化瘀，消肿止痛。

【适应证】主治外伤所致的死血瘀结，贴之即消。

【用法】摊贴患处。

【特别提醒】不宜内服。

方三十七　跌打膏

【来源】《验方新编·卷二十三·跌打损伤经验各良方》

【组成】栀子25克，红花35克，细辛3克，生草乌80克，生川乌20克，高良姜50克，白芥子35克，生草乌40克，川乌、白芥子、三七各10克，栀子15克，土鳖、东京桂20克，麝香1克。

【制法】将前7味药切碎，入麻油1000克中慢火煎至焦枯，纱布滤去药渣，再将所滤药油加热，熬至滴水成珠，加黄丹600克收膏。将后8味药研为细末。

【功用】活血化瘀，消肿止痛。

【适应证】主治跌打损伤。

【用法】将药末掺膏药上，外贴患处。

【特别提醒】不宜内服。

方三十八　木鳖膏

【来源】《杨氏家藏方·卷十三·肠风痔漏方五十九道》

【组成】木鳖子（去壳）100枚，大鲫鱼（去鳞并头尾肚肠）1尾。

【制法】将上述药物一起捣研为膏。

【功用】散结消肿，通络止痛。

【适应证】治打扑闪肭。

【用法】取膏适量，涂痛处。

【说明】方中木鳖子有毒。

方三十九　通灵黄金膏

【来源】《杨氏家藏方·卷十二·疮肿方七十二道》

【组成】木香、当归（洗焙）、金毛狗脊（去毛）、防风（去芦头）、白及、白蔹、香白芷、白术、乳香（别研）、松脂（别研）、枫香（别研）、杏仁（去皮尖，别研）各40克。

【制法】将上述药物除乳香、枫香、松脂外，焙干后捣研为细末备用，先将清油1920克炼熟后放冷，置于石器中与诸药一起煎煮3天，勿令大沸，恐损药力，常似鱼眼之状，直至白芷色变黄则膏成，过滤，倾倒于干净容器中，下黄蜡320克，细罗黄丹80克，再下已经研好的枫香、乳香、松脂，用槐枝、柳枝不停搅拌，再煎，待其凝固。

【功用】活血祛瘀，祛风通络，消肿止痛。

【适应证】打扑伤损，驴伤马坠，痈疽、瘰疬、鬼箭、骨疽、漏疮、软疖、眉疽、发背、脑疽、脚膝生疮，远年恶疮，臁疮、缠喉风、五般痔、漏耳，鼻内生疮，牙疾等。

【用法】先取膏药0.2克，用蛤粉作衣为丸，温酒送服，再取膏适量，摩患处。若是损折者，用竹板夹直，后用药摩之；若是患缠喉风不能吃药者，于喉外摩之，待喉觉宽松，然后服药；若是牙疼、齿龈出血者，用药填齿缝，如有清水则吐之；若是耳内停风气、疼痛作声者，用纸送药于耳内。

方四十 金丝万应膏

【来源】《冯氏锦囊秘录外科大小合参·卷十九·痈疽诸毒大小总论合参》

【组成】沥青（净末）1280克，威灵仙、黄蜡各80克，蓖麻子（去皮壳）200枚，没药、乳香各40克，木鳖子（去壳，切片）28枚，麻油（夏80克，春、秋各160克）。

【制法】先将沥青、威灵仙下锅内熬化，色变焦黄，过滤去渣，倾倒入水盆中，候冷取出，称取1280克，再下锅内熔开，下麻油、黄蜡、蓖麻子泥，用槐、柳枝不住手搅匀，小火熬至滴水不黏手，扯拔如金丝状。如硬则加油少许，起锅，在炭火上再用槐、柳枝搅数百次，粗布过滤下水盆内，扯拔如金丝为度。

【功用】活血化瘀，散寒除湿，通络止痛。

【适应证】跌仆伤损并寒湿脚气，痛不可忍，小儿脾疳泻痢、咳嗽等。

【用法】取膏适量，摊敷患处；小儿脾疳泻痢，贴脐上；小儿咳嗽，贴背心。

【说明】方中木鳖子有毒。

方四十一 锦囊风气跌仆膏药神方

【来源】《冯氏锦囊秘录外科大小合参·卷十九·痈疽诸毒大小总论合参》

【组成】第一组：男发50克，蓖麻子（去壳）200粒，猪脂（熬油）1600克，麻油320克。

第二组：威灵仙120克，熟地80克，独活、当归身各60克，金银花80克，白芷、肉桂（去皮）各40克，川乌24克。

第三组：乳香（箬上炙，去油，研细）、没药（箬上炙，去油，研细）各40克，真黄丹（炒燥，罗细）320克，明松香（水煮3次，去水，熔化，入夏布滤过，净）240克，麝香（现用人工麝香）0.8克。

【制法】先煎第一组药物，直至发化，蓖麻子煎枯，再入第二组药物，熬至药色焦枯，过滤去渣，细绢过滤，小火再熬，不住手搅，再入第三组药物收膏；先下松香、黄丹，炼至软硬适宜，滴水成珠，离火，再下乳香、没药、麝香三味，搅匀，贮存瓷器中，现用现摊。

【功用】活血化瘀，通络止痛。

【适应证】跌仆伤损。

【用法】取膏适量，现用现摊敷患处。

【说明】方中黄丹有毒。

方四十二　金丝膏

【来源】《冯氏锦囊秘录杂证大小合参·卷七·方脉跌仆损伤诸痛合参》

【组成】当归、川芎、苍术、香白芷、赤芍药、木鳖子、大黄、草乌头各20克，香油160克，沥青、松香各320克，乳香（另研）、没药（另研）各10克。

【制法】先将前8味药物同香油一起煎熬去渣；再下沥青、松香，视其软硬，一般冬软夏硬；再下乳香、没药，膏成。

【功用】活血通络，消肿止痛。

【适应证】打扑伤损，闪挫疼痛，风湿气痛。

【用法】取膏适量，摊敷患处。

【说明】伤损痊愈后，遗留肌肤青肿，用茄子种，通黄极大者佳，切片一指厚，于瓦上焙干，捣为末，酒服8克，睡前服，一夜消尽无痕。方中木鳖子、草乌头有毒。

方四十三　抵圣太白膏

【来源】《杨氏家藏方·卷十三·肠风痔漏方五十九道》

【组成】白胶香（研为细末）560克，乳香（别研）40克，定粉80克，白蔹、白芷（锉碎）各24克。

【制法】用麻油160克将白蔹、白芷煎熬成焦黄色，过滤去渣，下白胶香，待其消融，退火，再入乳香、定粉，搅匀，倾倒入瓷器内，待其凝固后密封贮存。

【功用】活血通络，消肿止痛。

【适应证】折伤闪挫，疼痛不已，及疔痈疽初生，肿疼尤甚，疮疡肿疖，赤焮发热，毒气结搏，肌肤痛急。

【用法】取膏适量，用小火烤软，视患处大小，摊涂于纸上贴之。

【说明】方中定粉有毒。

方四十四　善应膏

【来源】《永类钤方·卷十四·诸痈疽疮疖疥癞》

【组成】蓖麻子、猪油、铅丹各100克，巴豆10克，僵蚕、赤芍、白芷、柳枝、乳香、没药各50克，五倍子20克，黄连、头发各30克，香油1000克，桂心20克。

【制法】香油放入锅中煮沸，然后放入除柳枝、铅丹、猪油之外的药物，待到锅中药物变为焦黄色时滤除药渣，然后放入铅丹、猪油，并用柳枝不断搅拌，待到柳枝烟尽，锅中膏药滴入水中成珠即可，然后装入瓶中，盖好瓶盖放入井水中去火毒。

【用法】直接贴于患处即可。

【功用】活血化瘀，续伤接骨。

【适应证】寒湿所致的痈疽发背。

【禁忌证】实热内盛者慎用。

方四十五　散青膏

【来源】《外科启玄·卷十二·杖疮部》

【组成】三七鲜梗叶500克。

【制法】将三七鲜梗叶捣烂为膏。

【功用】活血化瘀。

【适应证】外伤血瘀之症。

【用法】取膏适量，敷患处。

【说明】如无三七，用白萝卜捣敷，效果更好。

方四十六　万应伤膏

【来源】《丁甘仁先生家传珍方·膏方》

【组成】生地、茅术、枳壳、五加皮、莪术、桃仁、山柰、当归、川乌、陈广皮、乌药、三棱、首乌、草乌、柴胡、防风、刘寄奴、香牙皂、川芎、官桂、羌活、灵仙、京赤芍、南星、香附、海风藤、荆芥、香白芷、藁本、川断、良姜、独活、麻黄、甘松、连翘壳、川军各11克。

安南桂、麝香（现用人工麝香）各4克，附子片8克，梅片、洋樟各11克，木香8克，大茴香、明乳香、没药、阿魏、细辛各11克。

【制法】用真麻油2400克将前36味药煎枯去渣，下净血余75克熔化，再下桃丹1125克，熬成膏，再将后11味药共研极细末，和入膏内挑之。

【功用】理气活血，通络止痛，续筋疗伤。

【适应证】折伤、跌打损伤等。

【用法】取膏适量，敷患处。

【说明】方中川乌、草乌、附子片、细辛、桃丹有毒。

方四十七　神应膏

【来源】《古今医统大全·卷七十九·药方》

【组成】腊月猪板油、黄蜡各250克，铅丹、自然铜（淬研）、密陀僧（研）各200克，朱砂（另研）50克。

【制法】先将猪油置于铜器中煎化，下黄蜡，待其冷却，下铅丹、密陀僧、自然铜，小火再熬，直至滴水不散，出铜器，冷却后下朱砂，搅拌使其混合均匀，令其凝固，做成丸子，如弹子大，用笋皮趁冷贮存。

【功用】通经活络。

【适应证】跌打刀伤，接骨止痛如神。

【用法】若是木头、石器所伤导致骨碎者，用火烤化，糊伤处，外用夹板固定，同时用葱酒汤调服梧桐子大丸10丸；若是伤势深，须填药于孔中，浅者摊涂药膏于油单纸上贴患处，严重者用灯心草裹木板做成夹板固定；若是药力消散，又觉伤处疼痛，再服一次，疼痛立止，又痛甚者，再取膏贴之即止。

【说明】方中铅丹、密陀僧、朱砂有毒。

方四十八　接骨膏

【来源】《古今医统大全·卷九十三·经验秘方》

【组成】当归75克，川芎、骨碎补、没药、黄香各50克，乳香25克，广木香10克，川乌（火煨）40克，香油（熬熟下药）150克。

【制法】上药捣研为细末，和油成膏。

【功用】通经活络。

【适应证】跌打刀伤，接骨止痛如神。

【用法】取膏适量，摊涂于油纸上，贴患处。

【说明】方中川乌有毒。

方四十九　神效杖疮恶疮膏

【来源】《永类钤方·卷十四·诸痈疽疮疖疥癞》

【组成】铅丹200克，香油600克，白胶香400克，黄连50克，槟榔100克，杏仁100克（一方加桃仁100克，乳香100克，没药100克）。

【制法】香油放入锅中煮沸，然后放入除白胶香之外的药物，待到锅中药物变为焦黄色时滤除药渣，然后放入白胶香，待锅中成膏状时即可收膏。

【用法】直接贴于患处即可。

【功用】清热消肿，活血化瘀。

【适应证】热毒所致的杖疮、恶疮。

【特别提醒】外用，禁内服。

方五十　地黄膏

【来源】《世医得效方·卷十六·外障》

【组成】生地黄180克，黄连50克，黄柏、寒水石各25克。

【制法】将生地黄研取自然汁，黄连、黄柏、寒水石研为细末，拌匀，调和如膏状。

【功用】清热散瘀。

【适应证】目被撞打，疼痛不休，瞳仁被惊，昏暗蒙蒙，眼眶停留瘀血；风热赤目、热泪出等眼疾。

【用法】取膏适量，外贴患处。

【说明】此方亦载于：《普济方·卷八十二·眼目门·外物伤目》。

方五十一　地黄膏

【来源】《世医得效方·卷十八·敷药》

【组成】地黄100克，木香50克。

【制法】将生地黄捣研如膏，木香研为细末。将生地黄摊纸上，掺木香末一层，又再摊地黄，贴于患处。

【功用】疗伤止痛。

【适应证】打扑伤损，臂臼脱出，及一切痈肿未破，可令其内消。

【用法】取膏1贴，贴患处。

【特别提醒】不宜内服。

方五十二　治骨节痛方

【来源】《清宫配方集成·伤科方》

【组成】乳香、没药各100克，皮胶200克，生姜3200克（捣汁）。

【制法】先用姜汁煮胶，次入药末，熬膏。

【功用】温经散寒，活血定痛。

【适应证】骨节疼痛。

【用法】取膏适量，摊布上贴患处，同时热敷。

【说明】此方加葱汁、蒜汁各600毫升亦可。

【特别提醒】制备时忌铁器。

方五十三　白龙棒疮膏

【来源】《寿世保元·卷九·膏药》

【组成】腊猪油70克，白蜡、轻粉、定粉、黄蜡各25克，樟脑20克，乳香10克，没药20克，冰片5克。

【制法】上药捣研为细末，先用猪油将白蜡、黄蜡化开，再入余下药末调和成膏。

【功用】生肌止痛，补血续筋。

【适应证】杖疮。

【用法】取膏适量，调摊贴敷患处。

【说明】方中轻粉、定粉有毒。

方五十四　蚕豆膏

【来源】《串雅外编·卷三·伪品门》

【组成】蚕豆1000克。

【制法】将蚕豆炒去壳，捣研为细末，熔蜡调和为膏。

【功用】止血收口。

【适应证】打扑及金刃伤，血出不止者。

【用法】取膏适量，摊贴患处。

方五十五　消血理中膏

【来源】《外台秘要方·卷二十九·坠堕金疮等四十七门·从高堕

下瘀血及折伤内损方》

【组成】大黄、当归各180克，猪脂1200克，桂心、干姜、通草、乱发各90克。

【制法】将上述药物切碎，捣研为细末、过筛，必须令其极细。先用猪膏煎熬乱发使其消融，再入猪膏及其他药物，搅拌均匀，小火煎煮，不断煎熬，反复浓缩，直至膏成，过滤去渣。

【功用】活血化瘀，通络止痛。

【适应证】高处坠落伤，有瘀血者。

【用法】每次30克，好酒送服，一天2次。

【说明】有一方不过滤去渣，名曰生子膏，效果也很好。

方五十六　土质汗

【来源】《外台秘要方·卷二十九·坠堕金疮等四十七门·从高堕下瘀血及折伤内损方》

【组成】益母草5000克。

【制法】将益母草去除杂草及主叶干，洗净，放在帘子上摊开晒干，直至水气尽，则用手折断，长15厘米以上，切勿用刀切，置入大容器中加水煎煮，直至益母草煎煮至糜烂，水减至二分以上三分以下，则滤汁去渣，将药汁倒入盆中，澄清半天以上，取清汁再用绵布过滤，剩余渣滓及沉淀物一并去之，将清汁置于小容器中用小火煎煮，直至如稀糖，则膏成。

【功用】活血止痛。

【适应证】折伤损及内脏，有瘀血，每遇阴天则感觉疼痛不适；妇女产后多种疾患；可治疗风疾，补益心力。

【用法】每次取30克，暖酒送服，一天2次；也可以同粥并服。

【说明】方中益母草一名夏枯草；若人远行，携带稀煎不方便，可以再煎熬，使其变稠变硬，制成小丸服之，一般7天内疼痛就会逐渐消失，14天就可以痊愈；如果是产妇产后恶露不尽及血晕，服用1~2次就会痊愈。

方五十七　槐子膏

【来源】《外台秘要方·卷二十九·坠堕金疮等四十七门·筋骨俱伤方》

【组成】槐子仁、秦艽、白术、续断各30克，桂心18克，巴豆、附子各5克。

【制法】将上述7味药物切碎，用醋浸渍槐子等1晚，再与炼好猪脂1000克，置于小火上煎煮，不断煎熬，反复浓缩，直至膏成，绞榨过滤去渣。

【功用】温阳通络，续筋疗伤。

【适应证】足腕骨折，伤及筋骨。

【用法】取5克，温酒送服，一天3次；并涂敷患处。

【说明】方中巴豆、附子均有毒。

【特别提醒】忌生葱、冷水、芦笋、桃、李、雀肉等。

方五十八 卓氏膏

【来源】《外台秘要方·卷二十九·坠堕金疮等四十七门·折踠方》

【组成】生大附子60克。

【制法】将附子切碎，用3年陈醋浸渍三晚，再与炼好猪脂1500克合煎，反复煎熬，不断浓缩，直至膏成。

【功用】散寒除湿，祛风止痛。

【适应证】折伤、跌伤及手腕脱臼；突然中风，症见口噤不开，颈项强直。

【用法】取适量，敷患处，用木勺摩之。

【说明】方中附子有毒。

方五十九 蹉跌膏

【来源】《外台秘要方·卷二十九·坠堕金疮等四十七门·蹉跌方》

【组成】当归、续断、附子、细辛、炙甘草、通草、川芎、白芷、牛膝各60克，蜀椒10克。

【制法】将上述11味药物切碎，与猪膏1000克合煎，直至白芷色变黄则膏成，绞榨过滤去渣。

【功用】活血祛瘀，续筋疗伤。

【适应证】跌伤，刀箭兵器伤。

【用法】取适量，摩患处，一天2次。

【说明】方中附子、细辛均有毒。

【特别提醒】忌生菜、猪肉、冷水、海藻、菘菜等。

方六十 续断膏

【来源】《外台秘要方·卷二十九·坠堕金疮等四十七门·金疮预备膏散方》

【组成】蜀续断150克，蛇衔草、防风各150克。

【制法】将上述3味药物切碎，与猪脂1500克混合，置于露天东向灶堂上不断煎煮，反复浓缩，直至膏成，过滤去渣。

【功用】清热解毒，消肿疗疮。

【适应证】刀箭兵器所伤，宜提前备好，以备急时之需。

【用法】如果疮面深而大者，只敷疮口四周，不可以全敷；如果疮面浅而小者，可以全敷，令其起到止血止痛之功；也可以用酒送服5克。

方六十一 冶葛蛇衔膏

【来源】《外台秘要方·卷二十九·坠堕金疮等四十七门·金疮预备膏散方》

【组成】蛇衔、蔷薇根、续断、冶葛各60克，当归、附子各45克，防风、黄芩、泽兰各30克，松脂、柏脂各90克。

【制法】将上述9味药物切碎，同松脂、柏脂与猪脂1000克合煎，另取白芷1枚纳煎中，待白芷色变黄则膏成，过滤去渣，用密封的容器贮存。

【功用】清热解毒，活血疗疮。

【适应证】刀箭兵器所伤，宜提前备好，以备急时之需。

【用法】取适量，涂疮。

【说明】用此膏涂疮，无论大小皆可痊愈，不化脓。方中附子有毒。

方六十二 疗火疮灸疮火烧疮等方

【来源】《外台秘要方·卷二十九·坠堕金疮等四十七门·金疮方》

【组成】蜡、杏仁、乳香各250克，槟榔仁100克。

【制法】将上述4味药物一起捣研，混合均匀，再与猪脂1000克同煎，直至膏成。

【功用】解毒疗疮。

【适应证】刀箭兵器所伤、灸疮、火烫伤等。

【用法】取膏适量，摊涂在绵布上，贴疮。

方六十三　生肌白膏

【来源】《外台秘要方·卷二十九·坠堕金疮等四十七门·金疮生肌方四首》

【组成】白芷、川芎各40克，干地黄50克，炙甘草20克，当归、白蔹、附子各25克，蜀椒15克。

【制法】将上述8味药物切碎，与猪脂2500克合煎，不断煎煮，反复浓缩，直至膏成，过滤去渣。

【功用】活血散结，生肌敛疮。

【适应证】刀箭兵器伤。

【用法】取适量，涂疮，一天2次。

【说明】方中附子有毒。忌海藻、菘菜、猪肉、冷水、芜荑。

方六十四　乌龙膏

【来源】《良朋汇集经验神方·卷五·肿毒门》

【组成】陈年粉500克，五倍子40克，当归尾20克，醋700克。

【制法】将陈年粉、五倍子炒黑，与当归一起捣研为粉状，入米醋调和成膏。

【功用】接骨疗伤，活血止痛。

【适应证】一切无名肿毒、疔疮初起、骨折、跌打损伤气血瘀滞所致的疼痛。

【用法】取膏适量，趁热涂于患处，外用绷带包扎固定。

【特别提醒】此方外用，严禁内服。

方六十五　混元膏

【来源】《良朋汇集经验神方·卷三·膏药门》

【组成】香油300克，高良姜50克，穿山甲50克，乳香、没药、孩儿茶、血竭各10克，麝香（现用人工麝香）5克。

【制法】将香油入铜锅中，大火煮沸，再用小火煎煮，入除麝香外的药物于锅中煎炸，待颜色变为焦黄，过滤去渣，取汁再煎，入麝香，直至煎如稠膏状则成，装入瓶中贮存，放入水中退其火毒。

【功用】活血通经，消瘀散结。

【适应证】一切气血瘀滞所致的瘫痪，跌打损伤、筋骨疼痛等症。

【用法】取膏适量，摊涂于布或牛皮纸上，贴于患处。

【禁忌证】热证慎用。

方六十六　赵府秘传外病无忧膏

【来源】《云林神彀·卷四·膏药》

【组成】川乌、草乌、大黄各36克，当归、赤芍、白芷、连翘、白蔹、白及、乌药、官桂、木鳖子各48克，槐枝、桃枝、柳枝、桑枝、枣枝各24克，苦参、皂角各30克。

【制法】将上述药物锉成细散，置于香油1200克中浸渍1晚，火上将药熬至焦色，生绢过滤去渣，再熬至沸腾，入飞过黄丹720克，依次下槐枝、桃枝、柳枝、桑枝、枣枝，搅不停手，以滴水成珠为度，离火，下乳香、没药，搅拌均匀后收起贮存，退火毒后备用。

【功用】通经活络，活血止痛，消肿排脓，生肌敛疮。

【适应证】风寒湿气所伤，跌仆挫伤，一切疼痛，一切无名肿毒，痈疽发背，疔疮疖毒，流注湿毒，臁疮。

【用法】随所治病证之不同而用之：一切疼痛，取膏适量，贴患处；哮吼喘咳，贴背心；泻痢，贴脐上；头痛眼痛，贴太阳穴；无名肿毒、痈疽发背、疔疮疖毒、流注湿毒、臁疮初觉痛痒，贴患处即消，已成亦可止痛。

【说明】方中川乌、草乌、乌药、木鳖子及黄丹均有毒。一方中加苏合香12克，效果更好。

方六十七　万应紫金膏

【来源】《云林神彀·卷四·膏药》

【组成】沥青90克，威灵仙、黄蜡各120克，蓖麻子600克，木鳖子30克，乳香、没药各60克，生姜汁、生葱汁各200克，麻油（夏季120克，春、秋季180克，冬季240克，先同威灵仙煎熬，过滤去渣，以滴水成珠为度）。

【制法】先将沥青捣研为末，同生姜汁及生葱汁一起下锅熬化，待二汁尽时，起锅，用柳条不住手搅拌，与威灵仙油一起煎熬，将木鳖子、蓖麻子捣烂，混匀后入内，再煎，最后下乳香、黄蜡，搅拌均匀，则膏成。

【功用】活血通络，解毒疗疮，消肿止痛。

【适应证】跌仆损伤，手足肩背及寒湿脚气风毒，痛不可忍。

【用法】先用生姜擦患处，再取膏适量，摊涂在厚绢纸上，贴患处，并且立即用烘热鞋底熨之。泻痢者，贴丹田；咳嗽、吐血者，贴背；心上风损者，贴患处。

【说明】方中木鳖子有毒。此方亦见于:《万病回春·卷八·膏药》。

方六十八　白膏药

【来源】《万病回春·卷八·折伤》

【组成】白及 80 克，猪脂油 480 克，芸香、樟脑各 320 克，轻粉、乳香、没药、孩儿茶各 16 克，龙脑 4 克。

【制法】上药物捣研为细末，将猪脂油在铜锅中熬化，下白及，再下芸香、樟脑及孩儿茶，2~4 小时后取出，离火，方可下乳香、没药，待其冷却后下龙脑、轻粉，膏成，盛于瓷罐中贮存。

【功用】活血化瘀，通络止痛，生肌疗伤。

【适应证】跌打或刀斧所伤，疮毒。

【用法】必待其血止，先用葱、花椒煎汤将患处洗净拭干，再取膏适量，摊涂于油纸上贴患处，不必包裹。

【说明】此方具生肌之功，凡疮毒者皆可贴之。方中芸香、轻粉有毒。

方六十九　万病无忧膏

【来源】《万病回春·卷八·膏药》

【组成】川乌、草乌、大黄各 48 克，当归、赤芍、白芷、连翘、白蔹、白及、乌药、官桂、木鳖子各 96 克，槐枝、桃枝、柳枝、桑枝、枣枝各 32 克，苦参、皂角各 40 克。

【制法】将上述药物锉细，用香油 2560 克浸药 1 晚，置于火上煎熬至药色变焦，生绢过滤去渣，将油再次煎熬至沸腾，入水飞并炒过黄丹 960 克，陆续下其他药物，同时用槐柳枝不停搅拌，以滴水成珠为度，离火，吹入乳香 32 克、没药末 32 克，搅拌均匀，收起贮存，埋于地下退其火毒，备用。

【功用】温经通络，理气活血，解毒散结，消肿止痛。

【适应证】风寒湿气所致以下诸症：跌仆闪挫伤损，一切疼痛，包括心腹痛、哮吼喘嗽、泻痢、头痛及眼痛；一切无名肿毒，痈疽发背，疔疮疖毒，流注湿毒，臁疮。

【用法】随所患病证之不同而用之：风寒湿气所致的跌仆闪挫伤损、一切疼痛、无名肿毒及痈疮者，皆贴患处；哮吼喘嗽，贴背心；泻痢，贴脐上；头痛、眼痛，贴太阳穴。

【说明】一方中加苏合香 16 克，效果更好。方中川乌、草乌、木鳖子及黄丹均有毒。

方七十　神仙太乙膏

【来源】《鲁府禁方·卷四·宁集·膏药》

【组成】黄柏、防风、玄参、赤芍、白芷、生地黄、大黄各 30 克，血竭 18 克，当归 24 克，肉桂 18 克。

【制法】将上述药物混合在一处，用麻油 2400 克浸泡（春季 5 天，夏季 3 天，秋季 7 天，冬季 10 天），再置于桑柴火上煎熬，直至变成褐色，过滤去渣，再熬，以滴水成珠为度，入炒过黄丹 1200 克，反复搅拌，使其混合均匀，待冷却后入地下埋 3 天，去其火毒。

【功用】养血活血，通络止痛。

【适应证】打扑伤损，遍身疼痛，一切痈疽，恶疮疥癣，筋骨疼痛。

【用法】取适量，摊涂于纸上，贴患处。

【说明】方中黄丹有毒。

方七十一　接骨膏

【来源】《万病回春·卷八·折伤》

【组成】当归 300 克，川芎 400 克，乳香 100 克，没药、川乌、骨碎补各 200 克，广木香 40 克，黄香 240 克，古钱 120 克，香油 600 克。

【制法】先将上述药物捣研为细末，再用香油调和成膏，摊涂于油纸上贴患处。

【功用】活血化瘀，通经活络，续筋疗伤。

【适应证】一切折伤。

【用法】取膏适量，贴患处。

【说明】骨碎筋断者使用此膏后克复续如初。

方七十二　棒疮膏

【来源】《鲁府禁方·卷四·宁集·杖疮》

【组成】黄蜡、猪脂各600克，水银120克，孩儿茶60克，蓖麻子250克，龙脑10克。

【制法】将上述药物一起捣研成膏，作一抟。

【功用】收湿敛疮，蚀疮生肌。

【适应证】杖疮。

【用法】置油纸于鳌，乘热将药一擦，即摊成膏，贴患处。

【说明】方中水银有毒。

【特别提醒】不可入口。

方七十三　木香膏

【来源】《十便良方·卷三十二·治一切疮肿等疾诸方》

【组成】木香50克。

【制法】上药捣研为细末，热汤调和成膏。

【功用】散瘀疗伤。

【适应证】扑伤、打伤。

【用法】取膏适量，涂手上，摩痛处，直至其发热，一天3次。

方七十四　神应膏

【来源】《十便良方·卷三十二·治一切疮肿等疾诸方》

【组成】陈牛皮胶（捶碎）500克，生姜（取汁）500克，肉桂（细末）50克。

【制法】先将胶置于铜器中内用水煎熔，下姜汁，直至煎熬至稠稀适宜，炒肉桂末下内，小火煎煮，搅拌使其混合均匀，倾倒入瓷罐中，密封贮存。

【功用】强筋壮骨，消肿止痛。

【适应证】闪扑伤损。

【用法】取膏适量，摊涂于患处，外用纸花子150克厚覆。

【禁忌证】骨折后红肿热痛者禁用。

【说明】如果时间太长，药膏变干变硬，则将其再置于火上熔化；如果太稠，可加入生姜汁，搅拌使其混匀均匀。

方七十五　接骨桂附熔膏方

【来源】《十便良方·卷三十二·治一切疮肿等疾诸方》

【组成】桂心、附子、乳香、川椒、白矾、吴茱萸各 50 克，生姜汁 5 合，酒 500 克。

【制法】上药捣研为细末、过筛为散。将姜汁并酒煎取 500 克，入药末，调匀为膏。

【功用】强筋壮骨，温经散瘀，消肿接骨。

【适应证】伤筋动骨。

【用法】取膏适量，摊涂于油单纸上，贴于患处。

【禁忌证】骨折后红肿热痛者禁用。

【说明】方中附子有毒。

方七十六　乳香膏

【来源】《十便良方·卷三十二·治一切疮肿等疾诸方》

【组成】乳香 100 克，桂心 75 克，蛇床子、皂荚、生附子、芥菜子、赤小豆各 50 克。

【制法】上药捣研为细末，用生姜汁 30 毫升调和如膏。

【功用】温通经脉，散瘀止痛。

【适应证】伤筋折骨，疼痛不止，走马疳。

【用法】视伤折处之大小，摊涂于油单纸上，贴患处，外用布封裹，干则更换。

【禁忌证】骨折后红肿热痛者禁用。

【说明】方中生附子有毒。

方七十七　松脂膏

【来源】《十便良方·卷三十二·治一切疮肿等疾诸方》

【组成】松脂 150 克，当归、细辛、白芷各 50 克，川椒 100 克。

【制法】上药捣研为细末、过筛为散，用生地黄汁并醋一起调和成膏。

【功用】疏利经脉，散瘀止痛。

【适应证】伤筋折骨，疼痛不止者。

【用法】视患处之大小，取膏适量，贴患处，一天 1 次。

【说明】方中细辛有毒。

瘰疬

瘰疬是指颈部结块，又名“疬子颈”“颈疬”“鼠疮”，小者为“瘰”，大者为“疬”。多发于颈项及耳的前后，病变可限于一侧，也可两侧同时发生，或可延及颌下、胸锁前后部位和腋下等处。因其形状累累如珠，历历可数，故名。若瘰疬溃破，脓稀薄如痰，或如豆汁，久不收口，可形成窦道或瘘管，故又名鼠瘘。

瘰疬常见证型有肺肾阴虚，宜养阴清热、软坚散结；痰火郁结，宜清热化痰、软坚散结。

西医学所说的颈部淋巴结结核、淋巴结肿大均属于瘰疬的范畴。

方一　疗瘰疬结核膏（方名编者加）

【来源】《本草纲目·兽部·五十·兽之一·黄明胶》

【组成】黑牛皮胶 500 克。

【制法】将黑牛皮胶加热熔化，摊膏贴患处。

【功用】软坚散结。

【适应证】瘰疬结核。

【用法】取膏适量，贴患处；已溃者将膏搓成线，长约 1 寸，穿入疮孔中，频换和拭去脓液。

【说明】此方出自《杨氏经验》。

方二　疗瘰疬泽漆膏（方名编者加）

【来源】《本草纲目·卷十七·泽漆》

【组成】泽漆 6400 克。

【制法】将泽漆加井水 20 升于五月初五午时于锅内煎煮，直至熬至 10 升，过滤去渣，澄清再煎，直至剩余 200 毫升，收于瓶中贮存。

【功用】消肿散结。

【适应证】男妇瘰疬。

【用法】先用椒、葱、槐枝煎汤将疮洗净，再取膏适量，搽患处，数次就会痊愈。

【说明】本方出自《便民图纂方》。

方三　蓖麻子膏（方名编者加）

【来源】《本草纲目·卷十七·蓖麻》

【组成】白胶香40克，蓖麻子64枚。

【制法】将白胶香于瓷器内熔化，过滤去渣，将蓖麻子去壳捣研为膏，与熔化后的白胶香一起搅匀，入油5毫升，点膏于水中试其软硬，添减白胶香和油的比例，直至软硬适宜，量疮之大小，摊膏于大小适宜帛布上备用。

【功用】清热解毒，散结消肿。

【适应证】瘰疬恶疮及软疖。

【用法】取膏1块，贴患处。

【说明】本方出自《儒门事亲》。

方四　肉桂膏

【来源】《疡科心得集·方汇·家用膏丹丸散方》

【组成】草乌、川乌、海藻、当归、甘草、白及、甘遂、白芷、细辛、芫花、半夏、肉桂、红花、大戟、虎骨各40克，麻黄50克，五倍子50克。

【制法】将上药切碎，入麻油1000克、清油750克，慢火熬至焦枯，纱布滤去药渣，将所滤药油加热，入净东丹500克收膏，再下乳香末50克、没药末50克、寸香25克、百草霜50克，搅拌均匀，冷凝即成。

【功用】散寒除湿，化痰散结。

【适应证】主治一切寒湿痹痛，乳痰、乳癖、瘰疬等证。

【用法】外贴患处。

【禁忌证】不宜内服。

方五　夏枯草膏（方名编者加）

【来源】《本草纲目·卷十五·夏枯草》

【组成】夏枯草1000克。

【制法】将夏枯草切碎，水浸后慢火煎煮，纱布滤取汁液，如此3遍，将所滤汁液混匀浓缩为膏。

【功用】清热泻火，消肿散结。

【适应证】瘰疬马刀，不问已溃、未溃，或日久成漏。

【用法】每服1匙，每日3次。并外涂患处。

方六　疗鼠瘘瘰疬膏（方名编者加）

【来源】《本草纲目·卷五十·豕》

【组成】猪膏500克，生地黄200克。

【制法】将上述药物煎熬成膏。

【功用】解毒疗疮。

【适应证】鼠瘘瘰疬。

【用法】取膏适量，涂疮。

【说明】此方出自《千金备急方》。

方七　夏枯草膏

【来源】《良朋汇集经验神方·卷五·痈疽》

【组成】鲜夏枯草500克。

【制法】将夏枯草去根、茎、叶，捣烂，绞榨过滤取汁，将药汁入锅中煎煮，直至成膏。

【功用】清热解毒，消肿散结。

【适应证】热毒所致的痈疽发背、无名肿毒、瘰疬马刀等疮。

【用法】取膏2~3汤匙，白开水调服，一天3次。

【禁忌证】虚寒证慎用。

【说明】此方亦见于：①《幼科推拿秘书·卷五·幼科药方》。②《清宫配方集成·疮疡方》。

方八　阳和膏

【来源】《丁甘仁先生家传珍方·膏方》

【组成】鲜紫苏、鲜牛蒡、鲜蓖麻、鲜薄荷、鲜苍耳、鲜青葱各300克，鲜白凤仙花150克。

荆芥穗、广木香、生半夏、香官桂、杭青皮、青防风、连翘壳、生川军、广陈皮、明天麻、水红花子、天南星、台乌药、白芥子、生甲片、川附子、蒲公英、川桂枝、青木香、全当归、炙僵蚕、草乌、生白蔹、抚川芎各38克。

【制法】将前7味药物洗净阴干，用麻油6000克浸渍7天，煎枯去渣，待冷备用。再将后24味药物入前油中浸渍3天，煎枯去渣，滤清，每净油600克入炒广丹263克，文火煎熬收膏，于微温时，入肉桂112克，乳香、没药各38克，丁香油150克，苏和油150克，芸香、琥珀各75克，麝香（现用人工麝香）11克，共研极细末，缓缓搅入和透，置瓷器内，用时开水炖烊摊膏。此膏宜于夏季制作，必须熬老，若太老，再加苏和油适量搅匀即可。

【功用】化痰软坚，散结消肿。

【适应证】痰毒痰核，瘰疬乳疽，阴毒流注，以及一切疮疡之色不红活高肿者。

【用法】取膏适量，敷患处。

【说明】方中生半夏、川附子、草乌、广丹有毒。

方九　大红膏

【来源】《青囊秘传·膏门》

【组成】南星80克，银朱、硝石、血竭、潮脑各120克，轻粉、乳香各8克，猫头骨（煅，现用山羊骨）1具，石灰（用大黄12克，切片，同炒至石灰红色，去大黄）40克。

【制法】将上述药物一起捣研为细末，陈米醋熬稠，调和为膏。

【功用】活血化痰，散结消肿。

【适应证】瘰疬痰核结块，不分新旧，但未穿破者。

【用法】取膏适量，敷核上，3天一换，敷后皮嫩微损折者，另换紫霞膏贴之，其核自消。

【说明】《疡医大全》方无猫头骨。方中南星、银朱、轻粉有毒。

方十　五灯头草膏

【来源】《青囊秘传·膏门》

【组成】泽漆1920克（2~3月中采收，阴半干），麻油1280克。

【制法】先将泽漆入麻油中煎枯，过滤去渣，再熬至滴水成珠，加黄丹收膏，油与黄丹比例为：油640克加黄丹280克。临用时再入后末药：雄黄、血竭、麝香（现用人工麝香）各8克，梅片、干姜、川乌、草乌各4克，白信0.8克。

【功用】化痰散结，解毒消肿。

【适应证】瘰疬不收口，肿毒湿疹。

【用法】取膏适量，贴患处。

【说明】方中黄丹、雄黄、川乌、草乌、白信有毒。

方十一　瘰疬膏

【来源】《青囊秘传·膏门》

【组成】没药（炙，末）、乳香（炙，末）、血余炭（研末）各8克，川山甲（炙，末）3片，番木鳖（去皮，切片）8个，东丹80克，麻油120克，麝香（候膏冷调入，现用人工麝香）0.4克。

【制法】先将木鳖肉入麻油内熬枯取出，将各药捣研为细末，待油熬至滴水成珠，入各药末，和匀。起锅放地下，入东丹，用柳枝不停搅拌。膏需老嫩适宜，若老则丹少入，若嫩则丹多入，候冷，入麝香末和匀，起锅入冷水3天，退火气方可摊贴。

【功用】活血通络，散结消肿。

【适应证】瘰疬。

【用法】取膏适量，贴患处。

【说明】方中番木鳖、东丹有毒。

方十二　保命文武膏

【来源】《证治准绳·疡病·卷三·瘰疬马刀》

【组成】桑椹子500克。

【制法】若为黑桑椹子则捣乱取汁，然后将药汁倒入锅中煎煮浓缩为膏状。若为红桑椹子则将其晒干，然后打成粉状，以白开水调制成膏。

【功用】滋阴清热，消肿散结。

【适应证】阴虚内热所致的瘿瘤瘰疬。

【用法】用白开水将膏药化开吞服。

【禁忌证】脾虚便溏者慎用。

方十三　蟾酥膏

【来源】《证治准绳·疡病·卷三·瘰疬马刀》

【组成】蟾酥、白丁香、寒水石、面粉、白蜜各50克。

【制法】将上药打成粉状再加入白蜜调和成膏状。

【功用】消瘰散结，散肿止痛。

【适应证】瘰疬重重叠起，肿痛不可忍，口渴生痰。

【用法】先用火针刺入核中，不可透底，然后将膏药填于针孔中，直到脓尽为止。

【禁忌证】体质虚弱者慎用。

【说明】方中蟾酥有大毒。

【特别提醒】外用，禁内服。

方十四　绿云膏

【来源】《证治准绳·疡病·卷三·瘰疬马刀》

【组成】大黄、黄连、黄芩、黄柏、玄参、木鳖子各 10 克，香油 200 克，松香 100 克，猪胆汁 20 克，铜绿 30 克。

【制法】先将香油放入锅中煮沸，然后将前 6 味放入锅中煎炸直至锅中药物变为焦黄色，滤出药渣，再放入松香熬制成膏状，待锅中药物稍凉再放入猪胆汁、铜绿，搅拌均匀收膏。

【功用】清热解毒，消瘰散结。

【适应证】瘰疬重重叠起，肿痛不可忍，口渴生痰，使用蟾酥膏后，辅助外用。

【用法】先用火针刺入核中，不可透底，然后将蟾酥膏填于针孔中，再在外面敷上绿云膏。

【禁忌证】体质虚弱者及虚寒证慎用。

【说明】若疮口长期不干可加入乳香、没药、轻粉。

【特别提醒】外用，禁内服。

方十五　金宝膏

【来源】《证治准绳·疡病·卷三·瘰疬马刀》

【组成】桑柴灰 100 克，朱砂、麝香、砒霜、轻粉各 5 克，杏仁、穿山甲、生地各 20 克。

【制法】先将桑柴灰放入清水中，然后滤去杂质，再将滤出的水放入锅中煮沸，放入炮制好的穿山甲，待到锅中浓缩为一半时再放入轻粉、朱砂收膏，然后将杏仁、生地打成粉状均匀放入锅中，搅拌均匀收膏。

【功用】消瘰散结，拔毒生肌。

【适应证】瘰疬所致的腐肉不去、新肉不生。

【用法】将膏药均匀涂抹于患处即可。

【禁忌证】体质虚弱者慎用。方中麝香芳香走窜，孕妇慎用此方。

【说明】方中朱砂、砒霜、轻粉有大毒。

【特别提醒】外用，禁内服。

方十六　龙珠膏

【来源】《证治准绳·疡病·卷三·瘰疬马刀》

【组成】仙鹤草 50 克，酸枣根 10 克，海藻 25 克，苏木 20 克，桑柴灰、石灰、苍耳草灰各 100 克，巴豆霜、白丁香、麝香、轻粉各 5 克。

【制法】先将仙鹤草、酸枣根、海藻放入锅中煎煮浓缩，再将桑柴灰、石灰、苍耳草灰滤去清液倒入锅中一起煎煮，浓缩成膏状。然后将巴豆霜、白丁香、麝香、轻粉放入锅中，搅拌均匀收膏。

【功用】软坚散结，消痈排脓。

【适应证】瘰疬核坚硬不亏者。

【用法】先用火针刺于患处，然后将膏药均匀涂抹于患处即可。

【禁忌证】体质虚弱者慎用。方中麝香芳香走窜，孕妇慎用此方。

【说明】方中巴豆霜、轻粉有大毒。

【特别提醒】外用，禁内服。

方十七　琥珀膏

【来源】《证治准绳·疡病·卷三·瘰疬马刀》

【组成】琥珀 100 克，丁香、木香、垂柳枝各 30 克，朱砂、白芷、当归、木鳖子、防风、木通、桂心各 50 克，黄丹 70 克，松脂 20 克，麻油 250 克。

【制法】先将琥珀、朱砂、丁香、桂心、木香打成粉状备用，然后将余药放入麻油中浸泡一昼夜，放入铜锅中慢火煎熬，待到白芷变为焦黄色时滤出药渣，然后放入制备好的粉末搅拌均匀继续煎熬，最后放入余药用柳枝不断搅拌，待到柳枝烟尽，即可收膏。

【功用】温阳活血，软坚散结。

【适应证】颈项部瘰疬，发如梅子，肿结僵硬，逐渐连成珠状，或化脓溃破，脓汁不尽，经久不愈，逐渐形成瘘道。

【用法】将膏药摊于牛皮纸上，然后敷于患处即可。

【禁忌证】湿热及实热证患者慎用。

【说明】方中木鳖子有毒，不可内服。

方十八　铁桶拔毒膏

【来源】《证治准绳·疡病·卷三·瘰疬马刀》

【组成】荞麦秸灰、桑柴灰、矿石灰、炭灰各30克，黄丹50克。

【制法】先将四灰放入水中搅拌和匀，然后滤取清液，放在文火上煎熬，逐渐形成稠膏状，再放入黄丹搅拌均匀收膏。

【功用】活血化瘀，软坚散结。

【适应证】痈疽、瘰疬、疔疮、恶疮等一切恶肉、恶核。

【用法】将膏药涂于毒核顶部。

【说明】如遇急症可用柴灰、石灰滤去杂质后直接熬制成膏状使用。

方十九　十香膏

【来源】《证治准绳·疡病·卷三·瘰疬马刀》

【组成】沉香、麝香各10克，桃仁、杏仁、柏子仁、松子仁、木香、丁香、乳香、甘松、白芷、安息香、藿香、零陵香各50克，当归、川芎、黄芪、木通、芍药、细辛、升麻、白蔹、独活、川椒、藁本、菖蒲、厚朴、商陆根、木鳖子、肉桂、槐枝、柳枝、松枝、没药、轻粉、雄黄、朱砂、云母石、水牛角、乱发、白矾、猪油、酥油、羊油各20克，黄丹1000克，麻油3000克。

【制法】先将麻油放入锅中煮沸，然后放入诸药，熬制成紫黑色，滤去药渣，再放入酥油、猪油、羊油继续煎煮，并用槐枝、柳枝、松枝不断搅拌，直至烟尽，最后浓缩收膏。

【功用】活血化瘀，软坚散结。

【适应证】恶疮、结核、瘰疬、痔漏、痈疽。

【用法】视疮口大小，先将膏药摊于牛皮纸上，然后敷于患处即可。

【禁忌证】湿热及实热证患者慎用。方中麝香、安息香、藿香、零陵香等药物芳香走窜，孕妇慎用此方。

【说明】若胃肠痈疽，本方可做丸剂内服，但方中商陆根、木鳖子、朱砂等有毒，不可久服。

方二十　胶香膏

【来源】《冯氏锦囊秘录外科大小合参·卷十九·瘰疬瘿瘤大小总论合参》

【组成】白胶香 40 克，蓖麻子 64 粒。

【制法】将白胶香在瓷器内熔开，去渣再熔，蓖麻子研烂入胶内，再下油半汤匙，熬匀，滴水中试软硬适宜。

【功用】活血解毒，生肌止痛。

【适应证】疬子疮，三五疮，恶疮软疖。

【用法】先用葱椒煎汤将疮处洗净，量疮之大小，用帛布摊贴患处。

方二十一　神效方

【来源】《验方新编·卷二十四·外科敷贴汇方》

【组成】木香、松香、白胶香、海螵蛸各 50 克。

【制法】将上药研为细末，水调成膏。

【功用】消肿止痛，软坚散结。

【适应证】瘰疬。

【用法】外贴患处。

【特别提醒】不宜内服。

方二十二　太乙瘰疬膏

【来源】《验方新编·卷二十四·外科敷贴汇方》

【组成】斑蝥（去头足）25 克，黑牵牛 7 克，昆布 15 克，海藻、皂角、乳香、没药各 10 克，轻粉、樟脑各 5 克，黄丹 30 克。

【制法】将上药研为极细末，用清油 500 克慢火煎，不停搅拌，然后将葱白 7 个，先以 1 个放下煎至焦枯，然后次第照放，以尽为度，再和入黄丹收膏。

【功用】软坚散结，通经活络。

【适应证】瘰疬。

【用法】外贴患处。

【特别提醒】严禁内服。

方二十三　夏枯草膏

【来源】《冯氏锦囊秘录外科大小合参·卷十九·瘰疬瘿瘤大小总

论合参》

【组成】夏枯草适量。

【制法】将上药置锅内煮烂，过滤去渣，取汁熬膏。

【功用】活血解毒，生肌止痛。

【适应证】疬子疮。

【用法】取膏适量，贴患处。

方二十四　琥珀膏

【来源】《景岳全书·春集·卷六十四·外科》

【组成】琥珀、白芷、防风、当归、木鳖子、木通、丁香、桂心、朱砂、木香各 50 克，松香 50 克，麻油 700 克，铅丹 700 克。

【制法】将香油倒入铜锅中煮沸，上药除琥珀外放入铜锅中一起煎煮，待药变为焦黑色时，过滤去渣，继续加热，入铅丹、琥珀收膏。

【功用】活血化瘀，消肿散结。

【适应证】气血瘀滞所致的颈项部瘰疬，腋下结节逐渐连成珠状，不消不溃，或溃破后脓水不绝，久不收口而成瘘证。

【用法】取膏适量，均匀涂于牛皮纸上，贴于患处。

【说明】方中木鳖子、朱砂、铅丹有毒。此方亦载于：①《奇效良方·卷五十四·疮科通治方》。②《外科正宗·卷二·瘰疬主治方》。③《古今医统大全·卷八十·药方》。④《女科撮要·卷上·附方并注》。

方二十五　太乙膏

【来源】《奇效良方·卷五十四·疮科通治方》

【组成】没药 20 克，麝香（现用人工麝香）15 克，乳香 10 克，轻粉 10 克，片脑 5 克，黄丹 250 克，清油 500 克。

【制法】将清油、黄丹同熬，不停搅拌，用葱 7 根，先熬 1 根，令焦，再下 1 根，直至葱尽为度，离火，将余药研为细末下人，搅拌均匀，冷凝即成。

【功用】敛疮生肌。

【适应证】瘰疬。

【说明】方中黄丹有毒。

【特别提醒】不宜内服。

方二十六　消核膏

【来源】《丁甘仁先生家传珍方·膏方》

【组成】制甘遂、红大戟各75克，白芥子30克，麻黄15克，生南星、姜半夏、炙僵蚕、藤黄、朴硝各60克。

【制法】用真油600克，先投甘遂、南星、半夏，煎枯捞出，次下僵蚕、大戟、白芥子、麻黄、藤黄，逐次熬枯，前后捞出，再下朴硝，熬至不爆，用细绢布将油滤清，再下锅熬滚，缓缓投入炒黄丹，随熬随搅，下丹之多少，以老嫩得中为度。夏宜稍老，冬宜稍嫩，膏成趁热倾入冷水中，抽拔数次，以去火毒。

【功用】化痰软坚，散结消肿。

【适应证】皮里膜外之痰核。

【用法】取膏适量，摊贴患处，宜厚勿薄。

【说明】此膏妙在不用毒烈之药，好肉贴之，也无损害。方中甘遂、红大戟、生南星、藤黄、黄丹有毒。

方二十七　荔枝膏

【来源】《奇效良方·卷五十四·疮科通治方》

【组成】荔枝肉50克，轻粉、麝香（现用人工麝香）、白豆蔻、川芎、砂仁各2.5克，朱砂、龙骨、血竭、乳香各5克，全蝎5条。

【制法】先将荔枝肉捣烂，余药研为细末，再用软米饭和匀为膏。

【功用】敛疮生肌，活血止痛。

【适应证】瘰疬。

【用法】视疮之大小，取膏适量，摊贴疮上。

【说明】方中轻粉、朱砂有毒。

【特别提醒】不宜内服。

方二十八　蜂房膏

【来源】《奇效良方·卷五十四·疮科通治方》

【组成】露蜂房、蛇蜕、玄参、蛇床子、黄芪各20克，杏仁75克，乱发10克，铅丹100克，蜡100克。

【制法】将前5味药切碎，加酒少许浸1晚，再用油250克，入杏仁、乱发并前药，煎至乱发消尽，纱布滤去药渣，将所得药油加热，下铅丹、蜡，熬至滴水成珠，冷凝即成。

【功用】清热解毒，敛疮生肌。

【适应证】热毒、气毒结成的瘰疬。

【用法】取膏适量，外贴疮上，一天 1 次。

【说明】方中露蜂房、铅丹有毒。此方亦见于：《古今医统大全·卷八十·药方》。

【特别提醒】不宜内服。

方二十九　瘰疬膏

【来源】《寿世仙丹·外科经验良方·卷一·瘰疬》

【组成】轻粉、麝香、珍珠、血竭、乳香、没药、铜青、黄蜡各 3 克。

【制法】上药为细末，用松香 40 克，杏仁去皮尖、蓖麻子去壳各 28 枚，碾为极细末成膏，和前药末共捣成一处，瓷罐收贮。

【功用】清热散结。

【适应证】瘰疬已溃或未溃者。

【用法】以绢摊贴患处，不犯铁器，不见火炒。

【禁忌证】孕妇慎用。

【说明】轻粉、铜青有毒，慎用。

方三十　千捶绿云膏

【来源】《疡科心得集·方汇·家用膏丹丸散方》

【组成】蓖麻子（去壳）、松香（葱头汁煮）各 200 克，海藻（炙，研）、昆布（炙，研）、南星（研）、半夏（研）、杏仁各 25 克，铜绿（研）50 克。

【制法】将上药混匀，一起捣研成膏。

【功用】消痰散结。

【适应证】痰核。

【用法】取膏适量，外贴患处。

【说明】一方中有乳香 25 克，没药 25 克。此方亦见于：《寿世保元·卷九·瘰疬》，用于治疗远年鼠疮。

【特别提醒】不宜内服。

方三十一　紫霞膏

【来源】《外科正宗·卷二·瘰疬主治方》

【组成】明净松香（净末）500克，铜绿（净末）100克。

【制法】取麻油200克，锅内煎熬至滴水成珠，下松香熬化，再下铜绿，熬至白烟将尽，其膏即成。

【功用】疗疮止痛。

【适应证】瘰疬初起，未成者贴之自消，已成未溃者贴之自溃，已溃核存者贴之自脱；兼治诸色顽疮、臁疮、湿痰、湿气、新久棒疮，疼痛不已者。

【用法】取膏适量，外贴患处。

【特别提醒】不宜内服。

方三十二　紫金膏

【来源】《疡科心得集·方汇·家用膏丹丸散方》

【组成】官桂、木瓜、鳖甲各300克，生地、龟甲、紫草各600克，羌活、防风、木通、白芷、白术、远志各150克，黄芩100克，川连、生甲片各75克，当归450克，大蜈蚣15条，丹参250克，茜草300克，商陆根1500克，秦艽、毛慈菇、乱发、柳枝、桃枝、枣枝、桑枝、槐枝各250克。

【制法】上药入麻油10公斤中浸10天，小火熬至焦枯，纱布滤去药渣，将所滤药油加热，入净飞丹15斤收膏，再下乳香末250克、没药末250克，搅拌均匀，冷凝即成。

【功用】消痰散结。

【适应证】痰核瘰疬。

【用法】取膏适量，外贴患处。

【说明】方中商陆根、飞丹有毒。

【特别提醒】不宜内服。

方三十三　桑椹膏

【来源】《活法机要·瘰疬证》

【组成】桑椹10公斤。

【制法】将上药加水浸泡后置于火上煎煮，纱布过滤取汁，如此3

遍，将所得药汁混合后一起煎煮，直至成膏。

【功用】滋养肝肾，补益气血。

【适应证】瘰疬之因肝肾亏虚者。

【用法】取 1 汤匙，口服，一天 3 次。

【说明】此方亦载于：《素问病机气宜保命集·卷下·瘰疬论》，名曰文武膏。

方三十四　夏枯草膏

【来源】《清宫配方集成·疮疡方》

【组成】南夏枯草膏 1000 克，土贝母、香附各 100 克。

【制法】上药一起熬炼成膏，白蜜收之。

【功用】清热泻火，消肿散结。

【适应证】寒热往来，瘰疬鼠疮，脖项肿硬，腿脚湿痹，一切瘿瘤气结。

【用法】本方内服外用均可：内服时可入煎药内调服或和丸药内服之；外用时取膏适量，摊纸上贴患处。

方三十五　瘰疬千锤膏

【来源】《清宫配方集成·疮疡方》

【组成】松香 580 克，乳香、没药、铜绿各 30 克，杏仁 70 个，麝香（现用人工麝香）0.5 克，轻粉 5 克，天麻 40 克，阿魏 8 克。

【制法】上药共捣研为细末，调和成膏。

【功用】拔毒消肿，敛脓生肌。

【适应证】瘰疬，伴抑郁，饮食少思，或日晡发热，或溃而不敛。

【用法】每用适量，外贴患处，数日 1 次。

【说明】方中轻粉有毒。

【特别提醒】本方外用，严禁内服。戒愤怒、忧思，忌烟、酒、厚味等物。

方三十六　千锤膏

【来源】《清宫配方集成·疮疡方》

【组成】乳香 30 克，没药、松香、儿茶、铜绿各 30 克，蓖麻子 100 克。

【制法】取猪板油适量，合上药于一处，捣千余下，直至成膏。

【功用】拔毒消肿，敛脓生肌。

【适应证】瘰疬，伴抑郁，饮食少思，或日晡发热，或溃而不敛。

【用法】每用适量，外贴患处，数日1次。

【特别提醒】本方外用，严禁内服。忌烟酒厚味、动火之物、愤怒忧思。

方三十七　千锤膏

【来源】《良朋汇集经验神方·卷五·瘰疬门》

【组成】大麻子、苦杏仁各40克，桃仁40克，乳香、没药、铜青各5克，松香100克。

【制法】先将松香放入锅中融化，再人余药于研钵内，一起捣研为膏。

【功用】活血通经，消肿散结。

【适应证】年久不愈之鼠疮、臁疮。

【用法】取膏适量，摊于布上，贴患处。

【特别提醒】外用，禁内服。

方三十八　疗瘰疬息肉结硬方

【来源】《外台秘要方·卷二十三·瘿瘤咽喉疬瘘二十八门·瘰疬结核方》

【组成】白蔹、炙甘草、青木香、芍药、大黄、玄参各200克。

【制法】将上述6味药物捣研为细末，过筛为散，用醋调匀为膏。

【功用】软坚散结。

【适应证】瘰疬、息肉，性质坚硬者。

【用法】取适量，摊涂旧布上，贴患处，干则更换，持续贴之。

【特别提醒】忌猪肉、五辛、热肉、饮酒、热面等。

方三十九　大黄膏

【来源】《外台秘要方·卷二十三·瘿瘤咽喉疬瘘二十八门·痈肿瘰疬核不消方》

【组成】大黄90克，附子、连翘子各60克，细辛45克，巴豆15克。

【制法】将上述5味药物用醋浸渍1晚，再与腊月猪膏1000克合煎，反复煎煮，不断浓缩，直至膏成，过滤去渣。

【功用】活血散结。

【适应证】瘰疬。

【用法】取适量，涂敷患处，一天3~5次。

【说明】方中附子、细辛及巴豆均有毒。

方四十　白蔹膏方

【来源】《刘涓子鬼遗方·卷五·白蔹膏方》

【组成】白蔹、白芷各150克，川芎、大黄、黄连、当归、黄柏、羊脂各100克，豉（炒）10克，猪脂4000克。

【制法】上药切碎，先将羊脂、猪脂合煎，至其煎化，下诸药，小火煎煮，直至膏成，过滤去渣，待凝则成膏。

【功用】清热解毒，消肿止痛。

【适应证】热痱瘰疮之症。

【用法】取膏适量，敷疮。

方四十一　白蔹膏方

【来源】《刘涓子鬼遗方·卷五·白蔹膏方》

【组成】白蔹、黄连、生胡粉各50克。

【制法】上药捣研为细末、过筛，将猪脂熔化后调和成膏。

【功用】清热解毒，消肿止痛。

【适应证】皮肤热痱瘰疮之症。

【用法】取膏适量，敷疮。

【说明】方中胡粉有毒。

方四十二　鼠疮方

【来源】《良朋汇集经验神方·卷五·瘰疬门》

【组成】露蜂房50克，冰片3克，米醋100克。

【制法】先将露蜂房捣研为细末，再与冰片混匀，用米醋调和成膏。

【功用】攻毒排脓，祛风止痛。

【适应证】鼠疮脓肿、疼痛。

【用法】取膏适量，摊于布上，贴患处，同时在布上剪一孔，以便脓水易于流出。

【说明】方中露蜂房有毒。

【特别提醒】外用，禁内服。

方四十三　消瘰膏

【来源】《医学衷中参西录·医方·治疮科方》

【组成】生半夏50克，生山甲、皂角各30克，生甘遂10克，生马钱子40克，血竭20克，香油250克，黄丹100克，麝香（现用人工麝香）10克。

【制法】先将血竭捣研为细末，香油入铜锅中与除黄丹、麝香之外的药物一起小火煎熬，待药物变为焦黄时滤出药渣，下铅丹及血竭粉，搅拌均匀，收膏。

【功用】消瘰散结，活血通经。

【适应证】瘰疬之结节肿块不消。

【用法】取膏适量，摊于布上，撒上麝香，混匀，贴于患处。

【说明】方中生半夏、生甘遂、生马钱子、铅丹有毒。

【特别提醒】外用，禁内服。

方四十四　沉香膏

【来源】《外科启玄·卷十二·沉香膏》

【组成】沉香、麝香（现用人工麝香）、轻粉、银朱、荔枝肉各50克。

【制法】将上药与熟鱼胶一起捣研成膏。贴之。

【功用】消瘤散结。

【适应证】硬核不消不破。

【用法】取膏适量，贴患处。

【说明】方中轻粉、银朱有毒。

方四十五　五倍子膏

【来源】《小儿推拿广意·卷下·杂症门》

【组成】五倍子500克。

【制法】将五倍子煎化，过滤去渣，入牛皮胶同熬，直至成膏。

【功用】消瘤散结。

【适应证】小儿痰核之症。

【用法】取膏适量，敷患处，外用纸盖。

【说明】此方亦载于：①《串雅内编·卷四·单方内治门》。具有固肾止遗，收敛止汗作用。治盗汗，并可治梦遗滑精等症。原方用法：男用女唾，女用男唾，调糊填脐中，外用旧膏药贴之，勿令泄气，两次即愈。（盗汗用此方极灵验，且有益无损，予尝加入龙骨等分，同研如法用之。并可治梦遗滑精等症，神效非常。）②《串雅内编·卷四·单方外治门》。具有祛风止痒作用。治疗癞头。摊敷患处。

方四十六　神品膏

【来源】《万病回春·卷八·瘰疬》

【组成】香油1280克，官粉200克，黄蜡160克，乳香、没药、孩儿茶、血竭各32克，胡椒48克。

【制法】先将香油煎熬至滴水不散，下官粉一起煎熬成膏，次下黄蜡再熬，至滴水成珠，离火，方入其他细药，搅拌均匀，盛于瓷器中贮存，埋于地下退其火毒。

【功用】清热解毒，活血散结，生肌敛疮。

【适应证】历年不愈瘰疬疮。

【用法】先用葱须、花椒、艾及槐条煎汤将疮洗净，然后取膏适量，摊涂于单层油纸上，贴疮。

【说明】方中官粉有毒。疮久者，酌加胡椒24克。

方四十七　散毒膏

【来源】《十便良方·卷三十二·治一切疮肿等疾诸方》

【组成】大黄、天南星各50克，当归、防风各25克，麝香（现用人工麝香，另研）5克。

【制法】上药捣研为细末，每取5克，用乌鸡蛋清调和成膏。

【功用】清热散毒，理血化痰。

【适应证】气血瘀滞、结核不消，欲作瘰疬者。

【用法】取膏适量，敷患处。

瘿　瘤

瘿瘤是以颈前喉结两旁结块肿大为主要临床特征的一类疾病。其随吞咽动作而上下移动，古代亦称瘿、瘿气、瘿病、瘿囊、影袋等。瘿瘤的病因主要是情志内伤、饮食及水土失宜，与体质因素有关。

瘿瘤常见证型有气郁痰阻，宜理气疏肝、化痰消瘿；痰结血瘀，宜行气活血、化痰消瘿；肝火旺盛，宜清泻肝火、消瘿散结；心肝阴虚，宜滋阴降火、宁心柔肝。瘿瘤的治疗原则一般以理气化痰，活血软坚，消瘿散结为主。

西医学中的甲状腺肿大，如单纯性甲状腺肿、甲状腺机能亢进、甲状腺炎、甲状腺瘤、甲状腺癌等均可表现本病的特征。

方一　山药膏

【来源】《类证治裁·卷八·瘰疬结核阴瘤马刀论治·附方》

【组成】鲜山药、鲜蓖麻子各50克。

【制法】将上2味一起捣烂为膏。

【功用】消肿拔毒。

【适应证】瘿瘤、瘰疬所致的肿痛。

【用法】取膏适量，涂患处。

方二　枯瘤膏

【来源】《证治准绳·疡病·卷五·瘿瘤》

【组成】草乌40克，川乌20克，桑耳、桑朽木各15克，矿石灰、桑柴灰、荞麦秸灰各10克。

【制法】将草乌、川乌、桑耳、桑朽木一起烧成灰，与矿石灰、桑柴灰、荞麦秸灰一起放入酒漏中滤去杂质，然后将滤出的药液放入铜锅中煎煮浓缩，以10碗水浓缩成1碗为度，收膏装入陶瓷罐中密封。

【功用】温阳活血，去腐生新。

【适应证】瘿瘤、瘰疬、痔漏。

【用法】将膏药调匀点于患处，用湿纸覆盖其上。若敷贴时间过长药物变干则用唾沫涂于药上，待患处膏药变黑时用刀剪刮去，若腐肉未去则再涂再刮。若怕刀剪者以“井金散”点于患处，腐肉自可消除，然后再将膏药贴于患处。

【禁忌证】湿热及实热证慎用。

【特别提醒】外用，禁内服。

方三　井金膏

【来源】《证治准绳·疡病·卷五·瘿瘤》

【组成】土黄 30 克，硇砂、雄黄各 20 克，轻粉、朱砂、乳香、没药各 10 克，麝香、冰片各 5 克。

【制法】将上述药物打成粉状，然后以唾沫调制成膏状备用。

【功用】温阳活血，去腐生新。

【适应证】瘿瘤瘰疬。

【用法】将膏药调匀点于瘤上，用湿纸覆盖其上。

【禁忌证】湿热及实热证慎用。

【说明】“土黄”制法为：硼砂 20 克，硇砂 2 克，木鳖子、巴豆各 5 克，石脑油 50 克。先将硼砂、硇砂打成粉末，然后与巴豆、木鳖子一起捣成膏，再加入石脑油合做一起，用油纸包裹好，埋于地下 49 日即可取出使用。（原名为井金散，其制法为膏剂，编者改名为井金膏）

【特别提醒】外用，禁内服。

方四　黄龙膏

【来源】《证治准绳·疡病·卷五·瘿瘤》

【组成】黄柏、黄芩、大黄各 30 克，白蜜 100 克。

【制法】将上述药物打成粉状，然后以白蜜调制成膏状备用。

【功用】清热解毒，散结消肿。

【适应证】瘿瘤瘰疬。

【用法】将膏药均匀摊于牛皮纸上，然后贴于患处。

【禁忌证】虚寒证慎用。

【特别提醒】外用，禁内服。

方五　五灰膏

【来源】《类证治裁·卷八·瘰疬结核阴瘤马刀论治·附方》

【组成】枣柴、桑柴、荆芥、荞麦秸、桐子壳、乳香、石灰各 20 克，斑蝥 5 克，甲片、冰片各 10 克。

【制法】将枣柴、桑柴、荆芥、荞麦秸、桐子壳烧灰存性，入开水淋灰，再将斑蝥、甲片放入铜锅中加水煎煮，保持微沸，煎煮约 2~5 小时，过滤取汁，将炭药与乳香、冰片一起捣研成粉末，入石灰，调和成膏。

【功用】活血通经，消风散肿。

【适应证】瘿瘤、瘰疬疼痛、红肿。

【用法】取膏适量，敷患处。

【说明】方中斑蝥有毒。此方亦见于：《古今医统大全·卷六十七·药方》。

【特别提醒】外用，禁内服。

方六　点瘤赘方

【来源】《证治准绳·疡病·卷五·瘿瘤》

【组成】桑柴灰、枣树灰、荆芥灰、桐壳灰各25克，斑蝥40个，穿山甲片5片，乳香、冰片各5克，新石灰10克。

【制法】先将桑柴灰、枣树灰、荆芥灰、桐壳灰放入水中搅拌，滤去杂质，然后放入余药煎煮3次，滤出药渣浓缩，5碗水浓缩成2碗即可，待锅中变冷时再撒入乳香、冰片收膏。

【功用】破血逐瘀，消瘿散瘤。

【适应证】瘿瘤、瘰疬。

【用法】先用新石灰水将膏药化开，然后敷于瘤上，若膏药变干则用清水湿润即可。

【禁忌证】体质虚弱者慎用。

【特别提醒】方中斑蝥有大毒，禁内服。

方七　麻药

【来源】《证治准绳·疡病·卷五·瘿瘤》

【组成】南星、半夏、川乌、川椒、石灰、草乌各10克，米醋100克。

【制法】上述药物打成粉状，然后以米醋调制成膏。

【功用】温阳活血，散结止痛。

【适应证】瘿瘤瘰疬所致的疼痛。

【用法】将膏药直接敷于瘤上即可。

【禁忌证】湿热及实热者慎用。

【说明】方中南星、半夏、川乌、草乌有毒。

【特别提醒】禁内服。

方八　南星膏

【来源】《古今医统大全·卷六十七·药方》

【组成】生南星 500 克。

【制法】将生南星捣细，直至稠黏如膏。

【功用】散结消肿。

【适应证】皮肤头面生瘤，大者如拳，小者如粟，或软或硬，不疼，无药可疗者。

【用法】先用小针轻轻将纸刺穿，令其透气，再取酒适量，将膏调匀后摊涂于纸上，随瘤之大小，贴 3~5 次，就会痊愈。

【说明】方中生南星有毒；若无生南星，将干者捣研为细末，用醋调和为膏亦可。此方亦载于：①《世医得效方·卷十九·瘤赘》。②《鲁府禁方·卷二·寿集·瘿瘤》。③《永类钤方·卷十四·诸痈疽疮疖疥癞》。

方九　苏子膏

【来源】《外台秘要方·卷二十三·瘿瘤咽喉疬瘘二十八门·气瘿方》

【组成】腊月猪脂 1000 克，苏子、桂心、大黄、当归、干姜、橘皮、蜀椒各 45 克。

【制法】将上述药物切碎，加水同煎，直至三分减为一分，过滤去渣，入猪脂，待其消尽则膏成。

【功用】理气解郁，散结消瘿。

【适应证】气瘿。

【用法】取 10 克，口服，一天 1 次。

【特别提醒】忌生葱。

方十　丹参膏

【来源】《外台秘要方·卷二十三·瘿瘤咽喉疬瘘二十八门·恶核瘰疬方》

【组成】丹参 24 克，白蔹、独活、连翘子、白及各 12 克，升麻 18 克，蒴藋 18 克，防己、玄参、杏仁各 15 克。

【制法】将上述药物切碎，用生地黄汁 200 克浸渍 1 晚，再与炼好的猪膏800克一起小火煎煮，反复煎熬，不断浓缩，直至膏成，过滤去渣。

【功用】软坚散结。

【适应证】恶肉（现多指疣及赘生物），结核，瘰疬，诸脉肿，气痛。

【用法】取适量摩病处，一天3~4次。

方十一　生肉膏

【来源】《外台秘要方·卷二十三·瘿瘤咽喉疬瘘二十八门·瘤方》

【组成】当归、附子、甘草、白芷、川芎、薤白各30克，生地黄90克。

【制法】将上述6味药物切碎后与猪膏700克同煎，小火煎煮，直至白芷色变黄则膏成，过滤去渣。

【功用】养血活血，托毒疗疮。

【适应证】痈、瘤破溃成漏，金疮（金属器刃损伤肢体所致损伤），或者伤后夹感毒邪溃烂成疮者，及其他各种疮疡。

【用法】取适量，敷疮，一天3次。

【说明】方中附子有毒。

方十二　地黄膏

【来源】《外台秘要方·卷二十三·瘿瘤咽喉疬瘘二十八门·九瘘方》

【组成】猪脂、生地黄各800克。

【制法】先将猪脂切碎，再置生地黄于脂中，令二者相互腌渍后合煎，反复煎熬，不断浓缩，直至膏成，过滤去渣。

【功用】清热解毒，凉血止血。

【适应证】鼠瘘，愈后再复发而一直不愈，流脓血不止者。

【用法】先用桑灰汁将疮洗净，去除腐烂之物，再用地黄膏涂之，一天1次。

方十三　刘涓子鼠瘘方

【来源】《外台秘要方·卷二十三·瘿瘤咽喉疬瘘二十八门·九瘘方》

【组成】山龟壳、桂心、雄黄、干姜、狸骨、炙甘草各200克。

【制法】将上述6味药物捣研为细末，过筛作散，每用时用蜜调和成膏敷疮。

【功用】扶正敛疮。

【适应证】鼠瘘。

【用法】取适量，敷疮。也可先用艾灸灸疮，再敷药，效果更好。

【说明】方中雄黄有毒。

【特别提醒】忌生葱、海藻、菘菜。

方十四　生肉膏

【来源】《外台秘要方·卷二十三·瘿瘤咽喉疬瘘二十八门·诸瘘方》

【组成】桑薪灰、石灰各800克。

【制法】先将桑薪灰用水反复淋透，再煎石灰，待其色变黄后加入到灰汁中，用两层帛布包裹，绞榨过滤去渣取汁，小火慢煎，直至膏成。

【功用】燥湿敛疮，凉血止血。

【适应证】各种瘘。

【用法】随瘘孔深浅不一而治疗不同，开始发作时仅服散剂就可痊愈；若孔深12厘米以内，先将薤白弄湿，沾上新做药粉，放入瘘管中；若深12厘米以上，艾灸瘘根旁两处，每处予40壮，切不可灸瘘孔，随瘘管之深浅而脓去。

【说明】散与膏停放在疮孔里15天后再除去，病就会痊愈。

方十五　疗瘘方

【来源】《外台秘要方·卷二十三·瘿瘤咽喉疬瘘二十八门·诸瘘方》

【组成】槲白皮1500克。

【制法】将槲白皮用水煎煮，至其成凝结状，过滤去渣，再煎，直至成膏。

【功用】清热解毒，消肿止血。

【适应证】各种瘘。

【用法】取3克，口服，可逐渐增至5克，也可用来敷疮。

【特别提醒】患疮期间最好只吃煮饭、苜蓿、盐、酱，但又不能多吃。

癥瘕

癥瘕是指腹部结块，或伴有胀、痛、满、不适。癥者有形，固定不移，痛有定处；瘕者假聚成形，聚散无常，推之可移，痛无定处。一般以癥属血病，瘕属气病。因临床实难截然分开，故统称癥瘕。其发病原因主要由于机体正气不足，风寒湿热之邪内侵，或饮食内伤，脏腑功能失调，气机阻滞，瘀血、痰饮、湿浊等有形之邪凝结不散，日月相积，逐渐形成。

常见证型有气滞血瘀，宜行气活血、化瘀消癥；痰湿瘀结，宜化痰除湿、活血消癥；肾虚血瘀，宜补肾活血、消癥散结。

西医学中的腹部肿瘤，如子宫肌瘤、卵巢肿瘤、盆腔炎性包块、子宫内膜异位症结节包块、肝癌、肠癌、胃癌等均属于癥瘕的范畴。

方一　疗经闭马鞭草膏（方名编者加）

【来源】《本草纲目·十六·草之五·马鞭草》

【组成】马鞭草（根苗）3200 克。

【制法】将马鞭草锉细，加水 50 升，煎煮至 10 升，过滤去渣，再煎，直至成膏。

【功用】活血散瘀，通经消癥。

【适应证】妇人经闭，结成瘕块，肋胀大欲死者。

【用法】取半汤匙，饭前温酒送服，一天 2 次。

【说明】本方出自《圣惠方》。

方二　三棱膏（方名编者加）

【来源】《本草纲目·卷十四·荆三棱》

【组成】三棱（炮）、大黄各 100 克。

【制法】将上药研为细末，醋熬成膏。

【功用】破血行气，消积止痛。

【适应证】痃癖不愈，胁下硬如石。

【用法】空腹生姜橘皮汤下1匙，以下利为度。

【特别提醒】不宜过量服用。

方三　疗腹胁积块膏（方名编者加）

【来源】《本草纲目·十六卷·大黄》

【组成】风化石（灰末）320克，大黄（末）40克，桂心（末）20克。

【制法】先将风化石末置于瓦器上炒至极热，待其稍微变冷，再入大黄末一起炒热，入桂心末略炒，下米醋一起调和为膏。

【功用】破结消积。

【适应证】腹胁积块。

【用法】取膏适量，摊布上贴患处。

【说明】本方出自《丹溪心法》。

方四　疗腹胁积块膏（方名编者加）

【来源】《本草纲目·十六卷·大黄》

【组成】大黄80克，朴硝40克。

【制法】将上述药物捣研为细末，用大蒜一起捣研为膏。

【功用】破结消积。

【适应证】腹胁积块。

【用法】取膏适量，摊贴患处。

【说明】本方出自《丹溪心法》。或加阿魏40克，效果更好。

方五　箍瘤膏

【来源】《急救广生集·卷七·疡科·瘿瘤》

【组成】海藻、昆布、芫花各10克，米醋200毫升，生南星、生半夏、五倍子各50克，风化石灰、大黄末各100克。

【制法】将海藻、昆布、芫花切碎，用炭灰水熬成稠汁，将生南星、生半夏、五倍子研为细末，风化石灰、大黄末混合后炒至红色。再将诸药混合，入米醋熬成膏。

【功用】软坚散结，消肿化痰。

【适应证】凡瘤初起者，箍之可以消除。已成者，箍之不致再大。

【用法】外涂瘤的四周。

【特别提醒】严禁内服。

方六 消瘤膏

【来源】《急救广生集·卷九·外治补遗·消瘤膏》

【组成】大黄、朴硝各50克，麝香1克，葱、蒜各100克。

【制法】将葱、蒜捣成膏，大黄、朴硝研为细末，入麝香，诸药混匀后再捣如膏。

【功用】消肿溃坚。

【适应证】各种赘瘤。

【用法】外贴患处，每日1换。

【特别提醒】不宜内服。

方七 水红花膏

【来源】《类证治裁·卷三·积聚论治·附方》

【组成】红蓼子20克，大黄、芒硝、栀子、石灰各10克，酒酵60克。

【制法】上药除酒酵外一起捣研为细粉，再入酒酵中一起捣烂成膏。

【功用】清热消肿，活血散结。

【适应证】癥瘕、痞块之红肿热痛。

【用法】取膏适量，摊于布上，贴患处，同时用熨斗在布上熨烫。

【特别提醒】外敷，禁内服。

方八 三棱草煎

【来源】《外台秘要方·卷十二·癖及痃气积聚癥瘕胸痹奔豚三十八门·癥癖等一切病方》

【组成】三棱草1000克。

【制法】将上药切碎后加水5000毫升反复煎煮，直至煎至1000毫升，药成，过滤去渣，再浓煎至300毫升，置于铜器中武火煎熬至如稠糖，贮存在密闭的容器中。

【功用】行气破血，消积散结。

【适应证】痃癖：症见脐腹旁或胁肋部时有筋脉攻撑急痛。

【用法】每用取3克，酒送服，一天2次。

【说明】此方亦载于：《千金翼方·卷十九·杂病中·癖积》。

方九　三神煎

【来源】《奇效良方·卷二十二·痨瘵通治方》

【组成】桃仁 300 克，鳖甲（去裙，醋炙）、三棱（炮）各 150 克。

【制法】将上 3 味药各研为细末，先用酒煎桃仁，待药液减半，下鳖甲、三棱，搅拌均匀，半小时后，下酒，再煎如膏状。

【功用】消癥化积。

【适应证】虚劳，癥瘕结块不消者。

【用法】每服取 1 汤匙，空腹热酒化下。

【特别提醒】忌苋菜、生冷、湿面。

方十　野葛膏

【来源】《千金要方·卷十一·肝脏·坚癥积聚》

【组成】野葛 30 克，当归、附子、雄黄、细辛各 100 克，巴豆 100 粒，乌头 200 克，花椒 50 克。

【制法】将上药切碎，醋浸 1 晚，放入猪油中小火慢煎，待附子颜色变黄，用纱布滤取汁液，再放入雄黄粉，搅拌至凝。

【功用】软坚散结。

【适应证】腹中结块，积块不坚，推之可动；或积块坚硬，固定不移。

【用法】取膏适量，摊布上，敷于患处。

【说明】方中附子、雄黄、细辛、乌头、巴豆有毒。

【特别提醒】严禁内服。

方十一　艾煎丸方

【来源】《外台秘要方·卷十二·癖及痃气积聚癥瘕胸痹奔豚三十八门·食不消成癥积方》

【组成】白艾 750 克，薏苡仁根 500 克。

【制法】将上述 2 味药物一起加水煎煮，不断浓缩，直至汁如稠糖。

【功用】温中消积。

【适应证】突然饮食不能消化，腹中似有包块积聚。

【用法】每次取 50 克口服，服后立即用手指刺激咽部以取吐，宿食即出。

方十二　膏髓酒方

【来源】《外台秘要方·卷十二·癖及痃气积聚癥瘕胸痹奔豚三十八门·癖羸瘠方》

【组成】猪肪骨120克，牛髓80克，油800克，姜汁、生地黄汁各480克，当归10克，蜀椒、吴茱萸各20克，桂心、人参、远志皮、川芎各12克，五味子8克，干地黄16克。

【制法】将上述药物切碎、捣研、过筛，制成散剂。另取骨、髓油、汁等5种药，加水同煎，待水和药汁消散而膏成，离火，充分冷却后，下先前所得散剂于膏中，搅拌混匀，再煎，不断浓缩，直至膏成，贮存在干燥容器中，待凝固后做成3厘米大的饼，以备服用。

【功用】扶正散结。

【适应证】癖羸瘠：症见胁下痞块，时痛时止，或平时触摸不见，痛时方可触及，虚弱而消瘦；亦主百病。

【用法】取15克，热清酒送服，白天2次，晚上1次。

【特别提醒】忌生葱、芜荑。

方十三　化铁膏

【来源】《寿世保元·卷三·积聚》

【组成】皂角、生姜、皮硝、大黄各300克，葱、蒜各500克。

【制法】先将皂角用水煎煮，熬至药液减半，滤出药渣，放温后再入白蜜1500克混合均匀，再煎，直至膏成，下大黄末，同葱、蒜、皮硝、生姜一起入膏再煎，收膏。

【功用】行气止痛，消肿散结。

【适应证】积聚证。

【用法】取膏适量，贴患处，2天一换，同时内服保和丸。

方十四　千金贴痞膏

【来源】《寿世保元·卷三·积聚》

【组成】黄丹1000克，阿魏、乳香、当归、银莲花、木鳖子各300克，炮甲珠100克，麝香（现用人工麝香）100克，白芷、没药、蓖麻子、巴豆各500克。

【制法】上药一起捣研为细末，取香油500克于铁锅中煎开，入巴豆、蓖麻子煎熬至其变焦，过滤去渣，下上述药末，同时不停搅拌混匀，直至变稠，下黄丹，以滴水成珠为度，收膏，盛于瓷器中保存。

【功用】行气活血，消肿散结。

【适应证】积聚证。

【用法】取膏适量，敷患处。

【说明】方中黄丹、木鳖子、巴豆有毒。

方十五 神仙化癖膏

【来源】《寿世保元·卷八·癖疾》

【组成】香油1500克，黄丹（水飞，炒紫色）500克，秦艽、三棱、黄柏、穿山甲、当归、莪术、蜈蚣、阿魏各50克，全蝎、大黄、木鳖子、没药、皮硝（风化为末）各30克，乳香、麝香（现用人工麝香）各10克。

【制法】将上药除阿魏、乳香、没药、麝香、皮硝等5味以外其他药物入油内，煎熬至黄色，过滤去渣，捣烂待用。待油冷却后，下黄丹，再煎，槐柳条不停搅拌，直至冒黑烟、滴水成珠时，用手试其软硬，软硬适宜方可离火，再下余下5味细药，并入先前所得粗渣于内，混匀，用瓷器盛之备用。

【功用】行气散结，消积化滞。

【适应证】小儿癖疾之证。

【用法】置于水中化开（不可火上化），敷患处。

【禁忌证】虚证不宜。

【说明】方中黄丹、全蝎、蜈蚣、木鳖子有毒。若是患马刀子疮，加琥珀100克在内，效果更好。

方十六 神仙化癖膏

【来源】《万病回春·卷三·积聚》

【组成】当归、川芎、赤芍、黄连、黄芩、栀子各6克，红花、肉桂、丁香、生地黄、草乌、白花蛇、巴豆、穿山甲各30克，大黄120克，苏木、川乌各60克，蜈蚣20克。

【制法】将上述药物锉细，置于香油1920克中浸泡5~7天，于桑柴火上煎熬至焦黑色，过滤去渣，以起白光为度，放冷，过滤澄清。取药汁900克再入锅中，桑柴火上煎熬至油滚，陆续下飞过黄丹（炒成黑色）60 克、烧过官粉 60 克、水飞过密陀僧（呈草褐色）60 克，仍小火慢熬，至极度沸腾时停止，再加嫩松香 240 克、黄蜡 300 克，熬至滴水成珠，用厚绵纸时时摊药贴于自己皮肤上试之，待老嫩适宜，离火。微温时下以下粉药：松香（先以油少许入锅中溶成汁）、乳香（用箬叶炙过）、炙没药各 60 克，血竭（咀之如蜡，嗅之作栀子味方佳）30 克，天竺黄、轻粉、胡黄连各 18 克，硇砂 9 克，阿魏（取豆粒大 1 枚，火化滴铜器上，上头变白者佳）30 克，麝香（现用人工麝香）6 克。将上述 9 味药物，一起捣研为细末，陆续加入膏内，不住手搅拌，使其混合均匀，以冷为度，铲出，用温水洗去浮腻之物，埋于阴凉地下 21 天，去其火毒，狗皮上摊膏备用。

【功用】活血化瘀，理气消痞，软坚散结。

【适应证】一切积聚痞块。

【用法】先用白酒煮朴硝洗净患处，良久方可贴药，时时用炭火烤热，用手摩熨。

【说明】方中草乌、川乌、巴豆、黄丹、官粉、轻粉均有毒。

【特别提醒】贴膏时同时内服药物，不可专恃贴药起效。贴膏药时当戒厚味，生冷及房欲、怒气。

方十七　贴痞琥珀膏

【来源】《景岳全书 · 春集 · 卷六十四 · 外科》

【组成】大黄、芒硝、大蒜各 50 克。

【制法】先将大黄、芒硝捣研为粉状，再一起和匀为膏。

【功用】活血化瘀，清热消肿。

【适应证】癥瘕、痞块所致的红肿热痛。

【用法】取膏适量，涂于患处。

方十八　消痞膏

【来源】《景岳全书 · 春集 · 卷六十四 · 外科》

【组成】三棱、莪术、穿山甲、木鳖子、杏仁、水红花子、莱菔子、透骨草、大黄、独头蒜、阿魏、乳香、没药、麝香（现用人工麝香）各 50 克，铅丹 700 克，麻油 1000 克。

【制法】先将阿魏、乳香、没药、麝香捣研为细末备用。香油入铜锅中煮开，下余药一起煎煮，待药物变为焦黑时滤出药渣，再煎，入铅丹及所得药粉，搅拌均匀，收膏，盛于瓷器中贮存，放入水中浸泡数日去其火毒。

【功用】理气活血，消痞散结。

【适应证】气血瘀滞所致的癥瘕痞块。

【用法】用于癥瘕痞块可先用荞麦面和匀，围住患处四周，然后在患处放芒硝并用纸盖好，再用熨斗在纸上熨烫，让热气内达，后将药膏均匀涂于患处即可，若见大便脓血不必惊慌，仍继续使用。若泄泻可贴于肚脐。

【说明】方中木鳖子、水红花子、铅丹有毒。

【特别提醒】忌房事及生冷。

方十九　水红花膏

【来源】《景岳全书·春集·卷六十四·外科》

【组成】水红花或子 500 克。

【制法】将药物放入铜锅中，加入冷水中浸泡 12 小时，水量以高出药面 15 厘米为宜，先用大火将药液煮沸，再用小火煎煮，保持微沸，煎煮时应及时搅拌，并去除浮于表面的泡沫，以免药液溢出，煮至 2~5 小时，过滤取出药液。药渣续加冷水再煎，第二次加水量以淹没药料即可，如法煎煮 3 次为度，合并药液，静置沉淀，再用四层纱布过滤 3 次，尽量减少药液中的杂质。将煎出的药液再放在小火上煎煮蒸发浓缩，同时不断用筷子搅动药液，防止焦化，逐渐形成稠膏状。

【功用】清热解毒，活血消积。

【适应证】气血瘀滞所致的痞块日久化热。

【用法】取膏适量，摊于纸上，贴患处；同时用温酒化服膏药，不饮酒者可以温开水化服。

方二十　化痞膏

【来源】《类证治裁·卷三·积聚论治·附方》

【组成】三棱、莪术、当归各 250 克，大黄 150 克，全蝎、炮甲、乳香、没药各 100 克，蜈蚣 10 条，木鳖子 10 克，铅丹 200 克，硝石 50 克，麻油 2000 克。

【制法】将麻油倒入铜锅中煮沸，入除铅丹、阿魏、乳香、没药、硝石之外的药物一起煎煮，待药物变为焦黑色时滤出药渣，入铅丹、阿魏、乳香、没药、硝石，继续煎煮，直至成膏。

【功用】活血化瘀，消痞化积。

【适应证】气血瘀滞之积聚。

【用法】取1汤匙，饭后温开水化服，一天3次。

【说明】方中全蝎、木鳖子、铅丹有毒。

方二十一　三圣膏

【来源】《保命歌括·卷二十七·积聚》

【组成】石灰600克，大黄80克，桂心40克，米醋400克。

【制法】先将石灰捣研为末，置于瓦上炒至微红，取出；待其热稍减，加入大黄，炒热，取出；加入桂心，稍微翻炒，再用米醋一起煎熬成膏。

【功用】理气消聚，活血散结。

【适应证】积聚。

【用法】取适量，厚厚摊涂在布上，烘热后贴患处。

【说明】此方亦载于:《古今医统大全·卷三十四·药方》。

方二十二　狗皮膏

【来源】《良朋汇集经验神方·卷三·膏药门》

【组成】秦艽、三棱、莪术、蜈蚣、槐枝、阿胶各50克，当归、大黄、黄连、巴豆、阿魏、芦荟各30克，穿山甲、全蝎、木鳖子、冰片、乳香、没药各20克，香油1500克，铅丹150克，麝香（现用人工麝香）10克。

【制法】先将铅丹、阿魏、芦荟、阿胶、乳香、没药、冰片、麝香捣研为细末备用，麻油入铜锅中浸泡余药（春季5天，夏季3天，秋季7天，冬季10天），然后先用大火煮沸，再用小火煎煮，保持微沸，煎煮时用槐树枝搅拌，树枝变为炭状、药物变为焦黄色时，滤出药渣，将变为炭状的药渣及槐树枝一起捣研为粉末，与先前制备好的细末一起放入锅中，再煎，直至成稠膏状，搅拌和匀收膏，盛于瓷器中保存，置于水中以退其火毒。

【功用】活血通经，消瘀散结。

【适应证】痞块、气块，及身体口内生疳疮等症。

【用法】取膏适量，摊涂于狗皮上，贴患处，1张可贴120天。

【说明】方中全蝎、木鳖子、巴豆、铅丹有毒。用此膏至第 3 天时会感觉发热，7 天觉腹内有疼痛感，10 天大便带脓血，均为正常表现，不必惊慌。

【特别提醒】使用时禁生冷、腥膻、硬物 100 天。

方二十三　五仙膏

【来源】《万病回春·卷三·积聚》

【组成】大黄、皂角、生姜、生葱、大蒜各 300 克。

【制法】将上述药物一起捣烂，加水煎煮，过滤去渣取汁，再煎，直至成膏，色变黑为度。

【功用】活血理气，散结消痞。

【适应证】一切痞块积气，癖积肚大青筋，气喘上壅，发热咳嗽，吐血衄血。

【用法】先用针刺患处，再将膏摊涂绢帛上，贴患处。

方二十四　克坚膏

【来源】《万病回春·卷七·癖疾》

【组成】木鳖子、穿山甲、川乌、甘遂、甘草、当归各 48 克。

【制法】先用香油 960 克入锅内，将上述药物煎熬成灰，过滤去渣，再置于小火上慢熬，直至滴水不散，方下黄丹 480 克，再煎熬至滴水成珠，加如下细药于内：芦荟、阿魏、硼砂、皮硝、水红花子各 30 克，硇砂 18 克，麝香（现用人工麝香）6 克。再不见火，搅拌均匀，平摊为膏药。

【功用】软坚散结，杀虫消积。

【适应证】小儿癖块。

【用法】先用皮硝煎汤将皮肤洗净，再以膏贴之。

【说明】2~3 天后，感觉肚内突然作疼；4~5 天发痒，大便后混有脓血，均是药物起效的标志，不必惊慌。方中川乌、甘遂、黄丹有毒。

方二十五　抓癖膏

【来源】《万病回春·卷七·癖疾》

【组成】香油、桐油、生猪脑、血余各 320 克，桃仁 160 克，白蜡 16 克。

【制法】将上述药物一起下锅内，置于火上煎熬，直至猪脑熬尽，用布绢过滤去渣，再下飞过黄丹560克，煎熬成膏，待稍温，下如下药物：胡黄连、白芷、苏木、红花、三棱、莪术各12克，当归尾20克，硇砂20克，麝香（现用人工麝香）6克。一起加入前膏内搅拌均匀，收起贮存，勿令其泄气。

【功用】活血逐瘀，消痞散结。

【适应证】小儿癖块。

【用法】如果有积块，先用皮硝煎水将患处洗净，再用生姜擦之，最后摊涂膏药于布上，贴患处；贴膏后，将鞋底烤热熨药贴50~70遍，感觉内部发热方可。

【说明】方中黄丹有毒。

方二十六　青桑膏

【来源】《世医得效方·卷十四·产后》

【组成】嫩桑叶50克。

【制法】将嫩桑叶研细，米饮调如膏状。

【功用】散结止痛。

【适应证】乳硬作痛。

【用法】取膏适量，外贴患处。

【说明】此证40岁以下可治，50岁以上不可治，治之则死，不治则自得终其天年。

【特别提醒】不宜内服。

方二十七　水膏

【来源】《十便良方·卷二十六·治妇人等疾诸方》

【组成】黄柏、糯米各100克，露蜂房25克，赤小豆150克，盐50克。

【制法】上药捣研为细末、过筛为散，生地黄取汁调和成膏。

【功用】清热解毒，消肿散结。

【适应证】妇人乳生结核，坚硬或重、疼痛。

【用法】视肿处之大小剪尺寸适宜之布块，摊膏于上，贴患处，干则更换。

第八章
妇科疾病膏方

女性在脏器上有胞宫，在生理上有经、孕、产、乳等特殊功能，胞宫是行经和孕育胎儿的器官，天癸是肾中产生的一种促进生长、发育和生殖的物质。

胞宫是体现妇女生理特点的重要器官，与脏腑有密切的经络联系和功能联系。冲、任、督、带四脉属“奇经”，胞宫为“奇恒之府”。从功能上看，冲、任、督、带四脉似湖泽、海洋，胞宫的行经、胎孕的生理功能是由脏腑的滋养实现的。胞宫周期性地出血，犹如月亮的盈亏、海水之涨落，有规律和有信征地一月来潮一次，故又称它为“月事”“月水”“月信”“月经”等。明代李时珍说：“女子，阴类也，以血为主，其血上应太阴，下应海潮。月有盈亏，潮有朝夕，月事一月一行，与之相符，故谓之月水、月信、月经。”妇科疾病也与此生理特点有关，常见如月经不调、痛经、带下等。

不　孕

育龄夫妇同居1年以上，有正常性生活，没有采用任何避孕措施的情况下，未能成功怀孕称不孕症。以前曾怀过孕，现在未采取任何避孕措施，未能受孕的称为继发性不孕。

产生不孕的原因有：①肾虚型：表现为婚久不孕，月经不调或停闭，经量或多或少，色暗，头晕耳鸣，腰酸膝软，精神疲倦，小便清长。若属肾阳虚，见婚久不孕，月经迟发，或月经后推，或停闭不行，经色淡黯，性欲淡漠，小腹冷，带下量多，清稀如水；或子宫发育不良，夜尿多，眼眶黯，面部黯斑，治宜温肾暖宫、调补冲任。若属肾阴虚，见婚久不孕，月经经常提前，经量少或月经停闭，经色较鲜红；或行经时间延长甚则崩中或漏下不止，形体消瘦，五心烦热，失眠多梦，肌肤失润，治宜滋肾养血、调补冲任。②肝郁型：婚久不孕，月经或先或后，经量多少不一，或经来腹痛，或经前烦躁易怒，胸胁乳房胀痛，精神抑郁，善太息，治宜疏肝解郁、理血调经。③血瘀型：婚久不孕，月经多推后或周期正常，经来腹痛，甚或呈进行性加剧，经量多少不一，经色紫暗，有血块，块下痛减；有时经行不畅、淋漓难净，或经间出血；或肛门坠胀不适，治宜活血祛瘀。④痰浊型：婚久不孕，形体肥胖，月经常推后、稀发，甚则停闭不行，带下量多，色白质黏稠无臭；头晕心悸，胸闷泛恶，治宜燥湿化痰、行滞调经。中医学认为“肾主生殖”，治疗不孕症应重视调补肾阴肾阳。

方一　比天助阳补精膏

【来源】《养生四要·卷四·却疾》

【组成】真麻油 760 克（取干净铁锅一口，用砖架定三足，取白炭 15 公斤，慢慢煎煮，不可太急，恐损其药），槐树枝、柳树枝、桃树枝、榴树枝、椿树枝、杏树枝、杨树枝各 2 枝。

【制法】①下甘草 80 克，煎煮至没有响声为止。②下天冬、生地黄、熟地黄、远志、麦门冬、肉苁蓉、蛇床子、牛膝、鹿茸、续断、虎胫骨、木鳖、紫梢花、谷精草、附子、杏仁、肉桂、菟丝子、肉蔻、川楝子各 6 克。先将上述药物锉碎，再加水煎煮成炭，离火，用布过滤去渣，务必过滤干净，再置于砖架上固定，取如拇指大、长约 50 厘米嫩桑条 1 根搅油。③下黄丹 300 克、黄腊 200 克，将油烧开后，用茶匙抄黄丹慢慢加入油中，用桑枝不停搅拌，以滴水成珠不散为度，离火，摊开，待其变温，又置于砖架上。④下雄黄、白龙骨、倭硫黄、赤石脂各 4 克，将上述 4 味药物捣研为细末，先将油加热，勿使其沸腾过盛，只需稍温即可，小火煎煮，不停手搅拌，离火，摊开，待其变温，又置于砖架上。⑤下乳香、没药、丁香、沉香、木香各 4 克，将上述 5 味药物捣研为细末，加入膏内，不停搅拌，小火煎煮至微温。⑥下麝香、蟾酥、阳起石、蛤芙蓉各 4 克，将上述 4 味药物捣研为细末，加入膏内，不停搅拌。用小火煎熬，务必软硬适宜，以贴时不移动，揭之无痕迹为度。将膏取起，贮存于瓷罐中，密封其口，埋在土中三天三夜，去其火毒。

【功用】添精补髓，助阳润肤。

【适应证】下焦虚冷，五劳七伤，半身不遂，腰膝酸软无力，男子阳事不举，阴精易泄，用膏贴之可以兴阳固精，行步康健，添气力；女子下元虚冷，经水不调，崩中带下而无子，贴之可以暖子宫、和气血。

【用法】取膏 20 克，摊涂在厚红素缎绢上，贴脐下关元穴及背后肾俞穴。每一贴可贴 60 日才更换，其效如神。但万万不可恃此而继续纵欲过度，更伤真元之气。

【说明】方中木鳖子、附子、黄丹、雄黄、硫黄、蟾酥均有毒。虎胫骨是国家法律规定禁用药物，可用羊胫骨替代或去掉不用。

方二　煨脐种子膏

【来源】《急救广生集·卷五·妇科·求嗣》

【组成】当归、川芎、白芍、川牛膝、川巴戟、杜仲、肉苁蓉、熟地、菟丝子、蛇床子、虎胫骨（现用羊胫骨）、细辛、补骨脂各 25 克，真麻油 700 克，甘草 200 克，硫黄 15 克，乳香、没药、儿茶、血竭各 15 克，麝香 6 克。

【制法】将麻油熬滚，下甘草，熬滚后下入前 13 味药，慢火熬至药物焦枯，纱布滤去药渣，再熬至滴水不散，入硫黄，离火，再入余药，搅拌均匀，冷凝即成。

【功用】温补肝肾，通经活络。

【适应证】不孕，兼治漏肩风及女子赤白带下。

【用法】外贴肚脐上。

【特别提醒】不宜内服。

月经不调

女性月经不调有多种复杂表现，如月经先期、月经后期、月经先后无定期、月经过多、月经过少、经期延长、经间期出血。沈金鳌《妇科玉尺·卷一·月经》云：“经贵乎如期，若来时或前或后，或多或少，或月二三至，或数月一至，皆为不调。”

月经先期，如因气虚者，宜补气摄血调经；血热者，宜清热凉血调经；血瘀者，宜活血化瘀、固冲调经。

月经后期，如因血虚者，宜补血调经；血寒者，宜温经散寒调经；虚寒者，宜温肾助阳、祛寒调经；气滞者，宜理气活血调经。

月经先后无定期，因肝郁者，宜疏肝理气调经；肾虚者，宜补肾益血调经。

月经过多，因气虚者，宜补气摄血固冲；血热者，宜清热凉血止血；血瘀者，宜活血化瘀止血。

月经过少，因肾虚者，宜补肾养血调经；血虚者，宜养血调经；血瘀者，宜活血化瘀调经；痰湿者，宜化痰燥湿、温肾健脾。

经期延长，因气血者，宜益气健脾摄血；血热者，宜滋阴清热止血；血瘀者，宜活血化瘀止血。

方一　通经膏

【来源】《理瀹骈文·存济堂药局修和施送方并加药法》

【组成】全当归250克，酒川芎、苍术、熟地、乌药、半夏、大黄、酒芍、附子、吴萸、桂枝、红花各100克，羌活、独活、防风、党参、黄芪、白术、萸肉、白芷、细辛、荆芥穗、秦艽、制厚朴、青皮（醋炒）、陈皮、枳实、苏木、生香附、炒香附、生灵脂、炒灵脂、生延胡、炒延胡、生蒲黄、炒蒲黄、莪术（醋炒）、三棱（醋炒）、姜黄、灵仙、草果、山楂、麦芽、神曲、槟榔、南星、杏仁、桃仁、菟丝饼、蛇床子、杜仲、续断、熟牛膝、车前子、泽泻、木通、炙草、甘遂（煨）、葶苈、黑丑（炒黑）、巴仁、益智仁、大茴、川乌、五味子、良姜、远志肉（炒）、黄连、炮山甲、木鳖仁、蓖麻仁、柴胡各50克，炒蚕沙、飞滑石各200克，发团100克，皂角80克。

生姜100克，葱白、韭白各50克，大蒜头、桂枝各200克，槐枝、柳枝、桑枝各400克，凤仙（全株）、菖蒲、干姜、炮姜、白芥子、艾、川椒、胡椒、大枣各50克，乌梅25克。

【制法】两共用油12000克，分熬丹收。再入雄黄、枯矾、官桂、丁香、木香、降香、乳香、没药、砂仁、轻粉各50克，牛胶200克（酒蒸化）。俟丹收后，搅至温温，以一滴试之，不爆，方下。再搅千余遍，令匀，愈多愈妙。勿炒珠，炒珠无力，且不黏也。

【功用】温经散寒，养血通经。

【适应证】血虚有寒，月经后期；或腹中积冷，临经作痛；或兼寒湿带下；或经闭，久成痞满肿胀之证。凡欲通者并宜之。

【用法】上贴心口，中贴脐眼，下贴脐下，兼贴对脐、两腰等处。

【说明】方中川乌、附子、半夏、南星、甘遂、雄黄、轻粉有毒。此方量大，可以适当按比例减少剂量。

【特别提醒】严禁内服。

方二　固经膏

【来源】《理瀹骈文·存济堂药局修和施送方并加药法》

【组成】全当归150克，丹皮（酒炒）、柴胡、酒芍、生地、黄芩、知母、麦冬、地骨皮、川芎、贝母、黄连、龟版、鳖甲各100克，羌活、防风、连翘、薄荷、蔓荆子、紫苏、独活、藁本、细辛、丹参、党参、黄芪、熟地、元参、白术、天冬、赤芍、白薇、苍术、萸肉、淮山药、枳壳、桔梗、麦芽、郁金、贯众、青皮、陈皮、半夏、胆南星、白芷、升麻、葛根、黄柏、黑山栀、生甘草、熟牛膝、杜仲、续断（炒）、桑白皮、椿白皮、樗白皮、秦皮、醋炒延胡、醋炒蒲黄、醋炒香附、黑荆穗、黑灵脂、地榆炭、栝楼皮（炒）、五味子、五倍子、诃子肉、乌贼骨、煅龙骨、煅牡蛎、炮山甲、炒黑蚕沙各50克，炮姜炭25克。

生姜100克，葱白、大蒜、韭白各200克，紫花地丁、益母草、槐枝（连实）、柳枝、桑枝各400克，茅根、干荷叶、侧柏叶、霜桑叶、薄荷叶各100克，凤仙草半株，苍耳草（全株）、艾、乌梅各50克。

【制法】上药以油12000克分熬，去滓，再合熬，入丹收之；俟丹收后，搅至温，以一滴试之，不爆，方下后药：陈壁土、枯矾、百草霜、发灰、赤石脂、紫石英（煅）各50克，牛胶（酒蒸化）200克。再搅千余遍，令匀，愈多愈妙。

【功用】举经固经，补阴清火。

【适应证】主妇人血虚有热，月经先期，或经行过多，先后不定，或经行不止，或崩中，或漏下，或湿热带下，或五旬后经行者。

【用法】上贴心口，中贴脐眼，下贴丹田，或兼贴对脐、两腰等处。

【说明】半夏、胆南星有毒。此方所用药物剂量大，可以适当按比例减少药量。

【特别提醒】严禁内服。

方三　和肝化湿膏

【来源】《清宫配方集成·妇科方》

【组成】当归、杭芍、黄芩、白术、丹皮、炒栀子、旋覆花（包煎）、枳壳、青皮各150克，薄荷100克，羚羊角75克，茵陈200克。

【制法】共以水煎透去渣，再熬浓汁，兑蜜3公斤收膏。

【功用】清热养肝，化湿和胃。

【适应证】肝胃欠和，浮热未净之心烦口苦，月经先期，呕逆尿赤，左关稍弦，右寸关沉滑。

【用法】每服1茶匙，白开水送服。

方四 益母草膏

【来源】《清宫配方集成·妇科方》

【组成】益母草2400克，生地60克，白芍45克，当归60克，川芎45克。

【制法】用水煎透，炼蜜收膏。

【功用】顺气和血，养肝益心。

【适应证】妇女月经不调，不孕难产，胎漏，血晕，血风，血漏，崩中带下，尿血泻血及产后诸疾。又用于折伤内损，每遇天阴作痛。

【用法】每服2~3茶匙，和暖黄酒调，早晚各进1服。

方五 调肝化湿膏

【来源】《清宫配方集成·妇科方》

【组成】西洋参、白术、生杭芍、枣仁、泽泻、扁豆皮各150克，焦三仙各150克，茯苓400克，香附、青皮各100克，茵陈、枳壳、鸡内金各250克，胡连200克。

【制法】共以水煎透去渣，兑炼蜜3千克收稠膏。

【功用】疏肝养血，化湿和胃。

【适应证】肝胃欠和、湿热之月经不调、量少，胁痛腹胀，乏力纳呆，左关弦缓，右关滑数。

【用法】每服1茶匙，白开水送下。

方六 益母膏

【来源】《古今医统大全·卷八十五·药方》

【组成】益母草20公斤。

【制法】端午日或小暑日采集该药，不限多少，连根茎叶洗净，用大石臼石杵捣烂，以布滤取浓汁，入砂锅内，文武火熬成膏，如黑砂糖色为度，入瓮罐收贮。

【功用】调和阴阳，活血通经。

【适应证】治妊妇一切诸病，及产后诸病。

【用法】每服2~3匙，酒便调下。或治诸血病，汤药中加1匙服，其效尤妙。

【说明】此方亦载于:《景岳全书·卷六十一·小儿》。

回　乳

回乳是指给小孩断奶后让乳房不再分泌乳汁，或因为乳汁分泌过多需要回乳，或因为不需要再喂奶需要回乳。回乳的方法分为自然回乳及药物回乳。一般来讲，因哺乳时间已达10个月至1年而正常断奶者，常可使用自然回乳方法；若因疾病或特殊原因在哺乳期间需断奶者，则多采用药物回乳。正常断奶时，如果奶水过多，自然回乳效果不好时，也可使用药物回乳。

回乳最简单的方法是用麦芽大剂量煎水饮服。

方一　画眉膏

【来源】《冯氏锦囊秘录杂证大小合参·卷五·痿黄》

【组成】栀子（烧，存性）150克，雄黄、轻粉、辰砂各100克。

【制法】将上药捣研为末，用香油调匀为膏。

【功用】断乳。

【适应证】断乳。

【用法】取膏适量，待儿睡着，浓抹两眉，未效再用。

【说明】方中雄黄、轻粉、辰砂有毒。

方二　化眉膏

【来源】《世医得效方·卷十二·断乳》

【组成】栀子（烧存性）3个，雌黄、朱砂各1克。

【制法】将上药研为细末，入生清油、轻粉少许，调匀，候小儿睡着，浓涂于两眉上，醒来自不吃乳。

【功用】断乳。

【适应证】仅适用于吃奶小儿断奶。

方三 断乳画眉膏

【来源】《寿世保元·卷七·断乳》

【组成】山栀子（烧灰存性）50克，雄黄5克，辰砂5克。

【制法】上3味为末，入生麻油、轻粉各少许，调匀。候儿睡了，抹于两眉上，醒来便不食。未效再抹。

【功用】小儿断乳。

【适应证】小儿五六岁当断乳而不肯断者。

【说明】雄黄、辰砂有毒，慎用。

产后诸病

产后病，是指产妇在胎儿娩出后所发生的与分娩有关的疾病，常见的产后疾病有多种，如产后虚损、产后中风、产后自汗、产后咳嗽等。

产后病的发病机理因为失血过多、亡血伤津，或血虚火动，或瘀血内阻、气机不利、血行不畅，以及外感六淫或饮食、房劳所伤而致。产后脏腑虚损，而现多种疾病，故治疗原则是“勿拘于产后，亦勿忘于产后”，结合病情进行辨证论治。产后多虚应以补益气血为主。产后多瘀，当以活血行瘀之法，然产后之活血化瘀，又须佐以养血，使祛邪而不伤正，化瘀而不伤血。选方用药，顾及气血。开郁勿过于耗散，消导必兼扶脾，祛寒勿过于温燥，清热勿过用苦寒。产后应禁大汗，以防亡阳；禁峻下，以防亡阴；禁通利小便，以防亡津液。

一、产后中风

方一 木防己膏

【来源】《千金要方·卷三·妇人方中·中风》

【组成】木防己1000克，茵芋1000克。

【制法】将上2味药碎成小块，用醋浸1夜，放入猪油中煎3沸，冷凝即成。

【功用】祛风胜湿，缓急止痉。

【适应证】妇女产后感受风邪而引起的疾患。轻者头痛恶寒，时见发热，心下闷，干呕汗出等；重者发热面赤，喘而头痛，甚则牙关紧闭，角弓反张，不省人事等。

【用法】取适量药膏，用手摩于病发处多遍。

【特别提醒】不宜内服。

方二　茵芋膏（方名编者加）

【来源】《本草纲目·十七·草之六·茵芋》

【组成】茵芋200克，木防己320克，醋9000毫升，猪脂2560克。

【制法】先用醋浸渍茵芋及木防己1晚，再与猪脂合煎，反复煎煮，不断浓缩，直至膏成。

【功用】祛风通络。

【适应证】产后中风。

【用法】先将手烤热再取膏适量，摩患处千遍。

【说明】本方出自《千金方》。

二、产后自汗

方一　猪膏煎方

【来源】《千金要方·卷三·妇人方中·虚损第一》

【组成】猪膏1000克，清酒500克，生姜汁1000克，白蜜1000克。

【制法】上药4味共放入容器中，搅拌，炭火煎成膏。

【功用】补中益气，固表止汗。

【适应证】妇女产后体虚自汗，乏力气短。

【用法】每服1匙，酒化服，不拘次数。

【禁忌证】实证不宜服。

方二　疗产后虚汗膏（方名编者加）

【来源】《本草纲目·卷五十·豕》

【组成】猪膏、姜汁、白蜜各1000毫升，酒500毫升。

【制法】将上述药物置于炭火反复煎煮，不断浓缩，直至膏成。

【功用】补虚止汗。

【适应证】产后虚汗。

【用法】取3克，口服，一天1次。

【说明】此方来源于《千金翼》。

三、产后咳嗽

方一　旋覆汤

【来源】《太平惠民和剂局方·卷九·治妇人诸疾》

【组成】旋覆花、法半夏、荆芥各200克，五味子、前胡、麻黄、赤芍药、炒杏仁、炙甘草各150克，白茯苓400克。

【制法】上药加入冷水浸泡12小时，水量以高出药面15厘米为宜，先用大火将药液煮沸，再用小火煎煮，保持微沸，煎煮时应及时搅拌，并去除浮于表面的泡沫，以免药液溢出，煮至2~5小时，过滤取出药液。药渣续加冷水再煎，第二次加水量以淹没药料即可，如法煎煮3次为度，合并药液，静置沉淀，再用四层纱布过滤3次，尽量减少药液中的杂质。将煎出的药液再放在小火上煎煮蒸发浓缩，同时不断用筷子搅动药液，防止焦化，逐渐形成稠膏状，趁热用筷子取浓缩的药液滴于干燥皮纸上，以滴膏周围不见水迹为度。饴糖、白蜜各1000克先行炒透，随后再一起放入稠膏状的药液中，用小火煎熬，并不断用筷子搅拌和匀收膏。

【功用】降逆止咳，活血化痰。

【适应证】产后伤风，感寒，暑湿，咳嗽喘满，痰涎壅塞，坐卧不宁。

【用法】饭前服用，一日3次，每次1汤匙，用姜枣汤送服。

四、产后虚劳

方一　当归圆

【来源】《太平惠民和剂局方·卷九·治妇人诸疾》

【组成】炒蒲黄、干姜、炙甘草、川芎、炮附子、白芷、白术、吴茱萸、肉桂各150克，熟地黄、当归各300克，阿胶、续断、白芍各200克。

【制法】上药加入冷水浸泡12小时，水量以高出药面15厘米为宜，先用大火将药液煮沸，再用小火煎煮，保持微沸，煎煮时应及时搅拌，并去除浮于表面的泡沫，以免药液溢出，煮至2~5小时，过滤取出药液。药渣续加冷水再煎，第二次加水量以淹没药料即可，如法煎煮3次为度，合并药液，静置沉淀，再用四层纱布过滤3次，尽量减少药液中的杂质。将煎出的药液再放在小火上煎煮蒸发浓缩，同时不断用筷子搅动药液，防止焦化，逐渐形成稠膏状，趁热用筷子取浓缩的药液滴于干燥皮纸上，以滴膏周围不见水迹为度。饴糖、白蜜各1200克先行炒透，随后再一起放入稠膏状的药液中，用小火煎熬，并不断用筷子搅拌和匀收膏。

【功用】温补下元，养血活血。

【适应证】妇人产后虚羸，及伤血过多，虚竭少气，脐腹拘急，痛引腰背，面白脱色，嗜卧不眠，唇口干燥，心忡烦倦，手足寒热，头重目眩，不思饮食，或劳伤冲任，内积风冷，崩中漏下，淋沥不断，及月水将行，腰腿重疼，脐腹急痛。还可用于男子、妇人从高坠下，内有瘀血、吐血、下血等病。

【用法】空腹服用，一日2次，每次1汤匙，用温酒或温米饮送服。

【禁忌证】阴虚内热者慎服。

【说明】方中附子有毒。

方二　人参鳖甲圆

【来源】《太平惠民和剂局方·卷九·治妇人诸疾》

【组成】杏仁、当归、赤芍药、炙甘草、柴胡、桔梗、地骨皮、黄连、胡黄连、肉桂100克，木香、麝香各150克，人参200克，鳖甲300克。

【制法】上药除麝香外，加入冷水浸泡12小时，水量以高出药面15厘米为宜，先用大火将药液煮沸，再用小火煎煮，保持微沸，煎煮时应及时搅拌，并去除浮于表面的泡沫，以免药液溢出，煮至2~5小时，过滤取出药液。药渣续加冷水再煎，第二次加水量以淹没药料即可，如法煎煮3次为度，合并药液，静置沉淀，再用四层纱布过滤3次，尽量减少药液中的杂质。将煎出的药液再放在小火上煎煮蒸发浓缩，同时不断用筷子搅动药液，防止焦化，逐渐形成稠膏状，趁热用筷子取浓缩的药液滴于干燥皮纸上，以滴膏周围不见水迹为度。饴糖、白蜜各1000克先行炒透，随后再与麝香一起放入稠膏状的药液中，用小火煎熬，并不断用筷子搅拌和匀收膏。

【功用】益气养血，滋阴透热。

【适应证】妇人一切虚损，肌肉瘦瘁，盗汗心忡，咳嗽上气，经脉不调，或作寒热，不思饮食。

【用法】空腹服用，一日 2 次，每次 1 汤匙，用温酒送服。

【说明】方中麝香因价格、货源因素，可以白芷或人工麝香代替。

方三 乌鸡煎圆

【来源】《太平惠民和剂局方·卷九·治妇人诸疾》

【组成】乌雄鸡 2 只，乌药、石床、牡丹皮、人参、白术、苍术、莪术、肉桂、炮附子、白芍药、陈皮、制川乌、红花、木香、琥珀、肉豆蔻、草果各 100 克，黄芪 300 克，海桐皮 150 克，延胡索、熟地黄各 200 克。

【制法】上述药物研细，用布包包好，放入洗净的乌雄鸡肚中，加好酒 1000 克，并加水以高出药面 15 厘米为宜，先用大火将药液煮沸，再用小火煎煮，保持微沸，煎煮时应及时搅拌，并去除浮于表面的泡沫，以免药液溢出，煮至 2~5 小时，过滤取出药液。药渣续加冷水再煎，第二次加水量以淹没药料即可，如法煎煮 3 次为度，合并药液，静置沉淀，再用四层纱布过滤 3 次，尽量减少药液中的杂质。将煎出的药液再放在小火上煎煮蒸发浓缩，同时不断用筷子搅动药液，防止焦化，逐渐形成稠膏状，趁热用筷子取浓缩的药液滴于干燥皮纸上，以滴膏周围不见水迹为度。饴糖、白蜜各 1500 克先行炒透，随后再一起放入稠膏状的药液中，用小火煎熬，并不断用筷子搅拌和匀收膏。

【功用】益气温阳，养血通络。

【适应证】妇人胎前、产后诸般疾患。

【用法】胎前产后伤寒，用蜜糖酒送服；胎前气闷壮热，用姜酒送服；赤白带下，用生姜地黄煮酒送服；产后败血攻心，童子小便炒姜酒送服；产后血块攻筑，心腹疼痛，用延胡索酒送服；胎前呕逆，用姜汤送服；催生，用炒蜀葵子酒送服；安胎，用盐酒送服；未婚女子经脉当通不通，四肢疼痛，煎红花酒送服；血气攻刺，心腹疼痛，煎当归酒送服；血运，用棕榈烧灰和酒送服；血邪，研朱砂、麝香酒送服；血闷，煎乌梅汤研朱砂送服；子宫久冷，用温酒或枣汤送服，空腹，一日一次；血风劳，人参酒送服；小腹绞痛，炒茴香盐酒送服；血散四肢，遍身虚浮黄肿，赤小豆酒送服。常人服用，空腹或饭前用温酒或醋汤送服。

【说明】方中制川乌、炮附子有毒。麝香因价格、货源因素，可以白芷或人工麝香代替。

方四　泽兰圆

【来源】《太平惠民和剂局方·卷九·治妇人诸疾》

【组成】黄芪、泽兰、白茯苓各300克，川牛膝、人参、赤石脂、炮附子、木香、萆薢、续断、肉桂、川芎、白术、干姜、当归、炙甘草各100克，熟地黄150克。

【制法】上药加入冷水浸泡12小时，水量以高出药面15厘米为宜，先用大火将药液煮沸，再用小火煎煮，保持微沸，煎煮时应及时搅拌，并去除浮于表面的泡沫，以免药液溢出，煮至2~5小时，过滤取出药液。药渣续加冷水再煎，第二次加水量以淹没药料即可，如法煎煮3次为度，合并药液，静置沉淀，再用四层纱布过滤3次，尽量减少药液中的杂质。将煎出的药液再放在小火上煎煮蒸发浓缩，同时不断用筷子搅动药液，防止焦化，逐渐形成稠膏状，趁热用筷子取浓缩的药液滴于干燥皮纸上，以滴膏周围不见水迹为度。饴糖、白蜜各1200克先行炒透，随后再放入稠膏状的药液中，用小火煎熬，并不断用筷子搅拌和匀收膏。

【功用】益气养血，温补肝肾。

【适应证】妇人产后劳伤，脏腑虚羸未复，气血不调，肢体瘦弱，困乏少力，面色萎黄，心常惊悸，多汗嗜卧，饮食不进。

【用法】空腹服用，一日3次，每次1汤匙，用温米饮送服。

【禁忌证】内有郁热、肝肾阴虚者慎服。

【说明】方中炮附子有毒。

方五　乳蜜汤

【来源】《千金要方·卷三·妇人方中·虚损》

【组成】牛乳3500克，白蜜1000克，当归、人参、独活各150克，大枣10枚，甘草、桂心各100克。

【制法】牛乳、白蜜放入锅中混匀，后6味药切碎后放入锅中，浸泡半小时后煎煮，待药液减至1/3后，用纱布滤去药渣，再将药液稍浓缩即可。

【功用】补益气血，祛风除寒。

【适应证】妇女产后气血不足，面色无泽，肢冷畏寒等症。

【用法】每服2匙，每日3次。

【禁忌证】实证不宜服。

方六　桃仁煎

【来源】《外台秘要方·卷三十四·妇人下四十八门·产后风虚瘦损方》

【组成】桃仁250克。

【制法】将桃仁捣研，务必使其极细及熟烂，再用好酒3000克一起共研3~4遍，如同作麦粥的方法，直至极细，效果最好。取药适量置于小长颈瓷瓶中，令其贮满，用面粉将其整个密封，取蜜加入汤中，不断煎煮，使得瓶口常有汤溢出，但不要没过瓶口为度，直至膏成。

【功用】养血活血，补气悦颜。

【适应证】妇人产后百病，诸气病。

【用法】取1汤匙，温酒送服，一天2次。

方七　妙应丹（一名延龄丹）

【来源】《太平惠民和剂局方·卷九·治妇人诸疾》

【组成】晚蚕沙、鲤鱼鳞、煅石膏、炮附子、木香、川芎、防风、炒芜荑、马牙硝、人参、川椒、蝉蜕、白薇、姜厚朴、炮姜、炙甘草、吴茱萸、红花各100克，当归、槟榔各150克，泽兰、熟地黄、黄芪、柏子仁各300克，

【制法】上药加入冷水浸泡12小时，水量以高出药面15厘米为宜，先用大火将药液煮沸，再用小火煎煮，保持微沸，煎煮时应及时搅拌，并去除浮于表面的泡沫，以免药液溢出，煮至2~5小时，过滤取出药液。药渣续加冷水再煎，第二次加水量以淹没药料即可，如法煎煮3次为度，合并药液，静置沉淀，再用四层纱布过滤3次，尽量减少药液中的杂质。将煎出的药液再放在小火上煎煮蒸发浓缩，同时不断用筷子搅动药液，防止焦化，逐渐形成稠膏状，趁热用筷子取浓缩的药液滴于干燥皮纸上，以滴膏周围不见水迹为度。饴糖、白蜜各1500克先行炒透，随后再一起放入稠膏状的药液中，用小火煎熬，并不断用筷子搅拌和匀收膏。

【功用】益气温阳，养血祛风。

【适应证】妇人众病，无所不治。

【用法】血瘕块痛，用绵灰酒（酒初熟时下石灰水少许使之澄清所

得之清酒）送服；催生，用温酒送服；血劳血虚，用桔梗酒送服；血崩，用棕榈灰酒送服；血气痛，用炒白姜酒送服；血风，用荆芥酒送服；血晕闷绝，胎死腹中，胞衣不下，用生地黄汁、童子小便、酒各1杯，合煎后送服。常人服用，空腹时，醋汤或温酒送服。

【说明】方中炮附子有毒。

六、胞衣不下

方一　**蓖麻雄黄膏**（方名编者加）

【来源】《傅青主女科·下胞》

【组成】蓖麻子100克，雄黄10克。

【制法】将上药捣碎成膏状。

【功用】通经活络，导滞下胞。

【适应证】产妇生产后胞衣不下。

【用法】每用少许，涂于足下涌泉穴处。

【说明】雄黄有毒。

【特别提醒】外用，禁内服。

七、产后诸症

方一　卫产膏

【来源】《理瀹骈文·存济堂药局修和施送方并加药法》

【组成】醋蒸红花200克，酒川芎、酒当归、醋大黄各150克，台乌药、吴萸、苏木、香附（生炒各半）、蒲黄（生炒各半）、灵脂（生炒各半）、延胡（生炒各半）、桂枝各100克，党参、熟地、白术、黄芪、萸肉、川乌、草乌、苍术、羌活、独活、防风、细辛、炒赤芍、炒白芍、炒丹皮、南星、半夏、制厚朴、陈皮、醋青皮、醋三棱、醋莪术、木瓜、苏梗、香白芷、炒山楂、炒神曲、炒麦芽、杜仲、川续断、熟牛膝、秦艽、荆穗、肉苁蓉、炒枳壳、桔梗、槟榔、鳖血炒柴胡、杏仁、桃仁、大茴、良姜、炙甘草、菟丝子、蛇床子、黑远志、柏子仁、熟枣仁、五味子、灵仙、草果仁、益智仁、白附子、马鞭草、辰砂拌麦冬、车前子、泽泻、木通、木鳖仁各50克，山甲50克。

生姜、大蒜头各100克，葱白（全用）、韭（全用）各400克，黑小豆、艾、干荷叶各200克，凤仙（鲜者500克，干者100克）、胡椒、川椒、干姜、炮姜炭各50克，大枣7个，乌梅3个，槐枝、桑枝、桃枝、柳枝各200克，发团60克。

【制法】共用油10公斤，分熬丹收，再加广木香、丁香、檀香、炙乳香、炙没药、砂仁末、官桂、百草霜各50克，牛胶200克（酒蒸化），俟丹收后，搅至温温，以1滴试之不爆，方下，再搅千余遍令匀。

【功用】培补元气，宣通恶露。

【适应证】治妇人产后诸症，凡中风感寒及一切血虚发热，或食积瘀滞，疟疾、泻痢、肿胀、疼痛之症；又恶露不行，变生怪病。

【用法】贴心口、脐上、背心及患处。

【说明】川乌、白附子、半夏、南星有毒。

【特别提醒】严禁内服。

闭 经

闭经可以由各种不同的原因引起。通常将闭经分为原发性和继发性两种。凡年过18岁仍未行经者称为原发性闭经；在月经初潮以后，月经闭止超过6个月者称为继发性闭经。闭经最早记载于《素问·阴阳别论》中，称为“女子不月”“月事不来”“血枯”等，并记载了第1张妇科处方——四乌贼骨一藘茹丸，用以治疗血枯经闭。《素问·评热病论》曰：“月事不来者，胞脉闭也”，并解释其病机为：“今气上迫肺，心气不得下通，故月事不来也”。

闭经分为虚、实两类，总的治疗原则是虚者宜补，实者宜泻，以见血为快。虚者多因先天不足或后天损伤，致经源匮乏，血海空虚，无余可下；实者多因邪气阻隔，胞脉壅塞，冲任阻滞，血海不满不溢。临证常分为：①肝肾不足：表现为体质虚弱，腰酸腿软，头晕耳鸣，治宜补益肝肾。②气血虚弱：表现为月经逐渐后延、量少、色淡质薄，继而停闭不行；或头昏眼花，或心悸气短，神疲乏力，或食欲不振，羸瘦萎黄，毛发不泽且易脱落，治宜补益气血。③阴虚血燥：表现为经血由量少而渐至停闭，伴五心烦热、两颧潮红、盗汗，治宜补益阴血。④气滞血瘀：表现为经血数月不行，精神抑郁，烦躁易怒，胸胁、少腹胀满疼痛或拒按，治宜行气活血。⑤痰湿阻滞：表现为经血数月不行，形体肥胖，胸胁满闷，呕恶多痰，头晕心悸，治宜化痰除湿。

方一　虎杖煎

【来源】《千金要方・卷四・妇人方下・月水不通第二》

【组成】虎杖 5000 克。

【制法】将虎杖碎成小块，水浸 1 夜后，煎煮滤汁，如此 3 遍，再将药汁混匀后浓缩，再加入酒 500 毫升，共煎如饴糖状。

【功用】破血通经，下瘀除积。

【适应证】妇女月经不通，腹中积聚，少腹硬满拒按。

【用法】每次服 1 匙，腹痛、月经来潮为药物取效表现，如无上述表现，则增加剂量。

【禁忌证】虚证不宜服。

方二　血极膏

【来源】《女科证治准绳・卷一・经闭》

【组成】川大黄 300 克。

【制法】以川大黄为末，用酽醋熬成膏子。

【功用】行气活血，逐瘀通经。

【适应证】治妇人干血气。

【用法】睡前每服 1 匙，黄酒送下，大便利一二次后，月经自下。

方三　虎杖煎

【来源】《千金要方・卷四・妇人方下・月水不通第二》

【组成】 虎杖 5000 克，土瓜根汁、牛膝汁各 1000 克。

【制法】将虎杖切碎后水浸 1 夜，煎煮滤汁，如此 3 遍，再将药汁混匀后浓缩，再加入土瓜根汁、牛膝汁，搅拌均匀，微火煎至药液如饴糖状，膏即成。

【功用】散瘀定痛，通经利水。

【适应证】月经闭塞不通，腹部胀满，短气欲死，结瘕等症。

【用法】每服 1 匙，酒化服，白天 2 次，夜间 1 次，宿血当下。若病去，则停止服用。

【特别提醒】虚证不宜服。

方四　无极膏

【来源】《良朋汇集经验神方・卷四・经闭门》

【组成】大黄 100 克，浓醋 200 克。

【制法】将浓醋放入铜锅中，先用大火煮沸，再用小火煎煮。然后将大黄打成粉状放入锅中，先用大火将药液煮沸，再用小火煎煮，保持微沸，同时不断用筷子搅动药液，防止焦化，逐渐形成稠膏状，和匀收膏。

【功用】活血通经，化瘀止痛。

【适应证】妇人干血所致的闭经。

【用法】临睡时用热酒化开服用，每次 1 汤匙，待大便通利一两次之后经水即来。

【禁忌证】内无干血者慎服。

方五　万化膏

【来源】《鲁府禁方·卷三·康集·经闭》

【组成】香油、蜂蜜各 600 克。

【制法】将上述药物混合后置于瓷碗内煎煮约 2 个小时，直至膏成。

【功用】滋阴养血，润燥通经。

【适应证】日久经闭不行。

【用法】空腹趁热服用，月经即通。

阴　挺

子宫从正常位置沿阴道下降，甚至子宫全部脱出于阴道口以外，称为子宫脱垂，中医称阴挺、阴脱。患者自觉腹部下坠，腰酸、走路及下蹲时更明显，严重时脱出的块物不能还纳，影响行动。子宫颈因长期暴露在外而黏膜表面增厚、角化或糜烂、溃疡，白带增多，并有时呈脓样或带血，有的患者还可致月经紊乱，经血过多。

临证常见证型有：①气虚证：子宫下移或脱出阴道口外，劳则加剧，小腹下坠，四肢乏力，少气懒言，面色少华，小便频数，带下量多、质稀、色白，腹胀矢气。治宜补气升提。②肾虚证：子宫脱垂，腰酸腿软，小腹下坠，小便频数，夜间尤甚，形体畏寒，面容苍老，皮肤松弛。治宜补肾固脱。

方一　桃仁膏

【来源】《世医得效方·卷十四·产后》

【组成】桃仁（去皮尖，研膏）、枯矾（研末）、五倍子（研末）各50克。

【制法】将上药拌匀如膏状。

【功用】活血消肿。

【适应证】治产后阴肿妨闷。

【用法】外敷患处。

【特别提醒】不宜内服。

方二　桃仁膏

【来源】《女科证治准绳·卷五·阴脱产门不闭》

【组成】桃仁（去皮尖）25克，枯矾25克，五倍子25克。

【制法】以枯矾、五倍子2味为末，研桃仁为膏。拌匀敷之。

【功用】行气活血。

【适应证】产后阴肿妨闷。

【用法】外敷患处。

方三　桃仁膏

【来源】《妇人大全良方·卷二十三·产后阴脱玉门不闭方论》

【组成】桃仁、枯矾、五倍子各100克。

【制法】先将桃仁研如膏状，再将枯矾、五倍子捣为细末，最后将三者混匀。

【功用】活血化瘀，收涩固脱。

【适应证】女子产后阴户作肿、阴脱。

【用法】取适量，外敷于患处。

【特别提醒】不宜内服。

方四　蓖麻子膏（方名编者加）

【来源】《傅青主女科·盘肠产》

【组成】鲜蓖麻子49粒（另有一方用40粒）。

【制法】捣碎成膏状。

【功用】通滞下胞。

【适应证】产妇生产时子肠先出，胎儿后出，或生产后子肠不收。

【用法】直接涂于产妇头上。

【说明】此方用法特殊，录用供读者参考。

【特别提醒】外用，禁内服。

乳痈

乳痈是以乳房红肿疼痛，乳汁排出不畅，以致结脓成痈的急性化脓性病证，多发生于产后哺乳的产妇，亦称奶疮。其临床特点为：乳房结块、肿胀疼痛，伴有全身发热，溃后脓出稠厚。从表现特点来看，分为：①郁乳期：患侧乳房肿胀疼痛，并出现硬块（或无硬块），乳汁排出不畅；伴有发热、寒战、头痛骨楚、食欲不振等。②成脓期：硬块逐渐增大，继而皮肤发红灼热，疼痛呈搏动性，有压痛，患侧腋窝淋巴结肿大，并有高热不退。若硬块中央渐软，按之有波动感者，表明脓肿已熟。③溃脓期：自然破溃或切开排脓后，一般肿消痛减，寒热渐退，逐渐向愈。临证常见：①气滞热蕴：乳房肿胀疼痛，肿块或有或无，皮色不变或微红，乳汁排泄不畅；伴恶寒发热，头痛骨楚，口渴，便秘。治宜疏肝清胃、通乳消肿。②热毒炽盛：肿块逐渐增大，皮肤焮红、灼热，疼痛如鸡啄，肿块中央渐软，有应指感，可伴壮热，口渴饮冷，面红目赤，烦躁不宁，大便秘结，小便短赤。治宜清热解毒、托毒透脓。③正虚邪恋：溃破后乳房肿痛减轻，但疮口脓水不断，脓汁清稀，愈合缓慢，或乳汁从疮口溢出形成乳漏；面色少华，全身乏力，头晕目眩，或低热不退，食欲不振。治宜益气和营托毒。

方一　五物雄黄薗茹膏

【来源】《外台秘要方·卷三十四·妇人下四十八门·妒乳疮痛方》

【组成】雄黄、白蔹、雌黄、薗茹各 18 克，乱发 30 克。

【制法】将上述 5 味药物与猪脂 1500 克合煎，不断煎煮，反复浓缩，直至膏成，过滤去渣，入乱发，发消尽则膏成。

【功用】清热解毒，软坚疗痈。

【适应证】妇人妒乳，痈疮迟迟不愈者。

【用法】取适量涂疮，不到10天即愈。

【说明】方中雄黄、雌黄有毒。妒乳，又名妬乳、乳妬，指两乳胀硬疼痛或乳头生疮。因产后无儿吮乳或产妇壮盛乳多，乳汁积蓄，与气血相搏，而致乳房胀硬掣痛，手不得近；或乳头生细小之疮，或痛或痒，搔之则黄水浸淫。

【特别提醒】不宜内服。

方二　丹参膏

【来源】《外台秘要方·卷三十四·妇人下四十八门·乳痈肿方》

【组成】丹参、白芷、芍药各300克。

【制法】将上述3味药物切碎，用醋浸泡1晚，再与猪脂1250克一起置于小火上煎煮，待白芷颜色变黄则膏成，过滤去滓。

【功用】养血活血，软坚消痈。

【适应证】妇人乳痈。

【用法】取适量，涂疮。

【说明】此方亦载于：《妇人大全良方·卷二十三·乳痈方论第十五》。

方三　丹参膏（方名编者加）

【来源】《本草纲目·卷十二·丹参》

【组成】丹参、白芷、芍药各100克，猪脂250克。

【制法】将上前3味药切碎，用醋腌1夜，入猪脂中慢火煎成膏，纱布滤去药渣，冷凝即成。

【功用】消痈散结。

【适应证】妇人乳痈。

【用法】外敷患处。

【特别提醒】不宜内服。

方四　疗疮上须贴膏方

【来源】《外台秘要方·卷三十四·妇人下四十八门·乳痈肿方》

【组成】黄芪120克，白芷、大黄各75克，当归、续断各60克，薤白50克，松脂180克，熏陆香、蜡各150克，猪脂1000克，生地黄汁700克。

【制法】将上述9味药物切碎，加入到地黄汁中浸渍半天，再与猪脂合煎，小火不断煎熬，反复浓缩，直至白芷颜色变黄则膏成，用布绞榨过滤去渣。

【功用】养血活血，散结消痈。

【适应证】妇人乳痈。

【用法】先用剪刀剪取如疮之大小帛布一块，再将药膏摊涂在帛布上，贴疮处，一天4~5次，终身将不会再患，效果极好。

【特别提醒】不宜内服。

方五　太乙膏

【来源】《医学心悟·附录·乳痈》

【组成】肉桂7.5克，白芷、当归、玄参、赤芍、生地、大黄、土木鳖各25克，乳香末、没药末、乱发各10克，阿魏5克，轻粉7.5克，黄丹325克。

【制法】将上药切碎，浸入500克真麻油中，文武火熬至白芷颜色变黄，用纱布滤去药渣，将所滤药液加热，下乱发再熬，再入黄丹，频频搅拌，熬至滴水成珠，再依次下入阿魏、乳香末、没药末、轻粉，搅匀。

【功用】消肿溃坚，提脓去毒。

【适应证】一切痈疽肿毒，用之提脓极效。

【用法】少许，外贴患处。

【说明】轻粉有毒。

【特别提醒】不宜内服。

方六　地丁膏

【来源】《验方新编·卷十八·乳部》

【组成】蒲公英、紫花地丁各500克。

【制法】将上药切碎，水浸后煎煮，纱布滤去药渣，如此3遍，将所滤药液混合，加热浓缩为膏，用布摊贴。

【功用】清热解毒。

【适应证】乳吹，兼治一切毒俱效。

【用法】外贴患处。

方七　黄芪膏方

【来源】《刘涓子鬼遗方·卷五·黄芪膏方》

【组成】黄芪、附子、白芷、甘草、防风、大黄、当归、续断、芍药各50克，肉苁蓉、生地黄、细辛各5克。

【制法】上药切，以猪脂1500克，纳诸药微火慢煎，候白芷色黄膏成，绞去滓，候凝，瓷器收盛。

【功用】清热解毒，行气活血。

【适应证】治诸痈破后大脓血极虚之症。

【用法】适量，涂疮摩四边口中，每日4次。

【说明】附子、细辛有毒。

【特别提醒】严禁内服。

方八　雄黄膏方

【来源】《刘涓子鬼遗方·卷五·雄黄膏方》

【组成】雄黄、白蔹、漆头藘茹、乱发（如鸡子大）各50克。

【制法】上药各研捣筛，以不中水猪脂1000克，先煎乱发令尽，下诸药，再微火煎，候膏成，放凝。

【功用】凉血消痈，解毒疗疮。

【适应证】治妇人妒乳生疮之症。

【用法】每用少许，外涂疮上，日4次。

【说明】雄黄有毒。

【特别提醒】 不宜内服。

方九　黄连膏

【来源】《外台秘要方·卷二十四·痈疽发背九门·发背》

【组成】黄连、当归、马齿苋、川芎、薯蓣各60克，珍珠、矾石、黄柏、生竹皮各30克，石韦12克，猪肪1000克。

【制法】将上述药物切碎，猪肪切成细块，与酒400克合煎，待石韦色焦则膏成，过滤去渣。

【功用】益气养血，解毒敛疮。

【适应证】背痈，乳痈及各种恶疮。

【用法】取适量，敷疮上；或用酒送服3克。

【特别提醒】忌猪肉、冷水。

方十 丹参膏

【来源】《外台秘要方·卷二十四·痈疽发背九门·痈疽发背》

【组成】丹参、防风、白芷、细辛、川芎、黄芩、芍药、牛膝、大黄、槐子、独活、当归各30克。

【制法】将上述药物切碎，与腊月猪脂1000克合煎，小火煎煮，反复煎熬，不断浓缩，直至膏成。

【功用】软坚散结，活血定痛。

【适应证】背痈、乳痈，已合口，皮上急痛，生肉处牵扯疼痛。

【用法】取适量，敷疮上，一天3~4次，不须烤火。

【说明】方中细辛有毒。

方十一 疗乳痈膏（方名编者加）

【来源】《本草纲目·卷十六·大黄》

【组成】川大黄、粉草各40克。

【制法】将上述药物捣研为细末，加好酒一起煎熬成膏。

【功用】解毒消痈，散结消肿。

【适应证】乳痈肿毒。

【用法】取膏适量，摊涂于绢布上，贴疮，取仰卧位；同时取1大汤匙，温酒送服，明早更换。

【说明】本方出自《妇人经验方》。

方十二 洞天鲜草膏

【来源】《外科全生集·卷四·膏药类·洞天鲜草膏》

【组成】大麻油1500克，血余500克，活牛蒡、甘菊、苍耳草根叶、忍冬藤、马鞭草、仙人对坐草鲜草各500克，白芷、甘草、五灵脂、当归各400克。

【制法】大麻油待用。先入血余熬至发枯，去渣；活牛蒡、甘菊、苍耳草根叶、忍冬藤、马鞭草、仙人对坐草鲜草等药，另用油5000克，将各草药熬枯沥出；再以白芷、甘草、五灵脂、当归等药，入锅熬至药枯，去渣；俟冷，并入前煎头发油，每500克油用当时炒透桃丹350克，加入搅匀，熬至滴水成珠，不黏指为度。离火退火气，以油纸摊贴。

【功用】消肿止痛。

【适应证】治一切热毒痈疖、乳痈等症。

【用法】涂围患处，日 3 次。

【禁忌证】寒证不宜。

方十三　朱砂膏

【来源】《十便良方·卷三十一·治一切疮肿等疾诸方》

【组成】朱砂 50 克，乳香 25 克。

【制法】上药一起捣研为细末，将葱白 200 克切碎后加入一起捣研，直至成膏。

【功用】清热散郁。

【适应证】发脑及乳痈初结疼痛者。

【用法】取膏适量，摊涂于绢布上，贴患处，待其干燥再贴，直至痊愈。

【说明】方中朱砂有毒。

带　下

带下，女子生而即有，津津常润，本非病也。正常女子自青春期开始，肾气充盛，脾气健运，任脉通调，带脉健固，阴道内即有少量白色或无色透明无臭的黏性液体，特别是在经期前后、月经中期及妊娠期量增多，以润泽阴户，防御外邪，此为生理性带下。

带下病是指带下绵绵不断，量多腥臭，色、质、气味发生异常，并伴有全身症状者。从阴道流出白色液体，淋漓不断，质稀如水者，称为“白带”，还有黄带、黑带、赤带、清带。若突然阴道流出大量白色液体，质稀如水，或如黏液，称为白崩。产生带下的原因有多种：①脾阳虚：饮食不节，劳倦过度，或忧思气结，损伤脾气，伤及任、带，而致带下病。症见带下量多，色白或淡黄，质稀薄，无臭气，绵绵不断，神疲倦怠，四肢不温，纳少便溏。治宜健脾益气、升阳除湿。②肾阳虚：素禀肾虚，或恣情纵欲，肾阳虚损，水湿内停，损及任、带，而致带下病。症见带下量多，色白清冷，稀薄如水，淋漓不断，头晕耳鸣，畏寒肢冷，小腹冷感。治宜温肾助阳、涩精止带。③阴虚挟湿：素禀阴虚，相火偏旺，下焦感受湿热之邪，损及任、带，而为带下病。症见带下量不甚多，色黄或赤白相兼，质稠或有臭气，阴部干涩不适，或有灼热感，腰膝酸软，头晕耳鸣，颧赤唇红，五心烦热，失眠多梦。治宜滋阴益肾、清热祛湿。④湿热下注：脾虚湿盛，或情志不畅，肝郁化火，湿热互结，损及任、带，而成带下病。症见带下量多，色黄，黏稠，有臭气，或伴阴部瘙痒，胸闷心烦，口苦咽干，纳食较差，小腹或少腹作痛，小便短赤。治宜清热利湿止带。⑤湿毒蕴结：经期产后，忽视卫生，或房室不禁，感染湿毒，而成带下病。症见带下量多，或赤白相兼，状如米泔，臭秽难闻，小腹疼痛，口苦咽干，小便短赤。治宜清热解毒除湿。

方一 地榆膏

【来源】《女科证治准绳·卷一·赤白带》

【组成】地榆500克。

【制法】将上药用水1500克，煎至一半，去渣再煎如稠饧，绞净，即成。

【功用】凉血止血，收涩止带。

【适应证】治赤白带下。

【用法】每待空腹时服60毫升，每日2次。

【禁忌证】虚证不宜。

【说明】本方亦治漏下五色，制用法稍有不同：取地榆150克，切碎，用醋1升，煮十余沸，去滓即成，饭前温服20毫升。

方二 坐药龙盐膏

【来源】《女科证治准绳·卷一·赤白带》

【组成】丁香、木香、川乌（炮）、全蝎、龙骨、当归尾、香黄盐、酒防已、肉桂、红豆各10克，玄胡索25克，厚朴15克，高良姜、木通、枯矾各5克。

【制法】共以水煎透，去渣再熬浓汁，炼蜜为膏。

【功用】行气活血，除湿止带。

【适应证】治赤白带下。

【用法】每取少许，捏成长条状，绵裹留丝在外，纳阴户内。

【说明】川乌有毒。

【特别提醒】严禁内服。

方三　摩腰膏

【来源】《种福堂公选良方·风寒湿痹》

【组成】附子、川乌、南星各125克，川椒、雄黄、樟脑、丁香各75克，干姜50克，麝香（现用人工麝香）5克。

【制法】将上药研为细末，加蜜炼丸如弹子大，用生姜自然汁化开，调和为膏。

【功用】温经通络。

【适应证】老人、虚人腰痛；妇人带下清水不臭者，虚寒者宜之。

【用法】取膏适量，烘热，摩腰中痛处。

【禁忌证】属实热证者勿用。

【说明】方中附子、川乌、雄黄有毒。

方四　乾坤膏

【来源】《清宫配方集成·补益方》

【组成】当归、熟地、黄芪、党参各200克，桂圆肉、杞子、升麻、肉苁蓉各100克。

【制法】将上药切碎，水浸后煎煮，纱布滤去药渣，如此3遍，再将所滤药液加热浓缩，下入蜂蜜，收膏即成。

【功用】补血填精，益气升阳。

【适应证】营卫虚弱，气血亏损之证。症见肌肉消瘦，倦怠嗜卧，肺虚气喘，饮食少思，颜色憔悴，洒洒恶寒，自汗盗汗，骨蒸劳热，寒热往来，常觉惊恐，男子遗精便血，妇人赤白带下。

【用法】每服10~15克，用白开水冲服，或入煎剂，或合丸药，随症加入亦可。

方五　万灵膏

【来源】《养生四要·卷五·养生总论》

【组成】香油2400克，槐树枝、柳树枝、桃树枝、榴树枝、椿树枝、杏树枝、杨树枝各2枝，两头尖、白芷、赤芍、大黄、人参、黄连、白芍、草乌、苦参、川芎、生地黄、川椒、胎发、穿山甲、熟地黄、槐子、杏仁、黄柏各40克，当归80克，蓖麻12克，巴豆24克，木鳖10克。

【制法】将上述22味药物切碎如麻豆大，加入香油内浸泡（春季浸泡5天，夏季3天，秋季7天，冬季10天）。阿魏、沉香、丁香、麝香（现用人工麝香）、血竭、木香各320克，乳香、没药各120克，均捣研为细末备用。再将香油同上22味药一起加入铜锅内熬焦，离火，温度适宜时用生绢过滤，再下黄丹320克，用槐树、柳树等7种枝不停搅拌，此时添火宜慢，常常滴药在水中，以成珠不散为度，加入黄香480克，离火，完全冷却后，减小火力，加入阿魏等8味药物，搅拌混合均匀。

【功用】益气温元。

【适应证】元气虚弱，女人赤白带下，子宫虚冷，血崩。

【用法】取膏适量，摊开后贴丹田穴，同时用手熨之。

【说明】方中草乌、巴豆、木鳖、黄丹均有毒。

胎漏

胎漏是指妊娠期间，阴道不时有少量出血，时出时止，或淋漓不断，而无腰酸、腹痛、小腹下坠者。亦称胞漏、漏胎。

胎漏常见证型有肾虚，宜补肾健脾、益气安胎；血热，宜清热凉血、养血安胎；气血虚弱，宜补气养血、固肾安胎；血瘀，宜活血消癥、补肾安胎；肝郁气滞，宜疏肝理气；脾气虚弱，宜健脾益气；血脉瘀阻，宜活血化瘀。

西医学之先兆流产属于胎漏范畴。

方一　治久惯小产膏药神效方

【来源】《经验良方全集·卷二·产育》

【组成】生地400克，白术、川续断各30克，当归、条芩（酒炒）、益母草各50克，白芍（酒炒）、黄芪、肉苁蓉各25克，生甘草15克。

【制法】将上药切碎，入麻油1000克中浸7日，慢火熬至药物焦枯，纱布滤去药渣，再将所滤药油加热，入白蜡50克，溶尽后下黄丹375克，不停搅拌，再入龙骨50克，搅拌均匀，冷凝即成。

【功用】补肾固胎。

【适应证】习惯性流产。

【用法】贴丹田上。

方二　毓麟膏

【来源】《惠直堂经验方·卷四·膏药门》

【组成】人参、桑寄生、生地、杜仲、续断、阿胶、砂仁各 50 克，地榆 25 克，当归、熟地各 100 克，蚕沙 75 克，红丹 600 克，黄蜡 100 克，煅紫石英、煅赤石脂各 35 克，煅龙骨 15 克。

【制法】将上药切碎，入麻油中浸后，慢火熬至药物焦枯，纱布滤去药渣，再将所滤药油加热，熬至滴水成珠，下入红丹、黄蜡，不停搅拌，离火，将煅紫石英、煅赤石脂、煅龙骨研为极细末下入，搅拌均匀，冷凝即成。

【功用】补肾固胎。

【适应证】妇人久惯小产，能保胎十月无虞。兼治肾虚腰痛，诸疮久烂，遗精白浊，及女人淋带，血枯经闭。

【用法】小产者，贴腰眼；遗精、淋带、经闭，贴肾俞穴、下丹田；其余俱贴患处。

【特别提醒】不宜内服。

方三　丹参膏

【来源】《千金要方·卷二·妇人方上·养胎》

【组成】 丹参 500 克，川芎、当归、花椒各 300 克（有热者，以麻子仁 300 克代）。

【制法】上 4 味药切碎，用清酒浸湿 1 夜。再用煎好的猪油 4 升，合入前药，微火慢煎，待膏色赤如血，即膏成，用纱布绞去药渣，冷凝即得。

【功用】养血安胎。

【适应证】预防孕妇生产困难。

【用法】每日取如枣许大，纳酒中服之。

【特别提醒】平时不可服，至临产前一月方可服用。

方四　安胎膏

【来源】《理瀹骈文·存济堂药局修和施送方并加药法》

【组成】老母鸡（缉死，勿经水，拔尽毛，竹刀破去肠杂，入粳米、糯米半碗，银针穿线缝好，麻油2公斤熬，听用）1只，生地200克，川芎（酒洗）、当归（酒洗）、杜仲、续断、白术、黄芩、制香附、山药各100克，党参、黄芪、熟地、酒白芍、麦冬、知母、苍术、陈皮、枳壳、姜半夏、羌活、防风、白芷、柴胡、苏子（或梗）、藿香、黑山栀、泽泻、甘草（生炙各半）、砂仁各50克，南薄荷、北细辛各25克，葱白500~1000克，益母草200克，生姜、竹茹、忍冬藤、地骨皮、桑叶、菊花、柏叶、艾各50克。（一方加槐、柳、桑枝各200克，元参、黄连、黄柏、贝母、花粉、乌药、醋延胡、醋灵脂、丹皮、青皮、黑地榆各50克，黑蚕沙100克，木香、紫石英、赤石脂各25克。）

【制法】麻油4公斤熬药，并前油炒丹收，入牛胶（酒蒸化）200克、黄蜡100克，再搅千余遍，令匀，愈多愈妙。

【功用】益气养血，安胎保胎。

【适应证】主妇人胎前诸症。凡感受风寒暑湿，或妊娠之初，头目昏晕，肢体沉重，憎闻食气，好食酸咸，恶心呕吐，或心烦躁闷，或咳嗽，或痢，或泻，或寒热往来，或胎中有水，面目身体脚膝肿胀，足指出水；或痰迷发搐；或胎气不和，逆上痛胀；或胎气壅塞，小便淋痛；或肾虚腰痛，或带下腰酸，或胎漏，或胎动下血；热病护胎；孕妇转脬；或小便不通，大便不通，一切闪挫。

【用法】上贴心口，中贴脐眼，下贴丹田，或背心、两腰。

【特别提醒】严禁内服。

方五　丹参膏

【来源】《医心方·卷廿二·治妊妇养胎方第五》

【组成】丹参160克，人参、蜀椒、白术、川芎各80克，当归1.5克，猪膏640克。

【制法】将上述药物切碎，用真醋浸渍，夏季2~3天，置于小火上煎煮，当药沉底时不停搅拌，不断煎煮，反复浓缩，直至膏成，绞榨过滤去渣。

【功用】益气养血，养胎安胎。

【适应证】养胎，使胎易生，还可用于产后腹痛。

【用法】取膏如枣核大1枚，温酒送服，一天3次；可慢慢增加剂量，若胎伤见血，取如鸡蛋大1枚，口服，一天6~7次。

【说明】怀孕7个月便可以服用此膏，直至生产。

难　产

难产是指母体的生产过程进展异常缓慢，致产妇及胎儿的死亡率很高。导致难产的原因，有婴儿本身的问题，也有母体的原因，如母体骨盆狭窄、子宫或阴道结构异常、子宫收缩无力或异常等。

中医学认为难产主要原因是气血虚弱或气滞血瘀，影响了胞宫的正常活动。现在临床以中医药来治疗难产已经少用，但古代确有应用的方子。

方一　如圣膏

【来源】《世医得效方·卷十四·保产》

【组成】蓖麻子（去壳）50克，雄黄10克。

【制法】将上药研细成膏。

【功用】催生保产。

【适应证】治难产胎衣不下，及生产数日，并死胎不下者。

【用法】涂母右脚心，胞衣下即速洗去。

【特别提醒】不宜内服。

方二　开骨膏

【来源】《女科证治准绳·卷四·催生法》

【组成】乳香（研细）50克。

【制法】乳香研细，滴水丸如芡实大。

【功用】行气活血。

【适应证】难产。

【用法】每服1粒。无灰酒吞下。［又方乳香、朱砂（等分）为细末，麝香、酒调下。］

方三　疗难产膏

【来源】《本草纲目·卷十七·蓖麻》

【组成】蓖麻子7粒。

【制法】将蓖麻子去壳捣研为膏。

【功用】催生下胞。

【适应证】难产。

【用法】取膏涂脚心，若胎及衣下则迅速洗去，否则子宫脱出。若子宫脱出则用此膏涂顶，则自收。

【说明】本方出自崔元亮《海上集验方》。《肘后方》记载：产难者，取蓖麻子14枚，每手各置7枚，须臾立下。

方四　如圣膏

【来源】《女科证治准绳·卷四·催生法》

【组成】蓖麻子（去壳）50克。

【制法】蓖麻子去壳，细研成膏。

【功用】行气活血。

【适应证】治产难并治胞衣不下，兼治死胎。

【用法】涂脚心，胞即下，速洗去，不洗肠出。却用此膏涂顶上，肠自缩入。（一方，蓖麻子百粒，雄黄5克，细研，用如上法。）

方五　催生膏

【来源】《理瀹骈文·存济堂药局修和施送方并加药法》

【组成】大龟1个（板黑者为佳，黄色者不佳），约1000~1500克，愈大愈妙。

敷药：车前子100克，川芎、全当归各50克，冬葵子35克，枳壳、白芷、半夏、白蔹各20克。

【制法】用小磨麻油浸龟板数日，熬枯去滓，再将油炼老，下炒黄丹收，加炒铅粉200克搅匀。

敷药共研末，入榆面150克、益元散100克和匀。每用50克，以姜汁、葱汁、陈酒、醋调敷。胞干用炼猪熟油调，夏月天热，用麻油、白蜜、鸡蛋清调敷。

【功用】催生滑胎。

【适应证】治难产数日不下，及交骨不开者，用此安神息力，不催而生。

【用法】临用以膏15克，摊皮纸上，令产妇平身安睡，贴于脐上，外加敷药。

【特别提醒】严禁内服。

崩　漏

崩漏是指经血非时暴下不止，或淋沥不尽，前者谓之崩中，后者谓之漏下。崩与漏出血情况虽不同，然二者常交替出现，病因病机基本相同，故概称崩漏。其产生的原因可因脾虚、肾虚、血热、血瘀等所致。

崩漏的常见证型有脾虚，宜补气摄血、固冲止崩；肾气虚，宜补肾益气、固冲止血；肾阳虚，宜温肾益气、固冲止血；肾阴虚，宜滋肾益阴、固冲止血；血热证，偏虚热者、宜清热养阴、固冲止血；偏实热者，宜清热凉血、固冲止血；瘀血内阻，宜活血化瘀、固冲止血。

西医学中的功能不良性子宫出血可表现为崩漏征象。

方一　蔷薇根煎

【来源】《千金翼方·卷八·妇人四·崩中》

【组成】蔷薇根、柿根、菝葜、悬钩根各500克。

【制法】将上4味药切碎，水煎3遍，纱布滤取汁，将三遍药液混匀，浓缩如饴糖状即成。

【功用】清热固崩，凉血止血。

【适应证】妇女非行经期间阴道出血。

【用法】每服1匙，每日3次。

【禁忌证】虚证不宜服。

方二　金凤膏

【来源】《寿世保元·卷七·崩漏》

【组成】白毛乌肉雄鸡（吊死，水泡，去毛去肠杂不用）1只。

【制法】将金樱子之根，洗净切片，装入鸡肚内，酒煮令熟，去药。

【功用】滋阴养血，固崩止漏。

【适应证】妇人崩漏。

【用法】将鸡酒任意服食。

【禁忌证】妇人闭经不宜。

方三　地黄膏

【来源】《古今医统大全·卷八十八·胎热证第一》

【组成】山栀子25克，绿豆粉25克，粉草30克。

【制法】上药为末，用生地黄捣杵80克，和好蜜80克，以薄瓦器盛，在铜铫内煮成膏如稀糊，候冷后分入前药末，同在乳钵内再研匀，和丸芡实大。

【功用】调和阴阳。

【适应证】胎热、胎漏。

【用法】每半丸以麦门冬汤化服。

第九章
男科疾病膏方

人体的生殖功能，随着生、长、壮、老、已的生命过程而存在着一个逐渐成熟直至衰竭消亡的变化规律，这一变化规律与肾精、肾气、天癸有着密切的关系。

人体的生殖功能，是以肾为主的脏腑、经络、气血协调一致的整体作用下所具备的生理功能。肾者，主蛰，封藏之本，精之处也。肾藏精，精化气，肾精所化之气为肾气。肾精充足则肾气充，肾精亏则肾气衰。肾精及肾气主持男子的生殖功能。由于肾精及肾气不断充盈，不断产生天癸，从而维持男子的生殖功能。男性生殖功能的有无主要取决于肾精、肾气的盛衰。男子“八八”（64 岁）后肾气渐衰，就会出现生殖功能减退。男科疾病常见诸如阳痿、早泄、遗精等，在治疗方面主要是补肾固本。

不　育

不育是指夫妇同居未采取避孕措施 1 年以上而无生育者，女方检查正常，男方检查异常。分为原发性和继发性不育，原发性指婚后女方从未受孕过，继发性指婚后曾有孕育史，而后再未受孕。前者指完全没有生育能力，如无精子症；后者指有一定的生育能力，但由于其他因素影响孕育，造成暂时不育，如少精子症、弱精子症、精子无力症和精子数正常性不育。

产生不育症的原因常见：①肝肾不足：临床表现为精液量少、少精子症，或精液液化不良，性欲亢进，射精过快，遗精滑精，腰膝酸软，神疲乏力，心悸健忘，心烦盗汗，头昏耳鸣，两目干涩，寐差梦多，口燥咽干，治宜补益肝肾、填精益髓。②气血亏虚：临床表现为精液量少、少精弱精而不育，面色无华，头晕目眩，气短神疲、少气懒言，心悸怔忡、梦多健忘、遗精时作，或阳痿早泄，劳则加剧，治宜补益心脾、填精益髓。此外命门火衰、情志郁结、湿毒下注、瘀血阻络、寒滞经脉等原因也会导致不育症。

方一　布膏药

【来源】《青囊秘传·膏门》

【组成】生地、当归、首乌、川芎、川断、红花、五加皮、川草乌、茅术、良姜、官桂、香附、乌药、枳壳、陈皮、柴胡、白芷、羌活、独活、威灵仙、麻黄、莪术、三棱、刘寄奴、荆芥、防风，赤芍、青皮、桃红、川军、牙皂、藁本、连翘、南星、山柰、姜半夏、海风藤、甘松各12克。

【制法】用麻油2560克入诸药煎枯，下净血余120克，熔化，再下飞广丹1200克，熬膏。再下后细料药，搅匀用之。细料方：麝香（现用人工麝香）、肉桂各4克，附子8克，冰片2克，洋樟、木香、乳香、没药、细辛、阿魏、八角茴香各12克，研末。

【功用】理气活血，祛风通络，散寒止痛。

【适应证】男子艰嗣，梦遗精滑；妇人半产漏下，白带。跌打损伤，遍身筋骨疼痛，腰脚酸疼，足膝无力，左瘫右痪，水泻痢疾，腰胁气痛，哮喘咳嗽，癥瘕痞癖，心腹肚痛，呕吐，木肾疝气，偏正头风，漏肩鹤膝等症。

【用法】按穴贴之：筋骨疼痛、腰脚酸软、四肢无力，贴两膏肓及肾俞；男子艰嗣、梦遗精滑，贴命门；妇人漏下半产、白带，贴子宫穴；左瘫右痪、手足麻木，贴肩井、曲池、环跳；跌打损伤，贴痛处；鹤膝风，贴膝眼；赤白痢疾，贴丹田；漏肩风，贴肩井；胁肋气痛，贴期门、章门；大、小疟疾，贴肺俞；心腹痛、呕吐，贴中脘；癥瘕痞癖，贴痛处、气海；哮喘咳嗽，贴肺俞、中脘；木肾疝气，贴丹田、肾俞；瘀血作痛，贴丹田、气海；腰背疼痛、偏正头风，贴太阳、风门。

【说明】方中川草乌、广丹、附子、细辛有毒。

方二　十子奇方

【来源】《惠直堂经验方·卷一·种子门》

【组成】凤仙花子（焙干）、金樱子（去毛捣碎，熬膏）、五味子

（酒，浸，蒸，晒干）、石莲子（研碎，用茯苓、麦冬各50克煎汁拌蒸，晒干）、菟丝子（酒浸3夜煮1昼夜，吐丝为度）、女贞子（酒浸，九蒸九晒）各150克，枸杞子（一半乳拌蒸，一半酒浸微炒）200克，小茴香（微炒为末，白菊花100克煎汁拌，晒干）50克，山药、桑椹（极黑肥大者取汁，以瓷盆盛之，每日晒成膏）各200克，大附子（蜜煮1日，换水煮半日，人参100克煎汁拌附子，晒干）50克。

【制法】将金樱子、五味子、菟丝子、女贞子、枸杞子熬为稀膏，余药研为细末，下入拌匀为稠膏。

【功用】健脾补肾，填精壮阳。

【适应证】主治男子不育，饮食少进，阳痿早泄，腰膝酸软，畏寒怕冷，倦怠乏力等症。

【用法】每服1匙，每日3次。

阳　痿

阳痿是指成年男子性交时，由于阴茎痿软不坚，或坚而不久，无法进行正常性生活的病证。古代亦称阳痿为阴痿。阳痿产生的原因有禀赋不足、劳伤久病、七情失调、饮食不节、外邪侵袭等，不外虚、实两类。

阳痿的证型有命门火衰，宜温肾壮阳；心脾亏虚，宜补益心脾；肝郁不舒，宜疏肝解郁；惊恐伤肾，宜益肾宁神；湿热下注，宜清利湿热。

西医学中的各种功能性及器质性疾病造成的阳痿，与之相似。

方一　保真膏

【来源】《古今医统大全·卷二十二·药方》

【组成】牛黄（现多用人工牛黄代替）、脑子各5克，朱砂、郁金各15克，甘草、牡丹皮各10克。

【制法】上药为末，炼蜜丸，皂角子大，新汲水化下。贴丹田及肾、命门穴，久久贴之，大有功效。

【功用】壮阳补肾。

【适应证】一切虚冷证及无子，肾衰，阳事不举不固。

【禁忌证】实证不宜。

方二　回阳膏

【来源】《寿世保元·卷四·痼冷》

【组成】白矾（煮）150克，黄丹100克，干姜250克，母丁香、胡椒各50克。

【制法】上为末，用醋调得所。以男左女右，握药搭脐上，盖被出汗即愈。

【功用】行气散寒，温肾壮阳。

【适应证】房劳所致阴证。

【禁忌证】热证、实证不宜。

方三　合欢保元膏

【来源】《冯氏锦囊秘录杂证大小合参·卷十四·方脉阳痿》

【组成】人参、枸杞子各40克，当归身48克，白术60克，大附子3克，川椒12克。

【制法】上药加水煎成膏，入麝香（现用人工麝香）0.8克，贮存于锡盒中备用。

【功用】补肾壮阳，益气起痿。

【适应证】阳痿。

【用法】取膏适量，房事前用水调化，敷阴茎。

【说明】方中附子有毒。

方四　封脐膏

【来源】《寿世仙丹·外科经验良方·卷二·春方》

【组成】大附子1枚，甘遂、甘草各50克。

【制法】用酒1000克，入上药，煮成膏，再入麝香2.5克调匀。分作2个膏药。

【功用】温肾助阳。

【适应证】下焦虚寒之阳痿、早泄之证。

【用法】贴脐上，日2次。

【禁忌证】下焦湿热之证不宜。

【说明】方中附子、甘遂有毒。

方五　保养元气膏

【来源】《景岳全书·春集·卷六十四·外科》

【组成】生地黄、熟地黄、麦门冬、肉苁蓉、远志、蛇床子、菟丝子、牛膝、鹿茸、续断、虎骨（以狗骨代替，用量须3倍以上）、紫霄花、木鳖子、谷精草、附子、肉桂、龙骨、硫黄、赤石脂、乳香、沉香、丁香、木香、阳起石、麝香、蟾酥、鸦片、甘草各10克，黄蜡400克，麻油500克。

【制法】先将龙骨、硫黄、赤石脂、乳香、丁香、沉香、木香、阳起石、麝香、蟾酥、鸦片打成粉状备用。将麻油倒入铜锅中煮沸，再将除铅丹以外的药放入铜锅中一起煎煮，待到锅中药物变为焦黑时滤出药渣，继续加热，然后将制备好的药粉放入锅中搅拌均匀，再放入铅丹即可收膏。将膏药装入玻璃瓶密封好，放入冷水中浸泡3天即可取出使用。

【功用】温阳益髓，活血通络。

【适应证】虚劳百损、五劳七伤所致的腰膝疼痛，半身不遂，疝气，带下白浊，阳痿不举。

【用法】将膏药涂于肚脐或腰眼，然后以绷带包扎好，5~6日换1次。

方六　封脐固阳膏

【来源】《良朋汇集经验神方·卷二·阳痿门》

【组成】附子50克，蟾酥10克，麝香5克，硫黄、淫羊藿各20克，白酒100克。

【制法】除麝香外余药放入铜锅中，加入冷水浸泡12小时，水量以高出药面15厘米为宜。先用大火将药液煮沸，再用小火煎煮，保持微沸，煎煮时应及时搅拌，并去除浮于表面的泡沫，以免药液溢出，煮至2~5小时，过滤取出药液。药渣续加冷水再煎，第二次加水量以淹没药料即可，如法煎煮3次为度，合并药液，静置沉淀，再用四层纱布过滤3次，尽量减少药液中的杂质。

将白酒与煎出的药液一起放在小火上煎煮蒸发浓缩，同时不断用筷子搅动药液，防止焦化，逐渐形成稠膏状，趁热用筷子取浓缩的药液滴于干燥皮纸上，以滴膏周围不见水迹为度。此谓清膏。

饴糖、白蜜各900克先行炒透，随后与麝香一起放入稠膏状的药液中，用小火煎熬，并不断用筷子搅拌和匀收膏。

【用法】不拘时候，取膏药放入肚脐中，以塑料薄膜贴好即可。

【功用】壮阳起痿。

【适应证】肾阳不足所致的阳痿。

【禁忌证】阴虚火旺者慎用。

方七 壮阳膏

【来源】《良朋汇集经验神方·卷二·阳痿门》

【组成】甘遂、甘草、附子、鸦片、母丁香各20克，蟾酥5克，麝香5克，楼葱汁200克。

【制法】上药除楼葱汁外，余药放入铜锅中，加入冷水浸泡12小时，水量以高出药面15厘米为宜。先用大火将药液煮沸，再用小火煎煮，保持微沸，煎煮时应及时搅拌，并去除浮于表面的泡沫，以免药液溢出，煮至2~5小时，过滤取出药液。药渣续加冷水再煎，第二次加水量以淹没药料即可，如法煎煮3次为度，合并药液，静置沉淀，再用四层纱布过滤3次，尽量减少药液中的杂质。将楼葱汁与煎出的药液再放在小火上煎煮蒸发浓缩，同时不断用筷子搅动药液，防止焦化，逐渐形成稠膏状，搅拌和匀收膏。

【用法】不拘时候，取膏药放入肚脐中，以塑料薄膜贴好即可。

【功用】壮阳起痿。

【适应证】肾阳不足所致的阳痿。

【禁忌证】阴虚火旺者慎用。

阴囊肿大

阴囊肿大可因阴囊皮肤及其内含物（鞘膜、睾丸、附睾和精索）病变，或腹腔内容物（腹水、内脏）等下降进入阴囊，致使阴囊体积增大。因急、慢性炎症，寄生虫侵入，本身器质性改变，肿瘤等可使阴囊炎性渗出增加，出现水肿积液，导致病理性肿胀。

可以采用内服用药与外用药进行治疗，本节内容主要介绍外用的方法。

阴囊肿大的患者不要长时间站立或行走，避免激烈运动，因剧烈运动或者情绪过于激动，会使血液循环加快，阴囊局部温度升高，阴囊松弛、睾丸下坠而肿大感更为明显。穿着应得当，不穿紧身裤子，尤其是不透气的化纤尼龙紧身短裤，以免影响血液循环的畅通及汗液的排出，致阴囊局部湿热而肿大疼痛。

方一　二神膏

【来源】《普济方·卷二百四十七·疝门·诸疝》

【组成】煅牡蛎100克，良姜50克。

【制法】将上药共研为末，备用。

【功用】消肿散结，清热定痛。

【适应证】睾丸单侧肿大。

【用法】适量，津唾或水调服。

【说明】药后不久，尿道口即有灼热感、略痛，乃向愈的表现。

方二　敷药

【来源】《证治准绳·类方·第二册·胀满》

【组成】大戟、芫花、甘遂、海藻、甘草各10克。

【制法】将大戟、芫花、甘遂、海藻打成粉状，以米醋调和成膏状备用。

【功用】逐水消肿，和中健脾。

【适应证】腹胀满，腹部坚硬如石或阴囊肿大。

【用法】先口嚼甘草，然后将膏药摊于牛皮纸上，敷于患处，用绷带包好即可。

【禁忌证】湿热及实热证慎用。

【说明】方中大戟、芫花、甘遂有大毒。

【特别提醒】大戟、芫花、甘遂、海藻与甘草相反，“十八反歌”有“藻戟遂芫俱战草”的说法，即此为中药之配伍禁忌，故此方严禁内服。

方三　元戟膏

【来源】《急救广生集·卷二·杂症·水肿蛊胀》

【组成】大戟、芫花、甘遂、海藻各30克。

【制法】将上药研为细末，醋调如膏状，摊绵纸上。

【功用】泻水逐饮，消肿散结。

【适应证】水肿，腹满如石，阴囊肿大。

【用法】外贴肿处，口含甘草片。

【特别提醒】严禁内服。

方四　葱白膏

【来源】《外台秘要方·卷二十·水病二十六门·虚热及先服石风水肿方》

【组成】葱青白、菘菜子、葶苈子、蒴藋、生蛇衔各25克，青木香60克，莽草30克，丹参25克，蒺藜子50克。

【制法】将上述药物与猪膏1000克同煎，反复煎煮，不断浓缩，直至水干膏成，滤去渣。

【功用】清热解毒，祛风利湿。

【适应证】虚劳发热及服金石药物导致的闷热；迎风在露天睡觉，寒气及湿邪伤及肌肉，热被阻隔在里，变成内热外风肿之病，症见脘腹肿满，气喘急，不得俯仰，小便不利，大便难，四肢水肿如皮囊裹水，颜色透亮如老蚕色，阴囊水肿坚硬，肿如一升大，阴茎肿大生疮，腐臭如死鼠。

【用法】取适量，敷痛处。

【说明】方中葶苈子、莽草均有毒，不可轻易使用。

方五　皂角膏

【来源】《世医得效方·卷十一·诸热》

【组成】大黄25克，黑牵牛（半炒半生）、猪牙皂角各50克。

【制法】将上药研为细末，炼蜜后下入药末，搅拌均匀如膏状。

【功用】泄热通便，解毒活血。

【适应证】泻肾气，治肾经有热，阴囊赤肿，钓痛，大便秘涩。

【用法】每服3克，

【特别提醒】不宜过量服用。

遗　精

遗精是指不因性生活而精液遗泄，每周超过2次以上的病证。其中因梦而遗精的称梦遗，无梦而遗精，甚至清醒时精液流出的称滑精。常伴有头昏、精神萎靡、腰膝酸软、失眠。遗精产生的原因有劳心过度、欲念不遂、饮食不节、恣情纵欲等。

遗精常见的证型有心火旺盛，宜清泻心火；湿热下注，宜清利湿热；劳心伤脾，宜调补心脾、益气摄精；肾气不固，宜补肾固精。

西医学中的神经衰弱、神经官能症、前列腺炎、精囊炎等均会导致遗精，可参考选择本节方治。

方一　五味子膏（方名编者加）

【来源】《本草纲目·十七·草之七·五味子》

【组成】北五味子 640 克，蜜 1280 克。

【制法】将五味子洗净，水浸，挼去核，再用水洗核，直至所有五味子洗完，一起加入到砂锅中，过滤去渣，入蜜，置于炭火上小火煎熬成膏，收贮于瓶中，出其火性。

【功用】补肾止遗。

【适应证】肾虚遗精。

【用法】取膏 1~2 茶匙，百滚汤送服。

【说明】本方出自刘松石《保寿堂方》。

方二　五味膏

【来源】《古今医统大全·卷七十·药方》

【组成】北五味子 2500 克。

【制法】净洗，水浸 1 宿，去核，再用温水将核洗取，余味通置砂锅内，以布滤过，入好蜜 1500 克，慢火熬成膏，待数日后，去火性。（火候难于适中，先将砂锅称定，然后称膏汁，大约煮至 1500 克，成膏为度。）

【功用】固肾止遗。

【用法】每服 1~2 匙，空心白汤调服。

【适应证】梦遗。

【禁忌证】实证不宜。

方三　金樱膏

【来源】《古今医统大全·卷四十六·药方》

【组成】金樱子（经霜后，采红熟者，不拘若干，撞去刺，切开，去子捣碎煮之，滤渣净用，复将滓榨汁干用，熬成膏）1000克。枸杞子200克，生晒参、山药、桑螵蛸（新瓦焙燥）各100克，薏苡仁250克，杜仲（姜汁炒）、芡实肉、山茱萸肉各200克，益智仁50克，青盐15克。

【制法】上药除金樱子外，㕮咀，同熬2次，去渣，熬成膏，和金樱膏对半和匀。

【功用】益肾固精。

【适应证】治虚劳遗精，白浊之症。

【用法】空心滚白汤下3~4匙。

【禁忌证】实证不宜。

【说明】此方亦载于：《景岳全书·卷五十三·图集·补阵》。

方四　金樱子煎

【来源】《清宫配方集成·补益方》

【组成】金樱子3000克。

【制法】用水熬去渣，炼蜜为膏，瓷器收盛。

【功用】益气补真，滋阳涩精，活血驻颜，涩肠止泻。

【适应证】肾虚遗精，脾泻下痢，小便旋多，骨蒸劳热。

【用法】每服1~2匙，暖酒空腹调服。

方五　天根月窟膏方

【来源】《温病条辨·卷五·解产难》

【组成】鹿茸、鹿角胶、乌贼骨、桑螵蛸、菟丝子、桂圆肉、归身、小茴香、萸肉、紫石英、生杜仲、牛膝、萆薢各500克，乌骨鸡1对，鲍鱼、海参、龟板、茯苓、牡蛎、沙苑蒺藜、白芍、芡实、补骨脂、枸杞子、肉苁蓉、龙骨各1000克，鸡子黄16枚，羊腰子16枚，洋参1500克，莲子1500克，熟地2000克，白蜜1500克。

【制法】上药分为三组：①血肉有情之品：鹿茸、乌骨鸡、鲍鱼、鸡子黄、海参、龟板、羊腰子，煎煮滤汁，将所滤汁液文火熬成膏状；②有粉无汁之品：茯苓、莲子、芡实、牡蛎、龙骨、鹿茸、白芍、乌贼骨，研为极细末；③余药，煎煮滤汁，熬如膏状。将三者混合，下入鹿角胶、白蜜，搅拌均匀，微火熬至如膏。

【功用】补阴益阳，强壮身体。

【适应证】治下焦阴阳两伤，八脉告损，急不能复，胃气尚健，无湿热证者；男子遗精滑泄，精寒无子，腰膝酸痛之属肾虚者；老年体瘦痱中，头晕耳鸣，左肢麻痹，缓纵不收，属下焦阴阳两虚者；妇女产后下亏，淋带癥瘕，胞宫虚寒无子，数数殒胎，或少年生育过多，年老腰膝尻胯酸痛者。

【用法】每服1匙，每日3次。

【禁忌证】有湿热证者不可服。

方六 家韭子圆

【来源】《三因极一病证方论·卷十二·遗尿失禁证治》

【组成】韭子500克，鹿茸350克，肉苁蓉、牛膝、熟地黄、当归各150克，巴戟天、菟丝子、杜仲、石斛、桂心、炮姜各100克。

【制法】上药放入铜锅中，加入冷水浸泡12小时，水量以高出药面15厘米为宜，先用大火将药液煮沸，再用小火煎煮，保持微沸，煎煮时应及时搅拌，并去除浮于表面的泡沫，以免药液溢出，煮至2~5小时，过滤取出药液。药渣续加冷水再煎，第二次加水量一般以淹没药料即可，如法煎煮3次为度，合并药液，静置沉淀，再用四层纱布过滤3次，尽量减少药液中的杂质。

将煎出的药液再放在小火上煎煮蒸发浓缩，同时不断用筷子搅动药液，防止焦化，逐渐形成稠膏状，趁热用筷子取浓缩的药液滴于干燥皮纸上，以滴膏周围不见水迹为度。此谓清膏。

饴糖、白蜜各1000克先行炒透，随后放入稠膏状的药液中，用小火煎熬，并不断用筷子搅拌和匀收膏。

【功用】温阳补肾，固精止遗。

【适应证】肾阳虚衰所致的小儿遗尿、小便白浊，及成人夜梦遗精。

【用法】一日3次，每服1汤匙，饭前服用，用温酒或盐汤送服。

【禁忌证】阴虚火旺者慎服。

第十章
儿科疾病膏方

小儿在生长发育过程中，生理病理特点与成人有着显著的不同，可归纳为：脏腑娇嫩，形气未充；生机蓬勃，发育迅速。脏腑娇嫩，形气未充是指小儿在生长发育过程中，机体脏腑的形态尚未成熟，各种生理功能未健全。“稚阳未充，稚阴未长”即稚阴稚阳，意味着小儿脏腑特别容易受外界的影响。形气未充，具体还反映在脏腑的状态不够稳定，如脾脏形气未充，表现为稍微有饮食失调，就出现厌食、恶心、呕吐、腹痛等问题，或稍微寒热不适，就容易出现吐泻的问题。肾形气未充，则表现为二便往往不能自控。另一方面，小儿生机蓬勃，发育迅速，犹如旭日之初升，草木之方荣，蒸蒸日上，欣欣向荣。明代名医万全，根据宋代钱乙的五脏虚实证治，和朱丹溪理论的影响下，提出“三有余，四不足”说，即肝常有余，心常有余，阳常有余；脾常不足，肺常不足，肾常不足，阴常不足。上述“三有余，四不足”之说，是小儿生理特点在脏腑中的表现，是生长发育需要与营养物质供给之间的差异引起的生理现象。对了解小儿脏腑发病特征及指导临床均有重要意义。

发育迟缓

发育迟缓是指儿童的生长发育速度放慢或是顺序异常等现象。在正常的内外环境下儿童能够正常发育，但不利于生长发育的因素均可不同程度地影响其发育，从而造成儿童的生长发育迟缓。临床常见有语言发育落后、运动发育落后、体格发育落后、智力发育落后、心理发展落后等。中医有“五迟”的认识，即小儿在生长发育过程中，出现立迟、行迟、发迟、齿迟和语迟，为小儿生长发育迟缓的疾病。《医宗金鉴·幼科心法要诀》：“小儿五迟之证，多因父母气血虚弱，先天有亏，致儿生下筋骨软弱，行步艰难，齿不速长，坐不能稳，要皆肾气不足之故。”

《张氏医通》指出其病因为“胎弱也，由父母精血不足，肾气虚弱，不能荣养而然”。本病以虚证为主，治疗多运用补养肝肾，补心养血和气血双补等治则。

方一　五六岁不语诸方

【来源】《保童秘要·语迟》

【组成】丹参、人参、黄连各30克，吴麦门冬、蜀麦门冬各50克，菖蒲20克，赤石脂10克。

【制法】上药切碎，水煮滤汁，如此3遍，将所滤汁液浓缩，加入蜂蜜收膏。

【功用】开心窍，清心热，滋心阴。

【适应证】小儿2~3岁一般能说简单的话，如到4~5岁还不能说话则为语迟，本方即为此症而设。

【用法】温水研化下。

方二　五六岁不行方

【来源】《保童秘要·语迟》

【组成】石斛、牛膝、鹿茸、茯苓、菟丝子各100克，黄芪200克。

【制法】上药切碎，水煮滤汁，如此3遍，将所滤汁液浓缩，加入蜂蜜收膏。

【功用】补肝肾，强筋骨，益气血。

【适应证】小儿周岁以后，甚至2~3岁还不能行走者。

【用法】每服1匙，1日3次。

夜　啼

夜啼，指的是婴儿白天能安静入睡，入夜则啼哭不安，时哭时止，或每夜定时啼哭，甚则通宵达旦。多见于新生儿及6个月内的小婴儿。新生儿及婴儿常以啼哭表达要求或痛苦，饥饿、惊恐、尿布潮湿、衣被过冷或过热等均可引起啼哭。此时若喂以乳食、安抚亲昵、更换潮湿尿布、调整衣被厚薄后，啼哭可很快停止，不属病态。

夜啼主要因脾寒、心热、惊恐所致。①脾寒腹痛：啼哭时哭声低弱，时哭时止，睡喜蜷曲，腹喜摩按。四肢欠温，吮乳无力，胃纳欠佳，大便溏薄，小便较清，面色青白，指纹多淡红。治宜温脾散寒、行气止痛。②心经积热：啼哭时哭声较响，见灯尤甚，哭时面赤唇红，烦躁不宁，身腹俱暖，大便秘结，小便短赤，指纹多紫。治宜清心导赤、泻火安神。③惊恐伤神：夜间突然啼哭，似见异物状，神情不安，时作惊惕，紧偎母怀，面色乍青乍白，哭声时高时低，时急时缓，指纹色紫。治宜定惊安神、补气养心。所以产生夜啼，寒则痛而啼，热则烦而啼，惊则神不安而啼。

方一　花火膏

【来源】《寿世保元·卷八·夜啼》

【组成】灯花 3 朵。

【功用】清热宁心。

【适应证】小儿夜啼症。

【用法】以乳汁调抹儿口，或抹母乳上，令儿吮之。

【说明】此方亦载于:《万病回春·卷七·小儿杂病》。

方二　灯花膏

【来源】《古今医统大全·卷八十八·夜啼候第十六》

【组成】灯花 8 克，朱砂 5 克。

【制法】上药研末，白蜜调。

【功用】镇惊安神。

【适应证】治小儿夜啼不已。

【用法】儿睡抹唇内。

【说明】本方朱砂有毒，慎用。

方三　花火膏

【来源】《育婴家秘·卷四·夜啼》

【组成】灯花 100 克，硼砂 20 克，朱砂 20 克。

【制法】将上述药物捣研为细末，备用。

【功用】镇惊止啼。

【适应证】小儿夜啼。

【用法】取适量，用灯心草煎汤，调搽小儿口中，同乳汁一起咽下，一天3次。

【说明】方中朱砂有毒，不可轻易使用。

食　积

食积是因食滞不消致日久成积者，常表现为嗳腐吞酸，不思饮食，食物不能消化，肚腹胀硬拒按。本病一年四季皆可发生，夏秋季节多发，因暑湿易于困遏脾气，发病率较高，常在感冒、泄泻、疳证中合并出现。脾胃虚弱，先天不足以及人工喂养的婴幼儿容易反复发病。少数患儿食积日久，迁延失治，脾胃功能严重受损，导致营养和生长发育障碍，形体日渐羸瘦，可转化成疳，故前人有“积为疳之母，无积不成疳”之说。

食积日久，损伤脾胃，脾胃虚弱，运纳失常，复又生积，此乃因积致虚；亦有先天不足，病后失调，脾胃虚弱，胃不腐熟，脾失运化，而致乳食停滞为积，此乃因虚致积。二者均为脾虚夹积、虚中夹实之候。食积的治疗，宜消乳消食，化积导滞。若脾虚夹积，宜健脾助运，消补兼施。食积与西医学消化不良相近。

方一　食癖方

【来源】《保童秘要·积聚》

【组成】大黄、鳖甲、麻子、芍药各30克，白术、房葵、法曲各10克。

【制法】上药切碎，水煮滤汁，如此3遍，将所滤汁液浓缩，加入蜂蜜收膏。

【功用】消癖散结。

【适应证】小儿饮食结聚不散，腹中隐隐如梨柿，按之即痛。

【用法】温水研化下。

【特别提醒】不宜过量服用。

方二　乳不化方

【来源】《保童秘要·初生》

【组成】草豆蔻 2.5 克，朴硝 20 克，蜀椒 30 克，黄连、人参各 15 克。

【制法】上药切碎，水煮滤汁，如此 3 遍，将所滤汁液浓缩，加入蜂蜜收膏。

【功用】健脾消食。

【适应证】初生小孩吮乳后，乳汁不消化。

【用法】每服 3 克，每日 2 次。

【特别提醒】不宜过量服用。

方三　疗小儿闪癖膏（方名编者加）

【来源】《本草纲目·卷十六·酸浆》

【组成】灯笼草 1500 克。

【制法】将上述药物捣研为膏。

【功用】化痰消积。

【适应证】小儿闪癖、食积。

【用法】取膏适量，敷患处。

【说明】本方出自《嘉祐本草》。

方四　山楂膏

【来源】《验方新编·卷十二·误吞诸物》

【组成】生山楂 2000 克。

【制法】将山楂切碎，水浸后煎煮，纱布滤去药渣，如此 3 遍，将所滤药液混合，加热浓缩为膏。

【功用】消食化积。

【适应证】一切骨鲠，鸡骨骨鲠尤效。

【用法】每服 1 匙，含化慢咽。

方五　治鱼骨鲠方

【来源】《普济方·卷六十四·咽喉门·骨鲠（附论）》

【组成】陈橘皮 200 克。

【制法】将上药研末，加入好酒、沙糖，煎熬成膏。

【功用】消骨鲠。

【适应证】鱼刺咔喉。

【用法】每以少许，冷吞咽下，立愈。

方六　和肝调中膏

【来源】《清宫配方集成·气滞方》

【组成】生地160克，生杭芍120克，菊花、石斛、炒栀子、生白术、陈皮各100克，竹茹80克，炒薏米160克，茯苓、焦楂炭、炒神曲、焦谷芽、鸡内金各120克，甘草60克。

【制法】共以水熬透，去渣，再熬浓汁，兑炼蜜1.6公斤收膏。

【功用】和肝调中，消食除胀。

【适应证】肝热蕴结之证，症见胁肋隐痛，食少纳呆，脘腹胀满，大便稀溏，左关弦缓，右关滑缓。

【用法】每服1匙，白开水冲服。

方七　扶元和中膏

【来源】《慈禧太后医方选议·第二章·补益医方》

【组成】党参150克，白术、当归身、杜仲、茯苓、生黄芪、炒谷芽、鸡内金各100克，砂仁40克，姜半夏80克，香附、佩兰、生姜各60克，红枣55枚。

【制法】共以水熬透，去渣，再熬浓，兑冰糖200克为膏。

【功用】扶元和中，健脾化滞。

【适应证】久病脾虚食少，胸闷干哕，倒饱嘈杂，食物不消。

【用法】每服10克，白水冲服。

方八　加减扶元和中膏

【来源】《慈禧太后医方选议·第二章·补益医方》

【组成】党参150克，白术、茯苓、当归身、续断（酒炒）、生黄芪、炒谷芽、鸡内金各100克，香附、大熟地各60克，炙半夏、生姜各80克，砂仁、佩兰各40克，红枣55枚。

【制法】共以水熬透，去渣，再熬浓，兑冰糖200克为膏。

【功用】补益脾肾，化湿和胃。

【适应证】久病脾虚肾亏之食少纳呆，饮食不消，胸闷脘痞，腰膝酸软。

【用法】每服10克，白水冲服。

方九 养阴调中化饮膏

【来源】《慈禧太后医方选议·第三十章·各类效验医方》

【组成】 西洋参、川贝母、陈皮、香附各90克，朱茯神180克，柏子仁、生地、当归身、神曲、焦山楂各120克，枳壳60克，姜黄连45克。

【制法】 共以水煎透，去渣再熬浓汁，兑炼蜜收膏。

【功用】 清热养阴，健脾祛痰。

【适应证】 肺胃积热，脾不健运，火盛津枯之干咳、食滞、纳呆、口渴思饮，亦治老年人阴虚夹饮。

【用法】 每服10克，白开水冲服。

方十 健脾膏

【来源】《理瀹骈文·存济堂药局修和施送方并加药法》

【组成】 牛精肉500克，牛肚200克（用小磨麻油1500克浸熬，听用），益智仁、姜半夏、南星、当归、厚朴、陈皮、乌药、姜黄、甘草（半生半炙）、枳实、白术、川乌、莱菔子、干姜、川椒各100克，黄芪、党参、川芎、白芍、赤芍、羌活、香白芷、细辛、防风、香附、灵脂、苏梗、苏子、延胡索、山楂、麦芽、神曲、木瓜、青皮、槟榔、枳壳、桔梗、灵仙、腹皮、醋三棱、醋莪术、杏仁、柴胡、升麻、远志肉、吴萸、五味、草蔻仁、肉蔻仁、巴戟天、补骨脂、良姜、荜茇、大茴、红花、黄连、黄芩、大黄、甘遂、苦葶苈、红芽大戟、巴仁、黑丑头、茵陈、木通、泽泻、车前子、皂角、木鳖仁、蓖麻仁、全蝎、炮山甲、白附子、附子各50克，苍术、滑石、生姜、薤白、韭白、葱白、大蒜各200克，鲜槐枝、柳枝、桑枝各400克，石菖蒲、艾、白芥子、胡椒、佛手（干）各50克，凤仙草（全株）1棵，枣7枚。

【制法】 共用油11公斤，分熬丹收，再入官桂、木香、丁香、砂仁、檀香各50克，牛胶（酒蒸化）200克，俟丹收后，搅至温温，以1滴试之，不爆，方下，再搅千余遍，愈多愈妙，勿炒珠，炒珠无力，且不黏也。

【功用】 健脾消食。

【适应证】 脾阳不运，饮食不化，或噎塞饱满，或泄痢腹痛，或为湿痰，水肿，黄疸，臌胀，积聚，小儿慢脾风。

【用法】贴胸脐。

【特别提醒】严禁内服。

方十一　清热理脾除湿膏

【来源】《光绪皇帝医方选议·第十七章·治脾胃病医方》

【组成】茯苓、薏苡仁、石斛、扁豆各150克，陈皮、白术、麦冬、茵陈各120克，炒三仙各60克，山药、菊花各90克，甘草60克。

【制法】共以水煎透，去渣，加蜜炼成膏。

【功用】淡渗健脾，清热除湿。

【适应证】脾运不健之食少纳呆，饮食不消，疲倦乏力，脘痞腹胀，口干烦热，大便溏薄等。

【用法】每服7克，白开水冲服。

方十二　奶癖方

【来源】《保童秘要·积聚》

【组成】大黄、青木香、橘皮、桔梗各10克，诃梨勒30克，郁李仁、马牙硝各20克，乌梅肉5克。

【制法】上药切碎，水煮滤汁，如此3遍，将所滤汁液浓缩，加入蜂蜜收膏。

【功用】消癖散结。

【适应证】小儿吮乳后，消化不良，在腹内聚成颗粒块不散。

【用法】温水研化下。

【特别提醒】不宜过量服用。

方十三　水癖方

【来源】《保童秘要·积聚》

【组成】牵牛子、枳壳、甘遂各20克，大黄30克，牡丹皮、黄柏、桂心各10克。

【制法】上药切碎，水煮滤汁，如此3遍，将所滤汁液浓缩，加入蜂蜜收膏。

【功用】消癖散结。

【适应证】小孩饮冷水不散，聚在肠胃盘曲之处，按之宛然响作水声。

【用法】温水研化下。每日服2次，如利多减1次。

【特别提醒】不宜过量服用。

方十四　楂梨膏

【来源】《种杏仙方·卷四·附日用杂方》

【组成】鲜山楂1500克，甜梨1500克。

【制法】将上述药物一起捣烂，过滤取自然汁，入锅内煎熬，直至如稀糊样。一般药汁与蜜的比例为5∶2，即得汁600克，入蜜240克，再熬，直至成膏，也可制成饼子服用。

【功用】化食消积。

【适应证】小儿食积不化。

【用法】取药饼适量，食之。

【说明】书中本无适应证，今以药测证。

疳　积

疳积是以面黄肌瘦、毛发焦枯、肚大筋露、神萎、纳呆便溏为主要表现的儿科病证，多见于1~5岁儿童。疳积多因饮食不节，乳食喂养不当，损伤脾胃，运化失职，营养不足，气血精微不能濡养脏腑；或因慢性腹泻、肠道寄生虫等病，经久不愈，损伤脾胃等引起。古人有“无积不成疳”“积为疳之母”的说法。治疗疳积应消积导滞，调理脾胃。若气血两亏则应温中健脾，补益气血。

方一　疗癖积膏（方名编者加）

【来源】《本草纲目·卷十六·大黄》

【组成】锦纹大黄（末）120克，醋20毫升，舶上硫黄（形如琥珀者）、官粉各40克。

【制法】将大黄与醋置于砂锅中一起煎煮成膏，倾倒于瓦上，日晒夜露3天，再入硫黄、官粉一起研匀。

【功用】破癖消积。

【适应证】脾癖疳积，不拘大人小儿。

【用法】十岁以下小儿取2克，大人6克，米汤送下。

【说明】本方出自《圣济总录》。如一服不愈，半月之后再服。方中硫黄、官粉有毒。

【特别提醒】忌一切生冷、鱼肉，只食白粥半月。若不忌口，不如勿服。

方二　人参白术膏

【来源】《仁斋小儿方论·卷四·脾胃》

【组成】人参、白术、茯苓、山药、莲肉各50克，山楂35克，炙甘草、陈皮、神曲、炒麦芽、泽泻各25克。

【制法】将上药切为细末，水煎后滤取汁，如此3遍，将所滤汁液混匀后浓缩，下入蜂蜜收膏。

【功用】健脾胃，消疳积。

【适应证】治小儿脾胃虚弱，肌肤羸瘦，欲成疳证，服之则消积肥肌。

【用法】每服1匙，米汤化服。

【说明】此方亦载于:《育婴家秘·卷三·调理脾胃》

方三　脊疳方

【来源】《保童秘要·诸疳》

【组成】地骨、龙胆、海蛤粉、紫芩、青木香、芍药、猪苓各10克，紫参、黄芪、大黄各20克，枳壳30克，郁李仁50克。

【制法】上药切碎，水煮滤汁，如此3遍，将所滤汁液浓缩，加入蜂蜜收膏。

【功用】消疳除积。

【适应证】患者极度消瘦，致使脊骨突出似锯，兼有面黄肌瘦、能食易饥等症。

【用法】每服1匙，1日3次。

【特别提醒】不宜过量服用。

方四　青金膏

【来源】《证治准绳·幼科·集七·脾脏部下·疳积》

【组成】青黛、朱砂、芦荟、蟾酥各10克，麝香5克，蜣螂1枚，蛇蜕20克。

【制法】上述药物打成粉状，然后用清水将蟾酥化开倒入药粉中搅拌为膏状即可。

【功用】清热解毒，杀虫除疳。

【适应证】小儿腹生疳虫癥瘕。

【用法】每次 2 汤匙，用温开水化开服用，然后用棉签蘸膏药涂于鼻孔内。

【禁忌证】虚寒证慎用。

【说明】方中芦荟、朱砂、蟾酥有毒，不可久服。将膏药涂于鼻孔内若眉毛上变白则疳虫可出，若变为青色则为难治。

方五　露星膏

【来源】《证治准绳·幼科·集七·脾脏部下·疳积》

【组成】黄芪、胡黄连、地骨皮、柴胡各 10 克，白蜜 50 克。

【制法】上为末，炼蜜为丸，如圆眼大，隔夜酒浸，露星 1 宿，次日澄去酒。

【功用】清热解毒，杀虫除疳。

【适应证】小儿积热成疳，潮热肌热，疳劳瘦弱，肚拍如鼓鸣，脊骨如锯。

【用法】薄荷汤化服。

方六　助胃膏

【来源】《洪氏集验方·卷五·助胃膏》

【组成】人参、白术、甘草、茴香、干木瓜各 50 克，檀香 5 克，干山药、乌梅肉、白豆蔻仁、缩砂仁各 25 克。

【制法】上药为末，炼蜜为膏。

【功用】健脾运胃，消疳化积。

【适应证】小儿疳积等症。

【用法】空心，如皂子大，每服 1 丸，嚼服，或温水吞下。

【禁忌证】实证不宜。

方七　五六岁已下羸瘦方

【来源】《保童秘要·诸疳》

【组成】麦门冬、人参、黄芩、枳壳、龙胆各 30 克，石斛、柴胡各

20克，桃仁50克，獭肝60克。

【制法】上药切碎，水煮滤汁，如此3遍，将所滤汁液浓缩，加入蜂蜜收膏。

【功用】清肝泻热，益气补虚。

【适应证】小儿眼涩眼痒，摇头揉目，面色萎黄，多汗，下痢频多等症。

【用法】每服1匙，一日3次。

方八　不思食诸方

【来源】《保童秘要·诸疳》

【组成】大黄、人参、白术各100克。

【制法】上药切碎，水煮滤汁，如此3遍，将所滤汁液浓缩，加入蜂蜜收膏。

【功用】消疳健脾。

【适应证】喂养不当引起的脾胃虚损，营养不良，不欲饮食。初期面黄肌瘦，大便时干时稀，睡眠不安，自汗盗汗等症。

【用法】每服1匙，一日3次。

【特别提醒】不宜过量服用。

方九　化癖膏

【来源】《鲁府禁方·卷三·康集·疳疾》

【组成】黄狗脑子900克，皮硝300克，麝香（现用人工麝香）1克，珍珠4克。

【制法】将上述药物捣研成饼，分作6次用。

【功用】化痞消积。

【适应证】癖积。

【用法】先让患者吃饱，令其仰卧，用笔圈定痞块之大小，以篾作圈围住。另用面作圈，放于篾圈里，用草纸贴块上，将药摊贴于纸上，用火慢慢熨之，以熨尽药枯为妙。第2天重复，3次熨尽。同时服用桃仁承气汤1剂，血块即下。

【说明】肚脐翻出者不治；痞块收上心去者不治。

方十　贴癖神应膏

【来源】《鲁府禁方·卷三·康集·疳疾》

【组成】皮砂、山栀子、蜂蜜、酒糟、猪脂、水萝卜皮各180克，硇砂18克，鸡子清80克，大葱20克，水红花子24克，阿魏6克。

【制法】先将上述药物捣研为细末，再将葱与鸡子清一起捣研，最后与诸药一起调和成膏。

【功用】化痞消积。

【适应证】癖积。

【用法】取适量，平摊布上，贴患处；或者用油纸裹住，频繁润之。如果今日午时贴膏，到次日午时去之再贴。

【说明】癖积甚者，贴3~5贴，就会痊愈。方中水红花子有毒，不可轻易使用。

方十一　经验化癖千捶膏

【来源】《鲁府禁方·卷三·康集·痞疾》

【组成】皮硝、川椒、蓖麻仁各360克，黄香1920克，绿豆600克。

【制法】先将绿豆、川椒加水煎熬成浓汁，过滤去渣，再熬30分钟；入黄香，再熬1个小时，离火；入皮硝，搅拌均匀后取出，置于石臼内；下蓖麻子仁，捣烂成膏。

【功用】理气消积化痞。

【适应证】小儿、成人内有积块，发热口臭。

【用法】根据积块之大小，将膏用热水泡软，捏成一饼。先用麝香（现用人工麝香）少许擦拭皮肤，使引气透，再敷药，仍以狗皮贴上，用火熨之3~5次，绢帛系紧，3天一换，可除病根。

【特别提醒】忌食苦菜、豆腐、香椿、王瓜、茄子、鸡、鱼、醋、猪首肉。

方十二　黄阁化癖膏

【来源】《鲁府禁方·卷三·康集·痞疾》

【组成】秦艽、三棱、莪术、蜈蚣各30克，当归、大黄各18克，香油1440克，黄丹720克，穿山甲150克，全蝎50克，木鳖子20克。

【制法】将上述药物加入油内，以煎熬成黄色为度，过滤去渣，渣捣烂待用。待油冷却后入黄丹，置于火上煎熬，同时用槐柳条不住手搅，待黑烟起，滴水成珠，手试其软硬适宜，离火。最后将阿魏60克、乳香30克、没药30克、麝香（现用人工麝香）6克、皮硝18克捣研为细末，同所得粗渣一起捣烂，加入膏内，搅拌均匀，瓷器盛之备用。

【功用】活血破瘀，消肿散结。

【适应证】癖积气块，身体发热，口内生疳。

【用法】取膏适量，摊贴在狗皮上，每个重约42克，贴患处，一般贴3天就会停止发热，贴7天就会感觉腹部微疼，10天大便下脓血，此为起效的表现，不必惊慌。使用时先置于水中溶化，不可置于火上熔化。

【说明】如果有马刀、痱子疮者加琥珀60克，效果更好。方中黄丹有毒，不可轻易使用。

【特别提醒】忌生冷及腥晕发物100天。

方十三　肉豆蔻膏

【来源】《十便良方·卷二十九·治小儿等疾诸方三》

【组成】肉豆蔻10克，白术10克，人参、甘草、丁香、木香各5克，藿香2.5克。

【制法】上药同为细末，炼蜜为圆如鸡头大。

【功用】温中散寒，健脾止泻。

【适应证】小儿受惊夹寒，大便清泻，腹疼不定。

【用法】每服1丸，米饭，空心奶前服。

【特别提醒】过食、食积之泻有腐臭不宜。

【说明】丁香、木香不见火。

惊　风

惊风是儿科常见疾病，惊是惊厥，风是抽风。若因风而出现的惊厥抽搐，统称为惊风，分为急惊风、慢惊风。急惊风以发病迅速，高热眼红，昏迷抽搐，角弓反张，两目上视，牙关紧闭，口吐白沫，痰声漉漉为主症。慢惊风以慢性发作，面色淡白或青，神倦嗜睡，缓缓抽搐，时作时止，腹部凹陷，呼吸微缓等为主症，可因呕吐泄泻后引起，或由急惊风转变而成。若吐泻引起的，多见囟门和眼眶低陷，肌肉松弛，便稀尿少，口鼻气冷，甚则睡中露睛，肢冷；由急惊风转变的，多有便秘，小便失禁，或尿闭，汗出淋漓。惊风一般有多种表现：如抽搐；掣（两肩拽动）；颤（手足颤动）；搦（两手握拳或十指开合不已）；角弓反张；引（臂若开弓）；窜（眼睛上视）；眼睛斜视。

惊风的常见证型有外感六淫，宜散热祛风定惊；暴受惊吓，宜安神定惊；痰积食滞，宜化痰消积定惊；肝风内动，宜清热息风定惊。

方一　疗慢脾惊风膏（方名编者加）

【来源】《本草纲目·卷四十·蝎》

【组成】蝎梢（末）40克，石榴（剜空）1枚。

【制法】用无灰酒调和蝎梢末，填入空石榴内盖紧，置于大火上煎煮，时时搅拌，直至成膏，取出放冷。

【功用】祛风定惊。

【适应证】慢脾惊风（小儿久病后或吐泻后生惊，转成慢脾）。

【用法】每取0.6克，用金器、银器和薄荷煎汤送服，1天1次。

方二　辰砂茯神膏

【来源】《太平惠民和剂局方·卷十·治小儿诸疾》

【组成】酸枣仁600克，代赭石200克，乳香200克，茯神600克，朱砂200克，麝香200克。

【制法】上药除朱砂、麝香外，加入冷水浸泡12小时，水量以高出药面15厘米为宜。先用大火将药液煮沸，再用小火煎煮，保持微沸，煎煮时应及时搅拌，并去除浮于表面的泡沫，以免药液溢出，煮至2~5小时，过滤取出药液。药渣续加冷水再煎，第二次加水量以淹没药料即可，如法煎煮3次为度，合并药液，静置沉淀，再用四层纱布过滤3次，尽量减少药液中的杂质。将煎出的药液再放在小火上煎煮蒸发浓缩，同时不断用筷子搅动药液，防止焦化，逐渐形成稠膏状，趁热用筷子取浓缩的药液滴于干燥皮纸上，以滴膏周围不见水迹为度。饴糖、白蜜各1000克先行炒透，随后再与朱砂、麝香一起放入稠膏状的药液中，用小火煎熬，并不断用筷子搅拌和匀收膏。

【功用】镇肝熄风，宁心安神。

【适应证】小儿急、慢惊风，流涎抽搐，手足抽掣，心膈烦躁，惊啼，睡不宁，腹中绞痛。

【用法】空腹服用，一日2次，每次1汤匙，用枣汤送服。

方三　劫风膏

【来源】《证治准绳·幼科·集一·脐风》

【组成】威灵仙 150 克，皂荚 300 克，米醋 50 克。

【制法】皂荚锤碎后以温水 1 碗调和，然后用纱布滤去皂荚渣，将药水放入锅中慢火熬煮，再兑入米醋，并将打成粉末的威灵仙放入锅中，继续煎煮浓缩成膏状。

【功用】祛风通经，化痰开噤。

【适应证】小儿急慢惊风所致的抽搐，脐风、牙关紧闭，痰涎壅盛，咽喉肿痛。

【用法】先用盐乌梅擦牙根，然后以温水调和膏药擦左右牙关；风痰壅盛者用淡姜汤调化膏药服用；咽喉肿痛者以茶青或薄荷汤调开服用。

【说明】熬药时以陶罐为好，银器尤佳。

方四　郑氏驱风膏

【来源】《证治准绳·幼科·集之二·急惊》

【组成】朱砂、蝎尾、当归、龙胆草、川芎、山栀子、大黄、羌活、防风、甘草各 10 克，麝香 2 克，白砂糖 150 克。

【制法】将白砂糖放入锅中融化，然后将余药打成粉状撒入锅中，搅拌均匀收膏。

【功用】清心开窍，化痰熄风。

【适应证】小儿肝风筋脉拘急，面红目青，惊搐及胎风。

【用法】一日 3 次，每次 1 汤匙，以薄荷、竹叶、白蜜煎汤送服。

【禁忌证】脾虚便溏者慎服。

方五　朱砂膏

【来源】《证治准绳·幼科·集之二·急惊》

【组成】朱砂 50 克，马牙硝、硼砂、玄明粉各 25 克，麝香 5 克，金箔、银箔各 15 片，白附子、枳壳各 50 克，川芎、甘草各 40 克，人参、黄芩、薄荷各 20 克，白蜜 500 克。

【制法】将白蜜放入锅中煎煮，然后将余药打成粉状撒入锅中，搅拌均匀收膏。

【功用】清心开窍，化痰熄风。

【适应证】小儿五心烦热，喉中痰涎壅盛，惊风抽搐，口渴饮水不定时，夜眠不安，口疮糜烂。

【用法】不定时服用，每次1~2汤匙，以麦门冬煎汤送服。

【禁忌证】脾虚便溏者慎服。

方六　羌活膏

【来源】《证治准绳·幼科·集之二·慢脾风》

【组成】羌活、防风、川芎、人参、白附子、赤茯苓各50克，天麻10克，白僵蚕、蝎子、白花蛇、冰片、麝香、辰砂、雄黄各1克，炮附子、麻黄各3克，肉豆蔻、沉香、母丁香、藿香叶、木香各2克，轻粉、珍珠末各1.5克。

【制法】将白蜜放入锅中煎煮，然后将上药打成粉状撒入锅中，搅拌均匀收膏。

【功用】健脾益气，化痰熄风。

【适应证】小儿脾胃虚弱或吐泻之后所致的慢惊风，亦可用于小儿伤寒。

【用法】饭前服用，每次1~2汤匙，以麦门冬或薄荷煎汤送服。

【禁忌证】实热所致的惊风慎用。

【说明】方中辰砂、雄黄、炮附子、轻粉有毒，不可久服。

方七　油珠膏

【来源】《证治准绳·幼科·集之二·慢脾风》

【组成】硫黄、滑石各50克，炮附子、半夏、南星各10克，冷韭菜汁300克，麻油150克。

【制法】将韭菜汁与麻油一起放入锅中煮沸，然后将上述药物打成粉状放入锅中搅拌均匀，继续煎煮收膏。

【功用】温阳化痰，降逆止呕。

【适应证】小儿风痰所致的惊风抽搐及气逆呕吐。

【用法】空腹，以生韭菜汁送服。

【禁忌证】实热所致的惊风慎用。

【说明】方中硫黄、炮附子、半夏、南星有毒，不可久服。服用此方1小时后方可喂食。

方八　七味羌活膏

【来源】《证治准绳·幼科·集之二·慢脾风》

【组成】羌活、独活、天麻、全蝎、人参、僵蚕各50克，乌梢蛇10克，白蜜300克。

【制法】将白蜜放入锅中煎煮，然后将余药打成粉状撒入锅中，搅拌均匀收膏。

【功用】健脾益气，化痰息风。

【适应证】小儿脾胃虚弱或吐泻之后所致的慢惊风。

【用法】饭前服用，每次1~2汤匙，以荆芥煎汤送服。

【禁忌证】实热所致的惊风慎用。

方九　涂顶膏

【来源】《证治准绳·幼科·集之二·天钓》

【组成】生乌头、油菜籽各20克。

【制法】将生乌头与油菜籽一起捣烂为膏。

【功用】行气祛瘀，散寒通络。

【适应证】小儿高热抽搐所致的目睛上视。

【用法】以清水调开摩于头顶。

【禁忌证】实热所致的惊风慎用。

【说明】方中生乌头有毒。

【特别提醒】外用，不可内服。

方十　朱砂膏

【来源】《奇效良方·卷四十八·积热通治方》

【组成】朱砂、硼砂、烟硝各12.5克，金、银箔各5片，脑子1克，寒水石、石膏各25克，粉草15克。

【制法】将上药研为细末。

【功用】泄热镇惊。

【适应证】心经惊热至甚，不省人事。

【用法】每服10克，麦门冬20粒，煎汤调下。

【说明】此方亦载于：《世医得效方·卷十五·烦热》。

【特别提醒】不宜过多服用。

方十一 辰砂膏

【来源】《张氏医通·卷十五·专方·婴儿门上》

【组成】辰砂、牙硝各 400 克，硼砂、全蝎各 200 克，珍珠、麝香（现用人工麝香）120 克。

【制法】将上述药物一起捣研为细末，再与生白蜜捣研为膏。

【功用】化痰定惊，开窍醒神。

【适应证】小儿口噤目闭，啼哭声微，吐乳不消化。

【用法】取如豆粒大小一枚，薄荷汤送服；潮热者，炙甘草汤送服；一个月内小儿，用之涂乳头，让小儿吮之，亦效。

【说明】方中辰砂有毒。此方麝香量过大，可以适宜减量。

方十二 大青膏

【来源】《景岳全书·卷六十二·小儿》

【组成】天麻 300 克，青黛、白附子、乌梢蛇、天竺黄各 200 克，全蝎、麝香各 100 克。

【制法】上药除麝香、青黛、天竺黄外，余药放入铜锅中，加入冷水浸泡 12 小时，水量以高出药面 15 厘米为宜。先用大火将药液煮沸，再用小火煎煮，保持微沸，煎煮时应及时搅拌，并去除浮于表面的泡沫，以免药液溢出，煮至 2～5 小时，过滤取出药液。药渣续加冷水再煎，第二次加水量以淹没药料即可，如法煎煮 3 次为度，合并药液，静置沉淀，再用四层纱布过滤 3 次，尽量减少药液中的杂质。将煎出的药液再放在小火上煎煮蒸发浓缩，同时不断用筷子搅动药液，防止焦化，逐渐形成稠膏状，趁热用筷子取浓缩的药液滴于干燥皮纸上，以滴膏周围不见水迹为度。此谓清膏。饴糖、白蜜各 600 克先行炒透，随后与麝香、青黛、天竺黄放入稠膏状的药液中，用小火煎熬，并不断用筷子搅拌和匀收膏。

【功用】清热化痰，息风止痉。

【适应证】痰热内盛、肝风内动之惊厥抽搐。

【用法】一日 3 次，每服 1 汤匙，空腹服用，用薄荷汤送服。

【说明】此方麝香量过大。此方亦载于：①《张氏医通·卷十五·专方·婴儿门上》。②《保婴撮要·卷一·肝脏》。③《世医得效方·卷十一·惊候》。④《古今医统大全·卷八十八·急惊风候第十四》。

方十三　龙脑地黄膏

【来源】《黄帝素问宣明论方·卷十四·小儿门》

【组成】川大黄、甘草、麝香各5克，雄黄0.5克，生脑子5克。

【制法】上药分别研细，混合后再研为细末，炼蜜为膏，油单裹。

【功用】镇惊化痰，安神定志。

【适应证】主小儿急慢惊风，涎痰上潮心胸，天吊惊，缠喉风；小儿胸膈不利，一切热毒。

【用法】煎薄荷汤下。

【特别提醒】不宜过量服用。

方十四　初生三日服牛黄方

【来源】《保童秘要·初生》

【组成】牛黄一大豆许。

【制法】上药研极细，以赤蜜熟调如膏状。

【功用】温肠胃，壮血气，去惊风，辟邪恶。

【适应证】初生小儿预防惊风。

【用法】用绵蘸取令吮之，一日尽，连续3日。

【特别提醒】不宜过量服用。

方十五　初生六日服朱砂方

【来源】《保童秘要·初生》

【组成】成炼朱砂一大豆许。

【制法】上药研极细，以赤蜜熟调如膏状。

【功用】温肠胃，壮血气，去惊风，辟邪恶。

【适应证】初生小儿预防惊风。

【用法】用绵蘸取令吮之，一日尽，连续3日。

【特别提醒】不宜过量服用。

方十六　牛黄膏

【来源】《医垒元戎·卷十二·朱砂例》

【组成】人参12.5克，甘草25克，牙硝5克，雄黄35克，朱砂5克，蛤粉100克，生龙脑2.5克，金银箔4个。

【制法】上为细末，炼蜜为丸，以金银箔为衣。

【功用】镇惊化痰。

【适应证】治惊化痰，凉膈镇心，祛邪热，止涎漱。

【用法】一岁儿，每服绿豆大，薄荷汤化下。量岁数临时加减服之。饭后服。

【特别提醒】不可过量服用。

方十七 羌活膏

【来源】《仁斋小儿方论·卷一·惊风证治》

【组成】天麻、赤茯苓各 50 克，羌活、防风各 25 克，人参、全蝎、朱砂、明硫黄、水银各 10 克。

【制法】先将硫黄、水银同研如泥，再将余药研为细末掺入，炼蜜为丸，如梧桐子大。

【功用】祛风化痰。

【适应证】小儿惊风痰涎。

【用法】每服 1 粒，薄荷汤调下。

【说明】本方朱砂、硫黄、水银有毒，慎用。

【特别提醒】不可过量服用。

方十八 参砂膏

【来源】《仁斋小儿方论·卷一·惊风证治》

【组成】朱砂、人参、制南星、茯神、远志肉（姜汁浸，焙）、天麻、白附子、僵蚕各 50 克，硼砂 25 克，麝香 1 克。

【制法】将上药研为极细末，入蜂蜜中，熬为膏状。

【功用】通心气，除膈热，去痰壅。

【适应证】小儿惊风，痰涎壅盛。

【用法】每服 2 克，麦门冬汤调下。

【特别提醒】不可过量服用。

方十九 参蝎膏

【来源】《仁斋小儿方论·卷一·胎惊证治》

【组成】天浆子、天竺黄、人参、朱砂、全蝎、天麻、蝉壳各 50 克，麝香 1 克。

【制法】将上药研为极细末，入蜂蜜中，熬为膏状。

【功用】镇惊安神。

【适应证】治胎惊，定心神。

【用法】每服 2 克。

【特别提醒】不可过量服用。

方二十　牛黄膏

【来源】《保婴撮要·卷六·潮热》

【组成】蝎尾 49 枚，巴豆肉（去油）7.5 克，梅花脑半匙，辰砂 10 克，郁金、牛黄各 5 克，麝香 1 匙。

【制法】上研为细末。

【功用】清热化痰，熄风止痉。

【适应证】治壮热，咽喉涎响，或不省人事，或左右手偏搐，或唇口眼鼻颤动，此涎热内蓄、风邪外感也，宜急服之。

【用法】每服 1 克，蜜水调下。

【特别提醒】不宜过量服用。

方二十一　吕祖一枝梅

【来源】《清宫配方集成·杂治方》

【组成】雄黄、巴豆仁各 50 克（不去油），朱砂 3 克，五灵脂 30 克，银朱 25 克，蓖麻仁 5 克，麝香 3 克。

【制法】上各研细，于端午日净室中，午时共研，加油、胭脂为膏，瓷盒收藏。

【功用】止痉止痢。

【适应证】判断男妇老幼新久诸证的预后。

【用法】临用豆大 1 团，捏饼贴印堂之中，并点官香 1 支，香尽去药，2 小时后，视贴药处有红斑晕色肿起飞散，谓之红霞捧日，病虽危笃，其人不死；如贴药处 2 小时后，不肿不红，皮肉照旧不变，谓之白云漫野，病虽轻浅，终归冥路。小儿急慢惊风，一切老幼痢疾俱可贴之。

【特别提醒】本方外用，严禁内服。

方二十二　朱砂膏

【来源】《仁斋小儿方论·卷一·治惊稍重下法》

【组成】朱砂、马牙硝各 10 克，川灵脂、芦荟各 7.5 克，麝 2.5 克，脑 1 克。

【制法】上药研为细末，用甘草膏调匀，为丸，如绿豆大，金箔为衣。

【功用】化痰熄风。

【适应证】惊风痰盛。

【用法】每服 1 丸，薄荷汤调下。

【特别提醒】不可过量服用。

方二十三　百枝膏

【来源】《仁斋小儿方论·卷一·定志宁神治法》

【组成】人参、防风、天麻、茯神各 75 克，白附子、酸枣仁、琥珀、石菖蒲各 50 克，麝香 1 克。

【制法】将上药切碎，水煎后滤取汁，如此 3 遍，将所滤汁液混匀后浓缩，下入蜂蜜收膏，冷凝后下入麝香，搅拌均匀即成。

【功用】安心宁神。

【适应证】小儿惊风，心神不宁。

方二十四　辰砂膏

【来源】《仁斋小儿方论·卷二·慢脾风下痰证治》

【组成】黑附子 1 枚，南星（炮）25 克，白附子（炮）、川五灵脂、蝎梢各 1 克。

【制法】将黑附子去皮，脐顶上刻一孔，入辰砂末 5 克，再用附子末塞之，炭火烧存性，再与余药研为细末，混匀，炼蜜为丸。

【功用】化痰祛风，温中回阳。

【适应证】治慢脾冷痰壅滞，症见闭目摇头，面唇发青发黯，额上汗出，四肢厥冷，手足微搐，气弱神微，昏睡不语，舌短声哑，呕吐清水，指纹隐约。

【用法】每服 1 丸，生姜汁泡汤服下。

【说明】辰砂、附子、南星有毒，慎用。此方亦载于：《保婴撮要·卷三·慢惊》。

【特别提醒】不可过量服用。

方二十五　助胃膏

【来源】《仁斋小儿方论·卷二·急慢脾风证治》

【组成】人参、白术、石莲肉各 100 克，丁香、檀香、舶上茴香（炒）、白豆蔻、木香、炙甘草各 50 克。

【制法】将上药切为细末，水煎后滤取汁，如此 3 遍，将所滤汁液混匀后浓缩，下入蜂蜜收膏。

【功用】温胃止呕，健脾止泻。

【用法】每服 1 匙，陈米饮调下。脾困不醒，用冬瓜仁子煎汤调下。

【适应证】治慢脾风吐泻，不进乳食。

方二十六　大风膏

【来源】《世医得效方·卷十一·截风》

【组成】花蛇（酒浸，去皮骨）1 条，蜈蚣（酒浸，去粪）1 条，全蝎 5 个，蛇含石（烧红，醋淬 7 遍）100 克，大赭石（烧红，醋淬 7 遍）、防风各 50 克，天竺黄 25 克，天麻、青黛、紫粉各 15 克，僵蚕（炒）25 克，天南星（姜汁浸，焙干）150 克。

【制法】将上药研为细末，炼蜜后下入，搅拌均匀如膏状。

【功用】祛风定惊。

【适应证】定诸般风搐。

【用法】慢惊，冬瓜子仁煎汤下；搐搦，鸡冠血、薄荷煎汤下；急惊，斑竹叶、薄荷煎汤下；化涎，桑白皮煎汤下；退潮热，薄荷、磨刀水煎汤下；止嗽，北五味子、杏仁煎汤下；夜啼，灯心、灶心土、蝉蜕煎汤下。

【特别提醒】不宜过量服用。

方二十七　牛黄膏

【来源】《世医得效方·卷十六·外障》

【组成】牛黄 5 克，犀角 10 克，金、银箔各 5 片，甘草 2 克。

【制法】将上药研为细末，炼蜜后下入药末，搅拌如膏状。

【功用】祛风定惊。

【适应证】治小儿通睛，欲看东边，则见西边事物，此肝受惊风所致。

【用法】每服 3 克，薄荷汤调服。

【特别提醒】不宜过量服用。

方二十八　辰砂膏

【来源】《幼科发挥·卷上·肝脏主病·急惊风有三因》

【组成】朱砂、牙硝各 60 克，雄黄 150 克，麝香（现用人工麝香）10 克，金箔、银箔各 150 克，白附子、枳壳各 180 克，川芎、白茯苓各 240 克，人参、黄连、远志各 120 克。

【制法】先将前 6 味药物单独捣研，再将后 7 味捣研为细末，混合一处，搅拌混合均匀，加蜜炼成丸，如芡实大小。

【功用】清热解毒，祛风定惊。

【适应证】小儿急惊风。

【用法】取 1 丸，用麦门冬煎汤化下。

【说明】方中朱砂、雄黄均有毒，不可轻易使用。此方为朱砂膏加减所得。

方二十九　辰砂膏

【来源】《幼科发挥·卷上·肝脏主病·急惊风有三因》

【组成】辰砂 180 克，硼砂、马牙硝各 90 克，玄明粉 120 克，全蝎、珍珠 60 克，麝香（现用人工麝香）5 克。

【制法】将上述药物捣研为细末，混合均匀，用单层油纸包起，自然成膏。

【功用】祛风清热定惊。

【适应证】小儿急惊风。

【用法】取 1 粒，薄荷煎汤或乳汁调枣汤下。

【说明】方中辰砂有毒，不可轻易使用。此方下痰效果很好。此方亦载于：①《景岳全书·卷六十二·小儿》。②《保婴撮要·卷一·噤风撮口脐风》。

方三十　乳香膏

【来源】《育婴家秘·卷二·惊风诸证》

【组成】乳香 300 克，沉香 600 克。

【制法】将上述药物捣研为极细末，加蜜炼为丸，如梧桐子大小。

【功用】活血降气止惊。

【适应证】小儿惊风。

【用法】取2丸，石菖蒲、钩藤煎汤送下。

方三十一 五通膏

【来源】《万病回春·卷七·小儿杂病》

【组成】生地黄、生姜、葱白、莱菔子、田螺肉各300克。

【制法】将上述药物一起捣烂，调和成膏。

【功用】祛风散邪，凉血息风。

【适应证】小儿脐风撮口。

【用法】取膏适量，在脐周敷一指厚，将小儿抱住，勿使其脱落，若有屁下、泄则愈。

方三十二 香螺膏

【来源】《万病回春·卷七·小儿杂病》

【组成】田螺300克，麝香（现用人工麝香）5克。

【制法】将田螺与麝香一起捣烂成膏。

【功用】清热解毒，消肿止痛。

【适应证】小儿脐风肿如盘。

【用法】取膏适量，敷脐上，片刻去之再敷，肿痛立消。

惊 痫

小儿因惊而发者为惊痫。《诸病源候论·卷四十五·惊痫候》曰："惊痫者，起于惊怖大啼，精神伤动，气脉不定，因惊而发作成痫也。"患者平素精神紧张，惊梦易醒，神情呆滞，或睡中哭叫，胆小害怕，惊则病发。发作时患者呈现无意识动作，盲目行走，就地转圈，惊恐意乱，不能自主，时而愤怒，时而惊叫不安，遇人将扑之，吐舌弄舌，面色忽红忽白，或有晕厥、抽搐，继而可见目睛上视，身体僵直，双手紧握，四肢抽搐。轻者，但身热面赤，睡眠不安，惊惕上窜，不发搐者，此名惊也；重者，上视身强，手足拳，发搐者，此名痫也。

小儿因血气未充，神气未实，或为风邪所伤，或为惊悸所触，亦有因妊娠七情惊怖所致者。面赤目瞪，吐舌啮唇，心烦气短，其声如羊者，曰心痫；面青唇青，两眼上窜，手足挛掣，反折其声如犬者，曰肝痫；面黑目振，吐涎沫，形体如尸，其声如猪者，曰肾痫；面如枯骨，目白反视，惊跳反折，摇头吐沫，其声如鸡者，曰肺痫；面色痿黄，目直，腹满自利，四肢不收，其声如牛者，曰脾痫。总的治疗原则是息风止痉。

方一　丹参摩膏

【来源】《本草纲目·卷十二·丹参》

【组成】丹参、雷丸各25克，猪膏100克。

【制法】将丹参、雷丸切碎后入猪膏中，慢火煎至药物焦枯后，纱布滤去药渣，冷凝即成。

【功用】定痫除热。

【适应证】小儿惊痫发热。

【用法】每取适量，摩小儿身上，每日3次。

【特别提醒】不宜内服。

方二　得惊痫恐发痫先制方

【来源】《保童秘要·惊痫》

【组成】柴胡、升麻、栀子、芍药各70克，紫芩、知母各80克，吊藤皮、炙甘草各20克，淡竹叶、寒水石120克，生葛汁2000毫升，蜜4000毫升，杏仁（捣烂如泥）40克。

【制法】将前10味药切碎，水煮滤汁，如此3遍，将所滤汁液浓缩，依次下入蜜、杏仁、葛汁，慢火熬如饴状即成。

【功用】预防发痫。

【适应证】小儿因受惊而得痫病后，为预防发病，可服用此方。

【用法】每服1匙，每日2次。

方三　守宫膏

【来源】《奇效良方·卷三》

【组成】守宫50克，珍珠、麝香、片脑各1克。

【制法】将上药各研为细末，薄荷汤调如膏状。

【功用】补心血，定惊痫。

【适应证】心血不足所致的久年惊痫。

【用法】每服9克。

【特别提醒】不宜过多服用。

方四　猪乳膏

【来源】《证治准绳·幼科·集一·脐风》

【组成】全蝎1个，琥珀、朱砂各5克。

【制法】全蝎焙干，与其他2味一起打成粉状备用。

【功用】清热祛风，安神定惊。

【适应证】小儿诸惊、胎痫。

【用法】以麦门冬煎汤送服制备好的药粉。

【说明】方中朱砂有毒，不可久服。

方五　乌金膏

【来源】《证治准绳·幼科·集一·脐风》

【组成】乌梢蛇1条，蚕纸1张，蝉蜕、全蝎、朱砂各50克，金箔20片，冰片、麝香各5克，白蜜300克。

【制法】上述药物打成粉状，然后以蜂蜜调和成膏。

【功用】清热祛风，安神定惊。

【适应证】小儿胎痫反复发作。

【用法】一日3次，每次一汤匙，以人参、薄荷煎汤送服。

【禁忌证】内无风痰者慎服。虚寒证慎服。

【说明】方中朱砂有毒，不可久服。

方六　生南星膏

【来源】《证治准绳·幼科·集一·脐风》

【组成】制天南星、白附子、白花蛇各100克，全蝎、天麻、朱砂各50克，米酒500克，腻粉25克，牛黄、麝香、冰片各5克。

【制法】先将米酒放入锅中煮沸，然后将除朱砂、腻粉、牛黄、麝香、冰片外的药物打成粉状，放入锅中煎煮成膏状。

【功用】化痰息风，安神定惊。

【适应证】小儿胎痫反复发作。

【用法】一日3次，每次一汤匙，以竹沥送服。

【禁忌证】内无风痰者慎服。

【说明】方中朱砂有毒，不可久服。原方名为“生南星煎”，但制法为膏剂，故编者改名为“生南星膏”。

方七　羌活膏

【来源】《证治准绳·幼科·集一·脐风》

【组成】羌活、独活、乌梢蛇各100克，全蝎、天麻、人参、白僵蚕各50克，白蜜500克。

【制法】将白蜜放入锅中煮沸，然后将上述药物打成粉放入锅中搅拌均匀收膏。

【功用】健脾益气，熄风定惊。

【适应证】小儿胎痫反复发作。

【用法】一日3次，每次一汤匙，以麝香、荆芥煎汤送服。

【禁忌证】内无风痰者慎服。

方八　麝香膏

【来源】《证治准绳·幼科·集一·脐风》

【组成】麝香、牛黄、白附子、蚕蛾、白僵蚕各25克，全蝎21个，白蜜200克。

【制法】将白蜜放入锅中煮沸，然后将上述药物打成粉放入锅中搅拌均匀收膏。

【功用】清热化痰，熄风定惊。

【适应证】小儿胎痫反复发作，不得安卧。

【用法】一日3次，每次一汤匙，以人参、荆芥煎汤送服。

【禁忌证】内无风痰者慎服。虚寒证慎服。

方九　猪乳膏

【来源】《古今医统大全·卷八十八·胎惊候第五》

【组成】全蝎（焙）25克，琥珀5克，朱砂5克。

【制法】上药为末，每服一字，麦门冬煎汤调下。

【功用】镇惊安神。

【适应证】治小儿诸惊胎痫。

【说明】方中朱砂有毒，慎用。

方十　辟邪膏

【来源】《寿世保元·卷八·中恶》

【组成】真降香、白胶香、沉香、虎头骨、兔肉、龙胆草、人参、白茯苓（去皮）各10克。

【制法】上为细末，入雄黄15克，麝香3克。炼蜜为丸。

【功用】镇惊安神。

【适应证】小儿中恶证。

【用法】乳香汤下。

【说明】老虎为保护动物，虎头骨已不用。

方十一　牛黄膏

【来源】《古今医统大全·卷八十八·痫证候第二十二》

【组成】胆南星、全蝎（去毒，炒）、蝉蜕（去足）各10克，僵蚕（去嘴，炒）、白附子、防风、天麻（煨）各5克。

【制法】上药为细末，蒸枣肉研膏丸，如小豆大。

【功用】镇惊安神。

【适应证】治小儿风痫迷闷，抽搐潮涎。

【用法】用荆芥淡姜汤调服。

【说明】方中全蝎有毒，慎用。

方十二　朱砂膏

【来源】《古今医统大全·卷九十一·药方》

【组成】朱砂25克，硼砂、马牙硝、麝香各3克，珍珠末5克，玄明粉（研）10克。

【制法】上药为末，一处拌和，以炼蜜为膏。

【功用】镇惊安神。

【适应证】治惊积惊热，病后可以常服。

【用法】诸般惊证只用黄豆大粒，金银薄荷汤化下，身热者甘草汤下。

【说明】方中朱砂有毒，慎用。

方十三　麝香膏

【来源】《证治准绳·幼科·集一·胎热》

【组成】山栀子、绿豆粉、鲜生地黄、白蜜各150克，甘草60克。

【制法】将鲜生地黄捣乱成汁与白蜜放入锅中煮成膏状，然后将余药打成粉，放入锅中搅拌均匀收膏。

【功用】滋阴清热，化痰解毒。

【适应证】小儿胎中受热所致的气急喘满、眼闭目赤、小便赤涩、大便不通惊、烦诸症。

【用法】一日3次，每次1汤匙，以麦门冬汤送服。

【禁忌证】脾虚便溏者慎服。

方十四　琥珀茯苓膏

【来源】《古今医统大全·卷四十九·药方》

【组成】生晒参50克，陈皮25克，当归（酒浸）100克，锉3味，熬稀膏1碗。白茯苓（为末）100克，琥珀（另为末）25克。

【制法】上将参膏加琥珀、茯苓末调匀，如稠甚，加蜜汁调之得所。

【功用】安神定志。

【适应证】治精神失守，渐成心风。

【用法】每服2~3匙，嚼咽下。不时及临睡服之，妙。

【禁忌证】实证不宜。

方十五　疗子母五痫煎方

【来源】《外台秘要方·卷三十五·小儿诸疾上三十六门·妇小儿将息衣裳厚薄致生诸痫及诸疾方并灸法二十八首》

【组成】钩藤90克，知母、子黄芩各180克，炙甘草135克，升麻、沙参各135克，寒水石270克，蝉蜕45克，蜣螂150克。

【制法】将上述9味药物捣研为散、过筛，与好蜜和稀泔水一起加入铜器中煎煮，直至沸腾，加入诸散，不停搅拌，煎如饴糖则膏成。

【功用】清热镇静，祛风定惊。

【适应证】小儿惊痫，身体羸瘦不堪，子母五痫。

【用法】一日大小儿，取3克大1枚食之，一天可以食5~6次，无所妨碍；五六日大小儿，取3克大1枚，共3枚，食之；百日大小儿，取3克大1枚，共4枚，食之；二百日至三百日大小儿，取3克大1枚，共5枚，食之；三岁大小儿，取3克大1枚，共5枚，食之，可以适度加量。

方十六　惊痫体虚难疗方

【来源】《保童秘要·惊痫》

【组成】吊藤、紫芩、沙参各30克，知母、升麻、犀角（现用水牛角代）各40克，炙甘草、柴胡、白术各20克，蛇蜕10克，蚱蝉5克。

【制法】取竹根1千克，洗净切碎，煎煮滤汁，下入前药，煎煮后再滤汁，浓缩后，下入竹沥500克、蜜250克，慢火熬如饴状即成。

【功用】补虚止痫。

【适应证】小孩因受惊而得痫病后，身体虚弱，难于治疗者。

【用法】每服1匙，每日2次。

方十七　僵蚕膏

【来源】《保婴撮要·卷一·噤风撮口脐风》

【组成】僵蚕3枚。

【制法】将僵蚕略炒，研为细末，蜜调。

【功用】熄风止痉。

【适应证】撮口。

【用法】搽口中。

方十八　参砂膏

【来源】《育婴家秘·卷二·痫》

【组成】朱砂300克，牙硝、雄黄、金箔、银箔各150克，麝香（现用人工麝香）60克，白附子、枳壳各180克，川芎、茯苓各240克，人参、黄连、远志肉各60克。

【制法】先将前5味单独捣研均匀，后7味药粉碎成末，所有药混合均匀，加蜜炼为丸，如芡实大小。

【功用】清热镇惊，祛风止痫。

【适应证】痫证。

【用法】取1丸，麦门冬煎汤送服。

【说明】此方为朱砂膏加减所得。方中朱砂、雄黄均有毒，不可轻易使用。

痘疹

痘疹指皮肤起疹、起疮，形似豆粒，伴有外感证候，有天花与水痘2种。因天花已不见，此处只论水痘，水痘也称为痘疹。水痘为外感湿热之邪所致，病在脾、肺二经，有外感表证，症状较轻，往往在儿童中传染。水痘痘形特点是：椭圆形，肤浅易破，一般顶部无脐，只偶有脐凹，大小不等，陆续出现，浆薄如水，晶莹透亮，不结厚痂，不留痘痕。

凡痘疹初起发热，时起时退，或发热不盛者，为热浅则毒轻，其痘必稀。一般痘疹发热，常伴有外感的症状。治宜发表透疹，挟有食滞的应加消导药。

方一　三豆膏

【来源】《本草纲目·卷二十四·绿豆》

【组成】绿豆、赤小豆、黑大豆各100克。

【制法】将上药研为细末，醋调为膏。

【功用】清热解毒。

【适应证】痘后痈毒初起。

【用法】外涂患处。

方二　灭瘢方

【来源】《本草纲目·卷五十·羊》

【组成】羊骨髓（炼）40克，轻粉4克。

【制法】将上述药物一起调和成膏。

【功用】润肺泽肤，灭瘢除痕。

【适应证】痘疮痂疕不落。

【用法】取膏适量，涂患处。

【说明】此方来源于陈文中方。

方三　马齿苋膏（方名编者加）

【来源】《急救广生集·卷六·幼科·痘疹》

【组成】马齿苋汁200毫升，绿豆末、赤小豆末、石膏各25克，猪脂15克。

【制法】将上药混匀，慢火熬成膏。

【功用】清热解毒。

【适应证】痘后余毒未消。

【用法】外涂患处。

方四　庞氏地黄膏

【来源】《证治准绳·幼科·集四·痘疮上·见形证治》

【组成】生地黄400克，豆豉100克，雄黄10克，麝香5克，猪油500克。

【制法】先将生地黄、豆豉捣烂与猪油一起放在露天地1宿，然后放入锅中煮沸，滤去药渣，再放入雄黄、麝香搅拌均匀，慢火熬成膏状备用。

【功用】滋阴清热，透疹解毒。

【适应证】小儿痘疮要透未透。

【用法】用温开水化开服用，每次1汤匙。

【禁忌证】脾虚便溏者慎用。

【说明】方中雄黄有毒，不可久服。

方五　八珍膏

【来源】《证治准绳·幼科·集四·痘疮上·预防》

【组成】人参、紫河车各10克，白蜜40克，乳汁、梨汁各50克。

【制法】先将白蜜、乳汁、梨汁一起放入锅中煮沸，然后人参、紫河车打成粉放入锅中搅拌均匀，慢火熬成膏状备用。

【功用】健脾益气，滋阴养胃。

【适应证】小儿先天不足、脾胃气阴不足所致的痘疮。

【用法】用温酒化开服用，每次2汤匙。

【禁忌证】痰湿内盛者慎用。

方六　蝉蜕膏

【来源】《证治准绳·幼科·集四·痘疮上·初热证治》

【组成】蝉蜕、当归、防风、甘草、川芎、荆芥穗、升麻、白芍各

100克，白蜜1000克。

【制法】上述药物放入铜锅中煎煮3遍，滤去药渣浓缩，然后将白蜜炒透后放入锅中搅拌均匀，慢火熬成膏状备用。

【功用】养血祛风，透疹止痒。

【适应证】小儿痘疮、风热初起所致的瘙痒。

【用法】用薄荷汤化开服用，每次1汤匙。

【禁忌证】阴虚内热者慎用。

方七　蒲公英膏

【来源】《惠直堂经验方·卷四·膏药门》

【组成】蒲公英5000克。

【制法】将蒲公英切碎，水浸后煎煮，纱布滤取药汁，如此3遍，再将所滤药汁混合，入香油100毫升，慢火熬成膏。

【功用】清热解毒，消肿散结。

【适应证】主治痘疮、疔疮等症，兼疗诸毒瘰疬。

【用法】外涂患处。

方八　黄柏膏

【来源】《仁斋小儿方论·卷五·疮疹证治》

【组成】黄柏、新绿豆、红花10克，生甘草50克。

【制法】将上药研为细末，麻油调为膏。

【功用】清热解毒，预防疮疹。

【用法】薄涂眼眶四周，频用为妙。

【适应证】疮疹初萌，急以此护眼。

方九　银花甘草膏（方名编者加）

【来源】《验方新编·卷十九·小儿杂症》

【组成】金银花500克，甘草200克，白糖100克。

【制法】将上药切碎，水浸后煎煮，纱布滤去药渣，如此3遍，将所滤药液混合，下入白糖，加热浓缩为膏。

【功用】清热解毒。

【适应证】既可稀痘，又可解除一切毒。

【用法】每日早、晚各服1~2匙。

方十　乌金膏

【来源】《冯氏锦囊秘录痘疹全集·卷十四·汇集古哲治痘诸方》

【组成】僵蚕（酒洗）、全蝎（酒洗，去足尾）、甘草、紫草、白附子（味苦、内白者真）、麻黄各20克，穿山甲（炒末）10克，蝉蜕（去上头足）8克。

【制法】上药捣研为末，同红花、紫草各20克，好酒200毫升，熬至大半，过滤去渣，下蜜200克，小火同熬，直至滴水成珠为度，丸如龙眼大。

【功用】祛风透疹。

【适应证】因风寒痘不起发，或红紫、或惊搐。

【用法】取1丸，灯心汤下。

方十一　痘毒膏

【来源】《青囊秘传·膏门》

【组成】红花160克，紫草40克，板猪油640克。

【制法】将猪板油烊化，入药煎枯去渣，下净黄蜡、白蜡各40克，候冷摊贴为膏。

【功用】清热解毒，去腐生肌。

【适应证】痘毒烂腐破溃者。

【用法】取膏适量，摊贴患处。

方十二　蝉蜕膏

【来源】《景岳全书·卷六十三·痘疹》

【组成】蝉蜕300克，当归、川芎、甘草、人参、白芍各150克，升麻、防风、荆芥穗各200克。

【制法】上药放入铜锅中，加入冷水浸泡12小时，水量以高出药面15厘米为宜。先用大火将药液煮沸，再用小火煎煮，保持微沸，煎煮时应及时搅拌，并去除浮于表面的泡沫，以免药液溢出，煮至2~5小时，过滤取出药液。药渣续加冷水再煎，第二次加水量以淹没药料即可，如法煎煮3次为度，合并药液，静置沉淀，再用四层纱布过滤3次，尽量减少药液中的杂质。将煎出的药液再放在小火上煎煮蒸发浓缩，同时不断用筷子搅动药液，防止焦化，逐渐形成稠膏状，趁热用筷子取浓缩的药液滴于干燥皮纸上，以滴膏周围不见水迹为度。此谓清膏。饴糖、白蜜各900克先行炒透，随后放入稠膏状的药液中，用小火煎熬，并不断用筷子搅拌和匀收膏。

【功用】益气活血，透疹止痒。

【适应证】痘疹后期气虚血瘀所致的痘疮虚陷不起。

【用法】一日3次，每服1汤匙，空腹服用，用薄荷汤化服。

方十三 紫草膏

【来源】《古今医统大全·卷九十一·药方》

【组成】紫草、甘草各100克，麻黄（去节）、白附子各50克，僵蚕（炒）、全蝎各10克。

【制法】上药为细末。另将紫草50克锉，煎去滓熬成膏，又用蜜50克、好酒半杯炼过，同紫草膏搅匀，入前末药，丸如皂角子大。此药兼治风痫。痘疹出不快者最稳，医宜常蓄为妙。

【功用】祛风透疹。

【适应证】治痘疹不快，或被风寒隐蔽。

【用法】每服一丸。红紫黑陷，用紫草汤化热，轻者温酒下，淡白黑陷虚寒者，好酒化下热服。发热初煎败毒散化下，表汗亦能稀痘。风寒者参苏饮化下，发惊者薄荷灯心汤下。

【说明】此方亦载于：①《景岳全书·卷六十三·痘疹》。②《仁斋小儿方论·卷五·保元汤加减总要》。

方十四 乳香猪血膏

【来源】《古今医统大全·卷九十一·药方》

【组成】乳香（研细）50克。

【制法】以猪心血就丸乳香，如樱桃大。

【功用】祛风透疹。

【用法】每服1丸，水化下。

【适应证】治痘斑不发。

方十五 宣毒膏

【来源】《古今医统大全·卷九十一·药方》

【组成】猪尾血（腊八日取，新瓦器盛）500克，朱砂、乳香各50

克，甘草、马牙硝各25克，片脑、麝香各5克。

【制法】上药共为细末，猪心血拌匀，用竹筒一个留底节装入在内，用纸数层封固挂在大粪缸梁上，至清明取出曝干，更入片脑、麝香研匀，滴水丸如皂角子大。

【功用】祛风透疹。

【适应证】治痘疮已出不快，倒靥，急服此药大效。

【用法】人参汤化下一丸。黑陷者即转红滑复起，如神效。

【特别提醒】本方朱砂有毒，慎用。

方十六　猪髓膏

【来源】《古今医统大全·卷九十一·药方》

【组成】猪骨髓、蜜汁各50克。

【制法】上2味以火熬1~2沸，退凉。

【功用】祛风透疹。

【适应证】治痘疮不脱落痂不起者，涂之立落。

【用法】用鸡翎扫上。

【说明】此方亦载于:《景岳全书·卷六十三·痘疹》。

方十七　牛李膏（一名必胜膏）

【来源】《张氏医通·卷十五·专方·婴儿门下》

【组成】牛李子1500克。

【制法】将牛李子煎熬成膏，做成丸剂如皂荚子大。

【功用】清热解毒。

【适应证】痘疹黑陷不起。

【用法】取适量，桃胶煎汤化服。

【说明】若无鲜牛李子者，干牛李子亦可用之。此方亦载于：《痘疹心法·卷二十二·古今经验诸方》

方十八　钱氏黄柏膏

【来源】《景岳全书·卷六十三·痘疹》

【组成】黄柏10克，绿豆末20克，生甘草30克，麻油80克。

【制法】将黄柏、绿豆、生甘草打成粉，然后加入麻油，调制成膏状备用。

【功用】清热解毒。

【适应证】热毒所致的痘疹。

【用法】将药膏涂于耳前、眼角及目下即可。

方十九　百花膏

【来源】《景岳全书·卷六十三·痘疹》

【组成】白蜜100克。

【制法】以白开水稍调和即可使用。

【功用】润燥止痛。

【用法】以鸡毛蘸药膏轻轻敷于患处即可。

【适应证】痘疹皮痂剥起作痛，以及疮痂欲落不落者。

【说明】此方亦载于：《痘疹心法·卷二十三·古今经验诸方》。

方二十　二黄膏

【来源】《世医得效方·卷十九·诸疮》

【组成】清油150克，巴豆20粒，黄蜡50克，雄黄、硫黄各5克。

【制法】用清油煎巴豆至微黑色，纱布滤去药渣，入黄蜡化开，再将雄黄、硫黄研为细末下入，搅拌均匀，冷凝即成。

【功用】解毒疗疮。

【适应证】主治疹痘后疮。

【用法】外抹患处。

【特别提醒】不宜内服。

方二十一　猪尾膏

【来源】《保婴撮要·卷十八·顶陷心烦狂躁气喘之症》

【组成】小猪尾尖1枚，脑子1克，辰砂末5克。

【制法】用小猪尾尖，刺血两三点，入脑子、辰砂，同研膏。

【功用】开窍醒神。

【适应证】治痘疮黑陷倒靥，心神不静。

【用法】用木香汤化下。

【说明】此方亦载于：①《张氏医通·卷十五·专方·婴儿门下》。②《寿世保元·卷八·痘疮》。

【特别提醒】不宜过量服用。

方二十二　黄柏膏

【来源】《海藏瘢论萃英·疮疹标本》

【组成】黄柏50克，绿豆75克，甘草200克。

【制法】将上3味药研为细末，香油调如膏状。

【功用】清热解毒。

【适应证】疮疹已出。

【用法】每取适量，外涂面部。

【说明】此方亦载于：①《古今医统大全·卷九十一·药方》。②《保婴撮要·卷十八·两目生翳痕黯凹凸之症》。

方二十三　玉颜膏

【来源】《寿世保元·卷八·痘疮》

【组成】黄柏（去皮）50克，绿豆粉、生甘草各200克，红花100克。

【制法】上为极细末，香油调成膏。

【功用】清热解毒，活血化瘀。

【适应证】小儿痘疮之症。

【用法】从耳前眼唇面上并涂之，日3~5次。

方二十四　硝胆膏

【来源】《寿世保元·卷八·痘疮》

【组成】猪胆、芒硝各100克。

【制法】上为极细末，香油调成膏。

【功用】疗口不收，疮瘢臭烂血脓流。

【适应证】小儿疮破脓流不收口之症。

【用法】涂擦患处。

方二十五　黑膏

【来源】《医宗必读·卷五·伤寒》

【组成】生地黄26克，淡豆豉16克，猪油50克，雄黄5克，麝香2克。

【制法】将猪油放入铜锅中，先用大火将药液煮沸，然后放入生地、淡豆豉，再用小火煎煮，保持微沸，煎煮时应及时搅拌，待到锅中药物变为焦黄色时滤去药渣，然后继续用小火煎煮，放入雄黄、麝香，搅拌和匀收膏。

【功用】透疹发斑。

【适应证】瘟毒发斑，呕逆。

【用法】上述药膏为1天用量，分3次温水送服。

【特别提醒】禁服芫荑。

方二十六　神应膏

【来源】《痘疹心法·卷二十二·古今经验诸方》

【组成】黄柏180克，绿粉、甘草各720克，红花360克。

【制法】将上述药物捣研为细末，备用。

【功用】清热解毒，活血疗疮。

【适应证】痘疮及眼睛。

【用法】取适量，用胭脂水和蜜水调涂两眼四周之疮痘上。

方二十七　拔毒膏

【来源】《痘疹心法·卷二十三·古今经验诸方》

【组成】马齿苋500克，猪膏脂300克，石蜜、生绿豆末、赤小豆末各200克。

【制法】将上述药物一起煎煮，共熬为膏。

【功用】清热解毒消痈。

【适应证】痘痈。

【用法】取适量，涂肿处，如变干则用水润之。

方二十八　珍珠膏

【来源】《外科启玄·卷十二·群方加减法》

【组成】珍珠、豌豆、血余炭各25克。

【制法】共末，以胭脂汁调成膏。

【功用】消肿止痛。

【适应证】治痘不发，必有痘疔黑而大臭者，宜急点之。

【用法】拔疔点之，黑疔即变红活矣。

【说明】此方亦载于：《古今医统大全·卷九十一·药方》。

方二十九　灭痕膏

【来源】《外科启玄·卷十二·群方加减法》

【组成】真白蜜 50 克。

【功用】祛斑美白。

【适应证】治痘已愈，毒未全散，其痂已落尽，只有瘢痕尚在，或黑或凸凹，或抓成疮者。

【用法】用好真白蜜涂之。

方三十　黄檗膏

【来源】《十便良方·卷三十·治小儿等疾诸方四》

【组成】黄柏 50 克，绿豆 75 克，甘草 200 克。

【制法】上药捣罗为末，再研令细。后以生麻油调如薄膏。

【功用】清热解毒，防痘疹。

【适应证】四肢已有痘疹。

【用法】从耳前睚并厚涂，一日 3 次。先用此方涂于面上，然后方可用胡荽酒喷四肢。

【禁忌证】寒证不宜。

方三十一　减瘢膏

【来源】《十便良方·卷三十·治小儿等疾诸方四》

【组成】猪腿 500 克，蝙蝠 2 枚。

【制法】上药细切，入铫子内煎炼，令蝙蝠焦，绞滤取膏。

【功用】凉血消瘢。

【适应证】小儿伤寒，热毒斑疮，痘疹疮瘥后。

【用法】日夜摩疮瘢上。

【禁忌证】寒证不宜。

第十一章
皮肤疾病膏方

皮肤包在肌肉外面，是人体最大的器官，承担着保护身体、排汗、感觉冷热和压力等功能。皮肤覆盖全身，它使体内各种组织和器官免受物理性、机械性、化学性和病原微生物性的侵袭。人的皮肤由表皮、真皮、皮下组织三层组成。

每个人的皮肤对于外界的反应是不同的。干性皮肤水分、油分均不正常，干燥、粗糙，缺乏弹性，毛孔细小，脸部皮肤较薄、敏感，肌肤暗沉、无光泽，起皮屑、长斑；中性皮肤水分、油分适中，酸碱度适中，光滑细嫩柔软，富于弹性，红润而有光泽，毛孔细小，是最理想漂亮的皮肤；油性皮肤油脂分泌旺盛，油性明显，毛孔粗大，皮质厚硬不光滑，外观暗黄，弹性较佳，皮肤容易变黑，易产生粉刺、暗疮；混合性皮肤呈现出 2 种或 2 种以上的外观，多发生于 20~40 岁之间；敏感性皮肤自身保护能力较弱，易出现红、肿、刺、痒、痛和脱皮、脱水现象。

常见皮肤病有疥癣、痤疮、头皮屑等多种疾病。

风　疹

风疹由风热时邪所致，自口鼻而入，郁于肺卫，蕴于肌腠发于皮肤。色红而高起，形如粟粒，压之褪色，摸之碍手，称为“疹”，常伴有发热恶风、喷嚏、流涕，伴有微咳、精神倦怠、胃纳欠佳。先起于头面、躯干，随后遍及四肢。疹形细小稀疏，稍稍隆起，其色淡红，瘙痒不已，时发时止，身有微热或无热，一般不妨碍饮食和工作。治疗以祛风止痒为主。

西医学认为本病由风疹病毒通过空气、飞沫传播侵入人体，出现发热、呼吸道症状及淋巴结肿大。

方一　大风龙胆膏

【来源】《本草纲目·卷四十三·乌蛇》

【组成】冬瓜1枚，乌蛇胆1枚，香水梨1枚。

【制法】将冬瓜削去5寸长，去瓤，挖地深3尺，安放冬瓜于内。再将乌蛇胆及香水梨置于瓜上，上用土覆，到21天，看瓜是否完全变坏。等到49天，三物在瓜皮内俱化为水，取出备用。

【功用】祛风通络，解毒疗疮。

【适应证】大风。

【用法】取5毫升，用酒调服，2~3次就会痊愈；若为一般的风疾，每次服用3毫升。

【说明】本方出自王兖《博济方》。

方二　牡丹膏

【来源】《外台秘要方·卷十五·风狂及诸风下二十四门·风热头面疹痒方》

【组成】牡丹皮、当归、川芎、防风、升麻、防己、芒硝各18克，芍药、细辛、干蓝、犀角（水牛角代替）、漏芦、蒴藋、零陵香各12克，杏仁、栀子仁、黄芩、大黄、青木香、竹沥各400克。

【制法】将上述药物切碎，用竹沥浸渍1晚，再同酥油700克一起煎煮，反复煎熬，等到芍药色变黄则膏成，过滤去渣。

【功用】凉血清热，祛风止痒。

【适应证】头部及颈项强硬疼痛，头痒，身上起疹而瘙痒，全身浮肿。

【用法】取适量，摩所病之处。

【说明】方中细辛有毒，慎用。

【特别提醒】不宜内服。

方三　苦参膏（方名编者加）

【来源】《本草纲目·卷十三·苦参》

【组成】苦参50克，皂角100克。

【制法】将皂角切碎，水浸后慢火煎煮，纱布滤取汁液，如此3遍，将所滤汁液混匀浓缩，再将苦参研为细末下入收膏。

【功用】祛风燥湿，化痰止痒。

【适应证】主治遍身风疹，痒痛不可忍，口中多涎痰，夜不得睡。

【用法】每服1匙，饭后温水服。

【特别提醒】不宜过量服用。

方四　犀角竹沥膏

【来源】《外台秘要方·卷十五·风狂及诸风下二十四门·风热头面疹痒方》

【组成】犀角（水牛角代替）36克，升麻24克，蒴藋根、秦艽、独活、白及、菊花、白术、防己、白芷、当归、防风、川芎、青木香、寒水石、苦参、漏芦根各12克，蒺藜子10克，莽草6克，枳实、栀子仁各5克，竹沥600克，吴蓝50克。

【制法】将上述药物切碎，用竹沥浸渍1晚，第二天置于炭火上，同猪脂1000克同煎，反复煎熬，不断浓缩，直至白芷色黄则膏成，过滤去渣，贮存在干燥的器皿中。

【功用】凉血解毒，祛风止痒。

【适应证】风热导致的痈毒，头面及颈项部脉快速跳动，势急而形硬；热毒导致的风疹瘙痒。

【用法】取适量，摩病处，一天3次。

【说明】方中莽草、防己有毒，不可入口眼。

【特别提醒】不宜内服。

方五　升麻犀角膏

【来源】《外台秘要方·卷十五·风狂及诸风下二十四门·风搔瘾疹生疮方六首》

【组成】升麻、犀角（水牛角代替）、白蔹、漏芦、枳实、连翘、生蛇衔草、干姜、芒硝各60克，黄芩90克，栀子15克，蒴藋根120克，玄参90克。

【制法】将上述药物切碎，用竹沥汁400克浸渍1晚，再与炼好的猪脂1000克同煎，直至竹沥水气消尽，绞榨过滤去渣，下芒硝，搅拌使其凝固。

【功用】清热、解毒、疗疮。

【适应证】热邪风毒导致的皮肤瘙痒难忍，搔抓时即起红色瘾疹，流黄水，慢慢结聚为脓疮者。

【用法】取适量，摩病处，一天5~6次均可。

【特别提醒】不宜内服。

方六　蒴藋膏

【来源】《外台秘要方·卷十五·风狂及诸风下二十四门·风搔身体瘾疹方五首》

【组成】蒴藋根、蒺藜子各30克，附子、独活、犀角（水牛角代替）、蔷薇根、白芷、防风、苦参、及已、升麻、白蔹、防己各55克，川椒、莽草、青木香、蛇床子、蛇衔草、茵芋各35克，茺蔚子30克，枳实6克。

【制法】将上述药物切碎，用醋浸泡1晚，第二天将药物同猪膏600克一起放到铜制器皿中，置于炭火上反复煎熬，直至白芷色变黄则膏成，过滤去渣，贮存在干燥器皿中。

【功用】祛风燥湿，解毒杀虫。

【适应证】身痒瘾疹，症见皮肤生疹或疮，瘙痒难忍。

【用法】取适量，摩所长风疹处。

【说明】方中莽草、及已有毒，不可入口眼。

【特别提醒】不宜内服。

方七　青羊脂膏

【来源】《千金要方·卷二十二·疔肿痈疽·瘾疹第五》

【组成】青羊脂200克，甘草、芍药各150克，白芷、寒水石、防风、黄芩、白及、黄芪、升麻各20克，石膏1000克，竹叶300克。

【制法】先用水煮石膏、竹叶，滤取汁，浓缩后浸余药，再入猪油中合煎，待水气尽，纱布绞去药渣，冷凝即成。

【功用】散风除热。

【适应证】风热赤疹，搔之逐手作疮。

【用法】每取适量，外敷患处。

【特别提醒】不宜内服。

方八　疗身体赤瘾疹而痒方

【来源】《外台秘要方·卷三十·恶疾大风癞疮等二十三门·赤疹白疹方》

【组成】莽草18克，当归、川芎、踯躅花、大戟、细辛、芍药、芫花、炮附子、椒各36克，猪脂1500克。

【制法】将上述药物切碎，与猪脂合煎，待附子颜色变黄则膏成，过滤去渣，用容器贮存备用。

【功用】清热解毒，祛风止痒。

【适应证】身体起红色瘾疹、瘙痒，搔抓时皮肤肿胀。

【用法】取适量，敷病处，一天3次，以痊愈为度。

【说明】方中莽草、大戟、细辛、芫花、附子均有毒，慎入口。

方九　桃仁涂方

【来源】《普济方·卷一百七·诸风门》

【组成】桃仁、杏仁各110克，胡麻、凝水石各75克。

【制法】将上药研细，同芸苔菜绞取汁混匀，兑入白蜜，搅为稀膏。

【功用】祛风活血，清热消肿。

【适应证】风毒赤疹，浮肿成瘤。

【用法】每取适量，外涂患处，干即换药。

【特别提醒】本方外用，不宜内服。

方十　野葛膏

【来源】《普济方·卷一百七·诸风门》

【组成】野葛、附子（去皮脐，留半枚不锉验膏）各110克，牛蒡子根600克。

【制法】将上药切碎后，浸入醋中1夜，加入猪油中小火慢煎，待不锉附子色成黄赤，即成，去滓，瓷器收盛。

【功用】散热祛风，解毒消肿。

【适应证】风瘙瘾疹肿痒，或如茧栗。

【用法】每用适量，频频涂摩患处。

【说明】方中附子有毒，慎入口。

【特别提醒】本方外用，不宜内服。

方十一　乌蛇膏

【来源】《普济方·卷一百八·诸风门·风瘙瘾疹（附论）》

【组成】乌蛇、当归、川芎、木鳖子、枳壳、大黄各40克，天麻、附子、僵蚕、乌喙、南星、肉桂、细辛、吴茱萸、羌活、苍术、防风、牛膝、花椒、葛根、白芷各20克。

【制法】将上药切碎，用醋0.5升浸泡1夜，加入腊月猪脂1200克，小火煎熬，以白芷变黄紫色为度，去滓，瓷器收盛。

【功用】祛风除湿，通络止痛。

【适应证】风瘙痒疹结肿，攻冲遍身发热痛痒，及治筋脉挛急。

【用法】每用少许，外摩患处。

【说明】方中附子、细辛、木鳖子均有毒，慎入口。

【特别提醒】本方外用，不宜内服。

方十二　莽草膏

【来源】《普济方·卷一百八·诸风门·风瘙瘾疹（附论）》

【组成】莽草20克，当归、川芎、大戟、细辛、芍药、芫花、花椒、附子、踯躅各30克。

【制法】共以酒浸1夜，入猪油2.5升同煎，以附子色黄为度，膏成去滓，瓷器收盛。

【功用】祛风逐水，活血行气，消肿散结。

【适应证】身体赤瘾疹而瘙痒，随手肿起，皮肤疼痛。

【用法】每用少许，外敷患处，每日3次。

【说明】方中附子、细辛、莽草、芫花、大戟均有毒，慎入口。

【特别提醒】本方外用，不宜内服。

方十三　鹿角膏

【来源】《普济方·卷五十一·面门·面体疣目（附论）》

【组成】烧鹿角末。

【制法】将上药同猪油混匀如膏状，瓷器收盛。

【功用】温阳去斑。

【适应证】面目、身突起红斑，或痒或化脓肿起。

【用法】每用少量，涂抹患处。

【特别提醒】本方外用，不宜内服。

白　发

白发分为青少年白发和老年人白发。青少年白发又有先天性和后天性之分。后天性白发的原因很多，如营养不良、某些慢性消耗性疾病、内分泌疾病，致头发黄脆甚至变白、脱落。有些年青人在短时间内，头发大量变白，则与过度焦虑、悲伤等严重精神创伤或精神过度疲劳有关。而老年性白发是一种生理现象。

头发的生长与肝肾有密切关系，肾藏精，肝主血，其华在发，肝肾虚则精血不足，毛囊得不到充足的营养，出现白发。发为血之余，白发多由于血热偏盛、情志烦劳、精虚血弱所致。临床常见证型：①血热偏盛：烦躁易怒，头部烘热，眼目干涩，五心烦热，毛根失养，治宜凉血乌发、滋养肝肾；②情志郁结：精神抑郁，忧愁烦恼，脘腹胀满，纳食乏味，不思饮食，夜眠欠安，治宜疏肝解郁、健脾养心；③肝肾不足：腰膝酸软，耳鸣，视物昏花，疲倦乏力，治宜滋补肝肾、养血乌发。

方一　**茜草乌发膏**（方名编者加）

【来源】《本草纲目·卷十八·茜草》

【组成】茜草640克，生地黄（取汁）1920克。

【制法】用水1500毫升将茜草绞榨取汁，将所得药渣再煎3次取汁，所得汁与地黄汁混合，一起煎煮成膏，盛于瓶中备用。

【功用】祛风通络，补肾生发。

【适应证】白发。

【用法】取膏半汤匙，空腹温酒送服，1月后髭发将黑如漆。

【说明】本方出自《圣济总录》。

【特别提醒】忌萝卜、五辛。

方二　**三青膏**

【来源】《古今医统大全·卷六十六·药方》

【组成】生胡桃皮、生酸石榴子、生柿子皮、丁香各25克。

【制法】上药晒干，同为细末，用牛乳和匀，盛于锡瓶或瓷瓶中，封口埋于马粪内，10日取出。

【功用】黑髭发。

【适应证】发白。

【用法】将白发一条扯紧，点此药于上，至两头皆黑者是药中也，如不走不黑，再埋马粪中数日。

【说明】此方的应用方法有点特殊，照原书录取文字。此方亦载于：①《普济方·卷四十九·头门·乌髭发（附论）》。②《瑞竹堂经验方·卷十》。

方三　莲子草膏

【来源】《外台秘要方·卷三十一·采药时节所出土地诸家丸散酒煎解诸毒等二十三门·古今诸家膏方》

【组成】莲子草汁 1200 克，生黑芝麻油、生乳各 400 克，甘草 80 克。

【制法】将上述 4 味药物混合后置于锅中，小火煎煮至如鱼眼翻腾样小沸，不停搅拌，待上层沫消失则过滤澄清，用干燥瓷器贮存。

【功用】生发乌发、固齿。

【适应证】一切风证，耳聋，视物模糊。

【用法】每用点发时，即将头仰垂，一个发孔中各点如小豆大小，过一段时间才站起，感觉咽中有唾液切勿吞下，完毕后立即口含少量热水。

【说明】若坚持点发 1 年，所有白发将变黑。另说本方有青莲蕊 36 克、龙脑花 30 克、郁金香 15 克，捣为粉末，先煎煮其他药物，三分减为一分，再下汁及油等，直至膏成。

方四　泽兰膏

【来源】《外台秘要方·卷三十二·面部面脂药头膏发鬓衣香燥豆等三十四门·令发黑方》

【组成】细辛、续断、皂荚、石楠草、泽兰、厚朴、乌头、莽草、白术各 60 克，蜀椒 100 克，杏仁 25 克。

【制法】将上述 11 味药物切碎，用酒浸渍 1 晚，再与炼成猪脂 2000 克一起置于铜器中，不断煎煮，反复浓缩，直至膏成，绞榨过滤去渣。

【功用】清热养阴，祛风黑发。

【适应证】头发白而不黑者。

【用法】先剪掉白发，在早上 7 点到 9 点之间，取药适量，涂发。使用 10 天就会见到明显效果。

【说明】方中细辛、乌头、莽草均有毒。此方亦载于：《普济方·卷四十九·头门·乌髭发（附论）》。

方五 五汁膏

【来源】《古今医统大全·卷六十六·药方》

【组成】鲜胡桃皮、鲜酸石榴皮、黑桑椹、旱莲草、鲜生地黄各500克。

【制法】上各药及时取汁，瓷盆晒作饼，为末和合，用碱水调，少入明矾、食盐和如稀糊，染如常法。

【功用】黑髭发。

【适应证】发白。

【用法】洗发后，再取膏适量涂之。

方六 疗生长发令黑方

【来源】《外台秘要方·卷三十二·面部面脂药头膏发鬓衣香燥豆等三十四门·令发黑方》

【组成】黄芪、当归、独活、川芎、白芷、芍药、莽草、防风、辛夷仁、干地黄、藁本、蛇衔各30克，薤白25克，乌麻油900克，马鬐膏400克。

【制法】将上述15味药物切碎，加水，小火煎煮，不断煎熬，反复浓缩，直至白芷颜色变黄则膏成，过滤去滓。

【功用】益气养血，活血祛风。

【适应证】生发不黑，夹有白发。

【用法】先洗发后再取膏适量涂之。

【说明】方中莽草有毒。

方七 疗白发令黑方

【来源】《外台秘要方·卷三十二·面部面脂药头膏发鬓衣香燥豆等三十四门·拔白发良日并方三首》

【组成】附子25克，醋500克。

【制法】将上述2味药物置于铜器中煎煮，直至沸腾2次，下好矾石25克于药汁中，令其消尽，再下香脂750克，充分混合均匀，不断搅拌直至凝固，贮存于竹筒内备用。

【功用】养阴乌发。

【适应证】头部白发。

【用法】先拔除白发，再取膏适量涂所拔头发根处。

【说明】附子有毒。

方八　染须发方

【来源】《普济方·卷四十九·头门·乌髭发（附论）》

【组成】铅丹 100 克。

【制法】将上药煎熬成膏。

【功用】乌须生发。

【适应证】脱发及须发早白。

【用法】用上药染白发。

【说明】铅丹有毒，慎用。

【特别提醒】本方外用，不宜内服。

方九　近效换白发及髭方

【来源】《普济方·卷五十·头门·须发黄白（附论）》

【组成】熊脂 100 克，白马鬐脂、婆罗勒（研末）、生姜（研末）各 50 克，母丁香（研末）25 克。

【制法】将二脂经炼制过滤，纳入后 3 味药，混合均匀，再用一小槐枝，左搅数千遍，不久即凝结似膏。

【功用】乌须生发。

【适应证】头生白发。

【用法】每拔白发 1 根，立即用槐枝蘸药点于发根孔中，并用指头摩擦，令药力渗透，拔发以辰日更好。

【特别提醒】本方外用，不宜内服。

方十　槐桃膏

【来源】《普济方·卷五十·头门·荣养髭发（附论）》

【组成】瓦松、铁粉、羊粪（半生半烧灰）、槐枝各 50 克，胡桃仁 800 克。

【制法】将胡桃仁与槐枝捣作一团，填小瓶中令实。又取 6 厘米长槐枝，密插于瓶中，与瓶口齐。更取一瓶子，大小与前者相同，将其埋入地下，瓶口与地面齐，将盛药之瓶与此瓶口相对合，用马粪火烧一宿，候冷开之。其向下瓶子中有油，则取此油同前 3 味药调匀如膏状。

【功用】荣养髭发。

【适应证】髭发早白。

【用法】每拔白发1根，立即用槐枝蘸药点于发根孔中，并用指头摩擦，令药力渗透。

【说明】不提倡将头发连根拔出，以剪断为好。

【特别提醒】本方外用，不宜内服。

方十一　旱莲膏

【来源】《普济方·卷四十八·头门·头风白屑（附论）》

【组成】旱莲子草6000克（捣绞取汁2升），桐木白皮150克，松叶、防风、川芎、白芷、辛夷仁、藁本、沉香、秦艽、商陆、犀角屑（以水牛角代）、青竹皮、细辛、杜若、蔓荆子、零陵香各75克，甘松、天雄、白术、升麻、枫香脂各40克，生地黄6000克（捣绞取汁5000毫升），乌麻油4000毫升，马脂1000毫升，熊脂2000毫升，猪脂1000毫升，蔓菁子油1000毫升，桑白皮110克。

【制法】上药除猪油外，一并切碎，用旱莲子草、地黄等汁入瓷瓶内，浸一夜后取出，与猪油同入大锅内，小火煎，以白芷色黄为度，膏成去滓，干燥瓷器贮存。

【功用】祛风除屑，乌须生发。

【适应证】头风白屑，头生白发。

【用法】每夜先洗发令净，候干，用药涂摩。第二天早上取桑白皮70克煎水，放温洗发。

【说明】细辛、天雄、商陆等均有毒。方中熊脂乃稀有之物，且熊受国家保护，可以不用或换用其他动物脂肪油。

【特别提醒】外用，不宜内服。

方十二　松脂膏（方名编者加）

【来源】《普济方·卷四十八·头门·头风白屑（附论）》

【组成】松脂、白芷、天雄、莽草、踯躅花各40克，秦艽、独活、乌头、辛夷仁、甘松、零陵香、沉香、牛膝、木香各110克，松叶、杏仁、藿香叶、莎草根、甘菊花、花椒、川芎各70克。

【制法】将上药除杏仁外，一并切碎，用醋3升，装入瓷瓶内浸一夜，取出放入大平底锅内。加生麻油10升，与药同以小火煎熬，候醋气消，膏即成，去渣贮入干燥瓷器中。

【**功用**】祛风除屑，乌须生发。

【**适应证**】头风痒白屑，头生白发。

【**用法**】每日3次，匀涂发根。

【**说明**】莽草、天雄、乌头、踯躅花等均有毒。

【**特别提醒**】外用，不宜内服。

方十三　外染乌云膏

【**来源**】《万病回春·卷五·须发》

【**组成**】五倍子600克，铜末、白矾、盐各180克。

【**制法**】将上述药物混合均匀后，用浓茶汁调和成稀糊状，置于火上煎煮至沸腾多次，再入白酒少许。

【**功用**】乌发黑发。

【**适应证**】白发。

【**用法**】先用皂角煎水洗净须发，然后涂药，包裹1晚，次日早上用茶水轻轻洗去药，头发黑如漆，连染3晚，以后或10天、15天染1次。

白癜风

白癜风是后天性局限性或泛发性皮肤色素脱失病，由皮肤的黑色素细胞功能消失引起。全身各部位均可发生，但常见于指背、腕、前臂、颜面、颈项及生殖器周围。

皮损为色素脱失斑，常为乳白色，也可为浅粉色，表面光滑无皮疹。白斑界限清楚，边缘色素较正常皮肤增加，白斑内毛发正常或变白。病变好发于受阳光照射及磨擦损伤部位，病损多对称分布。多无自觉症状，常伴其他自身免疫性疾病，如硬皮病、糖尿病、甲状腺疾病、肾上腺功能不全、斑秃等。分为局限型、散发型、泛发型。与气血不和、经络阻滞、湿热阻滞、肝郁气滞、肝肾不足、脾肾阳虚等有关，多采用行气活血、祛风通络、祛湿运脾、疏肝理气、补益肝肾、补益气血、温补脾肾等方法进行治疗。

方一　桑枝膏（方名编者加）

【**来源**】《本草纲目·卷三十六·桑》

【组成】桑枝 5000 克，益母草 1500 克。

【制法】将桑枝、益母草切碎，水浸后煎煮，纱布滤去药渣，如此 3 遍，再将所滤汁液混匀，浓缩成膏。

【功用】活血祛风。

【适应证】紫白癜风。

【用法】临睡前温酒调服 10 克。

方二　紫草膏（方名编者加）

【来源】《急救广生集·卷七·疡科·诸风》

【组成】香油 200 克，奶酥油 100 克，当归 25 克，紫草 5 克，黄蜡 25 克。

【制法】将当归、紫草入香油、奶酥油内浸 2 天，慢火熬至药物焦枯，纱布滤去药渣。再将所滤药油加热，下入黄蜡煎至溶化，用纱布滤过，不停搅拌，冷凝即成。

【功用】养血祛风，凉血止痒。

【适应证】白屑风，常生于头面，瘙痒不已，搔抓则起白皮屑，脱去又起，燥痒异常。

【用法】每用少许，日擦 2 次。

【特别提醒】不宜内服。

方三　附子膏

【来源】《外台秘要方·卷十五·风狂及诸风下二十四门·白癜风方九首》

【组成】附子、天雄、乌头各 90 克，防风 60 克。

【制法】将上述 4 味药物切碎，与猪膏 600 克反复煎煮，不断浓缩，直至膏成。

【功用】温阳散寒祛风。

【适应证】白癜风。

【用法】先服商陆散，再取附子膏适量，敷白癜上。

【说明】方中附子、天雄及乌头均有毒。此方亦载于：《普济方·卷一百十二·诸风门·紫白癜风（附论）》。

【特别提醒】本方外用，不宜内服。

方四　硫黄膏

【来源】《证治准绳·疡病·卷五·赤白游风》

【组成】硫黄、白矾各 10 克，朱砂、白附子各 5 克，附子、雄黄各 7.5 克，蛇蜕 1 条，清油 40 克，黄蜡 20 克。

【制法】先将上述药物打成粉，然后将清油倒入锅中煮沸，放入黄蜡，最后将药粉放入锅中，搅拌均匀收膏。

【功用】温阳散寒，消肿散结。

【适应证】紫白癜风。

【用法】将膏药涂抹于患处即可，每日 3 次。

【禁忌证】体质虚弱者慎用。

【说明】方中朱砂、附子等药物有毒，不可内服。

方五　摩风膏

【来源】《十便良方·卷八·治一切风疾诸方上》

【组成】附子（生用）、天雄（生用）、川乌头（生用）各 100 克。

【制法】上件药细剉，以猪脂 1000 克煎，令附子色焦黄，去滓，候冷，于瓷盒中盛用。

【功用】温阳祛风。

【适应证】治白癜风如雪色之症。

【用法】摩风癜上，以瘥为度。

【禁忌证】白癜风伴见红肿热痛、皮肤溃烂者忌用。

【说明】方中附子、天雄、川乌头皆有毒。

方六　如圣膏

【来源】《世医得效方·卷十三·癜风》

【组成】附子、硫黄各 50 克。

【制法】将上药研为细末，姜汁调匀如膏状。

【功用】祛白散斑。

【适应证】治白癜风。

【用法】先用布擦皮肤表面令损，再用茄蒂蘸药外擦。

【说明】方中附子、硫黄皆有毒，不宜内服。

方七　疗白癜膏方

【来源】《医心方·卷四·治白癜方第十九》

【组成】附子、天雄、乌头各 120 克，防风 80 克。

【制法】将上述药物与猪膏3000克合煎，直至膏成。

【功用】祛风通络。

【适应证】白癜。

【用法】取膏适量，敷患处。

【说明】方中附子、天雄、乌头有毒。

方八　摩风膏

【来源】《证治准绳·疡病·卷五·赤白游风》

【组成】附子、川乌、防风各20克，凌霄花、土大黄、露蜂房各100克，猪油500克。

【制法】先将猪油倒入锅中煮沸，然后将上述药物放入锅煎煮，待锅中药物变为焦黄色时滤去药渣，继续煎煮收膏。

【功用】温阳散寒，祛风解毒。

【适应证】白癜风。

【用法】将膏药涂抹于患处即可。

【禁忌证】体质虚弱者慎用。

【说明】外用，禁内服。

方九　摩风膏（又方）

【来源】《证治准绳·疡病·卷五·赤白游风》

【组成】硫黄、密陀僧、腻粉、乳香、杏仁、炒僵蚕各10克，酥油100克。

【制法】先将上述药物打成粉状，然后放入酥油调制成膏状。

【功用】温阳活血，祛风解毒。

【适应证】白癜风。

【用法】将膏药涂抹于患处即可。

【禁忌证】体质虚弱者慎用。

【说明】方中密陀僧有毒。

【特别提醒】外用，禁内服。

方十　玉粉膏

【来源】《证治准绳·疡病·卷五·赤白游风》

【组成】白矾、硫黄各20克，米醋50克。

【制法】先将上述药物打成粉状，然后放入米醋调制成膏状。

【功用】解毒杀虫，祛风止痒。

【适应证】白癜风。

【用法】将膏药涂抹于患处即可。

【禁忌证】孕妇慎用。

【说明】一方硫黄、石墨各 15 克，米醋调制，功效用法与此方相同。

【特别提醒】外用，禁内服。

方十一　三圣膏

【来源】《证治准绳·疡病·卷五·赤白游风》

【组成】黄丹、硫黄各 20 克。

【制法】将上述药物打成粉状备用。

【功用】解毒杀虫，祛风止痒。

【适应证】白癜风。

【用法】先用生姜汁涂洗患处，然后用布袋将制备好的药粉绑在患处，一日 10 次。

【特别提醒】外用，禁内服。

方十二　三圣膏

【来源】《证治准绳·疡病·卷五·赤白游风》

【组成】草乌 50 克，巴豆 25 克，米醋 100 克。

【制法】先将草乌、巴豆打成粉状，然后以米醋调制成膏状。

【功用】解毒杀虫，祛风止痒。

【适应证】白癜风。

【用法】将膏药直接涂于患处即可。

【禁忌证】体质虚弱者慎用。

【说明】方中草乌、巴豆有毒。

【特别提醒】外用，禁内服。

头皮屑

头皮屑增多又称为白屑风，因白屑层层飞扬而定名。白屑风初生发内，延及面目，耳项燥痒，日久飞起白屑，脱去又生。西医称为头皮糠疹，是一种马拉色菌在头皮上的大量繁殖引起头皮角质层的过度增生，从而促使角质层细胞以白色或灰色鳞屑的形式异常脱落，这种脱落的鳞屑即为头皮屑。

头皮屑大多因为风热之邪外袭，导致皮肤失去滋润营养而干燥、脱屑所致；或因过食肥甘油腻、辛辣厚味、酒类等，致使脾胃运化失常，肠胃积湿生热，湿热蕴积皮肤所致。临床表现常见：①头皮正常，仅梳头的时候掉头屑。②头皮屑非常多，而且皮层很厚，多见于银屑病。③头皮上的鳞屑呈油腻性，头发油腻、干枯，头皮上也有些红斑，多见于脂溢性皮炎。头皮屑过多，常常伴有头皮炎症和头皮瘙痒等症状，严重时可导致头皮毛囊损伤，形成永久性脱发。

中医治疗头皮屑的原则，通常按照：①肝郁气滞型：因肝气不能调畅疏达，气郁化热，见皮肤表层失去津液滋润，情绪烦燥焦虑不安，月经不调，头皮发红干燥、脱屑，治宜疏肝解郁祛屑。②胃肠湿热型：喜欢吃辛辣燥热的食物，饮酒，湿热之邪熏蒸皮肤，头皮屑常较大、色微黄且较油，治宜清热健脾利湿为主。③阴虚燥热型：阴虚火旺，平时容易疲累、眼睛干涩，治宜滋阴养血疏风。此外也与风邪、肺热、血虚有关。预防头皮屑过多，要保持个人卫生，生活起居、饮食规律，避免吃煎炸、油腻、辣、酒精及含咖啡因等食物。

方一　五香膏

【来源】《外台秘要方·卷十六·虚劳上四十九门·肺劳实热方》

【组成】藿香、甘松香、甲香、丁香、附子、续断、乌喙各15克，泽兰、防风、细辛、白术各12克，白芷、松叶、莽草各21克，柏叶24克，大皂荚10克，炙甘草9克，猪膏800克。

【制法】先将上述药物切碎，绵布包裹，放入醋中浸渍1晚，再加入猪膏同煎，直至附子色变黄为度，过滤去渣。

【功用】祛风止屑，养发生发。

【适应证】头风，症见头皮痒，搔抓时白屑脱落。

【用法】待洗头后，取膏适量反复揩头皮，见热气蒸腾，进入头皮为度。

【说明】方中附子、乌喙、细辛及莽草均有毒。

【特别提醒】忌桃李、雀肉等。

方二　蔓荆子膏

【来源】《外台秘要方·卷三十二·面部面脂药头膏发鬓衣香燥豆等三十四门·头风白屑方》

【组成】蔓荆子 100 克，生附子 90 克，羊踯躅花 240 克，葶苈子 240 克，零陵香 120 克，莲子草 40 克。

【制法】将上述 6 味药物切碎，绵布包裹，置于油中浸渍 7 天。

【功用】去屑生发。

【适应证】头风导致的头皮生白屑、瘙痒、头发脱落、头肿、头眩头闷。

【用法】每梳头时常用此膏。在头发稀少或发秃处，取膏油于瓷器中以铁精 60 克捣研，摩发秃处，其发即生。

【说明】方中生附子、羊踯躅、葶苈子均有毒，慎用。

方三　莲子草膏

【来源】《外台秘要方·卷三十二·面部面脂药头膏发鬓衣香燥豆等三十四门·头风白屑兼生发方》

【组成】莲子草汁 400 克，松叶、青桐白皮各 120 克，枣根白皮 90 克，防风、川芎、白芷、辛夷仁、藁本、沉香、秦艽、商陆根、犀角屑（现用水牛角）、青竹皮、细辛、杜若、蔓荆子各 60 克，零陵香、甘松香、白术、天雄、柏白皮、枫香各 30 克，生地黄汁 1000 克，生麻油 800 克，猪鬃油、马鬐膏、蔓菁子油各 200 克，熊脂 400 克。

【制法】将上述药物切碎，加入莲子草汁并生地黄汁中浸渍 2 晚，若无莲子草汁可再加地黄汁 800 克浸渍诸药，置于小火上，与油脂等合煎，不断煎煮，反复浓缩，直至白芷颜色变黄则膏成。绵布绞榨过滤去渣。

【功用】祛风止痒，去屑生发。

【适应证】头风所致生白屑、脱发等。

【用法】先用好泔水洗发，再取膏适量敷头发，深摩至肌肉。也可以将枣根白皮切碎后加水煎煮，直至三分减为一分时，过滤去渣取汁，用其洗发，再涂膏。

【说明】方中商陆根、细辛、天雄均有毒，慎用。熊脂可用其他动物脂肪油代之。

方四　松脂膏

【来源】《外台秘要方·卷三十二·面部面脂药头膏发鬓衣香燥豆等三十四门·头风白屑兼生发方》

【组成】松脂、白芷、杏仁各120克，天雄、莽草、踯躅花、秦艽、独活、乌头、辛夷仁、甘松香、零陵香、香附子、藿香、甘菊花各60克，蜀椒、川芎、沉香、牛膝、青木香各90克，松叶50克。

【制法】将上述21味药物切碎，用醋500克浸渍1晚，与生麻油1800克一起小火煎煮，直至酒气消尽，过滤去渣。

【功用】祛风止痒，去屑生发。

【适应证】头风所致鼻塞、头眩、脱发。

【用法】取适量，摩头顶上，每发根下一一摩之。每次临睡前摩之，摩时不用避风，白天晚上可正常活动，直至痊愈。

【说明】方中天雄、莽草、踯躅花、乌头均有毒，不可轻易使用。

方五　长发膏

【来源】《外台秘要方·卷三十二·面部面脂药头膏发鬓衣香燥豆等三十四门·头风白屑兼生发方》

【组成】蔓荆子、附子、泽兰、防风、杏仁、零陵香、藿香、川芎、天雄、辛夷、沉香各60克，松脂90克，白芷90克，马鬐膏30克，松叶30克，熊脂30克，生麻油800克。

【制法】将上述17味药物用醋浸渍1晚，再与脂等合煎，小火反复煎煮，不断浓缩，直至白芷颜色变黄则膏成，过滤去渣，盛起贮存备用。

【功用】祛风止痒。

【适应证】头风所致生白屑、头痒。

【用法】取适量，涂发及头皮上，用手摩之，一天2~3次。

【说明】方中附子、天雄均有毒，不可轻易使用。

方六　白屑膏

【来源】《外台秘要方·卷三十二·面部面脂药头膏发鬓衣香燥豆等三十四门·头风白屑兼生发方》

【组成】乌喙、莽草、细辛、续断、石楠草、辛夷仁、皂荚、泽兰、白术、防风、白芷各60克，柏叶、竹叶各50克，猪脂1000克，生麻油1400克。

【制法】将上述药物用醋浸渍1晚，再与油脂合煎，待白芷颜色变黄则膏成，过滤去渣收膏，贮存备用。

【功用】祛风止痒，去屑生发。

【适应证】头皮屑，脱发，头痒。

【用法】取适量，涂发；先洗发再取膏涂发，效果更好。

【说明】方中莽草、细辛均有毒，不可轻易使用。

方七　生发膏

【来源】《外台秘要方·卷三十二·面部面脂药头膏发鬓衣香燥豆等三十四门·头风白屑兼生发方》

【组成】乌喙、莽草、石楠草、细辛、续断、泽兰、白术、辛夷、白芷、防风各60克，柏叶100克，猪脂800克。

【制法】将上述14味药物用醋浸渍1晚，再与猪脂合煎，不断煎煮，反复浓缩，直至膏成，去渣过滤，贮存备用。

【功用】祛风止痒。

【适应证】头风、头痒、头皮生白屑。

【用法】取适量，待洗发后涂之。

【说明】方中莽草、细辛均有毒，不可轻易使用。

方八　兰草叶膏

【来源】《普济方·卷五十·头门·洗法》

【组成】兰草叶（五、六月采，阴干）100克。

【制法】将上药同油混合均匀如膏状。

【功用】润发除垢。

【适应证】头皮油多、屑多、瘙痒，亦治身上疮痒。

【用法】每以适量，洗头洗澡。

【特别提醒】本方外用，不宜内服。

方九　涂顶膏

【来源】《普济方·卷四十八·头门·头风白屑（附论）》

【组成】乌喙、莽草、石楠、细辛、皂荚、续断、泽兰、白术、辛夷、防风各75克，柏叶1200克，松叶1200克，猪脂2400克。

【制法】将上药切碎，以酒1升浸1夜，取出用猪油煎药，以焦黄为度，滤取药汁，膏即成。

【功用】祛风除屑。

【适应证】头风瘙痒，头起白屑。

【用法】每于洗头发后，以之外涂患处。

【说明】方中莽草、细辛均有毒，不可轻易使用。

【特别提醒】本方外用，不宜内服。

方十　蔓荆实膏

【来源】《普济方·卷四十八·头门·头风白屑（附论）》

【组成】蔓荆子、香附子各100克，附子、零陵香、羊踯躅花、旱莲子各50克，葶苈子75克。（一方无香附子。）

【制法】将上药切碎，用麻油600克浸泡1周。

【功用】清利头目，除风止屑。

【适应证】头风白屑，头痒发落，眩晕头闷。

【用法】每取适量，外涂头皮，亦可用之梳头。油干再加，若药气尽则换药。若发稀及秃落，加入铁精75克至药油中。

【说明】方中零陵香、附子均有毒，不可轻易使用。

【特别提醒】本方外用，不宜内服。

方十一　白鸽方

【来源】《普济方·卷四十八·头门·头风白屑（附论）》

【组成】白鸽屎50克。

【制法】将上药以好醋和稀膏，煮沸，用瓷器收盛。

【功用】祛风除疮。

【适应证】头极痒，不痛生疮。

【用法】每用适量，外涂患处，日2~3次。

【特别提醒】本方外用，不宜内服。

汗　斑

汗斑即花斑糠疹，是由马拉色菌感染表皮角质层引起的一种皮肤浅表真菌病。仅在某些特殊情况下，如高温高湿，局部多脂多汗，卫生条件不佳时方可致病。皮损特征为散在或融合的色素减退或色素沉着斑，上有糠秕状的脱屑，好发于胸部、背部、上臂、腋下，有时也波及面部。因青年人活动多而出汗多，更容易发生汗斑。此外，身体虚弱、营养不良、糖尿病等也可诱发本病。病程缓慢，多年不愈，夏重冬轻，无自觉症状或有微痒。

中医学认为暑湿之邪郁于肌腠，浸滞毛窍则见皮肤起斑疹；久之燥热伤及阴血，肤失濡养则叠起鳞屑。初起皮肤上出现斑片，色淡红或赤紫、或棕黄、或淡褐，继则融合成片，上有细小糠状鳞屑，自觉微痒。治疗以外用方法为主，内服用药则以祛除湿邪为主。

方一　蜀水花膏

【来源】《普济方·卷一百七·诸风门·疬疡风（附论）》

【组成】蜀水花、白附子、麝香、白蔹、商陆、鹰粪白各8克。（一方有当归，无商陆）

【制法】将上药研末，与猪油2升同煎，至沸腾3次，膏即成。

【功用】祛风散热。

【适应证】疬疡风（即汗斑），症见胫边、胸前、腋下生出成片相连斑驳小点，色微白而圆，或有紫色，无痛痒。

【用法】每用适量，外敷患处。

【说明】方中白附子、商陆有毒，不可轻易使用。

方二　女萎膏摩方

【来源】《普济方·卷一百七·诸风门·疬疡风（附论）》

【组成】女萎0.5克，生附子、丁香、木香各20克，白芷1克。

【制法】将上药研细混匀，先煎腊月猪膏140毫升使熔，去滓，再将上药研末混匀兑入其中，煎3~4沸，入麝香（现多以人工麝香代替）0.5克，煎3沸，膏即成，瓷器收盛。

【功用】祛风散寒。

【适应证】遍身疬疡斑驳，色微白而圆，亦有紫色，无痛痒。

【用法】每用适量，涂摩患处。

【禁忌证】热证不宜。

【说明】方中生附子有毒，慎用。

方三　巴豆涂方

【来源】《普济方·卷一百七·诸风门·疬疡风（附论）》

【组成】巴豆 40 克，浓醋 20 毫升。

【制法】将巴豆用醋磨如稀膏。

【功用】祛痰蚀疮。

【适应证】疬疡风之面颊颈项忽生斑驳如癣，色微白或紫而圆。

【用法】每用适量，外涂患处。

【说明】巴豆有毒，慎用。

方四　硫黄膏

【来源】《普济方·卷一百七·诸风门·疬疡风（附论）》

【组成】硫黄 100 克。

【制法】将上药研末，用酱调成泥状。

【功用】杀虫疗疮。

【适应证】疬疡风（即汗斑）。

【用法】先用生布揩破患处，后敷本膏。

【说明】硫黄有毒，慎用。此方亦载于：《普济方·卷二十八·肺脏门·肺脏风毒生疮（附论）》。

【特别提醒】本方外用，不宜内服。

方五　疗身体易斑剥方

【来源】《医心方·卷四·治疬疡方第十八》

【组成】木通、白芷各 2 克，炮附子 15 克，丁香、青木香、麝香（现用人工麝香）各 4 克。

【制法】用腊月猪膏 3500 克小火煎煮上述 5 味药物，令其稍稍沸腾，立即过滤去渣，纳麝香调匀，再煎，直至膏成。

【功用】祛风止屑。

【适应证】皮肤斑剥。

【用法】先将患处摩破，再取膏适量敷之。

【说明】方中炮附子有毒。

方六　藕汁膏

【来源】《十便良方·卷二十一·治积热等疾诸方》

【组成】藕汁150克，生地黄汁150克，生薄荷汁50克，蜜50克，生姜汁50克，当归15克。

【制法】先将前5味药放入石器内慢火熬成稠膏。

【功用】凉血解肌，除五心烦热。

【适应证】阴虚火旺、血热不养肌之紫癜、汗斑。

【用法】每服15克，浓煎当归汤化下，不拘时候。

【禁忌证】皮肤见紫黯斑，肌肉刺痛之血瘀证禁用。

杨梅疮毒

杨梅疮毒即梅毒，因疮的外形似杨梅，故名，古代称花柳病、杨梅疮、霉疮、广疮、天柳病、卖疮、大疮、广东疮、时疮、棉花疮、秽疮等。以阴部糜烂，外发皮疹，筋骨疼痛，皮肤起核而溃烂，神情痴呆等为常见表现，属疫病类疾病。多因气化（间接）传染和精化（接触）传染而发。发病前，多见有全身性发烧，头痛，骨节部位酸痛，咽干喉痛，并逐渐出现皮表病变。外阴部皮肤先起红晕，后即见成斑片。

治疗则以祛邪为主，兼顾扶正。疫毒留滞治以祛风散血、解毒清火；秽疮结毒治以凉血解毒、化瘀散结。

方一　预知子膏

【来源】《本草纲目·卷十八·预知子》

【组成】预知子（末）、雄黄（末）各80克，乳香120克。

【制法】先用水10升煎煮乳香至5升，入二末，继续煎熬，直至成膏，贮存于瓶中备用。

【功用】解毒杀虫。

【适应证】疠风有虫，眉落声变。

【用法】取膏1汤匙，温酒调服，有虫如马尾，随大便而出。

【说明】本方出自《圣惠方》。方中雄黄有毒。

方二　鹅胆膏

【来源】《急救广生集·卷七·疡科·杨梅疮》

【组成】杏仁 10 克，轻粉、胆矾各 5 克。

【制法】将上药研为极细末，鹅胆汁调如膏状。

【功用】清热解毒，消肿散结。

【适应证】杨梅疮发于肛门，大便困难。

【用法】外敷疮上。

【特别提醒】不宜内服。

方三　黑虎膏

【来源】《寿世保元·卷九·杨梅疮》

【组成】草乌 150 克，南星、半夏、大黄、五倍子（同绿豆 250 克共炒焦）、干姜、姜黄、黄柏 100 克。

【制法】上为细末，共和匀。用葱汁米醋调成膏。

【功用】清热解毒，消肿止痛。

【适应证】杨梅风块，作肿作痛；痈疽瘰毒，并一切无名肿毒。

【用法】贴患处。时常以葱醋润之，毋令干燥。其膏一日又取下，加些新的，复研再贴，以消为度。

【说明】方中草乌、南星、五倍子等物有毒，慎用。

方四　莹珠膏

【来源】《青囊秘传·膏门》

【组成】猪板油 400 克，白蜡 120 克，轻粉末、洋樟各 60 克，冰片末 4 克。

【制法】将猪板油与白蜡熔化，离火候温，入轻粉末、洋樟，搅匀，候稍冷，再入冰片末，搅匀成膏，贮于瓷罐中听用。

【功用】拔毒去腐，定痛生肌。

【适应证】溃疡，并治杨梅疮、杖疮、下疳等。

【用法】取膏适量，摊贴患处。

【说明】方中轻粉有毒。

方五　结毒灵膏

【来源】《丁甘仁先生家传珍方·膏方》

【组成】葱头 7 个。

【制法】用麻油 150 克，煎枯去渣，入广丹 38 克搅匀，又入黄蜜蜡、白蜜蜡各 19 克，熔化，入乳香 8 克、没药 8 克、轻粉 11 克、犀黄 0.4 克、珠粉 0.8 克，搅成膏。

【功用】解毒疗疮。

【适应证】杨梅结毒。

【用法】取膏适量，敷疮。

【说明】方中广丹、轻粉有毒。

方六　梅疮膏

【来源】《冯氏锦囊秘录·外科大小合参·卷十九·胎毒诸疮》

【组成】猪油（煮去渣）40 克，香油 12 克。

【制法】上药同熬，离火稍冷，加乳香 20 克、没药 20 克、孩儿茶 28 克，搅匀，又入冰片、麝香（现用人工麝香）各 0.4 克、轻粉 2 克，膏成。

【功用】活血散结，解毒蚀疮。

【适应证】梅毒疮。

【用法】取膏适量，摊贴患处。

方七　秘传水银膏

【来源】《景岳全书·卷五十一·新方八阵·固阵》

【组成】黄柏、黄连、川大黄各 300 克，雄黄、胆矾、青黛、儿茶、铜青各 100 克，轻粉、枯矾、大枫子、珍珠、冰片、番打麻各 50 克，砒霜 10 克，水银 100 克，麻油 500 克。

【制法】上药一起打成粉末放入不锈钢盆内，逐渐加入麻油搅拌使水银与药粉充分混合，直至看不到水银颗粒，药粉成为稀糊状为止。

【功用】清热解毒。

【适应证】梅毒溃烂多年不愈者。

【用法】早晚各 1 次，每 2 日换 1 次。使用时擦于手足腕动脉处，擦完后用布包好。涂药时有溃破的地方应用无麝膏药包好，换药时要避风保暖。此药擦至 7 日毒从齿缝发出，会出现口吐臭涎。在使用过程中若出现口齿破烂出血时，以甘草、蜂房煎水，等放冷时漱口，不可咽下。出血症状较轻者用花椒煎水漱口即可。

【说明】擦药过程中会出现破皮现象，不可怕痛而少擦。此方有剧毒，其中水银、大枫子、雄黄、砒霜等物有毒，禁入口。

【特别提醒】使用过程中忌盐、鱼腥、生冷及发物1个月。2~3年内禁食牛肉、团鱼，禁酒。终身不得食用荞麦面、羊肉。

方八　茯苓膏

【来源】《景岳全书·春集·卷六十四·外科》

【组成】当归、白蒺藜、羌活、生地、熟地、甘草、连翘、川木通各200克，土茯苓600克。

【制法】上药放入铜锅中，加入冷水浸泡12小时，水量以高出药面15厘米为宜，先用大火将药液煮沸，再用小火煎煮，保持微沸，煎煮时应及时搅拌，并去除浮于表面的泡沫，以免药液溢出，煮至2~5小时，过滤取出药液。药渣续加冷水再煎，第二次加水量以淹没药料即可，如法煎煮3次为度，合并药液，静置沉淀，再用四层纱布过滤3次，尽量减少药液中的杂质。将煎出的药液再放在小火上煎煮蒸发浓缩，同时不断用筷子搅动药液，防止焦化，逐渐形成稠膏状，趁热用筷子取浓缩的药液滴于干燥皮纸上，以滴膏周围不见水迹为度。此谓清膏。饴糖、白蜜各1000克先行炒透，随后放入稠膏状的药液中，用小火煎熬，并不断用筷子搅拌和匀收膏。

【功用】养血祛风，清热利湿。

【适应证】湿热浸淫所致的梅毒、风毒。

【用法】一日3次，每服1酒杯，饭后服用，用温开水送服。

【说明】方中木通有毒，慎用。

【特别提醒】服药期间忌房事，鸡、鱼牛肉以及辣椒、醋等发物。

方九　杨梅疮毒膏（方名编者加）

【来源】《串雅内编·卷二·截药外治门》

【组成】千里光（采茎叶）500克，防风、荆芥、黄柏、金银花、当归、生地各100克，川椒、白芷、大黄、红花各50克，苦参200克。

【制法】千里光捣汁，砂锅内熬成膏。余药用麻油浸3日，熬枯呈黑色，去滓，每油2碗，配千里光膏1碗，再熬，滴水成珠，飞丹收成膏，入乳香、没药各50克，轻粉15克，槐枝搅匀。

【功用】祛风止痒。

【适应证】贴疮疖风癣、杨梅疮毒、鹅掌风等症极效。

【用法】外涂患处。

【禁忌证】孕妇忌之。

【说明】方中轻粉有毒，慎用。

冻　伤

冻伤是因寒冷、潮湿引起的人体局部或全身损伤，好发于身体的末梢部位，如足、手、耳及面部等，因这些部位暴露于体外，表面积较大，且皮下组织少、保温能力差，热量易发散。当身体较长时间处于低温和潮湿刺激时，就容易导致冻伤。其产生原因有：①气候因素：寒冷、天气骤变等，可加速身体的散热。②局部因素：如鞋袜过紧、长时间站立不动及长时间受寒使局部血液循环发生障碍，热量减少，导致冻伤。③全身因素：如饥饿、疲劳、虚弱等使局部热量减少导致冻伤。冻伤主要临床表现有早期受冻部位冰凉、苍白、坚硬、瘙痒、感觉麻木或丧失，即常见的“冻疮”，后发展为受冻部位皮肤出现红肿充血，自觉热、痒、灼痛，症状在数日后消失，愈后除有表皮脱落外，一般不留瘢痕。而严重冻伤，会导致感觉丧失，愈后可有瘢痕形成。冻伤的基本治疗目标是迅速复温，轻度冻伤以外用治疗为主。

方一　生姜膏（方名编者加）

【来源】《本草纲目·卷二十六·生姜》

【组成】生姜500克。

【制法】将生姜取汁，慢火熬成膏。

【功用】温经散寒。

【适应证】两耳冻疮。

【用法】外涂患处。

【禁忌证】皮肤破溃流水者不宜使用。

方二　冻疮破烂膏

【来源】《惠直堂经验方·卷四·膏药门》

【组成】大黄、黄丹各400克，麻油500克。

【制法】将大黄切碎，入麻油中浸后慢火熬至焦枯，滤去药渣，再将所滤药油加热，下入黄丹，熬至滴水成珠，收膏。

【功用】通经活络。

【适应证】冻疮。

【用法】外敷患处。

【禁忌证】属寒证者不宜使用。

方三　雉脑膏

【来源】《奇效良方·卷五十四·疮科通治方》

【组成】雄雉脑（捣烂）1枚，黄蜡50克，清油25克。

【制法】上药同入锅中，慢火上熬成膏，纱布滤去药渣，冷凝即成。

【功用】敛疮生肌。

【适应证】冻疮，日久不愈，年年发歇，先痒后痛，然后肿破出黄水，及血出不止。

【用法】每取适量，外涂疮上。

【特别提醒】不宜内服。

方四　冻疮膏

【来源】《丁甘仁先生家传珍方·膏方》

【组成】真麻油113克，嫩松香4克，黄蜜蜡45克。

【制法】将上药烊化搅匀则膏成。

【功用】温经散寒，活血通络。

【适应证】冬令严寒致皮肤燥裂、死血冻疮等症。

【用法】取膏适量，擦患处。

方五　冻疮膏

【来源】《丁甘仁先生家传珍方·膏方》

【组成】粉甘草、粉甘遂、全当归、松香、鹿骨胶各75克。

【制法】前4味打为粉。用陈酒将鹿骨胶烊化，再与羊脂油、药粉一起捣研为膏。

【功用】温阳散寒，活血通络。

【适应证】冻疮。

【用法】取膏适量，摊油纸上贴患处，数日愈。

【说明】方中甘遂有毒。

方六　黄柏膏（方名编者加）

【来源】《验方新编·卷十九·足部》

【组成】黄柏 50 克，猪髓（牛脊髓亦可）100 克。

【制法】将黄柏研为细末，与猪髓研如膏。

【功用】清热燥湿，润肤生肌。

【适应证】脚底皮肤开裂。

【用法】外敷患处。

方七　雉脑膏

【来源】《证治准绳·疡病·卷五·冻疮》

【组成】雄雉脑 1 枚，黄蜡 20 克，清油 10 克。

【制法】先用雉脑与黄蜡一起捣成膏，然后放入煮沸的清油中，慢火熬制成膏状，滤去药渣。

【功用】滋阴润肤。

【适应证】冻疮经年不愈，痒痛不止，破后流黄水及出血不止。

【用法】将膏药均匀涂于患处即可。

【特别提醒】外用，禁内服。

方八　东垣润肌膏

【来源】《证治准绳·疡病·卷五·手足皲裂》

【组成】沥青 40 克，黄蜡 8 克，乳香 2 克，清油 20 克。

【制法】先用文火将沥青熬开，然后放入黄蜡、乳香继续熬制，再放入清油熬制一段时间后，将药液滴于水中，若药液变硬则继续添加清油熬制，若药液不变硬则用绵布滤出药液，然后放入陶瓷罐中备用。

【功用】活血润肤。

【适应证】手足皲裂、皮肤开裂，疼痛不能见风者。

【用法】先将患处放于火旁烘烤，药膏放在火上烘烤，然后将膏药涂于裂口处，再用纸覆盖在患处即可。

【特别提醒】外用，禁内服。

方九　柏叶膏

【来源】《奇效良方·卷五十四·疮科通治方》

【组成】柏叶（炙干为末）200克，杏仁（去皮，研）40粒，头发10克，食盐25克，乳香2克，黄蜡50克，油500克。

【制法】先煎油沸，再下入前5味，待发消尽，再下黄蜡搅匀，冷凝即成。

【功用】敛疮生肌。

【适应证】冻疮之手足指欲堕、耳欲落。

【用法】热小便洗疮后，用纱布拭干，再涂膏药。每日1换。

【特别提醒】不宜内服。

方十　黄蜡膏

【来源】《奇效良方·卷五十四·疮科通治方》

【组成】清油25克，黄蜡50克，光粉、五倍子末各5克。（一方无五倍子）

【制法】先将清油慢火煎沸，入黄蜡煎至消尽，再下入光粉、五倍子末，熬至稠紫色为度。

【功用】润肤疗疮。

【适应证】冬月手足开裂。

【用法】先以热汤洗，火上烘干，即用药敷，以纸贴之，其痛立止。

【说明】光粉有毒，慎用。

【特别提醒】不宜内服。

方十一　独胜膏

【来源】《外科正宗·卷四·冻风第七十八》

【组成】独头蒜10枚。

【制法】将独头蒜捣如膏状。六月初六、十六、二十六日，将药膏于太阳下晒热。

【功用】祛风散寒。

【适应证】冻风、冻足跟、冻耳，每逢冬寒则发。

【用法】于冬季所发处擦之。

【特别提醒】不宜内服。

方十二　羊脑煎

【来源】《古今医统大全·卷六十二·药方》

【组成】柏白皮、榆白皮、桑白皮、杏仁（去皮尖）、甘草各 50 克，羊脑髓 250 克。

【制法】上药细锉。以羊脑髓煎，令诸药黄滤去滓，瓷器盛。

【功用】润肤。

【适应证】治冻耳成疮。

【用法】每用以鹅翎蘸药涂。

方十三　白及膏

【来源】《世医得效方·卷十九·手足裂肿》

【组成】头发 50 克，桐油 1 碗，川白芷、白及、松脂末各 10 克。

【制法】先将头发入桐油内煎至化尽，再下入川白芷、白及、松脂末，搅拌均匀，冷凝即成。

【功用】润肤生肌。

【适应证】足跟皲裂。

【用法】先用温水泡洗皲裂处令软，拭干，再敷膏药。

【特别提醒】不宜内服。

方十四　黄蜡膏

【来源】《世医得效方·卷十九·手足裂肿》

【组成】黄蜡、清油各 50 克，五倍子 10 克。

【制法】将黄蜡入清油中煎化，五倍子研为细末下入，熬如膏状。

【功用】润肤生肌。

【适应证】治冬天手足皲裂。

【用法】外贴患处。

【特别提醒】不宜内服。

方十五　鱼胶膏（方名编者加）

【来源】《幼科推拿秘书·卷五·幼科药方》

【组成】鱼胶 250 克。

【制法】将鱼胶熬化。

【功用】消肿止痛。

【适应证】治小儿冻疮。

【用法】摊膏药黏贴，疮平自落。

方十六　桃仁膏

【来源】《十便良方·卷二十一·治积热等疾诸方》

【组成】 桃仁、猪脂各150克。

【制法】 桃仁烂捣，以猪脂调膏。

【功用】 养阴润燥。

【适应证】 治燥邪伤阴及冬月唇干裂、血出。

【用法】 涂于唇上，效。

【禁忌证】 孕妇禁用。

【说明】 此方亦载于：《普济方·卷五十八·口门·唇口面皴（附论）》。

狐　臭

狐臭亦称腋臭、体臭，主要指腋窝部位的汗腺分泌物所散发出的特殊臭味，犹如狐狸骚臭味。因湿热郁结于腠理汗孔所致，或因遗传所获。腋臭在天热多汗时较为明显，常在浅色衣物上留下淡黄色痕迹，因其臭味特殊，很容易与普通汗臭味所区分。因为狐臭的刺鼻气味，往往给人带来很多的不便，使患狐臭的人有很大的心理负担并有自卑感。狐臭者应勤沐浴，勤换衣物，保持局部清洁干燥。伴有多汗症者以治疗局部多汗为主，腋臭严重者可选择激光或手术治疗。

方一　疗腋下狐臭膏（方名编者加）

【来源】《本草纲目·卷四十·蜘蛛》

【组成】 大蜘蛛1枚，轻粉6克。

【制法】 将蜘蛛用黄泥、赤石脂末及盐少许和匀，置火上煅之为末，入轻粉，用醋调和成膏。

【功用】 解毒消肿。

【适应证】 腋下狐臭。

【用法】 于睡前取膏适量，敷腋下，明早可见大便泄下黑汁。

【说明】 本方来源于《三因方》。方中蜘蛛、轻粉有毒。

方二　疗狐臭有效方（方名编者加）

【来源】《外台秘要方·卷二十三·瘿瘤咽喉疬瘘二十八门·腋臭方三十七首》

【组成】胡粉、铜青各 800 克。

【制法】将上述 2 味药物捣研为细末、过筛，用人乳调和，涂腋下。

【功用】解毒疗疮。

【适应证】狐臭。

【用法】取适量，人乳调和，涂腋下；若成疮则停用，疮愈后又涂，直至痊愈。

【特别提醒】此方有毒，不可久用，不可入口眼。

方三　疗腋臭方（方名编者加）

【来源】《外台秘要方·卷二十三·瘿瘤咽喉疬瘘二十八门·腋臭方三十七首》

【组成】硇砂、酢酪各 200 克，白矾、密陀僧各 300 克，胡粉、铅锡、生铜屑各 12 克。

【制法】将上述 7 味药物捣研为细末，置于新铜器中，用醋 200 克密封浸渍 14 天，若见铜器上现青绿色，其药即成。

【功用】解毒疗疮。

【适应证】腋臭。

【用法】再次捣研其更细，若变干，再用好醋调和，涂病处。若腋下有毛，先拔去，用石灰水洗净，擦干，用生布揩擦令其微微变红，可使其成疮，一天涂洗 1 次，最多过不了 10 日，等腋疮痊愈，再取铜屑，研成细粉，涂病处，一天 5~6 次，直至病愈。

【说明】方中密陀僧、胡粉均有毒，不可久用，不可入口眼。方中本有黄金屑，今去。

【特别提醒】终身不得带麝香、食胡荽。

方四　疗狐臭方（方名编者加）

【来源】《外台秘要方·卷二十三·瘿瘤咽喉疬瘘二十八门·腋臭方三十七首》

【组成】牛脂 、胡粉各 800 克。

【制法】将上述2种药物合煎，直至可制成丸剂。

【功用】解毒疗疮。

【适应证】狐臭。

【用法】取适量，涂腋下。

【说明】方中胡粉有毒。

方五 胡粉膏

【来源】《医心方·卷四·治狐臭方第二十四》

【组成】牛脂、胡粉各500克。

【制法】上药合煎，直至和匀，膏成。

【功用】祛风通络。

【适应证】狐臭。

【用法】取膏适量，涂腋下，1晚即愈，总共不过2~3次。

【说明】方中胡粉有毒。

面皯

面皯类似于黄褐斑，主要表现为面部的黄褐色色素沉着，多对称呈蝶形分布于颧颊部，女性多见。其发病与妊娠、长期口服避孕药、月经紊乱有关。也见于一些虚损疾患、结核、癌症、慢性乙醇中毒、肝病等患者，日光可促使发病，无主观症状和全身不适。精神紧张、熬夜、劳累可加重皮损。

面皯的产生的原因与营养素缺乏、药物、季节、日晒、内分泌失调、体质、精神因素等有关。临床常见：①肝气郁结型：斑色多为浅褐或深褐色，月经来潮前色斑加重，经后色斑减轻。情志不畅，烦躁易怒，情绪不稳，多疑善虑或精神抑郁等，治宜疏肝解郁美白。②脾虚型：斑色多为黄褐，患者肤色偏黄，颜面虚浮，食欲不振，食后腹胀，便溏腹泻，健忘嗜睡，神疲身重，气短懒言，四肢乏力、怕冷畏寒等，治宜健脾运湿美白。③肾阴虚型：斑色多为黑褐，患者肤色偏暗发枯或萎黄不泽；或有黑眼圈；皮肤多干燥，午后颧红，腰痛，并伴有头晕耳鸣，便秘，头发枯黄、脱发或断发，治宜补益肾阴美白。④肾阳虚型：斑色多为黑褐，患者肤色晦暗无光，或有黑眼圈，颜面浮肿或眼睑水肿，腰酸腿软，大便溏薄，小便清长，治宜温肾助阳美白。

方一　美白栝楼膏（方名编者加）

【来源】《本草纲目·卷十八·栝楼》

【组成】栝楼瓤120克，杏仁40克，猪胰1具。

【制法】将上药一起捣研为膏。

【功用】美白悦颜。

【适应证】面黑。

【用法】取膏适量，于夜间涂面，可令人皮肤光润，冬月不皴裂。

【说明】本方出自《圣济总录》。

方二　面脂方

【来源】《外台秘要方·卷三十二·面部面脂药头膏发鬓衣香燥豆等三十四门·面膏面脂》

【组成】白术、茯苓、杜衡各36克，葳蕤、藁本、川芎、土瓜根、栝楼各30克，木兰皮、白僵蚕、蜀水花、辛夷仁、零陵香、藿香、菟丝子各48克，栀子花、麝香（现用人工麝香）、鹰屎白各18克，冬瓜仁30克，桃仁50克，白蜡120克，鹅脂600克，羊脂400克，猪脂1200克，猪胰200克，白附子24克。

【制法】将上述药物切碎后备用。先取酒800毫升，将猪胰、桃仁、冬瓜仁用绵布包裹后置入酒中，不停捋动，直至其融化，绞榨过滤取汁，用其汁浸渍诸药1晚。另将猪脂熬融，过滤去渣，将鹅脂、羊脂、白蜡用绵布包裹后一起置于铜器中合煎，不断煎熬，反复浓缩，直至药物颜色变黄，过滤去渣，待其自然澄清及凝固，最后加入鹰屎白，搅拌令其混合均匀。

【功用】美白悦颜。

【适应证】面皯。

【用法】取适量，涂面。

方三　面脂方（方名编者加）

【来源】《外台秘要方·卷三十二·面部面脂药头膏发鬓衣香燥豆等三十四门·面膏面脂》

【组成】防风、葳蕤、川芎、白芷、藁本、桃仁、白附子各36克，茯苓48克，细辛、甘松香、零陵香各12克，当归、栝楼各24克，蜀椒

20 克，鸬鹚屎、鹰屎、冬瓜仁各 18 克，麝香（现用人工麝香）6 克。

【制法】先将上述药物用酒浸泡 1 晚，第 2 天再用绵布薄薄包裹，与炼好白鹅脂 600 克、羊脂 400 克一起置于铜器中，小火煎熬，使其沸腾，勿使变焦，反复煎煮，直至见附子颜色变黄则膏成。过滤去渣，再次倒入铜器中，置于火上加热，加入麝香，麝香香味弥漫时，再用绵布过滤，最后加入栝楼仁、桃仁、冬瓜仁和鹰屎、鸬鹚屎粉等，搅拌令其混合均匀，待其凝固，用瓷瓶贮存。

【功用】美白悦颜。

【适应证】面皯。

【用法】取适量，涂面。

方四　猪蹄膏（方名编者加）

【来源】《验方新编·卷一·面部》

【组成】大母猪蹄 4 个。

【制法】洗净，切碎，煮成膏。

【功用】嫩肤除皱。

【适应证】主治面生皱纹。

【用法】卧时擦面上，次早洗去。

方五　冬瓜膏（方名编者加）

【来源】《验方新编·卷一·面部》

【组成】冬瓜 1 个。

【制法】去皮切片，酒水各半煮烂，纱布滤去药渣，再将所滤药液熬成膏。

【功用】美白嫩肤。

【适应证】皮肤色黑，皮肤粗糙。

【用法】夜夜擦之，次早洗去。

方六　摩风黄芪膏

【来源】《杨氏家藏方·卷二十·杂方五十八道》

【组成】黄芪、当归（洗，焙）、防风（去芦头）、檀香、瓜蒌（去皮）、香白芷各 100 克，甘松（去土）、零陵香、川芎、甘草、生干地黄、木香、藁本、白蔹各 2 克，杏仁（去皮尖）245 枚，赤芍药 20 克，麻油（如水清者）3200 克。

【制法】将上述除油外 16 味药物均锉碎，焙干，入油内小火，煎熬 1 天，过滤去诸药不用，再称定煎熬好的油，每 40 克入黄明蜡 16 克，于火上将蜡化开，稍稍煎熬，用新绵布过滤去渣，盛于瓷器内。

【功用】嫩肤去风。

【适应证】嫩容。

【用法】取膏适量，摩面。

【说明】熬时不得用铜铁器，须置于银器、石器内熬。

方七　麝香膏方

【来源】《刘涓子鬼遗方·卷五·麝香膏方》

【组成】麝香、白矾、当归、附子、川芎、白芷、芍药、细辛各 50 克，杜衡 5 克。

【制法】用炼好的腊月猪脂 500 克与除麝香外诸药置于铜器中，小火煎熬，使其沸腾，勿使变焦，反复煎煮，直至见附子颜色变黄则膏成，过滤去渣，再次倒入铜器中，置于火上加热，加入麝香，待麝香香味弥漫时，用绵布过滤，搅拌令其混合均匀，待其凝固，用瓷瓶贮存。

【功用】行气活血，美白除皯。

【适应证】面皯皰。

【用法】取适量，涂面。

【说明】方中麝香剂量过大，可以适当减量。此方亦载于：《外台秘要方·卷三十二·面部面脂药头膏发鬓衣香燥豆等三十四门·面皯皰方》。

方八　木兰膏方

【来源】《刘涓子鬼遗方·卷五》

【组成】木兰、防风、白芷、青木香、牛膝、独活、藁本、当归、芍药、杜衡、辛夷、川芎、细辛各 50 克，麝香 5 克，附子（炮）3 克。

【制法】用炼好的腊月猪脂 500 克与除麝香外诸药置于铜器中，小火煎熬，使其沸腾，勿使变焦，反复煎煮，直至见附子颜色变黄则膏成，过滤去渣，再次倒入铜器中，置于火上加热，加入麝香，待麝香香味弥漫时，用绵布过滤，搅拌令其混合均匀，待其凝固，用瓷瓶贮存。

【功用】行气活血。

【适应证】面黄。

【用法】取适量，涂面。日 3 次。

【说明】方中细辛、附子有毒。

方九　鸬鹚屎膏方

【来源】《刘涓子鬼遗方 · 卷五 · 鸬鹚屎膏方》

【组成】鸬鹚屎 50 克。

【制法】取鸬鹚屎 50 克，捣碎，滤渣，用炼好的腊月猪脂调和。

【功用】行气活血。

【适应证】面皯。

【用法】膏成敷上，日 3 次。

方十　令人面色似玉色光润方（方名编者加）

【来源】《外台秘要方 · 卷三十二 · 面部面脂药头膏发鬓衣香燥豆等三十四门 · 令面色白方》

【组成】羊脂、狗脂各 800 克，白芷、炙甘草各 100 克，乌喙 40 克，大枣 60 克，麝香（现用人工麝香）4 克，桃仁 20 克，半夏 80 克。

【制法】将上述 9 味药物合煎，反复煎煮，不断浓缩，直至白芷颜色变黄则膏成，过滤去渣。

【功用】美白悦颜。

【适应证】面皯。

【用法】取适量，涂面。

【说明】用此方后 20 天面色就会有变化，用到 50 天颜面将会像玉一样光润。

方十一　苏合煎

【来源】《外台秘要方 · 卷三十二 · 面部面脂药头膏发鬓衣香燥豆等三十四门 · 面皯方》

【组成】苏合香、麝香（现用人工麝香）、白附子、女菀、蜀水花 60 克，青木香 90 克，鸡舌香、鸬鹚屎各 30 克。

【制法】先将糯米 4000 克淘洗干净，分成 2 份，其中 2000 克蒸熟，另外 2000 克生用，与陈醋混合后加水 90 升，待稍微沉淀，约得 60 升，煎煮使其沸腾，用绵布包裹上述药物加入沸腾药汁中，继续煎煮，直至煎得600毫升，则煎成。

【功用】美白除皯。

【适应证】面皯，面上黑斑。

【用法】先用澡豆洗皯处，令其清洁干燥，再取药适量，敷皯上，一天2次。

【说明】每次敷药前，多先用酢浆水洗面，然后涂药，当涂药至60~80毫升时，长皯处会出现突然的疼痛，切勿惊慌，此时将皯处皮肤小心剥去则将变白。

方十二　疗面皯方

【来源】《外台秘要方·卷三十二·面部面脂药头膏发鬓衣香燥豆等三十四门·面皯方》

【组成】白芷、白蜡各480克，白附子、辛夷、乌头、防风、藿香、商陆各12克，藁本24克，葳蕤24克，零陵香、麝香（现用人工麝香）各18克，牛脂、鹅脂各400克，羊脂200克，麻油40克。

【制法】将上述16味药物切碎，用醋浸渍1晚，再与诸脂油一起合煎，待白芷颜色变黄则膏成。

【功用】美白除皯。

【适应证】面皯。

【用法】先用皂荚汤洗面，再取膏适量敷面，一天3次，直至痊愈。

【说明】方中乌头、商陆有毒，不可轻易使用。

方十三　面药方

【来源】《外台秘要方·卷三十二·面部面脂药头膏发鬓衣香燥豆等三十四门·面皯方》

【组成】防风、藁本、辛夷、芍药、商陆根、白芷、牛膝、当归、细辛、密陀僧、川芎、独活、葳蕤、木兰皮、零陵香、鸡舌香、丁香、藿香、麝香（现用人工麝香）、珍珠各30克，蕤仁、杏仁各60克，腊月猪脂600克，油200克，羊脑500克，牛髓250克。

【制法】先用水浸泡脑髓使其变白，再将藿香以上药物切碎，加入脑髓脂油中不断煎煮，反复浓缩，直至膏成，用绵布绞榨过滤去渣，加入麝香及珍珠末等，反复捣研与搅拌，直至其凝固成膏。

【功用】美白除皯。

【适应证】面皯，面部黑痣，荨麻疹及皮肤皲裂。

【用法】取适量，涂面。

【说明】方中商陆根、细辛、密陀僧均有毒，不可轻易使用。

方十四　白附子膏

【来源】《外台秘要方·卷三十二·面部面脂药头膏发鬓衣香燥豆等三十四门·面皯方》

【组成】白附子、青木香、丁香、商陆根、密陀僧各30克，细辛、羊脂、金牙各90克，酥250克。

【制法】将上述药物用酒600毫升浸渍1晚，再加水煎煮至200毫升，过滤去渣，下酥，再煎至200毫升则膏成。

【功用】美白悦颜。

【适应证】面部黑痣，面皯。

【用法】取适量，夜间涂面，晨起用温水洗下。

【说明】方中商陆根、细辛、密陀僧均有毒。用此膏时需避风。此方亦载于:《普济方·卷五十一·面门》。

方十五　羊胆膏

【来源】《外台秘要方·卷三十二·面部面脂药头膏发鬓衣香燥豆等三十四门·面皯皰方》

【组成】羊胆400克，猪脂800克，细辛120克。

【制法】用羊胆煎熬其他药物，不断煎煮，反复浓缩，直至膏成。

【功用】美白除皯。

【适应证】面皯皰，产妇黑斑如麻灰色。

【用法】取适量，夜间涂敷，早上晨起用浆水洗掉。

【说明】此方亦载于:①《普济方·卷五十一·面门·面皯皰（附论）》。②《十便良方·卷三十九·杂方六》。

方十六　玉屑膏

【来源】《外台秘要方·卷三十二·面部面脂药头膏发鬓衣香燥豆等三十四门·面皯皰方》

【组成】玉屑、珊瑚（末）、木兰皮各90克，辛夷、白附子、川芎、白芷各60克，牛脂150克，冬瓜子、桃仁、商陆各50克，猪胆

100 克，白狗脂 1000 克。

【制法】将上药除玉屑、珊瑚及诸般脂外一并切细，用文火熬诸脂，使其熔化，后下诸药，煎熬至 3 沸，白芷色黄为度，滤去渣滓，再加入玉屑、珊瑚末搅拌均匀，膏成瓷器收盛。

【功用】美白去皯。

【适应证】面部黑斑及疱皯。

【用法】取适量，将面部洗净后涂膏。

【说明】方中商陆有毒。此方亦载于：《普济方・卷五十一・面门・面皯疱（附论）》。

【特别提醒】本方外用，不宜内服。

方十七　防风膏

【来源】《普济方・卷五十一・面门》

【组成】防风、藁本、辛夷、芍药、当归、白芷、牛膝、商陆、细辛、密陀僧、川芎、独活、葳蕤、木兰皮、蕤仁各 75 克，杏仁、丁香、鸡舌香、零陵香、珍珠屑、麝香、油各 40 克，獐髓、鹿髓、牛髓各 600 克，蜡 240 克。

【制法】先将诸髓药用水浸洗，令白取出，同油、蜡倒入锅中一并煎熬，再将除珍珠屑、麝香外其余诸药一同切碎，加入锅中，文火煎熬，以白芷色黄为度，滤去渣滓，最后将珍珠屑、麝香研为细末，入前汁中熬成膏，瓷器贮存。

【功用】润肤祛斑，美容养颜。

【适应证】雀斑。

【用法】临睡涂面上，晨起以温水洗去。

【说明】用药期间，当避风日。方中商陆、细辛、密陀僧有毒，慎用。

方十八　治外膏

【来源】《普济方・卷五十一・面门》

【组成】白芷、白蜡各 75 克，白附子、辛夷、防风、乌头、零陵香、藿香、葳蕤、藁本、商陆各 20 克，麝香 24 克，麻油 100 毫升，羊脂 500 毫升，牛脂 1 升，鹅脂 1 升。

【制法】将上药切薄，用醋浸泡 1 夜后滤出，加入麻油、羊脂、牛脂、鹅脂中，煎熬浓缩，以白芷色黄为度，膏即成。

【功用】美容养颜。

【适应证】面皯。

【用法】先以皂荚煎水洗面，后以此膏外敷面部。

【说明】方中商陆、细辛、乌头有毒，慎用。

【特别提醒】本方外用，不宜内服。

方十九　沉香膏

【来源】《普济方·卷五十一·面门》

【组成】沉香、牛黄、熏陆香、玉屑各30克，丁香、水银各10克，雌黄、鹰屎各20克。

【制法】先将3味香药捣筛成末，再将玉屑、牛黄、雌黄同入乳钵中研细，再与水银及诸药同研，令极细，加入白蜜中调匀，以稀稠适宜为度，瓷器收盛。

【功用】洁面养颜。

【适应证】面皯。

【用法】每至临卧时，涂患处。

【说明】方中雌黄、水银有毒，慎用。

【特别提醒】本方外用，不宜内服。

方二十　茯苓膏

【来源】《普济方·卷五十一·面门》

【组成】猪蹄（刮去黑皮，切作细片）2具，白粱米600克，茯苓、商陆各200克，葳蕤40克，白芷、藁本、杏仁各110克。

【制法】共以水熬透，去渣再熬浓汁，再加入甘松、零陵香末各40克，搅拌至如膏状，瓷器贮存。

【功用】美白养颜，润肤祛斑。

【适应证】面皯面黯，手皴，面皯疱。

【用法】每夜取适量，外涂手面。

【说明】方中商陆有毒，慎用。

【特别提醒】本方外用，不宜内服。

方二十一　杏仁膏

【来源】《普济方·卷五十一·面门》

【组成】杏仁、雄黄、瓜子、白芷、白蜡各 40 克。

【制法】将上药除白蜡外，一并加入乳钵中研细，加入 300 克油中，文火慢煎，以凝固为度，再加入白蜡搅拌均匀，瓷器贮存。

【功用】美白养颜。

【适应证】面皯。

【用法】每日以适量，外涂面部。

【说明】方中雄黄有毒，慎用。

【特别提醒】本方外用，不宜内服。

方二十二　羊髓膏

【来源】《普济方·卷五十一·面门》

【组成】羖羊胫骨髓 75 克，朱砂 20 克，鸡子白 2 枚。

【制法】先将髓并朱砂入乳钵中，研令极细，再加入鸡子白，调匀如膏状，瓷器收盛。

【功用】美白养颜。

【适应证】面皯。

【用法】先以浆水洗面，然后涂之。

【说明】方中朱砂有毒，慎用。

【特别提醒】本方外用，不宜内服。

方二十三　杏仁蛋清膏（方名编者加）

【来源】《普济方·卷五十一·面门》

【组成】杏仁、鸡子白各 50 克。

【制法】将杏仁研末，用鸡子白调如膏状。

【功用】美白养颜。

【适应证】面黑皴皱、黡黑、面皯、渣疱、粉刺、疵痣，黄黑不白光净，凡是面上之病皆主之。

【用法】每夜涂面，明旦以米泔水洗去。

【特别提醒】本方外用，不宜内服。

方二十四　丹砂方

【来源】《普济方·卷五十一·面门》

【组成】朱砂 40 克。

【制法】将上药研细后，入蜜少许，更研如膏，瓷器收盛。

【功用】美白养颜。

【适应证】面皯䵟。

【用法】每夜涂面，明旦以米泔水洗去。

【说明】方中朱砂有毒，慎用。

【特别提醒】本方外用，不宜内服。

方二十五　益母草涂方

【来源】《普济方·卷五十一·面门》

【组成】益母草灰100克。

【制法】将上药同醋混为细团，用炭火煅烧后，加入钵中研细，再同蜜和匀如膏状，瓷器收盛。

【功用】润肤养颜，除皴去皱。

【适应证】适应于面皯䵟，面部皮肤皴皱。

【用法】每夜涂面，明旦以米泔水洗去。

【特别提醒】本方外用，不宜内服。

方二十六　攀风黄芪膏

【来源】《普济方·卷五十一·面门》

【组成】黄芪、当归、防风、檀香、瓜蒌、香白芷各20克，甘松、零陵香、川芎、甘草、生干地黄、木香、藁本、白蔹、赤芍、杏仁各40克，麻油600克。

【制法】将上药除油外16味皆切碎烘干，加入油中，小火熬1天后，滤去诸药。将所得油称重后，以每50克入明蜡20克的比例，加入明蜡，一同煎熬，候蜡溶化后，滤去渣滓，瓷器收盛。（注：熬时不得用铜铁器，须用银、石器熬）

【功用】美容去风。

【适应证】面皯。

【用法】每晚洗面后，外抹适量。

【特别提醒】本方外用，不宜内服。

方二十七　五倍子膏

【来源】《普济方·卷五十一·面门》

【组成】漏芦40克，五倍子40克，黄柏40克。

【制法】上为细末，贮瓶备用。

【功用】疏风清热。

【适应证】面上风刺面皯，小赤疮。

【用法】临睡前以蜜调涂本药末；如患小赤疮，即以面油调敷。

【特别提醒】本方外用，不宜内服。

方二十八　麝香膏

【来源】《普济方·卷五十一·面门·面皯疱（附论）》

【组成】麝香、附子、当归、川芎、细辛、杜蘅、白芷、芍药各40克，猪脂600克。

【制法】先将猪脂入锅中化成油，再将其余诸药研碎如小麦大小，加入猪油中，用文火煎熬，以稀稠适宜为度，滤去渣滓，入麝香搅拌均匀，瓷器收盛。

【功用】美白除皯。

【适应证】面皯疱。

【用法】先以浆水洗面，再涂药。

【说明】方中附子、细辛有毒，慎用。

【特别提醒】本方外用，不宜内服。

方二十九　浮水膏

【来源】《普济方·卷五十一·面门·面皯疱（附论）》

【组成】水萍200克。

【制法】将上药晒干后，捣筛为末，用蜜调匀如膏状，即成。

【功用】美白除皯。

【适应证】面皯疱。

【用法】临卧时涂面。

【特别提醒】本方外用，不宜内服。

方三十　白芷膏

【来源】《普济方·卷五十一·面门·面皯疱（附论）》

【组成】白芷、白附子各100克，川芎、防风各20克，丁香、白芜荑、木兰皮、细辛、藁本、零陵香、松花各40克，麝香5克，熊脂

1800克。

【制法】将上药除麝香、熊脂外一并切碎，用酒2升浸1夜。先熬熊脂，候脂熔化后，加入酒中诸药，文火煎3沸，以白芷色黄为度，膏成滤去渣滓，再加入麝香搅拌均匀，使稠稀适宜，瓷器收盛。

【功用】美白除皯。

【适应证】面渣疱。

【用法】临睡前，先用澡豆、温浆水洗脸，再涂此膏。

【说明】方中附子、细辛有毒，慎用。

【特别提醒】本方外用，内服不宜。

方三十一　杏仁膏

【来源】《普济方·卷五十一·面门·面皯疱（附论）》

【组成】杏仁40克，硫黄10克，密陀僧20克，硇砂5克。

【制法】将上药研细如粉后加入鹅脂油75克中，煎熬浓缩，直至膏成，滤去渣滓，瓷器收盛。

【功用】美白除皯。

【适应证】面渣疱。

【用法】睡前，用纸擦干患处，外涂本膏。

【说明】方中硫黄、密陀僧有毒，慎用。

【特别提醒】本方外用，不宜内服。

方三十二　孙仙少女膏

【来源】《鲁府禁方·卷四·宁集·杂方》

【组成】黄柏皮1000克，土瓜根、大枣各400克。

【制法】将上述药物一起捣研为细末，调和成膏。

【功用】美白悦颜。

【适应证】面黑、面黄。

【用法】取适量，晨起化汤洗面，几天后将年轻如少女；用之洗浴，效果更好。

方三十三　杨太真红玉膏

【来源】《鲁府禁方·卷四·宁集·杂方》

【组成】杏仁、滑石、轻粉各500克。

【制法】将上述药物捣研为细末，蒸过之后，入龙脑、麝香少许，以鸡子清调和为膏。

【功用】美白悦颜。

【适应证】面黑、面暗。

【用法】取膏适量，待早起洗面后，敷之，几天后色如红玉。

【说明】方中轻粉有毒，不可轻易使用。

方三十四　如圣膏

【来源】《普济方·卷五十一·面门·黡痣（附论）》

【组成】黑豆梗灰、荞麦秸灰、茄梗灰、桑柴灰、矿灰、炭灰各100克。

【制法】将上药研末，用水浇淋，取该汁再淋2次，所得灰汁过滤后，用慢火煎熬成膏。

【功用】美容祛斑。

【适应证】面生黑斑。

【用法】先用针稍稍挑破斑上皮肤，再将药点于斑上。

【特别提醒】本方外用，不宜内服。

疥　癣

疥癣，是“疥”与“癣”的合称，都是皮肤表面的疾病。“疥”是象形字，描述钻入人体的寄生虫尖头甩尾的样子，西医学称之为疥虫。疥虫往往是夜行昼伏，导致病人皮肤往往晚上瘙痒剧烈。疥虫一般侵袭毛发浓密处，如阴毛、腋毛、头发等处，出现红疹，导致瘙痒。抓挠后极易引起皮肤破溃感染，愈合后造成脱发、局部形成疮疤，俗称疥癞或疥癞头。头癣，又称癞痢头，是一种传染性极强的皮肤病。

《证治准绳·疡医·卷五·疥癣》云：“夫疥癣者，皆由脾经湿热，及肺气风毒，客于肌肤所致也。风毒之浮浅者为疥，风毒之深沉者为癣。盖癣则发于肺之风毒，而疥则兼乎脾之湿热而成也。久而不愈，延及遍身，浸淫溃烂，或痒或痛，其状不一。”癣之状起于肌肤，瘾疹或圆或斜，或如莓苔走散，内藏汁而外有筐，搔则出白屑，湿癣浸淫如虫行，其状如牛领之皮，浓而且坚。

治疗疥癣法当清心火，散肺经之风热，然后以消毒散热之药敷之，则自愈矣。治疗疥疮，以除外患、消灭寄生虫为首务。治疗癣病，以改善体质，消除真菌生存环境为宜。

方一　疗疥癣膏（方名编者加）

【来源】《本草纲目·卷四十五·蟹》

【组成】蟹500克。

【制法】将上述药物捣烂成膏。

【功用】解毒疗疮。

【适应证】疥疮、癣疮。

【用法】取膏适量，涂疮。

方二　疗疥疮膏（方名编者加）

【来源】《本草纲目·卷五十·豕》

【组成】猪膏500克，芫花200克。

【制法】将上述药物煎熬成膏。

【功用】杀虫止痒。

【适应证】疥疮有虫。

【用法】取膏适量，涂疮。

【说明】此方出自《肘后备急方》。

方三　凌霄花膏（方名编者加）

【来源】《本草纲目·卷十八·紫葳》

【组成】凌霄花20克，硫黄40克，胡桃4枚，腻粉4克。

【制法】将上述药物一起捣研为膏。

【功用】解毒杀虫，祛风止痒。

【适应证】走皮趋疮，满颊满顶，浸淫湿烂，延及两耳，痒而出水。

【用法】取膏适量，绢布包裹，揩疮。

【说明】本方出自《杨氏家藏方》。方中硫黄、腻粉有毒。

方四　女葳膏

【来源】《本草纲目·卷十八·女萎》

【组成】女葳、白芷各0.4克，附子1枚，丁香、木香各0.8克，腊月猪脂350克，麝香（现用人工麝香）4克。

【制法】先将上述药物捣研为细末，与猪脂一起合煎成膏，下麝香混匀。

【功用】祛风胜湿，杀虫止痒。

【适应证】身体疬疡斑驳。

【用法】先用浮石将疮磨破，再取膏适量擦之。

【说明】本方出自《古今录验》。方中附子有毒。

方五　疗癣羊蹄根膏（方名编者加）

【来源】《本草纲目·卷十八·羊蹄》

【组成】羊蹄根200克。

【制法】将羊蹄根绞榨取汁，入轻粉少许调和为膏。

【功用】杀虫疗癣。

【适应证】癣久不瘥。

【用法】取膏适量，涂患处，3~5次痊愈。

方六　驱风膏

【来源】《本草纲目·卷四十三·白花蛇》

【组成】白花蛇肉（酒炙）160克，天麻30克，薄荷、荆芥各10克，酒2000毫升，蜜160克。

【制法】将天麻、薄荷及荆芥捣研为细末，合诸药一起入酒及蜜中煎煮，直至成膏。

【功用】祛风止痒，通络止痛。

【适应证】风瘫疬风，遍身疥癣。

【用法】取20毫升，温水送服，一天3次。每次服药后于温暖处出汗，10天起效。

【说明】本方出自《医垒元戎》。

方七　治癞白花蛇膏

【来源】《本草纲目·卷四十三·白花蛇》

【组成】白花蛇肉（酒浸，去皮、骨，炙干）4寸，雄黄（水飞，研匀）40克，白沙蜜640克，杏仁（去皮，研烂）640克。

【制法】将上述药物一起煎熬成膏。

【功用】祛风通络，解毒疗疮。

【适应证】癞。

【用法】取4克，温酒送服，一天3次。

【说明】本方出自《三因》。须先服通天再造散，下去虫物，乃服此，除根。方中雄黄有毒。

方八 疗湿癣膏（方名编者加）

【来源】《本草纲目·卷四十五·蟹》

【组成】蟛蜞500克。

【制法】将上述药物捣烂成膏。

【功用】解毒疗疮。

【适应证】湿癣，疽疮。

【用法】取膏适量，涂疮。

【说明】本方出自陈脏器。

方九 风癣方

【来源】《惠直堂经验方·卷三·疮癣门》

【组成】艾叶500克。

【制法】将艾叶切碎，醋煎为膏。

【功用】祛风止痒。

【适应证】风癣。

【用法】先以穿山甲片刮破癣，后擦此膏。

【特别提醒】不宜内服。

方十 治癣神方

【来源】《惠直堂经验方·卷三·疮癣门》

【组成】文蛤（炒）50克，硫黄55克。

【制法】将上药研为细末，米醋调如膏。

【功用】解毒杀虫，去癣疗疮。

【适应证】不拘远近顽癣俱效。

【用法】先用穿山甲片略刮去顽皮，敷药膏一层，外以皮纸贴之。夜间揭去。

【特别提醒】不宜内服。

方十一 麻黄膏

【来源】《疡科心得集·方汇·家用膏丹丸散方》

【组成】黄连、黄芩、黄柏、紫草、麻黄各5克，斑蝥7枚，小生地、雄黄、生矾各15克，樟冰、五倍子、铜青、东丹、金底各10克，轻粉5克。

【制法】取雄猪板油500克，将前7味药熬至焦枯，纱布滤去药渣，入黄蜡50克、白蜡25克，溶化后，再将蓖麻子肉、大枫子肉各5克捣烂如泥下入，搅拌均匀，离火，将后8味药研为细末下入，调匀，冷凝即成。

【功用】杀虫疗癣。

【适应证】牛皮癣之营枯血燥、遍体发癞发痒。

【用法】取适量，频擦患处。

【说明】方中轻粉、斑蝥、雄黄等药物有毒，慎用。

【特别提醒】不宜内服。

方十二 五倍子膏（方名编者加）

【来源】《验方新编·卷二十四·疔疮部》

【组成】五倍子100克，陈米醋300毫升。

【制法】将五倍子研为细末，入陈米醋内熬成膏。

【功用】疗癣止痒。

【适应证】顽癣。

【用法】将癣抓破，以膏敷上，干则易之，以不痒为度。

方十三 治诸疮疥癣久不瘥方

【来源】《普济方·卷二百七十九·诸疮肿门·疥癣》

【组成】水银600克，腊月猪脂3000克。

【制法】将上药混匀后放入铁器中，用马通火煎7日7夜，过滤去滓，放冷，膏即成，瓷器收盛。

【功用】攻毒杀虫，止痒疗疮。

【适应证】诸疮疥癣久不瘥。

【用法】每用适量，外涂患处。

【说明】方中水银有毒。

【特别提醒】本方外用，不宜内服。

方十四　附子膏

【来源】《普济方·卷二百七十九·诸疮肿门·疥癣》

【组成】附子 30 克，鲫鱼 1 条，乱发如鸡子大，猪脂 160 克。

【制法】将上药除附子外同煎，至猪脂消，过滤去渣，兑入附子末，搅拌均匀，膏即成，瓷器收盛。

【功用】解毒疗疮，杀虫止痒。

【适应证】一切疥癣、恶疮不瘥。

【用法】每用少许，外涂患处。

【特别提醒】本方外用，不宜内服。

方十五　四圣膏

【来源】《普济方·卷二百七十九·诸疮肿门·疥癣》

【组成】清油 300 克，巴豆 10 克，当归 20 克，轻粉 3 克。

【制法】先煎油至沸，下巴豆、当归，煎至色黑焦，去滓入黄蜡，待蜡熔化后，去火兑入轻粉，搅匀，膏即成。

【功用】攻毒疗疮，杀虫止痒。

【适应证】风疳疥癣或痛，经年不效者及一切恶疮。

【用法】每用适量，外涂患处。

【特别提醒】本方外用，不宜内服。

方十六　臭黄膏

【来源】《普济方·卷二百七十九·诸疮肿门·疥癣》

【组成】臭黄、乱发（烧灰）、芜荑、杏仁、吴茱萸、粉脚各 20 克，硫黄（研细）0.5 克。

【制法】将上药研末，用生麻油调成膏状。

【功用】清热解毒，杀虫止痒。

【适应证】风疮疥癣久不瘥。

【用法】先喝蜜酒至醉，再将两手心涂上本膏，夹于大腿内侧 1 夜，未愈者，第二天晚上再涂。

【说明】方中硫黄有毒。

【特别提醒】本方外用，不宜内服。

方十七　水银膏

【来源】《普济方·卷二百七十九·诸疮肿门·疥癣》

【组成】水银、白矾、蛇床子、雄黄、茜草各40克。

【制法】将上药研末，兑入炼好猪油中，搅拌均匀，膏即成。

【功用】攻毒疗疮，杀虫止痒。

【适应证】疥癣疮，经年不瘥。

【用法】每用适量，外涂患处。

【特别提醒】本方外用，不宜内服。

方十八　三黄膏

【来源】《普济方·卷二百七十九·诸疮肿门·疥癣》

【组成】雄黄、雌黄、砒霜、轻粉各0.02克，白矾、蛇床子（研末）、茜草、黄丹各40克，白胶香4克。

【制法】先用麻油160克，煎巴豆4枚，至色黄，去巴豆，纳诸药，兑黄蜡少许，搅匀成膏。

【功用】清热解毒，杀虫止痒。

【适应证】疮癣疥痨，紫白癜风。

【用法】先以荆芥煎汤外洗，再涂本膏。

【说明】方中雄黄、雌黄、砒霜、轻粉、砒霜有毒。

【特别提醒】本方外用，不宜内服。

方十九　羊蹄根膏（方名编者加）

【来源】《普济方·卷二百七十九·诸疮肿门·疥癣》

【组成】羊蹄根100克。

【制法】将上药捣绞取汁，入轻粉少许，调如膏，若药干则加猪脂调匀。

【功用】清热解毒，杀虫止痒。

【适应证】疥癣。

【用法】每用适量，外涂患处，三五次即瘥。

【特别提醒】本方外用，不宜内服。

方二十　藜芦膏

【来源】《普济方·卷二百八十·诸疮肿门·诸疥》

【组成】藜芦60克，硫黄、皂角、乳香各20克，附子、轻粉、白矾各0.5克，杏仁110克，巴豆0.02克，猪油200克，酥75克，猪胆2枚。

【制法】先煎油、酥、胆汁使沸，下诸药末，搅匀，膏即成，瓷器收盛。

【功用】杀虫解毒，疏风涤热。

【适应证】疥疮。

【用法】每用适量，外涂患处，日3~5次。

【说明】方中硫黄、轻粉有毒。

【特别提醒】本方外用，不宜内服。

方二十一　一搽膏

【来源】《普济方·卷二百八十·诸疮肿门·诸疥》

【组成】雄黄、黄连、黄柏、苦参、蛇床、鹿梨、白矾、剪草、松糖各30克。

【制法】将上药研末。

【功用】杀虫疗疥，燥湿止痒。

【适应证】一切疮疥。

【用法】每用适量，涂擦患处。疮干油调擦，湿疮干擦。

【说明】方中雄黄有毒。

【特别提醒】本方外用，不宜内服。

方二十二　鸡子涂方

【来源】《普济方·卷二百八十·诸疮肿门·诸疥》

【组成】鸡子7枚（炙热，取黄，熬成膏）、轻粉、乱发灰、白矾各4克，硫黄20克。

【制法】将上药除鸡子外均研末，兑入鸡子膏，搅拌均匀，即成，瓷器收盛。

【功用】杀虫解毒，疗疮止痒。

【适应证】恶疥疮。

【用法】每用适量，外涂患处。

【说明】方中轻粉、硫黄有毒。

【特别提醒】本方外用，不宜内服。

方二十三 水黄膏

【来源】《普济方·卷二百八十·诸疮肿门·诸疥》

【组成】狼毒 50 克，硫黄、水银、末茶各 30 克，轻粉 20 克。

【制法】将上药除水银外俱碾为末，加入水银中，碾成膏。

【功用】杀虫攻毒，疗疮止痒。

【适应证】一切疥疮。

【用法】每用适量，外涂患处，并涂擦手心，时闻药气则疮易愈合。

【说明】方中狼毒、硫黄、水银、轻粉有毒。

【特别提醒】本方外用，不宜内服。

方二十四 巴豆膏

【来源】《普济方·卷二百八十·诸疮肿门·诸疥》

【组成】巴豆 3 克，硫黄、白矾、芫荑各 20 克，猪油 120 克。

【制法】将上药研末，加入猪油，调和均匀，膏即成。

【功用】杀虫解毒，疏风涤热。

【适应证】一切疥疮有虫，时作瘙痒。

【用法】每用莲子大，涂于手掌，外擦患处。

【说明】方中巴豆、硫黄有毒。

【特别提醒】本方外用，不宜内服。

方二十五 三黄膏

【来源】《普济方·卷二百八十·诸疮肿门·诸疥》

【组成】皂角 3 个，斑蝥、巴豆各 20 个，黄柏 20 克。

【制法】先用猪油 600 克，煎诸药至色黑，滤去渣滓，入少量硫黄、雄黄末，搅拌均匀，膏即成。

【功用】杀虫解毒，疏风涤热。

【适应证】疥疮久不愈者。

【用法】每用适量，外擦患处。

【说明】方中斑蝥、巴豆有毒。

【特别提醒】本方外用，不宜内服。

方二十六 治疮疥方

【来源】《普济方·卷二百八十·诸疮肿门·诸疥》

【组成】花椒120克，香油、乌桕油160克，硫黄5克。

【制法】用香油浸泡花椒1夜，小火煎数沸，至椒色变焦，去椒，入桕油，趁热入硫黄，搅匀，冷却，膏即成。

【功用】杀虫解毒，燥湿止痒。

【适应证】疥疮。

【用法】每用适量，外擦患处。

【说明】方中硫黄有毒。

【特别提醒】本方外用，不宜内服。

方二十七 备急葛氏疗疥方

【来源】《普济方·卷二百八十·诸疮肿门·诸疥》

【组成】苦楝根、皂角各50克。

【制法】上药共捣，用猪油调和均匀。

【功用】杀虫解毒，疏风涤热。

【适应证】疥疮。

【用法】每用适量，搔疥去痂后，再涂患处。

【特别提醒】本方外用，不宜内服。用药期间避风。

方二十八 一搽膏

【来源】《普济方·卷二百八十·诸疮肿门·诸疥》

【组成】黄连、蛇床子、煅石膏各30克，轻粉、硫黄各10克。

【制法】将上药共研为末，麻油调成膏状。

【功用】杀虫解毒，疏风涤热。

【适应证】一切疥疮。

【用法】每用适量，外敷患处。

【说明】方中轻粉、硫黄有毒。

【特别提醒】本方外用，不宜内服。

方二十九 芫花膏

【来源】《普济方·卷二百八十·诸疮肿门·诸疥》

【组成】芫花100克。

【制法】将上药用猪油煎至焦，去滓，即成。

【功用】杀虫止痒，解毒疗疮。

【适应证】疥疮。

【用法】每用适量，外擦患处。

【说明】方中芫花有毒。

【特别提醒】本方外用，不宜内服。

方三十　狗脊膏

【来源】《普济方·卷二百八十·诸疮肿门·诸疥》

【组成】硫黄、雄黄、砒霜、川乌、狗脊、白矾各 20 克，巴豆 3 枚。

【制法】将上药研成细末，用油煎熬，再入黄蜡调匀，膏即成。

【功用】杀虫疗疥，燥湿止痒。

【适应证】疥疮。

【用法】每用适量，外擦患处。

【说明】方中硫黄、雄黄、砒霜、川乌、巴豆有毒。

【特别提醒】本方外用，不宜内服。

方三十一　妙应膏

【来源】《普济方·卷二百八十·诸疮肿门·诸疥》

【组成】茜草、藜芦各 30 克。

【制法】将上药研末，加入油中煎至焦黑，去滓，入黄蜡熔化，膏即成。

【功用】杀虫疗疥，通经止痒。

【适应证】疥疮。

【用法】每用适量，外擦患处。

【特别提醒】本方外用，不宜内服。

方三十二　皂荚膏

【来源】《普济方·卷二百八十·诸疮肿门·干疥》

【组成】皂角、轻粉、硫黄、臭黄、白矾灰、黄蜡、巴豆、乌豆(生用)、吴茱萸各 10 克。

【制法】将上药研末，入麻油少许，小火煎至黄蜡熔化，搅拌均匀，膏即成，瓷器收盛。

【功用】杀虫疗疥，疏风涤热。

【适应证】皮肤风湿热生疥，干痒。

【用法】每用适量，外擦患处。日 2 次

【说明】方中轻粉、硫黄、巴豆有毒。

【特别提醒】本方外用，不宜内服。

方三十三　黄连膏

【来源】《普济方·卷二百八十·诸疮肿门·干疥》

【组成】白矾、硫黄、黄连、雌黄各 40 克，蛇床子 30 克。

【制法】将上药研末，用猪油搅拌均匀，即成。

【功用】杀虫疗疥，疏风涤热。

【适应证】疥疮。

【用法】用盐水洗净患处后，再外擦本膏。

【说明】方中硫黄、雌黄有毒。

【特别提醒】本方外用，不宜内服。

方三十四　皂荚臭黄膏（方名编者加）

【来源】《普济方·卷二百八十·诸疮肿门·干疥》

【组成】皂荚、臭黄各 40 克。

【制法】将上药研末，用醋 2000 毫升煎熬成膏，过滤去滓，即成。

【功用】杀虫疗疥，疏风涤热。

【适应证】治疥疮生干痂，痒不止。

【用法】每用适量，外擦患处，日 2~3 次。

【特别提醒】本方外用，不宜内服。

方三十五　漏芦膏

【来源】《普济方·卷二百八十一·诸疮肿门·诸癣》

【组成】漏芦、地榆、附子、杏仁各 40 克，细辛 20 克，藜芦、木通、莽草、白芷、吴茱萸、花椒、蜡各 80 克，清油 600 克。

【制法】先煎油至沸，下除蜡外诸药，煎至白芷色赤黑，放冷过滤，入蜡熔尽，膏即成，瓷器收盛。

【功用】祛风解毒，杀虫止痒。

【适应证】一切癣。

【用法】先涂本膏，后擦丁香散，日 3~5 次。

【说明】 方中莽草、轻粉有毒。（附丁香散：丁香、虾蟆灰各40克，麝香0.05克，五倍子、枯矾、轻粉各20克。将上药共研为末，混匀，即成。）

【特别提醒】 本方外用，不宜内服。

方三十六　狼牙膏

【来源】《普济方·卷二百八十一·诸疮肿门·诸癣》

【组成】 狼牙、雄黄、朱砂、硫黄、雷丸、枯矾、藜芦各40克。

【制法】 将上药碾筛为散，蜜调成膏。

【功用】 祛风解毒，杀虫止痒。

【适应证】 一切癣。

【用法】 每用适量，外擦患处，日3次。

【说明】 方中雄黄、硫黄、雷丸有毒。

【特别提醒】 本方外用，不宜内服。

方三十七　雄黄膏

【来源】《普济方·卷二百八十一·诸疮肿门·诸癣》

【组成】 雄黄、硫黄、羊蹄根（湿者）、白砂糖、荷叶各40克。

【制法】 先将羊蹄根、白糖、荷叶放入乳钵中研细如泥，次入硫黄、雄黄末，共研成膏，瓷器贮存，如药干，添蜜少许调匀。

【功用】 祛风解毒，杀虫止痒。

【适应证】 一切癣。

【用法】 每用适量，外擦患处，日3次。

【说明】 方中雄黄、硫黄有毒。

【特别提醒】 本方外用，不宜内服。

方三十八　梅实膏

【来源】《普济方·卷二百八十一·诸疮肿门·诸癣》

【组成】 乌梅（取肉）、大蒜头各14枚，屋尘（细筛）、盐各30毫升。

【制法】 先研乌梅，次下大蒜、屋尘、盐等研末，用醋调和成膏，即成。

【功用】 祛风解毒，杀虫止痒。

【适应证】一切干湿癣。

【用法】每用适量，外擦患处，日 3~5 次。

【特别提醒】本方外用，不宜内服。

方三十九　龙脑膏

【来源】《普济方·卷二百八十一·诸疮肿门·诸癣》

【组成】冰片、硫黄、斑蝥、轻粉各 20 克。

【制法】将上药共研为末，面油调和成膏。

【功用】解毒疗疮，杀虫止痒。

【适应证】癣。

【用法】每用适量，外擦患处，日 3~5 次。发痒痛时，宜先抓破患处，再涂本膏。

【说明】方中硫黄、斑蝥、轻粉有毒。

【特别提醒】本方外用，不宜内服。

方四十　诸癣妙方

【来源】《普济方·卷二百八十一·诸疮肿门·诸癣》

【组成】斑蝥（生用）21 枚，硫黄、藜芦各 10 克，轻粉 5 克。

【制法】将上药共研为末，用麻油调成膏状。

【功用】祛风解毒，杀虫止痒。

【适应证】一切癣。

【用法】每待癣痒发作时，先用布帛擦伤局部皮肤，再涂本膏。

【说明】方中斑蝥、硫黄有毒。

【特别提醒】本方外用，不宜内服。

方四十一　胡粉膏

【来源】《普济方·卷二百八十一·诸疮肿门·诸癣》

【组成】胡粉 80 克，水银 0.5 克。

【制法】将上药共研令匀，用醋调成膏状。

【功用】攻毒疗疮，杀虫止痒。

【适应证】一切干湿癣，瘙痒。

【用法】每用适量，摊于纸上，外贴患处，日 3~5 次。

【说明】方中胡粉、水银有毒。

【特别提醒】本方外用，不宜内服。

方四十二　蛇床子膏（方名编者加）

【来源】《普济方·卷二百八十一·诸疮肿门·诸癣》

【组成】蛇床子、驼脂各50克。

【制法】将蛇床子研末，用驼脂调成膏状。

【功用】杀虫止痒。

【适应证】癣。

【用法】每用适量，外擦患处。

【特别提醒】本方外用，不宜内服。

方四十三　乌蝎膏（方名编者加）

【来源】《普济方·卷二百八十一·诸疮肿门·干癣》

【组成】生川乌3枚，全蝎5枚。

【制法】将上药研末，用油调成膏状。

【功用】攻毒疗疮，杀虫止痒。

【适应证】干癣。

【用法】每用适量，外擦患处。

【说明】方中川乌、全虫有毒。

【特别提醒】本方外用，不宜内服。

方四十四　黄连散（又名大黄膏）

【来源】《普济方·卷二百八十一·诸疮肿门·干癣》

【组成】黄连、硫黄、茜草、莽草各40克，藜芦、干姜各20克。

【制法】将上药共研为末，加入猪油中，小火煎熬成膏，去滓，瓷器收盛。

【功用】祛风解毒，杀虫止痒。

【适应证】干癣搔之白屑起，亦治疥。

【用法】先擦破患处皮肤，然后涂药。

【说明】方中莽草、硫黄有毒。

【特别提醒】本方外用，不宜内服。

方四十五　巴豆膏（方名编者加）

【来源】《普济方·卷二百八十一·诸疮肿门·干癣》

【组成】巴豆（肥者）10枚。

【制法】将上药放于炭上烧，令油出尽，再入酥少许，共研成膏。

【功用】祛风解毒，杀虫止痒。

【适应证】干癣积年生痂，搔之黄水出，每逢阴雨即痒。

【用法】每用适量，外擦患处。

【说明】方中巴豆有毒。

【特别提醒】本方外用，不宜内服。

方四十六　疗湿癣方

【来源】《普济方·卷二百八十·诸疮肿门·湿癣》

【组成】蛇床子、黄柏、黄连、胡粉各40克。

【制法】将上药共研为散，纳水银一枣大，入猪油调成膏状。

【功用】杀虫疗疥，燥湿止痒。

【适应证】湿癣。

【用法】每用适量，外涂患处。

【说明】方中胡粉有毒。

【特别提醒】本方外用，不宜内服。

方四十七　乳香膏

【来源】《普济方·卷二百八十一·诸疮肿门·风癣》

【组成】乳香、轻粉、硫黄各0.05克，杏仁、吴茱萸、地龙粪、巴豆各20克。

【制法】先用猪脂600克煎巴豆，至十余沸，去巴豆，纳诸药，搅拌均匀，再煎十沸，瓷器收盛。

【功用】祛风解毒，杀虫止痒。

【适应证】风癣，皮肤瘙痒。

【用法】每用适量，外擦患处。

【说明】方中轻粉、硫黄、巴豆有毒。

【特别提醒】本方外用，不宜内服。

方四十八　水银膏

【来源】《普济方·卷二百七十九·诸疮肿门·疥癣》

【组成】黄蜡、茜草各40克，蛇床子、枯矾、水银、黄连各70克。

【制法】先取猪脂280克熬开，下茜草、蛇床子、黄连，煮至色焦紫，去滓，入蜡熔化，关火待药稍凝，下水银、枯矾搅匀，膏即成，瓷器收盛。

【功用】清热解毒，杀虫止痒。

【适应证】疥癣，无名恶疮，手足疮疥，浸淫多汁，久而虫生。

【用法】每用适量，外涂患处。

【特别提醒】本方外用，不宜内服。

方四十九　鲫鱼膏

【来源】《普济方·卷二百八十一·诸疮肿门·风癣》

【组成】鲫鱼1尾，雄黄、轻粉各20克，猪脂300克，乳发1鸡子大。

【制法】先将猪脂煎数沸，下鱼煎至焦，次下发煎至消，最后兑入雄黄、轻粉搅拌均匀。

【功用】祛风解毒，杀虫止痒。

【适应证】一切疮癣或干或湿，痛痒不可忍。

【用法】每用适量，外擦患处，擦5~7次，即愈。

【说明】方中雄黄、轻粉有毒。

【特别提醒】本方外用，不宜内服。

方五十　麝香膏（方名编者加）

【来源】《普济方·卷二百八十一·诸疮肿门·久癣》

【组成】麝香0.1克，轻粉3克，龙胆3克，巴豆0.5克。

【制法】将上药研粉，用麻油调成膏状。

【功用】祛风解毒，杀虫止痒。

【适应证】久癣。

【用法】每用适量，外擦患处。

【说明】方中轻粉、巴豆有毒。

【特别提醒】本方外用，不宜内服。

方五十一　疮药如神膏

【来源】《普济方·卷二百七十九·诸疮肿门·疥癣》

【组成】黄芩、黄柏、黄连、当归须、川芎、白芷、玄参、僵蚕、防风、斑蝥、全蝎、紫草、荆芥、蛇床子、花椒、槟榔各10克，巴豆3克。

【制法】将上药切碎，放入香油中浸泡（春、秋泡5天，夏、冬泡7天），煎熬至色黑，再下乌桕油1小碗、2.5厘米长柳槐条1握，用槐柳枝条搅拌均匀，过滤，兑入硫黄、雄黄、黄丹、轻粉、明矾、乳香各4克，搅匀候冷，膏即成。

【功用】清热解毒，杀虫止痒。

【适应证】疥癣。

【用法】每用少许，外涂患处。

【说明】方中斑蝥、硫黄、雄黄、轻粉有毒。

【特别提醒】本方外用，不宜内服。

方五十二　疮药方

【来源】《普济方·卷二百七十九·诸疮肿门·疥癣》

【组成】轻粉、雄黄各10克，大枫子肉、蛇床子各30克，胆矾、明矾、砒霜各15克，芒硝25克。

【制法】先取黄龙骨、青龙皮、龙须各150克，加入香油中熬枯去渣，兑入黄蜡、硫黄各150克，再将上药研末兑入，搅拌成膏，瓷瓶收贮者，效果更佳。

【功用】攻毒杀虫，燥湿止痒。

【适应证】诸般疥癣，小儿眉脸盛风，并皆治之。

【用法】每用适量，外涂患处。

【说明】方中轻粉、砒霜、雄黄、硫黄有毒。

【特别提醒】本方外用，不宜内服。

方五十三　天麻膏

【来源】《普济方·卷二百七十九·诸疮肿门·疥癣》

【组成】草乌、钓藤钩、木鳖子、天麻、藜芦、川芎、狼毒、轻粉、粉霜各20克，黄蜡240克，腊猪脂120克，油600克。

【制法】将上药切碎，放入油中煎至焦紫色，放冷过滤去渣，入黄蜡、猪脂加热熔化，过滤，兑入轻粉、粉霜搅至凝固，瓷器收盛。

【功用】清热解毒，杀虫止痒。

【适应证】疥癣赤秃，手足癣皮剥起，瘙疳疮浸蚀痒痛，脓汁浸淫、经久不瘥者。

【用法】每用适量，外涂患处。

【说明】方中草乌、木鳖子、狼毒、轻粉、粉霜有毒。

【特别提醒】本方外用，不宜内服。

方五十四　丹砂膏

【来源】《普济方·卷二百七十九·诸疮肿门·疥癣》

【组成】朱砂、雄黄、雌黄、乳发、松脂、白蜜、茜草各 110 克，猪脂 1200 克，巴豆 5 克。（一方用蜡不用蜜）

【制法】先煎猪脂，加入松脂、蜜，煎 3 沸，去滓兑入诸药末，再煎 1 沸，膏即成，瓷器收盛。

【功用】清热解毒，杀虫止痒。

【适应证】久疥癣疮，瘙痒不止。

【用法】每用适量，外涂患处。

【说明】方中朱砂、雄黄、雌黄、巴豆有毒。

【特别提醒】本方外用，不宜内服。

方五十五　大黄膏

【来源】《普济方·卷二百七十九·诸疮肿门·疥癣》

【组成】砒霜 15 克，巴豆、雄黄各 10 克，大黄、黄芩、黄连、硫黄各 20 克，黄柏 40 克。

【制法】先用酒煮巴豆，至色焦黑，去巴豆不用，入黄蜡 40 克作面，兑入余药搅拌均匀。

【功用】清热解毒，杀虫止痒。

【适应证】恶疥癣疮。

【用法】每用适量，外涂患处。

【说明】方中砒霜、巴豆、雄黄、硫黄有毒。

【特别提醒】本方外用，不宜内服。

方五十六　三黄膏

【来源】《证治准绳·疡病·卷五·赤白游风》

【组成】雄黄、雌黄、砒霜各 5 克，白矾、黄丹、蛇床子、藘茹各 100 克，白胶香、轻粉各 10 克，巴豆 4 颗，黄蜡 20 克，清油 200 克。

【制法】先将清油倒入锅中煮沸，然后放入巴豆炸焦。取出巴豆，放入其它药物，待锅中药物变为焦黄色时滤出药渣。最后放入黄蜡收膏。

【功用】拔毒生肌，去腐生新。

【适应证】紫白癜风、疮癣疥。

【用法】先用荆芥煎汤清洗患处，然后将膏药涂抹于患处即可。

【禁忌证】体质虚弱者慎用。

【说明】方中砒霜、轻粉、巴豆等药物有毒，不可内服。

方五十七　乱发膏

【来源】《医心方·卷十七·治疥疮方第三》

【组成】乱发（如鸡蛋大）1团，鲫鱼1尾，雄黄80克，八角附子1枚，苦参40克，猪膏1枚。

【制法】先将附子、雄黄、苦参3味药物捣研为细末。用武火煎熬猪膏、乱发、鲫鱼，直至消尽，纳药末，则膏成。

【功用】清热燥湿，杀虫止痒。

【适应证】癣及疥疮等。

【用法】取膏适量，敷疮上。

【说明】方中雄黄、附子有毒。

方五十八　鲫鱼膏

【来源】《证治准绳·疡病·卷五·癣》

【组成】鲫鱼1尾，乱发2把（如鸡蛋大小），猪油500克，雄黄15克，硫黄10克。

【制法】先将猪油倒入锅中煮沸，放入鲫鱼煎炸，直至鲫鱼烟尽，然后放入乱发烟尽，再放入硫黄、雄黄粉末，搅拌均匀收膏。

【功用】消肿解毒，杀虫止痒。

【适应证】干湿癣疮，皮肤瘙痒不止。

【用法】将膏药涂抹于患处，每日3~5次。

【特别提醒】外用，禁内服。

方五十九　雄黄膏

【来源】《证治准绳·疡病·卷五·癣》

【组成】雄黄、腻粉、枯矾、川椒、藜芦各 25 克，炮附子 50 克，腊月猪油 250 克，黄蜡 100 克。

【制法】先将猪油倒入锅中煮沸，放入黄蜡融化后将余药打成粉末放入锅中煎炸，搅拌均匀收膏。

【功用】温阳燥湿，杀虫止痒。

【适应证】风毒疥癣。

【用法】将膏药涂抹于患处，每日 4~5 次。

【特别提醒】湿热及实热证慎用。

【说明】方中藜芦、腻粉有毒。

【特别提醒】外用，禁内服。

方六十　罗氏柏脂膏

【来源】《证治准绳·疡病·卷五·癣》

【组成】柏油 200 克，黄蜡 100 克，杏仁 45 颗，朴硝 100 克。

【制法】上述药物放入铜锅中。用老生姜、葱白 3 根，一顺搅五七次，煎煮 3 次后浓缩，均匀收膏。

【功用】杀虫疗癣、祛风止痒。

【适应证】干癣。

【用法】将膏药涂抹于患处即可。

【禁忌证】湿热及实热证慎用。

【特别提醒】外用，禁内服。

方六十一　枫实膏

【来源】《证治准绳·疡病·卷五·疥癣》

【组成】大枫子、轻粉、枯矾各 10 克。

【制法】将上述药物捣乱，调制成膏状。

【功用】解毒杀虫，祛风止痒。

【适应证】疥癣所致的风疮瘙痒。

【用法】将膏药直接途于患处即可。

【特别提醒】外用，禁内服。

方六十二　丹砂膏

【来源】《证治准绳·疡病·卷五·疥》

【组成】朱砂、雄黄、雌黄、乱发、白蜡、松脂各10克，藘茹20克，巴豆10粒，猪油200克。

【制法】先将猪油倒入锅中煮沸，然后将乱发放入锅中煎煮融化。再放入巴豆、白蜡、松脂煎炸，待巴豆变为焦黄色时滤出药渣，最后放入雄黄、朱砂搅拌均匀收膏。

【功用】解毒，杀虫，止痒。

【适应证】疥癣所致的瘙痒不止。

【用法】不定时将膏药涂抹于患处，直至痊愈为止。

【特别提醒】外用，禁内服。

方六十三　巴豆膏

【来源】《证治准绳·疡病·卷五·疥》

【组成】巴豆7粒，芜荑、白矾各10克，猪油30克。

【制法】先将猪油倒入锅中煮沸，然后将上药打成粉，倒入锅中搅拌均匀收膏。

【功用】解毒，杀虫，止痒。

【适应证】疥癣有虫，时作瘙痒。

【用法】将膏药涂抹于患处即可。

【特别提醒】外用，禁内服。

方六十四　皂角膏

【来源】《证治准绳·疡病·卷五·疥》

【组成】皂角、巴豆、生乌头、吴茱萸、硫黄、腻粉、枯矾、黄蜡各25克，猪油300克。

【制法】先将猪油倒入锅中煮沸，放入黄蜡融化，然后将上药打成粉状倒入锅中搅拌均匀收膏。

【功用】解毒杀虫、燥湿止痒。

【适应证】疥疮所致的皮肤发热、干痒。

【用法】将膏药涂抹于患处，每日3次。

【说明】方中巴豆、生乌头、腻粉有毒。

【特别提醒】外用，禁内服。

方六十五　疥疮止痒膏（方名编者加）

【来源】《证治准绳·疡病·卷五·疥》

【组成】硫黄25克，巴豆、黄蜡各50克，猪油200克。

【制法】将猪油倒入锅中煮沸，放入巴豆变为焦黄色时滤出。然后放入黄蜡融化，再将硫黄打成粉均匀撒入锅中，搅拌均匀收膏。

【功用】解毒，杀虫，止痒。

【适应证】疥疮已生干痂，皮肤瘙痒不止。

【用法】将膏药涂抹于患处，每日3~5次。

【说明】方中巴豆有毒。

【特别提醒】外用，禁内服。

方六十六　胡粉膏

【来源】《医心方·卷十七·治疥疮方第三》

【组成】胡粉120克，水银、松脂各80克，猪膏240克。

【制法】将松脂与猪膏合煎，直至成膏，纳水银、胡粉，调和均匀，则膏成。

【功用】杀虫止痒。

【适应证】疥疮。

【用法】取膏适量，涂疮上。

【说明】方中胡粉、水银有毒。

方六十七　雄黄膏

【来源】《外台秘要方·卷三十六·小儿诸疾下五十门·小儿疥疮方六首》

【组成】雄黄、雌黄各150克，乌头15克，松脂、乱发各75克，猪脂1500克。

【制法】将上述6味药物合煎，待发消殆尽，乌头颜色变黄黑则膏成，过滤去渣。

【功用】杀虫疗疥。

【适应证】小儿疥疮。

【用法】取适量，敷疮。

【说明】方中雄黄、雌黄、乌头均有毒。此方亦载于：《十便良方·卷三十·治小儿等疾诸方》。

方六十八　五龙膏

【来源】《奇效良方·卷五十四·疮科通治方》

【组成】硫黄、白矾、白芷、吴茱萸、川椒各50克。

【制法】上药研为细末，煎油调如膏状。

【功用】杀虫疗癣。

【适应证】疥癣。

【用法】取适量，敷疮。

【说明】方中硫黄有毒，慎用。

【特别提醒】不宜内服。

方六十九 槐枝膏

【来源】《杨氏家藏方·卷十二·疮肿方七十二道》

【组成】槐枝、黄连（去须)、黄柏各80克，巴豆（去壳）20克。

【制法】先用好麻油640克煎煮诸药，直至药物变成黄色，绵布过滤去渣，再下黄蜡160克，一起煎熬成膏，再入腻粉20克，搅匀。

【功用】清热燥湿，杀虫止痒。

【适应证】治疥疮瘙痒。

【用法】取膏适量，擦患处。

【说明】方中巴豆、腻粉有毒。

方七十 水银膏

【来源】《奇效良方·卷五十四·疮科通治方》

【组成】水银1克，芜荑仁、姜黄各25克，酥100克。

【制法】先将芜荑、姜黄研为细末待用。将酥和水银，不停搅拌，候水银散，即下前药末搅匀至如膏状。

【功用】杀虫疗癣。

【适应证】一切癣。

【用法】取涂癣上，每日3次。

【说明】方中水银有毒，慎用。

【特别提醒】不宜内服。

方七十一 定粉膏

【来源】《奇效良方·卷五十四·疮科通治方》

【组成】定粉、水银、芜荑、胭脂各2克。

【制法】将上药同研匀，用陈猪脂50克，同研成膏。

【功用】杀虫疗癣。

【适应证】干湿癣、风癣，不拘年月久远。

【用法】取膏涂癣上，每日 3 次。

【说明】方中水银有毒，慎用。

【特别提醒】不宜内服。

方七十二　黄连膏

【来源】《奇效良方·卷五十四·疮科通治方》

【组成】黄连、黄柏、豉、蔓荆子、杏仁各 25 克，水银 5 克。

【制法】将上药研为细末。水银入生油 200 克中研匀，再入前药末，同研成膏。

【功用】杀虫疗癣。

【适应证】一切久癣，积年不愈，潜侵四周，复变成疮，疮疱赤黑，痒不可忍，搔之出血。

【用法】外涂疮上，每日 3 次。

【说明】方中水银有毒，慎用。

【特别提醒】不宜内服。

方七十三　疗小儿疥疮等神验方

【来源】《外台秘要方·卷三十六·小儿诸疾下五十门·小儿疥疮方六首》

【组成】黄连、糯米粉各 240 克，水银 160 克，胡粉 120 克，吴茱萸、赤小豆各 300 克。

【制法】将上述药物捣研为细散备用。先将水银置于手中用唾液调和，再将其捣研如泥，最后将猪脂、水银与诸药散一起调和成膏。

【功用】清热解毒，杀虫疗疥。

【适应证】小儿疥疮。

【用法】先将疮洗净，拭干后涂药。一般 2~3 次后就会痊愈。

【说明】方中水银、胡粉均有毒，不可轻易使用。

【特别提醒】忌猪、鸡、鱼肉。

方七十四　白花蛇膏

【来源】《古今医统大全·卷九·药方》。

【组成】白花蛇肉（酒浸）200克，天麻35克，荆芥、薄荷叶各15克。

【制法】上药为细末，好酒1000克、蜜200克，石器内熬成膏。

【功用】祛风止痒。

【适应证】诸风癞疾，遍身生疮。

【用法】每服1酒杯，温服，日3次。急于暖处发汗，效。

【说明】此方亦载于：①《景岳全书·卷六十四·外科》。②《古今医统大全·卷十四·诸方目》。

方七十五　神异膏

【来源】《世医得效方·卷十九·诸疮》

【组成】全蝎7个，皂角1挺，巴豆（去壳）7粒，蛇床子15克，清油50克，黄蜡25克，轻粉1克，雄黄15克。

【制法】先将皂角、全蝎、巴豆入清油中煎至微黑色，纱布滤去药渣，入黄蜡化开，冷却后，入雄黄末、蛇床子末、轻粉和匀成膏。

【功用】杀虫疗疮。

【适应证】一切疥疮。

【用法】先用苦参煎汤温洗，后以膏擦疥疮上。

【说明】方中巴豆、轻粉、雄黄均有毒，不可轻易使用。

【特别提醒】此方有毒，不宜内服。

方七十六　麻黄膏

【来源】《医学心悟·附录·疥疮》

【组成】雄猪油200克，斑蝥3个，麻黄25克，蓖麻子（去壳，研烂）100粒，大枫子（去壳，研烂）100粒。

【制法】先将猪油化开，下斑蝥煎数沸，滤去斑蝥，再下麻黄煎枯，滤去渣，将蓖麻子、大枫子和入，搅拌均匀如膏状。

【功用】杀虫疗疮。

【适应证】疥疮。

【用法】先将疮洗净，拭干后涂药，日3次。

【说明】方中斑蝥、大枫子均有毒，不可轻易使用。

【特别提醒】不宜内服。

方七十七　百部膏

【来源】《医学心悟·附录·顽癣》

【组成】百部、白鲜皮、蓖麻子（去壳）、鹤虱、黄柏、当归、生地各50克，黄蜡100克，明雄黄末25克，麻油400克。

【制法】先将前7味药入麻油中煎枯，纱布滤去药渣，再将油熬至滴水成珠，再下黄蜡，溶化后，下入雄黄末，搅拌均匀，冷凝即成。

【功用】杀虫疗癣。

【适应证】牛皮癣。

【用法】先将疮洗净，拭干后涂药，日3次。

【说明】方中雄黄有毒，不可轻易使用。

【特别提醒】不宜内服。

方七十八　土大黄膏

【来源】《外科正宗·卷四·顽癣第七十六》

【组成】硫黄400克，生矾200克，川椒100克。

【制法】将上药研为细末，取土大黄根捣汁，与前药末调成膏。

【功用】杀虫疗癣。

【适应证】干湿顽癣，不论新久，但皮肤顽厚，患走不定，惟痒不痛者。

【用法】先将疮洗净，拭干后涂药，日3次。新癣抓损外擦，多年顽癣加醋后擦。

【说明】方中硫黄有毒，不可轻易使用。

【特别提醒】不宜内服。

方七十九　敷药大枫子膏

【来源】《保婴撮要·卷十一·诸疳疮疥》

【组成】轻粉、枯矾各50克，黄连、大枫子肉、蛇床子各100克，柏油300克。

【制法】将上药研为细末后和匀，入柏油杵百余下，即成膏。

【功用】杀虫止痒。

【适应证】疮疥。

【用法】每取适量，涂于患处。

【说明】方中轻粉、大枫子有毒，不可轻易使用。

【特别提醒】不宜内服。

方八十　十香膏

【来源】《寿世保元·卷九·疥疮》

【组成】白矾（炒）、轻粉、水银、雄黄、川椒（去子，炒）、樟脑、槟榔各10克，杏仁、大枫子（去皮肉，另研）各100克。

【制法】上共和匀，用地沥青100克，俱入乳钵内。研至不见水银星为度。

【功用】祛风止痒。

【适应证】疮疖引起身痒。

【用法】制丸如弹子大，待疮疥痒，将药丸于患处滚过。

【说明】轻粉、水银、大枫子等物有毒，慎用。

方八十一　止痒外用膏（方名编者加）

【来源】《串雅内编·卷二·截药外治门》

【组成】松香、桐油各1500克，川乌、草乌、白芥子、蓖麻子、干姜、官桂、苍术、牛皮膏各200克，血余400克，樟脑50克，好麝香15克。

【制法】松香第一次姜汁煮，第二次葱汁煮，第三次白凤仙花汁煮，第四次烧酒煮，第五次闹羊花煮，第六次商陆根汁煮，第七次红醋煮。桐油、川乌、草乌、白芥子、蓖麻子、干姜、官桂、苍术和血余，加桐油熬至药枯发消，滴水成珠，滤去渣，入牛皮膏，烊化，用制过松香渐渐收之，离火。

【功用】燥湿止痒。

【适应证】湿气之症。

【用法】加樟脑、麝香，浓纸摊之，贴患处。

【说明】方中川乌、草乌有毒。

方八十二　荸荠膏（方名编者加）

【来源】《串雅内编·卷三·截药杂治门》

【组成】荸荠500克，松香膏500克，葱根10克。

【制法】葱根、荸荠捣汁1碗。松香膏并麻油煎至滴水成珠，方入前汁。

【功用】燥湿止痒。

【适应证】疥疮。

【用法】摊膏贴患处。

【说明】方中川乌、草乌有毒。

方八十三　疗疥癣恶疮膏方

【来源】《外台秘要方·卷三十·恶疾大风癞疮等二十三门·疥癣恶疮方五首》

【组成】丹砂、雄黄、乱发、白蜜、松脂各 60 克，蘆茹 180 克，巴豆 10 克，猪膏 1200 克。

【制法】先将猪膏与乱发合煎，待乱发消尽，下松脂、蜜，不断煎煮，反复浓缩，直至膏成，绞榨过滤去渣，入蘆茹末及各种石药，再煎煮至沸腾，搅拌令其混合均匀。

【功用】清热解毒，杀虫疗癣。

【适应证】疥疮，癣病及恶疮。

【用法】取适量，敷疮，一天 3 次，直至痊愈为止。

【说明】方中丹砂、雄黄及巴豆均有毒，不可久用。

方八十四　大黄膏

【来源】《外台秘要方·卷三十·恶疾大风癞疮等二十三门·疥风痒方》

【组成】黄连、干姜各 18 克，藜芦 16 克，大黄 30 克，莽草 14 克，蘆茹、羊踯躅 12 克。

【制法】将上述 7 味药物捣研为细末、过筛，与炼好猪脂 1000 克混合，置于灶上用小火不断煎熬，反复浓缩，直至膏成。

【功用】清热解毒，杀虫疗疮。

【适应证】疥疮。

【用法】先去掉疮痂及分泌物，再用膏遍敷。

【说明】方中藜芦、莽草、羊踯躅均有毒，慎用。

方八十五　面药捣膏方

【来源】《慈禧太后医方选议·第二十章·治皮肤病医方》

【组成】大枫子 60 克，枯矾、青黛各 30 克，雄黄、樟脑各 20 克，蛤粉 30 克。

【制法】共为细末，加去皮核桃 40 克、食盐 40 克，用猪油捣膏。

【功用】清热解毒，燥湿止痒。

【适应证】皮肤生癣、瘙痒起屑等，亦治神经性皮炎。

【用法】每用少许，外擦患处。

【说明】方中大枫子、雄黄均有毒，慎用。

【特别提醒】外用，严禁内服。

方八十六　附子膏（方名编者加）

【来源】《古今医统大全·卷五十九·药方》

【组成】黑附子（去皮脐）20 克。

【制法】附子生用捣为末，姜汁调如膏。

【功用】祛风止痒。

【适应证】香港脚，肿痛久不瘥之症。

【用法】涂肿，药干再调涂之，肿消为度。

【禁忌证】热证不宜。

【说明】方中附子有毒，慎用。

方八十七　恶疮膏方

【来源】《刘涓子鬼遗方·卷五·恶疮膏方》

【组成】丹砂、雄黄、雌黄、乱发（洗）、松脂、白蜜各 50 克，茜草（漆头者）、巴豆（去皮心）各 150 克，腊月猪脂 1500 克。

【制法】将炼好的腊月猪脂小火煎熬，使其沸腾，勿使变焦，反复煎煮，先煎乱发，至消，再入除松脂、茜草余药，直至见巴豆颜色变黄则膏成，过滤去渣，再次倒入铜器中，置于火上加热，加入松脂，最后加入茜草，用绵布过滤，搅拌令其混合均匀，待其凝固，用瓷瓶贮存。

【功用】燥湿止痒，祛腐生肌。

【适应证】久病疥癣。

【用法】敷疮上，日 3 次。

【说明】方中雄黄、雌黄、丹砂、巴豆有毒。

方八十八　五黄膏方

【来源】《刘涓子鬼遗方·卷五·五黄膏方》

【组成】雌黄、雄黄、黄连、黄柏、黄芩、青木香、白芷、乱发、大鸡、野狼跋子各100克，鸡子、舌香各50克。

【制法】先将上述药物捣碎，以醋250克浸渍1夜，以炼好腊月猪脂1500克，先煎乱发，再入余药，直至药枯，过滤去渣则膏成。

【功用】活血化瘀，祛腐生肌。

【适应证】治久病疥癣，诸恶疮毒之症。

【用法】敷疮上，日5次易之。

【说明】方中雄黄、雌黄、野狼跋子有毒，慎用。此方亦载于：《外台秘要方·卷三十·恶疾大风癞疮等二十三门·瘑疮久不瘥方》。

方八十九　散热水银膏方

【来源】《刘涓子鬼遗方·卷五·散热水银膏方》

【组成】水银、矾石、蛇床子、黄连各50克。

【制法】先将蛇床子、黄连捣碎，以炼好腊月猪脂3500克调和，并水银搅匀，打至不见水银，则膏成。(另有方加茜草50克)

【功用】祛腐生肌。

【适应证】治病疥癣恶疮之症。

【用法】敷疮上，日5次易之。

【禁忌证】寒证不宜。

【说明】方中水银有毒，慎用。

方九十　丹砂膏方（方名编者加）

【来源】《刘涓子鬼遗方·卷五·丹砂膏方》

【组成】丹砂末、犀角（现以水牛角500克代替）各100克，生地黄500克，射干、大黄、升麻、川芎、前胡、黄芩各150克，麝香（现多用人工麝香代替）、沉香各100克，青木香50克。

【制法】上药除麝香、丹砂末用炼好的腊月猪脂1500克小火煎熬，使其沸腾，勿使变焦，反复煎煮，直至药枯，过滤去渣，再次倒入铜器中，置于火上加热，加入麝香、丹砂末，再用绵布过滤，搅拌令其混合均匀，待其凝固，用瓷瓶贮存。

【功用】行气活血。

【适应证】风温之疽、诸恶疮之症。

【用法】温酒服如枣核大，日3服。

【禁忌证】 寒证不宜。

【说明】 方中丹砂有毒，慎用，剂量应适当放小。麝香剂量太大，可以适当减量。

方九十一　丹砂膏方（方名编者加）

【来源】《刘涓子鬼遗方·卷五·丹砂膏方》

【组成】 附子、天雄、干地黄、大黄、当归、秦艽、乌头、桂心、黄连、干姜、巴豆（去皮、心）、石楠草各100克，茴芊、蜀椒（去目，汗）各200克，蜈蚣（去头足，赤者）50克。

【制法】 先将上述药物捣碎，以醋1000克浸渍1夜，用炼好的腊月猪脂2500克，小火煎熬，使其沸腾，勿使变焦，反复煎煮，直至药枯，过滤去渣，再次倒入铜器中，置于火上加热，加入丹砂、雄黄末、松脂末各100克，至松脂融化，再用绵布过滤，搅拌令其混合均匀，待其凝固，用瓷瓶贮存。

【功用】 行气活血。

【适应证】 治疥癣诸恶疮之症。

【用法】 敷疮上，日5次，易之。

【说明】 方中丹砂、雄黄、附子、天雄、蜈蚣、巴豆有毒，慎用。

方九十二　丹砂膏方（方名编者加）

【来源】《刘涓子鬼遗方·卷五·丹砂膏方》

【组成】 蜀椒（去目，汗）、丹砂、细辛、桂心、前胡、白芷（切）、川芎（切）、白术、吴茱萸各100克，附子、当归各50克。

【制法】 先将上述草药捣碎，以醋1000克浸渍1夜，用炼好的腊月猪脂2500克，小火煎熬，使其沸腾，勿使变焦，反复煎煮，直至药枯，过滤去渣，再次倒入铜器中，置于火上加热，加入丹砂，用绵布过滤，搅拌令其混合均匀，待其凝固，用瓷瓶贮存。

【功用】 行气活血。

【适应证】 治疥癣诸恶疮之症。

【用法】 若鼻塞不通，以膏着鼻中；若青盲风目，目烂、痒痛，茫茫不见细物，以绵絮裹箸头注膏中，以敷2次，至卧时再敷之；治下赤腹中有痈，并痈疾在外，即摩之。

【特别提醒】 热证不宜。

【说明】方中丹砂、细辛、附子有毒，慎用。

方九十三　紫草膏方

【来源】《刘涓子鬼遗方・卷五・紫草膏方》

【组成】紫草、矾石（烧令汗出）各150克，黄连、鸡矢藤、白芷、生地、榆树皮各50克，苦酒500克。

【制法】上药用炼好的腊月猪脂2500克，小火煎熬，使其沸腾，勿使变焦，反复煎煮，直至药枯，过滤去渣，搅拌令其混合均匀，待其凝固，用瓷瓶贮存。

【功用】行气活血，消肿止痛。

【适应证】治小儿头疮并恶疮。

【用法】敷疮上，日3次。

方九十四　松沥煎

【来源】《外台秘要方・卷三十二・面部面脂药头膏发鬓衣香燥豆等三十四门・白秃方》

【组成】松沥700克，丹砂、雄黄各300克，水银、黄连、矾石各150克。

【制法】将上述5味药物捣研为细散，加入松沥汁中，搅拌令其混合均匀。

【功用】清热解毒，杀虫疗疮。

【适应证】头疮，白秃疮。

【用法】先用泔水将头发洗净，洗去疮上的痂壳，然后再敷药，一天3次。用此药后疮会化脓，待脓尽再洗再涂药，如此反复3次，直至脓尽。用甘草汤去其药毒，一般涂10遍之后就会痊愈。

【说明】《千金方》中本方无矾石，有峭粉30克。方中丹砂、雄黄、水银均有毒，不可轻易使用。

方九十五　润肌膏

【来源】《外科正宗・卷四・白秃疮第一百四》

【组成】麻油200克，当归25克，紫草5克，黄蜡25克。

【制法】将当归、紫草入麻油内熬至焦枯，滤去药渣，将所滤药油再熬，入黄蜡，融化，冷凝即成。

【功用】润肤疗疮。

【适应证】秃疮，干枯白斑，作痒脱发。

【用法】外搽患处。

【特别提醒】不宜内服。

方九十六　疗白秃发落方

【来源】《外台秘要方·卷三十二·面部面脂药头膏发鬓衣香燥豆等三十四门·白秃方》

【组成】五味子、远志各90克，苁蓉、松脂各60克，蛇床子、雄黄、雌黄、白蜜各30克，菟丝子150克，鸡屎白15克。

【制法】将上述药物捣研为散、过筛，再与猪膏2000克合煎，先下雄黄、雌黄，再下鸡屎白，再下蜜，再下松脂，最后下诸药末。所有药物须先单独捣研为细末，不断煎煮，反复浓缩，直至膏成。

【功用】清热解毒，杀虫疗疮。

【适应证】白秃疮所致脱发、生白痂，终年不愈者。

【用法】先用桑柴灰洗头，然后敷药。

【说明】方中雄黄、雌黄均有毒，不可轻易使用。

方九十七　松脂膏（方名编者加）

【来源】《外台秘要方·卷三十二·面部面脂药头膏发鬓衣香燥豆等三十四门·白秃方》

【组成】杜衡、雄黄、木兰皮、矾石、附子、大黄、石楠、秦艽、珍珠、苦参、水银各60克，松脂360克。

【制法】将上述药物切碎后用醋浸渍1晚，再与猪脂1500克合煎，待附子颜色变黄则过滤去渣，加入矾石、雄黄、水银，再煎煮至沸腾2~3次，待其自然凝固。

【功用】清热解毒，杀虫疗疮。

【适应证】白秃疮，痈疽，百种疮。

【用法】取适量，敷疮。

【禁忌证】寒证不宜。

【说明】方中雄黄、附子、水银均有毒。

【特别提醒】不可入口眼。

方九十八　如圣黑膏

【来源】《世医得效方·卷十二·诸般恶疮》

【组成】豆豉250克，龙胆草、芜荑各1克。

【制法】将上药用湿纸裹，盐泥固济，火煅存性，碾为末。取生清油250克熬取200克，下前药末搅匀即成。

【功用】敛疮生肌。

【适应证】治头疮久不愈及白秃。

【用法】外敷患处。治白秃，剃头后敷。

【特别提醒】不宜内服。

方九十九　大黑神膏

【来源】《普济方·卷一百十一·诸风门·乌癞（附论）》

【组成】川乌、川芎、雄黄、胡粉、升麻、木防已、雌黄、黄连、白矾、藜芦、黄柏各20克，巴豆、杏仁、松脂、乱发各6克。

【制法】将上药切碎，加入2升猪脂中共煎，待乱发消尽，去滓，兑入雄黄、雌黄、铅粉，搅拌均匀。

【功用】祛风除湿，杀虫疗疮。

【适应证】乌癞及诸癞，遍身生疮及多脓血。

【用法】每日3次，每次先用热盐汤洗后，用本膏少许，外涂疮上。

【说明】方中川乌、雄黄、雌黄、防已、巴豆均有毒，不可轻易使用。

【特别提醒】本方外用，不宜内服。

方一百　假手膏

【来源】《十便良方·卷三十一·治一切疮肿等疾诸方上》

【组成】胶1片。

【制法】水渍令胶软，则膏成。

【功用】消肿拔毒。

【适应证】肿已溃或未溃皆可。

【用法】称肿之大小贴当头上，开孔。若已溃还合者，脓当被胶，急撮之，脓皆出尽；未有脓者，肿当自消矣。

方一百零一　内消膏

【来源】《十便良方·卷三十一·治一切疮肿等疾诸方上》

【组成】肥皂荚500克。

【制法】皂荚以文火炙令黄色，捣罗为末，取酒1500克入药，热搅，熬成膏。

【功用】解毒消肿。

【适应证】风肿及恶疮疥。

【用法】视疾状大小，用药涂贴，一日3次。

方一百零二　豆豉膏

【来源】《十便良方·卷三十·治小儿等疾诸方四》

【组成】芜荑、豆豉各0.5克，川椒50克。

【制法】上件药捣如，用陈酱汁和泥。

【功用】燥湿杀虫，消疮止痒。

【适应证】小儿白秃疮及诸癣。

【用法】调涂患处。

脱发

脱发是指头发掉落而逐渐变得稀疏。明清时代将片状脱发，称为油风。其发病原因可与遗传、刺激、身体虚弱、大病久病之后等有关。肾藏精，其华在发；肝藏血，发为血之余。精血不旺，头发不生。一旦精血亏虚，毛囊得不到充足的营养，就会出现干枯、发黄、分叉、脱落等问题。

头发不含神经、血管和细胞，除了给人增加美感之外，主要是保护头部。细软蓬松的头发具有弹性，可以抵挡较轻的碰撞，还可以帮助头部汗液的蒸发。人的头发，不仅颜色多种多样，而且形状也各不相同。发色也常随着年龄的增长而变化。人进入中年以后，毛发组织空隙增大，颗粒状黑色素逐渐减少并消失，头发渐渐变黄、变白。脱发除因年龄而变化之外，还与健康状况、阳光、气候、营养、遗传因素等有密切关系。过度的忧虑、精神紧张，同样可使头发掉落、变白。精血双亏、肝肾受损、脏腑失衡是脱发的根源。脱发的常见证型有血热生风，宜凉血清热祛风；阴血亏虚，宜滋补肝肾、养血祛风；气血两虚，宜大补气血；瘀血阻滞，宜活血化瘀。

本部分所录膏方也可治疗白发。

方一　旱莲膏

【来源】《惠直堂经验方·卷一·补虚门》

【组成】旱莲草10千克。

【制法】将旱莲草切碎，捣汁滤过，砂锅内熬成膏，入蜜少许收贮。

【功用】乌须黑发，滋阴补血。

【适应证】须发早白，吐血泻血，痔病及血痢。

【用法】早晚水酒调服10克。虚寒者，加姜汁少许同煎。

方二　疗发堕落方

【来源】《外台秘要方·卷十六·虚劳上四十九门·脉寒极方四首》

【组成】生柏叶50克，附子12克，猪膏1500克。

【制法】将生柏叶及附子捣研为细末，与猪膏1500克混合，作丸30枚。

【功用】祛风止痒，凉血生发。

【适应证】脱发。

【用法】用布裹1丸，放入到水中煎煮，得其煎液洗头。

【说明】方中附子有毒，不可轻易使用。

方三　生发泽兰膏

【来源】《医心方·卷四·治发令生长方第一》

【组成】细辛、乌头、皂荚、泽兰、石楠、厚朴、茵陈草、白术、续断各80克，蜀椒、杏仁各150克。

【制法】将上述11味药物切碎，加醋1500毫升于铜器中浸渍1晚，入已煎好的不沾水猪脂肪2560克合煎，反复煎煮，不断浓缩，直至膏成，用布绞榨过滤去渣。

【功用】祛风燥湿，补肾生发。

【适应证】脱发。

【用法】取膏适量，涂脱发处。

【说明】方中细辛、乌头有毒。

方四 三圣膏

【来源】《古今医统大全·卷六十六·药方》

【组成】黑附子、蔓荆子、柏子仁各25克。

【制法】上药为末，用乌鸡脂捣和，令干，以瓷瓶封口，百日取出。

【功用】生发。

【适应证】髭发脱落之症。

【用法】涂髭发脱落处，日2~3次，5日便生，自然牢壮。

【说明】方中附子有毒，不可轻易使用。此方亦载于：①《普济方·卷五十·头门·须发堕落（附论）》。②《永类钤方·卷十一·诸名医杂病集要方·眉发鬓髭》。

方五 松叶膏

【来源】《外台秘要方·卷三十二·面部面脂药头膏发鬓衣香燥豆等三十四门·头风白屑方》

【组成】松叶50克，天雄、松脂、杏仁、白芷各120克，莽草30克，甘松香、零陵香、甘菊花各30克，秦艽、独活、辛夷仁、香附子、藿香各60克，乌头、蜀椒、川芎、沉香、青木香、牛膝各90克，踯躅花45克。

【制法】将上述21味药物切碎，用醋600克浸渍1晚，下生麻油2000克一起小火煎煮，不断煎熬，反复浓缩，直至醋味消尽则膏成，过滤去渣，盛放在容器中保存。

【功用】祛风止痒，生发去屑。

【适应证】头风所致鼻塞，头旋，脱发，脱屑及头痒。

【用法】取适量涂发根，一天摩3次。

【说明】方中天雄、莽草、乌头、踯躅花均有毒。

方六 生发一膏（方名编者加）

【来源】《外台秘要方·卷三十二·面部面脂药头膏发鬓衣香燥豆等三十四门·头风白屑兼生发方》

【组成】松叶、莲子、枣根皮各50克，马鬐膏200克，韭根、蔓荆子各15克，竹沥、猪胆各400克，防风、白芷各60克，辛夷仁、吴蓝、升麻、川芎、独活、寄生、藿香、沉香、零陵香各30克。

【制法】先将枣根煎汤，再与竹沥汁等一起混合浸渍诸药一晚，再与脂等一起合煎，待白芷颜色变黄则膏成。

【功用】清热祛风，凉血生发。

【适应证】风热袭发所致的脱发。

【用法】取适量，涂头发及头顶上，一天3~5次。

方七　生发方

【来源】《外台秘要方·卷三十二·面部面脂药头膏发鬓衣香燥豆等三十四门·生发膏方》

【组成】莲子草汁900克，熊白脂90克，猪鬐膏、生麻油60克，柏白皮、山韭根、瓦衣各45克。

【制法】将上述七味药物置于铜器中一起合煎，直至膏成，过滤去渣，盛起贮存备用。

【功用】清热凉血，养血生发。

【适应证】脱发、乌发。

【用法】每欲梳头时，涂膏。

方八　生发膏（方名编者加）

【来源】《外台秘要方·卷三十二·面部面脂药头膏发鬓衣香燥豆等三十四门·生发膏方》

【组成】胡麻油400克，雁脂40克，丁子香、甘松香各90克，吴藿香、细辛、椒各120克，泽兰、白芷、牡荆子、大麻子、苜蓿香各60克，川芎、防风、莽草、杏仁各180克，竹叶50克。

【制法】将上述17味药物切碎，加入醋中浸渍1晚，小火煎煮，不断煎熬，反复浓缩，直至白芷颜色变黄则膏成，过滤去渣。

【功用】祛风止痒，凉血生发。

【适应证】脱发。

【用法】取适量，涂发及头顶上。

【说明】方中细辛、莽草有毒，不可轻易使用。此方亦载于：《普济方·卷五十·头门·生发令长（附论）》。

方九　生发膏（方名编者加）

【来源】《外台秘要方·卷三十二·面部面脂药头膏发鬓衣香燥豆

等三十四门·生发膏方》

【组成】 乌喙、莽草、续断、皂荚、泽兰、竹叶、细辛、白术各120克，辛夷、防风各60克，柏叶240克，杏仁、松叶各180克，猪脂1200克。

【制法】 将上述13味药物先用米醋浸渍1晚，再与猪脂一起煎熬，不断煎煮，反复浓缩，直至膏成，过滤去渣。

【功用】 祛风止痒，凉血生发。

【适应证】 脱发，头发颜色枯槁不黑者。

【用法】 取适量，涂发及头顶上。

【说明】 方中莽草、细辛均有毒，不可轻易使用。敷药时避风。

方十　生发膏（方名编者加）

【来源】《外台秘要方·卷三十二·面部面脂药头膏发鬓衣香燥豆等三十四门·头发秃落方》

【组成】 大黄36克，蔓荆子100克，白芷、防风、附子、川芎、莽草、辛夷、细辛、椒、当归各60克，黄芩60克，马鬐膏200克，猪膏1200克。

【制法】 将上述14味药物合煎，待白芷颜色变黄则膏成。

【功用】 清热祛风，养阴生发。

【适应证】 脱发。

【用法】 先洗发，再取膏适量敷之。

【说明】 方中附子、莽草、细辛均有毒。

方十一　生发膏（方名编者加）

【来源】《千金要方·卷十三·心脏·头面风》

【组成】 蔓荆子、附子、细辛、续断、皂荚、泽兰、零陵香、防风、杏仁、藿香、白芷各100克，松叶、石楠各150克，莽草50克，松膏、马鬐膏、猪脂、熊脂各1500克。

【制法】 将前14味药切为细末，醋浸1夜，再与松膏、马鬐膏、猪脂、熊脂混匀，微火慢煎3沸，待白芷颜色变黄即成。

【功用】 祛屑止痒。

【适应证】 头皮屑多，发痒等症。

【用法】 外用涂发。

【特别提醒】严禁内服。

方十二　生发膏（方名编者加）

【来源】《千金要方·卷十三·心脏·头面风》

【组成】乌喙150克，莽草、石楠、细辛、续断、皂荚、泽兰、白术、辛夷、防风、白芷各100克，松叶、竹叶、柏叶各200克，猪脂2000克。

【制法】将前14味药切为细末，醋浸1夜，再与猪脂煎3沸，待白芷颜色变黄，纱布滤取汁，冷凝即成。

【功用】祛屑，止痒，生发。

【适应证】头皮屑多，头发脱落，发少，发痒等症。

【用法】洗头发后外涂。

【特别提醒】严禁内服。

方十三　生发膏（方名编者加）

【来源】《千金要方·卷十三·心脏·头面风》

【组成】丁香、甘松香各50克，零陵香、藿香、细辛、花椒各100克，白芷、泽兰、大麻子、桑白皮、桑寄生、牡荆子、苜蓿、辛夷仁、杏仁、川芎、防风、莽草各50克，松叶、竹叶、柏叶各100克，胡麻油、腊猪油各1000克，乌鸡肪、雁肪各100克。

【制法】将前21味药切为细末，醋浸1夜，再与胡麻油、腊猪油、乌鸡肪、雁肪微火慢煎，时时搅拌，待白芷颜色变黄，纱布滤取汁，冷凝即成。

【功用】生发乌发。

【适应证】头发脱落，头发稀少，发细，发黄。

【用法】涂头发上，白天2次，夜间1次。

【特别提醒】严禁内服。

方十四　生发膏（方名编者加）

【来源】《千金要方·卷十三·心脏·头面风》

【组成】莽草50克，防风、升麻、白芷、荠苨各100克，蜣螂4个，驴鬐膏、豹膏（一作狗膏）、马鬐膏、熊膏（一作鸡膏）、猪膏各200克。

【制法】将诸膏混匀微火慢煎，合入前6味药，煎至白芷颜色变黄，纱布绞去药渣，冷凝即成。

【功用】生发。

【适应证】发鬓秃落。

【用法】外涂头发上。

【说明】莽草有毒，慎用。

【特别提醒】严禁内服。

方十五 生发膏（方名编者加）

【来源】《外台秘要方·卷三十二·面部面脂药头膏发鬓衣香燥豆等三十四门·生发膏方》

【组成】细辛、防风、续断、川芎、皂荚、柏叶、辛夷各40克，桑寄生70克，泽兰、零陵香各80克，蔓荆子120克，桑根汁200克，韭根汁65克，竹叶15克，松叶30克，乌麻油1000克，白芷200克。

【制法】将上述十七味药物用醋、韭根汁浸渍一晚，再用绵布包裹后一起合煎，不断煎煮，反复浓缩，直至白芷颜色变黄则过滤去渣，盛起贮存备用。

【功用】清热祛风，养阴生发。

【适应证】脱发。

【用法】取适量，涂摩头发，一天2~3次。

【说明】方中细辛有毒。此方亦载于：《普济方·卷五十·头门·生发令长（附论）》。

方十六 乌喙膏

【来源】《外台秘要方·卷三十二·面部面脂药头膏发鬓衣香燥豆等三十四门·生发膏方》

【组成】乌喙、莽草、石南草、续断、皂荚、泽兰、白术各120克，辛夷仁60克，柏叶500克，猪脂1200克。

【制法】将上述药物用醋浸渍一晚，再与猪脂混合，置于东向土灶上，用芦苇杆作火煎煮。先堆成3堆土，每沸腾3次就将其放置在土堆上，待停止沸腾后又置于火上煎煮，沸腾3遍后又置于土堆上，如此3次，直至膏成，过滤去渣，置于铜器中，埋于地下，30天后药成。

【功用】清热凉血，生发止痒。

【适应证】头风所致脱发。

【用法】用于小儿时，先将头发剃光，再涂此膏，一天 3 次；用于大人时，先洗发数次，洗完后再涂，效果更好。

【说明】方中莽草有毒，不可轻易使用。

方十七　附子松脂膏

【来源】《外台秘要方·卷三十二·面部面脂药头膏发鬓衣香燥豆等三十四门·生发膏方》

【组成】附子、松脂各 300 克，蔓荆子 600 克。

【制法】将上述药物捣研为散、过筛，用乌鸡脂调和均匀后盛于瓷器中密封保存，放于通风处阴干，100 日后药成，再用马鬐膏调和成膏。

【功用】祛风止痒，养阴生发。

【适应证】脱发。

【用法】取适量，用马鬐膏调和敷头。

【说明】方中附子均有毒，不可轻易使用。该方于《普济方·卷五十·头门·眉发须不生（附论）》中有记载，名为松脂膏，组成及功效相同。

【特别提醒】此膏不能接触颜面部。

方十八　生发五膏（方名编者加）

【来源】《外台秘要方·卷三十二·面部面脂药头膏发鬓衣香燥豆等三十四门·头发秃落方》

【组成】马鬐膏、驴鬐膏、猪脂、熊脂、狗脂各 60 克，升麻、防风、荠苨各 360 克，蜣螂 60 克，莽草、白芷 180 克。

【制法】将上述药物与诸脂合煎，不断煎煮，反复浓缩，直至膏成，过滤去渣。

【功用】滋阴清热，祛风固发。

【适应证】脱发，发秃。

【用法】取适量，涂发。

【说明】方中莽草有毒。

方十九　疗头风发秃落更不生方

【来源】《外台秘要方·卷三十二·面部面脂药头膏发鬓衣香燥豆

等三十四门·头发秃落方》

【组成】茜草200克，细辛120克，附子120克，桂心30克。

【制法】将上述4味药物捣研为细末、过筛，取猪膏勿令见水，去除表面筋膜及血管，得1200克，不断捣研，使得脂消尽则药成，捣完后仍研磨，恐其中仍有脂膜不尽，以新布绞榨过滤，然后用密封器皿贮存。

【功用】清热祛风生发。

【适应证】脱发。

【用法】先用桑柴灰汁将头发洗净，方中还说到可用桑灰洗2天，待发干后用药摩之，须令药力深入肌肉，坚持每日摩之。

【说明】方中细辛、附子均有毒。如果不是在12月制膏，可以用生乌麻油调和成膏，效果最好。

方二十　韦慈氏疗头风发落并眼暗方

【来源】《外台秘要方·卷三十二·面部面脂药头膏发鬓衣香燥豆等三十四门·头发秃落方》

【组成】蔓荆实180克，桑寄生、桑根白、马鬐膏、白芷各120克，韭根30克，甘松香、零陵香各60克，乌麻油400克，甘枣根白皮汁1200克，松叶20克。

【制法】将上述药物切碎后置于枣根汁中浸渍1晚，缓慢搅拌，令其充分混合均匀。次日早上与油脂合煎，中小火即可，无须大火，3~5天后待枣汁变干、白芷颜色变黄则膏成，过滤去滓。

【功用】祛风养阴生发。

【适应证】头风所致脱发，视物模糊。

【用法】先用手揩摩鬓发及梳洗头发，待其药浸渍1晚后，每到临用时，用绵布包裹所成之膏，过滤去渣，盛于新瓷瓶中，稠浊者即先用，需尽快用完，不能久放。

【特别提醒】切勿将此膏接触手部皮肤，因为其能使皮肤糜烂。

方二十一　头发作穗不光润方

【来源】《保童秘要·初生》

【组成】胡黄连、大黄各10克，栀子、黄芩各20克，大麻子40克。

【制法】上药切碎，水煮滤汁，如此3遍，将所滤汁液浓缩，加入蜂蜜收膏。

【功用】泄热润发。

【适应证】小孩头发枯黄无泽。

【用法】每服3克，每日2次。

【特别提醒】不宜过量服用。

方二十二　华佗虎骨膏

【来源】《普济方·卷二百五十六·杂治门·杂病》

【组成】虎骨（现用羊骨代替）、野葛各110克，附子350克，花椒150克，杏仁、巴豆、川芎各100克，甘草、细辛各40克，雄黄75克。

【制法】将上药用醋浸泡2小时，放入猪油中，煎3沸，以附子色黄为度，膏成滤去渣滓，兑入雄黄，搅拌均匀，密闭瓷器收盛。

【功用】祛风散寒，强筋壮骨。

【适应证】百病。

【用法】百病皆可外摩外敷，惟不得入眼。若内服，每用枣大，放入20毫升热酒中；若治发白，先拔白发，再用本膏外敷；乌猪疮、毒风肿及马鞍疮、牛领等病，以本膏少许兑水外洗。

【说明】方中附子、雄黄有毒。

方二十三　鬓发堕落令生长方

【来源】《千金要方·卷十三·心脏·头面风》

【组成】附子、蔓荆子、柏子仁各100克。

【制法】将上3味药切为细末，与乌鸡膏同捣，贮藏瓷器中百日，再与马鬐膏混匀。

【功用】生发。

【适应证】头发脱落，头发稀少。

【用法】外涂头发上。

【特别提醒】严禁内服。

方二十四　发落生发方

【来源】《千金要方·卷十三·心脏·头面风》

【组成】白芷、附子、防风、川芎、莽草、辛夷、细辛、黄芩、当归各50克，大黄75克，蔓荆子300克，花椒50克。

【制法】将上12味药切为细末，以马鬐膏500克、腊月猪膏3000克，合前药微火慢煎，煎至白芷颜色变黄，纱布绞去药渣，冷凝即成。

【功用】生发。

【适应证】头发脱落，头发稀少；亦治眉落。

【用法】先洗头，再涂头发上。

【特别提醒】严禁内服。

方二十五　生发白芷膏方

【来源】《刘涓子鬼遗方·卷五·生发白芷膏方》

【组成】白芷、蔓荆子、附子、防风、川芎、莽草、细辛、黄芩、当归、蜀椒（去汗，闭口）各50克，大黄75克，马鬃膏（此所用多无）150克。

【制法】上述诸药，捣碎，用炼好的腊月猪脂1500克，合诸药微火煎3次，至白芷色黄，待冷，滤渣，则膏成。

【功用】行气活血。

【适应证】头秃。

【用法】先洗头，再涂头发上。

【说明】方中细辛、莽草、附子有毒。

方二十六　五味子膏方

【来源】《刘涓子鬼遗方·卷五·五味子膏方》

【组成】五味子、菟丝子、远志（去心）各3克，苁蓉、雄黄、松脂、蛇床子各2克，雌黄、白蜜、鸡屎各1克。

【制法】上药先各自捣碎，以猪膏750克煎，先纳雌黄，次纳鸡屎，次纳蜜，次纳松脂，次纳诸药，小火煎至药枯，则膏成。

【功用】行气活血。

【适应证】治头白颓疮，发落生白，经年不瘥之症。

【用法】先以桑灰洗头，再涂头发上。

【说明】方中雄黄、雌黄有毒，慎用。

方二十七　治头风发落方

【来源】《普济方·卷五十·头门·须发堕落（附论）》

【组成】竹茹200克，细辛、附子各100克，肉桂25克。

【制法】将上药捣筛，同猪膏1千克共捣，以脂消尽为度，捣后再研，恐其中有脂膜不尽。再用布绞掠取汁，用封闭容器收盛。

【功用】祛风生发。

【适应证】头风，一切风，发秃落更不生，头眩，面中风。

【用法】每日先用桑柴灰汁洗发，再用药涂抹患处，并摩擦局部，使药力渗透。

【说明】细辛、附子有毒，慎用。

【特别提醒】本方外用，不宜内服。

方二十八　松叶膏

【来源】《普济方·卷五十·头门·眉发须不生（附论）》

【组成】松叶、莲子草、马鬐膏、韭根各300克，防风、白芷各40克，蔓荆子75克，辛夷仁、川升麻、吴盐、川芎、独活、桑寄生、藿香、沉香、零陵香各20克，桑白皮600克。

【制法】将上药研细，共以水熬透，去渣，再加入竹沥1升浸1夜，后入猪油1.2千克煎熬，以白芷色黄为度，滤去渣滓，膏成，收于瓷器中。

【功用】养血生发，清热祛风。

【适应证】血虚风热所攻，眉、发、须不生。

【用法】每以适量，外涂患处，日3~5次。

【特别提醒】本方外用，不宜内服。

方二十九　养血生发膏

【来源】《普济方·卷五十·头门·眉发须不生（附论）》

【组成】蔓荆子20克，白芷、附子、防风、川芎、莽草、辛夷、黄芩、细辛、当归、花椒各40克，川大黄60克。

【制法】将上药切碎，用马鬐膏600克，猪油1.2千克，小火同煎，以白芷色黄为度，膏即成，去渣放冷，瓷器收盛。

【功用】清热祛风，养血生发。

【适应证】血瘀脑虚头风致髭、眉、须疏薄不生。

【用法】每日3次，洗净后涂之。

【说明】莽草有毒，慎用。

【特别提醒】本方外用，不宜内服。

方三十 治眉发髭不生，兼令黑方

【来源】《普济方·卷五十·头门·眉发须不生（附论）》

【组成】铁粉、生附子、蔓荆子各 75 克，羊踯躅 110 克，莲子草 1200 克，零陵香 110 克，没石子 5 颗。

【制法】将上药研成粗散，用生油 5 升，浸泡 5~7 日后，再用慢火煎熬浓缩，膏成去滓，瓷器收盛。

【功用】养血生发。

【适应证】血虚之眉、髭、发早白或脱落。

【用法】每以少量，外涂患处。

【说明】方中生附子、羊踯躅有毒，慎用。

【特别提醒】切不得涂着口鼻，恐有毛生。

方三十一 青莲膏

【来源】《普济方·卷五十·头门·眉发须不生（附论）》

【组成】莲子草汁 3000 毫升，生苣胜油 1000 毫升，牛乳 1000 毫升，甘草 40 克。

【制法】将上药混匀后，用小火慢煎，至刚沸如鱼眼就不停搅拌，以沫尽为度，静置澄清，滤去渣滓，干燥瓷器贮存。

【功用】养血生发。

【适应证】血虚眉、发、髭不生。

【用法】每于睡前仰卧，每鼻孔点膏小豆大 3~5 个，如此点 6~7 遍。静躺良久后，有唾液须吐出，切勿咽下，再饮水少许。坚持半年，白者即黑，落者重生，其药良验。

【特别提醒】忌生蒜、萝卜、辛辣等物。

方三十二 胡麻膏

【来源】《普济方·卷五十·头门·生发令长（附论）》

【组成】胡麻油 1000 毫升，腊月猪脂 1000 毫升，乌鸡脂 100 毫升，丁香、甘松脂各 60 克，零陵香、川芎、竹叶、细辛、川椒、苜蓿香、莽草各 75 克，泽兰、大麻仁、桑白皮、辛夷、桑寄生、蔓荆子各 40 克，防风、杏仁、柏叶各 110 克。

【制法】将上药切碎，用米醋浸 1 夜，过滤后取出诸药放入鸡脂、猪油中慢火煎熬，以白芷色焦黄为度，滤去渣滓，瓷器收盛。

【功用】乌须生发，补肾祛风。

【适应证】脱发，须发早白。

【用法】先洗净头发，再以该膏适量，涂抹患处，1 日 2 次。

【特别提醒】本方外用，不宜内服。

方三十三　长发涂香油方

【来源】《普济方·卷五十·头门·生发令长（附论）》

【组成】松皮、独活、花椒、白芷、川芎、辛夷各 75 克，天雄、川乌、杏仁各 110 克，莽草、秦艽、甘松、零陵香、沉香、羊踯躅、木香、藿香、菊花、牛膝各 40 克，松叶 300 克。

【制法】将上药切碎，用醋 5 升，浸 1 夜后滤出，放入生乌麻油 3.6 千克中，小火煎沸，以白芷色焦黄为度，过滤取汁，膏成，瓷器收盛。

【功用】生发。

【适应证】脱发，须发早白。

【用法】每以适量，外涂患处，不拘时限，以发生为度。

【特别提醒】本方外用，内服不宜。

方三十四　乌喙膏

【来源】《普济方·卷五十·头门·生发令长（附论）》

【组成】乌喙、莽草、续断、皂荚、泽兰、竹叶、细辛、白术各 75 克，辛夷、防风各 40 克，柏叶 150 克，杏仁、松叶各 110 克。

【制法】将上药先用米醋浸泡 1 夜，用猪油 3 升，煎沸 3 次，膏成，去渣滓。

【功用】乌须生发。

【适应证】脱发，须发早白。

【用法】每以适量，外涂患处。

【特别提醒】敷药时当避风。

方三十五　令发速长而黑方

【来源】《普济方·卷五十·头门·生发令长（附论）》

【组成】生乌喙、莽草、续断各 110 克，皂荚、泽兰、白术、细辛各75克，辛夷、柏叶、防风、竹叶、杏仁各40克。

【制法】将上药切碎，用隔年米醋3升浸泡1夜，放入麻油2升、猪油1.2千克中同煎，以药焦黄为度，膏成去滓，瓷器收盛。

【功用】乌须生发。

【适应证】须发早白，脱发。

【用法】每次洗净头后，外涂患处。

【特别提醒】本方外用，不宜内服。

方三十六 治头风乌喙膏

【来源】《普济方·卷五十·头门·生发令长（附论）》

【组成】乌喙、莽草、石楠草、续断、皂荚、泽兰、白术各110克，辛夷仁、柏叶各40克，猪脂1200克。

【制法】将上药以醋浸泡1夜后，放入猪油中同煎，反复浓缩后，滤去渣滓，膏即成。

【功用】生发润发。

【适应证】脱发，须发早白。

【用法】每以适量，外涂患处，每日3次。小儿于剃头后再涂；大人于每次洗头后涂。

【特别提醒】本方外用，不宜内服。

方三十七 莲子草膏

【来源】《普济方·卷五十·头门·生发令长（附论）》

【组成】莲子草汁2000克，熊脂、猪鬐膏、生麻油各100克，柏白皮、山韭根各300克，瓦衣500克。

【制法】将上药同煎，反复浓缩，膏成去滓，瓷器收盛。

【功用】生发润发。

【适应证】发须秃落，令重生兼黑润。

【用法】每以适量，于梳头后，外涂患处。

【特别提醒】本方外用，不宜内服。

方三十八 近效生发方

【来源】《普济方·卷五十·头门·生发令长（附论）》

【组成】蔓荆子、青葙叶、莲子草、附子各100克，碎头发灰5克。

【制法】将上药用酒浸泡，放密闭瓷器中 14 天后，同乌鸡脂搅拌均匀，膏即成。

【功用】乌须生发。

【适应证】脱发。

【用法】先用米泔水洗发，然后外敷该膏。

【特别提醒】本方外用，不宜内服。

方三十九　生发墙衣散

【来源】《普济方·卷五十·头门·生发令长（附论）》

【组成】墙衣 100 克，铁精 20 克，合欢木灰 40 克，水萍末 60 克。

【制法】上捣研，以生油和少许如膏。

【功用】生发。

【适应证】脱发。

【用法】每以适量，涂发不生处，每日 2 次。

【特别提醒】本方外用，不宜内服。

方四十　令发易长方

【来源】《普济方·卷五十·头门·生发令长（附论）》

【组成】莲子草 300 克，麻油、羊乳各 200 克，猪脂 100 克。

【制法】将羊乳先煎 1 沸，再加入脂等煎 2～3 沸，放冷，瓷器收盛。

【功用】生发。

【适应证】脱发。

【用法】每日以适量，外涂患处。

【特别提醒】本方外用，不宜内服。

方四十一　常用长发药

【来源】《普济方·卷五十·头门·生发令长（附论）》

【组成】乱发 100 克。

【制法】将上药洗净晒干，以油煎令焦，就钵内细研如膏。

【功用】生发。

【适应证】脱发。

【用法】每以适量，外涂患处。

【特别提醒】本方外用，不宜内服。

方四十二　水萍膏

【来源】《普济方·卷五十·头门·生发令长（附论）》

【组成】水萍 100 克。

【制法】上捣研，同生油混匀如膏状。

【功用】生发。

【适应证】脱发。

【用法】每次先用水萍煎汤沐浴，再外敷该膏。

【特别提醒】本方外用，不宜内服。

方四十三　治发秃落方

【来源】《普济方·卷四十八·头门·白秃（附论）》

【组成】马鬐膏 100 克。

【功用】荣颜生发，祛风通络。

【适应证】发秃落。

【用法】每用该膏适量，涂于患处。

【特别提醒】本方外用，不宜内服。

方四十四　神验捻髭方

【来源】《普济方·卷四十九·头门·乌髭发（附论）》

【组成】百药煎、诃子皮、狼把、荷叶各 40 克，五倍子、绿矾各 20 克，定粉 10 克。

【制法】将上药研末，用铁浆 1 碗，煎至半碗，过滤去渣，再煎熬浓缩，成膏为度。

【功用】乌须生发。

【适应证】脱发，须发早白。

【用法】每夜先用白矾水浴过髭鬓，次晨捻抹该膏。

【特别提醒】本方外用，严禁内服。

方四十五　地黄茜草膏

【来源】《普济方·卷四十九·头门·乌髭发（附论）》

【组成】生地黄汁 1200 克，茜草根 600 克。

【制法】将茜草根用水略煎，研绞取汁，更将滓再研，煎如前共3次。将所得汁与生地黄汁用小火煎熬，待至膏状即成，瓷器收盛。

【功用】乌须生发。

【适应证】脱发，须发早白。

【用法】每日空腹时用温酒调半匙。

【特别提醒】忌生葱、萝卜、大蒜等。

方四十六　换髭法

【来源】《普济方·卷四十九·头门·乌髭发（附论）》

【组成】黑猯猪鬃灰40克，没石子7枚，酸石榴皮、旱莲子各15克，母丁香10克。

【制法】将上药研极细，加入生姜汁少许，用柳枝搅匀如稀膏。

【功用】乌须生发。

【适应证】脱发，须发早白。

【用法】每以新柳枝点药至头皮。

【特别提醒】点后3日，不得用皂荚水洗。本方外用，严禁内服。

方四十七　倒流油乌髭三圣膏

【来源】《普济方·卷四十九·头门·乌髭发（附论）》

【组成】酸石榴（皮子皆用）、新胡桃（连青皮用）、新柿子（青者连蒂用）各50克。

【制法】将上药用铁臼捣烂如泥，用3厘米口大新瓷罐子，好黑铅1.5公斤，用生牛乳和前药搅拌均匀，罐口密封，放入马粪内培养1月，取出。看药颜色，若为深黑色，膏即成，若色未黑，再封于粪内培养。

【功用】乌须生发。

【适应证】脱发，须发早白。

【用法】先以温浆洗净须发，临卧时指蘸药捻头发及发根。

【特别提醒】忌生葱、生萝卜、大蒜。本方外用，不宜内服。

方四十八　乌云膏

【来源】《普济方·卷四十九·头门·乌髭发（附论）》

【组成】针砂75克，醋1000毫升，荞面30克。

【制法】将前2味，同煎十余沸，入荞面为糊，以稀稠合宜为度。

【功用】乌须生发。

【适应证】脱发，须发早白。

【用法】每用适量，捻涂发根，外用荷叶或用手帕包裹，2 小时后温水洗净。

【特别提醒】本方外用，内服不宜。

方四十九　乌须方

【来源】《普济方·卷四十九·头门·乌髭发（附论）》

【组成】针砂、荞面各 20 克，川百药煎 40 克。

【制法】上用荷叶熬醋水，调为膏子。

【功用】乌须生发。

【适应证】脱发，须发早白。

【用法】每晚以少量外擦发根，并摩擦该处皮肤，以发热为度，外用荷叶封裹，至次晨用温水洗掉。

【特别提醒】本方外用，不宜内服。

方五十　涂髭鬓方

【来源】《普济方·卷四十九·头门·乌髭发（附论）》

【组成】沥青、白胶各 50 克。

【制法】将上药研末，混为一处，同胡桃瓤共研为膏。

【功用】乌须生发。

【适应证】脱发，须发早白，尤治髭鬓变白。

【用法】每以少量，外捻白发。

【特别提醒】本方外用，不宜内服。

方五十一　胡桃膏

【来源】《普济方·卷四十九·头门·乌髭发（附论）》

【组成】新小胡桃 50 克。

【制法】将上药和皮捣细，用乳汁煎熬浓缩，竹篦子搅成膏。

【功用】乌须生发。

【适应证】脱发，须发早白。

【用法】每于用时先净洗髭发，以笔醮取本膏点髭发上。

【特别提醒】本方外用，严禁内服。

方五十二　蓬蘽膏

【来源】《普济方·卷四十九·头门·乌髭发（附论）》

【组成】蓬蘽 500 克。

【制法】将上药取汁，煎熬浓缩成膏。

【功用】乌须生发。

【适应证】脱发，须发早白。

【用法】每以适量，涂发白处。

【特别提醒】本方外用，不宜内服。

方五十三　一捻膏

【来源】《普济方·卷四十九·头门·乌髭发（附论）》

【组成】酸石榴若干。

【制法】在酸石榴结成时，就枝上，将石榴开一小孔，倾水银于中，盖上原皮，用麻皮缠绑，牛粪泥封，等经霜摘下，倒出用猪胆皮包裹。

【功用】乌须生发。

【适应证】脱发，须发早白。

【用法】以手指蘸，捻抹白发。

【特别提醒】本方外用，不宜内服。

方五十四　神仙紫金膏

【来源】《普济方·卷四十九·头门·乌髭发（附论）》

【组成】生姜（连皮）300 克，皂角 150 克，细辛、白芷各 75 克。

【制法】将上药捣烂，用河水调和成膏状，同猪油放入药罐中密封，小火煎熬 1 天，取出研细，瓷器收盛。

【功用】乌须生发。

【适应证】脱发，须发早白。

【用法】每挑药少许，外擦白髭处，需擦至局部发热，再拔去白髭，用药再擦，内热即止。

【特别提醒】本方外用，不宜内服。

方五十五　乌髭药方

【来源】《普济方·卷四十九·头门·乌髭发（附论）》

【组成】针砂、诃子各50克，荞麦面100克。

【制法】将上药，同研为细末。

【功用】乌须生发。

【适应证】脱发，须发早白。

【用法】如染髭时，用酸醋调成膏，于阳光下晒，局部稍热为度。临睡时，洗净髭发，敷药，外用油单纸包定，勿令透气。次日用米泔水煎水，温洗髭发，再用核桃松子油蘸润。

【特别提醒】本方外用，不宜内服。

方五十六 再黑膏

【来源】《普济方·卷四十九·头门·乌髭发（附论）》

【组成】胡桃100克，定粉10克。

【制法】将上药共研如膏状，小瓷盒收盛。

【功用】乌须生发。

【适应证】脱发，须发早白。

【用法】每用少许，先涂在白髭根上，用镊子摘髭，急用手擦药，入白髭窍内，后次即出黄髭，若3~4次用，终身不白。每摘一髭，如此用一遍。

【特别提醒】本方外用，不宜内服。

方五十七 乌发膏

【来源】《普济方·卷四十九·头门·乌髭发（附论）》

【组成】黄芪、当归、独活、川芎、白芷、芍药、莽草、防风、辛夷仁、干地黄、藁本、蛇衔、薤白各40克，乌麻油4.5升，马鬐膏2升。

【制法】将上药切碎，用小火煎3沸，以白芷色黄为度，滤去渣滓，膏即成。

【功用】乌须生发。

【适应证】脱发，须发早白。

【用法】每用少量，于洗头后，外涂发根。

【特别提醒】本方外用，不宜内服。

方五十八 旋饰巫云膏

【来源】《普济方·卷五十·头门·须发黄白（附论）》

【组成】胆矾、五倍子、百药煎、诃子、青胡桃皮、木瓜皮、何首乌、细辛、酸石榴皮、皂角各 50 克。

【制法】将上药研为极细粉末，炼蜜和丸，如小钱大，放在木灰内培养保存。

【功用】乌发。

【适应证】发鬓黄白不黑。

【用法】如乌髭，用热好酒磨化开成膏状，捻髭；如乌鬓，用热好醋磨，以掠头鬓。

【说明】细辛有毒，慎用。

【特别提醒】本方外用，不宜内服。

方五十九　乌须验方

【来源】《良朋汇集经验神方·卷三·乌须门》

【组成】苍术、茯苓、桑椹子各 500 克。

【制法】苍术放入铜锅中，加入米泔水浸泡 12 小时，茯苓打成粉备用。将苍术与桑椹子一起捣烂为汁，直至药渣变为淡味即可，将药汁倒入铜锅中，先用大火将药液煮沸，再用小火煎煮，保持微沸，煎煮时应及时搅拌。将制备好的茯苓粉放入锅中，在小火上煎煮蒸发浓缩，同时不断用筷子搅动药液，防止焦化，逐渐形成稠膏状，趁热用筷子取浓缩的药液滴于干燥皮纸上，以滴膏周围不见水迹为度。此谓清膏。饴糖、白蜜各 700 克先行炒透，随后放入稠膏状的药液中，用小火煎熬，并不断用筷子搅拌和匀收膏。

【功用】健脾利水，滋阴乌发。

【适应证】脾虚湿盛、肾阴亏虚所致的水气上犯，须发变白。

【用法】一日 3 次，每服 1 汤匙，饭后服用，用白开水送服。

【禁忌证】肾阳不足者慎服。

方六十　莹肌膏

【来源】《普济方·卷五十·头门·荣养髭发（附论）》

【组成】乳香 20 克，沥青 300 克。

【制法】将上药以小火化开，同猪油煎沸，以硬软适宜为度，膏即成。

【功用】去毛莹肌。

【适应证】毛发细密，频剃复生不尽者。

【用法】临卧涂患处，明旦用温水洗去。

【特别提醒】本方外用，不宜内服。

方六十一　生眉膏

【来源】《证治准绳·类方·第五册·疠风》

【组成】白花蛇、乌梢蛇、羊粪、马鬃、半夏各 20 克，生姜汁 200 克。

【制法】上药先炒成黑色，然后打成粉状，用生姜汁调和成膏状备用。

【功用】祛风化痰通络。

【适应证】眉毛脱落。

【用法】取药膏摩于患处，涂于眉上，一日 1 次。

【说明】此为外用膏药，不可内服。

方六十二　香粉膏

【来源】《冯氏锦囊秘录杂证大小合参·卷三·发迟》

【组成】香薷 400 克，胡粉 200 克，猪胆 100 克。

【制法】先用水煎香薷，直至三分减为一分，入胡粉、猪胆，调匀则膏成。

【功用】温胃祛湿，杀虫生发。

【适应证】小儿发迟。

【用法】取膏适量，涂头上，一天 3 次。

【说明】方中胡粉有毒。

黑　痣

痣是发生于皮肤的一种色素结节沉积，颜色多呈深褐或墨黑色，故又称黑痣，也有少数没有颜色的无色痣。痣多为圆形，界限清楚，边缘规则，色泽均匀，有的痣可有一根至数根短而粗的黑毛。痣会随着年龄增大而相应地增大，到了一定程度后才稳定不再增大，但不通过外界手段不会消失。几乎每个人身上都有痣。有的痣是出生时即有，有的痣则在出生后方出现，随着年龄增长，数目逐渐增加。平时应注意减少摩擦和外来因素损伤痣体。除美容需要外，一般不需要治疗。古代多用外治的方法消除痣。

方一　藜芦灰膏（方名编者加）

【来源】《本草纲目·十七·草之六·藜芦》

【组成】藜芦灰200克。

【制法】将藜芦灰用水300毫升淋汁，取汁于铜器中煎熬成黑膏。

【功用】蚀痣消斑。

【适应证】身面黑痣。

【用法】先用针将黑痣微微刺破，再取膏适量，点之，不过3次痊愈。

【说明】本方出自《圣惠方》。方中藜芦有毒。

方二　五灰煎

【来源】《外台秘要方·卷二十九·坠堕金疮等四十七门·疣赘疵黑子杂疗方六首》

【组成】石灰800克，蒴藋灰、桑灰、炭灰、蕈灰各400克。

【制法】将上述5味药物用水浸泡，置于甑上完全蒸透，取甑下水淋药，过滤澄清得清汁1000毫升左右，入铜器中置于灶上煎煮，直至膏成易于凝固，如细砂糖硬，即可使用。

【功用】祛痣蚀疣。

【适应证】黑痣，疣。

【用法】取适量，点敷。

【来源】此方亦载于：《普济方·卷五十一·面门·靥痣（附论）》。

方三　大黄消痣膏（方名编者加）

【来源】《串雅内编·卷二·截药外治门》

【组成】煅龙骨250克，大黄200克，蛇含石100克，芫花25克。

【制法】煅龙骨研极细末，大黄同入锅内炒通红，去大黄取煅龙骨听用。又将洗碱200克，用水4~5碗，枇杷叶7片，同煮，候水干至一半，入前煅龙骨，搅匀再煮，水将干听用。又以蛇含石，醋7次为末；

又以芫花15克为末，渐渐加入，搅匀成膏。每膏50克，加蟾酥、麝香1克，为丸，如胡椒大。

【功用】消瘤去痣。

【适应证】黑色素沉着及赘生物如瘤痣。

【用法】未破者将1丸黏核上，其丸自入，以淡猪肉汤洗过，又黏又洗，如此3次，其核自动，将皮开，以银钩取出核，再贴生肌膏即愈矣。取核时，先服提气汤。

【禁忌证】孕妇忌之。

【说明】方中芫花有毒，慎用。

方四　祛痣膏（方名编者加）

【来源】《串雅内编·卷二·截药外治门》

【组成】麻油500克，胎发50克，龙骨、黄蜡、熟猪油、赤石脂、乳香、没药、轻粉、象皮各5克。

【制法】麻油和胎发，熬滴水成珠为度。余药俱为细末，入油内，搅匀成膏。

【功用】消瘤去痣。

【适应证】黑色素沉着及赘生物如瘤痣。

【用法】摊贴，一日1换，以猪肉汤洗3~4次，即渐平复，半月后必收功。

【禁忌证】孕妇忌之。

【说明】方中轻粉有毒，慎用。

方五　消痣膏（方名编者加）

【来源】《串雅内编·卷二·截药外治门》

【组成】桑柴灰、风化锻石各500克，鲜威灵仙300克，黄蜡、熟猪油、赤石脂、乳香、没药、轻粉、象皮各5克。

【制法】鲜威灵仙煎浓汁，淋桑柴灰和风化锻石，取汁熬成稀膏，瓷器收贮。

【功用】消瘤去痣。

【适应证】疣痣及息肉、鸡眼。

【用法】用膏点患处，不必挑破，应手而除。

【禁忌证】孕妇忌之。

【说明】方中轻粉有毒，不可入口眼。

方六　三灰煎

【来源】《外台秘要方·卷二十九·坠堕金疮等四十七门·去黑子方》

【组成】生藜芦灰、生姜灰各200克，石灰1000克。

【制法】将上述3味药物一起混合均匀，置于甑上蒸，令其热气蒸腾，取甑下水从上浇之，令所有药物浇透，过滤取汁，入铁器中煎煮，直至减半，再置大火上煎煮，直至鸡羽入中时即折断，则煎成。

【功用】祛痣蚀疣。

【适应证】黑痣及赘生物。

【用法】先将黑痣或者赘生物上的皮肤弄破，再取药点之。

【说明】方中藜芦有毒。

方七　灰米膏

【来源】《外科正宗·卷四·黑子》

【组成】火灰碱1块，白川米5粒。

【制法】用成块火灰碱水调稠，将白川米插入灰内，留半截米在外，候米熟。

【功用】去痣。

【适应证】黑痣。

【用法】用米点痣上。

【特别提醒】不宜内服。

方八　神手膏

【来源】《普济方·卷五十一·面门·靥痣（附论）》

【组成】石灰、斑蝥各50克。

【制法】将上药研末，加入竹茹、麻油、浓醋少许，搅拌均匀，至如膏状，乃成。

【功用】蚀痣。

【适应证】痣。

【用法】先用刀剔破痣，再将药涂抹其上。

【说明】方中斑蝥有毒，慎用。

【特别提醒】本方外用，不宜内服。

方九 糯米膏

【来源】《普济方·卷五十一·面门·靥痣（附论）》

【组成】石灰、木炭灰各10克。

【制法】将上药用水少许，调至不干不稀，盛于碗内，用竹梳摊平。再用糯米20粒，每粒插一半在灰内，以不透气薄膜封盖碗口。4~5日后，若插入灰内的糯米化作粥浆状，膏即成，若未成，再培养1~2天即可。

【功用】除斑蚀痣。

【适应证】皮肤长斑。

【用法】净洗长斑处，先用手略微拨动斑周，再用火针刺破斑，用米涂。涂抹处当略微变红，不痛、不作脓，数日后即结痂，勿剥，任其自落，否则当留瘢痕。

【特别提醒】本方外用，不宜内服。

方十 治出靥方

【来源】《普济方·卷五十一·面门·靥痣（附论）》

【组成】荞麦秸100克。

【制法】将上药烧灰存性，加入石灰300克搅匀，待冷却后，用热水淋灰。再将灰水放入铁容器内煮，不停搅拌，至如膏状，即成。

【功用】除斑蚀痣。

【适应证】皮肤长斑。

【用法】先用针稍稍挑破斑上皮肤，再点药。

【特别提醒】本方外用，不宜内服。

方十一 治面上黑痣及赘方

【来源】《普济方·卷五十一·面门·靥痣（附论）》

【组成】雄黄、硫黄、珍珠末、白矾各20克，兰茹20克，藜芦20克，巴豆3枚。

【制法】上共研为末，混匀，加入黑漆搅匀如膏状。

【功用】蚀痣消赘。

【适应证】面上黑痣及赘。

【用法】先用针稍稍挑破痣上皮肤，再点药，数日后即结痂，勿剥，任其自落。若治面皯，皮中紫点，则用鸡子白代替黑漆和膏。

【说明】方中雄黄、硫黄、巴豆有毒，慎用。

【特别提醒】本方外用，不宜内服。

方十二　猪蹄浆

【来源】《普济方·卷五十二·面门·澡豆》

【组成】大猪蹄1只。

【制法】将猪蹄洗净后，刮去黑皮，切作细片，用水3升，清浆水1升，慢火煎熬至如膏状，瓷器收盛。

【功用】紧肤除皱，美白去皴。

【适应证】皮肤皴裂、黯淡、松弛，面皯黯。

【用法】每用少许，洗手洗脸；又可同澡豆混匀，夜抹脸，次晨洗去。

【特别提醒】本方外用，不宜内服。

方十三　冬瓜洗面药

【来源】《普济方·卷五十二·面门·澡豆》

【组成】冬瓜1个。

【制法】将冬瓜除去青皮，切成片状，用酒1500毫升、水1000毫升煮烂，滤去渣滓，再熬浓汁，入蜜1升煎至滴水成珠，再次过滤，膏即成，瓷器收盛。

【功用】洁面润肤。

【适应证】颜面不洁，苍黑无色。

【用法】每取栗子大小，用口水调涂面部。

【特别提醒】本方外用，不宜内服。

方十四　硫黄膏（方名编者加）

【来源】《普济方·卷五十二·面门·澡豆》

【组成】硫黄、蜗牛壳、木香、朱粉、杏仁各20克。

【制法】将上药研末，用腊月猪脂调匀成膏状，瓷器收盛。

【功用】洁面润肤。

【适应证】颜面不洁、苍黑无色，及湿癣。

【用法】每于睡前，先用浆水洗脸，擦干后用药涂患处，次晨洗去。若是湿癣，则用米泔水代替浆水。

【说明】方中朱粉、硫黄有毒，慎用。

【特别提醒】本方外用，不宜内服。

方十五　治人面似玉色光润方

【来源】《普济方·卷五十二·面门·泽面》

【组成】羊脂、狗脂各500克，白芷200克，乌喙150克，甘草80克，半夏40克。

【制法】将上药研细，同脂药共煎，以白芷色黄为度，膏即成，滤去渣滓，瓷器收盛。

【功用】洁面润肤。

【适应证】颜面不洁，苍黑无色。

【用法】每夜取适量涂面，依法20日即效。

【特别提醒】本方外用，不宜内服。

方十六　治面上皴黑方

【来源】《普济方·卷五十二·面门·面膏》

【组成】丁香、零陵香、栀子花、桃仁、白蔹、茯苓、土瓜根、菟丝子、防风、沉香、辛夷、当归、麝香（现多以人工麝香代替）、藁本、商陆、芎䓖各110克，玉竹、藿香、白芷、甘松脂、鸬鹚粪、木香各75克，白附子、土瓜根、木兰皮、白茯苓、冬瓜仁、鹅脂、羊髓、羊肾脂各40克，猪胰6具。

【制法】将上药除麝香外切碎，用猪胰汁浸泡1夜，取出投入锅中，煎熬浓缩，至白芷色黄，膏即成，去滓加入麝香混匀，瓷容器贮存。

【功用】美容养颜，润肤泽面。

【适应证】面上皴黑。

【用法】每以适量，外敷面部。

【说明】方中商陆、附子等均有毒，慎用。

【特别提醒】本方外用，不宜内服。

方十七　泽面膏

【来源】《普济方·卷五十二·面门·面膏》

【组成】辛夷、细辛、川芎、白术、白芷、当归、木兰皮、瓜蒌、香附子、藁本、桃花、蜀水花、商陆、密陀僧、白僵蚕、零陵香、杜衡、鹰屎白、葳蕤、土瓜根、白附子、玉屑各50克，麝香（现多以人工麝香代替）、丁香各75克，鹅脂、麝髓、羊髓、狗髓、猪脂各300克。

【制法】将上药切细用醋密封浸泡1夜，次晨放入猪油中煎3沸，以白芷色黄为度，滤去渣滓，搅数万遍，膏即成，瓷器贮存。

【功用】美容养颜，润肤泽面。

【适应证】面上皴黑，黯淡无光泽。

【用法】每以适量，外敷面部。

【说明】涂药期间当避风。方中密陀僧、商陆、附子等均有毒，慎用。

【特别提醒】本方外用，不宜内服。

方十八　玉屑面膏

【来源】《普济方·卷五十二·面门·面膏》

【组成】玉屑、细辛、土瓜根、熊脂、当归、白犬脂、葳蕤、木兰皮、桃仁、鹰屎白、商陆、辛夷、丁香、白附子、冬瓜仁各100克，蜀水花、青木香、白僵蚕、川芎、黄芪、杜衡、藿香、菟丝子、麝香、防风各50克，猪胰、鹅脂、羊髓、白蜡、猪膏、猪脂肪各300克。（一方有鸬鹚粪，无蜀水花）

【制法】将猪鹅犬熊脂用水浸泡，数次换水，使血尽去，去水备用。将诸药捣筛，用清酒浸1夜后，次晨加入诸脂，慢火煎熬，反复浓缩，直至膏成，最后将玉屑、蜀水花、鹰屎白、麝香研末，加入膏中，搅拌均匀，瓷器收盛。

【功用】美白养颜，润肤泽面。

【适应证】面无光泽，皮肉皱黑。

【用法】每以适量，外敷面部。

【说明】方中细辛、商陆、附子等均有毒，慎用。

【特别提醒】本方外用，不宜内服。

方十九　面脂方

【来源】《普济方·卷五十二·面门·面膏》

【组成】丁香、零陵香、桃仁、白蔹、白及、白僵蚕、辛夷、商陆、防风、当归、沉香、麝香（现多以人工麝香代替）、栀子花、川芎、菟丝子 100 克。

【制法】将上药除麝香外，共以水煎透浓缩，以白芷色焦黄为度，去渣，加麝香调匀，膏即成，瓷器收盛。

【功用】美白养颜，润肤泽面。

【适应证】面上皴黑。

【用法】睡前洗脸擦干后，涂抹该膏。

【说明】方中商陆有毒，慎用。

【特别提醒】本方外用，不宜内服。

方二十　面脂方

【来源】《普济方·卷五十二·面门·面膏》

【组成】冬瓜仁、白芷、商陆、川芎各 220 克，当归、藁本、蘼芜、土瓜根、桃仁、葳蕤、细辛、防风、木兰皮、辛夷、甘松脂、麝香（现多以人工麝香代替）、白僵蚕、白附子、栀子花、零陵香各 80 克，猪胰 6 具。

【制法】将上药切薄绵裹，用猪胰汁浸 1 夜，次晨用小火煎 3 沸，以白芷色黄为度，膏成去渣，再加入麝香调匀，瓷器收盛。

【功用】美白养颜，润肤泽面。

【适应证】面上皴黑。

【用法】睡前洗脸擦干后，涂抹该膏。

【说明】方中细辛、附子等均有毒，慎用。

【特别提醒】本方外用，不宜内服。

方二十一　蜡脂膏

【来源】《普济方·卷五十二·面门·面膏》

【组成】白蜡、桃花、菟丝子、白芷、木兰皮、细辛、辛夷仁、白茯苓、土瓜根、瓜蒌根、白附子、杜衡、桃仁、杏仁各 100 克，羊髓 200 克，蔓荆子 300 克，牛髓、鹿髓各 400 克。

【制法】将上药除蜡、诸髓外，切碎，用醋浸泡 1 夜，加入蜡及诸髓，煎熬浓缩，以白芷色黄为度，膏成去滓，瓷器收盛。

【功用】美白养颜，润肤泽面。

【适应证】面上皴黑。

【用法】每日先用澡豆洗脸后，再涂抹本膏。

【说明】方中细辛、附子等均有毒，慎用。本方外用，不宜内服。

方二十二　治人面色润腻，鲜白如玉方

【来源】《普济方·卷五十二·面门·面膏》

【组成】防风、玉竹、川芎、白芷、藁本、白附子、茯苓、细辛、甘松脂、零陵香、当归各100克，蜀椒75克，麝香（现多以人工麝香代替）25克。

【制法】将上药用酒浸没一夜，次晨绵裹，投入铜锅中，加入白鹅脂6升、羊脂4升，小火慢煎，煎至3沸后，视白附子色黄，膏即成，去渣滓。再入麝香微煎使香气溢出，兑入瓜蒌仁、桃仁各100克、瓜子仁、鸬鹚屎各75克，搅拌均匀，待凝固后用瓷器收盛。

【功用】润肤泽面。

【适应证】面上皴黑。

【用法】睡前洗脸擦干后，涂抹本膏。

【说明】方中细辛、附子等均有毒，慎用。

【特别提醒】本方外用，不宜内服。

方二十三　手膏方

【来源】《普济方·卷五十二·面门·面膏》

【组成】白芷、川芎、藁本、葳蕤、冬瓜仁、楝子仁、桃仁（研末）、枣肉、冬瓜瓤、陈橘皮、瓜蒌仁各100克，猪胰3升。

【制法】将上药切碎，用水煎煮，去滓，备用。再用好酒煮猪胰取汁，加入桃仁及前药汁，搅拌均匀，再次煎熬浓缩，直至膏成，瓷器贮存。

【功用】美白养颜，润肤泽面。

【适应证】手部皮肤干燥无光泽。

【用法】每于洗净手后，涂抹本膏。

【特别提醒】本方外用，不宜内服。

方二十四　常用蜡脂方

【来源】《普济方·卷五十二·面门·面膏》

【组成】蔓荆油1800克，甘松脂、零陵香、辛夷仁、白术、细辛、竹茹、竹叶、白茯苓、蘼芜花各30克，羊髓1000毫升，麝香（现多以人工麝香代替）10克。

【制法】将上药切碎绵裹，用酒浸泡1夜后绞去酒，放入猪脂中煎熬，小火微沸3日，待香气极盛时，膏即成。再炼蜡使白，临用前加蜡同调，使软硬合宜。瓷器贮存。

【功用】美白养颜，润肤泽面。

【适应证】皮肤黯淡无光泽。

【用法】每于洗净后，涂抹本膏。

【说明】方中细辛有毒，慎用。此方亦载于：《外台秘要方·卷三十二·面部面脂药头膏发鬓衣香燥豆等三十四门·面膏面脂》。

【特别提醒】本方外用，不宜内服。

方二十五　手膏方

【来源】《普济方·卷五十二·面门·面膏》

【组成】桃仁、杏仁、橘子仁、赤小豆、辛夷、川芎、当归、大枣、牛脑、羊脑、狗脑各100克。

【制法】将上药切碎，先用酒浸泡诸脑，再另备酒煮赤豆至烂，绞去渣滓，加入诸脑、诸药，小火慢煎，至膏欲成时，绞去渣滓再煎，直至膏成，瓷器贮存，五日后方可用。

【功用】美白养颜，润肤泽面。

【适应证】手部皮肤干燥无光。

【用法】每于洗净手后，涂抹本膏。

【特别提醒】本方外用，不宜内服。用药期间，勿近火。

方二十六　鹿角膏

【来源】《普济方·卷五十二·面门·面膏》

【组成】鹿角、牛乳、川芎、细辛、天门冬、白芷、白术、白蔹、白附子、酥酪各100克，杏仁20克。（无牛乳，亦可用牛小便代替）

【制法】将上药切碎，先将鹿角用水浸百日后取出，加入诸药于牛乳中，小火煎熬，直至汁尽。取出鹿角，余药勿收，在夜里研磨鹿角成膏状。亦可直接将上药用牛乳及酥，慢火煎熬，反复浓缩，直至膏成。

【功用】美白养颜，除皱泽面。

【适应证】年老肤黑，面生皱纹。

【用法】每于夜间涂抹面部，次晨用浆水洗去。

【说明】方中细辛、附子等均有毒，慎用。

【特别提醒】本方外用，不宜内服。

方二十七　去风面膏方

【来源】《普济方·卷五十二·面门·面膏》

【组成】青木香、白附子、白蜡、白芷、川芎、零陵香、香附子、茯苓、甘松各40克，羊髓1500毫升。

【制法】将上药切碎，用酒、水各半升，浸药1整夜，次日煎至3沸，膏成滤去渣滓。

【功用】祛风除寒，泽面去皱。

【适应证】风寒外侵所致面黑或干裂。

【用法】每于洗净脸后，外敷面部。

【说明】方中附子有毒，慎用。

【特别提醒】本方外用，不宜内服。

方二十八　令人面白如玉色光润方

【来源】《普济方·卷五十二·面门·面膏》

【组成】羊脂、猪脂、白芷、乌喙、大枣、麝香（现多以人工麝香代替）、桃仁、甘草、半夏各100克。（一方无桃仁、麝香、枣）

【制法】共以水煎透，至白芷色黄为度，即成，滤去渣滓。

【功用】美白养颜，润肤泽面。

【适应证】颜面黯淡无光。

【用法】每用少许涂面，20日后面色即变，50日后如玉光润。

【特别提醒】本方外用，不宜内服。

方二十九　令人面色悦泽如桃花光方

【来源】《普济方·卷五十二·面门·面膏》

【组成】香附、茯苓、白芷、蔓荆子各75克，零陵香、麝香（现多以人工麝香代替）各20克，牛髓、羊髓、水清白蜡各300克。

【制法】用蜡、髓煎熬诸药，小火煎至药色变黄，去渣滓，加入麝香，研磨千遍。

【功用】美白养颜，润肤泽面。

【适应证】颜面黯淡无光。

【用法】先用澡豆洗脸后，再涂敷本膏。

【说明】方中麝香剂量过大，可以适宜减量。

【特别提醒】本方外用，不宜内服。

方三十　面光润方

【来源】《普济方·卷五十二·面门·面膏》

【组成】猪胰、白芷、桃仁各 80 克，辛夷、冬瓜仁、细辛、黄瓜、瓜蒌仁各 60 克。(一方无黄瓜)

【制法】将上药放入油中煎熬二三沸，去渣，再加入冬瓜仁末搅拌均匀，膏即成，若将上药共以酒煎熬成膏，尤佳。

【功用】美白养颜，润肤泽面。

【适应证】皮肤黯淡无光。

【用法】每用该膏适量，涂抹脸部及手。

【说明】方中细辛有毒，慎用。

【特别提醒】本方外用，不宜内服。

方三十一　七白膏

【来源】《普济方·卷五十二·面门·面膏》

【组成】香白芷、白蔹、桃仁各 100 克，辛夷、冬瓜仁、白附子、细辛各 30 克。

【制法】将上药研末，备用。

【功用】美白养颜，润肤泽面。

【适应证】面色晦暗，可以令人面光润不皴。

【用法】每夜洗净面后，用鸡子白调该粉至如膏状，外涂面部，再用温浆水洗去。

【特别提醒】本方外用，不宜内服。

方三十二　玉龙膏

【来源】《普济方·卷五十二·面门·面膏》

【组成】白蔹、白芷、茅香、零陵香各 100 克，瓜蒌仁 50 克，麝香

（现多以人工麝香代替）10 克。

【制法】将上药加入香油中，煎至稍焦，去滓后，用蜡少许调匀。

【功用】美白养颜，润肤泽面。

【适应证】颜面黯淡无光。

【用法】每用适量，洗脸后涂抹面部。

【特别提醒】本方外用，不宜内服。

方三十三　面脂方

【来源】《普济方·卷五十二·面门·面膏》

【组成】白附子、鹿角胶、光明盐、白术、细辛各 80 克，鸡子白 2 枚。

【制法】将上药切碎，先用水 30 升煎白术，用布绞取汁 12 升，再隔水煎煮至 4 升，加入诸药煮至 1 升，滤去渣滓，瓷器收盛。

【功用】美白养颜，润肤泽面。

【适应证】颜面黯淡无光。

【用法】每夜睡前洗脸，擦干后涂抹本膏。

【说明】方中细辛、附子等均有毒，慎用。

【特别提醒】本方外用，不宜内服。

方三十四　手膏方

【来源】《普济方·卷五十二·面门·面膏》

【组成】瓜蒌瓤 100 克，杏仁 50 克。

【制法】将上药共研如膏状，再用蜜调，使稀稠合宜。

【功用】美白养颜，润肤去皴。

【适应证】皮肤粗糙，冬易干裂皴。

【用法】每夜洗净脸后，涂抹本膏。

【特别提醒】本方外用，不宜内服。

方三十五　面油摩风膏

【来源】《普济方·卷五十二·面门·面膏》

【组成】麻黄、升麻、当归、羌活、防风、白蔹、白及、白檀各 100 克。

【制法】将上药用油煎熬至焦黄，澄清去滓，加入黄蜡及少许麝香，膏即成。

【功用】美白养颜，润肤泽面。

【适应证】颜面黯淡无光。

【用法】每夜洗净脸后，涂抹本膏。

【特别提醒】本方外用，不宜内服。

方三十六　祛风膏

【来源】《普济方·卷五十二·面门·灭瘢痕（附论）》

【组成】滑石、牙子盆硝、舶上硫黄、乳香各100克，轻粉、樟脑、麝香（现多以人工麝香代替）各10克。

【制法】将上药研为细末，用酥油和匀。（无酥油，用清油亦可）

【功用】美白养颜，润肤泽面。

【适应证】颜面黯淡无光。

【用法】临睡前，先洗脸，再用本膏涂面。

【说明】方中硫黄、轻粉等均有毒。

【特别提醒】本方外用，不宜内服。

方三十七　藜芦灰煎

【来源】《普济方·卷五十一·面门·靥痣（附论）》

【组成】藜芦灰250克。

【制法】用水1碗淋透上药，过滤取汁，隔水蒸煮，以色黑稠如膏状为度。

【功用】蚀痣。

【适应证】身面生黑痣。

【用法】先用针稍稍挑破痣上皮肤，再点药，2次即效。

【特别提醒】本方外用，不宜内服。

方三十八　治黑子及赘方

【来源】《普济方·卷五十一·面门·靥痣（附论）》

【组成】生藜灰、生桑灰各200克，石灰140克。

【制法】将上药拌匀后隔水蒸至热气沸腾，再用沸水浇透诸药，取汁，过滤煎熬浓缩，以鸡羽插入药里随即折断为度，膏即成。

【功用】消斑除赘。

【适应证】黑斑及赘。

【用法】先用针稍稍挑破痣上皮肤，再点药。

【特别提醒】本方外用，不宜内服。

方三十九　米膏

【来源】《普济方·卷五十一·面门·黡痣（附论）》

【组成】糯米50粒。

【制法】将上药用碱水煎熬数沸，放入好石灰调如粥状，瓷器收盛，上铺一层白纸。再将糯米插于纸上，封闭瓶口，放在温暖处，次日视米如膏，即成。

【功用】蚀痣。

【适应证】身面生黑痣。

【用法】先用针稍稍挑破痣上皮肤，再用米点。

【特别提醒】本方外用，不宜内服。

痤　疮

痤疮是与皮脂代谢有关的毛囊、皮脂腺单位的慢性炎症病变，因好发于青春期，俗称青春痘。临床表现以好发于面部的粉刺、丘疹、脓疱、结节等多形性皮损为特点。青春期后往往能自然减轻或痊愈。

中医认为痤疮是由内外合邪而成，外受风热、湿热之邪，蕴阻肌肤；内多由脏腑功能失调以及久病痰瘀互结，凝滞肌肤而成。素体血热偏盛，是痤疮的发病根本，而饮食不节，外邪侵袭是致病的条件，尤以风热、热毒、肺热、血热为多见。常见病证特点：①血瘀痰结：邪热郁阻皮肤脉络，气血运行不畅，而致血瘀痰阻、瘀痰互结，面部出现结节、囊肿和瘢痕疙瘩，治宜化痰祛瘀、解毒散结。②湿热困阻：饮食不节，或过食辛辣肥甘油腻之品，循经上蒸头面而发为痤疮，治宜运脾利湿、解毒祛浊。③肾阴不足：素体肾阴不足，不能充养肺胃之阴，阴阳平衡失调，循经上蒸头面，以致阴虚血热发为痤疮，治宜滋阴降火、解毒抑阳。

西医学认为痤疮与雄性激素及皮脂分泌过多、毛囊皮脂腺导管的角化异常、痤疮丙酸杆菌在毛囊内增生有关，还与饮食刺激、睡眠不足、精神压力大、使用药物、使用刺激性的化妆品、便秘等因素有关。

方一　硫黄膏

【来源】《世医得效方·卷十·面病》

【组成】 生硫黄、香白芷、栝楼根、腻粉各5克，芫青（去翅、足）7个，全蝎2个，蝉蜕10个。（一方加雄黄、蛇床子各少许）

【制法】 将上药研为细末，麻油与黄蜡熬溶，冷却后下入药末搅匀。

【功用】 解毒疗疮。

【适应证】 面部生疮，或鼻脸赤风刺，粉刺，百药不效者，惟此药可治，妙不可言。

【用法】 每临卧时洗面令净，取适量外涂。

【说明】 近眼处勿涂。方中硫黄、腻粉等均有毒，慎用。此方亦载于：①《普济方·卷五十二·面门·面疮（附论）》。②《普济方·卷五十七·鼻门·鼻疱酒齇（附论）》。③《古今医统大全·卷六十六·药方》。④《张氏医通·卷十五·专方·面门》。

方二　赤膏

【来源】《外台秘要方·卷三十二·面部面脂药头膏发鬓衣香燥豆等三十四门·面粉滓方四首》

【组成】 光明砂60克，麝香（现用人工麝香）30克，牛黄（现用人工牛黄）8克，水银60克，雄黄45克。

【制法】 将上述5味药物捣研为细末、过筛，再进一步捣研如粉，取面脂1000克加入药中，不断搅拌，令其混合均匀。

【功用】 清热解毒，凉血活血。

【适应证】 妇女面上生粉刺者。

【用法】 取适量，同敷面脂法一样，先用香浆水将面洗净，再敷药。

【说明】 使用一晚后面部粉刺将像蔓荆子样脱落。方中光明砂、水银及雄黄均有毒，不可轻易使用。

【特别提醒】 用此膏时避风。

方三　红膏

【来源】《普济方·卷五十一·面门·面粉渣（附论）》

【组成】 朱砂100克，麝香（现用人工麝香代替）50克，牛黄（现用人工牛黄代替）50克，雄黄30克。

【制法】 将上药研细搅拌均匀后，用面脂混匀成膏。

【功用】 凉血解毒，清热消疮。

【适应证】 面上粉刺。

【用法】 每取适量，均匀涂于面部。

【说明】 方中朱砂、雄黄等均有毒，慎用。

【特别提醒】 敷药后，当避风。

方四　白蔹膏

【来源】《普济方·卷五十一·面门·面粉渣（附论）》

【组成】 白蔹、白石脂、杏仁各50克。

【制法】 将上药研成极细粉末，用鸡子白调匀，以稀稠合宜为度，瓷器收盛。

【功用】 美容养颜，祛风消疮。

【适应证】 面粉渣。

【用法】 每以适量，睡前均匀涂于面部，次晨以井水洗去。

【特别提醒】 本方外用，不宜内服。

方五　黄矾石膏

【来源】《普济方·卷五十一·面门·面粉渣（附论）》

【组成】 黄矾100克，铅粉50克，水银75克。

【制法】 将上药捣筛，先用猪脂少许同水银共研，使水银融化，再加入适量猪脂、矾石、铅粉，共同搅拌，使稠稀适宜，膏即成。

【功用】 杀虫疗疮。

【适应证】 妇人颊上生疮。

【用法】 每于洗面后，外涂本膏，再单用铅粉熬膏涂面，共涂2层。

【说明】 方中铅粉、水银等均有毒，慎用。

【特别提醒】 本方外用，不宜内服。

方六　萱草膏

【来源】《普济方·卷五十一·面门·面粉渣（附论）》

【组成】 金针菜（曝干）70克，白蜜20克。

【制法】 将萱草花捣筛至极细，同白蜜搅拌研匀，瓷器收盛。

【功用】 除热消疮。

【适应证】面粉渣，痞瘤。

【用法】每天早晨洗脸后，均匀涂于脸部。

【特别提醒】本方外用，不宜内服。

方七 石粟膏

【来源】《普济方·卷五十一·面门·面粉渣（附论）》

【组成】石灰、粟米各50克。

【制法】将石灰筛细，与粟米一同放入瓶中，用水浸泡3日，取出即如膏状，晒干研粉，用面脂调匀，瓷器收盛。

【功用】清热消疮。

【适应证】面粉渣，痞瘤如麻子。

【用法】每于洗面后，涂抹该膏适量。

【特别提醒】本方外用，不宜内服。

方八 鸡胡膏

【来源】《普济方·卷五十一·面门·面粉渣（附论）》

【组成】鸡子5枚，铅粉40克。

【制法】将鸡子浸入三年陈醋中，7日后取出，同铅粉共研如膏状，再放饭上蒸熟，瓷器贮存，勿泄气。

【功用】清热疗疮。

【适应证】面皯，粉渣，粉刺。

【用法】用少量睡前涂于面皰粉刺上，次晨用浆水洗去，每日如此。

【说明】方中铅粉有毒，慎用。

【特别提醒】本方外用，不宜内服。涂药期间当避风。

方九 土瓜膏

【来源】《普济方·卷五十一·面门·面粉渣（附论）》

【组成】土瓜根100克。

【制法】将上药捣为细散，用浆水搅拌研成膏状，瓷器收盛。

【功用】清热消疮。

【适应证】面粉渣，痞瘤。

【用法】每于睡前，用浆水洗面后均匀涂抹。

【特别提醒】本方外用，不宜内服。

方十　松脂膏（方名编者加）

【来源】《普济方·卷五十二·面门·面疮（附论）》

【组成】松脂、光明盐、杏仁、蜡、蓖麻子仁各 40 克，乳香 75 克，蜜 300 毫升。

【制法】先将松脂、光明盐、乳香等研末，再入杏仁、蓖麻研匀，最后用蜜、蜡将上药煎熬成膏。

【功用】祛风燥湿，解毒排脓。

【适应证】面上风疮，黄水流出，或痒或痛。

【用法】将上药摊于帛上外贴患处，每日换 2 次药。

【特别提醒】本方外用，不宜内服。

方十一　三黄轻粉膏

【来源】《普济方·卷五十二·面门·面疮（附论）》

【组成】黄连、黄芩、黄柏各 100 克，轻粉 10 克。

【制法】将三黄捣筛为末，加入轻粉，同研均匀，用油蜡、面脂调如膏状。

【功用】清热燥湿，杀虫疗疮。

【适应证】面上赤疮散浸，或如痱子、或如风渣，满面赤疼。

【用法】睡前，用温浆水洗面后敷用本膏，次日用浆水洗去。

【说明】方中轻粉有毒。

【特别提醒】本方外用，不宜内服。

方十二　易容膏

【来源】《普济方·卷五十二·面门·面疮（附论）》

【组成】麻油 300 克，乳香、松节、松脂、黄蜡、白及、川升麻各 40 克，白蔹 20 克。

【制法】先将升麻、白蔹捣筛研末，再用油煎松节、白及以色黄赤为度。滤去渣滓，加入松脂、黄蜡，煎之使熔化，最后加入乳香、升麻等药末，熬成膏，倒入瓷器中贮存。

【功用】解毒疗疮。

【适应证】面上疮点、面皯，风刺诸般恶疮。

【用法】每于洗脸后，外敷该膏。

【特别提醒】本方外用，不宜内服。

方十三　摩风膏

【来源】《普济方·卷五十二·面门·面膏》

【组成】白及、白蔹、檀香、零陵香、白芷、茅香、藿香、蜡、白胶各100克。

【制法】将上药研为粗末，用香油煎至焦黄，去滓加入蜡及白胶，再加入麝香少许，膏即成。

【功用】祛风养颜。

【适应证】面疮。

【用法】每用少许，摩抹患处。

【特别提醒】本方外用，不宜内服。

方十四　硫黄膏二（方名编者加）

【来源】《景岳全书·宙集·卷六十·因阵》

【组成】硫黄、白芷、天花粉、紫茉莉根、蝉蜕、芜菁各50克，全蝎30克，麻油200克，黄蜡200克。

【制法】上药除麻油、黄蜡外，余药打成粉状备用。将麻油与黄蜡放入铜锅中加热融化，并不断用筷子搅拌，将两者混合均匀。然后将制备好的药物粉末倒入锅中，并用筷子不断搅拌，混合均匀成糊状，即可取出备用。

【功用】祛风止痒，清热利湿。

【适应证】风热、湿热所致的面部痤疮、粉刺。

【用法】临睡觉时使用，以清水洗面后，取制备好的膏药均匀涂于面部即可。

【说明】方中硫黄有毒，慎用。

【特别提醒】使用时注意不要将药膏涂于眼部。

赘　疣

赘疣是指皮肤上长的肉瘤，圆形的，称寻常疣；扁平无蒂的，名扁平疣；叶状或指头状有几个突起合在一个蒂上的，为指状疣；细长呈线样的，为丝状疣。

传染性疣多见于青年，与病毒感染有关。初起为针尖至绿豆大的疣状赘生物，突出表面，粗糙而坚硬，以后体积渐次增大，此为原发性损害，称母疣，此后疣数目增多。好发于手指、手背、头面部。病程缓慢，可自然消退，一般无自觉症状，常因搔抓、碰撞、摩擦破伤而易出血。

赘疣系因风邪搏于肌肤而生，或因肝虚血燥、筋气不荣所致。多用外治法治疗。赘疣多发者，除外治法治疗外，也用内治法。

另有千日疮，又名疣目、枯筋箭、悔气疮、瘊子等，俗称刺瘊。其特点是肤生赘疣，初如赤豆，状似花蕊，日久自落，故名千日疮，可参见于西医学的寻常疣。

方一　焦赘瘤膏（方名编者加）

【来源】《本草纲目·卷十七·芫花》

【组成】甘草500克，芫花、大戟、甘遂各50克。

【制法】先将甘草煎熬成膏，将后3味药物捣研为细末，醋调为膏。

【功用】散结焦瘤。

【适应证】赘瘤。

【用法】用毛笔取甘草膏适量，涂瘤之四周，一共3次；再用毛笔取后3味所调之膏药涂赘瘤中间，切勿靠近甘草膏，第二天就会缩小；又用甘草膏涂瘤之四周，仍上此药，赘瘤自然焦缩。

【说明】本方出自危氏《得效方》。方中芫花、大戟、甘遂有毒。

方二　荸荠膏（方名编者加）

【来源】《急救广生集·卷二·杂症·手足诸病》

【组成】荸荠汁、葱根汁各200毫升，松香、麻油各200克。

【制法】将松香、麻油一起煎熔，再下入荸荠汁、葱根汁，搅拌均匀，慢火熬至滴水成珠，摊于布上。

【功用】软坚散结，润肤去茧。

【适应证】脚茧，皮肤坚硬枯燥。

【用法】外贴患处。

方三　灵仙膏（方名编者加）

【**来源**】《急救广生集·卷七·疡科·疣痣》

【**组成**】鲜威灵仙 300 克，风化石灰、桑柴灰各 500 克。

【**制法**】将威灵仙切碎，煎取浓汁。风化石灰、桑柴灰混匀，取威灵仙浓汁淋之，接取淋后汁液熬成稀膏。

【**功用**】蚀肉去痣。

【**适应证**】一切疣痣，兼点息肉、鸡眼。

【**用法**】点于患处。

【**特别提醒**】不宜内服。

方四　灰煎（方名编者加）

【**来源**】《外台秘要方·卷二十九·坠堕金疮等四十七门·疣赘疵黑子杂疗方》

【**组成**】炭灰 1500 克，石灰 500 克。

【**制法**】将炭灰加水搅拌均匀，令其湿透，再用热水浸渍，半天后再用水点洒，不能太快，否则所得灰汁效果不好。待淋下所得药汁有 3000 毫升左右，即入一小容器中，煎煮至沸腾一到两次，再取风化的石灰 500 克，恐其中间仍湿，必须煎熬使其热透，入先前所得灰汁中一起煎煮，以竹棒不停搅拌，直至颜色变成如煎饼的黄色，缓慢搅拌，直至膏成，迅速倒入一瓷器中，不断搅拌使其冷却。否则，一会儿就干燥，不能使用。

【**功用**】蚀疮祛疣。

【**适应证**】紫色的赘生物及疣，黑痣秽浊，疮疽息肉，硬瘤等。

【**用法**】取适量，点敷。

【**说明**】一旦有伤损，皮肤一会儿就会变成紫色，如火烧样疼痛，如灸疮瘢痕样红肿，若突出部分消失则为有效。过 20 余天，赘生物就会自然脱落，不留瘢痕。如果想不避风冷，或者远行，贴乌膏效果也很好，痂很快脱落。

【**特别提醒**】在疮未痊愈期间，忌小豆、姜。

方五　灰煎（方名编者加）

【**来源**】《外台秘要方·卷二十九·坠堕金疮等四十七门·疣赘疵

黑子杂疗方》

【组成】石灰3000克，湿桑皮、栎树灰各2000克。

【制法】将上述3味药物用开水淋湿，置于甑中蒸6个小时。再用开水淋药3次，过滤取汁，澄清，入铜器中煎煮至晚上，小火慢煎，至药液减为先前1/5。将乱发10克洗净，干燥，入药中消融殆尽。又取五色布，用剪刀剪如韭叶大小，长15厘米，入药中消融殆尽。继续煎煮，直至不软不硬则膏成，用白色瓷瓶贮存备用。

【功用】解毒蚀疮。

【适应证】肉瘤，赘生物，瘢痕，黑痣，痈疽所生腐肉，各种瘤。

【用法】取适量，敷疮。

【说明】如果是肉瘤和石瘤，用药敷之均可痊愈；如果是血瘤，瘤附着在左右颈动脉及上下颚、舌本等险要处，均不可蚀之，一旦蚀之则可能出血不止，危及生命，不可不慎。

方六　杏仁黑膏

【来源】《普济方·卷五十一·面门·面体疣目（附论）》

【组成】杏仁50克。

【制法】将上药烧黑，研如膏状，瓷器收盛。

【功用】蚀疣疗疮。

【适应证】疣目。

【用法】每取少量，涂疣目上。

【特别提醒】本方外用，不宜内服。

方七　疗瘤脂细瘤方

【来源】《外台秘要方·卷二十三·瘿瘤咽喉疬瘘二十八门·瘤方》

【组成】吴茱萸75克，矾石、川芎、当归、大黄、黄连、芍药、白蔹、黄芩150克。

【制法】将上述药物一起捣研为细末、过筛，每用时与鸡蛋清调和，摊涂在旧布上，贴患处。

【功用】清热解毒，活血散结。

【适应证】赘疣、瘤脂、细瘤。

【用法】取适量与鸡蛋清相和，摊涂在旧布上，随瘤之大小，或薄或厚贴之，干燥后就更换。

【说明】贴药后瘤变软，脓液流出，若探知脓已流尽，就敷生肉膏；若脓不尽，是为再次发作。

瘌痢

瘌痢又称瘌痢头、秃疮，即头癣，为一种传染性极强的皮肤病，由头皮和头发的浅部真菌感染引起。病起之初，头发根部毛囊口周围有轻微潮红，或出现丘疹或小脓疱，逐步扩大融合成点滴状或片块状黄色之薄痂，继而增厚成为典型的黄癣痂，边缘翘起，中间有一根或多根头发穿出，有硫黄之臭味，久后头发脱落或折断，毛囊口萎缩，留下永久性光滑之疤痕。病因是邪虫侵入，腠理洞开，邪毒结聚不散，气血不运，皮肉干枯，发根无营养，脱落为秃斑。早期的头癣一般仅出现头屑增多或少量脱发。白癣患者的头皮上可见边缘清楚的圆形灰白色斑块，上面覆盖着较厚的灰白色鳞屑，头发变成灰白色，失去光泽，患处可见高低不齐的断发，残留的断发很易拔出，患处头皮有不同程度的瘙痒。黑癣表现为局限性断发，病发在头皮的毛囊口被折断，断发处可见黑点。白癣、黑癣若不及时治疗，很易化脓、结痂、皮肤破溃而产生永久性秃发。治宜养血祛风，润燥止痒，兼清热解毒利湿。

方一　木兰皮膏

【来源】《普济方·卷四十八·头门·白秃（附论）》

【组成】木兰皮、蔓荆子、秦艽、附子、川大黄、石楠、苦参 50 克，白矾、真珠末、雄黄、水银、松脂 25 克。

【制法】先将木兰皮等 7 味药，切碎，醋拌均匀，经 1 夜后，放入猪油 2 升中煎熬，以附子等焦黄为度，再将白矾等后 5 味药研细至水银星尽，加入前药中，煎数沸，候冷凝后瓷器贮存。

【功用】杀虫疗疮。

【适应证】白秃及百疮。

【用法】每用少许，外涂患处，一日 3 次。

【说明】方中雄黄、附子、水银等均有毒。

【特别提醒】本方外用，严禁内服。

方二　升麻膏

【来源】《普济方·卷四十八·头门·白秃（附论）》

【组成】升麻、荠苨、莽草各75克，白芷40克，防风110克，蜣螂4枚，马鬐脂、熊脂、豹骨髓各300克。

【制法】先将草药捣筛为末，再将3味脂肪入锅熬透，入药末，文火煎熬，以稀稠合宜为度，滤去渣滓，膏成，瓷器收盛。

【功用】杀虫疗疮，祛风生发。

【适应证】白秃发落。

【用法】先以泔浆水洗头，后涂药。

【说明】方中莽草有毒。熊、豹均为保护动物，可以根据方义改用其他动物代替。

【特别提醒】本方外用，不宜内服。

方三　桃皮膏

【来源】《普济方·卷四十八·头门·白秃（附论）》

【组成】桃茎白皮55克，豉20克，白面（炒）20克。

【制法】将桃茎白皮经切碎炒研后，以水10升，煮取汁5升，滤去渣，备用。

【功用】杀虫疗疮。

【适应证】白秃发落。

【用法】先温服桃皮汁半盏，再用余汁洗头，最后以水调豉、面末，外敷患处。

【特别提醒】本方外用，严禁内服。

方四　水银膏

【来源】《普济方·卷四十八·头门·白秃（附论）》

【组成】水银50克，黄连100克，细墨50克。

【制法】先将黄连、墨捣为散，用不粘水猪油和水银同研，至墨尽。

【功用】杀虫疗疮。

【适应证】白秃疮不愈。

【用法】每用少许，外涂疮上，神效。

【说明】方中水银有毒，慎用。

【特别提醒】本方外用，严禁内服。

方五　漏芦草膏

【来源】《普济方·卷四十八·头门·白秃（附论）》
【组成】漏芦（五月采）100克。
【制法】将上药烧作灰，加猪膏混匀，瓷器收盛。
【功用】杀虫疗疮。
【适应证】秃疮。
【用法】先用盐汤洗头，再外敷该膏。
【特别提醒】本方外用，严禁内服。

方六　白屑膏

【来源】《普济方·卷四十八·头门·白秃（附论）》
【组成】细辛50克。
【制法】将上药为末，同猪油混匀。
【功用】杀虫疗疮。
【适应证】头疮有虫，白秃。
【用法】每用适量，外涂患处。
【说明】方中细辛有毒，慎用。
【特别提醒】本方外用，严禁内服。

方七　疗白秃方

【来源】《普济方·卷四十八·头门·白秃（附论）》
【组成】羊蹄草根（独根者）50克。
【制法】将上药以三年陈醋，研和如泥，瓷器收盛。
【功用】杀虫疗疮。
【适应证】白秃。
【用法】每用生布拭疮，令赤，再敷本膏。
【特别提醒】勿见风日，及妇女鸡犬。

方八　治湿癣白秃方

【来源】《普济方·卷四十八·头门·白秃（附论）》
【组成】马齿苋100克。
【制法】将上药浓煎成膏。

【功用】除湿疗疮。

【适应证】湿癣白秃。

【用法】每用适量，外涂患处。

【特别提醒】本方外用，不宜内服。

方九　乌龙膏

【来源】《鲁府禁方·卷四·宁集·秃疮》

【组成】伏龙肝、白矾各 1000 克。

【制法】将上述药物捣研为极细末，用灯窝香油调和成膏。

【功用】燥湿敛疮。

【适应证】头发内生白顶疮。

【用法】取适量，敷患处，涂搽不过 3~5 次，其发复生如黑漆。

方十　治秃疮方

【来源】《鲁府禁方·卷四·宁集·秃疮》

【组成】香油、黄香、轻粉、头发各 600 克。

【制法】将上述药物一起加入锅中熬，直至不稀不稠，膏成。

【功用】排脓拔毒，生肌止痛。

【适应证】秃疮。

【用法】取适量，先用苦楝根煎汤将疮洗净，再涂疮。

【说明】方中轻粉有毒。

方十一　神效黑豆膏

【来源】《十便良方·卷二十七·治小儿等疾诸方一》

【组成】黑豆 150 克，黑芝麻 100 克，诃梨勒皮 50 克。

【制法】上件药捣罗为末，以水拌令匀，纳于竹筒中，以乱发塞口，用煻火煨，取油贮于瓷器中。

【功用】补肾固精，润肤生发。

【适应证】小儿脑疳，头发连根作穗子，脱落不生兼疮、白秃、发不生者。

【用法】先以米泔皂荚汤洗头，拭干涂之。干即换之，一日 2 次。10 日发生。

瘙痒

瘙痒是指皮肤产生痒感而欲搔抓，但又无原发皮肤损害的一种自觉症状，瘙痒是许多皮肤病共有的一种自觉症状，全身各处皆可发生。阵发性瘙痒，往往由一处移到另一处。瘙痒程度不尽相同，有的可以忍受，有的则自觉剧痒，常晚间加剧，影响睡眠。由于剧烈瘙痒，又不断搔抓，全身皮肤可以出现抓痕、血痂等继发皮损，临床常见老年性瘙痒病，冬季瘙痒病，夏季瘙痒病。局限性瘙痒病，包括肛门瘙痒、女阴瘙痒、阴囊瘙痒，其他如头部瘙痒病、小腿部瘙痒病等。

瘙痒的常见证型有血热型，宜凉血清热、消风止痒；血虚型，宜养血润燥、祛风止痒；风湿型，宜散风、除湿止痒；风盛型，宜搜风清热、败毒止痒；风寒型，宜祛风散寒止痒。

方一　面油摩风膏

【来源】《兰室秘藏·卷下·自汗门》

【组成】麻黄、升麻、防风各100克，羌活、当归身、白及、白檀各50克。

【制法】将上7味药切为细末，入香油中慢火煎，待白及颜色变黄，用纱布滤去药渣，再下入黄蜡，收膏即成。

【功用】疏风润肤。

【适应证】面部垢腻，皮肤粗糙燥痒。

【用法】睡觉前取适量涂于脸上。

【特别提醒】不宜内服。

方二　肾囊风

【来源】《外科正宗·卷四·肾囊风》

【组成】狼毒、槟榔、硫黄、五倍子、川椒、枫子肉、蛇床子各15克。

【制法】取香油200克，煎滚后入皮硝15克，再煎滚，次下公猪胆汁1个，并将上药研为细末下入，搅拌均匀。

【功用】祛风燥湿，杀虫止痒。

【适应证】阴痒，喜热水淋洗，甚者疙瘩顽麻，破流脂水。

【用法】外擦患处。

【说明】方中硫黄、枫子肉、狼毒等均有毒，不可轻易使用。

【特别提醒】不宜内服。

方三　清润黄连膏

【来源】《清宫配方集成·疮疡方》

【组成】黄连 15 克，当归尾、生地、黄柏、生石膏各 30 克，姜黄片 20 克，薄荷 10 克。

【制法】水熬滤去渣，兑冰片 2 克，少兑炼蜜为膏。

【功用】清热解毒，消疮散风。

【适应证】鼻窍生疮、干燥疼痛，皮肤风毒痒疹。

【用法】每用少许，外擦患处。

【特别提醒】本方外用，严禁内服。

方四　白花膏

【来源】《外科证治全生集·医方》

【组成】香油 500 克，青槐枝 100 段，黄蜡、铅粉各 75 克，乳香、儿茶、没药、白花蛇各 15 克，樟脑 50 克，麝香 5 克。

【制法】将槐枝入香油中煎至焦枯，滤出药渣，再将药油熬至滴水成珠，下入黄蜡、铅粉，再将余药研为细末下入，搅拌均匀，冷凝即成。

【功用】止痒。

【适应证】专治痒极见骨者。

【用法】外贴患处。

【说明】方中铅粉有毒，不可轻易使用。

【特别提醒】不宜内服。

方五　葱蜜膏（方名编者加）

【来源】《串雅内编·卷二·截药外治门》

【组成】地龙（炙干为末）20 克，葱（火上炙干为末）10 克，蜂蜜 200 克。

【制法】上药同煮成膏。

【功用】燥湿止痒。

【用法】将药搅匀，纳入阴户。

【适应证】阴道瘙痒。

方六　杏仁膏

【来源】《古今医统大全·卷八十三·妇人阴痒候》

【组成】杏仁（烧，存性）100克，麝香（现多用人工麝香代替）10克。

【制法】上药为末。

【功用】祛风止痒。

【用法】用旧帛裹之缚定，火上炙热，纳阴中。

【适应证】妇人阴痒不可忍。

方七　面药捣膏又方

【来源】《慈禧太后医方选议·第二十章·治皮肤病医方》

【组成】大枫子60克，雄黄、樟脑、枯矾各20克，风化硝、蛤粉、密陀僧、食盐各30克。

【制法】共为细末，用猪油捣膏。

【功用】清热解毒，燥湿止痒。

【适应证】各种皮肤病，如癣病、湿疹、狐臭、脚气等。

【用法】每用少许，外擦患处。

【说明】方中大枫子、雄黄、密陀僧均有毒，不可轻易使用。

【特别提醒】本方外用，严禁内服。

方八　乌云膏

【来源】《丁甘仁先生家传珍方·膏方》

【组成】真硫黄、嫩松香各75克。

【制法】将上药研成细末，取青布1块，将药铺于上，卷紧扎好，入香油内浸渍1晚后取起，用火点着，滴下之油，收贮于瓷器内，浸冷水中拔火气，备用。

【功用】祛风燥湿，杀虫止痒。

【适应证】一切湿疮浸湿，脂水痒痛。

【用法】取膏适量，搽擦患处。

【说明】方中真硫黄有毒。

瘢　痕

瘢痕是各种创伤后所引起的正常皮肤组织的外观形态改变，若瘢痕生长超过一定的限度，就会发生各种并发症。各种外伤，如烧伤、切割伤、皮肤感染、外科手术、蚊虫叮咬、预防接种等伤害都可形成瘢痕。

西医学将瘢痕分为表浅性瘢痕、增生性瘢痕、萎缩性瘢痕、瘢痕疙瘩。原发型瘢痕疙瘩，初起小红点伴痒，逐渐由小到大，由软变硬，色红或暗红，形状不规则。继发型瘢痕疙瘩也叫增生型瘢痕疙瘩，可见于痤疮、烧烫伤、创伤、感染化脓或因采用手术、激光、冷冻、植皮、激素药物封闭后，引起受损组织过度增生和皮下组织破坏变性，凸出皮肤，色红或暗红伴痒或刺痛，饮酒或吃辛辣等刺激性食物后症状有加重倾向。

中医学认为，瘢痕多因先天因素或金刀所伤，水火烫伤，余毒未净，受外邪侵入肌肤引起。内治法多采用活血化瘀，外治法采用药膏外贴。

方一　灭瘢膏

【来源】《古今医统大全·卷六十六·药方》

【组成】黄矾石（烧）、胡粉（炒）、鹰屎各 25 克，腊月猪脂 100 克。

【制法】黄矾石烧令汁出，胡粉炒令黄，惟要细研，以腊月猪脂和，更研如泥。取生布拭患处，令痛，即用药涂，5 次后，取鹰屎、白燕窝中草烧作灰，各等分，人乳调涂之，其瘢自灭，内平如故。

【功用】美白润肤。

【适应证】瘢痕。

【用法】每用少许，外擦患处。

【说明】方中胡粉有毒，不可轻易使用。

方二　六物灭瘢膏方

【来源】《刘涓子鬼遗方·卷五·六物灭瘢膏方》

【组成】衣中白鱼、鸡屎、白鹰粪、白芍药、白蔹、白蜂各5克。

【制法】上药研如粉，以乳汁调和成膏状。

【功用】行气活血。

【适应证】瘢痕。

【用法】每用少许，涂瘢上，日3次，良。

方三　灭瘢方

【来源】《刘涓子鬼遗方·卷五·灭瘢方》

【组成】鸡矢白50克，辛夷仁2克，白附子、细辛各1克。

【制法】上药酒浸1宿，以炼好的羊脂500克微火煎，煎沸3次，滤去药渣，搅匀成膏。（一方又有桂心2克。）

【功用】行气活血。

【适应证】治瘢痕之症。

【用法】伤瘢以甘草汤洗，后用少许本膏涂瘢上，日3次，良。

【说明】方中附子、细辛等均有毒，不可轻易使用。

方四　灭斑方（方名编者加）

【来源】《刘涓子鬼遗方·卷五·又方》

【组成】鹰屎白（研）50克。

【制法】白蜜和，调匀成膏。

【功用】行气活血。

【适应证】瘢痕。

【用法】每用少许，涂瘢上，日3次，良。

方五　白僵蚕膏

【来源】《普济方·卷五十二·面门·灭瘢痕（附论）》

【组成】白僵蚕、白鱼、白石脂、白附子、鹰屎各50克，腊月猪脂1000克。

【制法】将上药除猪脂外，共捣筛成末，研细，用猪脂调和均匀如膏状，瓷器收盛。

【功用】美白除疤。

【适应证】面上瘢痕及创伤后留疤。

【用法】每以少量，外涂疤痕，涂后当避风。

【说明】方中附子有毒，不可轻易使用。

【特别提醒】本方外用，不宜内服。

方六　辛夷膏

【来源】《普济方·卷五十二·面门·灭瘢痕（附论）》

【组成】辛夷、鹰屎白、杜若、细辛各 80 克，白附子 30 克。

【制法】将上药除鹰屎外一并切碎，用酒浸 1 夜，加入羊髓 400 克，用文火煎熬浓缩，滤去渣滓，再将鹰屎研粉，入膏中搅拌均匀后，微火稍煎成膏，瓷器收盛。

【功用】美白除疤。

【适应证】面上瘢痕及一切疮瘥后，赤黑不灭，时复不止。

【用法】每用少量，涂抹患处，日 3 次，涂后当避风。

【说明】方中附子、细辛等均有毒，不可轻易使用。

【特别提醒】本方外用，不宜内服。

方七　当归膏

【来源】《普济方·卷五十二·面门·灭瘢痕（附论）》

【组成】当归、白芷、乌鸡粪各 30 克，鹰屎白 15 克。

【制法】先将当归、白芷切碎后，用猪油浸泡 1 夜，加酒文火煎熬，以白芷色黄为度，滤去渣滓，再将鸡粪、鹰屎加入膏中搅拌均匀，瓷器收盛。

【功用】美白除疤。

【适应证】面上瘢痕。

【用法】每用少量，涂抹患处，日 3 次，涂后当避风。

【特别提醒】本方外用，不宜内服。

方八　玉屑膏

【来源】《普济方·卷五十二·面门·灭瘢痕（附论）》

【组成】玉屑、密陀僧、白附子、珊瑚各 100 克。

【制法】将上药研末，瓷器收盛，备用。

【功用】祛风除疤。

【适应证】面上瘢痕及风毒。

【用法】每以药末 7 克，用真牛酥调匀，临睡前涂面，次晨用温浆水洗去。

【说明】方中附子、密陀僧等均有毒，不可轻易使用。

【特别提醒】本方外用，不宜内服。

方九　腊脂膏

【来源】《普济方·卷五十二·面门·灭瘢痕（附论）》

【组成】腊脂4升，大鼠1枚。

【制法】将上药用文火煎熬，待鼠消尽，滤去渣滓，瓷器收盛。

【功用】美白除疤。

【适应证】面上瘢痕。

【用法】每次先用布擦至疤痕发红，再涂抹本膏，涂3~5次后即除，用药期间当避风。

【特别提醒】本方外用，不宜内服。

方十　鸡子膏

【来源】《普济方·卷五十二·面门·灭瘢痕（附论）》

【组成】鸡蛋5~7枚。

【制法】将上药煮熟后取黄，用平底锅炒如黑脂，膏即成。

【功用】美白除疤。

【适应证】诸疮瘢痕。

【用法】每次先用布擦至疤痕发红，再涂抹本膏，日3次，9日后即除，且同旧肉无差别。

【特别提醒】本方外用，不宜内服。

臁　疮

臁疮是指发生在小腿下部1/3胫骨脊两旁（臁部）肌肤之间的慢性溃疡，又称裤口毒、裙边疮、老烂腿，即西医学的小腿慢性溃疡。本病多继发于下肢静脉曲张和丹毒等病。溃疡发生前患部长期皮肤瘀斑、粗糙，溃烂后疮口经久不愈或虽已经收口，每易因局部损伤而复发。多因湿热下注，瘀血凝滞经络所致。其产生原因：①气滞血瘀：表现为局部瘙痒不适，皮肤褐色红斑、粗糙，继而紫暗肿胀，或青筋显露，状如蚯蚓，或有皮肤破损，有少许渗液，瘙痒不适，治宜理气活血。②湿热下

注：表现为疮面色暗或上附脓苔，脓水浸淫，秽臭难闻，四周漫肿灼热，或伴湿疮痒痛相兼，疮面脓水浸淫，秽臭难闻，治宜清热利湿、和营消肿。③脾虚湿盛：表现为病程日久，疮面色暗，有少许渗液，患肢浮肿；食纳欠佳，腹胀便溏，面色少华，疮面色暗，少许渗液，患肢浮肿，腹胀便溏，治宜健脾利湿。

方一 拔毒膏

【来源】《奇效良方·卷五十四·疮科通治方》

【组成】黄丹50克，轻粉10克。

【制法】取苦竹园中地龙泥包裹，火煅令红，取出放冷，去泥研细，和以轻粉、黄丹、麻油调如膏药。

【功用】敛疮生肌。

【适应证】臁疮、漏疮，一切恶疮。

【用法】摊在油纸上贴之。

【说明】方中轻粉有毒，不可轻易使用。

【特别提醒】不宜内服。

方二 冰炉膏

【来源】《惠直堂经验方·卷三·疮癣门》

【组成】炉甘石（火煅为末）100克，冰片1克。

【制法】将上药混匀，用猪鬃油捣成膏。

【功用】敛疮生肌。

【适应证】主治臁疮，亦治诸疮久不收口。

【用法】先以茶汁加盐少许，洗净疮口后敷药。

【特别提醒】不宜内服。

方三 十层膏

【来源】《青囊秘传·膏门》

【组成】黄芩、黄柏、白芷、炙乳香、炙没药、血竭末各12克，黄蜡80克，白蜡、朱砂各20克，轻粉（研）、炙象皮（研）各4克，血余8克，密陀僧（研）40克，麻油400克。

【制法】先将黄芩、黄柏、白芷3味入油内煎熬，至枯去渣，下血余煎枯，去血余，再下二蜡，最后入各细末，搅匀，取皮纸一张，夹纸贴之。

【功用】拔毒去腐，敛疮生肌。

【适应证】年久新起臁疮，去腐生肌收口。

【用法】取膏适量，贴患处。

【说明】方中朱砂、轻粉有毒。

方四　隔臁膏

【来源】《普济方·卷二百七十六·诸疮肿门·下注疮》

【组成】白及、厚朴各20克，黄丹24克，轻粉5克。

【制法】将上药研末，用清油调和成膏。

【功用】祛风止痒，燥湿解毒。

【适应证】内臁疮及外臁疮。

【用法】每用少许，外贴疮口，外用纱布包裹，若有脓水流出，揭开纱布，刮去不洁伤口，用盐汤洗净，擦干，再贴药。

【说明】方中轻粉有毒。

【特别提醒】本方外用，严禁内服。

方五　万灵膏

【来源】《普济方·卷二百七十六·诸疮肿门·下注疮》

【组成】芝麻油、黄蜡各75克，乳香、龙骨各50克。

【制法】先煎油至沸，加入研末后的乳香、龙骨，搅拌均匀，即成。

【功用】解毒排脓，生肌敛疮。

【适应证】臁疮。

【用法】每用适量，摊于油纸上，外贴患处。

【特别提醒】本方外用，严禁内服。

方六　治臁疮方

【来源】《普济方·卷二百七十六·诸疮肿门·下注疮》

【组成】牵牛、芝麻各100克。

【制法】将上药共炒后，捣烂成膏状。

【功用】疗疮止痒，燥湿解毒。

【适应证】臁疮。

【用法】先用葱椒汤清洗患处，再用本膏适量，摊于煮熟箬叶上，包敷患处。

【特别提醒】本方外用，严禁内服。

方七　紫金膏

【来源】《青囊秘传·膏门》

【组成】代赭石、松香各500克。

【制法】将上述药物捣研为细末，用香油调和成膏。

【功用】清热解毒，生肌止痛。

【适应证】臁疮。

【用法】取膏适量，涂患处。

方八　夹纸膏

【来源】《青囊秘传·膏门》

【组成】麻油160克，水龙骨40克，白蜡20克，铅粉、铜青各40克。

【制法】将麻油熬好，下蜡化开，再入余药药末，加铜青拌匀成膏。

【功用】清热解毒，生肌敛疮。

【适应证】臁疮。

【用法】取膏适量，涂患处。

【说明】方中铅粉有毒。

方九　乌金膏

【来源】《青囊秘传·膏门》

【组成】桐油640克，黄蜡60克，大黄（末）640克，冰片0.8克。

【制法】将桐油入锅内熬，以起白星为度，加黄蜡熔化，入大黄末，搅匀，再入冰片，摊贴患处。

【功用】胜湿止痒，解毒消肿。

【适应证】足三阴湿热，腿脚红肿，皮破脂脓，类乎血风疮，浸淫不止。臁疮，痛痒非常者。

【用法】取膏适量，摊贴患处。

方十　黑子膏

【来源】《青囊秘传·膏门》

【组成】麻油 3200 克，木鳖子 320 克，黄丹（炒，再研，分成 5 包）1920 克。

【制法】将木鳖子肉入油内，煎枯，过滤去渣，再熬至滴水成珠，入丹再熬，看老嫩，倾入瓦缸盆内，水浸去其火气，摊贴患处。

【功用】清热解毒，敛疮生肌。

【适应证】生肌长肉。

【用法】取膏适量，摊贴患处。

【说明】方中木鳖子、黄丹有毒。

方十一　坎离膏

【来源】《青囊秘传·膏门》

【组成】穿山甲末 24 克，血竭、冰片各 16 克，轻粉、水银各 12 克，大枫子肉 40 克，白蜡 20 克。

【制法】将上述药物捣研为细末，直至不见星为主，用熟香油调和成膏。

【功用】清热解毒，敛疮生肌。

【适应证】大风乘疬久烂。

【用法】取膏适量，敷患处。

【说明】方中轻粉、水银、大枫子肉有毒。

方十二　杉木乌金膏

【来源】《青囊秘传·膏门》

【组成】杉木炭适量。

【制法】将上药捣研为细末，用香油调摊纸上，贴患处。

【功用】敛疮生肌。

【适应证】脱壳囊痈，烂肉已脱，新肉将生。

【用法】取膏适量，摊贴患处。

方十三　乳香膏（方名编者加）

【来源】《青囊秘传·膏门》

【组成】乳香、麝香（现用人工麝香）各 8 克，血竭 10 克，没药 16 克，川郁金、牡蛎各 20 克，川黄连、黄柏、大黄各 80 克，黄丹 40 克，轻粉 4 克。

【制法】将上药捣研为细末，清油调匀，摊于油纸上，膏药两层夹纸，用针刺孔，贴疮。

【功用】清热解毒，活血散结，蚀疮生肌。

【适应证】臁疮。

【用法】先用豆腐泔水将疮洗净，再贴膏药，每贴可贴 3 天，到期后再翻转贴之。膏药需临用时摊之。

【说明】方中黄丹、轻粉有毒。

方十四　紫草膏（方名编者加）

【来源】《青囊秘传·膏门》

【组成】紫草、归身、细生地、黄柏、白芷、冬青桑枝、川椒、铅粉各 40 克，黄蜡、白蜡、飞东丹、密陀僧、血竭各 80 克，轻粉 12 克，铜绿 20 克。

【制法】用麻油 640 克将前 7 味药物煎枯，过滤去渣，入蜡熔化，再将余药捣研为细末，和匀，一起摊纸上成膏。

【功用】清热解毒，蚀疮生肌。

【适应证】多年或新起臁疮。

【用法】取膏适量，贴疮。

【说明】若膏药变干，加公猪油调亦可。方中铅粉、飞东丹、轻粉有毒。

方十五　臁疮三石膏（方名编者加）

【来源】《青囊秘传·膏门》

【组成】煅石膏、炉甘石（童便浸煅）、龙骨（醋煅 3 次）各 40 克，轻粉、寒水石（煅）、嫩松香（放铜杓内，熬至黑色起烟，倒在水内候冷，再用葱白捣液煮滚，候冷为末）各 20 克。

【制法】将上述药物捣研为细末，用公猪油调匀为夹膏。

【功用】清热解毒，敛疮生肌。

【适应证】多年或新起臁疮。

【用法】先用葱煎汤将疮洗净，再贴膏药，外用白布紧紧固定，1～2 天后打开看，若见夹膏转黑色者，即换去则另贴新膏。

【说明】方中轻粉有毒。轻粉需另研细，再和入。

方十六　臁疮乳香膏（方名编者加）

【来源】《青囊秘传·膏门》

【组成】乳香（炙去油）、没药（炙去油）各8克，制甘石20克，铅粉160克，轻粉120克，梅片0.8克，老白蜡120克。

【制法】将猪脂肪640克煎熬去渣，再入前药一起煎煮，直至成膏，用白皮纸拖之摊涂成膏，阴干备用。

【功用】活血散结，蚀疮生肌。

【适应证】臁疮。

【用法】取膏适量，贴疮。

【说明】方中铅粉、轻粉有毒。

方十七　黄连膏

【来源】《青囊秘传·膏门》

【组成】黄连、黄柏、白鲜皮各20克，姜黄、归尾、白芷、丹皮、赤芍、黄芩、秦艽各12克，生地、合欢皮、紫草各40克。

【制法】将上药用麻油800克熬枯，捞去渣，下黄蜡、白蜡各80克，熔化收膏，入瓷罐内，用油纸摊贴患处。

【功用】清热燥湿，结毒散结。

【适应证】多年臁疮湿毒。

【用法】取膏适量，摊贴患处。

方十八　十陈夹纸膏

【来源】《青囊秘传·膏门》

【组成】豆油320克，黄蜡200克，龙骨、铜青（研末）各100克。

【制法】将豆油煎至滴水成珠，下黄蜡烊化，再下龙骨、铜青搅匀，摊于油纸上，用针刺孔，扎之。

【功用】清热解毒，敛疮生肌。

【适应证】一切腿脚臁疮腐烂，或痒或痛，久不收口者。

【用法】取膏适量，摊贴患处。

方十九　臁疮夹纸膏

【来源】《青囊秘传·膏门》

【组成】黄蜡 200 克，黄丹、铅粉各 160 克，乳香（去油）、没药（去油）各 8 克，冰片 1.2 克，麻油（春、夏用 80 克，秋、冬用 120 克）。

【制法】将上述药物熔化备用。

【功用】清热散结，蚀疮生肌。

【适应证】臁疮。

【用法】取膏适量，摊贴患处。

【说明】方中黄丹、铅粉有毒。

方二十　明矾膏

【来源】《普济方·卷二百七十二·诸疮肿门·诸疮》

【组成】明矾、川椒（均研末）各 50 克，黄蜡 40 克，轻粉 5 克。

【制法】先煎柏子油至沸，入上药同煎，搅拌均匀，膏即成，兑入轻粉。

【功用】解毒疗疮，消肿止痛。

【适应证】诸般疮或烂脚气疮、臁疮。

【用法】每用适量外敷患处。如脚气痛烂疮，先用大蓼煎汤熏洗，擦干后外敷本膏，2 次立效。

【说明】方中轻粉有毒。

【特别提醒】本方外用，不宜内服。

方二十一　臁疮膏

【来源】《青囊秘传·膏门》

【组成】胆矾、炉甘石各 8 克，轻粉 12 克，黄蜡、白蜡各 160 克，板猪油 40 克。

【制法】将前 3 味药物捣研为细末，先将猪油煎熬至烊化，入蜡化透，再入药末，后调摊于油纸上。

【功用】清热散结，敛疮生肌。

【适应证】臁疮。

【用法】取膏适量，摊贴患处。

【说明】方中轻粉有毒。

方二十二　银油膏

【来源】《丁甘仁先生家传珍方·膏方》

【组成】生猪油适量。

【制法】将生猪油去筋膜捣极烂，加银朱少许，以色红为度，膏成。

【功用】润燥解毒。

【适应证】治烂腿见骨。

【用法】用油纸夹之，戳细眼孔绑腿。

【说明】方中银朱有毒。

方二十三　臁疮隔纸膏

【来源】《景岳全书·卷五十一·新方八阵·固阵》

【组成】黄占、飞丹、铅粉各400克，乳香、没药、冰片各50克，麻油300克。

【制法】将黄占、麻油一起放入铜锅中，文火加热到六成热时放入乳香、没药，继续加热至七八成热时再放入飞丹、铅粉，并用槐柳枝不断搅拌至锅中沸腾，然后取出冷却后加入冰片搅匀，用玻璃瓶装好浸入水中一晚以去火毒。

【功用】拔毒生新。

【适应证】臁疮疮面长久难以收口，或虽已收口但每因损伤而又复发。

【用法】使用时先用苦丁茶煎水将疮口洗净，然后将药膏涂于钻孔的牛皮纸上，将纸面贴于患处。次日再将膏药翻面贴于患处。每3天换1次药。

【说明】方中铅粉有毒，不可轻易使用。

【特别提醒】禁内服。

方二十四　二味隔纸膏

【来源】《景岳全书·卷六十四·外科》

【组成】煅石膏、枯矾各50克。

【制法】上药成粉状，然后以桐油调制成膏状。

【功用】清热燥湿。

【适应证】湿热、热毒所致的臁疮久不收口。

【用法】将膏药均匀摊于牛皮纸上，然后再取一张牛皮纸用针扎小孔，并盖于制备好的膏药上。将有孔的一面贴于患处。每日换药1次。贴药时须配合服用荆防败毒散，如数剂后仍不见效，可再配合服用黄芪人参汤。

方二十五 竹叶膏

【来源】《仁斋直指方论·卷二十四·诸疮证治》

【组成】小网虾 30 尾（去头、壳、尾），糯米 150 克。

【制法】将糯米煮熟，小网虾同糯米饭研细。

【功用】敛疮生肌。

【适应证】两脚骨臁疮。

【用法】睡觉前用纱布扎患处上下，再用纱布罩疮上，用虾饭外敷，晨起即揭去。再用花椒、葱白煎汤，候温淋洗，最后用竹叶随疮大小剪贴，纱布系之，一日换 2 次。

【特别提醒】用药期间切忌食动风发气等物。

方二十六 臁疮膏

【来源】《冯氏锦囊秘录外科大小合参·卷十九·胎毒诸疮》

【组成】乳香、没药、水银、当归各 20 克，川芎、贝母各 10 克，黄丹 100 克。

【制法】先用真麻油 200 克将除黄丹、水银外药物煎熬至黑色，过滤去渣，再下黄丹、水银，再煎至黑色，用桃、柳枝搅拌成膏。

【功用】活血解毒，蚀疮生肌。

【适应证】臁疮中由肾脏虚寒、风热毒气流注两脚所致者。

【用法】取膏适量，摊于纸上贴患处。

【说明】方中水银、黄丹有毒。

方二十七 夹纸膏

【来源】《冯氏锦囊秘录外科大小合参·卷十九·胎毒诸疮》

【组成】乳香 12 克，血竭 10 克，没药 16 克，郁金、牡蛎各 20 克，麝香（现用人工麝香）6 克，黄连、黄柏各 80 克，大黄、黄丹各 40 克，轻粉 30 克。

【制法】上药捣研为细末，加清油调匀微膏，摊油纸上备用。

【功用】活血解毒，蚀疮生肌。

【适应证】臁疮久不愈者。

【用法】取两层夹纸，先用针刺眼，再用豆腐浆水洗疮 1 次，后摊贴膏药，每1贴可连用3天，每换1次翻转1次。

【说明】方中黄丹、轻粉有毒。

方二十八　二占夹纸膏

【来源】《冯氏锦囊秘录外科大小合参·卷十九·胎毒诸疮》

【组成】麻油160克，白蜡32克，黄蜡20克，川椒（研细末）8克，铜青（研细末）12克。

【制法】先将白蜡、黄蜡入油内熔化，再下川椒、铜青收膏。

【功用】清热解毒，敛疮生肌。

【适应证】臁疮久不愈者。

【用法】取膏适量，用油纸作夹膏，银针刺眼数百个，先用葱椒煎汤洗净患处，后贴膏，一天3次，4~5天痊愈。

方二十九　冬青叶膏

【来源】《冯氏锦囊秘录外科大小合参·卷十九·胎毒诸疮》

【组成】冬青叶适量。

【制法】将冬青叶入香油内煎成膏。

【功用】凉血止血，生肌敛疮。

【适应证】臁疮久不愈者。

【用法】取膏适量，摊涂于布上贴患处。

方三十　夹纸膏

【来源】《丁甘仁先生家传珍方·膏方》

【组成】明乳香、没药各23克，白洋樟15克，制甘石、全当归各38克，净轻粉19克，老白蜜蜡225克，黄蜜蜡188克，板猪油2400克。

【制法】将上药一起捣研为细末，猪油及蜜蜡一起烊化后，和入前药末，搅匀，用白皮纸拖之摊膏，待其阴干。

【功用】活血化瘀，解毒散结，生肌敛疮。

【适应证】一切烂腿臁疮，腐烂臭秽或痒或痛，久而不愈者。

【用法】取膏适量，贴疮。

【说明】方中轻粉有毒。

方三十一　隔纸膏

【来源】《外科经验方·臁疮》

【组成】煅石膏、白矾各100克。

【制法】将上药研为细末，和匀，桐油调成膏，以油单纸看患处大小做袋1个，入药于中，捏匀。

【功用】敛疮生肌。

【适应证】治臁疮、湿毒疮。

【用法】缚于患处。

【特别提醒】不宜内服。

方三十二　隔纸膏（方名编者加）

【来源】《寿世保元·卷九·诸疮》

【组成】枯矾、密陀僧、龙骨、黄丹（水飞）各15克。

【制法】上药用桐油调匀成膏状。

【功用】消肿止痛，拔毒生肌。

【适应证】治脚胫上生疮肿痛，顽毒溃烂久不已。

【用法】摊油纸上，将布针刺孔，贴患处。

【说明】方中密陀僧有毒。

【特别提醒】不宜内服。

方三十三　隔纸膏（方名编者加）

【来源】《万病回春·卷八·臁疮》

【组成】黄香、轻粉、银珠各600克，冰片6克。

【制法】将上述药物一起捣研为极细末，香油调和成膏，平摊在单层油纸上，先用针密密刺孔，再将药摊于孔上面一层，夹于中间。

【功用】清热解毒，蚀疮生肌。

【适应证】臁疮。

【用法】，先用葱头、花椒及细茶煎汤将疮毒洗净，然后贴膏，用布扎紧，注意贴膏时需将孔口对着疮处，夏季1天1换1洗，冬季2天1换1洗。

【说明】摊药时需根据疮之大小形状摊贴。臁疮中臭烂不可闻者，不过5贴就会痊愈，效果极佳。方中轻粉、银朱有毒，不可轻易使用。

【特别提醒】忌诸般发物。

方三十四　三香膏

【来源】《外科正宗·卷四·臁疮第七十四》

【组成】乳香、松香、轻粉各 20 克。

【制法】将上药研为细末，香油调稠，将夹纸一面，用针密刺细孔，将药夹搽纸内。

【功用】疗疮止痛。

【适应证】臁疮初起，多疼少痒，未经受风，紫黑者宜用。

【用法】先用葱煎汤洗净患处，再将纸有孔一面对疮贴之，3 日 1 换。或缚于患处。

【说明】方中轻粉有毒，不可轻易使用。

【特别提醒】不宜内服。

方三十五　乌羊膏

【来源】《仁斋直指方论·卷二十四·诸疮证治》

【组成】猿猪粪（腊月收，烧灰）25 克，槟榔 10 克，雄黄 5 克。

【制法】将上药研为细末，先以麻油调和鸭蛋清，约疮头大小作厚饼。

【功用】杀虫敛疮。

【适应证】头白秃疮及恶疮、臁疮。

【用法】温覆头上引虫。不可热覆，不得动头。待十分痒，不能再忍受，令人迅速揭起，再用苦楝根煎汤淋洗，拭净。

【说明】方中雄黄有毒，不可轻易使用。

【特别提醒】不宜内服。

方三十六　秘方隔壁膏

【来源】《世医得效方·卷十九·臁疮》

【组成】老杉木节 100 克。

【制法】将老杉木节烧成灰，清油调如膏状。

【功用】疗疮生肌。

【适应证】臁疮。

【用法】外贴疮上。

【特别提醒】不宜内服。

方三十七　三香膏

【来源】《寿世保元·卷九·臁疮》

【组成】乳香10克，松香15克。

【制法】上为细末，真生香油调。

【功用】生肌止痛。

【适应证】远年近月一切疮溃烂至骨疼痛之症状。

【用法】用包粽子笋叶薄者，密针刺孔，将药摊其上，用笋叶贴患处，药居中。用完笋叶盖之，帛扎住即效。

【说明】此方亦载于:《万病回春·卷八·臁疮》。

【特别提醒】不宜内服。

方三十八　黄蜡膏

【来源】《疡科心得集·方汇·卷下》

【组成】煅龙骨、赤石脂、血竭各15克。

【制法】将上药研为细末，用香油50克，入乱发10克，炸枯去渣；再入黄蜡50克、白胶香15克，溶化后冷却；再下入前药末，搅拌均匀即成。

【功用】敛疮生肌。

【适应证】臁疮。

【用法】外贴患处。

【特别提醒】不宜内服。

方三十九　十层膏

【来源】《疡科心得集·方汇·家用膏丹丸散方》

【组成】黄芩、黄柏、白芷、乳香（去油，研）、没药（去油，研）、乱发各10克，血竭（研）15克，黄蜡、蜂蜡各50克，轻粉（研）5克，象皮（炙，研）10克，密陀僧（研）50克，珍珠（研）5克。

【制法】取麻油500克，先将黄芩、黄柏、白芷入麻油中煎至焦枯，纱布滤去药渣，再将所滤药油加热，下乱发，煎枯，去药渣，再下黄蜡、蜂蜡，化尽后，最后下入乳、没、血竭、密陀僧、轻粉、象皮、珍珠末，搅拌均匀。

【功用】去腐生肌。

【适应证】年久、新起臁疮。

【用法】取皮纸1张，分作6小张，用1张浸膏后取出，摊于台上，用手两面泥匀，再取1张，如前法，摊在前1张上，如此共作10层。如遇臁疮，将此膏依疮大小剪下，扎于疮上，1日揭去1层，扎完疮愈。

【说明】方中密陀僧、轻粉有毒，慎用。

【特别提醒】不宜内服。

方四十　治臁疮膏

【来源】《鲁府禁方·卷四·宁集·臁疮》

【组成】香油1600克，黄蜡300克（夏季再加15克），定粉480克。

【制法】先在铜器内加入香油，用火煨热，再下蜡，小火慢熬，直至煎如桐油色，下定粉末，用筷箸不断搅拌，使其起沫，煎至沫落，视其微清，沫不沾筷箸。将桑皮纸剪成正方形，入锅内蘸干油，去其火毒2~3天。

【功用】解毒生肌。

【适应证】臁疮。

【用法】先将疮用葱、椒、槐条、茄根煎汤将疮洗净，再用穰绢拭干，将药纸贴于患处，上面再用单层油纸盖疮。1贴药用1天，用不到10张疾病就会痊愈。

【说明】方中定粉有毒，慎用。

方四十一　臁疮膏

【来源】《万病回春·卷八·臁疮》

【组成】古石灰、枯矾各160克，乳香、没药、血竭各120克。

【制法】将上述药物捣研为细末备用。桐油与香油以1∶1的比例投入锅中煎熬槐花600克，直至色黑，过滤去渣，入松香240克煎煮至沸腾，又过滤去渣，入黄蜡400克煎熬成膏，以滴水不散为度，将先前所得药末加入，再煎熬至黑色，以滴水成珠为度。

【功用】活血散结，解毒凉血，生肌敛疮。

【适应证】臁疮，杖疮。

【用法】不问多年或新发臁疮，先用葱白、防风煎汤洗净患处，再敷药；如果疮处有不平者，将唾液涂于手指上，捻药成块，充填于不平之处，用单层油纸摊涂药膏，贴患处，以疮愈皮老为度。对于棒疮的治疗也依此法。

黧黑斑

黧黑斑是一种皮肤色素沉着性皮肤病，以面部出现瘙痒、潮红，继而产生黑色素沉着斑为临床特征，尤以额部及面颊部多见，常见于青年和中年妇女。其病因脏腑有痰饮，或皮肤受风邪，致气血不调，水亏不能制火，血弱不能华肉，致色泽不荣。人体内阴阳失衡，肝气郁结，致使血瘀颜面；或脾胃虚弱，气血不能润泽颜面，湿热上升至颜面形成斑点；或肾阳不足，阴气弥散，血瘀颜面形成黧黑斑等。粗劣化妆品的刺激及日光照射过度，也可诱发本病。

黧黑斑常见有脾虚型，宜健脾益气；肝郁血瘀型宜疏肝解郁、活血化瘀；肾虚型属肾阴虚者，宜滋阴补肾，属肾阳虚者，宜温补肾阳。

西医学认为此病为微细循环被瘀阻，细胞溶解死亡，黑色素增多形成色斑沉着所造成的，脸部的表皮层最薄，毛细血管最丰富，也最易形成色素沉着。

方一　芙蓉膏

【来源】《黄帝素问宣明论方·卷十五·杂病门》

【组成】料炭灰、桑柴灰、荞麦秸灰各 200 克，独角仙 1 个，红娘子 2 克，糯米 49 粒，石灰（风化者）50 克。

【制法】先用热水淋料炭灰、桑柴灰、荞麦秸灰，滤取汁液后浓缩，再将后 4 味药研为细末，与汁液和匀，调如面糊，放于瓷器内，埋于土下 5~7 日。

【功用】蚀靥去瘢。

【适应证】治遍满头面大小诸黡子。

【用法】取瘢痕黡内刺破，用细竹签子点之放药，用湿纸揩药再点数次，见瘢痕时冷水淋洗。

【特别提醒】有毒，严禁内服。

方二 猪蹄膏

【来源】《儒门事亲·卷十五·头面风疾第四》

【组成】猪蹄1副，白芷、黑豆（去皮）、栝楼、白及、白蔹、零陵香、藿香各50克，鹅梨2个。

【制法】将猪蹄刮去黑皮，切作细片，用慢火熬如膏状，纱布滤过，再入蜜100克；再将后7味药研为细末、梨切碎，入前药液中熬如膏状；再用纱布滤过。

【功用】美白嫩肤。

【适应证】面黯。以面部为主，其状大小不一，上起于眉间，下止于鼻旁及两颊。其色初起似尘垢，日久则似煤黑，枯暗不泽，以女性患者为多。

【用法】睡觉前涂面。

【说明】此方亦载于：《普济方·卷五十一·面门》。

【特别提醒】不宜内服。

方三 面膏（方名编者加）

【来源】《千金要方·卷六·七窍病·面药第九》

【组成】青木香、白附子、川芎、白蜡、零陵香、香附子、白术各200克，茯苓、甘松各100克，羊髓1500克。

【制法】将上药切为细末，以水、酒各半浸泡药末1夜，再煎煮滤汁，煎3沸后，待水、酒尽，用纱布滤取汁。

【功用】美白、嫩肤、去皱。

【适应证】面部黯黑，皮肤粗糙，皮老生皱等症。

【用法】敷面作妆。

【说明】不宜内服。方中附子有毒，不可轻易使用。

【特别提醒】不宜内服。

方四 面膏（方名编者加）

【来源】《千金翼方·卷五·妇人一·妇人面药第五》

【组成】杜衡、牡蛎（一云杜若）、防风、藁本、细辛、白附子、白芷、当归、木兰皮、白术、独活、葳蕤、天雄、茯苓、玉屑各50克，菟丝子、防已、商陆、栀子花、橘皮（一云橘仁）、白蔹、人参各150

克，甘松香、青木香、藿香、零陵香、丁香各100克，麝香（以人工麝香代替）25克，白犬脂、白鹅脂（无鹅脂，以羊髓代之）、牛髓各1000毫升，羊胰3具。

【制法】水浸牛髓、羊胰，每日换水2次。5日后，每日换水1次。再5日后，每2日换水1次，如此总计20日止，再入酒中浸之，漂洗羊胰令消，纱布滤去药渣。再将前28味药切为细末，放入药液中密封浸1夜。最后与白犬脂、白鹅脂共煎，待酒水气尽，用纱布滤去药渣，冷凝即成。

【功用】美白嫩肤。

【适应证】面部皮肤粗糙，面生皱纹，面部暗黑、萎黄等症。

【用法】每夜涂面，白天洗去。

【说明】方中附子、天雄、细辛、商陆有毒，不可轻易使用。

【特别提醒】不宜内服。

方五　沤子方

【来源】《清宫配方集成·美容方》

【组成】檀香75克，沉香、菊花、滑石、定粉、红枣肉各35克，猪胰子1付（黄酒洗去油），赤包1枚，白蜜300克。

【制法】上用黄酒2大碗，煎熬数沸，滤去渣，入蜜再熬2~3沸，收膏。

【功用】祛风清热，润泽肌肤。

【适应证】面生黑鼾，或生小疙瘩，或生痤痱、粉刺之类，并皮肤瘙痒。

【用法】每用少许，外抹面部后以水洗脸。

【说明】方中定粉有毒，不可轻易使用。

【特别提醒】本方外用，严禁内服。

方六　面脂方

【来源】《外台秘要方·卷三十二·面部面脂药头膏发鬓衣香燥豆等三十四门·面膏面脂》

【组成】丁香35克，零陵香、桃仁、土瓜根、白蔹、白及、防风、当归、沉香、辛夷、商陆、麝香（现用人工麝香代替）、栀子花、川芎各40克，蜀水花、青木香各25克，白芷、葳蕤、菟丝子、藿香、甘松香各50克，木兰皮、白僵蚕、藁本各30克，茯苓、冬瓜仁各55克，鹅脂、羊髓各300克，羊肾脂200克，猪胰1200克，清酒1000克，生猪脂肪800克。

【制法】先将生猪胰捋汁，用汁浸渍药物1晚，与猪脂混合，反复煎煮，不断浓缩，待白芷颜色变黄，过滤去渣，用酒1000克捋猪胰，下药中，用小火慢慢煎熬，直至膏成，用绵过滤，贮存在容器中备用。

【功用】养容美颜。

【适应证】面部皴裂，皱纹，黑皯，黑痣等。

【用法】取适量，涂面。

【说明】方中商陆有毒，不可轻易使用。

方七　面膏方（方名编者加）

【来源】《外台秘要方·卷三十二·面部面脂药头膏发鬓衣香燥豆等三十四门·面膏面脂》

【组成】杜衡、杜若、防风、藁本、细辛、白附子、木兰皮、当归、白术、独活、白茯苓、葳蕤、白芷、天雄、玉屑各30克，菟丝子、防己、商陆、栀子花、橘仁、冬瓜仁、蘼芜花各90克，藿香、丁香、零陵香、甘松香、青木香各60克，麝香15克，白鹅脂（若无，可用羊髓代替）、白羊脂、牛髓各200克，羊胰600克。

【制法】先用水浸渍膏髓等药5天，第5~10天隔日换水再浸渍，后10天每2天换水1次再浸渍，共满20天。用酒200克捋羊胰令其完全变软，去除筋脉，再将各种香料切细，置于瓷器中浸渍羊胰，密封1晚。与诸脂等合煎，反复煎煮，不断浓缩，直待酒气和水均枯竭为止，用绵布绞榨过滤去渣，捣研千遍，待凝固才住手，使其如雪样白。

【功用】养容美颜。

【适应证】面部皴裂，皱纹，黑皯，黑痣等多种面部疾病。

【用法】取适量，每晚涂面，白天则洗除，再涂。

【说明】一方中有白蔹90克、人参90克，而无蘼芜花、冬瓜仁。因为此都是用来制作面膏的药物，怀疑应该有白蔹及人参。用此方10天后面色将如桃花般柔润。

方八　面膏方（方名编者加）

【来源】《外台秘要方·卷三十二·面部面脂药头膏发鬓衣香燥豆

等三十四门·面膏面脂》

【组成】香附子5克，白芷、零陵香各60克，茯苓30克，蔓菁油（可用猪膏代替）600克，牛髓、羊髓各200克，白蜡250克，麝香（现用人工麝香代替）4克。

【制法】先用油及髓煎煮香附子等5味药物，直至颜色改变，过滤去渣，入麝香，捣研千遍，待其凝固。

【功用】养容美颜。

【适应证】面部皴裂，皱纹，黑皯，黑痣等多种面部疾病。

【用法】先用澡豆洗面，再取适量敷面。

方九　面膏方（方名编者加）

【来源】《外台秘要方·卷三十二·面部面脂药头膏发鬓衣香燥豆等三十四门·面膏面脂》

【组成】杏仁100克，白附子90克，密陀僧、胡粉各60克，白羊髓500克，珍珠50克，白鲜皮30克，鸡子白7枚。

【制法】先将杏仁置于盆中捣研如膏，边捣边下酒；再下鸡子白捣研200遍，下羊髓捣研200遍；将其他药物捣研为细末、过筛后混合，捣研500遍，能捣研至千遍更好。最开始捣研杏仁时就开始少少下酒，直至酒下完，则药成，用指捻看似如脂则可用。

【功用】养容美颜。

【适应证】面部皴裂，皱纹，黑皯，黑痣等多种面部疾病。

【用法】取适量，涂敷。

【说明】方中诸草药用绢作筛，直至细如粉，效果更好。

方十　面膏方（方名编者加）

【来源】《外台秘要方·卷三十二·面部面脂药头膏发鬓衣香燥豆等三十四门·面膏面脂》

【组成】当归、细辛、川芎各10克，白术、白芷各15克，辛夷、木兰皮、栝楼、香附子、藁本、桃花、蜀水花、商陆、密陀僧、白僵蚕、零陵香、杜衡、鹰屎、丁香各60克，白附子、玉屑各8克，鹅脂100克，鹿髓、羊髓各200克，白蜡120克，猪膏400克。

【制法】将上述药物切碎，用醋密封浸渍1晚。次日早上用猪膏不断煎煮，反复浓缩，直至白芷色黄则膏成，过滤去渣，搅数万遍，使其色白。

【功用】养容美颜。

【适应证】面部皴裂，皱纹，黑皯，黑痣等多种面部疾病。

【用法】取适量，敷面。

【说明】方中细辛、商陆、密陀僧均有毒，不可轻易使用。

【特别提醒】尽量避风。

方十一　面膏方（方名编者加）

【来源】《外台秘要方·卷三十二·面部面脂药头膏发鬓衣香燥豆等三十四门·面膏面脂》

【组成】防风、川芎、白芷、白僵蚕、蜀水花、白蔹、细辛、茯苓、藁本、葳蕤、青木香、辛夷仁、当归、土瓜根、栝楼仁各12克，桃仁30克，猪脂800克，鹅脂、羊肾脂各400克。

【制法】将上述药物切碎，绵布包裹，用酒800克浸渍一天一夜，置于各脂中，急火煎煮至沸腾3遍，再用小火煎熬1夜，则药成，过滤去渣，将寒水石粉24克投入脂中，用柳木棍搅拌，备用。

【功用】养容美颜。

【适应证】面部皴裂，皱纹，黑皯，黑痣等多种面部疾病。

【用法】取适量，敷面。

【说明】方中细辛有毒，不可轻易使用。此方亦载于：《普济方·卷五十二·面门·面膏》。

方十二　面膏方（方名编者加）

【来源】《外台秘要方·卷三十二·面部面脂药头膏发鬓衣香燥豆等三十四门·面膏面脂》

【组成】青木香、白附子、川芎、白蜡、零陵香、白芷、香附子各120克，茯苓、甘松各60克，羊髓600克。

【制法】将上述药物用水酒各200克浸渍1晚，不断煎煮，反复浓缩，直至酒及水气皆枯竭则膏成，过滤去渣，贮存备用。

【功用】祛风散寒，养容美颜。

【适应证】面部皱纹，黑皯，皮肤衰老等。

【用法】取适量，做成面膜涂面。

【说明】方中附子有毒，不可轻易使用。

方十三　面膏方（方名编者加）

【来源】《外台秘要方·卷三十二·面部面脂药头膏发鬓衣香燥豆等三十四门·面膏面脂》

【组成】玉屑、川芎、土瓜根、白芷、冬瓜仁、木兰皮、葳蕤、桃仁、白附子各16克，商陆根20克，辛夷、菟丝子、藁本、白僵蚕、当归、黄芪、藿香、细辛、防风、麝香（现用人工麝香代替）、青木香各12克，猪胰600克，蜀水花、鹰屎白各10克，白狗脂、鹅脂各400克，熊脂800克。

【制法】将上述药物用清酒浸渍1晚，置于小火上煎煮1天，用新布绞榨过滤去渣。

【功用】祛风散寒，养容美颜。

【适应证】面部皱纹，黑皯，皮肤衰老等。

【用法】取适量，涂面。

【说明】方中商陆根、细辛均有毒。

【特别提醒】避风。

方十四　蜡脂方

【来源】《外台秘要方·卷三十二·面部面脂药头膏发鬓衣香燥豆等三十四门·面膏面脂》

【组成】白蜡300克，桃花、菟丝子、白芷、木兰皮、细辛、辛夷仁、白茯苓、土瓜根、栝楼根、白附子、杜衡、桃仁、杏仁各6克，蔓菁子油700克，羊髓、牛髓、鹿髓脂各100克。

【制法】将上述药物切碎，用醋浸渍1晚，用好蜡、油、髓、脂等煎药物如面脂法，用酒煎蔓菁油直至出烟，再下蜡髓，完毕后入其他药物，直至煎熬至白芷色黄则膏成，备用。

【功用】养容美颜。

【适应证】面部皱纹，黑皯，皮肤衰老等。

【用法】先用澡豆洗面，再涂。

【说明】方中细辛有毒，不可轻易使用。

方十五　常敷面脂方

【来源】《外台秘要方·卷三十二·面部面脂药头膏发鬓衣香燥豆

等三十四门·面膏面脂》

【组成】 细辛、葳蕤、黄芪、白附子、薯蓣、辛夷、川芎、白芷各5克，栝楼、木兰皮各10克，猪脂800克。

【制法】 将上述药物切碎，绵布包裹，用少量酒浸渍1晚，加入猪脂合煎，反复煎煮，不断浓缩，煎至1000克，白芷颜色变黄则膏成，过滤去渣，不停搅拌使其凝固。

【功用】 养容美颜。

【适应证】 颜面不光润，起皱纹，皮肤色黑；也可用于刀箭兵器伤导致的出血。

【用法】 取适量，敷面。

【说明】 方中细辛有毒，慎用。此方亦载于：《普济方·卷五十二·面门·面膏》。

第十二章
五官疾病膏方

五官原指耳、眉、眼、鼻、口 5 种人体器官。常言道五官端正、五官精致，是以容貌而言。中医学所讲的五官，指的是耳、目、鼻、唇、舌。《黄帝内经》中有“肝主目”“心主舌”“脾主口”“肺主鼻”“肾主耳”之说，在《灵枢·五阅五使》中更明确记载“鼻者，肺之官也；目者，肝之官也；口唇者，脾之官也；舌者，心之官也；耳者，肾之官也”。此理论流传至今。

（1）鼻：乃是肺的门户，为气体出入的通道，具有通气和主嗅觉的功能。肺气的功能调和，则鼻窍通利，呼吸平稳，嗅觉也灵敏。肺有病变，就会影响到鼻子，使之产生多种病理表现，如鼻塞不通，呼吸不利，嗅觉也不够灵敏。

（2）目：是视觉器官，可以探测周围环境的明暗，提供视觉。肝的功能正常，则视觉清晰，而肝病又会影响到眼睛的功能，如视物昏花、目赤肿痛等。

（3）口：是消化道的起始部分。口的病变也包含牙齿的病变。

（4）舌：是口腔中随意运动的器官，具有搅拌食物、协助吞咽、感受味觉和辅助发音等功能。另外还有吸吮、舐食、搅拌食物和帮助吞咽等功能。人体脏腑、气血、津液的虚实，疾病的深浅轻重变化，都能客观地反映于舌。舌诊也是了解疾病的性质、轻重与变化的重要诊断方法。中医将舌划分为舌尖、舌中、舌根和舌侧，认为舌尖属心肺、舌中属脾胃、舌根属肾、舌两侧属肝胆。

（5）耳：是听觉和位觉（平衡觉）器官。肾开窍于耳、心寄窍于耳、脾主升清以充养耳、肝胆之气影响耳。《灵枢·脉度》说：“肾气通于耳，肾和则耳能闻五音矣。”若肾精亏损，则髓海空虚，耳失所养，出现耳鸣耳聋。老年人听力多减退，即与肾中精气减衰有关。

口 臭

口臭是指因机体内部失调而导致口内出气臭秽的一种病证，也称为口气或口腔异味。因食物残留在口腔中发酵、形成腐败物，或口腔炎症，或肠胃热、胃火旺，引起胃肠动力减退和消化功能差，均可导致食物排空不畅、发酵引起臭味。口臭尤以胃火旺盛、胃腑积热、胃肠功能紊乱为主要原因，导致口腔及黏膜抗病和自愈能力下降，引发口臭，引发口腔溃疡、口干口苦、便秘、烦躁失眠、牙龈咽喉肿痛等症。

口臭的治疗方法：①肺胃郁热：症见口臭，鼻干燥，咽红肿疼痛，治宜清热泻火。②肠腑实热：症见便秘口臭，小便短赤，心烦，舌红苔黄或黄燥，治宜滋阴清热通便。③胃火灼盛：症见口臭、口干，牙龈红肿，消谷善饥，舌红苔黄少津，治宜消热泻火。④肾阳不足：症见口臭，形体消瘦，腰膝酸软，口燥咽干，治宜养阴滋肾。

方一　疗口臭方

【来源】《外台秘要方·卷二十二·耳鼻牙齿唇口舌咽喉病五十六门·口臭方》

【组成】川芎、白芷、橘皮、桂心各80克，枣肉160克。

【制法】将上述4味药物捣研为细末、过筛，用蜜500克、枣肉和为丸。

【功用】健脾除湿，香口除臭。

【适应证】口臭。

【用法】取适量，含服，直至病愈。

方二　生香膏

【来源】《古今医统大全·卷六十三·药方》

【组成】甜瓜子250克。

【制法】将甜瓜子去壳细研，炼蜜和成膏。

【功用】清肺润肠，香口除臭。

【适应证】治口气热臭之症。

【用法】饭后含化，或敷齿上。

方三　芎芷膏

【来源】《古今医统大全・卷六十三・药方》

【组成】白芷、川芎各250克。

【制法】上药为末，炼蜜丸，弹子大。

【功用】清热燥湿，香口除臭。

【适应证】治气热口臭之症。

【用法】每服1丸，食后噙化。

牙　痛

牙痛是指牙齿或牙齿周围组织的疼痛，为口腔科常见病证。牙痛可因风火邪毒侵犯，伤及牙体及龈肉；邪毒不散，气血滞留，瘀阻络脉；素体火旺，嗜食辛辣；或阴虚火旺等所致。

临证常见有风火牙痛，宜疏风清热、解毒消肿；胃火牙痛，宜清胃泻火、凉血止痛；虚火牙痛，宜滋阴益肾、降火止痛；寒凝牙痛，宜疏风散寒、通络止痛。

西医学所说的龋齿、急慢性牙髓炎、急慢性根尖周炎、牙周病均可表现出现牙痛。

方一　牙疳膏

【来源】《十便良方・卷二十八・治小儿等疾》

【组成】麝香（现多以人工麝香代替）25克。

【制法】将麝香研细，以无灰酒半升于银器中熬，以槐柳枝3~5根不停地搅，成膏，火须紧慢得所。

【功用】活血通经，消肿止痛。

【适应证】小儿走马疳或大人牙齿疳。

【用法】患者先以浆水漱口，涂之。

【禁忌证】孕妇慎用。

方二　荷蒂膏（方名编者加）

【来源】《本草纲目・卷三十三・莲藕》

【组成】青荷叶蒂7个。

【制法】用浓米醋100毫升煎之，待药液减至一半时，纱布滤去药渣，再将所滤汁液熬成膏。

【功用】固牙止痛。

【适应证】牙齿疼痛。

【用法】外抹患处。

方三　三枝膏（方名编者加）

【来源】《本草纲目·卷三十五·柳》

【组成】柳枝、槐枝、桑枝各100克，姜汁50毫升，细辛、川芎各10克。

【制法】将柳枝、槐枝、桑枝切碎，水浸后煎煮，纱布滤去药渣，如此3遍，再将所滤汁液混匀，下入姜汁浓缩，再将细辛、川芎研为细末下入，搅拌均匀，慢火收膏。

【功用】散寒止痛。

【适应证】齿龈肿痛。

【用法】取适量，擦牙。

【禁忌证】实热证不宜使用。

方四　雄黄定疼膏

【来源】《杨氏家藏方·卷十一·眼目方二十八道》

【组成】大蒜1枚，细辛（去叶土）、盆硝（别研）各8克，猪牙皂角16克，雄黄（别研）4克。

【制法】将上述药物捣研为细末，再同大蒜一起捣研为膏，如梧桐子大小。

【功用】解毒杀虫。

【适应证】牙疼。

【用法】取1枚，用薄新绵布裹，左边牙疼放药在左耳内，右边牙疼放药在右耳内，不久痛止，1枚药可反复使用多次。

【说明】方中细辛、雄黄有毒。

方五　玉带膏

【来源】《验方新编·卷一·齿部》

【组成】生龙骨 100 克，官粉 75 克，冰片、麝香、真硼砂各 12 克，净黄蜡 100 克。

【制法】上药除黄蜡外，余 5 味研为细末，和匀，再将黄蜡融化，离火，即入前药末搅匀，将药倾在棉纸上，刮匀，冷凝后剪成一小指宽、3 厘米长的纸条。

【功用】祛风散火，固牙止痛。

【适应证】牙齿疼痛及牙齿松摇不能食物者。

【用法】睡觉前，用花椒水漱口，每用 1 片贴牙根上，次早取出，毒重者其色黑，毒轻者其色黄。

【特别提醒】不宜过量使用。

方六　竹叶膏

【来源】《青囊秘传·膏门》

【组成】生竹叶（去梗，净）640 克，生姜 160 克，净白盐 240 克。

【制法】先将竹叶熬出浓汁，再将姜捣汁同熬，过滤去渣，下盐同熬干。

【功用】清热解毒，杀虫止痛。

【适应证】牙痛。

【用法】取膏适量，擦牙痛处，3 次即愈。

方七　玉带膏

【来源】《青囊秘传·膏门》

【组成】生龙骨、净黄蜡各 80 克，铅粉 60 克，冰片、麝香（现用人工麝香）、硼砂各 10 克。

【制法】将除黄蜡外药物捣研为细末，和匀，随即将黄蜡熔化，离火，入上药末，搅匀。将药倾倒于棉纸上，用竹刀刮匀。若膏凝难刮匀，用热汤熏软，于纸上刮匀。剪作一小指宽、3 厘米长形状，贮存于瓷瓶中，切勿泄气。

【功用】祛风散火，杀虫止痛。

【适应证】去风邪，止火牙痛，固牙齿，治疳气，齿动摇不能食物。

【用法】每次于睡前使用，先用花椒水漱净口齿，再取膏 1 片，贴牙根上，次日取出。重者见色黑，轻者见色黄。

【说明】方中铅粉有毒。

方八　蟾酥膏

【来源】《古今医统大全·卷六十四·药方》

【组成】 蟾酥5克，巴豆（去油，研如泥）、杏仁（烧）各25克。

【制法】 上药研如泥。

【功用】 消肿止痛，杀虫护齿。

【适应证】 治风蛀诸牙疼痛之症。

【用法】 以绵裹如粟米大，如蛀牙扎入蛀处，如风牙扎入牙缝中，吐涎尽愈。

【说明】 方中巴豆、蟾酥有毒，慎用。

方九　雄黄定痛膏

【来源】《古今医统大全·卷六十四·药方》

【组成】 盆硝（另研）、雄黄（另研）各5克，细辛10克，大蒜、猪牙皂角各15克。

【制法】 上药为末，用大蒜捣为膏，丸如梧桐子大。

【功用】 消肿止痛，杀虫护齿。

【适应证】 治诸般风虫牙齿疼痛之症。

【用法】 每用1丸，以绵裹药，左边牙疼放左耳内，右牙疼放右耳内，良久痛止。取出药，可治数人。

【说明】 方中雄黄、细辛有毒。

方十　牙宣白玉膏

【来源】《清宫配方集成·口齿方》

【组成】 龙骨50克，冰片、麝香各5克。

【制法】 将药研末，入白蜡60克搅匀，用白绵纸刷之，备用。

【功用】 清胃解毒，泻火消肿。

【适应证】 胃火炽盛证之牙齿疼痛，或肿胀浮起，疼痛不能饮食者。

【用法】 用时将此膏贴牙上，次晨揭去。

【禁忌证】 属风寒或肾虚者，不宜使用本方。

【特别提醒】 本方外用，严禁内服。

方十一　乳香膏

【来源】《世医得效方·卷十七·齿病》

【组成】光明白矾、滴乳香各 10 克。

【制法】将上药研为细末，熔蜡和成膏。

【功用】消肿止痛，杀虫护齿。

【适应证】虫牙痛。

【用法】视虫牙孔大小，每取适量填塞，其痛立止。

方十二　固齿白玉膏

【来源】《清宫配方集成·口齿方》

【组成】定粉、煅龙骨、珠子各 20 克，麝香 1 克。

【制法】共为细末，入黄蜡 200 克熔化，候冷，捏成饼摊于纸上。

【功用】散风泻热，清胃消肿。

【适应证】胃火上攻证，症见牙痛龈肿溃烂或牙齿出血，口气热臭，舌红苔黄，脉数。

【用法】将纸剪成条贴患牙上，次晨揭去。

【禁忌证】牙痛属风寒或肾虚者，不宜使用本方。

【特别提醒】本方外用，严禁内服。

方十三　竹叶膏

【来源】《清宫配方集成·口齿方》

【组成】生竹叶 600 克，生姜 150 克，白盐 225 克。

【制法】先将竹叶熬出浓汁，再将姜捣汁同熬，沥渣，将盐同熬干。

【功用】清热利湿，消肿止痛。

【适应证】湿热疮疡，症见皮肤瘙痒，或红肿热痛或瘙痒流水，伴心烦口渴，尿黄不利；肾虚牙痛，症见牙齿松动疼痛，昼轻夜重，伴腰膝酸软；心胃火盛牙痛，症见牙齿肿胀疼痛，伴心烦口臭。

【用法】遇皮肤瘙痒，则外敷痒处；遇牙痛则外搽患牙。

【禁忌证】证属风寒者不宜。

【特别提醒】本方外用，严禁内服。

方十四　疗齿痛方

【来源】《外台秘要方·卷二十二·耳鼻牙齿唇口舌咽喉病五十六门·牙齿疼风虫俱疗方》

【组成】雄黄、莽草各 300 克，腊月羊脂 500 克，蜀葵茎 2 枝。

【制法】先捣研雄黄、莽草为细末，再将羊脂消融备用。

【功用】解毒杀虫，消肿止痛。

【适应证】齿痛，不问虫、风者。

【用法】用葵茎蘸羊脂和药末，注入到齿痛处，每天3~5次。每次先将葵茎烧热再用，效果更好。

【说明】方中雄黄、莽草有毒。

方十五　雄黄膏

【来源】《外台秘要方·卷二十二·耳鼻牙齿唇口舌咽喉病五十六门·疳虫食齿方》

【组成】好牛酥750克，蜜腊125克，雄黄75克，朱砂、藜芦各30克，藁本100克，杏仁60克，川芎、白芷、鳗鱼、升麻各45克。

【制法】先将酥与其他药物合煎，令鱼颜色变黄，去鱼，反复煎熬，不断浓缩，入腊，再煎，泡沫消尽则膏成，放置容器中，不停搅拌，直至凝固，不去渣。

【功用】清热解毒，杀虫疗疮。

【适应证】牙龈肿痛溃烂，口腔黏膜溃疡，虫牙等各种口腔疾患。

【用法】取适当大小敷痛处，直至痊愈。

【说明】方中雄黄、朱砂、藜芦均有毒。

方十六　雄黄膏

【来源】《奇效良方·卷六十二·牙齿通治方》

【组成】雄黄10克，乳香、没药各5克，麝香2.5克。

【制法】将上药研为细末，熔黄蜡和丸。

【功用】杀虫护齿，消肿止痛。

【适应证】治虫牙疼。

【用法】每取适量，放在虫蛀牙孔中。

【说明】此方亦载于：《古今医统大全·卷六十四·药方》。

【特别提醒】不宜内服。

方十七　五灵膏

【来源】《奇效良方·卷六十二·牙齿通治方》

【组成】五灵脂25克，松脂、黄蜡各50克，黄丹、蟾酥各1克。

【制法】将上药切碎放入锅中，以慢火熬成膏。

【功用】通经活血，固齿护齿。

【适应证】牙齿动摇。

【用法】摊于绢上候冷，剪作片子，每夜贴于牙龈上，有津即吐，误咽不妨。

【说明】此方亦载于《普济方·卷七十·牙齿门·牙根动摇》。

【特别提醒】不宜内服。

方十八　宣牙膏

【来源】《奇效良方·卷六十二·牙齿通治方》

【组成】定粉、龙骨各 12.5 克，麝香 1 克，黄蜡 50 克。

【制法】将上药研为细末，拌匀，将黄蜡熔化，和入药末，放冷取出，熨斗烧热，铺纸用药摊之匀薄。

【功用】固齿护齿，通经止痛。

【适应证】治牙齿动摇不牢，疼痛不止。

【用法】剪作纸条，睡觉前于患处齿龈间，封贴 1 夜，次日早晨取出药。每夜用之，如此半月，消牙齿肿闷，生龈肉，治疳蚀，去风邪，牢牙齿，大有神效。

【说明】此方亦载于：《普济方·卷七十·牙齿门·牙根动摇》。

【特别提醒】不宜内服。

方十九　化毒膏

【来源】《普济方·卷六十五·牙齿门·牙齿疼痛》

【组成】葱根、出衣粉、豆粉各 100 克，头发灰 30 克，黄柏 50 克。

【制法】将上药研为细末，用淡醋调成膏状。

【功用】清热解毒，消肿止痛。

【适应证】牙痛腮肿。

【用法】每用少许，外贴肿处，绯帛封之，频频唾湿，勿令干了。

【特别提醒】本方外用，不宜内服。

方二十　神应膏

【来源】《普济方·卷六十五·牙齿门·牙齿疼痛》

【组成】全蝎 21 个，五倍子 20 克，土狗 6 个，地龙 21 条。

【制法】将上药研为细末，用葱白2根，烂捣取汁，调成膏状。

【功用】通络活络，消肿止痛。

【适应证】牙痛。

【用法】每用少许，贴左右太阳穴上，立效。

【特别提醒】本方外用，不宜内服。

方二十一　露蜂房散

【来源】《普济方·卷六十六·牙齿门·牙齿疼痛》

【组成】露蜂房（不拘多少，用火箸签烧过）。

【制法】将上药研碎为末，放手心内，用好酒3~4滴，调成膏子。

【功用】清热祛风，消肿止痛。

【适应证】热毒风攻头面，齿龈肿痛。

【用法】每用少许，外擦痛牙。

【特别提醒】本方外用，不宜内服。

方二十二　三枝膏

【来源】《普济方·卷六十六·牙齿门·牙齿疼痛》

【组成】槐枝、柳枝、桑枝各100克。

【制法】将上药切碎，以水熬透，滤去渣滓，再熬成膏。

【功用】疏风散热，通经止痛。

【适应证】风热上攻，牙齿疼痛。

【用法】每以少许，外擦痛牙。

【特别提醒】本方外用，不宜内服。

方二十三　治牙疼殊效方

【来源】《普济方·卷六十六·牙齿门·牙齿疼痛》

【组成】青荷叶7枚（剪去四边，留中间连柄处，大如钱）。

【制法】将上药放入浓米醋中熬透，去荷叶再熬成膏。

【功用】清热解毒，消肿止痛。

【适应证】牙痛。

【用法】每用少许，外擦痛牙。

【特别提醒】本方外用，不宜内服。

方二十四　地黄膏

【来源】《普济方·卷六十九·牙齿门·骨槽风》

【组成】生地黄汁、胡桐泪、白矾各100克，麝香1克。

【制法】将上药研为极细粉末，同生地黄汁搅拌均匀，放入锅中，煎熬浓缩成膏。

【功用】消肿排脓，祛风止痛。

【适应证】骨槽风痛，龈肿齿宣露，齿根挺出，时流脓血不止。

【用法】每次饭后，用本膏少许，外涂患处，有津即咽。

方二十五　丁香膏

【来源】《普济方·卷六十五·牙齿门·牙齿疼痛》

【组成】丁香110克（用水3000毫升煎至500毫升），黄蜡110克，沉香75克（用水3000毫升煎至500毫升升），细辛110克（用水3000毫升煎至500毫升），麝香、朱砂、松脂、黄芪、硫黄各40克，铅丹110克。

【制法】上先将丁香汁、沉香汁放入锅中煎，再加入细辛汁，待汁煎至一半后，加入松脂及诸药末。候药无水气时，即加入好麻油200克，用柳木枝不停搅拌，直至膏成。

【功用】通经散寒，消肿止痛。

【适应证】牙齿冷痛，龈肿出脓血，蛀牙。

【用法】每用本膏涂绢上，可视牙齿大小外贴，立效。

【特别提醒】本方外用，不宜内服。

方二十六　护齿膏

【来源】《万病回春·卷五·牙齿》

【组成】防风、独活、槐枝、当归、川芎、白芷、细辛、藁本各300克。

【制法】将上述药物锉细，入香油480克内浸泡3天，煎熬至焦枯，过滤去渣，加入以下药物：白蜡、黄蜡各60克，官粉、乳香、没药、龙骨、白石脂、石膏、白芷各30克，将上药一起捣研为细末，麝香（现用人工麝香）3克捣研为末，先将二蜡熔化成膏，再下其他8味药末，搅拌均匀，于瓷器中贮存。

【功用】解毒杀虫，活血止痛。

【适应证】牙龈宣露。

【用法】取适量，摊涂在好皮纸上，敷牙宣处。

【说明】方中细辛、官粉均有毒，不可轻易使用。

方二十七　牙宣膏

【来源】《万病回春·卷五·牙齿》

【组成】麝香（现用人工麝香）15 克，白龙骨、官粉各 150 克。

【制法】先将白龙骨及官粉捣研为细末，再入麝香一起捣研均匀；用黄蜡 600 克，置于瓷器中化开，入药内，又搅拌均匀；用干净的纸裁作正方形，剪成条状。

【功用】解毒杀虫，生肌敛疮。

【适应证】疳蚀所致的牙齿动摇不牢，疼痛不止，龈肉出血。

【用法】取膏适量，摊涂在纸上，睡前于齿患处牙龈上贴之，1 晚后更换。

【说明】方中官粉有毒。

目　赤

目赤是指单眼或双眼白睛部位发红的表现，即眼结膜充血，俗称火眼。

目赤因外感风热邪气者，治宜疏散风热；因肝火上炎者，治宜清肝明目；因热毒炽盛者，治宜清热泻火解毒；因阴液亏虚者，治宜养阴补虚。本病属实证、热证者多，大多治以清热解毒、清肝明目为主。

方一　春雪膏（一名绛雪膏）

【来源】《类证治裁·卷六·目症论治·附方》

【组成】炉甘石、童便各 20 克，黄连、当归、黄蜡、乳香、乌贼骨、白丁香各 10 克，麝香、轻粉各 2 克，白蜜 100 克。

【制法】将黄连、当归切碎，水浸后煎煮，纱布滤去药渣，如此 3 遍，再将所滤药液加热浓缩，再入童便，然后将炉甘石烧成红色放入药液中淬，直至药液变干为止，然后置于地上 1 夜以去火气。再将硼砂研成细粉末以水调制，然后放在炭火上慢慢炖干备用。将黄蜡、乳香、乌贼骨、白丁香、麝香、轻粉一起研成粉末，然后与制备好的炉甘石粉、硼砂粉一起混合均匀，再放入白蜜用手不停搅拌直至不黏手为止。然后搓成条状备用。

【功用】明目退翳，消肿止痛。

【适应证】目赤肿痛，日久生翳膜。

【用法】使用时，用新水磨化点眼睛。

【禁忌证】无实热者慎用。

方二　二百味草花膏

【来源】《本草纲目·卷五十·羊》

【组成】羯羊胆1枚，蜜50克。

【制法】将羯羊胆入蜂蜜内蒸之，待干捣研为膏。

【功用】清热止痒，解毒消肿。

【适应证】烂弦风赤眼，流泪不可近光，及一切暴赤目疾。

【用法】取膏适量，含化；同时取适量点眼，一日泪止，二日肿消，三日痛定。

【说明】此方来源于《夷坚志》，书中提到，因羊食百草、蜂采百花，故有二百花草之名。

方三　眼赤地黄膏（方名编者加）

【来源】《本草纲目·卷十六·生地黄》

【组成】生地黄（水洗）、黑豆各80克。

【制法】将上述药物一起捣研为膏。

【功用】清热止痛，养阴明目。

【适应证】眼暴赤痛。

【用法】每于睡前使用，先用盐汤将眼洗净，再闭目，取膏适量厚敷目上，到次日天明则用水润湿后取下。

【说明】本方出自《圣济总录》。

方四　疗赤眼菖蒲膏（方名编者加）

【来源】《本草纲目·卷十九·菖蒲》

【组成】菖蒲1500克。

【制法】将菖蒲擂取自然汁，火熬成膏。

【功用】清热解毒，明目退翳。

【适应证】诸般赤眼，攀睛云翳。

【用法】取膏适量，点眼。

【说明】本方出自《圣济录》。

方五　冬青膏（方名编者加）

【来源】《本草纲目·卷三十六·女贞》

【组成】冬青叶200克，黄连100克。

【制法】将冬青叶、黄连切碎，水浸后煎煮，纱布滤去药渣，如此3遍，再将所滤汁液混匀，浓缩成膏。

【功用】清热祛风。

【适应证】风热赤眼。

【用法】点眼。

方六　女贞膏（方名编者加）

【来源】《本草纲目·卷三十六·女贞》

【组成】女贞子200克。风热赤眼：冬青子不拘多少，捣汁熬膏，净瓶收固，埋地中7日。

【制法】将女贞子捣汁熬膏。

【功用】凉血祛风。

【适应证】风热赤眼。

【用法】点眼。

方七　疗赤目障翳膏（方名编者加）

【来源】《本草纲目·卷四十四·青鱼》

【组成】黄连（切片）500克。

【制法】用井水将黄连熬浓，过滤去渣，再熬直至成膏，入大青鱼胆汁调和均匀，再入片脑少许，于瓶中密封保存。

【功用】清热解毒，明目退翳。

【适应证】赤目障翳。

【用法】取膏适量，点眼。

【说明】本方来源于龚氏《易简》。

方八　小菊花膏

【来源】《证治准绳・幼科・集二・目赤肿痛》

【组成】 黄连、黄芩、大黄、菊花、羌活、苍术、荆芥穗、防风各10克，白蜜200克。

【制法】 将白蜜放入锅中煎煮，然后将上药打成粉状，撒入锅中搅拌均匀，继续煎煮收膏。

【功用】 清热解毒，疏散风热。

【适应证】 小儿风热、热毒所致的目赤眼痛。

【用法】 不定时服用，以白开水化开服用。

方九　清凉膏

【来源】《证治准绳・幼科・集二・目赤肿痛》

【组成】 大黄、黄连、黄柏、葛根、细辛、薄荷叶、风化朴硝各10克，姜汁200克。

【制法】 将上述药物打成粉末，然后以姜汁调制成膏状。

【功用】 清热解毒，疏散风热。

【适应证】 小儿暴赤火眼肿痛，及血疖作痛发热。

【用法】 使用时将膏药涂于太阳穴处。热疖者以凉米汤水调化敷太阳穴处。

【特别提醒】 外用，禁内服。

方十　辟尘膏

【来源】《证治准绳・幼科・集二・目赤肿痛》

【组成】 石墨、玄明粉各10克。

【制法】 用清水将石墨磨化，然后放入玄明粉调和成膏状。

【功用】 清热解毒，疏散风热。

【适应证】 小儿尘埃入目，揩拭成肿热，疼痛不已。

【用法】 用毛笔将膏药点于目内。

【禁忌证】 虚寒证患者慎用。

【特别提醒】 外用，禁内服。使用时禁止饮酒。

方十一　真珠膏

【来源】《证治准绳・幼科・集二・内障》

【组成】珍珠粉、甘菊、豆豉、井泉石各25克，白蜜200克，鲤鱼胆1枚，冰片10克。

【制法】先将白蜜放入锅中煮沸，然后将其他药物打成粉状撒入锅中搅拌均匀，慢火熬成膏状。

【功用】清热解毒，退翳明目。

【适应证】实热所致的眼病久不愈，视物模糊。

【用法】用毛笔将膏药点于目内。

【禁忌证】虚寒证患者慎用。

【特别提醒】外用，禁内服。

方十二　龙胆膏

【来源】《验方新编·卷一·目部》

【组成】龙胆草100克。

【制法】将龙胆草切碎，水浸后煎煮，纱布滤去药渣，如此3遍，将所滤药液混合，浓缩为膏。

【功用】清热泻火，明目退翳。

【适应证】肝热目痛。

【用法】点入眼内。

【禁忌证】虚寒证不适宜。

方十三　清凉膏

【来源】《急救广生集·卷二·杂症·眼疾》

【组成】芙蓉叶100克。

【制法】将芙蓉叶捣为细末，水调为膏。

【功用】清热凉血，解毒消肿。

【适应证】赤眼疼痛。

【用法】外贴太阳穴。

方十四　黄连养目膏

【来源】《惠直堂经验方·卷二·眼目门》

【组成】黄连30克，当归15克，防风10克。

【制法】将上药切碎，水煎取浓汁，用纱布滤过，加白蜜50毫升，再隔水煎成膏。

【功用】清热散风，凉血活血。

【适应证】风热所致的眼目赤肿，迎风流泪，畏日羞明等症。

【用法】点眼。

方十五　神明膏

【来源】《医心方·卷五·治目赤烂眦方第二十五》

【组成】蜀椒 75 克，吴茱萸、白术、川芎、当归、白芷各 25 克，附子（去皮）45 克，桂枝 40 克，醋 2500 克，脂肪 5000 克。

【制法】将上述 10 味药物切碎，浸渍于醋中 1 晚。次日早上纳药于猪膏中，置小火上不断煎煮，反复浓缩，直至白芷色黄则膏成，用绵布绞榨过滤去渣，密封保存。

【功用】清热解毒，祛风止痒。

【适应证】风目烂赤泡，冻疮，腹痛。

【用法】若为腹痛，则取半枣大 1 枚，温酒送服，一天 3 次；皮肤肿痛者，取膏适量，对着火摩患处数百次，一天 3 次。

【说明】方中附子有毒。

方十六　退热膏

【来源】《十便良方·卷二十二·治眼目等疾诸方》

【组成】苦竹沥 150 克，黄连 25 克。

【制法】黄连捣碎，与苦竹沥浸后滤取汁液。

【功用】清热泻火，消肿止痛。

【适应证】肝经实热之目赤眦痛肿开不得者。

【用法】点于眼中。

【禁忌证】气血亏虚之视物昏花者。

方十七　猪胆方

【来源】《普济方·卷八十三·眼目门·目青盲》

【组成】猪胆 5 枚（取汁）。

【制法】将上药煎如膏状。

【功用】清热明目，消肿止痛。

【适应证】目盲。

【用法】用铜箸蘸取少许点眼。

【特别提醒】本方外用，不宜内服。

方十八 杏仁膏

【来源】《十便良方·卷二十二·治眼目等疾诸方》

【组成】杏仁、石盐、青铜古钱各15克。

【制法】于三月中取新杏仁研脂，绞取汁500克，石盐2大豆许，以铜器盛之。

【功用】凉肝明目，清热祛风。

【适应证】治肝经风热目不明者。

【用法】取古铜钱14枚，浸之14天，绵注目中，夜洗眼用。

【禁忌证】寒证不宜。

【说明】方中杏仁有毒。

方十九 三胆膏

【来源】《十便良方·卷二十二·治眼目等疾诸方》

【组成】羊胆150克，鸡胆、鲤鱼胆各50克。

【制法】三胆捣破，调合令匀。

【功用】清热解毒，消肿止痛。

【适应证】眼为他物所伤。

【用法】频点眼。

【禁忌证】寒证不宜。

【说明】外用，不可内服。

方二十 地黄膏

【来源】《证治准绳·类方·第七册·目肿胀》

【组成】大黄、黄芩、黄连、黄柏、赤芍、当归、绿豆粉、薄荷、芙蓉叶各20克，生地黄汁300克，鸡蛋清、白蜜各100克。

【制法】将上述药物捣研为细末备用，再放入生地黄汁、鸡子清、白蜜一起调和成膏。

【功用】清热解毒，活血止痛。

【适应证】跌打损伤等伤眼导致的眼睛肿胀。

【用法】取膏药敷于两侧太阳穴及眼胞。

【特别提醒】外用，禁内服。

方二十一　蕤仁膏

【来源】《类证治裁·卷六·目症论治·附方》

【组成】蕤仁、秦皮各200克，艾叶、蜀椒各100克，朱砂、麝香各10克，硼砂50克。

【制法】先将蕤仁研成粉状以牛皮纸包好，然后压去油，再研再压，反复数次，即成蕤仁霜，备用。将秦皮水浸后煎煮，纱布滤去药渣，如此3遍，再将所滤药液加热浓缩，与蕤仁霜一起调和，放入锅中焙熟，然后涂于碗内备用。将艾叶与蜀椒一起点燃冒烟，然后将碗盖在烟上熏烤，直至烟熏尽。最后将碗晒干，加入麝香、朱砂一起研制好放入瓷罐中备用。

【功用】明目退翳，消肿止痛。

【适应证】目赤肿痛，日久生翳膜。

【用法】用新水磨化点目内眦。

【禁忌证】无实热者慎用。

【说明】此方中麝香的剂量可以适当减少。

方二十二　蕤仁膏

【来源】《类证治裁·卷六·目症论治·附方》

【组成】蕤仁200克，麝香10克，朱砂20克

【制法】先将蕤仁研成粉状以牛皮纸包好，然后压去油，再研再压，反复数次，即成蕤仁霜，备用。将麝香、朱砂与蕤仁霜一起搅拌均匀，再水飞备用。使用时，用新水磨化点目内眦。

【功用】明目退翳，消肿止痛。

【适应证】目赤肿痛，日久生翳膜。

【用法】用新水磨化点目内眦。

【禁忌证】无实热者慎用。

方二十三　金丝膏

【来源】《奇效良方·卷五十七·眼目通用方》

【组成】黄连100克，大黄、黄柏、龙胆草、山栀仁、当归各50克，青竹叶10克，大枣（去核）20个，灯心草、硼砂、乳香各1克。

【制法】将上药切碎，水浸透后慢火煎煮，纱布滤去药渣，将所滤

药汁澄清，再滤过，于锅内用慢火熬令减半，入白蜜250克同搅，浓缩至如膏状，离火候冷，再用纱布滤过。

【功用】清热祛风，消肿止痛。

【适应证】风热上攻，目赤肿痛。

【用法】每取10克，入龙脑1克，同研千遍，令匀，取少许点之。

【说明】此方亦载于：①《审视瑶函·卷三·肿胀》。②《普济方·卷七十五·眼目门·风毒冲目虚热赤痛》。③《证治准绳·类方·第七册·目肿胀》，方中有冰片。

【特别提醒】不宜内服。

方二十四　黄牛胆煎

【来源】《奇效良方·卷五十七·眼目通用方》

【组成】黄牛胆汁、鲤鱼胆汁、猪胆汁、羊胆汁各100克，熊胆1克，胡黄连1克，黄连、青皮各1克，白蜜150克。

【制法】将上药研为细末，与蜜并胆汁和匀，入瓶内封固，饭甑中蒸，待饭熟为度，用纱布滤过，冷凝即成。

【功用】清热解毒，消肿止痛。

【适应证】眼涩痛。

【用法】每取适量，点目眦。

【特别提醒】不宜内服。

方二十五　鱼胆敷眼膏

【来源】《奇效良方·卷五十七·眼目通用方》

【组成】鲤鱼胆5枚，黄连25克。

【制法】将黄连研为细末，取胆汁调黄连末，于饭上蒸，待饭熟为度，入蜜少许，调似膏。

【功用】清热解毒，凉血止痛。

【适应证】飞血赤脉作痛，及暴赤眼涩。

【用法】涂敷目眦。

【说明】此方亦载于：《证治准绳·类方·第七册·目赤》

【特别提醒】不宜内服。

方二十六　田螺膏

【来源】《证治准绳·类方·第七册·目肿胀》

【组成】田螺7个，金钱草、生地黄根各20克。
【制法】上药同捣烂为膏状备用。
【功用】清热消肿，退翳明目。
【适应证】眼睛肿胀突出及赤眼生翳膜。
【用法】取膏药贴于两侧太阳穴及眼胞处。
【特别提醒】外用药，禁内服。

方二十七　土朱膏

【来源】《证治准绳·类方·第七册·目肿胀》
【组成】代赭石30克，石膏10克，冰片5克，白蜜50克。
【制法】上药打成粉状，然后以水调和，再放入白蜜调制成膏状。
【功用】清热消肿。
【适应证】眼睛赤热肿胀，闭目难开。
【用法】取膏药敷于两侧目眦及太阳穴。
【说明】此方亦可以栀子煎汤送服，用治热毒所致的目赤肿痛。

方二十八　琥珀煎

【来源】《奇效良方·卷五十七·眼目通用方》

【组成】乳香10克，蕤仁25克，滑石、铅丹、槐枝、柳枝各100克，黄连、青皮各50克，黄芩、白蜜各200克，木鳖子仁10枚。

【制法】将槐枝、柳枝、黄芩、滑石、青皮切碎，水煎后纱布滤去药渣，下入乳香、蕤仁、铅丹、木鳖子仁与蜜同熬，待药液如琥珀色，将黄连研为细末下入再煎，纱布滤去药渣，冷凝即成。

【功用】祛风解毒，消肿止痛。
【适应证】治风毒冲目，肿赤痒痛。
【用法】每取适量，点眼，以目涩为度。
【特别提醒】不宜内服。

方二十九　玄明春雪膏

【来源】《古今医统大全·卷六十一·点眼药》
【组成】玄明粉、硼砂各15克，冰片5克。
【制法】上乳无声，瓷罐收贮，密封固勿泄气。
【功用】清热泻火，消肿止痛。

【适应证】时气热眼。

【用法】点眼内。

【禁忌证】寒证不宜。

方三十 蕤仁春雪膏

【来源】《审视瑶函·卷二·淫热反克之病》

【组成】蕤仁（去皮壳心，压去油）20克，龙脑（研）3克。

【制法】先将蕤仁研细，入龙脑和匀。用生好真川白蜜5克，再研和匀。

【功用】清热解毒，消肿止痛。

【适应证】肝经不足，内受风热，上攻头目之证。症见昏暗痒痛，瘾涩难开，昏眩赤肿，怕日羞明，不能远视，迎风有泪，多见黑花等。

【用法】取适量，点目内。

【禁忌证】虚证不宜。

【说明】此方亦载于：《古今医统大全·卷六十一·点眼药》。

方三十一 点眼蕤仁膏

【来源】《审视瑶函·卷三·目赤》

【组成】蕤仁（去壳、去皮心膜油，取霜）、好酥各25克。

【制法】将蕤仁与酥和匀，研摊碗内，用艾1小团，烧烟出，将碗覆烟上熏，待艾烟尽即止，重研匀。

【功用】清热解毒，消肿止痛。

【适应证】风热眼，症见飞血赤脉、痒痛无定等。

【用法】取适量点目内，日2次。

【禁忌证】虚证不宜。

【说明】此方亦载于：①《奇效良方·卷五十七·眼目通用方》。②《普济方·卷七十七·眼目门·目飞血赤脉》。

方三十二 五胆膏

【来源】《审视瑶函·卷六·眼科针灸要穴图像》

【组成】熊胆、鲭胆、鲤胆、猪胆、羊胆、川蜜各25克。

【制法】将上药混匀，微火熬成膏，取起用瓷盒藏之，出火毒。

【功用】清热解毒，祛风止痒。

【适应证】一切火热赤眼，流泪烂弦，怕热羞明，或痛或痒等症。

【用法】点眼。

【禁忌证】虚证不宜。

方三十三　散血膏

【来源】《审视瑶函·卷六·眼科针灸要穴图像》

【组成】紫金皮、白芷、大柏皮、大黄、赤小豆、南星、寒水石、姜黄各 15 克，生地黄 500 克。

【制法】上药除生地黄各等分，为细末，备用；生地黄熬汁成膏，入细末，调匀。

【功用】清热解毒，消肿止痛。

【适应证】治赤肿不能开，睛痛热泪如雨。

【用法】敷眼四周。

【说明】方中南星有毒，慎用。

方三十四　清凉膏

【来源】《审视瑶函·卷六·眼科针灸要穴图像》

【组成】南星（生用）、苏薄荷各 25 克，荆芥、百药煎各 10 克。

【制法】上为细末，井水调成膏。

【功用】清热解毒，消肿止痛。

【适应证】治赤肿不能开，睛痛热泪如雨。

【用法】贴眼角上，自然清凉。

【说明】方中南星有毒，慎用。

方三十五　丹溪乳连膏

【来源】《古今医统大全·卷六十一·点眼药》

【组成】黄连膏 50 克，乳汁（银杓熬过半）20 克。

【制法】上 2 味和匀入瓷罐，少加冰片埋土地下，可点诸目疾。

【功用】清热解毒，消肿止痛。

【适应证】治目中百病。

【用法】每取适量点目内。

【禁忌证】寒证不宜。

方三十六 小料紫金膏

【来源】《古今医统大全·卷六十一·点眼药》

【组成】 黄连、大黄各100克，龙胆草、片芩、黄柏、山柰、夏枯草、栀子、菊花、秦艽、木通、归尾、荆芥、川芎、牛蒡子（炒研）、木贼、草决明、白蒺藜（炒去刺）、细辛、楮实子、茺蔚子（炒）、青葙子、厚朴、车前子、海桐皮、诃子（去核）、秦皮、赤茯苓、熟地黄、桑白皮、甘草、五味子各25克，蔓荆子、白芷、玄参、密蒙花、生地黄、薄荷、菟丝子、赤芍药、藁本、覆盆子、苦参、槟榔、独活、羌活、桔梗、杏仁、防风、连翘各50克，牙皂角10克。

【制法】 上药共51味，各根据制法用水洗净晒干，轧粗末，以瓷盆盛。用水5~7碗，入药浸1夜，以砂锅煎至浓汁少许；又加水1碗，至半取起，去渣澄清汁；入铜锅煎至2小碗取起，倾放入碗盛贮待用。制药之时，看膏药多少，方入末药。和剂就作成饼子，亦可不入细药，即紫金膏亦可点。有分为2处，调红调黑，任其自为。

【功用】 清热解毒，消肿止痛。

【适应证】 一切风热赤眼之症。

【用法】 每取适量点目内。

【禁忌证】 寒证不宜。

方三十七 万金膏

【来源】《古今医统大全·卷六十一·洗眼药》

【组成】 黄连、黄芩、黄柏、栀子、防风、连翘、白芷、当归、薄荷、朴硝各150克。

【制法】 上药为细末，炼蜜为丸，如芡实子大。

【功用】 清热凉血，祛风止痛。

【适应证】 一切风热赤眼之症。

【用法】 每用1丸，滚水泡化，热洗眼。

【禁忌证】 寒证不宜。

方三十八 万金膏

【来源】《古今医统大全·卷六十一·易简诸方》

【组成】 羯羊胆（1具，饭上蒸熟），石蜜150克。

【制法】石蜜炼成珠入胆汁研成膏，朱砂末 3 克同研。

【功用】清热凉血，祛风止痛。

【适应证】治一切风热赤眼之症。

【用法】食后临卧，每挑 1 粒如豆大，口中含咽，外点内眦角。

【禁忌证】寒证不宜。

方三十九　羊胆膏

【来源】《古今医统大全·卷六十一·易简诸方》

【组成】羊胆 1 枚。

【制法】用羊胆入蜜 15 克，线扎定，入砂锅内，水 1 碗，煮熟，再入凉水内浸冷取起，候水干开胆倾汁，入瓷罐收之。

【功用】清热凉血，祛风止痛。

【适应证】治一切风热赤眼之症。

【用法】点眼角。

【禁忌证】寒证不宜。

方四十　板毒膏

【来源】《寿世保元·卷八·眼疾》

【组成】黄连 100 克。

【制法】将黄连研为细末，水调如膏状。

【功用】清热解毒，消肿明目。

【适应证】小儿两眼肿痛之症。

【用法】水调敷脚心手心自愈。如肿痛难开，加姜黄、牙皂、朴硝为末，同敷太阳穴、手心和足心。加葱捣烂敷之，尤妙。

【禁忌证】虚证不宜。

方四十一　栀子仁煎

【来源】《备急千金要方·卷六·七窍病·目病》

【组成】栀子仁、蕤仁、决明子各 100 克，车前草、秦皮各 150 克，石膏 200 克，竹叶 100 克，细辛 50 克，赤蜜 300 克。

【制法】将前 8 味药切碎，井水浸泡，煎煮后滤汁，去除药渣，兑入赤蜜，浓缩后用纱布过滤。密封贮藏。

【功用】清泻肝热，凉血止痛。

【适应证】肝经实热，目眦刺痛，羞明流泪等症。

【用法】取仰卧位，每取少量药汁点入目中。

【禁忌证】阴虚证不宜使用。

方四十二　春雪膏

【来源】《景岳全书·宙集·卷六十·因阵》

【组成】朴硝、豆腐各200克。

【制法】将朴硝置于豆腐上，放入铜锅内蒸，然后用玻璃瓶盛朴硝融化后的汁液即可。

【功用】清热解毒，消肿止痛。

【适应证】热毒壅盛所致的目赤肿痛。

【用法】以汁液点眦，使用时须睁开眼睛，待药液与泪水一起流出即可。

【特别提醒】外用药，禁内服。

方四十三　清凉膏

【来源】《张氏医通·卷十五·专方·目门》

【组成】大黄、芒硝、黄连、黄柏、赤芍、当归各40克，细辛20克，薄荷30克，芙蓉叶120克。

【制法】将上述药物捣研为细末备用，再将生地黄400克用酒浸泡后捣研取汁，最后加入鸡子清、白蜜各200克合调成膏。

【功用】清热解毒，活血止痛。

【适应证】跌打损伤、扑倒等伤眼导致的眼睛肿胀。

【用法】取适量，贴太阳穴及眼胞。

【说明】方中细辛有毒，不可轻易使用。此方亦载于：《景岳全书·宙集·卷六十·因阵》。

方四十四　黄连人参膏

【来源】《景岳全书·宙集·卷六十·因阵》

【组成】黄连、人参各50克，冰片10克。

【制法】上药除冰片外，余药盛于碗内，加入冷水浸泡12小时，水量以高出药面3厘米为宜，然后放入铜锅内蒸，待碗中沸腾，然后放入冰片，取出冷却即可。

【功用】清热解毒，消肿止痛。

【适应证】热毒壅盛所致的目赤肿痛。

【用法】以药液点目眦，使用时须睁开眼睛，待药液与泪水一起流出即可。

方四十五　鸡子黄连膏

【来源】《景岳全书·卷五十一·新方八阵·固阵》

【组成】鸡蛋 2 枚，黄连 6 克，冰片 3 克。

【制法】于鸡蛋上开一小孔取出蛋清盛于碗内备用。将黄连与冰片一起打成粉末放入碗内，与鸡蛋清一起搅拌，直至蛋清与粉末混合均匀。放置 20 分钟左右后，用筷子拨开浮沫倒出清液。

【功用】清热解毒。

【适应证】突发火眼，眼睛红肿疼痛，热在肌肤易解者。

【用法】以清液点眼眦，使用时要睁开眼睛让药液随眼泪一起流出。使用数次即可，不可挤眼使药液被挤出。

方四十六　地黄膏

【来源】《世医得效方·卷十六·热证》

【组成】生地黄 50 克，大黄 20 克。

【制法】将生地黄洗净、捣碎，大黄研为细末，两者混匀如膏状。

【功用】清热泻火，凉血止血。

【适应证】血灌瞳仁，生障膜。

【用法】纱布裹取，仰卧，将药搭在眼上。

方四十七　春雪膏

【来源】《世医得效方·卷十六·热证》

【组成】硼砂 15 克，脑子 5 克，通明朴硝 25 克。

【制法】将上药研为细末，过 120 目筛。

【功用】清热泻火，退翳明目。

【适应证】眼目赤肿，翳障羞明。

【用法】每取少量，点眼。

【特别提醒】不宜内服。

方四十八　涂昏膏

【来源】《世医得效方·卷十六·通治》

【组成】好崖蜜250克，黄连25克，没药12.5克，黄丹（炒至紫色）20克。

【制法】将黄丹入蜜内熬黑，煎黄连成稠汁，入蜜内煎熬稠，再入没药末熬数沸，用纱布滤去药渣，冷凝即成。

【功用】清热祛风，活血止痛。

【适应证】治风眼疼痛不可忍者。

【用法】外洗。

【说明】此方亦载于：①《黄帝素问宣明论方·卷十四·眼目门》。②《普济方·卷七十五·眼目门·风毒冲目虚热赤痛》。

【特别提醒】不宜内服。

方四十九　花草膏

【来源】《仁斋直指方论·卷二十·眼目证治》

【组成】羯羊胆1枚。

【制法】将羯羊胆饭上蒸熟，以冬蜜研和，入朱砂末少许，频研成膏。

【功用】清热凉血，祛风止痛。

【适应证】主治患眼肿痛，涩痒，昏泪羞明。

【用法】饭后、临卧取少许含咽，亦可点目。

【特别提醒】不宜过量服用。

方五十　大枣煎

【来源】《千金要方·卷六·七窍病·目病第一》

【组成】大枣15枚，黄连、淡竹叶各200克。

【制法】水煮淡竹叶滤取汁，将大枣、黄连切碎放入，煎煮后用纱布过滤，再浓缩即成。

【功用】清热解毒，导热下行。

【适应证】目眦赤热，眼白红赤，目热磣痛赤肿。

【用法】每取适量，敷目眦中。

【特别提醒】阴虚证不宜使用。

方五十一　乳汁煎

【来源】《千金要方·卷六·七窍病·目病》

【组成】黄连10克，蕤仁50克，干姜100克。

【制法】将上3味药切碎，以人乳浸1夜，用微火慢煎，令水气尽后，用纱布绞去药渣，滤取汁即成。

【功用】祛风散寒，清热明目。

【适应证】目中风寒泪出，目眦赤痒，风泪涩痒等症。

【用法】每取米粒大，纳入目眦内，每日2次。

【禁忌证】阴虚证不宜使用。

【说明】此方亦载于：《奇效良方·卷五十七·眼目通用方》。

方五十二　疗胎赤眼赤方

【来源】《外台秘要方·卷二十一·眼疾二十四门·胎赤久赤方》

【组成】胡粉180克，蕤仁120克。

【制法】先将蕤仁研碎，再入胡粉中，进一步捣研。另捣生麻子为烛蜡，可以点燃，再取猪脂于烛蜡上烧，使得脂油滴入蕤仁及胡粉中，一起合捣、搅拌，使其如糖。

【功用】清热解毒，杀虫疗疮。

【适应证】胎赤眼赤。

【用法】用绵布所缠细枝蘸药，乘软点眼之内眦，药变冷凝固后，再用麻烛烧软而用之。

【说明】方中胡粉有毒，不可轻易使用。

方五十三　加减清热除湿膏

【来源】《光绪皇帝医方选议·第三十章·其他效验医方》

【组成】连翘、赤茯苓、茵陈各120克，龙胆草、桑皮、黄芩、僵蚕、陈皮各80克，炒三仙各200克，防风、赤小豆、菊花各100克，甘草40克。（一方去黄芩、僵蚕，加茯苓120克、白术100克、炒山药120克）

【制法】共以水煎透，去渣，加炼蜜为膏。

【功用】清肝泻热，健脾化湿。

【适应证】肝胆脾胃湿热，目赤头昏，胸胁不适，小便赤涩，脘腹胀满等。

【用法】每服 7 克，白开水冲服。

【禁忌证】肝脾虚热者，非本方所宜。

方五十四　疗积年风赤眼方

【来源】《外台秘要方·卷二十一·眼疾二十四门·胎赤久赤方》

【组成】生油、生猪脂、胡粉各 500 克。

【制法】将上述 3 味药物一起捣研成细末。

【功用】清热解毒，杀虫疗疮。

【适应证】积年风赤眼。

【用法】取适量，调和敷眼。

【说明】方中胡粉有毒，且剂量过大。

方五十五　疗久患风赤眼方

【来源】《外台秘要方·卷二十一·眼疾二十四门·胎赤久赤方》

【组成】黄连 800 克，肥大干枣 400 克，印成盐 200 克。

【制法】将上述 3 味药物加井水煎煮，不停搅拌，小火煎煮，煎至先前之 1/3，绵布过滤，再将余汁继续小火煎煮，待药上可见紫色物时，煎煮成功，继续煎煮直至紫色物消失，刮取药膏放到盒内贮存，勿使其沾上尘埃，备用。

【功用】清热解毒，祛风止痒。

【适应证】久患风赤眼。

【用法】取 1.5 克，人乳拌和，放置在两眼眦处，同眼泪一起出。待感觉到咽喉有苦味时即停用。多年赤眼者，不超过 5 次就可以痊愈。

【说明】无须避风。每次想取出时，可以用口含盐水洗之。

【特别提醒】忌猪肉。

方五十六　疗目中风肿弄眼方

【来源】《外台秘要方·卷二十一·眼疾二十四门·目中风肿方五首》

【组成】矾石 300 克。

【制法】将矾石捣研为细末，与枣膏 600 克混合，制成弹丸大小丸剂。

【功用】解毒燥湿，明目止痒。

【适应证】眼睑肿大，遇风加重，眨眼不停。

【用法】取10克，摩目之上下，约持续一顿饭时间，每天3次。

方五十七　昭容膏

【来源】《目经大成·卷三·昭容膏六》

【组成】绿矾（一名石胆）25克，铜绿10克，文蛤15克，乌梅肉、黑枣肉各50克。（一方加川花椒皮5克，云连末5克，樟脑5克，薄荷叶5克）

【制法】将上药研为细末，俱用白蜜拌，蒸极烂，捣融为膏。

【功用】清热解毒，凉血止痛。

【适应证】目赤。

【用法】每取3克，入水半盏中，饭上蒸化，不时于眼弦上洗。洗毕毋拭，听其自干。

【禁忌证】寒证不宜。

方五十八　疗风痒生疮泪多方

【来源】《外台秘要方·卷二十一·眼疾二十四门·眼杂疗方》

【组成】蕤仁750克，胡粉300克。

【制法】将上述2味药物分别捣研，再入真酥300克一起捣研，令其均匀，最后入龙脑香60克，用油布包裹捣研，直至研尽为止。

【功用】祛风明目，杀虫止痒。

【适应证】眼睛不疼不痛，上下眼睑色红，瘙痒生疮，多泪。小儿出生眼赤。

【用法】大人久患眼睛赤痛烂疮者，宜先用盐3克放入适当稀释的醋中煎煮，沸腾三五次后，用绵布过滤取汁，如果晚上睡觉前使用，则先用清水清洗眼睛，后用盐汤洗，擦拭令眼干，再挑取约1.5克，涂眼睛内外眦处，不停眨眼，一会眼泪流出，眼中感觉凉冷，好像吹风状，3天内眼赤便可以痊愈，视物渐渐清楚。若眼中有倒睫者，可以叫人用镊子拔除，否则会使得人眼红多泪涩痛。如果不拔除，涂药也不会有效果。

【说明】方中胡粉有毒，不可轻易使用。药用铜盒子盛放，不能泄气，被风所伤则不能用。此方不损伤眼睛，也不觉得疼痛。

方五十九 鼢鼠土膏

【来源】《外台秘要方·卷二十一·眼疾二十四门·眼杂疗方》

【组成】 田中鼢鼠土300克，青木香60克，大黄300克，白蔹180克，寒水石360克。

【制法】将上述5味药物捣研为细末、过筛为散，再用新白酒调和如稠糖。

【功用】清热解毒，通经止痛。

【适应证】眼疼，掣连耳之经脉，耳中热，疼痛难忍。

【用法】取15克，在掣痛处摩之，干燥后立即更换。

【说明】此方亦载于：《普济方·卷七十六·眼目门·时气后患目》。

方六十 紫金膏

【来源】《目经大成·卷三·紫金膏十五》

【组成】冬蜜真蜂糖（如白蜡者）500克，羊胆2个，黄连25克，黄丹30克，蕤仁霜15克，冰片5克，人乳粉10克。

【制法】将黄连切碎，水浸后煎煮，纱布滤去药渣，如此3遍，再将所滤药液加热浓缩，下入羊胆，合煎略稠，下黄丹、蕤仁霜，不住手搅成膏，下入蜜，稍煎后退火略冷，入冰片、人乳粉搅拌均匀即成。

【功用】清热泻火，养阴明目。

【适应证】目赤。

【用法】取适量，点眼。

【禁忌证】寒证不宜。

方六十一 摩风膏

【来源】《审视瑶函·卷六·诸因》

【组成】白芷、黑附子、广木香、防风、细辛、骨碎补、归身、藁本、赤芍药、浓肉桂各50克，乌头75克，牛酥（即骨髓）、鹅脂各200克，猪板油250克。

【制法】除酥、脂、板油外，以上诸药，各为细末，用真麻油250克，浸1昼夜。再入酥、脂、板油共熬，以文武火熬如膏为度。

【功用】祛风散寒，通经明目。

【适应证】治风牵眼偏邪。

【用法】涂于患处。

【禁忌证】寒证不宜。

【说明】乌头、细辛有毒。

方六十二　肿膏

【来源】《审视瑶函·卷三·目痛》

【组成】腻粉2克，黄蜡、代赭石（研）各25克，细瓷末（研）、黄柏（细末）、麻油各100克。

【制法】将上药研为极细末，入油蜡同煎为膏。

【功用】清热散结，消肿止痛。

【适应证】治睑生硬物。

【用法】涂敷于硬睑处。

【说明】腻粉有毒，慎用。

方六十三　杏仁膏

【来源】《普济方·卷七十二·眼目门·胎赤眼》

【组成】杏仁、秦艽、细辛、白芷、当归各50克，黄柏75克。

【制法】将上药捣筛为散，加入猪脂500克、酥300克中，煎熬，令药色赤，去滓再煎浓汁，候滴水成珠，即去火再研，再入乳香50克，轻粉50克，急用槐木杖搅拌均匀，入瓷合内收盛，三五日后即可使用。

【功用】清热凉血，消肿止痛。

【适应证】小儿双目赤肿。

【用法】每用少许，外涂赤处，不计时候。

【特别提醒】本方外用，不宜内服。

方六十四　蕤仁膏

【来源】《普济方·卷七十二·眼目门·胎赤眼》

【组成】蕤仁50克，胆矾10克，轻粉5克，黄蜡50克。

【制法】先将前3味研如粉末，再将蜡同少许油，煎如膏状，加入前3味药，搅拌成膏。

【功用】清热解毒，凉血敛疮。

【适应证】小儿双目赤烂。

【用法】每日用小豆大小，点两眼上。

【特别提醒】本方外用，不宜内服。

方六十五 点眼秦皮煎

【来源】《普济方·卷七十二·眼目门·胎赤眼》

【组成】黄连100克，秦皮、升麻各50克。

【制法】共以水熬透，去渣再熬浓汁，少兑炼蜜收膏。

【功用】清热解毒，凉血明目。

【适应证】小儿赤眼，痛不可忍，头晕。

【用法】每用铜箸蘸少许点入眼中，每日2~3次。

【特别提醒】本方外用，不宜内服。

方六十六 铅丹膏点眼方

【来源】《普济方·卷七十二·眼目门·胎赤眼》

【组成】铅丹、白蜜各150克，杏仁10克。

【制法】先将杏仁研如膏状，再加入铅丹及蜜，研令极细，隔水蒸煮20分钟，去渣滓，即成。

【功用】清热解毒，凉血明目。

【适应证】小儿赤眼、不拘久近。

【用法】临点时，先用碗取少许井水，将铜箸先蘸井水，再蘸本膏少许，点目眦头。

【特别提醒】本方外用，不宜内服。

方六十七 点眼铅粉膏

【来源】《普济方·卷七十二·眼目门·胎赤眼》

【组成】铅粉75克，蕤仁50克。

【制法】上先将蕤仁研烂，次下铅粉同研，又将捣生麻子为烛燃着，别取猪肪脂在烛焰上烧，使脂流下，滴入蕤仁铅粉中，更同研令匀如饧。

【功用】清热解毒，凉血明目。

【适应证】久患胎赤眼。

【用法】每晚用铜箸蘸本膏少许，于烛焰上加热，乘温点两内眦。

【特别提醒】本方外用，不宜内服。

方六十八　点眼盐绿膏

【来源】《普济方·卷七十二·眼目门·胎赤眼》

【组成】盐绿40克，蜜300克。

【制法】将盐绿研成粉末，兑入蜜中，煎熬去渣，放入蚌蛤壳内。

【功用】清热明目，消肿止痛。

【适应证】胎赤痛眼。

【用法】每于睡前，将本膏加热后，用铜箸蘸少许，乘温点两内眦。

【特别提醒】本方外用，不宜内服。

方六十九　鱼胆贴眼膏

【来源】《普济方·卷七十三·眼目门·目赤痛》

【组成】鲤鱼胆1枚，黄连20克，大黄20克。

【制法】将黄连、大黄研末，用鱼胆汁调匀，装入瓷瓶，于饭上蒸熟，取出即成。如药干，则兑入开水少许，调如膏状。

【功用】清热明目，消肿止痛。

【适应证】眼赤痛。

【用法】每用少许，涂于帛上，贴在眼睑。

【特别提醒】本方外用，不宜内服。

方七十　枣连膏

【来源】《普济方·卷七十三·眼目门·目赤痛》

【组成】枣10个，黄连、白矾、甘草、乳香各10克。（一方无乳香）

【制法】将上药煎成膏子。

【功用】清热明目，消肿止痛。

【适应证】赤眼之日夜疼痛不可忍者。

【用法】每用少许，滴眼。

【特别提醒】本方外用，不宜内服。

方七十一　通和膏（一名通利膏）

【来源】《普济方·卷七十三·眼目门·目赤痛》

【组成】轻粉0.5克，乳香（皂角子大），杏仁21个。

【制法】将上药均放入口中咀嚼，津液满口，吐至瓷器中，将瓷器加热至四边沸，去渣，兑入生樟脑（皂子大）研匀后，再过滤，即成。

【功用】清热消肿，明目退翳。

【适应证】眼赤涩，翳膜遮障，时多热泪。

【用法】每用铜箸蘸取少许，点于内眦。

【特别提醒】本方外用，不宜内服。

方七十二　地黄膏

【来源】《普济方·卷七十三·眼目门·目赤痛》

【组成】生地（肥者）200克。

【制法】将上药洗净研细，绢帛包之。

【功用】清热凉血，消肿止痛。

【适应证】双目赤肿疼痛。

【用法】令病人仰卧，将药搭在眼上，初似碍而痛，少顷清凉。

【说明】此方亦载于:《世医得效方·卷十六·热证》。

【特别提醒】本方外用，不宜内服。

方七十三　硼砂膏

【来源】《普济方·卷七十三·眼目门·目赤痛》

【组成】硼砂、杏仁、朴硝各15克，樟脑2克，蕤仁10克。

【制法】将上药共研成膏，或用腊月猪胆汁熬膏，效果更佳。

【功用】清热消肿，止痛明目。

【适应证】双目赤肿疼痛。

【用法】每用铜箸蘸取少许，点于内眦。

【特别提醒】本方外用，不宜内服。

方七十四　春雪膏

【来源】《普济方·卷七十三·眼目门·目赤痛》

【组成】南硼砂20克，蕤仁20克，樟脑5克。

【制法】将上药研细烂，用乳汁调成膏状，即成。

【功用】清热消肿，明目退翳。

【适应证】双目赤肿疼痛，目生翳膜。

【用法】每用铜箸蘸取少许，点于内眦。

【特别提醒】本方外用，不宜内服。

方七十五　胡黄连煎

【来源】《普济方·卷七十三·眼目门·目赤烂》

【组成】胡黄连、牛黄、黄柏各40克，冰片、麝香各4克，熊胆10克，黑豆10克，乳梨汁300克。

【制法】先捣胡黄连、黄柏、黑豆筛为粗散，再以水熬透，滤去渣滓，加入梨汁、牛黄、樟脑、麝香、熊胆，反复煎熬浓缩，直至膏成，装入瓷器内，埋入地下，49日后取出。

【功用】清热消肿，明目止痛。

【适应证】风目赤烂，怕见风日，疼不可忍。

【用法】每用铜箸蘸取少许，点于内眦。

【特别提醒】本方外用，不宜内服。

方七十六　通圣膏

【来源】《普济方·卷七十三·眼目门·目赤烂》

【组成】乳香、硇砂、青盐各20克，当归、白矾、黄连各10克，麝香5克，白蜜400克。

【制法】先将诸药研烂，加入蜜中拌匀，再倒进竹筒内，用油纸三重包紧扎定，放入锅内煮，从早晨一直煮到中午，最后取出诸药，滤去渣滓，装入瓶内，封埋土中，经夜后取出，膏即成。

【功用】清热消肿，明目退翳。

【适应证】热泪并眼眶赤烂，兼治生翳膜，涩痒疼痛。

【用法】每用铜箸蘸取少许，点于内眦，点后闭眼少时，随即洗去。眼翳薄者，点3~5次，即随药下。点药箸以金制最妙，多点取效尤速。

【特别提醒】本方外用，不宜内服。

方七十七　蕤仁膏

【来源】《普济方·卷七十三·眼目门·目赤烂》

【组成】蕤仁21枚，轻粉6克，冰片2克，杏仁4克。

【制法】将上药同研令极细，入好酥少许，再研成膏。

【功用】清热消肿，凉血止痛。

【适应证】风眼两眦赤烂。

【用法】临卧先以温浆水洗眼，擦干后涂抹本膏。

【特别提醒】本方外用，不宜内服。

方七十八 金波膏

【来源】《普济方·卷七十三·眼目门·目赤烂》

【组成】黄连150克，黄柏75克，蕤仁、杏仁各20克。

【制法】先将连、柏锤碎，水浸1夜后熬透，入杏仁、蕤仁再熬至沸，过滤后加入蜜100克，麝香、白矾、硇砂各4克，空青12克（若无以铜青替代），冰片8克，反复煎熬浓缩，以滴冷水少许不散为度，膏成后用小瓶密封，在饭甑上蒸3遍，最后将瓶放入井水中冷却后，倒入瓷器中。

【功用】清热祛风，消肿止痛。

【适应证】眼睑眦赤烂，迎风泪出，或痒或痛。

【用法】每用铜箸蘸取少许，点于内眦。

【特别提醒】本方外用，不宜内服。

方七十九 春雪膏

【来源】《普济方·卷七十三·眼目门·目赤烂》

【组成】冰片4克，蕤仁（收霜）80克，蜜120克。

【制法】将上药共研为膏。

【功用】清热解毒，凉血止痛。

【适应证】眼赤烂，痛不可忍。

【用法】每用铜箸蘸取少许，点于内眦。

【特别提醒】本方外用，不宜内服。

方八十 碧云散

【来源】《普济方·卷七十三·眼目门·目赤烂》

【组成】腊月猪油200克，铜青40克，轻粉20克。

【制法】将猪油熔化后倒入瓷瓶内，加入铜青、轻粉，用筷子搅拌均匀，待冷凝后，膏即成。

【功用】清热消肿，敛疮生肌。

【适应证】眼赤烂。

【用法】先用热盐浆水洗眼，再涂一大豆许在赤烂处，1日3次。

【特别提醒】本方外用，不宜内服。

方八十一　轻粉膏

【来源】《普济方·卷七十三·眼目门·目赤烂》

【组成】轻粉50克。

【制法】将上药用唇膏调成膏状。

【功用】清热消肿，攻毒杀虫。

【适应证】眼赤烂不开。

【用法】每用铜箸蘸取少许，点于内眦。

【特别提醒】本方外用，不宜内服。

方八十二　石蜜煎

【来源】《普济方·卷七十四·眼目门·暴赤眼》

【组成】石蜜130克，朱砂、食盐、川芒硝、细辛、石决明、乌贼骨各20克，盐绿10克，蕤仁、黄连各60克。

【制法】上研如粉，以蜜调成膏，瓷器收盛。

【功用】清热泻火，凉血消肿。

【适应证】暴赤眼。

【用法】每用铜箸蘸取绿豆大，点于内眦。

【特别提醒】用药期间当避风。本方外用，不宜内服。

方八十三　蕤仁膏

【来源】《普济方·卷七十四·眼目门·暴赤眼》

【组成】蕤仁、铅丹各20克，井盐10克，黄连40克，胆矾2克，冰片、麝香各2克。

【制法】将上药除冰、麝、蜜外研末，加入水1升、蜜200克中煎熬浓缩，以滴水成珠为度，膏成滤去渣滓，兑冰片、麝末调匀，瓷器收盛。

【功用】清热消肿，解毒退翳。

【适应证】眼暴赤，热毒肿痛，膜障瞳仁。

【用法】每用铜箸蘸取少许点眼。

【特别提醒】本方外用，不宜内服。

方八十四　杏仁膏

【来源】《普济方·卷七十四·眼目门·暴赤眼》

【组成】杏仁、黄连各20克，梨汁60毫升，轻粉4克，古铜钱5文。(一方去古钱)

【制法】共以水煎透，去渣再熬浓汁，少兑炼蜜为膏。

【功用】清热泻火，消肿止痛。

【适应证】眼赤暴痛。

【用法】每用铜箸蘸取半小豆大点眼。

【特别提醒】本方外用，不宜内服。

方八十五　龙脑膏子

【来源】《普济方·卷七十四·眼目门·暴赤眼》

【组成】冰片、秦皮、黄连、甘草、马牙硝各20克。

【制法】水洗净，浸半日，煮烂滤去滓，兑入冰片搅匀，瓷器收盛。

【功用】清热泻火，消肿止痛。

【适应证】风毒暴赤眼，肿涩痛。

【用法】每用铜箸蘸取少许点于肿痛处。

【特别提醒】本方外用，不宜内服。

方八十六　蕤仁膏

【来源】《普济方·卷七十四·眼目门·暴赤眼》

【组成】蕤仁20克，朱砂0.5克，青钱10文，斗子盐、盐绿各2克。

【制法】将上药用井水洗净，浸泡1夜，煮烂如稀膏。

【功用】清热消肿，明目退翳。

【适应证】眼暴赤，肿痛并翳膜，但瞳仁不损。

【用法】每于睡前暗处，用铜箸蘸取少许点眼，每隔2~3日用1次。

【特别提醒】用药期间，当避风，否则有损无益。本方外用，不宜内服。

方八十七　黄连膏

【来源】《普济方·卷七十四·眼目门·暴赤眼》

【组成】黄连、轻粉各20克，蕤仁10克。

【制法】先将蕤仁研烂如膏，加入黄连、轻粉再研，再用新绵包裹，放入新汲水中，过滤取汁。

【功用】清热解毒，消肿止痛。

【适应证】暴赤眼痛。

【用法】每用铜箸蘸取少许点眼，每日10余次。

【特别提醒】本方外用，不宜内服。

方八十八　青梅膏

【来源】《普济方·卷七十四·眼目门·暴赤眼》

【组成】青梅7枚，古字钱7文，盐花20毫升，黄连40克。

【制法】将上药捣筛后，以水熬透，去渣再熬浓汁，至如稀膏即成，瓷器密封贮存，勿令泄气，再埋入地下，7日后取出。

【功用】清热解毒，消肿止痛。

【适应证】暴赤眼涩痛。

【用法】每用铜箸蘸取少许点内眦，每日3次。

【特别提醒】本方外用，不宜内服。

方八十九　铅丹膏

【来源】《普济方·卷七十四·眼目门·暴赤眼》

【组成】铅丹、黄连、蕤仁各50克，盐花1克。

【制法】先煎蕤仁、盐，待沸腾后即下铅丹、黄连，熬透后去渣再熬浓汁，兑炼蜜为膏，瓷器收盛。

【功用】清热解毒，消肿止痛。

【适应证】暴赤眼疼痛。

【用法】每取半小豆大，新汲水调化，用铜箸蘸后点眼，每日2次。

【特别提醒】本方外用，不宜内服。

方九十　大黄膏

【来源】《普济方·卷七十四·眼目门·暴赤眼》

【组成】大黄末20克，麦面12克，鸡子（去黄留清）不拘多少。

【制法】将上药共调如膏状。

【功用】清热泻火，凉血解毒。

【适应证】暴赤眼。

【用法】每用少许，敷上下睑。

【特别提醒】本方外用，不宜内服。

方九十一　砂糖黄连膏

【来源】《普济方·卷七十四·眼目门·暴赤眼》

【组成】白砂糖、黄连末各40克，大枣（洗煮过去皮核）7枚。

【制法】将上药混合后捣透如膏状。

【功用】清热泻火，凉血解毒。

【适应证】暴赤眼。

【用法】每用本膏绿豆大绵裹，新汲水浸后点眼。

【特别提醒】本方外用，不宜内服。

方九十二　龙脑膏

【来源】《普济方·卷七十四·眼目门·暴赤眼》

【组成】冰片、麝香各1克，黄连40克。

【制法】将黄连研末后用蜜调成饼状，涂在白瓦器上，再用艾叶150克点燃后熏瓦，最后将末刮下，兑入脑、麝，瓷器收盛。

【功用】清热解毒，凉血消肿。

【适应证】暴赤眼。

【用法】取如皂荚子大，用新汲水调匀，点眼。

【特别提醒】本方外用，不宜内服。

方九十三　乳香膏

【来源】《普济方·卷七十四·眼目门·暴赤眼》

【组成】甘草、黄连各20克，黄柏30克。

【制法】将上药捣筛为粗散后，以水熬透，去渣再熬浓汁，兑入少许轻粉、2块皂角子大乳香，搅匀，即成。

【功用】清热泻火，解毒消肿。

【适应证】暴赤眼。

【用法】每用铜箸蘸取少许，点眼。

【特别提醒】本方外用，不宜内服。

方九十四　至明膏

【来源】《普济方·卷七十四·眼目门·暴赤眼》

【组成】黄连40克，当归8克，蕤仁4克。

【制法】共以水煎透，去渣再熬浓汁，炼蜜为膏，再将冰片8克、青盐8克、硼砂4克研至极细，兑入膏中，再研令匀，即成。

【功用】清热消肿，养肝明目。

【适应证】暴赤疼痛，泪出眵多，热气上攻，视物昏花。

【用法】每用铜箸蘸取一绿豆大点眼，两眼各点2箸，每日1次。

【特别提醒】本方外用，不宜内服。

方九十五　黄连膏

【来源】《普济方·卷七十四·眼目门·暴赤眼》

【组成】黄连200克，冰片5克。

【制法】将黄连去须为末，以水煎透，去渣再熬浓汁，少兑炼蜜为膏。再兑入冰片，膏成装入罐内，油单纸封紧，沉于井底着泥处，浸1夜后取出。

【功用】清热解毒，消肿止痛。

【适应证】暴赤眼。

【用法】每用铜箸蘸取一绿豆大点眼。

【特别提醒】本方外用，不宜内服。

方九十六　香蜡膏

【来源】《普济方·卷七十四·眼目门·暴赤眼》

【组成】黄连、秦皮各40克。

【制法】将上药捣筛成粗散，于腊月腊日用井华水煎14日，以水尽为度，膏即成，兑入少许冰片，瓷器收盛。

【功用】清热解毒，凉血消肿。

【适应证】暴赤眼，风热痒痛。

【用法】每用少许，倒流水化调匀，再用铜箸蘸取点眼。

【特别提醒】本方外用，不宜内服。

方九十七　黄柏膏

【来源】《普济方·卷七十四·眼目门·暴赤眼》

【组成】黄柏、蛇蜕各40克。

【制法】将上药用醋浆水煎透，去渣再熬浓汁，兑乳香为膏，瓷器收盛。

【功用】清热消肿，明目退翳。

【适应证】眼暴赤涩痛，兼治一切眼疾，目翳。

【用法】每用少许铜箸蘸取，点于内眦上。

【特别提醒】本方外用，不宜内服。

方九十八　地黄膏

【来源】《普济方·卷七十四·眼目门·暴赤眼》

【组成】生地黄、黑豆各75克。

【制法】将上药共捣成膏状。

【功用】清热凉血，消肿止痛。

【适应证】暴赤眼肿痛。

【用法】睡前先用盐汤洗眼，后闭目，将药盖于眼上，天明后洗去。

【特别提醒】本方外用，不宜内服。

方九十九　砂糖膏

【来源】《普济方·卷七十四·眼目门·暴赤眼》

【组成】樟脑20克，砂糖5克，生姜汁10克。

【制法】将上药共研如膏状。

【功用】清热消肿，除湿杀虫。

【适应证】赤眼。

【用法】每用少许铜箸蘸取，点于内眦上。

【特别提醒】本方外用，不宜内服。

方一百　至宝金丝膏

【来源】《普济方·卷七十四·眼目门·暴赤眼》

【组成】当归、羌活、生地黄、黄柏、秦皮、蔓荆子、川芎、黄芩、赤芍药、山栀子、宣连、大黄、细辛各30克。

【制法】共以水煎透，去渣再熬浓汁，兑砂糖收膏，膏成更加脑、麝少许。

【功用】清热消肿，明目退翳。

【适应证】暴赤客热，一切外障。

【用法】每用少许铜箸蘸取点眼，或用温水溶化，洗眼亦可。

【特别提醒】本方外用，不宜内服。

方一百零一　五黄散

【来源】《普济方·卷七十四·眼目门·暴赤眼》

【组成】黄连、黄芩、黄丹、大黄各20克，黄柏40克。

【制法】将上药研末，瓷瓶收盛。

【功用】清热解毒，凉血消肿。

【适应证】目赤。

【用法】每用4克，蜜水调成稀膏，摊于纱布上，外贴太阳穴。

【特别提醒】本方外用，不宜内服。

方一百零二　冰膏似雪

【来源】《普济方·卷七十四·眼目门·暴赤眼》

【组成】黄连、黄柏、黄药子、苦参、朴硝各75克。

【制法】将上药研末，茶水调成稀膏状。

【功用】清热消肿，明目退翳。

【适应证】恶眼暴发眼赤肿，内生翳膜者。

【用法】每用少许外涂太阳穴，干则加茶水再湿润。

【特别提醒】本方外用，不宜内服。

方一百零三　决明膏

【来源】《普济方·卷七十四·眼目门·目积年赤》

【组成】石决明、蕤仁、芦荟、秦皮、黄柏、乌贼骨、紫贝各40克，盐绿10克，鲤鱼胆4个。

【制法】先煎决明、蕤仁、芦荟、秦皮、黄柏5味药，过滤后加入紫贝、鱼胆、乌贼骨、盐绿再次煎熬浓缩，候滴水成珠，膏即成，瓷器收盛，勿令泄气。

【功用】疏风清热，明目退翳。

【适应证】风热目赤翳，积年不瘥，碜痛。

【用法】每用一豆大，乳汁调匀，铜箸蘸取点眼。

【特别提醒】本方外用，不宜内服。

方一百零四　大黄膏

【来源】《普济方·卷七十四·眼目门·目积年赤》

【组成】大黄110克，玄参、芒硝、黄芩、白蔹、木香、射干各75克。

【制法】将上药研末，用鸡子清调匀如膏状。

【功用】清热泻火，凉血消肿。

【适应证】眼赤肿痛。

【用法】每用少许，贴眼上下睑，干则换药，不计次数。

【特别提醒】本方外用，不宜内服。

方一百零五　犀角膏

【来源】《普济方·卷七十四·眼目门·目积年赤》

【组成】犀角20克，秦艽75克，黄连、滑石、牙硝各40克，杏仁60克。

【制法】将上药共为细末，以水熬透，去渣再熬浓汁，兑砂糖为膏。

【功用】清热解毒，消肿止痛。

【适应证】赤眼肿痛。

【用法】每用皂角子大，开水溶化后洗眼。

【特别提醒】本方外用，不宜内服。

方一百零六　青黄膏

【来源】《普济方·卷七十四·眼目门·目积年赤》

【组成】莲子草（七月初七捣绞取汁10升，煎取1升），生麻油1升，胡桐泪（包煎）40克。

【制法】将上药混匀后，反复煎熬浓缩，直至膏成，去胡桐泪，瓷器收盛，7日后方可使用。

【功用】清热泻火，消肿止痛。

【适应证】目赤肿痛。

【用法】每夜用铜箸点鼻中，每孔3点，去枕仰卧，良。

【特别提醒】本方外用，不宜内服。

方一百零七　乳香膏

【来源】《普济方·卷七十四·眼目门·目积年赤》

【组成】乳香、硼砂各20克，轻粉5克，杏仁10克。

【制法】将上药放入口中细嚼，待满口生津，吐于瓷盏内，煎至四边沸腾，滤去渣滓，装入小瓷瓶内。

【功用】清热消肿，明目退翳。

【适应证】目赤肿痛，翳膜遮障，时多热泪。

【用法】每用铜箸蘸取少许，加热后，乘温频繁点眼。

【特别提醒】本方外用，不宜内服。

方一百零八　蜜连膏

【来源】《普济方·卷七十四·眼目门·目积年赤》

【组成】蜜150克，黄连、蕤仁各20克，冰片2克。

【制法】将黄连、蕤仁研散，加入蜜中，慢火煎熬至如稀饧，滤去渣滓，候药稍冷，加入冰片搅拌均匀，膏即成，瓷器收盛。

【功用】清热消肿，明目退翳。

【适应证】眼赤肿痛。

【用法】每用铜箸蘸取少许，点于目内眦，每日2~3次。

【特别提醒】本方外用，不宜内服。

方一百零九　金丝膏

【来源】《普济方·卷七十四·眼目门·目积年赤》

【组成】黄连、当归各75克。

【制法】将上药研末，用蜜水2碗煎至半碗，去滓再研，再加入朴硝10克，乳香5克，混合均匀后装入瓶子，隔水蒸煮半日，兑入樟脑2克研匀，油纸封固，待5日后火毒已去，方可点用。

【功用】清热消肿，明目退翳。

【适应证】眼赤肿痛及一切翳障。

【用法】每用铜箸蘸取少许点眼。

【特别提醒】本方外用，不宜内服。

方一百一十　胜金膏子

【来源】《普济方·卷七十四·眼目门·目积年赤》

【组成】黄连、黄柏各300克，蕤仁40克，当归、赤芍各150克。

【制法】先将上药洗净切碎后，以水熬透，去渣再熬浓汁，候滴水成珠，膏即成，滤去渣滓。待膏稍稍冷却后，再将玄明粉40克、樟脑10克、麝香2克研末，兑入其中，用槐柳条搅拌均匀，倒入瓷瓶中，以纸封盖，数日后用小瓶收盛。

【功用】清热消肿，明目退翳。

【适应证】眼目赤，翳膜攀睛，视物不见，疼痛如割者。

【用法】每用铜箸蘸取少许点眼。

【特别提醒】本方外用，不宜内服。

方一百一十一 龙脑膏

【来源】《普济方·卷七十四·眼目门·目赤碜痛赤肿》

【组成】栀子、生地各 75 克，熟地 40 克，甘草、黄连、决明子、青葙子各 30 克，当归 150 克，马牙硝 225 克，青盐 15 克，密陀僧 2 克，朴硝 40 克，石决明（米泔浸 3 日，刮洗）1 枚，乳香、硇砂各 4 克，硼砂 8 克，蕤仁、灯心各 8 克，铅丹 50 克，大枣 10 枚，白蜜 1800 克。

【制法】先将上药拌匀后加入瓷瓶中密封，隔水蒸煮 1 日后取出，滤去渣滓，再将冰片 4 克、麝香 1 克、轻粉 1 克、朱砂 8 克一并研匀，兑入前膏内，用干燥瓷器收盛。其药滓，用雪水 2 碗，搅和装入罐子，依前法煮，滤取清者点眼。再滤出的药滓焙干后，加入蔓荆子、牛蒡子各 40 克，炒后研末，每服 6.5 克，食后荆芥腊茶调下。

【功用】清热解毒，养肝明目。

【适应证】肝热冲发于目，赤痛、赤肿、碜痛。

【用法】每用铜箸蘸取少许点眼。

【特别提醒】本方外用，不宜内服。

方一百一十二 点眼方

【来源】《普济方·卷七十四·眼目门·目赤碜痛赤肿》

【组成】黄连、蕤仁各 110 克，秦皮、马牙硝、决明子、山栀仁、黄柏各 40 克，铅丹 0.5 克，冰片 4 克。

【制法】将上药除铅丹、牙硝、冰片外并研粗末放入瓷罐内，入蜜 750 克搅拌均匀，再将硝末洒在药面，隔水慢火蒸煮，使牙硝耗尽。次入铅丹，再煮 1 日，瓷罐放冷，兑入冰片，埋入地下。

【功用】清热消肿，养肝明目。

【适应证】肝热，目赤肿、碜痛。

【用法】每用铜箸蘸取少许点眼。若是久患障翳，将本膏 2 克同淡竹沥 3 克混匀后点眼。

【特别提醒】本方外用，不宜内服。

方一百一十三　蕤仁膏

【来源】《普济方·卷七十四·眼目门·目赤碜痛赤肿》

【组成】蕤仁、黄连各40克，铅粉、冰片、轻粉各4克，贝齿0.5克，真牛乳110克。

【制法】将上药搅拌均匀后煎数沸，滤去渣滓，再煎熬浓缩，直至膏成，密封瓷器收盛。

【功用】清热解毒，消肿止痛。

【适应证】目碜涩，迎风泪出，眦睑赤烂生疮，痒痛不已。

【用法】每用铜箸蘸取少许点于内眦，每日2次。

【特别提醒】本方有毒，外用，不宜内服。

方一百一十四　点眼膏

【来源】《普济方·卷七十五·眼目门·风毒冲目虚热赤痛》

【组成】白蜜（慢火熬去末，滤过）450克，朱砂10克，黄丹30克，马牙硝30克，蕤仁10克，黄连、黄柏各20克。

【制法】将上药混匀后，放入青竹筒内，隔水蒸煮，自早至夜，不得火水少别，次晨取出过滤，瓷瓶收盛。

【功用】清热解毒，消肿明目。

【适应证】眼为热毒所攻，肿涩痛。

【用法】每用铜箸蘸取少许点于内眦。

【特别提醒】本方外用，不宜内服。

方一百一十五　朱砂膏

【来源】《普济方·卷七十五·眼目门·风毒冲目虚热赤痛》

【组成】朱砂20克，蕤仁10克，冰片2克，铅粉5克。

【制法】将上药共研为末，真酥调匀，瓷器收盛，勿令泄气。

【功用】清热祛风，凉血解毒。

【适应证】风毒冲目赤痛。

【用法】每用铜箸蘸取少许点于内眦，每日3次。

【特别提醒】本方外用，不宜内服。

方一百一十六　杏连膏

【来源】《普济方·卷七十五·眼目门·风毒冲目虚热赤痛》

【组成】黄连40克，杏仁30克。

【制法】共以水煎透，去渣再熬浓汁，兑砂糖为膏。

【功用】清热祛风，凉血解毒。

【适应证】风热上攻，羞明涩痛，兼治暴赤眼，小儿腐眼。

【用法】每用少许井华水调匀后点眼。

【特别提醒】本方外用，不宜内服。

方一百一十七　龙脑膏

【来源】《普济方·卷七十五·眼目门·风毒冲目虚热赤痛》

【组成】冰片5克，马牙硝10克。

【制法】将上药放入羊胆内，浸泡2昼夜后取出，研匀成膏。

【功用】清热解毒，消肿止痛

【适应证】风毒攻眼，昏眼赤热肿痛。

【用法】每用铜箸蘸取少许点眼，每日3次。

【特别提醒】本方外用，不宜内服。

方一百一十八　春雪膏

【来源】《普济方·卷七十五·眼目门·风毒冲目虚热赤痛》

【组成】蕤仁8克，樟脑4克，杏仁6克，朴硝、硼砂各2克。

【制法】先将蕤仁、杏仁研细，再入诸药，研匀成膏。

【功用】清热解毒，明目退翳。

【适应证】风毒气攻眼目，翳膜遮障，隐涩难开，或发肿痛，攀睛胬肉。

【用法】每用铜箸蘸取一粟米许点眼。

【特别提醒】本方外用，不宜内服。

方一百一十九　龙脑膏

【来源】《普济方·卷七十五·眼目门·风目赤》

【组成】麝香2克，冰片、轻粉、郁李仁、蕤仁、黄连、硝石各40克。

【制法】将上药研末，加入白蜜150克中搅匀，倒入瓷瓶中密封，放入炊饭甑内蒸，以饭熟为度，膏即成。

【功用】清热解毒，明目退翳。

【适应证】目赤流冷泪，目生翳膜。

【用法】每用铜箸蘸取少许点眼，不拘时候。

【特别提醒】本方外用，不宜内服。

方一百二十　点眼铜绿膏

【来源】《普济方·卷七十五·眼目门·风目赤》

【组成】铜绿20克，冰片2克，麝香2克，乌鱼骨、马牙硝、蕤仁各0.5克，水银40克。

【制法】将上药研粉，装入瓷瓶中备用。

【功用】清热解毒，消肿止痛。

【适应证】适应于风赤眼及痒痛。

【用法】每取少许，用乳汁调匀如膏状，再以铜箸蘸取后点眼，每日3~5次。

【特别提醒】本方外用，不宜内服。

方一百二十一　龙脑膏

【来源】《普济方·卷七十一·眼目门·肝虚眼》

【组成】冰片2克，空青0.2克，大黄20克，黄连1克，野驼脂20克，鹅脂110克，熊胆40克，马牙硝4克。

【制法】先将牙硝、黄连、大黄末，纳入脂中，小火慢煎5~7沸，滤去渣滓，再将冰片、熊胆、空青末研令极细，入前脂中，搅拌均匀，膏即成，纳瓷瓶中收盛。

【功用】清热祛风，解毒明目。

【适应证】远风，赤烂及热毒。

【用法】每用铜箸取一黍米大，点目眦头，1日2~3次。

【特别提醒】本方外用，不宜内服。

方一百二十二　点眼杏仁膏

【来源】《普济方·卷七十一·眼目门·肝虚眼》

【组成】轻粉、盐绿、黄连、杏仁各50克。

【制法】将上药研成粉末，加入真酥中，搅拌均匀，至如膏状，刮取摊碗中。再在地上掘一小坑，放入一块鸡子大艾绒点燃，将该药碗紧覆其上，勿令泄气。待烟尽时，将药取出重研，即成。

【功用】祛风解毒，退翳明目。

【适应证】风毒积年，赤兼翳膜。

【用法】每服少时，以绵裹，用人乳汁浸1夜，点目，日3次。

【特别提醒】本方外用，不宜内服。

方一百二十三　治眼风赤经年不瘥方

【来源】《普济方·卷七十一·眼目门·肝虚眼》

【组成】胆矾、盐绿、细辛各100克，蕤仁50克。

【制法】先将上药研匀，再将生驴脂300克研如膏状，加入诸药搅拌均匀，瓷器收盛。

【功用】疏风散热，养肝明目。

【适应证】眼风赤，经年不瘥。

【用法】每用少许点眼，不计时候。

【特别提醒】本方外用，不宜内服。

方一百二十四　点眼小黄连膏

【来源】《普济方·卷七十一·眼目门·肝虚眼》

【组成】黄连、芦荟各100克，冰片5克。

【制法】将黄连、芦荟以水煎熬浓缩，再用纱布滤去渣滓，加入冰片，瓷瓶收盛。

【功用】清热祛风，凉血解毒。

【适应证】风毒赤烂，不以年月久近，发歇频并视物泪出不止。

【用法】每用少量点眼。

【特别提醒】本方外用，不宜内服。

方一百二十五　杏仁膏

【来源】《普济方·卷七十一·眼目门·肝虚眼》

【组成】杏仁100克，盐绿20克，印成盐10克。

【制法】先将杏仁捣如膏状，放入瓷器内，兑入盐绿、印成盐，搅拌均匀，密封，2周后即可使用。

【功用】清热祛风，消肿止痛。

【适应证】眼肿涩痛，经久不愈。

【用法】睡前，每用少许点眼眦上，每日 2~3 次。

【特别提醒】本方外用，不宜内服。

方一百二十六　黄连膏煎

【来源】《普济方·卷七十一·眼目门·肝虚眼》

【组成】黄连、蕤仁各 100 克，硇砂 5 克。

【制法】将上药混合后研细，加入少许乳汁，研如膏状，遍涂茶碗中。再挖一小坑，放入一小鸡子大艾绒点燃，再将该药茶碗紧覆其上，勿令烟出。待烟尽时，再将药取出，又加入乳汁，研成膏状，即成。

【功用】清肝明目，消肿止痛。

【适应证】眼肿涩痛，经久不愈。

【用法】每以铜箸取如绿豆大，点眼眦上。

【特别提醒】本方外用，不宜内服。

方一百二十七　蕤仁点眼方

【来源】《普济方·卷七十一·眼目门·肝虚眼》

【组成】蕤仁 100 克，轻粉 2 克，青钱 20 克。

【制法】先将黄连、蕤仁研细后，用水煎熬浓缩成稀膏，刮取摊瓷盒中，再将一鸡子大艾绒放在新砖上点燃，用该瓷盒紧覆其上，勿令烟出，待烟尽时，将药取出再研均匀，即成。

【功用】清热祛风，消肿明目。

【适应证】眼肿涩痛，经久不愈。

【用法】每以铜箸取如绿豆大，点眼眦上。

【特别提醒】本方外用，不宜内服。

方一百二十八　点眼黄连膏

【来源】《普济方·卷七十一·眼目门·肝虚眼》

【组成】黄连 100 克，马牙硝 20 克。

【制法】先将黄连用水浸泡，在太阳下曝晒，使水色浓，滤去渣滓，再将马牙硝末加入黄连汁中，曝晒至干，研细，即成。

【功用】清热祛风，解毒消肿。

【适应证】积年风毒，热气不散，目角赤烂磣痛。

【用法】每以一豆许，水调，点注目眦。

【特别提醒】本方外用，不宜内服。

方一百二十九　紫金膏

【来源】《普济方·卷七十一·眼目门·目赤肿痛》

【组成】铜青、硇砂、硼砂、羚羊角、雄黄、青盐、琥珀、明矾、小丁香、黄丹各30克，当门子、片脑、胆矾、深中青各32克，玄精石、黄连、乳香、水银各20克，炉甘石600克，石燕子75克，金星石65克，银星石50克，海螵蛸70克，轻粉5克，砂糖1800克，水3000克。

【制法】先用水煎蜜至沸，去沫，入黄丹，急用柳木梳搅匀，熬至2~3沸，依次下炉甘石、乳香、硇砂、雄黄、丁香、轻粉、片脑，并不停搅拌，再用文武火各熬2~3沸，以黏手为度，膏即成，瓷器收盛。

【功用】疏风清热，消肿止痛。

【适应证】眼目赤肿。

【用法】每用鸡头大，沸汤化开，浸汤半盏，乘热温洗。

【特别提醒】本方外用，不宜内服。

方一百三十　玉柱膏

【来源】《普济方·卷七十一·眼目门·目赤肿痛》

【组成】硼砂、冰片、马牙硝、青盐、轻粉、熊胆、杏仁各25克。

【制法】将上药共研为末，入炼蜜为膏。

【功用】清热消肿，明目退翳。

【适应证】赤眼暴肿，生翳。

【用法】每以铜箸取如绿豆大，点眼眦上。

【特别提醒】本方外用，不宜内服。

方一百三十一　水龙膏

【来源】《普济方·卷七十一·眼目门·目赤肿痛》

【组成】黄连、当归、乳香各20克，谷精草、青盐、硼砂、硇砂、枯矾各10克，冰片5克。

【制法】将上药共研为末，同炼蜜混匀后加入竹筒内，蜡纸密封，隔水蒸煮，待蜜熟滤去渣滓，即成，瓷器收盛。

【功用】清热消肿，明目退翳。

【适应证】赤眼肿痛，生翳。

【用法】每以铜箸取如粟米大，点眼眦上，不计时候。

【特别提醒】本方外用，不宜内服。

方一百三十二　抽风煎

【来源】《普济方·卷七十六·眼目门·白睛肿胀》

【组成】黄柏、秦皮、秦艽、防风、细辛各40克，黄连20克，木香20克。

【制法】将上药研末水浸1夜后，煎透去滓，再加入冰片少许，蜜150克同煎为膏。

【功用】疏风散热，解毒消肿。

【适应证】暴风客热外障，白睛肿胀。

【用法】每用铜箸蘸取少许点眼。

【特别提醒】本方外用，不宜内服。

方一百三十三　春雪膏

【来源】《普济方·卷七十五·眼目门·风目赤》

【组成】樟脑4克，蕤仁8克，麝香2克。

【制法】将上药研成极细粉末，用蜜混合均匀。

【功用】清热祛风，解毒凉血。

【适应证】风赤眼。

【用法】每用铜箸蘸取少许点眼。

【特别提醒】本方外用，不宜内服。

方一百三十四　点眼蕤仁膏

【来源】《普济方·卷七十五·眼目门·风目赤》

【组成】蕤仁20克，轻粉8克，驴脂10克。

【制法】先将蕤仁研细，再加入轻粉、驴脂，调匀如膏状，瓷器密封收盛，勿令风土进入。

【功用】清热祛风，杀虫明目。

【适应证】风赤眼。

【用法】每于睡前用铜箸蘸取少许，点目中。

【特别提醒】本方外用，不宜内服。

方一百三十五　黄连点眼方

【来源】《普济方·卷七十五·眼目门·风目赤》

【组成】轻粉20克，铜绿10克。

【制法】将上药用酥调和成膏状。

【功用】清热凉血，攻毒杀虫。

【适应证】目赤肿痛。

【用法】每于睡前，先用盐汤洗眼，拭干后涂于眼赤处。

【特别提醒】本方外用，不宜内服。

方一百三十六　秦皮煎

【来源】《普济方·卷七十六·眼目门·目睛疼痛》

【组成】秦皮、黄芪、木香、黄连、黑参各50克。

【制法】共以水煎透，去渣再熬浓汁，炼蜜为膏。

【功用】清肝明目，滋养肝肾。

【适应证】目睛疼痛。

【用法】每用铜箸蘸取少许点眼。

【特别提醒】本方外用，不宜内服。

方一百三十七　黄连膏

【来源】《普济方·卷七十七·眼目门·目涩痛》

【组成】黄连、蕤仁、细辛各40克，川升麻、黄柏、石胆各20克。

【制法】将上药切碎后以水煎透，去渣再熬浓汁，兑入白蜜150克收膏，最后加入石胆搅拌均匀。

【功用】清热散火，通经明目。

【适应证】适应于眼赤涩，疼痛不能睁开及白睛现瘀络。

【用法】每用铜箸蘸取少许点眼。

【特别提醒】本方外用，不宜内服。

方一百三十八　石胆膏

【来源】《普济方·卷七十七·眼目门·目痒急及赤痛》

【组成】石胆 5 克，乌贼鱼骨、乳香、蜜各 10 克，冰片 2 克。

【制法】将上药研匀后，加入少许新汲水中混合，过滤，装入瓷瓶，再将瓶放入新汲水中浸 10 日。

【功用】清热祛风，明目去翳。

【适应证】目睛痒痛赤涩，目生翳膜。

【用法】先用青盐汤热洗目睛，再用鸡翎蘸本膏滴眼。

【特别提醒】忌用铜铁箸滴眼。

方一百三十九　熊胆膏

【来源】《普济方·卷七十七·眼目门·目痒急及赤痛》

【组成】古铜钱 21 文，甘菊花 150 克，黄连、郁金、黄柏各 75 克，铅丹、太阴玄精石、井泉石、龙骨、不灰木、芜荑、代赭石、滑石、乌贼骨各 40 克，蕤仁、硼砂、血竭、没药、青盐、铜青各 20 克，马牙硝、乳香、熊胆各 0.5 克，硇砂 6 克，麝香 4 克，冰片 4 克，轻粉 8 克，雄雀粪 7 粒。

【制法】先将前 5 味药用水 2 升煮取 1 升，去渣。再将铅丹及其后共 10 味药研末，同蜜 225 克一并加入前汁中混匀，隔水蒸煮 12 小时，去渣。最后将硼砂及其后共 13 味药，细研筛罗，再研如面，兑入前药中，隔水蒸煮，至如稀饧，膏即成。

【功用】清心肝热，化瘀凉血。

【适应证】突发目赤痒痛睑烂，或目生胬肉。

【用法】每用铜箸蘸取点于两内眦。

【特别提醒】本方外用，不宜内服。

方一百四十　点眼猪胆膏

【来源】《普济方·卷七十七·眼目门·目飞血赤脉》

【组成】豮猪胆汁 100 克。

【制法】将上药煎熬浓缩后，用浆水调如膏状。

【功用】清热泻火，通经止痛。

【适应证】白睛上出现瘀络，疼痛。

【用法】每用铜箸蘸取少许点眼，每日 3~5 次。

【特别提醒】本方外用，不宜内服。

方一百四十一　鱼胆敷眼膏

【来源】《普济方·卷七十七·眼目门·目飞血赤脉》

【组成】鲤鱼胆5枚，黄连（研末）20克。

【制法】先用鱼胆汁调黄连末成膏状，倒入瓷盒中，放于饭上蒸2小时，再取出，干则加入少许蜜，调和成膏状，即成。

【功用】清热泻火，通经止痛。

【适应证】白睛现瘀络及突发目赤涩痛。

【用法】每用少许，外敷目眦，日5~7次。

【特别提醒】本方外用，不宜内服。

方一百四十二　眼膏

【来源】《普济方·卷七十七·眼目门·目血灌瞳仁》

【组成】鲜生地（捣烂）200克，大黄（研末）40克。

【制法】将上药混合均匀。

【功用】清热泻火，凉血散瘀。

【适应证】血灌瞳仁。

【用法】令病人仰卧，每取适量摊于纱布上，外敷眼部，病人觉热即更换冷者。

【特别提醒】本方外用，不宜内服。

方一百四十三　摩顶明目膏

【来源】《普济方·卷七十七·眼目门·赤脉冲贯黑睛》

【组成】生麻油2000毫升，真酥200克，车前子叶、淡竹叶、盐花各20克，吴蓝、大青、黄连、山栀子仁、生犀角、炙甘草、麦门冬、槐白皮、柳白皮、黄芩、马牙硝、朴硝、马齿苋实各10克。

【制法】将上药一并放入瓶中隔水蒸煮3天3夜，去渣，即成。

【功用】疏风清热，解毒降火。

【适应证】风热冲目，赤脉胬肉，或目中热毒，昏胀痛涩。

【用法】每日饭后及睡前取用少许滴头顶心，再用热物摩顶3000下。

【特别提醒】本方外用，不宜内服。

方一百四十四　摩翳膏

【来源】《普济方·卷七十七·眼目门·赤脉冲贯黑睛》

【组成】石决明、真珠末、水晶、朱砂、冰片各 10 克，琥珀 20 克。

【制法】将上药研末，加入酥调成膏状。

【功用】清热凉肝，镇心安神。

【适应证】眼小眦赤脉外障兼治血灌瞳仁，渐生翳障。

【用法】每于入夜后用铜箸蘸取少许点眼。

【特别提醒】本方外用，不宜内服。

方一百四十五　龙盐膏

【来源】《普济方·卷八十二·眼目门·外物伤目》

【组成】盐、冰片、硼砂、马牙硝、朱砂、蕤仁、杏仁各 20 克。

【制法】将上药研成粉末，混匀，用生蜜调成膏状，瓷盒收盛。

【功用】清热泻火，消肿止痛。

【适应证】砂土入眼睛，不可忍，肿赤者。

【用法】仰卧，用竹箸蘸取点眼。

【特别提醒】本方外用，不宜内服。

方一百四十六　蕤仁膏

【来源】《普济方·卷八十三·眼目门·雀目》

【组成】蕤仁、冰片、铅粉各 10 克，酥 40 克。

【制法】先研铅粉、蕤仁，再取酥同研，最后加入冰片，调如膏状。

【功用】祛风清热，养肝明目。

【适应证】肝虚风，目痒生疮，泪多出。

【用法】伤风或小儿胎赤，大人久患赤眼痒痛，宜先取盐花少许，用绝酸浆水 1 升，煎 3~5 沸，去滓取汁。睡前先以清水洗，次以盐花水洗眼，擦干，再用爪甲挑取麻子许，点眼眦，须臾泪出，目中觉舒。

【特别提醒】本方外用，不宜内服。

方一百四十七　蕤仁膏

【来源】《普济方·卷八十三·眼目门·雀目》

【组成】蕤仁 20 克，青盐 4 克，冰片 1 克。

【制法】将上药研细，用乳汁少许，调如膏状。

【功用】祛风散热，养肝明目。

【适应证】风热耳赤生疮。

【用法】用铜箸蘸取一麻子大点眼，日 3~5 次。

【特别提醒】本方外用，不宜内服。

方一百四十八 碧霞膏

【来源】《普济方·卷八十三·眼目门·雀目》

【组成】黄丹 40 克，枯白矾 20 克，净蜜 300 克。

【制法】先将黄丹炒成紫色，入枯白矾，同蜜熬紫，入水适量再煎，令稀稠合宜，膏即成，磁器内盛。

【功用】清热明目，消肿止痛。

【适应证】大人小儿之赤眼肿疼生疮。

【用法】每用少许，皂子煎汤化开，乘温洗眼，冷即再温，洗 8~9 次。

【特别提醒】本方外用，不宜内服。

方一百四十九 碧霞膏

【来源】《证治准绳·类方·第七册·内外障通治》

【组成】炉甘石、黄丹各 120 克，铜绿 60 克，黄连 30 克，当归 20 克，乳香、没药、朱砂、硼砂、血竭、海螵蛸、青盐、白丁香、轻粉各 10 克，白蜜 600 克。

【制法】将上述药物捣研为细末，用白蜜调和制成药丸如皂角子大。

【功用】活血消肿，退翳明目。

【适应证】内外障。

【用法】丸药放入盏内用新汲水泡开调成膏状洗眼，每丸可洗 4~5 次。

【说明】外用药，禁内服。

方一百五十 龙脑膏

【来源】《普济方·卷八十六·眼目门·一切眼疾杂治》

【组成】冰片 4 克，杏仁 10 克。

【制法】将上药共研成稀膏，再用米泔水、乳汁调匀，瓷器收盛。

【功用】清热祛风，凉血明目。

【适应证】眼赤，眶睑赤烂。

【用法】每以铜箸点少许入眦头，每日 2~3 次。

【特别提醒】本方外用，不宜内服。

方一百五十一　二百味草花膏

【来源】《普济方·卷八十六·眼目门·一切眼疾杂治》

【组成】羯羊胆 1 个，蜜 8 克。

【制法】将蜜填入胆中，搅拌均匀，线系紧胆口，隔水蒸热，浸入冷水，取出候干，研细为膏。

【功用】清热泻火，明目解毒。

【适应证】白眼，赤眼，烂眼，障眼。

【用法】每用银铜箸蘸取少许点眼四角，立效。

【特别提醒】本方外用，不宜内服。

方一百五十二　重明膏

【来源】《普济方·卷八十六·眼目门·一切眼疾杂治》

【组成】诃子 1 个，黄连 20 克，黄丹 110 克。

【制法】先煎蜜 375 克，滤去白沫，再将诸药研末，加入其中，以小火反复煎熬浓缩，槐条不停搅拌，候药汁变紫，膏即成，瓷器收盛，埋于地下 1 昼夜，以去火毒。

【功用】清热解毒，明目退翳。

【适应证】一切目疾。

【用法】每用一豆大，温水化开洗眼。

【特别提醒】本方外用，不宜内服。

方一百五十三　辰砂膏

【来源】《普济方·卷八十六·眼目门·一切眼疾杂治》

【组成】冰片、乌贼骨、川硝、麝香各 1 克，牛黄、牙硝、甘盐、石胆、朱砂各 5 克，轻粉 4 克。

【制法】将上药研至极细，入蜜调匀。

【功用】清热解毒，明目退翳。

【适应证】眼目一切疾。

【用法】每用铜箸蘸取少许点眼。

【特别提醒】本方外用，不宜内服。

方一百五十四　金丝膏

【来源】《普济方·卷八十六·眼目门·一切眼疾杂治》

【组成】川黄连 20 克，宣黄连 20 克，青盐 8 克，虢丹 8 克，黄柏 20 克，乳香 8 克，大枣 24 个，白丁香 20 个，炼蜜 150 克，灯心 10 克。

【制法】将上药除蜜外，一并捣碎，以井华水煎透，去渣再熬浓汁，炼蜜为膏。

【功用】清热解毒，明目去翳。

【适应证】一切年深日近，风毒眼目，内外翳障，攀睛瘀血贯瞳仁，或痒或疼。

【用法】每用铜箸蘸取少许点眼。

【特别提醒】本方外用，不宜内服。

方一百五十五　协毒膏

【来源】《普济方·卷八十三·眼目门·针眼》

【组成】大黄 110 克，木香 40 克，玄参、白蔹、射干、芒硝各 75 克。

【制法】将上药研散，备用。

【功用】清热解毒，疏风凉血。

【适应证】眼睑肿如米豆，碜涩疼痛。

【用法】每取少许，用鸡子白调如膏状，贴在眼睑上，干则换。

【特别提醒】本方外用，不宜内服。

方一百五十六　熁眼方

【来源】《普济方·卷八十三·眼目门·针眼》

【组成】玄参、黄芩、黄连各 40 克。

【制法】将上药研为细散，用猪胆汁调稠。

【功用】清热解毒，消肿止痛。

【适应证】眼睑暴肿如米豆，目赤，疼痛羞明。

【用法】每取少许，摊于纱布，外贴睑上，药干则换。

【特别提醒】本方外用，不宜内服。

方一百五十七　大黄膏

【来源】《普济方・卷八十六・眼目门・丹石毒上攻眼》

【组成】生大黄 110 克，木香 20 克。

【制法】将上药研成细末，生地黄汁调如稀膏。

【功用】清热凉血，行气活血。

【适应证】丹石毒，眼肿痛，热泪出。

【用法】每以少量，外敷肿处，干即换。

【特别提醒】本方外用，不宜内服。

方一百五十八　清脑黄连膏

【来源】《医学衷中参西录・医方・治眼科方》

【组成】黄连 20 克，香油 30 克。

【制法】先将黄连打成粉状备用。然后倒入香油调成糊状，装入玻璃瓶中。

【功用】清热泻火，消肿止痛。

【适应证】一切郁热所引起的眼目红肿之症。

【用法】将两个鼻孔对准瓶口吸气即可。

【禁忌证】虚寒证慎用。

方一百五十九　拔毒膏

【来源】《小儿推拿广意・卷下・杂症门》

【组成】生地黄 50 克。

【制法】上药用新汲水浸透捣烂。

【功用】清热凉血，消肿止痛。

【适应证】治眼痛者火盛也，小儿患眼肿痛之症。

【用法】贴脚心涌泉穴，布包佳效。

【禁忌证】寒证不宜。

方一百六十　黄连膏

【来源】《育婴家秘・卷四・小儿目病》

【组成】黄连 320 克，苦参 160 克，秦皮 80 克，杏仁 20 克。

【制法】若在冬季制膏，取雪水 800 毫升，煎成 400 毫升，置于干净的瓷器内；又加水再煎，取200毫升放前汁内；又用水200毫升，煎取100毫升，用干净瓷器盛之；与前所得汁混合一处，小火慢熬，待煎熬至200毫升时，入马牙硝20克，一起煎煮至100毫升，盛起用纸盖定。再将炉甘石80克、硼砂20克、乳香4克、没药4克、胆矾12克、海螵蛸8克，捣研为细末后加入膏中，收起，摊冷待其自然干燥。

【功用】清热解毒，祛湿明目。

【适应证】小儿目病。

【用法】取适量，用乳汁磨，点眼。

方一百六十一　黄连膏

【来源】《普济方·卷八十六·眼目门·一切眼疾杂治》

【组成】黄连375克，蕤仁12克，杏仁28克，龙胆草75克，木贼26克。

【制法】将上药用水10升浸泡（春秋3日，夏2日，冬5日），熬至0.5升，倒入碗内，去滓；再用水7升，熬至小半，取出，过滤；再浓缩至0.5升，倒入碗内；最后将碗中药汁，隔水煮成膏子，瓷器收盛。

【功用】清肝降火，养肝明目。

【适应证】一切眼疾。

【用法】每用米粒大，水一滴化开，用钗头蘸取点眼，重复3~5遍，口内觉苦，立效。

【特别提醒】本方外用，不宜内服。

方一百六十二　花草膏

【来源】《普济方·卷八十六·眼目门·一切眼疾杂治》

【组成】羯羊肝1枚。

【制法】将上药放于饭上蒸热，再同冬蜜研匀，入朱砂末少许，频研成膏。

【功用】清肝明目，祛风止痒。

【适应证】眼肿痛涩痒，昏泪羞明。

【用法】每用少许，饭后睡前将少许含咽，亦可用铜箸蘸取少许点眼。

方一百六十三　金露膏

【来源】《普济方·卷八十六·眼目门·一切眼疾杂治》

【组成】蕤仁、黄丹各 40 克，黄连 20 克，蜜 240 克。

【制法】先炒黄丹至紫色，入蜜及 4 升长流水，嫩柳枝搅拌，次下蕤仁，待滚十数沸后下黄连，边不停搅拌，边煎熬浓缩，直至膏成，过滤。如有瘀血，用硇砂末 4 克，火上煨开，兑入前膏。

【功用】除昏去翳，截赤定痛。

【适应证】一切眼疾，目赤昏涩，目生翳膜，疼痛。

【用法】每用铜箸蘸取少许点眼。

【特别提醒】本方外用，不宜内服。

方一百六十四　黄药膏

【来源】《普济方·卷八十四·眼目门·敷豆疮入眼》

【组成】黄药子、木香各 40 克，生大黄 110 克。

【制法】将上药捣研成细散，备用。

【功用】清热解毒，凉血消疮。

【适应证】麸豆疮入眼，目黄赤生疮，涩痛肿胀，睁不开。

【用法】浆水调成膏状，摊于纱布上，贴眼睑上下，不可入眼内，干则换。

【特别提醒】本方外用，不宜内服。

方一百六十五　蕤仁膏

【来源】《普济方·卷八十五·眼目门·目眵》

【组成】蕤仁、决明子（捣末）、黄连各 40 克，黄柏 8 克。

【制法】将上药研末，同炼蜜 2 升和匀，放入容器中，密封，隔饭蒸至饭熟，去滓，入轻粉 8 克、冰片末 0.5 克搅匀，膏即成，瓷器收盛。

【功用】清热泻火，凉肝明目。

【适应证】目赤眵多。

【用法】每用铜箸蘸取麻子大点于内眦头。

【特别提醒】本方外用，不宜内服，因有毒。

方一百六十六　黄连膏

【来源】《普济方·卷八十五·眼目门》

【组成】黄连 12 克，蕤仁 12 克，干姜 4 克，轻粉 4 克。

【制法】将上药除轻粉外，用牛乳 600 毫升浸 1 夜，次晨小火煎至 200 毫升，去滓取清汁，入轻粉搅匀。

【功用】清肝降火，疏风散热。

【适应证】目赤眵多。

【用法】每用铜箸蘸取黍米许点于内眦上，每日 3 次。

【特别提醒】本方外用，不宜内服。

方一百六十七　黄柏膏

【来源】《普济方·卷八十五·眼目门》

【组成】黄柏 40 克，蕤仁 20 克，大枣（擘）3 枚。

【制法】将上药以水 3 升，小火煎取 1 升，去滓，取清汁，干净瓷瓶收盛。

【功用】清热疏风，养肝明目。

【适应证】目赤眵多。

【用法】每用铜箸蘸取少许点眼，日 3~5 次。

【特别提醒】本方外用，不宜内服。

方一百六十八　乳香蜡油膏

【来源】《仁斋直指方论·卷二十四·诸疮证治》

【组成】杏仁、乳香各 15 克，硫黄、轻粉各 7.5 克，蜡 25 克，麻油 100 克。

【制法】将上药研为极细末，先煎油沸，入蜡溶尽，再入诸药，搅成膏，冷凝即成。

【功用】攻毒杀虫，敛疮生肌。

【适应证】治瘑疮久不愈。

【用法】外贴患处。

【特别提醒】不宜内服。

方一百六十九　紫草膏

【来源】《仁斋直指方论·卷二十四·诸疮证治》

【组成】紫草茸、黄连、黄柏、漏芦各 25 克，赤小豆、绿豆粉各 100 克。

【制法】将上药研为细末，入麻油搅拌为膏。

【功用】清热解毒，燥湿敛疮。

【适应证】热疮。

【用法】外敷患处，每日换 3 次药。

方一百七十　黄连膏

【来源】《证治准绳·类方·第七册·外治》

【组成】黄连 80 克，杏仁、菊花、栀子、黄芩、黄柏、龙胆草、防风、当归、赤芍药、生地黄各 10 克，铅丹 30 克，冰片 5 克。

【制法】除铅丹、冰片外，余药放入铜锅中煎煮 3 遍，滤除药渣再放在锅内继续熬制成膏状，然后撒入铅丹、冰片搅拌均匀收膏。

【功用】疏风清热，养血活血。

【适应证】目中赤热如火。

【用法】用热水将膏药泡开，然后以鹅毛蘸药水点眼。

【禁忌证】虚寒者者慎用。

【特别提醒】外用，禁内服。

方一百七十一　鱼脑膏

【来源】《十便良方·卷二十二·治眼目等疾诸方》

【组成】鲤鱼脑、鲤鱼胆各 150 克。

【制法】将鲤鱼脑、鲤鱼胆相和调匀。

【功用】清泻肝火，凉肝明目。

【适应证】肝经实热之青盲。

【用法】每天点眼 2 次。

【特别提醒】此方外用，不可内服。

方一百七十二　明目延龄膏

【来源】《慈禧太后医方选议·第四章·治眼病医方》

【组成】霜桑叶、菊花各 1000 克。

【制法】共以水熬透，去渣，再熬浓汁，少兑炼蜜收膏。

【功用】清肝祛风，止痛明目。

【适应证】肝经有火之目赤肿痛，胸膈壅塞，舌红脉弦数等。

【用法】每服10克，白开水冲服。

【禁忌证】脾胃虚寒者，不宜使用本方。

方一百七十三　点眼万明膏

【来源】《清宫配方集成·眼科方》

【组成】炉甘石（火煅，研细，人乳浸49日）、辰砂各30克，黄连（乳制）、硼砂各5克，胆矾、冰片各3克。

【制法】共为极细末，用雨前茶、菊花各400克，水适量，砂锅熬50沸，去茶菊，滤净渣，再熬成膏子1杯，入熊胆5克，溶化，将前药和匀作锭，收磁器中。

【功用】清热泻火，明目退翳。

【适应证】一切眼疾。

【用法】以清水化膏少许，用骨簪蘸药点两角，泪处即愈。

【特别提醒】本方外用，严禁内服。

方一百七十四　明目黄连膏

【来源】《清宫配方集成·眼科方》

【组成】大黄、黄连各50克，黄柏、海螵蛸、白矾、生栀子、黄芩、菊花各200克。

【制法】上药水煎，去渣，入蜜200克熬膏，再入冰片10克。

【功用】清热祛痒，止痛消肿。

【适应证】一切眼疾。

【用法】用簪滴静凉水调药，每日点5~7次。

【特别提醒】本方外用，严禁内服。存储本药时当盖严，勿临灰尘。

方一百七十五　明目黄连膏

【来源】《清宫配方集成·眼科方》

【组成】黄连600克。

【制法】用人乳16大碗，煎至1碗，用白蜜收之成膏，加冰片6克，搅匀，收贮珍藏。一方用水熬成膏，加熊胆末、冰片各3克，搅匀。

【功用】清火止痛，消肿去痒。

【适应证】上焦火盛，暴发火眼，赤肿疼痛。

【用法】用簪滴净凉水调药，每日点 6~7 次，神效。

【特别提醒】本方外用，严禁内服。收药盖严，勿落灰尘。切忌烟酒、动火之物。

方一百七十六　珊瑚紫金膏

【来源】《清宫配方集成·眼科方》

【组成】炉甘石（以能浮水者为佳，童便浸 7 日，用炭火销银朱，锅内煅红，再入童便内浸 10 日，晒干研细末）、黄丹（滚水飞过 3 次，晒干，研细末）各 50 克，乳、没（俱入砂锅内，加灯心 2 克，微火炒出烟，去灯心，研细末）、海螵蛸（刮去皮甲，微火炙过，研细末）、硼砂各 10 克，青盐、麝香、冰片各 3 克。

【制法】共合研极细末，放舌上无渣方合用。再用蜜熬成珠，用绢袋滤净蜜渣（夏老冬嫩，春秋酌看老嫩之间）。将药末调入蜜内，磁罐封固，不可泄气。

【功用】清热泻火，明目退翳。

【适应证】72 种眼疾，屡用神效。

【用法】用簪滴净凉水调药，每日点 6~7 次。

【特别提醒】本方外用，严禁内服。瞳仁反背而惊散者不效。

方一百七十七　熁肿膏

【来源】《普济方·卷八十四·眼目门·目睑肿硬》

【组成】代赭石、黄蜡各 20 克，细磁末、麻油各 75 克，轻粉 2 克，黄柏 40 克。

【制法】将上药研末，入油、蜡同煎，直至膏成。

【功用】清肝降火，消肿散结。

【适应证】睑硬睛疼，外障。

【用法】每用少许，外涂睑上。

【特别提醒】本方外用，不宜内服。

目　昏

目昏即视物不明，又名目暗不明、目茫茫。

目昏因久病虚羸、气血两亏者，治宜补益气血；因心营亏损、神气虚乏者，治宜补益心血；因情志不畅、肝失条达者，治宜疏肝解郁；因肝肾不足、精血暗耗者，治宜补益肝肾；因气滞血瘀、阻塞脉络者，治宜活血化瘀。

方一 起睫膏

【来源】《审视瑶函·卷五·目昏》

【组成】鹿角1000克，龟板500克，枸杞子300克，人参150克。

【制法】将上药切碎，水浸后煎煮，纱布滤去药渣，如此3遍，再将所滤药液加热浓缩，下入蜂蜜，收膏即成。

【功用】大补精髓，益肾明目。

【适应证】治虚损，梦泄遗精，瘦削少气，目视不明等症。

【用法】每服1匙，每日3次。

【禁忌证】实证不宜。

方二 珍珠膏

【来源】《类证治裁·卷六·目症论治·附方》

【组成】羊胆汁、白蜜各100克，珍珠20克。

【制法】珍珠研成粉末备用。将羊胆汁与白蜜一起调匀，然后放入制备好的珍珠粉搅拌均匀即可。

【功用】清热泻火，明目退翳。

【适应证】目赤肿痛，日久生翳膜。

【用法】以药膏点目内眦。

【禁忌证】无实热者慎用。

方三 春雪膏

【来源】《奇效良方·卷五十七·眼目通用方》

【组成】片脑12.5克，蕤仁（去皮壳，细研，去油）100克。

【制法】取蜜10克，将片脑、蕤仁同研匀，如膏状。

【功用】散风祛热，凉血消肿。

【适应证】治肝经不足，内受风热，上攻眼目，昏暗痒痛，隐涩难开，及多眵赤肿，怕日羞明，不能远视，迎风流泪，多见黑花。

【用法】每取适量，点于眼角。

【说明】此方亦载于：《普济方·卷七十一·眼目门·肝虚眼》。

【特别提醒】不宜内服。

方四　黄连膏

【来源】《普济方·卷八十五·眼目门》

【组成】黄连40克，蕤仁、决明子、秦皮各20克。

【制法】将上药切碎，水浸后煎煮，纱布滤去药渣，如此3遍，再将所滤药液加热浓缩，再用纱布滤过即成。

【功用】清肝降火，疏风明目。

【适应证】视物不明。

【用法】每用铜箸蘸取少许点眼。

【特别提醒】本方外用，不宜内服。

方五　剪霞膏

【来源】《奇效良方·卷五十七·眼目通用方》

【组成】雄黄、白丁香、当归、海螵蛸、麝香、乳香各5克，轻粉20克，黄丹10克，炉甘石（火煅，研如粉）、黄连各50克。

【制法】将上药研为细末，用蜜200克，熬3～4沸，下炉甘石再熬，不停搅拌，离火候冷，下入黄丹再熬，再下入余药，共搅令匀，冷凝即成。

【功用】清热解毒，祛风明目。

【适应证】治肾水枯乏，肝气不足，上攻眼目，昏涩眵泪，羞明及风毒，眼睑赤生粟，隐涩疼痛，心经受热，暴赤肿痛。

【用法】每用如绿豆大，以热水化开热洗。

【特别提醒】不宜内服。

方六　吹云膏

【来源】《奇效良方·卷五十七·眼目通用方》

【组成】黄连15克，蕤仁、升麻各2克，荆芥穗5克，青皮、连翘、防风各3克，生地黄7.5克，细辛1克，柴胡3克，当归身、生甘草各4克。

【制法】将上药切碎，除连翘外，余药入水煎煮，纱布滤去药渣；

再将连翘入药液中同煎，再滤过；再将药液浓缩至如膏状，入热蜜少许，熬匀。

【功用】 祛风散寒，升阳益气。

【适应证】 治视物睛困无力，隐涩难开，睡觉多眵，目中泪出，及迎风流泪，羞明怕日，常欲闭目，喜在暗室，闭户塞窗，翳膜遮睛，此药多点神效。

【用法】 点眼。

【说明】 此方亦载于：①《审视瑶函·卷三·目痛》。②《兰室秘藏·卷上·眼耳鼻门》。③《审视瑶函·卷三·目痛》。④《普济方·卷七十六·眼目门·目风泪出》。

【特别提醒】 不宜内服。

方七　真珠煎

【来源】《奇效良方·卷五十七·眼目通用方》

【组成】 真珠（细研）1克，鲤鱼胆2枚，白蜜100克。

【制法】 将上药混匀，微火煎至药液减少一半，纱布滤过，冷凝即成。

【功用】 温阳散寒，明目退翳。

【适应证】 治肝脏虚寒，茫茫不见物。

【用法】 每取少许点之。

【特别提醒】 不宜内服。

方八　金丝膏

【来源】《奇效良方·卷五十七·眼目通用方》

【组成】 黄连25克，蜜50克，白矾1克，井盐（如无，以青盐代之）0.5克，栀子10克。

【制法】 将黄连、栀子切碎，水煮后滤取汁液，将所滤汁液加热浓缩，下入余药，搅拌均匀，浓缩至如膏状即成。

【功用】 清热泻火，去翳明目。

【适应证】 治一切目疾，昏暗如纱罗所遮，或疼痛。

【用法】 每取适量，点眼。

【说明】 此方亦载于：《黄帝素问宣明论方·卷十四·眼目门》。

【特别提醒】 不宜内服。

方九　摩顶膏

【来源】《奇效良方·卷五十七·眼目通用方》

【组成】空青、青盐各25克，槐子、木香、附子各50克，牛酥100克，鹅脂200克，旱莲草（自然汁）500克，龙脑2.5克，丹砂1克。

【制法】将上药研为细末，再将旱莲草汁、牛酥、鹅脂锅中熬3~5沸，下前药末，搅拌均匀，煎至药液减少一半即止，冷凝即成。

【功用】滋阴补肾，去翳明目。

【适应证】治肝肾虚，风上攻眼，生黑花或如水浪。

【用法】每取适量，摩于头顶20~30遍，令入发根中。

【说明】此方亦载于:《普济方·卷八十一·眼目门·目见黑花飞蝇》。

【特别提醒】不宜内服。

方十　摩顶膏

【来源】《奇效良方·卷五十七·眼目通用方》

【组成】附子、木香各50克，朱砂1克，龙脑2.5克，青盐75克，牛酥100克，鹅脂200克。

【制法】将上药研为细末，同牛酥、鹅脂以慢火熬成膏。

【功用】温阳散寒，去翳明目。

【适应证】治眼前见花，黄黑红白不定。

【用法】每取适量，不拘时头顶上摩之，20~30遍，令入发根中。

【说明】此方亦载于:《普济方·卷八十一·眼目门·目见黑花飞蝇》。

【特别提醒】不宜内服。

方十一　剪霞膏

【来源】《普济方·卷七十二·眼目门·肾肝虚眼黑暗》

【组成】黄连、炉甘石各40克，雄黄、白丁香、海螵蛸、当归、麝香、乳香、轻粉各5克，黄丹10克。

【制法】先将150克蜜熬3~4沸；下炉甘石，边熬边不停搅拌，待冷却；下黄丹再熬匀；又加入黄连、白丁香、雄黄搅匀；下当归、海螵蛸，再煎3~5沸；下轻粉、麝香、乳香，再搅令匀；最后用笋皮收膏。

【功用】滋水养肝，退翳明目。

【适应证】肾水枯乏，肝气不足，上攻眼目，昏涩眵泪羞明及风毒眼睑赤生粟，隐涩疼痛，心经受热暴赤痛；妇人血风注眼，久患烂沿，翳膜遮睛，倒睫。

【用法】每用皂角子大，水化频频温洗。

【特别提醒】本方外用，不宜内服。

方十二　煎椒法

【来源】《普济方·卷七十二·眼目门·肾肝虚眼黑暗》

【组成】无灰酒9升，沉香120克，花椒450克，附子225克。

【制法】先将椒用酒熬成稀膏，再加入附子、沉香末，用汤匙搅匀，以成膏为度，瓷盒收盛。

【功用】温阳散寒，明目退翳。

【适应证】元脏虚冷，目黑暗不明。

【用法】每服半匙，空腹温酒化下。

【禁忌证】热证不宜。

方十三　龙脑膏

【来源】《普济方·卷八十一·眼目门·目昏暗》

【组成】炉甘石（拣粉红梅花者为妙，用坩埚盛火煅7次，入黄连水淬浸1夜，去滓，将煅甘石淬7次，用细研飞过，曝干，筛过）、黄连各40克，龙胆草4克，桑柴灰8克，黄丹2克。

【制法】将上药加入白蜜150克中，大火煎开，小火慢熬，并用竹篦子搅匀如漆色，以不黏手为度，膏即成，瓷器收盛，切勿犯生水，忌用铁器煎熬。

【功用】清热泻火，明目退翳。

【适应证】远年近日翳膜遮障，攀睛胬肉，连眶赤烂，视物昏暗，不睹光明，隐涩多泪，迎风难开。

【用法】每用皂角子大，新冷水少许化开洗眼，每日3次，多洗无妨。

【特别提醒】膏用后即当合紧盖子，勿令灰尘进入。本方外用，不宜内服。

方十四　白蜜黄连膏

【来源】《普济方·卷八十一·眼目门·目见黑花飞蝇》

【组成】白蜜300克，黄连40克，大枣5枚，淡竹叶20克。

【制法】先煎竹叶取1升，去滓下枣及黄连、白蜜，煎取75毫升，去滓，隔水煎煮，至如稀饧，即成，瓷器收盛，勿令尘灰进入。

【功用】祛风解毒，养肝明目。

【适应证】风毒上攻，眼生黑花不见物。

【用法】每于夜间点眼2~3滴。

【特别提醒】本方外用，不宜内服。

方十五　点眼雄黄膏

【来源】《普济方·卷八十一·眼目门·目晕》

【组成】雄黄、干姜末、黄连末、矾石、朱砂各10克，麝香1克。

【制法】将上药研末，用雪水少许调匀，装入瓷瓶内，隔水蒸煮1天，药成候冷，过滤去渣。

【功用】清热泻火，明目退翳。

【适应证】眼暗晕生翳膜，屡年不愈，兼干涩痛。

【用法】每用铜箸蘸取少许点双内眦。

【特别提醒】本方外用，不宜内服。

方十六　琥珀金丝膏

【来源】《普济方·卷八十三·眼目门·目青盲》

【组成】黄连60克，龙胆草、黄柏、山栀子、青竹叶各40克，乳香10克，白砂蜜300克。

【制法】将上药用水3升浸一昼夜后，小火熬至1升，放冷后用纱布过滤5~7遍，再于不透风处放一昼夜，去滓，小火煎熬至一半，入白蜜同搅，待有蜜香溢出，放冷挑起药汁成丝为度，去渣，瓷器收盛，兑入樟脑5克搅匀。

【功用】清肝降火，明目退翳。

【适应证】一切眼疾，目翳目昏。

【用法】每以铜箸蘸取少许点眼。

【特别提醒】本方外用，不宜内服。

方十七　姜液膏

【来源】《仁斋直指方论·卷二十·眼目证治》

【组成】生姜母1块。

【制法】用银簪插入生姜母内即拔出。

【功用】驱寒散风，杀虫止痒。

【适应证】眼风痒，冷泪，烂眩，有虫。

【用法】点眼。

【说明】此方亦载于：《普济方·卷七十六·眼目门·目风泪出》。

【特别提醒】不宜内服。

方十八 紧皮膏

【来源】《审视瑶函·卷四·脾病》

【组成】石燕（末）25克，石榴皮、五倍子各15克，黄连、明矾各5克，刮铜绿3克，真阿胶、鱼胶、水胶各15克。

【制法】以上除胶，6味共为末，用水3~5碗，入大铜杓内，文火煎熬，以槐柳枝不住手搅为浓糊，将成膏。方入冰麝5克，研细搅匀，用瓷器内收贮。

【功用】清热泻火，燥湿明目。

【适应证】拳毛倒睫之症。

【用法】用新毛笔涂上下眼皮，每日涂3~5次，干而复涂，毛自出矣。凉天可行此法。3日见效，轻者30日全出；重者，50日向外矣。

目疣

目疣，又名胞生痰核，是指胞睑内生硬核、触之不痛、皮色如常的眼病。本病为眼科常见病，上胞下睑均可发生，病程长，发展缓慢，以青少年较为多见。

目疣因痰湿阻结者，治宜燥湿化痰、软坚散结；因痰热蕴结者，治宜清热化痰、软坚散结。

方一 敷药方

【来源】《审视瑶函·卷三·目疣》

【组成】生南星（研末）15克，生地黄25克。

【制法】上共捣烂为膏。

【功用】清热凉血，消肿止痛。

【适应证】治风热上攻，目赤肿痛之症。

【用法】贴太阳穴，其肿即消矣。

【说明】生南星有毒，慎用。

方二　一抹膏

【来源】《本草纲目·卷三十九·原蚕》

【组成】蚕沙 100 克。

【制法】用麻油适量浸渍蚕沙 2~3 晚，取出捣研为细末。

【功用】除湿解毒。

【适应证】烂弦风眼。

【用法】用蓖麻子取膏适量，涂患处，不论新旧，隔夜即愈。

目　翳

目翳是指眼晶珠混浊，视力缓降，渐至失明的慢性眼病，因最终在瞳仁中间出现圆形银白色或棕褐色的翳障，亦称圆翳内障，现称白内障。本病多因年老体衰，肝肾两亏，精血不足，或脾虚失运，精气不能上荣于目所致。主要见于老年患者，常两眼同时或先或后发病。

本病常见证型有肝肾两亏，宜补益肝肾；脾虚气弱，宜补脾益气；肝热上扰，宜清热平肝；阴虚挟湿热，宜滋阴清热、利湿。

此部分收录的某些膏方也用于治异物眯于眼中，痛不可忍者。

方一　空青决明膏

【来源】《普济方·卷八十三·眼目门·目青盲》

【组成】空青、决明子各 40 克，干姜 10 克，黄芩、蕤仁各 30 克，细辛、车前子、黄柏、黄连各 20 克，白蜜 600 克。

【制法】将上药研末，放入瓷瓶中密封，勿令透气，再放于米上蒸，以饭熟为度，乘热过滤去渣。

【功用】清肝胆热，明目退翳。

【适应证】青盲，内障翳晕，无间冷热风等。只要瞳子不破，悉皆治之。

【用法】每以铜箸蘸取少许点眼，若为多年青盲，点20日即见物。

【特别提醒】本方外用，不宜内服。

方二　蟾光膏

【来源】《普济方·卷八十五·眼目门·一切眼疾杂治》

【组成】白砂蜜（用隔年葱1根，去须皮，切短，与蜜一同熬去白膜，觑葱软热为度，滤去渣滓）150克，黄丹12克，密陀僧12克，炉甘石20克。

【制法】将后3味研筛极细，倒入前蜜中，用桃、柳枝无节病者各1枝，搅拌均匀。

【功用】清热养肝，明目退翳。

【适应证】远年病目，不通道路，目生翳膜。

【用法】每用铜箸蘸取少许点眼。

【特别提醒】本方外用，不宜内服。

方三　冀州郭家明上膏

【来源】《杨氏家藏方·卷十一·眼目方二十八道》

【组成】白砂蜜640克，黄丹160克，硇砂（别研）、冰片（别研）、乳香（别研）、青盐（别研）、轻粉（别研）、硼砂（别研）各8克，麝香（别研，现用人工麝香）2克，金星石、银星石、井泉石、云母各40克，黄连、乌贼骨各20克。

【制法】将上述药物于洁净环境中煎熬，先将黄丹炒至紫色，再下蜜，直至煎煮至其沫消散，颜色变紫为止，下腊月雪水3000毫升再煎煮至沸腾20余遍。将其余药物捣研为细末后下入，一起煎熬，同时用筷箸取膏滴在指甲上，直至成珠不散为度。取厚皮纸3张铺开，倾倒药膏在上，过滤，盛放于瓶子中，在新水内浸3天，去其火毒，每日换水1次。

【功用】清热解毒，明目退翳。

【适应证】远年、日近不见光明，内外障眼，攀睛胬肉，连睑赤烂，隐涩难开，怕日羞明，目眵有泪，视物茫茫，时见黑花。或睑生风粟，或翳膜侵睛，时发痒疼。

【用法】视眼病之轻重，临睡前用筷箸点眼内眦，直至感觉眼睛变涩为度；若治疗内障眼，用生面水和成条状，捏作圈子，临睡前置于眼上，把药倒入其内。

【说明】方中黄丹有毒。

方四　至宝金丝膏

【来源】《永类钤方·卷二十一·陈世文中家传经验疹痘方全录》

【组成】黄柏 50 克，绿豆 10 克，甘草 20 克，红花 100 克，香油 200 克（另一方 4 味药物等量）。

【制法】上述药物打成粉状，然后倒入香油搅拌和匀收膏。

【用法】直接将膏药涂于目眦。

【功用】清热解毒，明目退翳。

【适应证】热毒所致的目翳。

【特别提醒】外用，禁内服。

方五　磨翳膏

【来源】《世医得效方·卷十六·外障》

【组成】空青 10 克，片脑 15 克，蕤仁（去皮、壳）50 克。

【制法】将上药研细如膏状。

【功用】通经活血，去翳明目。

【适应证】翳障。

【用法】取适量，点眼。

【说明】此方亦载于:《普济方·卷八十·眼目门·目生肤翳》。

【特别提醒】不宜内服。

方六　洗眼紫金膏

【来源】《证治准绳·类方·第七册·外障》

【组成】黄连 50 克，赤芍、当归、朱砂、乳香、硼砂各 25 克，雄黄 20 克，麝香 5 克，白蜜 300 克。

【制法】将上述药物捣研为细末，用白蜜调和，制成药丸如皂角子大。

【功用】清热消肿，活血散瘀。

【适应证】目生翳膜，视物昏花、流泪，以及风气攻注所致的眼睑生风粟，眼眶红肿，闭目难开。

【用法】丸药放入盏内用滚开水泡开调成膏状，待到药膏变凉时洗眼，每丸可洗 3~5 次。

【禁忌证】暴赤眼肿者不可用。

【特别提醒】使用时不可放入铜器或铁器内。

方七　消翳复明膏

【来源】《审视瑶函·卷二·奇经客邪之病》

【组成】海螵蛸（取末）15 克，黄丹（水飞）200 克，诃子、青盐（研）、木贼草各 50 克，白砂蜜、黄连各 500 克，龙胆草 100 克，杏仁（去皮尖）250 克，蕤仁（去壳皮）25 克。

【制法】将龙胆草、黄连、杏仁、木贼草、蕤仁切碎，水浸后煎煮，纱布滤去药渣，如此 3 遍，再将所滤药液加热浓缩。将蜜熬数沸，纱布过滤后，下入黄丹，不停搅拌，再将海螵蛸、诃子、青盐研为细末后下入，熬至药物颜色变焦黑黄，纱布滤去药渣。再将两药液混匀，慢火熬如膏状，离火，入龙脑 5 克，冷凝即成。

【功用】清热祛风，凉血止痛。

【适应证】一切赤脉缕睛，症见风热痛痒，胬肉攀睛，眵多泪涩，羞明怕日难开等。

【用法】每用少许点眼。药干，净水化开用。

【禁忌证】虚证不宜。

方八　起睫膏

【来源】《证治准绳·类方·第七册·倒睫拳毛》

【组成】木鳖子、石燕各 10 克，自然铜、冰片各 5 克。

【制法】将木鳖子、自然铜捣烂调和做成条状备用。

【功用】活血化瘀，清热燥湿。

【适应证】睫毛歪倒。

【用法】先将做成的药条放入鼻孔中，然后将冰片与石燕研末用清水调和涂于眼睑上。

【禁忌证】虚寒者慎用。

【说明】外用，禁内服。

方九　洗眼金丝膏

【来源】《审视瑶函·卷三·外障》

【组成】黄连（去须）25克，雄黄（研飞）10克，麝香（研）2克，赤芍药、朱砂（研）、乳香（研）、硼砂（研）、当归尾各12克。

【制法】上为细末，后入研药拌匀，再研，炼蜜为丸，如皂角子大。

【功用】行气活血，消肿止痛。

【适应证】治远年近月翳膜遮睛，攀睛，昏暗泪多，瞻视不明，或风气攻注，睑生风粟，或连眶赤烂，怕日羞明，隐涩难开等。

【用法】每用1丸，开水化开，于无风处洗。药冷，闭目少时，候三两时辰，再煨热，根据前洗。1丸可洗3~5次。

【说明】雄黄、朱砂有毒，慎用。

【特别提醒】暴赤眼肿者，不可洗也。

方十　菩萨膏

【来源】《奇效良方·卷五十七·眼目通用方》

【组成】乳香、硼砂各10克，片脑2.5克，蕤仁49粒，芜荑49粒，白砂蜜50克。

【制法】将芜荑、蕤仁研去油，入诸药再研。取沙蜜隔水蒸熔，纱布滤过，同诸药搅匀。

【功用】通经活血，去翳明目。

【适应证】治内外障眼。

【用法】取适量，用热水泡洗。

【说明】此方亦载于：《普济方·卷七十八·眼目门·内外障眼》。

【特别提醒】不宜内服。

方十一　日精月华光明膏

【来源】《奇效良方·卷五十七·眼目通用方》

【组成】黄连200克，当归50克，诃子10克，石决明100克，石膏75克，大鹅梨（捶碎，用布绞取汁）20个，猪胰（去筋膜）2具，炉甘石、黄丹各200克，马牙硝12.5克，铜绿、胆矾、硼砂7.5克，没药20克，乳香15克，防风、轻粉各5克，天花粉、麝香、片脑各2.5克。

【制法】将前5味药切碎，水浸3日，文武火熬取汁液，纱布滤去药渣；再入鹅梨、猪胰再熬，再滤过；将所滤药液加热，入炉甘石、黄丹再熬，又滤过；再将其后8味药下入，不停搅拌，慢火熬成膏，离火；下入最后3味药，搅拌均匀，冷凝即成。

【功用】清热泻火，去翳明目。

【适应证】一切内障，善治翳膜遮睛，及攀睛胬肉，无论年久日深，或一目两目俱患，但能见人影者，悉皆治之，如云开见日。

【用法】取适量，点眼。

【说明】此方亦载于：《普济方·卷七十九·眼目门·内障眼》

【特别提醒】不宜内服。

方十二 摩风膏

【来源】《奇效良方·卷五十七·眼目通用方》

【组成】黄芪、细辛、当归、杏仁各50克，防风、松脂、黄蜡各100克，白芷125克，小麻油200克。

【制法】将上药切碎，入麻油中慢火煎，待白芷颜色变黄，纱布滤去药渣，再将所滤药油加热，下入黄蜡，煎如膏状即成。

【功用】祛风散寒，去翳明目。

【适应证】鹘眼凝睛外障。

【用法】外摩患处。

【说明】此方亦载于：①《审视瑶函·卷三·肿胀》。②《普济方·卷七十九·眼目门·外障眼》。

【特别提醒】不宜内服。

方十三 琥珀煎

【来源】《奇效良方·卷五十七·眼目通用方》

【组成】琥珀、龙脑各5克，贝齿、朱砂各2.5克，马牙硝15克。

【制法】将上药同研如面，用水1碗、白蜜50克搅拌均匀，隔水蒸后，纱布滤去药渣。

【功用】清热解毒，去翳明目。

【适应证】眼生丁翳，久治不愈。

【用法】每取少许点之。

【特别提醒】不宜内服。

方十四 磨障灵光膏

【来源】《古今医统大全·卷六十一·点眼药》

【组成】炉甘石 300 克，黄连末 50 克，黄丹（飞过）150 克，当归末 10 克，乳香 25 克，麝香 3 克，轻粉 5 克，海螵蛸、白丁香各 5 克，砂 3 克，龙骨 2 克。

【制法】上药各研为极细末。先用好白蜜 500 克，或银器内或砂锅内熬 5~7 沸，以毛边纸搭去沫，先下黄连、当归、甘石，慢火用柳木搅匀，次下黄丹如紫色，却下乳、麝、轻粉、砂等，搅匀，急以手制丸如皂角子大，以油纸裹之。

【功用】清热泻火，去翳明目。

【适应证】眼中翳障。

【用法】每用 1 丸，新汲水化开，旋入龙脑少许，时点翳上。

【禁忌证】寒证不宜。

【说明】轻粉有毒，慎用。

方十五　复明膏

【来源】《古今医统大全·卷六十一·点眼药》

【组成】制甘石坯子 250 克，黄丹 50 克，生晒参、当归、青盐、乳香、没药、芦荟、珍珠、白蔹各 5 克，硼砂 10 克，麝香 3 克，海螵蛸、黄连粉、黄柏粉、苏仁粉各 25 克，好蜜 200 克。

【制法】上药件各制各研为极细末，先将好蜜炼去沫净，滴水不散，然后入前项末药，慢火搅匀为锭子，银盒收贮。

【功用】清热通经，去翳明目。

【适应证】眼中翳障。

【用法】每以新汲水磨点 4 次。

【禁忌证】寒证不宜。

方十六　还睛膏

【来源】《古今医统大全·卷六十一·点眼药》

【组成】坯子 500 克，真丹 200 克，乳香、没药、血竭、熊胆、海螵蛸、黄连粉、轻粉、当归、硼砂各 10 克，青盐 15 克，铜绿 25 克，白丁香、硇砂、麝香各 5 克。

【制法】上药俱如法制，各研极细和匀。将白蜜 250 克，炼滤过滴水不散为度，方下丹，熬紫色，再下余药，调成膏作锭。

【功用】清热通经，去翳明目。

【适应证】眼中翳障。

【用法】井花水点眼。

【禁忌证】寒证不宜。

【说明】轻粉有毒。

方十七 碧云膏

【来源】《古今医统大全·卷六十一·敷眼药》

【组成】铅粉、铜绿各50克，乳香、没药各5克，冰片2克。

【制法】上药为细末，大黄熬膏作锭子用，晒干。

【功用】消肿祛风，去翳明目。

【适应证】箍眼最妙，治倒睫及肿烂弦风之症。

【用法】以井水磨下，新毛笔涂眼四围，不得入目。

【禁忌证】寒证不宜。

【说明】铅粉有毒，慎用。

方十八 春雪膏

【来源】《张氏医通·卷十五·专方·目门》

【组成】蕤仁霜20克。

【制法】将蕤仁霜用浓煎秦皮汁调和，置于瓦上，隔纸焙熟，去除中间烤焦者，涂在干净碗内，用艾叶4克，分作3团，每团中放蜀椒1粒，燃烧起烟时，将碗覆盖在烟上，垫起三角熏之。烟烧尽后将其晒干，再研入朱砂、麝香（现用人工麝香）各2克，用瓷瓶贮存备用。

【功用】祛风散热，养肝明目。

【适应证】风热导致的眼睛发红，又痒又痛，时时发作。

【用法】取麻子大，点眼内眦，每天2次；若是年老翳障，可以加硼砂少许。

【说明】另一方中用蕤仁（研压去油）20克，麝香（现用人工麝香）、朱砂各2克，每用时取少许，点眼内眦，效果也很好。

方十九 龙胆膏

【来源】《世医得效方·卷十六·翳障》

【组成】炉甘石20克，黄连15克，桑柴灰10克，龙胆草（细研为末）5克，好黄丹2.5克。

【制法】将黄连捣碎，水浸1夜，滤去药渣。炉甘石火煅7次，入黄连水中淬7次，同黄连水细研，澄清，去上面水，晒干后研极细。再与龙胆草、黄丹入白蜜200克文火慢熬，搅拌均匀如膏状。

【功用】清热泻火，去翳明目。

【适应证】远年近日翳膜遮障，攀睛胬肉，连眶赤烂，视物昏暗，不睹光明，隐涩多泪，迎风难开。

【用法】每服3克，亦可外洗。

方二十　点眼膏子

【来源】《世医得效方·卷十六·通治》

【组成】羊胆1枚，蜜5克。

【制法】将蜜灌入羊胆内，线扎定，放入锅内与水煮熟，再放入冷水内浸，取出候干，倒入罐内备用。

【功用】滋阴清热，明目去翳。

【适应证】眼目诸疾。

【用法】以竹筷蘸取，点眼角。

【特别提醒】不宜内服。

方二十一　明上膏

【来源】《世医得效方·卷十六·通治》

【组成】白砂蜜500克，黄丹200克，硇砂、乳香、青盐、轻粉、硼砂、脑子各10克，麝香2.5克，金星石、银星石、井泉石、云母石各50克，黄连、乌贼骨各25克。

【制法】将上药各研为细末。先炒黄丹至紫色，次下白砂蜜，熬至沫散，再入腊月雪水3升，熬20余沸后，将药末下入同熬，至滴水成珠为度，纱布滤过，瓶盛后入井水中浸3日，去火毒。

【功用】通经活血，退翳明目。

【适应证】远年日近不睹光明，内外障眼，攀睛胬肉，眩眶赤烂，隐涩难开，怕日羞明，迎风流泪，视物不清，时见黑花，或睑生风粟，或翳膜侵睛，时发痒痛，并皆治之。兼治口疮，涂之立愈。

【用法】外用点眼。

【特别提醒】不宜内服。

方二十二　金丝膏

【来源】《儒门事亲·卷十二·独治于外者》

【组成】黄丹、代赭石、玄精石各25克，炉甘石50克，脑子2.5克，黄连、蕤仁（去皮、油）各15克，白丁香、南硼砂各5克。

【制法】上药除硼砂、脑子外，同研为细末。将水1升、白砂蜜150克同煮，再入前药末，熬至如膏状，纱布滤去药渣，入硼砂、脑子，搅拌均匀即可。

【功用】通经活血，退翳明目。

【适应证】目翳。

【用法】徐徐点眼。

【特别提醒】不宜内服。

方二十三　复明膏

【来源】《儒门事亲·卷十五·目疾证第三》

【组成】白丁香40克，黄连、防风各50克，新柳枝10克。

【制法】上4味药入水中煎煮，至药液减半，纱布滤去药渣。取蜜500克，加热后入密陀僧粉末3克，搅拌均匀。再将两者混匀，熬至如膏状，纱布滤去药渣，冷凝即成。

【功用】清热祛风，退翳明目。

【适应证】治外障。

【用法】外用点眼。

【说明】此方亦载于:《普济方·卷七十九·眼目门·外障眼》。

【特别提醒】不宜内服。

方二十四　立消膏

【来源】《仁斋直指方论·卷二十·眼目证治》

【组成】雪白盐少许。

【制法】将盐研为细末。

【功用】清热泻火，去翳明目。

【适应证】浮翳粟翳，雾膜遮睛。

【用法】用大灯心草蘸取雪白盐，点浮翳上。

【说明】此方亦载于:《景岳全书·卷六十·因阵》。

【特别提醒】不宜内服。

方二十五　前麓点翳膏

【来源】《仁斋直指方论·卷二十·眼目证治》

【组成】朱砂 10 克，南硼砂 7.5 克，蕤仁 21 粒，真珠、烂石膏各 25 克，熊胆 1 克，麝香 0.5 克。

【制法】将上药研为细末，用冬蜜研和，于锅内蒸至感觉黏手即可。

【功用】清热泻火，退翳明目。

【适应证】眼生翳障。

【用法】用时煎秦皮汁调，铜箸点于眼眦。泪出为效。

【特别提醒】不宜内服。

方二十六　金丝膏

【来源】《素问病机气宜保命集·卷下·眼目论》

【组成】生姜、黄连各 200 克，白砂蜜 500 克，猔猪胆汁、麝香、硼砂、青盐各 15 克，脑子、硇砂、熊胆各 20 克，轻粉 25 克。

【制法】生姜取汁，白砂蜜炼去滓，黄连切碎，水煮滤汁，后 7 味药研为细末。先煎黄连水，后入姜汁，再入蜜、猪胆汁，最后下入药末，搅拌均匀，熬令稀膏。

【功用】清热凉血，退翳明目。

【适应证】内外障眼，攀睛胬肉，翳膜遮障，昏涩多泪。

【用法】每取适量，外用点眼。

【特别提醒】严禁内服。

方二十七　目精上有翳诸方

【来源】《保童秘要·眼》

【组成】兔肝、细辛各 10 克，黄芩、栀子仁各 20 克，黄连、升麻、决明子各 30 克，蕤仁 60 克。

【制法】上药切碎，水煮滤汁，如此 3 遍，将所滤汁液浓缩，加入蜂蜜收膏。

【功用】清热泻火，退翳明目。

【适应证】翳膜遮障，视物不清等症。

【用法】每服 1 匙，1 日 3 次。

方二十八　百点膏

【来源】《兰室秘藏·卷上·眼耳鼻门》

【组成】蕤仁 15 克，当归身、甘草各 30 克，防风 40 克，黄连

100克。

【制法】后4味药切碎，蕤仁别研如泥，共水煮后滤去药渣，慢火浓缩，再入去沫蜂蜜收膏。

【功用】清热祛风，退翳明目。

【适应证】治翳遮瞳人，视物不清，如云气障隔。

【用法】嘱病人静心点之，至目微痛为度。每日点5~7次，使药力相续，故曰百点。临卧点尤妙。

【说明】此方亦载于：《古今医统大全·卷六十一·点眼药》。

方二十九 羌活退翳膏

【来源】《兰室秘藏·卷上·眼耳鼻门》

【组成】椒树东南根、椒树西北根、藁本、汉防己各2克，黄连3克，防风、麻黄、柴胡、升麻、生地黄各3克，生甘草4克，当归身6克，羌活7克，蕤仁12个。

【制法】将上药切碎，水煎后滤取汁，如此3遍，将所滤汁液混匀，浓缩至如稀饴状即可。

【功用】祛风散寒，退翳明目。

【适应证】足太阳寒水，膜子遮睛，白翳在上，视物不明。

【用法】每取适量，滴入目中。

【特别提醒】不宜内服。

方三十 圆明膏

【来源】《兰室秘藏·卷上·眼耳鼻门》

【组成】诃子皮、甘草各10克，当归身15克，柴胡、生地黄、麻黄、黄连各25克。

【制法】将上药切碎，水煎后滤取汁，如此3遍，将所滤汁液混匀，浓缩，再入熟蜜收膏。

【功用】补益气血，收睛圆明。

【适应证】因劳心过度、饮食失节，而致内障生翳，瞳子散大。

【用法】每取适量，点入眼中。

【说明】此方亦载于：《普济方·卷七十九·眼目门·内障眼》。

【特别提醒】不宜内服。

方三十一　退翳膏

【来源】《兰室秘藏·卷上·眼耳鼻门》

【组成】 蕤仁、升麻各 3 克，连翘、防风、青皮各 4 克，甘草、柴胡各 5 克，当归身 6 克，荆芥穗 10 克，生地黄 15 克，黄连 30 克。

【制法】 将上药切碎，水煎后滤取汁，如此 3 遍，将所滤汁液混匀，浓缩，再入熟蜜收膏。

【功用】 清热凉血，退翳明目。

【适应证】 黑白翳。

【用法】 每取适量，点入眼中。

【特别提醒】 不宜内服。

方三十二　鹅不食草膏（方名编者加）

【来源】《串雅内编·卷一·截药内治门》

【组成】 鹅不食草 500 克，捣汁熬膏 50 克，炉甘石 15 克，熊胆 30 克，上等瓷器末 8 克。

【制法】 鹅不食草捣汁熬膏成 50 克，加炉甘石，童便淬 3 次，再入上等瓷器末和熊胆，为极细末，溶成膏。

【功用】 清热解毒，明目退翳。

【适应证】 目翳。

【用法】 点翳上，一夜后取下，用黄连、黄柏煎汤洗净。如仍有翳，再点 1 次。

方三十三　开明膏

【来源】《证治准绳·类方·第七册·外治》

【组成】 黄丹 20 克，青盐 5 克，海螵蛸、朱砂、硼砂各 15 克，诃子 10 克，白蜜 200 克，槐、柳枝各 49 条，黄连 20 克。

【制法】 先将黄连放入铜锅中，煎煮 3 遍，并用槐、柳枝搅拌，待到槐、柳枝烟尽，浓缩后放入白蜜继续煎煮，浓缩为膏状，然后将余药打成粉状撒入膏药中搅拌均匀，以玻璃瓶盛装，放在地上出火毒。

【功用】 清热祛湿，消风除翳。

【适应证】 视物昏花，目生膜翳所致的眼障、眼赤流泪等症。

【用法】 将药膏点于两侧目眦即可。

【禁忌证】虚寒者慎用。

【特别提醒】外用，禁内服。

方三十四　磨障灵光膏

【来源】《审视瑶函·卷二·奇经客邪之病》

【组成】炉甘石（另以黄连50克锉，置水内烧，炉甘石通红淬7次）300克，黄丹（水飞）150克，砂（研）白丁香（研）、海螵蛸（研）、轻粉（研）各50克，川黄连（锉如豆大，童便浸一宿，晒为末）50克，麝香（研）、乳香各25克，当归身（研）10克，龙脑3克。

【制法】先用好白砂蜜500克，或银器或砂锅内熬五七沸，以净纸搭去蜡面。除黄丹外，下余药，用柳枝搅匀，次下黄丹再搅，慢火徐徐搅至紫色。却将麝香、乳香、轻粉、砂和匀，入上药内，以不黏手为度。

【功用】清热解毒，消肿止痛。

【适应证】一切赤脉缕睛，症见目赤痛痒，胬肉攀睛，眵多泪涩，羞明怕日难开等。

【用法】取丸如皂角子大，以纸裹之，每用1丸，新汲水化开，旋入龙脑少许，时时点翳上。

【禁忌证】虚证不宜。

【说明】轻粉有毒。

方三十五　炉甘石膏

【来源】《证治准绳·类方·第七册·外治》

【组成】黄连、炉甘石、代赭石、黄丹、诃子各10克，冬蜜80克，槐、柳枝各49条。

【制法】先将黄连放入铜锅中，煎煮3遍，并用槐、柳枝搅拌，待到槐、柳枝烟尽，浓缩后放入白蜜继续煎煮，浓缩为膏状，然后将余药打成粉状撒入膏药中，搅拌均匀，以玻璃瓶盛装，放在地上出火毒。

【功用】清热燥湿，退翳明目。

【适应证】眼目昏花，视物不明等症。

【用法】将药膏点于两侧目眦，也可用热水将膏药泡开洗眼。

【禁忌证】虚寒者慎用。

【特别提醒】外用，禁内服。

方三十六　夜光膏

【来源】《证治准绳·类方·第七册·外治》

【组成】黄丹40克，炉甘石、诃子、当归各20克，青盐6克，梨汁100克，冬蜜500克，槐、柳枝各49条，黄连80克，猪胰子2个。

【制法】先将黄连、当归、诃子、猪胰子放入铜锅中煎煮3遍，滤除药渣，再放在锅内继续熬制成膏状备用。然后将梨汁、白蜜放入铜锅中煮沸，再将黄丹、炉甘石打成粉末与青盐一起放入锅中煎煮，同时用槐、柳枝搅拌，待槐、柳枝烟尽即可。再将前次膏与后次膏放在一起继续煎煮，浓缩为膏状。然后以玻璃瓶盛装，放在地上出火毒。

【功用】清热燥湿，活血除翳。

【适应证】赤眼，眼目昏花，视物不明。

【用法】将药膏点于两侧目眦，也可用热水将膏药泡开洗眼。

【禁忌证】虚寒者慎用。

【特别提醒】外用，禁内服。

方三十七　青盐膏

【来源】《普济方·卷八十·眼目门·目生肤翳》

【组成】青盐1克，轻粉40克，蕤仁3克，乌贼骨0.5克，硇砂、雄鸡粪、贝齿、冰片各1克。

【制法】将上药研细末，用牛酥调如硬膏。

【功用】清热解毒，明目退翳。

【适应证】眼生肤翳及赤脉胬肉。

【用法】每用黍米大点翳上，合眼躺下，候药化尽，盐汤洗去。

【特别提醒】本方外用，不宜内服。

方三十八　煎麓点翳膏

【来源】《普济方·卷八十·眼目门·目生肤翳》

【组成】朱砂8克，南硼砂6克，真珠4克，烂石膏4克，熊胆8克，麝香1克，蕤仁21粒。

【制法】将上药研末，冬蜜拌匀，隔水蒸煮至黏，瓷器收盛。

【功用】清热泻火，明目退翳。

【适应证】目生翳膜。

【用法】每用少许，秦皮煎汁调，铜箸蘸取点于内眦，以泪出为效。

【特别提醒】本方外用，不宜内服。

方三十九　龙脑膏

【来源】《普济方·卷八十·眼目门·目生肤翳》

【组成】冰片2克，硼砂5克，蕤仁3颗，鸡子壳（以干沙土磨鸡子壳面斑点，令滑为度，去鸡子膜，用火烤干，研末）1枚。

【制法】将上药研细，用牛酥拌匀，瓷器收盛。

【功用】清热泻火，明目退翳。

【适应证】飞蚊症。

【用法】每用铜箸蘸取少许点眼，每日3~4次。

【特别提醒】本方外用，不宜内服。

方四十　传信方

【来源】《普济方·卷八十·眼目门·目生肤翳》

【组成】宣黄连（研末）10克，蕤仁10克。

【制法】将上药研如膏状，取无虫疾干枣3枚，割枣头少许留，去壳核，以二物满填其中，再将割下枣头，依前合定，外用纱布薄薄包上一层，置于盛有半碗水的茶碗中，煎熬浓缩至一鸡子大，过滤。

【功用】清热养肝，明目退翳。

【适应证】眼痒，或生翳，或赤脉。

【用法】每用铜箸蘸取少许点眼。

【特别提醒】本方外用，不宜内服。

方四十一　龙脑膏

【来源】《普济方·卷八十·眼目门·目生花翳》

【组成】冰片20克，麝香2克，轻粉8克，黄连末20克，井盐4克，蕤仁40克。

【制法】将上药研细，同野驼脂60克共研如膏。

【功用】清肝肺热，明目退翳。

【适应证】眼生花翳涩痛。

【用法】每用铜箸蘸取少许点眼。

【特别提醒】本方外用，不宜内服。

方四十二　真珠膏

【来源】《普济方·卷八十·眼目门·猝生翳膜》

【组成】 真珠末 40 克，贝齿（烧灰）5 枚，麝香、朱砂、铅粉各 0.5 克，鲤鱼胆 2 枚，白蜜 150 克。

【制法】 将上药除鱼胆、蜜外，都研成粉，用鱼胆汁、蜜调匀，小火煎熬成稀膏。

【功用】 清热泻火，明目退翳。

【适应证】 眼虚热，目赤痛，猝生翳膜昏暗。

【用法】 每以铜箸蘸取少许点眼，每日 3~4 次。

【特别提醒】 本方外用，不宜内服。

方四十三　龙脑膏

【来源】《普济方·卷八十·眼目门·猝生翳膜》

【组成】 冰片、雄雀粪各 1 克。

【制法】 将上药研粉，用乳汁 40 毫升调匀成膏。

【功用】 清热止痛，明目退翳。

【适应证】 眼赤痛，猝生浮白膜。

【用法】 每以铜箸蘸取少许点眼。

【特别提醒】 本方外用，不宜内服。

方四十四　增明膏

【来源】《普济方·卷八十·眼目门·猝生翳膜》

【组成】 椒树西北根、椒树东南根各 10 克，羌活 70 克，麻黄、防风根、柴胡根、升麻、生地、蕤仁各 30 克，当归梢 60 克，黄连 200 克，生甘草梢 40 克，藁本、汉防己各 20 克。

【制法】 先煎汉防己、黄连、生甘草梢、当归梢、生地黄至一半，再下余药，煎熬浓缩，去滓再煎至滴水成珠，即成。

【功用】 祛风散寒，清热明目。

【适应证】 足太阳寒水，膜子遮左右睛，白翳在上，视物不见。

【用法】 每以铜箸蘸取少许点眼。

【特别提醒】 本方外用，不宜内服。

方四十五　紫金膏

【来源】《普济方·卷八十·眼目门·远年障翳》

【组成】炉甘石（好者，同火煅酥，研细、无声，将黄连、当归身、挑头童子小便浓煎汤，滤净，飞淘去沙石，焙干粗者再研再淘。一法只用杨梨，亦名茶采叶，浓煎汤滤净，飞淘焙干）40克，黄丹40克，乳香、硇砂、雄黄、没药、白丁香、当归、轻粉、麝香各4克，樟脑12克，蜜150克。

【制法】先煎蜜至沸，入黄丹，用柳木篦子急手搅匀，熬至2~3沸，再搅匀，依次下乳香、硇砂、雄黄、白丁香、没药、当归、轻粉、樟脑、麝香，再煎2~3沸，急用篦子不住手搅匀，以不黏手为度，膏即成。

【功用】清热养肝，明目退翳。

【适应证】男子妇人目疾，远年近日翳膜遮障，攀睛胬肉，拳毛倒睫，黑花烂眩，羞明冷泪及赤眼肿痛。

【用法】每用鸡头大1块，沸汤化开，乘饭后熏洗眼。

【特别提醒】本方外用，不宜内服。

方四十六　光明膏

【来源】《普济方·卷七十八·眼目门·内外障眼》

【组成】白蜜600克，黄丹150克，硇砂、乳香、青盐、轻粉、硼砂、樟脑各8克，麝香2克，金星石、银星石、井泉石、云母石各40克，乌贼骨20克，黄连20克。

【制法】先炒黄丹至紫色，入蜜，熬至滴水成珠，加入腊月雪水3升，煎20余沸，后将余药研末，加入其中，亦煎至滴水成珠。再将药倒于3层厚纸上过滤，装进瓶子。最后将瓶子放入新汲水中浸泡3天3夜，以去火毒，水须每天1换。

【功用】清热解毒，明目退翳

【适应证】远年近日不睹光明，内外障眼，攀睛瘀肉，眩眶赤烂，隐涩难开，怕日羞明，堆眵有泪，视物茫茫，时见黑花，或睑生风粟，或翳膜侵睛，时发痒痛，兼治口疮。

【用法】每夜用铜箸蘸取少许点于内眦。若治内障，先将面用水调和成条，捏作圈子，睡前放眼上，将药倒入其中，按照上法，1个月即可见效。

【特别提醒】本方外用，不宜内服。

方四十七　香连膏

【来源】《普济方·卷七十八·眼目门·内外障眼》

【组成】白蜜200克，硇砂20克，乳香、青盐、铅丹各4克，黄连（研末）110克。

【制法】将上药除蜜外共以新汲水煎透，去渣再熬浓汁，入蜜收膏，最后将水银2克、轻粉4克、樟脑4克、麝香4克研匀后兑入药膏中，倒入瓷瓶收盛，外用油纸3~5层包裹密封。春夏秋三季，用麻绳绑缚瓷瓶坠入井底，7天后取出；若逢冬月，在背阴处放置14天后即可使用。

【功用】清肝退翳，破瘀散结。

【适应证】眼生翳膜，并治除外伤外一切目疾。

【用法】每用铜箸蘸取少许点眼。

【特别提醒】本方外用，不宜内服。

方四十八　神效膏

【来源】《普济方·卷七十八·眼目门·内外障眼》

【组成】铅丹75克，炼蜜300克，硼砂10克，青盐4克，马牙硝12克，樟脑4克，白矾5克，大猪胆2枚。

【制法】将上药放入瓷瓶内和匀，隔水蒸煮，并不停搅拌，以药色变紫为度，膏即成。

【功用】清热解毒，明目退翳。

【适应证】翳膜遮障，见风泪出。

【用法】每取少许，井华水调后，铜箸蘸取点眼，若有泪出，擦干后再点，每日3~5次。

【特别提醒】本方外用，不宜内服。

方四十九　摩顶膏

【来源】《普济方·卷七十八·眼目门·内外障眼》

【组成】莲子草、蓝青各100克，油600克。

【制法】将前2味药切碎后放入瓶中，用油浸没，密封49日后即可使用。

【功用】生发凉脑，明目退翳。

【适应证】一切眼疾，翳膜遮障，兼治头痛、脱发。

【用法】每用少许点眼及涂抹头顶，并摩顶49遍。

【特别提醒】此药膏须在五月初五清晨制作。本方外用，不宜内服。

方五十　还晴膏

【来源】《普济方·卷七十八·眼目门·内外障眼》

【组成】黄连、铅丹各40克，黄柏20克，桃仁、杏仁各5克，冰片2克，蜜150克。

【制法】将上药除冰片、铅丹、蜜外，一并捣碎，同井水及蜜、铅丹搅拌均匀，浸泡3日，以水煎熬浓缩，滤去渣滓，兑入冰片，膏即成。瓷盒收盛，埋入地下1夜以去火毒。

【功用】清热燥湿，明目退翳。

【适应证】一切障翳。

【用法】每用铜箸蘸取少许点眼，不拘时候。

【特别提醒】本方外用，不宜内服。

方五十一　柏竹沥膏

【来源】《普济方·卷七十九·眼目门·内障眼》

【组成】黄柏（去粗皮刮细末）适量，慈竹（去两头节）1段。

【制法】将黄柏末填满竹内，再将竹放于对立的砖上，两头各放1碗，用干竹火烧，令沥出，收沥。

【功用】清热泻火，明目退翳。

【适应证】一切赤眼障翳。

【用法】每用铜箸蘸取少许点眼。

【特别提醒】本方外用，不宜内服。

方五十二　曾青膏

【来源】《普济方·卷七十九·眼目门·内障眼》

【组成】曾青、决明子、蕤仁、干姜、黄连各40克，黄芩、黄柏各30克，车前子20克，蜜1200克。

【制法】将上药捣碎，入蜜搅匀，置于密闭容器中，饭上蒸煮，以米熟为度，过滤2次，兑入曾青搅匀，蜡纸密封，7日后方可用。

【功用】清热养肝，明目退翳。

【适应证】内障，目生翳膜，青盲，小儿目赤。

【用法】每用铜箸蘸取少许点眼，早晚不限。

【特别提醒】本方外用，不宜内服。

方五十三　七宝膏

【来源】《普济方·卷七十九·眼目门·内障眼》

【组成】真珠、水晶、贝齿各 40 克，琥珀 110 克，石决明 110 克，空青 200 克，玛瑙 200 克，冰片 200 克。

【制法】将上药研成极细粉末，混匀，以水 5 升煎至 1 升，去滓，入蜜收膏。

【功用】清热镇肝，明目退翳。

【适应证】混睛外障。

【用法】每于睡前用铜箸蘸取少许点眼，早晨不得点。

【说明】此方亦载于：《审视瑶函·卷三·外障》。

【特别提醒】本方外用，不宜内服。

方五十四　欲成内障方

【来源】《普济方·卷七十九·眼目门·内障眼》

【组成】青羊胆 1 枚，黄牛胆汁 20 毫升，熊胆 0.5 克，鲤鱼胆 1.5 克，乌鸡胆 5 枚，牛黄 20 克。

【制法】将上药混匀，煎熬浓缩，去滓再熬，直至膏成，瓷器收盛。

【功用】清热解毒，明目退翳。

【适应证】目生翳膜。

【用法】每于食后，温酒调下 5 克。

【特别提醒】本方外用，不宜内服。

方五十五　曾青膏

【来源】《普济方·卷七十九·眼目门·外障眼》

【组成】曾青、秦皮、细辛各 40 克，白芷 40 克，乳香、冰片各 0.5 克，黄连 1.5 克，诃子、木香各 20 克。

【制法】共以水煎透，去渣再熬浓汁，炼蜜为膏，瓷器收盛，勿令泄气。

【功用】清热燥湿，退翳明目。

【适应证】眼黄液上冲，外障。

【用法】每用铜箸蘸取少许点眼。

【特别提醒】本方外用，不宜内服。

方五十六　大效紫金膏

【来源】《普济方·卷七十九·眼目门·外障眼》

【组成】槐嫩枝芽30条（春采嫩枝子亦好），铅丹、黄连、轻粉各12克，乌贼骨8克，乳香4克，冰片1克，白蜜150克。

【制法】用雪水或井华水先煎槐枝并黄连，去滓入乳香再煎，最后兑入众末及蜜，熬至金漆色，膏即成，瓷器收盛。

【功用】清热解毒，明目退翳。

【适应证】外障，目生翳膜，兼疗气毒上冲，眼疼赤肿，或睑眦痒痛，时多热泪昏涩。

【用法】每用铜箸蘸取少许点眼。

【特别提醒】本方外用，不宜内服。

方五十七　白蔹膏

【来源】《普济方·卷七十九·眼目门·外障眼》

【组成】白蔹、白芷、白及各40克，突厥白60克。

【制法】将上药研末，用牛酥200克煎成膏。

【功用】清热祛风，明目退翳。

【适应证】风牵睑出，外障。

【用法】每用少许，早晨涂于眼睑内，夜半涂亦可。

【特别提醒】本方外用，不宜内服。

方五十八　金丝膏

【来源】《普济方·卷七十八·眼目门·内外障眼》

【组成】宣黄连、川黄连、黄柏、青盐各8克，乳香0.5克，黄丹8克，没药2克，硇砂2克，丁香4克，灯心5克，大枣24个，白蜜150克。

【制法】将上药用温水冲后沥干，加入井华水中小火煎熬，反复浓缩，去渣放冷，入蜜再煎，直至膏成。再放入干净瓷器中密封，埋入25

厘米深的地下，并倒一桶水至所埋坑上。次晨取出，将冰片、麝香各 2 克，南硼砂、马牙硝各一皂子大研末后兑入膏中。

【功用】清热解毒，明目退翳。

【适应证】内外障眼赤筋，瘀肉瘀血，翳膜遮障，昏涩多泪。

【用法】每用铜箸蘸取 1 粟米大小点眼。

【特别提醒】本方外用，不宜内服。

方五十九 熊胆膏

【来源】《普济方·卷八十三·眼目门·目青盲》

【组成】羯羊胆（大者）1 枚，白蜜 20 克，杏仁 3 克，黄连 12 克，硼砂 2 克，乳香、轻粉各 1 克，马牙硝 2 克。

【制法】将黄连、杏仁浸入羊胆汁及蜜中 1 夜，去滓，再下余药，密封瓶口，埋于 15 厘米深地下 3 日。

【功用】疏风清热，明目退翳。

【适应证】目生翳膜，昏涩隐痛及风毒上攻，胬肉侵睛，或暴赤肿痛。

【用法】每以铜箸蘸取少许点眼。

【特别提醒】本方外用，不宜内服。

方六十 点眼金丝膏

【来源】《普济方·卷八十一·眼目门·目昏暗》

【组成】硇砂 4 克，黄丹 20 克，黄连 40 克，晋矾、青盐各 4 克，乳香 12 克，冰片 8 克，当归 20 克。

【制法】将上药除冰片外，同蜜一道加入青筀竹筒内，筒口用油纸封五七重，系紧，再放入汤瓶，隔水蒸煮 24 小时，取出劈破，过滤，兑入冰片和匀，瓷瓶收贮，再用油纸五七重封系瓶口，埋于地底，以去火毒，半月后取出。

【功用】清热养肝，明目退翳。

【适应证】男子妇人目疾，不论新旧，翳膜遮障，攀睛胬肉，拳毛倒睫，黑花昡烂，羞明冷泪，及赤眼肿痛。

【用法】每用铜箸蘸取 1 粟米大点眼。

【特别提醒】本方外用，不宜内服。

方六十一　摩顶青莲膏

【来源】《普济方·卷七十二·眼目门·五脏风热眼》

【组成】生麻油4升，酥、曾青各80克，大青120克，栀子叶、长理石、玉竹、朴硝、吴蓝各120克，槐子90克，淡竹叶80克，空青150克，盐花220克，莲子汁2000毫升。

【制法】上除油、酥、汁外，捣筛后用绵包裹。先下酥、油二味，后下诸药，煎熬浓缩半日后下莲子汁，煎至汁尽，膏即成，滤去渣滓，澄清，瓷器收盛。

【功用】清热疏风，解毒明目。

【适应证】五脏风毒上攻，眼目障翳，兼理肾虚眼暗；兼能生发。

【用法】睡前每用1匙，外涂顶上，摩擦至千余遍，使药力渗透，脑中即觉清凉。每隔3~5夜1次，轻者不过6~7次，重者摩至半剂即愈。

【特别提醒】本方外用，不宜内服。

方六十二　千金不易万明膏

【来源】《万病回春·卷五·眼目》

【组成】黄连、当归、木贼草、羌活、防风、天麻、白蒺藜、菊花、青葙子、荆芥、楮实子、赤芍、龙胆草、大黄、蝉蜕、枸杞子、草决明、密蒙花、知母、防己、白芍、茯苓、桑白皮、牛蒡子、麦门冬、贝母、葶苈子、青盐、旋覆花、蕤仁、槐花、五味子、连翘、艾叶、石菖蒲、白芷、夜明砂、赤石脂、车前子、黄芩、黄柏、栀子、独活、川芎、白附子、生地黄、熟地黄、藁本、远志、薄荷、细辛、柴胡、桔梗、胡黄连、谷精草、苍术、天门冬、石膏、百部、杏仁、枳壳、朴硝、玄参、黄芪、青藤、大枫子各30克，槟榔、蔓荆子、石决明、苦参各42克，木通36克，甘草60克。

【制法】将上述72味药物均切为细片，用童便一桶澄清，盛瓷盆中，入炉甘石2880克，浸泡一昼夜，澄清再浸，澄净后取出；将炉甘石入混元球内煅红，入药水浸泡，如此反复十数次，待完全冷却，取出炉甘石，入阳城罐内封固打火，每罐打三炷香升盏。轻清者，合后药可治眼盲；坠底者，可治火眼。诸药加减于后。如果不入罐打灯，将甘石研细用水飞过，分清浊两种用途亦可。如制甘石600克，加琥珀30克、珍珠48克，俱各用混元球煅过，捣研为极细末；冰片18克、硼砂180克，置于铜器上水飞；生海螵蛸36克、胆矾120克，用铜瓦片煅过；白翠120克，煅红入童便内，不拘遍数，以成腻粉为止；鹰粪18克，在竹叶上焙过，研细；熊胆18克，在缸瓦上煅烧存性为末；人退60克，洗净，炒黄色存性，捣研为细末；木贼草60克，焙过后捣研为细末；枯矾30克；轻粉18克；朱砂18克；皮硝18克。以上为所有药物剂量，当随其所患目疾不同而化裁。

【功用】祛风清热，明目退翳，理气解郁，消肿止痛。

【适应证】眼生翳膜，血灌瞳神，迎风流泪，拳毛倒睫，赤烂风弦。

【用法】取膏适量，点眼。

【说明】如果患眼疾日久，有宿沙翳者加螵蛸、珊瑚、胆矾、珍珠，分别捣研为极细末后加入；如果患眼疮抱住黑睛者，加飞过灵砂少许，与白丁香同研，用乌鸦羽毛搅拌均匀；如果血冠瞳仁加官硼、胆矾、琥珀、朴硝少许研入；如果为睛云翳者，加白翠、螵蛸、珊瑚、珍珠；如果为青红筋者，加轻粉、枯矾；如果患内障气加胆矾、熊胆、珊瑚、琥珀、珍珠、神砂少许；如果为胬肉攀睛者，加硇砂少许、鹰粪、人退；如果为多年老眼翳遮睛至厚者，用此药全料点眼；如果为迎风冷泪，眼昏花者，用主方治之即可，不必另外加药，只可少加冰片；如果为拳毛倒睫加珍珠、冰片、琥珀；如果为赤烂风弦者，加硼砂、珍珠，再用铜绿60克，用天茄汁和艾熏透洗净后点药。外用药水点眼，根据疾病不同而加减；并且内服汤药也应随症加减，所谓表里互治之，补其母以及其子也。方中葶苈子、细辛、轻粉及朱砂均有毒，不可轻易使用。

方六十三　菩萨膏

【来源】《普济方·卷八十五·眼目门·一切眼疾杂治》

【组成】菩萨石、金精石、银精石、太阴石、太阳石、禹余粮石、河洛石、矾矿石、云母石、炉甘石、井泉石、白滑石、紫英石、寒水石、阳起石、猪牙石、代赭石、碧霞石、乌鱼石、青盐、密陀僧、铜青各40克，黄丹150克，硇砂20克，麝香、樟脑各3克，轻粉5克，乳香8克，熊胆1个，白蜜1800克，硼砂12克。

【制法】共以井华水煎透，去渣再熬浓汁，兑白蜜收膏，最后兑入麝香、樟脑、轻粉混匀。

【功用】清热解毒，明目退翳。

【适应证】远年近日一切眼疾。

【用法】每用铜箸蘸取少许点眼。

【特别提醒】本方外用，不宜内服。

方六十四　拨云膏

【来源】《普济方·卷八十五·眼目门·一切眼疾杂治》

【组成】黄丹、炉甘石（用童子小便煅淬5~7次，细研，黄连水洗5~7次）各150克，青盐、硇砂、乳香、雄黄、川芎末、黄连末、枯白矾、轻粉、甘草末、密陀僧、当归末、麝香、冰片、白丁香各20克，硼砂、朱砂各12克，没药、海螵蛸各8克。

【制法】将上药各如法研细，慢火煎熬白砂糖600克，初沸，下黄丹，二沸下炉甘石，三沸下诸药末，以不黏手为度。

【功用】清热养肝，明目退翳。

【适应证】男子妇人诸般眼患，不问远年近日。

【用法】每用热水少许泡开，乘温点眼，不拘时候。

【特别提醒】本方外用，不宜内服。

方六十五　金丝膏

【来源】《普济方·卷八十五·眼目门·一切眼疾杂治》

【组成】生姜（取汁）、黄连各150克，白蜜（去滓）600克，猔猪胆汁12克。

【制法】先将黄连以水10升，煎取5升，次入余药同煎，去滓及沫，再次入以下药末：樟脑150克，麝香12克，硇砂15克，硼砂12克，轻粉20克，熊胆、青盐各12克，搅拌均匀，熬成稀膏。

【功用】清热解毒，明目退翳。

【适应证】一切目疾。

【用法】每用铜箸蘸取少许点眼。

【特别提醒】本方外用，不宜内服。

方六十六　视星膏

【来源】《普济方·卷八十六·眼目门·一切眼疾杂治》

【组成】炼蜜525克，密陀僧40克（研极细，水淘，可得25克），新柳条子（去皮心，半干半炒）150 克。

【制法】将上药同腊月雪水 5 升混匀，一并装入瓷瓶中，密封，于黑豆锅内煎熬，豆水滚则往里继水，从早一直熬到晚。熬成，过滤，收入瓶中，并用井水浸 2~3 日，埋在雪中更妙。

【功用】清热解毒，明目退翳。

【适应证】内外障，赤毒气赤目，一切翳膜。

【用法】每用铜箸蘸取少许点眼，频点效佳。

【特别提醒】本方外用，不宜内服。

方六十七　灵宝膏

【来源】《普济方·卷八十六·眼目门·一切眼疾杂治》

【组成】黄丹、乳香各 12 克，蜜 75 克。

【制法】将上药用小火煎熬成膏，过滤，埋入地下，以去火毒。

【功用】清热解毒，明目退翳。

【适应证】远年近日目疾。

【用法】每用豆大，涂目四周，若患目热赤，则以生地黄汁或冰片薄荷汁调药；若为风气眼，则用荆芥汤调；若是烂睑风眼，则用枫木水调，如无枫木则用枫乳煎汤调，若连枫乳亦无，只用饭汤调涂；若病虚眼，则用黄芪煎汤调。

【特别提醒】本方外用，不宜内服。

方六十八　家传大明膏

【来源】《万病回春·卷五·眼目》

【组成】大黄、苍术、柴胡、龙胆草、藁本、细辛、赤芍、菊花、红花、黄柏、黄芩、连翘、栀子、荆芥、防风、木贼草、黄连、蒺藜、薄荷、羌活、独活、麻黄、川芎、白芷、天麻、蔓荆子、玄参、苦参、归尾、木通、生地黄、桑白皮、车前子、枳壳、皮硝、甘草各 100 克。

【制法】将上述药物锉细，用童便 1000 毫升煎熟，将炉甘石 960 克入炭火中煅红，淬入药中 10 次，研烂，去粗渣，将药加水置于铜盆内煮干，制成饼状晒干，捣研千余下。每 60 克加入焰硝 48 克、黄丹 3 克，再捣研千余下，收入瓷罐内贮存，备用。

【功用】清热养阴，祛风止痒，明目退翳。

【适应证】翳膜攀睛，烂弦赤障胬肉，血灌瞳仁，迎风流冷泪，怕光羞明，视物昏花，疼痛不止。

【用法】取适量点眼，一般3天见效，10天痊愈。

【说明】如果为胬肉云翳、昏蒙烂弦风眼加入冰片少许，点眼。

方六十九　拔云膏

【来源】《云林神彀·卷四·眼药》

【组成】炉甘石、黄丹各900克，乳香、没药、海螵鞘各90克，硼砂、冰片各150克，麝香（现用人工麝香）150克，胆矾30克。

【制法】将上述药物捣研为极细末，置于口中试嚼含化，以无砂粒感为度，将好蜂蜜小火慢熬，直至滴水成珠，下所得药粉，调和均匀，盛于瓷器中备用。

【功用】清热解毒，明目退翳。

【适应证】眼睛肿痛，风热所致的眼痒及烂赤，翳障见视物昏蒙者。

【用法】取适量，不时点眼。

方七十　黄连膏

【来源】《普济方·卷八十二·眼目门·目生胬肉》

【组成】黄连、黄柏、升麻、冰片、蜜各40克，蕤仁40克，细辛1克，石胆末4克。

【制法】将上药除冰片、石胆外以水煎透，去渣2遍，再熬浓汁，兑炼蜜收膏，最后加入石胆、冰片搅匀，瓷器密封收盛。

【功用】祛风清热，蚀胬止痛。

【适应证】风热乘眼，胬肉疼痛。

【用法】每用铜箸蘸取黍米大点眼。

【特别提醒】本方外用，不宜内服。

方七十一　疗翳五十年不瘥方

【来源】《外台秘要方·卷二十一·眼疾二十四门·目肤翳方》

【组成】贝齿20克，豆豉30克，三年醋1200克。

【制法】先将贝齿浸渍醋中3晚，消融殆尽后加入豆豉，小火煎熬如胶。

【功用】通经活血，明目退翳。

【适应证】翳障50年不瘥。

【用法】取9克，放在筒中，睡觉时点如小麦大1粒于目眦处，第二天用水洗掉。10日痊愈。

方七十二　猪胆膏

【来源】《普济方·卷八十三·眼目门·雀目》

【组成】猪胆1枚（取汁），川朴硝20克，轻粉2克，冰片0.5克。

【制法】将上药研细，用猪胆汁调如膏状。

【功用】清热止痛，明目消胬。

【适应证】眼目有疮及胬肉，日夜不开，疼痛。

【用法】每用铜箸蘸取1豆大点眼。

【特别提醒】本方外用，不宜内服。

方七十三　七宝膏

【来源】《普济方·卷八十四·眼目门·眼眉骨及头痛》

【组成】真珠末、冰片、熊胆各1克，石决明3克，琥珀3克，水精40克，贝齿（一方用龙齿）40克。

【制法】将水精、贝齿以水煎透，去渣再熬浓汁，入炼蜜为膏，再兑入余药。

【功用】清热泻火，蚀胬除障。

【适应证】胬肉侵睛外障。

【用法】每于入夜后用铜箸蘸取少许点眼，白天不可点。

【特别提醒】本方外用，不宜内服。

方七十四　杏仁膏

【来源】《普济方·卷八十四·眼目门·眼眉骨及头痛》

【组成】杏仁（研如膏）、黄连、青盐各20克，轻粉1克。

【制法】先煎杏仁、黄连，去滓，入盐及轻粉，更煎5~7沸，至如稀膏，即成。

【功用】清热疏风，消胬退翳。

【适应证】目生胬肉，风翳障。

【用法】每用铜箸蘸取少许点眼。

【特别提醒】本方外用，不宜内服。

方七十五 蕤仁膏

【来源】《普济方·卷八十四·眼目门·眼眉骨及头痛》
【组成】蕤仁（研如膏）、轻粉、铅粉、青盐各40克。
【制法】将轻粉、铅粉、青盐研细，同蕤仁膏混匀。
【功用】疏风散热，明目消胬。
【适应证】眼生胬肉，赤脉贯瞳仁。
【用法】每用铜箸蘸取粳米大，点于胬肉上。
【特别提醒】点时切宜避风。本方外用，不宜内服，有毒。

方七十六 杏仁膏

【来源】《普济方·卷八十四·眼目门·眼眉骨及头痛》
【组成】杏仁5克，轻粉25克。
【制法】将上药同研如膏状。
【功用】疏风散毒，明目消胬。
【适应证】目生胬肉，或痒或痛，息肉渐长，侵覆瞳仁。
【用法】每用铜箸蘸取少许，点于胬肉上。
【特别提醒】本方外用，不宜内服。

方七十七 黄连膏

【来源】《世医得效方·卷十六·通治》
【组成】朴硝300克，白丁香200克，黄连100克。
【制法】将朴硝、白丁香入水中煎煮，滤取药渣阴干，纸袋盛，风中悬至风化。将黄连研为细末，熬取汁，将汁液阴干。再将两者混匀，稍用猪胆、羊胆、蜜和入，调如膏状。
【功用】清热祛风，蚀胬除障。
【适应证】治攀睛胬肉，风痒泪落不止。
【用法】外用点眼。
【特别提醒】不宜内服。

方七十八 拓眼膏

【来源】《十便良方·卷二十二·治眼目等疾诸方》
【组成】生地黄250克，川大黄50克。

【制法】生地黄研烂，川大黄捣后过罗。二味相混和，以帛子剪作片子，大小均匀如两三指长宽，摊药于上。

【功用】清热凉血，透热除翳。

【适应证】血热之眼血灌瞳仁、生障膜者。

【用法】仰卧敷眼，觉热即更换冷者。

【特别提醒】气血亏虚而视物昏花者。

方七十九　千里膏

【来源】《十便良方·卷二十二·治眼目等疾诸方》

【组成】乌鸡胆汁 150 克。

【制法】取乌鸡胆汁。

【功用】清热泻火，退翳明目。

【适应证】治目翳不明之症。

【用法】夜临睡时点眼。

方八十　猪胰膏

【来源】《十便良方·卷二十二·治眼目等疾诸方》

【组成】猪胰 150 克。

【制法】取猪胰，去筋膜，于水中煮，待有浮上如油者，掠取贮于别器中又煮，依前再取之。

【功用】除眼中眯物。

【适应证】治一切异物眯于眼中，痛不可忍者。

【用法】仰卧去枕，上点于鼻中，不过 2~3 度，眯物随其脂自眼角流出。

【特别提醒】寒证不宜。

方八十一　甘石膏

【来源】《瑞竹堂经验方·卷九·甘石膏》

【组成】炉甘石（研）、代赭石（醋淬 7 次，研）各 100 克。

【制法】将 2 药碾为极细末，次与黄丹和合，用铜锅将蜜炼去白沫，更添水 5~6 碗，熬沸，下煎药。

【功用】通经活血，明目退翳。

【适应证】治点眼昏花，视物不明者。

【特别提醒】外用，忌内服。

方八十二　大良膏

【来源】《瑞竹堂经验方·卷九·大良膏》

【组成】井盐（无即青盐代之）、诃子（去核）、黄连（去须）、乌贼鱼骨各25克。

【制法】上药为细末，用好蜜500克，熬去白沫，滤净，入前药末于银铜器内，用文武火慢熬，用槐柳条搅拌成膏。

【功用】清热燥湿，明目退翳。

【适应证】眼目昏花。

【特别提醒】外用点眼，禁内服。

方八十三　海青膏

【来源】《瑞竹堂经验方·卷九·海青膏》

【组成】黄丹（水飞）200克，诃子（去核，为细末）30克，乌鱼骨（白者）15克，青盐（另研）50克。

【制法】将蜜滚去白沫，先下黄丹，用槐条49根，少时下余药，不住用手一一顺搅，直搅蜜，并槐。

【功用】明目退翳。

【适应证】一切昏翳内障眼疾。

【特别提醒】外用点眼，禁内服。

方八十四　黄连膏

【来源】《瑞竹堂经验方·卷九·黄连膏》

【组成】黄连（去须）500克，蕤仁（去壳，研）15克，杏仁（汤泡，去皮尖）100克，木贼（上将药各择洗净）35克。

【制法】用水500克浸上药（春、秋3日，夏2日，冬5日），入锅内，熬至半升；再用水3500克，熬至250克，滤出；再用水2500克，熬至不到200克，取出；用重绢滤过，倾于碗内，重汤煮为膏子，盛于瓷器内。

【功用】清热凉血，明目退翳。

【适应证】一切眼疾。

【用法】外用点眼，每用米粒大，于盏内用水一滴浓化开点之3~5

遍，口内觉苦立效。

【特别提醒】禁内服。

方八十五　瓜子眼药

【来源】《清宫配方集成·眼科方》

【组成】甘石200克，绿豆粉50克，冰片10克。

【制法】共研细末，冰糖水和匀如膏状。

【功用】清热止痛，消肿退翳。

【适应证】诸般风热，云翳烂弦，肿痛隐涩难开，胬肉攀睛，老眼昏花，暴发火眼，赤肿疼痛，翳膜遮睛，迎风流泪，畏日羞明，一切内障外障，并皆治之。

【用法】每用少许，滴凉水擦入眼内，闭片时即愈。

【特别提醒】本方外用，严禁内服。

方八十六　光明眼药

【来源】《清宫配方集成·眼科方》

【组成】黄柏60克，防风、当归各40克，黄连80克，甘草20克，菊花100克。

【制法】熬成膏，炼蜜收之，加冰片2克。

【功用】清热祛风，消肿退翳。

【适应证】眼科诸般眼疾，云翳攀睛，气矇雀矇，暴发火眼，血灌瞳仁，内障外障，赤烂眼边，隐涩难开，怕日羞明，拳毛倒睫，反背瞳仁，迎风流泪，视物不爽，白睛鲜血，似瞑人行，一切眼疾，当日见功。

【用法】每日早晚点服。

【特别提醒】本方外用，严禁内服。用药时，忌食酒、葱、蒜、鸡、鱼、羊肉等物。

方八十七　菊花延龄膏

【来源】《慈禧太后医方选议·第一章·长寿医方》

【组成】鲜菊花瓣1000克。

【制法】用水熬透，去渣再熬浓汁，少兑炼蜜收膏。

【功用】疏风清热，明目退翳。

【适应证】肝经有火，肺胃蓄热之目皮艰涩，胸膈不畅，左关弦数，右寸关洪大而滑。

【用法】每服10~15克，白开水冲服。

【禁忌证】脾胃虚寒者不宜使用。

方八十八　退翳回光膏

【来源】《清宫配方集成·眼科方》

【组成】大黄、黄连各100克，白矾、草决明、黄柏、菊花各250克。

【制法】上药水煎，去渣，入蜜300克熬膏，再入冰片10克。

【功用】清热泻火，明目退翳。

【适应证】诸般云曚翳障，白膜遮睛，攀睛胬肉，烂弦赤障，瘀血遮贯瞳仁，迎风冷泪，怕日羞明，瞻视昏花。

【用法】用净簪滴凉水研化药少许，每日点2~3次。

【特别提醒】戒气恼、闷郁。

失　音

失音是指神清而声音嘶哑、声音不扬，甚至不能发音的一种病证。中医学称“暴喑”，又作“瘖”。常见于喉喑、喉癣、气厥、喉息肉、白喉、子喑等病中。本病多与肺有关，因喉乃肺之门户。声音出于肺而根于肾，肾精充沛，肺脾旺盛，则声音清亮，反之则声音不亮。

本病多由风寒或风热火毒等邪侵犯咽喉；或肺肾气阴两虚；或神情失调、气机不畅等所致。中医辨证施治，分别选用清热解毒利咽、补益肺肾、疏肝行气等治法。

方一　治哑塞咳嗽方

【来源】《千金要方·卷六·七窍病·喉病第七》

【组成】桂心300克，杏仁900克。

【制法】上2味药切碎，煎煮滤汁，如此3遍，再将药汁混匀后浓缩，兑入蜂蜜收膏。

【功用】利咽开音，祛寒止咳。

【适应证】感受寒邪所致的音哑咳嗽等症。

【用法】每服 1 匙，细细含之咽汁，日夜不断。

【禁忌证】实热证不宜使用。

方二　竹沥膏

【来源】《冯氏锦囊秘录杂证大小合参·卷三·失声》

【组成】竹沥汁、生地汁、蜜各 250 克，桂枝（末）、菖蒲（末）各 400 克。

【制法】将上药搅拌均匀后置于小火上煎熬成膏。

【功用】清热化痰，养阴开喑。

【适应证】牙关紧闭，失声不治。

【用法】取膏适量，梨汁化下。

方三　千金酥蜜膏

【来源】《张氏医通·卷十三·专方·喑门》

【组成】酥、崖蜜、饴糖各 1000 克，生姜汁、生百部汁、枣肉各 500 克，杏仁、柑皮各 25 克。

【制法】先将杏仁、柑皮加水 3000 毫升，煎煮至减半，过滤去渣，再加入酥、蜜、姜、饴糖、生姜汁、生百部汁、枣肉等味，文火煎煮至 2000 毫升，膏成。

【功用】补肺润燥，利咽止咳。

【适应证】肺气虚寒，疠风（风寒客于经脉而不去，疮疡丛生，名曰疠风）所伤，语声嘶塞，咳嗽咳痰，气喘；寒郁热邪，声音不出。

【用法】取 3 克，温酒调服，细细咽汁，一天 3 次。

【说明】服用本药 7 天后，痰的颜色就会改变，14 天痰液将变稀薄，21 天咳嗽就会停止。本方去除百部、柑皮、饴糖，加通草、款冬各 80 克，菖蒲、人参、竹茹各 40 克，五味、细辛、桂心各 20 克，即名通声膏。肺脏为风寒所袭而致咳喘咳痰、语声嘶塞，故用姜汁、杏仁、柑皮、百部，温散肺络之痰结，胶、饴、枣肉、乳酥、崖蜜，熬成膏后用酒送服，可以通行脾肺之津，津回燥润而声音则自然恢复。通声膏于本方中除去百部、柑皮之耗气，胶饴之助壅，加五味、人参补肺生津，款冬花、竹茹清肺润燥，桂心、细辛搜肺剔邪，通草、菖蒲通利肺窍。

方四　母姜酒

【来源】《千金要方·卷六·七窍病·喉病第七》

【组成】母姜汁1000毫升，酥、牛髓、油各500毫升，桂心、秦椒各100克，防风150克，川芎、独活各160克。

【制法】将后5味药研为细末，放入母姜汁中拌匀煎煮，再下酥、牛髓、油，微火煎3沸，令水气尽即成。

【功用】祛风散寒，益气开音。

【适应证】因寒所致的声音嘶哑，语音难出。

【用法】每服1匙，温清酒化服，细细吞之。白天3次，夜间1次。

【禁忌证】实热证不宜使用。

方五 杏仁煎

【来源】《仁斋直指方论·卷八·声音证治》

【组成】杏仁（研如膏状）、冬蜜、砂糖、姜汁各1盏，桑白皮、木通、贝母各75克，北五味子、紫菀茸各50克，石菖蒲各25克。

【制法】将上药切为细末，水煎后滤取汁，如此3遍，将所滤汁液混匀后浓缩，下入杏仁泥、姜汁、砂糖、蜂蜜收膏。

【功用】止咳化痰，补肺开音。

【适应证】咳嗽暴重，声音不出。

【用法】视膏多少，2日服完。

方六 杏仁煎

【来源】《千金要方·卷十八·大肠腑·咳嗽第五》

【组成】杏仁500克，五味子、款冬花各300克，甘草200克，紫菀、干姜、桂心各100克，麻黄500克。

【制法】上8味药，共研为细末。将麻黄水煮后滤取汁，放入上研末药及胶饴250克、白蜜500克，搅拌混匀，浓缩至如膏状即成。

【功用】宣肺止咳，降气化痰。

【适应证】恶寒发热，咳喘，痰多而稀，不得平卧，鼻塞不利。

【用法】每服1匙，每天3次。

【禁忌证】热证不宜服。

【说明】此方亦载于：《外台秘要方·卷十·肺痿肺气上气咳嗽二十八门·咳嗽上气方》。

方七 杏仁煎

【来源】《普济方·卷六十四·咽喉门·语声不出（附论）》

【组成】杏仁、桑白皮、生姜汁、蜜、砂糖各150克，木通、贝母各130克，紫菀、五味子各100克。

【制法】先将桑白皮、木通、贝母、紫菀、五味子切碎，再以水熬透，去渣，入杏仁、糖、蜜、姜汁，小火煎熬成膏。

【功用】降气平喘，养阴润肺。

【适应证】暴嗽失音不语。

【用法】每用少量含化。

方八　地黄煎

【来源】《普济方·卷二十六·肺脏门·肺虚（附论）》

【组成】生地汁200克，生姜汁、蜜、人参（研末）各110克，砂糖55克，升麻（包煎）、杏仁（细研成膏）各75克。

【制法】上除人参用小火煎煮，频频搅拌，以汁干为度，去升麻，再入人参末搅匀，候冷，收置瓷器中，密封保存。

【功用】益气养血，滋阴润肺。

【适应证】肺虚，声嘶气乏。

【用法】每服1枣大，含化，日夜各3服。

【禁忌证】实证不宜。

耳　鸣

耳鸣是指外界无声源而病者自觉耳中鸣响的病证，耳鸣日久会导致耳聋。耳鸣与耳聋临床上常常同时或先后出现，二者的病因病机及辨证论治原则基本相似。

耳鸣因风热侵袭者，治宜疏风清热、宣肺通窍；因肝火上扰者，治宜清肝泻热、开郁通窍；因痰火郁结者，治宜化痰清热、散结通窍；因气滞血瘀者，治宜活血化瘀、行气通窍；因肾精亏损，治宜补肾填精、滋阴潜阳；因气血亏虚者，治宜健脾益气、养血通窍。

方一　疗耳鸣塞耳方

【来源】《外台秘要方·卷二十二·耳鼻牙齿唇口舌咽喉病五十六门·耳鸣方六首》

【组成】巴豆、桃仁、松脂各400克。

【制法】将上述3味药物一起捣研为丸。

【功用】活血通窍。

【适应证】耳鸣。

【用法】取适宜大小，绵布包裹，塞耳。

【说明】方中巴豆有毒，不可轻易使用。

方二　耳鸣焦枯方

【来源】《千金要方·卷六·七窍病·耳疾》

【组成】生地黄汁1000克，生天门冬汁、白蜜各1500克，羊肾1具，白术、麦曲各500克，甘草、干姜、地骨皮各400克，桂心、杜仲、黄芪各200克，当归、五味子各150克。

【制法】将后11味药切成细末，煎煮滤汁，如此3遍，再将药汁混匀后浓缩，兑入生地黄汁、生天门冬汁、白蜜，收膏即成。

【功用】气血双补，温肾祛寒。

【适应证】肾阳虚所致的肢冷畏寒，腰膝疼痛，耳轮焦枯，耳鸣。

【用法】每服1匙，每日3次。

【禁忌证】肾经有实热者不宜使用。

方三　鱼脑膏

【来源】《十便良方·卷二十二·治眼目等疾诸方》

【组成】雄鲤鱼脑240克，防风、菖蒲、细辛、生附子、川芎各25克。

【制法】上件药捣为细末，过罗筛拣，用鱼脑煎令稠。

【功用】补肾填精，温通开窍。

【适应证】耳鸣兼聋。

【用法】每取枣核大，以绵裹放于耳中。

【禁忌证】热证不宜。

【说明】此方亦载于：①《普济方·卷五十三·耳门·风聋（附论）》。②《奇效良方·卷五十八·耳鸣耳聋通治方》。③《外台秘要方·卷二十二·耳鼻牙齿唇口舌咽喉病五十六门·风聋方》。

方四　疗耳鸣沸闹方

【来源】《外台秘要方·卷二十二·耳鼻牙齿唇口舌咽喉病五十六

门·耳鸣方》

【组成】吴茱萸、巴豆、干姜、石菖蒲、磁石、细辛各200克。

【制法】将上述6味药物捣研为细末，用鹅膏混合为丸。

【功用】温阳散寒，聪耳通窍。

【适应证】耳鸣。

【用法】取适量，绵布包裹，塞耳，另取盐适量用绵布包裹，加热后，令其热气蒸熨耳门，暖气进入耳内，冷却后更换。

【说明】方中巴豆、细辛均有毒。痊愈后多用乱发卷来塞耳，避风。此方亦载于:《普济方·卷五十四·耳门·耳虚鸣（附论）》。

方五　疗耳鸣聋方

【来源】《外台秘要方·卷二十二·耳鼻牙齿唇口舌咽喉病五十六门·耳鸣方》

【组成】当归、细辛、防风、附子、川芎、白芷各100克。

【制法】将上述6味药物捣研为细末，入鱼脑500克，小火反复煎熬，不断浓缩，直至膏香而成，过滤去渣。

【功用】祛风散寒，聪耳通窍。

【适应证】耳鸣耳聋。

【用法】取3克，绵布包裹，塞耳。

【说明】方中细辛、附子均有毒，不可轻易使用。

方六　疗耳鸣聋方

【来源】《外台秘要方·卷二十二·耳鼻牙齿唇口舌咽喉病五十六门·耳鸣方》

【组成】通草、细辛、桂心各45克，菖蒲60克，附子、矾石各15克，当归、甘草各30克，独活90克，葱涕500克。

【制法】将上述11味药物捣研为细末，与白鹅膏500克混合均匀，作丸。

【功用】祛风散寒，聪耳通窍。

【适应证】耳鸣耳聋。

【用法】取3克，绵布包裹，塞耳，每天3次，直至痊愈。

【说明】方中细辛、附子均有毒。

方七　益肾膏

【来源】《普济方·卷五十三·耳门·耳聋诸疾（附论）》

【组成】 磁石、巴戟、大川椒各100克，沉香、石菖蒲各50克。

【制法】 将上药研末混匀，每用7克同葱白、盐少许一并加入切细猪肾中，用多层湿纸裹肾，煨至香熟。

【功用】 补益肾精，聪耳开窍。

【适应证】 肾虚耳聋。

【用法】 每用黄酒空腹时送服。

方八　明硫黄膏

【来源】《普济方·卷五十三·耳门·耳聋诸疾（附论）》

【组成】 明硫黄、雄黄、远志、白皂荚各100克。

【制法】 将上药研末，同葱白共捣至黏，再加入麝香少许，膏即成，瓷器收盛。

【功用】 补肾助阳，祛痰开窍。

【适应证】 耳聋。

【用法】 每用少许，绵裹塞耳。

【特别提醒】 本方外用，不宜内服。

方九　木通膏

【来源】《普济方·卷五十三·耳门·耳聋诸疾（附论）》

【组成】 木通40克，灯心7茎，地龙3条，鹅毛翎根筒7茎。

【制法】 将上药搅合均匀，共烧为灰，研细。

【功用】 泻火开窍。

【适应证】 耳聋。

【用法】 每用0.5克，生油调匀，倒入耳中，再用绵塞耳，侧卧良久。

【特别提醒】 本方外用，不宜内服。

方十　肉桂膏

【来源】《普济方·卷五十三·耳门·耳聋诸疾（附论）》

【组成】 肉桂30克，野葛24克，鸡肪200克。

【制法】将上药切碎，用小火煎3沸，滤去渣滓，瓷器密封贮存，勿漏气。

【功用】散寒开窍，温通血脉。

【适应证】耳聋。

【用法】每取枣核大小，微微加热，侧卧倾耳，以发裹膏深塞，莫使泄气。

【特别提醒】本方外用，不宜内服。

方十一　干枣膏

【来源】《普济方·卷五十三·耳门·耳聋诸疾（附论）》

【组成】红枣、松脂、巴豆各50克。

【制法】将上药同捣，瓷器收盛。

【功用】祛湿泄浊，养血开窍。

【适应证】耳聋。

【用法】每用少量，绵裹塞耳。

【特别提醒】本方外用，不宜内服。

方十二　胡麻油膏

【来源】《普济方·卷五十三·耳门·耳聋诸疾（附论）》

【组成】胡麻油100毫升，木香（醋浸一夜，焙，杵末）200克。

【制法】将上药用小火煎3~5沸，纱布滤去渣滓。

【功用】泻火行气，聪耳开窍。

【适应证】耳聋。

【用法】每用少许，滴入耳中，以瘥为度。

【特别提醒】本方外用，不宜内服。

方十三　驴脂方

【来源】《普济方·卷五十三·耳门·耳聋诸疾（附论）》

【组成】驴生脂、生姜各200克。（一方有椒，无生姜）。

【制法】将上药搅拌均匀后捣烂，瓷器收盛。

【功用】聪耳开窍。

【适应证】耳聋积年。

【用法】每用少量，绵裹塞耳，数次能听。

【特别提醒】本方偏温，耳聋因风寒者不宜。本方外用，不宜内服。

方十四　黄芪膏

【来源】《普济方·卷五十三·耳门·耳聋诸疾（附论）》

【组成】黄芪、升麻、大黄、芍药各100克，细辛50克。

【制法】将上药研末，用清麻油50毫升调和均匀，小火煎熬，候滴水成珠，膏即成，瓷器收盛。

【功用】益气聪耳，散寒泄浊。

【适应证】耳内窒塞，如有物点。

【用法】每用少许滴耳中，日3次。

【特别提醒】本方外用，不宜内服。

方十五　松脂膏

【来源】《普济方·卷五十三·耳门·耳聋诸疾（附论）》

【组成】松脂、椒目末各50克，杏仁15克，巴豆8克，葱汁15毫升。

【制法】将上药捣烂如膏状，瓷器贮存。

【功用】祛风化痰，宣通气血。

【适应证】耳聋不闻人语声。

【用法】用时取本膏如枣核大小，塞耳。

【特别提醒】本方外用，不宜内服。

方十六　蓖麻子丸

【来源】《普济方·卷五十三·耳门·风聋（附论）》

【组成】蓖麻子、松脂、蜡、杏仁各50克，乳香、食盐、巴豆各100克。

【制法】将上药捣烂如膏状，瓷器贮存。

【功用】通络开窍，降浊导滞。

【适应证】耳聋。

【用法】每用少量，捻如枣核样，如小手指大，用黄蜡薄绵卷裹，大针扎2~3眼子，两头透，用塞耳。一夜后当闻钟声，黄水出即愈。

方十七　杏仁膏

【来源】《普济方·卷五十三·耳门·风聋（附论）》

【组成】杏仁、蓖麻子、磁石（别研）、桃仁、石菖蒲各100克，巴豆、附子、乳香（别研）各10克，食盐（别研）20克，木通50克，蜡（别研）200克。

【制法】上除别研外，捣罗为末，后入研者，相和捣烂如膏。

【功用】聪耳开窍，降浊导滞。

【适应证】风聋久不瘥者。

【用法】每用少量，捻如枣核大小，绵裹塞耳中，1日换药4~5次。

【特别提醒】本方外用，不宜内服。

方十八　桃仁膏

【来源】《普济方·卷五十四·耳门·久聋（附论）》

【组成】桃仁、松脂各2克，椒目末1克，巴豆21粒。

【制法】将上药研如膏状，瓷器贮存。

【功用】化痰泄浊，活血通窍。

【适应证】久聋。

【用法】每用少量，捻如枣核，中穿一孔子，绵裹塞耳中，数日一换。

【禁忌证】寒证不宜。

【特别提醒】本方外用，不宜内服。

方十九　鱼脑膏

【来源】《普济方·卷五十四·耳门·耳虚鸣（附论）》

【组成】鲤鱼脑200克，当归、防风、细辛、附子、川芎、白芷各50克（一方无当归、白芷，一方有菖蒲50克）。

【制法】将上药除鱼脑外，一并切碎，加入鱼脑，共煎成膏，滤去渣滓，倒入瓷器中，澄凝，即成。

【功用】祛风散寒，宣通气血。

【适应证】耳鸣耳聋。

【用法】每以枣核大，绵裹塞耳中。

【禁忌证】寒证不宜。

【特别提醒】本方外用，不宜内服。

耳　聋

耳聋是指不同程度的听力下降，甚至失听。按其表现，又有风聋、火聋、暴聋、卒聋、久聋、气聋、阴聋、阳聋之分。其发病多由外邪侵袭，火热上扰，痰火壅结，肾精失养，脾胃虚弱而致。

耳聋常见证型有风热侵袭，宜疏风清热散邪；肝火上扰，宜清肝泄热、开郁通窍；痰火郁结，宜清热化痰、和胃降浊；肾精亏虚，宜补益肾精、益阴潜阳；脾胃虚弱，宜健脾益气升阳。

由于耳鸣、耳聋在发病方面有相似之处，故耳鸣、耳聋所选膏方可以通用。

方一　蜗牛膏

【来源】《本草纲目·虫部·四十二·虫之四·蜗牛》

【组成】蜗牛40克，石胆（火煅赤，研末）、钟乳粉各10克。

【制法】将上述药物捣研为末，盛于瓷器中，入片脑0.6克备用。

【功用】通窍开闭。

【适应证】耳聋耳闭。

【用法】取0.6克，用油调和，滴耳中。

【说明】本方出自《圣惠方》。

方二　疗耳聋方

【来源】《外台秘要方·卷二十二·耳鼻牙齿唇口舌咽喉病五十六门·耳聋方》

【组成】生地黄、印成盐各400克，杏仁、巴豆各200克，发灰60克。

【制法】将上述5味药物捣碎为细末，混合均匀，作丸如蕤仁核大。

【功用】养阴通窍。

【适应证】耳聋。

【用法】用头发薄薄包裹，纳入耳中，刚好塞满，1天1换，耳内会感觉疼痛，有水流出时立即去除。此时只需用头发塞耳，耳内流黄水，疼痛停止后不得再塞耳。如果没有痊愈，还是依照前法用药，直至痊愈为止。

【说明】方中巴豆有毒。

方三　鲫鱼胆膏

【来源】《奇效良方·卷五十八·耳鸣耳聋通治方》

【组成】鲫鱼胆1枚，乌驴脂10克，生油25克。

【制法】将上药和匀，纳葱管中7日即成。

【功用】通窍开音。

【适应证】耳聋。

【用法】滴于耳内。

【特别提醒】不宜内服。

方四　蝎梢膏

【来源】《奇效良方·卷五十八·耳鸣耳聋通治方》

【组成】蝎梢（焙）7枚，淡豉（焙干）21枚，巴豆（去心膜，不去油）7粒。

【制法】先研蝎梢、淡豉令细，别研巴豆成膏，再同研匀，捏如小枣核状。

【功用】通窍开音。

【适应证】治远年近日耳聋。

【用法】用葱白小头取孔，纳药1粒在内，用薄绵裹定，临卧时置在耳中，明早取出，未通再用，以通为度。

【说明】此方亦载于：《普济方·卷五十三·耳门·耳聋诸疾（附论）》。

【特别提醒】不宜内服。

方五　蒲黄膏

【来源】《古今医统大全·卷六十二·药方》

【组成】蒲黄、细辛各10克，杏仁（去皮尖）、曲末各30克。

【制法】上药为末，同杏仁捣如膏，和捻如枣核大。

【功用】行气活血，通窍开音。

【适应证】卒耳聋之症。

【用法】绵裹塞耳中，每日1换。

【说明】细辛有毒，慎用。

方六　赤膏

【来源】《千金翼方·卷十一·小儿·耳病》

【组成】丹参250克，花椒、炮附子各200克，大黄、白术、细辛、川芎各50克，干姜100克，巴豆10枚，桂心20克。

【制法】将上10味药切碎，用醋浸1夜后入猪油中慢火煎3沸，待水气尽，纱布绞去药渣，冷凝即成。

【功用】散寒止痛，通经活络。

【适应证】因寒所致的耳聋、齿痛等。

【用法】可服可摩。耳聋者，绵裹膏纳耳中；齿冷痛著齿间；诸痛皆摩。若腹中有病，以酒和服如枣许大。咽喉痛，吞如枣核1枚。

【说明】内服不可过量。此方亦载于：《外台秘要方·卷二十二·耳鼻牙齿唇口舌咽喉病五十六门·耳杂疗方》。

方七　疗耳聋不闻人语声方

【来源】《外台秘要方·卷二十二·耳鼻牙齿唇口舌咽喉病五十六门·耳聋方》

【组成】 松脂400克，巴豆、麻子仁、腊、乳香、石盐各200克。

【制法】将上述6味药物一起捣研，直至如膏。

【功用】活血通窍。

【适应证】耳聋不闻人语声。

【用法】取3克，塞耳，3天1换，直至痊愈。

【说明】方中巴豆有毒。

方八　赤膏方

【来源】《千金要方·卷六·七窍病·耳疾》

【组成】桂心、大黄、白术、细辛、川芎各100克，干姜200克，丹参500克，花椒300克，巴豆10粒，附子50克。

【制法】将上药10味，切碎，用醋浸泡1夜，再放入猪油中煎3沸，令水气尽，纱布过滤取汁即成。

【功用】散寒止痛，活血通经。

【适应证】因寒所致的耳聋、齿痛、腹痛等。

【用法】可内服，亦可外摩。耳聋者，绵裹纳耳中；齿冷痛，则著齿间；多种疼痛可于疼痛处外摩。若腹中有病，以酒和服如枣许大；咽喉痛，取枣核大吞之。

【禁忌证】实热证不宜使用。

方九　疗耳聋方

【来源】《外台秘要方·卷二十二·耳鼻牙齿唇口舌咽喉病五十六

门·耳聋方》

【组成】杏仁、葶苈子、盐末各300克。

【制法】将上述3味药物捣研为细末，与猪脂400克一起煎煮，直至膏成。

【功用】清热泻火，宣肺通窍。

【适应证】耳聋。

【用法】取适量大小一枚，绵布包裹，塞耳。

【说明】方中葶苈子有毒，不可轻易使用。

方十　《千金》疗耳聋方

【来源】《外台秘要方·卷二十二·耳鼻牙齿唇口舌咽喉病五十六门·耳聋方》

【组成】巴豆500克，皮炼松脂600克。

【制法】将上述2味药物一起捣研，制丸如黍米大小。

【功用】开窍通闭。

【适应证】耳聋。

【用法】用发簪挑起适宜大小，塞耳，直至痊愈。

【说明】方中巴豆有毒，不可轻易使用。

方十一　龙脑膏

【来源】《景岳全书·宙集·卷六十·因阵》

【组成】冰片、椒目、杏仁各50克。

【制法】上药打成极细粉末后备用。

【功用】行气解郁，通窍开音。

【适应证】气郁窍闭之耳聋。

【用法】用布包成枣核大小塞入耳中，2天换1次。

方十二　崔氏疗耳聋方

【来源】《外台秘要方·卷二十二·耳鼻牙齿唇口舌咽喉病五十六门·耳聋方》

【组成】龙脑香100克，枫木脂、松脂各300克，巴豆、蜡各200克。

【制法】先将松脂、巴豆反复捣研，再入其他药物，下大麻油煎炸至其熟，作丸如枣核大。

【功用】疏散风热，通窍开闭。

【适应证】耳聋。

【用法】使其一头尖锐，中间留孔，用绵布包裹塞耳，数日 1 换，两耳交替塞之，直至痊愈，不得两耳同时并塞。

【说明】方中巴豆有毒。

方十三　疗耳聋方

【来源】《外台秘要方·卷二十二·耳鼻牙齿唇口舌咽喉病五十六门·耳聋方》

【组成】磁石、菖蒲、通草、乳香、杏仁、蓖麻子、松脂各 200 克。

【制法】将以上 7 味药物一起捣研为细末、过筛，用蜡及鹅脂和为丸。

【功用】通窍开闭。

【适应证】耳聋。

【用法】先在中心穿一孔，去除耳垢后塞入药物，每日 2 次。开始塞耳时觉痒，等到有声响，1 个多月就会痊愈。

方十四　驴膏

【来源】《世医得效方·卷十·耳病》

【组成】驴生脂、生姜各 10 克。

【制法】将上 2 味药捣和如膏状。

【功用】开窍聪耳。

【适应证】多年耳聋。

【用法】绵裹塞耳。

方十五　疗耳聋三十年无所闻方

【来源】《外台秘要方·卷二十二·耳鼻牙齿唇口舌咽喉病五十六门·久聋方》

【组成】蓖麻子 150 克，杏仁、桃仁、磁石、菖蒲各 120 克，巴豆 5 克，石盐 90 克，附子、乳香各 30 克，蜡 240 克，通草 60 克，松脂 800 克。

【制法】先将菖蒲、石盐、磁石、通草、附子、乳香捣研为细末，另捣研蓖麻子等4味，再入松脂、蜡反复捣研，直至可手捻为丸。

【功用】宣肺通窍，活血开闭。

【适应证】耳聋30年无所闻。

【用法】每次取3克，绵布包裹，塞耳，一天4~5次，抽出后再捻再用，3天一换，以瘥愈为度。

【说明】方中巴豆、附子均有毒。

方十六　疗卒耳聋方

【来源】《外台秘要方·卷二十二·耳鼻牙齿唇口舌咽喉病五十六门·耳杂疗方》

【组成】细辛200克，菖蒲200克，杏仁600克，曲末600克。

【制法】将上述4味药物捣研为细末、过筛，再与杏仁一起捣研，直至如脂。

【功用】祛风散寒，通窍开闭。

【适应证】突发耳聋。

【用法】取3克，绵布包裹，塞耳，每日一换，稍微好转后变为2天一换，晚上去掉，清早就用上。

【说明】方中细辛有毒。

舌　强

舌强即舌体强硬，运动不灵活，屈伸不便，或不能转动，致使语言謇涩。《诸病源候论·风舌强不得语候》：“今心脾二脏受风邪，故舌强不得语也。”《医林绳墨》卷七：“涎痰壅盛，则舌强而难吞。”

舌强常兼有肢体瘫痪，口眼㖞斜等症，多属中风。若舌强硬，并有颈项强直、神昏谵语者，属温热病热入心包，因热毒壅盛所致，治宜清热解毒、开窍。

方一　独活解噤膏

【来源】《外台秘要方·卷二十二·耳鼻牙齿唇口舌咽喉病五十六门·舌本缩口噤方》

【组成】独活135克，川芎135克，天雄45克，防风45克，蜀椒

15克，莽草15克，细辛45克，桂心45克，苦李根皮135克，猪肪600克。

【制法】将上述药物切碎后绵布包裹，放入醋中浸渍1晚，后入猪脂合煎，小火煎熬，直至膏成，过滤去渣。

【功用】祛风解噤。

【适应证】舌缩，舌强，口噤，唇青。

【用法】取适量用绵布包裹，舌下含化，一天3次，直至痊愈。

【说明】方中天雄、莽草、细辛均有毒。

方二　射干煎

【来源】《备急千金要方·卷第十五·脾脏·脾虚实》

【组成】射干800克，大青叶300克，石膏1000克，赤蜜2000克。

【制法】将前3味药切碎，水煮滤汁，水煎三遍将滤汁混匀后浓缩，再兑入赤蜜熬炼如膏状。

【功用】清泄脾热。

【适应证】治舌本强直，或梦歌乐而体重不能行。

【用法】每服1匙，每日3次。

【禁忌证】寒证不宜服。

方三　独活解噤膏

【来源】《普济方·卷五十九·舌门·舌缩口噤（附论）》

【组成】独活40克，川芎40克，苦李根皮40克，天雄40克，防风40克，细辛40克，肉桂40克，花椒5克，莽草10克，猪肪1200克。

【制法】将上药切碎绵裹，用醋1升浸泡一夜后，加入猪油中小火慢煎，再用纱布滤去渣滓，膏即成，瓷器收盛。

【功用】散寒温里。

【适应证】小肠腑寒，舌本缩，口噤唇青。

【用法】每以绵裹少许，口含舌下，每日换药3次。

【特别提醒】本方外用，不宜内服。

方四　薄荷蜜

【来源】《世医得效方·卷十七·舌病》

【组成】白蜜、薄荷自然汁各 10 毫升。

【制法】将上药混匀，用生姜片蘸取药汁揩洗，再用朱砂、雄黄、硼砂、脑、麝为末敷之。如无效，再于末药中加入玄明粉。

【功用】化湿去苔。

【适应证】舌上生白苔、干涩，话语不清。

多　泪

多泪是指泪液不循常道而溢出睑弦的眼病。患眼无红赤肿痛，仅有流泪或迎风流泪，或在冬季、初春寒风刺激时流泪加重。

此病因肝血不足、复感风邪者，治宜补养肝血，祛风散邪；因气血不足、收摄失司者，治宜益气养血、收摄止泪；因肝肾两虚、约束无权者，治宜补益肝肾、固摄止泪。

方一　鸡舌香丸

【来源】《外台秘要方·卷二十一·眼疾二十四门·目风泪出方》

【组成】母丁香、干姜、矾石各 120 克，黄连 360 克，蕤仁 300 克。

【制法】将上述 5 味药物捣研为细末，用枣膏拌和成丸，如毛笔头大。

【功用】祛风散寒，明目止泪。

【适应证】眼泪出。

【用法】取适量，注入眼眦。

【特别提醒】忌猪肉。

方二　鸡距丸

【来源】《外台秘要方·卷二十一·眼疾二十四门·目风泪出方》

【组成】干姜、蕤仁各 360 克，母丁香 150 克，黄连 45 克，胡粉 75 克，矾石 90 克。

【制法】将上述 5 味药物捣研为细末，用枣膏作丸如毛笔头大。

【功用】祛风解毒，明目止痒。

【适应证】迎风泪出，眼痒痛。

【用法】取膏注入到眼内眦处，每日 2 次。

【说明】方中胡粉有毒，不可轻易使用。

【特别提醒】忌猪肉。

方三　二霜膏

【来源】《普济方·卷七十六·眼目门·目风泪出》

【组成】南硼砂4克，蕤仁14粒，姜霜末2克，樟脑1克。

【制法】将上药研为细末，用糖25克，研匀成膏。

【功用】祛风散寒，养肝明目。

【适应证】遇冷泪出。

【用法】每用铜箸蘸取少许点眼。

【特别提醒】本方外用，不宜内服。

方四　杏仁膏

【来源】《普济方·卷七十六·眼目门·目偏视风牵》

【组成】杏仁20克，干姜末3克，铜青、青盐、铅粉各5克。

【制法】先将杏仁研细后放进绢袋，于饭甑上蒸熟，纱布绞取脂，再将上药用杏仁脂调如膏状，瓷器收盛。

【功用】祛风散寒，止痉正偏。

【适应证】目偏视，迎风泪出。

【用法】每用铜箸取如麻子大，点目眦中，每日2~3次。

【特别提醒】本方外用，不宜内服。

咽　痛

咽痛以咽喉部红肿疼痛、吞咽不适，咳嗽等为特征。咽为胃之关，喉为肺之门，外感之邪入肺易伤咽喉，饮食不当入胃易损于咽，咽喉为邪毒好浸久留之地。咽痛常伴见有咽干，口渴，便秘，尿黄，舌红。咽喉居上，首先感受外邪，而内因多为素体阴虚，又嗜食辛辣煎炒，痰热蕴结，上灼咽喉或日久耗伤肺肾之阴，导致虚火上炎，灼伤津液成痰，痰热循经上扰咽喉，清道失利所致。外感风热亦常见咽喉肿痛，多为肺胃实热。若咽喉稍肿，色暗红，疼痛较轻，或吞咽时觉痛楚，微有热象，入夜则见症较重，为肾阴不足。治疗当解毒利咽，补肺滋肾。另外因导致吞咽困难、口噤如锁症状，故称之为锁喉风。

咽喉肿痛亦见于感冒、扁桃体炎、鼻窦炎、百日咳、咽喉炎以及病毒感染甚至心肌梗死等。

方一　疗喉痹箭头草膏（方名编者加）

【来源】《本草纲目·卷十六·紫花地丁》

【组成】 紫花地丁叶 1000 克。

【制法】 将上述药物加酱少许，一起捣研为膏。

【功用】 清热解毒，消肿止痛。

【适应证】 喉痹肿痛。

【用法】 取膏适量，点喉，取吐。

【说明】 本方出自《普济方》。

方二　马牙硝煎

【来源】《奇效良方·卷六十一·咽喉通治方》

【组成】 马牙硝、木通、升麻、瞿麦穗、犀角屑、马蔺子各 75 克，玄参、射干各 50 克。

【制法】 将上药切碎，水煎后纱布滤去药渣，如此 3 遍，将所滤药液加热，下入白蜜 100 克，再煎成膏。

【功用】 清热泻火，消肿利咽。

【适应证】 治咽喉气塞，肿痛气欲绝者。

【用法】 每服 1 匙，含化咽津。

【禁忌证】 阴虚火旺者勿服。

【说明】 此方亦载于:《普济方·卷六十二·咽喉门·狗咽（附论）》。

方三　附子膏（方名编者加）

【来源】《急救广生集·卷二·杂症·咽喉》

【组成】 附子 30 克，补骨脂 25 克。

【制法】 将上药研为细末，水调如糊作膏，布摊如膏药。

【功用】 引火归元，利咽开闭。

【适应证】 虚火上炎所致的咽喉肿痛，滴水难咽。

【用法】 贴脚心涌泉穴，外以热物熨之。

【禁忌证】 实火证不宜使用。

方四　元参救苦膏

【来源】《验方新编·卷十七·咽喉》

【组成】大玄参250克，甜桔梗150克，净梅片3克，枇杷肉250克（如无，以浙贝母75克代之），生甘草5克。

【制法】将上药切碎，水浸后煎煮，纱布滤去药渣，如此3遍，将所滤药液混合，加热浓缩为膏。

【功用】生津润喉。

【适应证】咽喉干燥，疼痛，声音嘶哑。

【用法】大人每次服20克，小儿每次服10克，每日3次。

【特别提醒】不宜过量使用。

方五　母姜酒方

【来源】《外台秘要方·卷十六·虚劳上四十九门·咽门论并伤破声嘶方二首》

【组成】母姜汁400克，牛髓、酥、油各200克，桂心、秦椒各12克，川芎、独活各15克，防风18克。

【制法】将桂心、秦椒、川芎、独活和防风一起捣研为细末，过筛为散。再将所得散剂加入姜汁中一起煎煮，直至药汁将散腌渍，入髓、酥、油，搅拌均匀，小火煎熬，反复煎煮，不断浓缩，直至膏成。

【功用】祛风散结，消肿开闭。

【适应证】咽喉肿痛溃烂，饮食难下，声音嘶哑。

【用法】每次取20克，清早温清酒送服，每日3次。

【特别提醒】忌生葱。

方六　乌龙膏

【来源】《杨氏家藏方·卷十一·眼目方二十八道》

【组成】皂角（槌碎，用水5000毫升挼汁，过滤去渣）7挺，草乌头（剉碎）、天南星（剉碎）、大黄（剉碎）各40克。

【制法】将上述药物与皂角水一起煎煮至2000毫升，过滤去渣取汁，再熬至成膏，入新瓷瓶中贮存，待其稍凝固，入朴硝末40克，搅匀，再冷，却入白僵蚕末40克，收于瓷器中贮存。

【功用】清热解毒，消肿止痛。

【适应证】喉痹，咽痛，缠喉风。

【用法】若患喉痹，每用时取半汤匙，用甘草煎汤或者茶水化服；若药变干，用好酒少许润之，不拘时服用。

【说明】方中草乌头、天南星有毒。

方七　异功丹

【来源】《串雅内编·卷一·截药内治门》

【组成】斑蝥（去翅足，糯米炒黄）20克，血竭、没药、乳香、全蝎、元参各3克，麝香、冰片各1克。

【制法】上药共研细末，瓷瓶收贮，弗令泄气。

【功用】行气活血，透皮起泡。

【适应证】不论喉蛾、喉风、喉痹，一切均可。

【用法】以寻常膏药1张，取药末如黄豆大，贴喉外，紧对痛处，约4~6小时，揭去，即起泡，用银针挑出黄水，如黑色或深黄色，再用膏药及药末贴于泡之左右，仍照前挑，看以出淡黄水为度。

【禁忌证】孕妇忌之。

【说明】斑蝥有毒，慎用。

方八　异功丹

【来源】《串雅内编·卷三·法制门》

【组成】甘草1000克，孩儿茶、木樨花（晒干焙研）、薄荷叶（晒研）各50克，硼砂（去脚）25克。

【制法】用甘草熬膏，余药研末，用甘草膏和药。

【功用】清热泻火，消肿利咽。

【适应证】实火所致咽喉肿痛之症。

【用法】作小片含咽。

【禁忌证】虚证不宜。

方九　疗咽喉生疮方

【来源】《外台秘要方·卷二十三·瘿瘤咽喉疬瘘二十八门·咽喉生疮方四首》

【组成】猪膏、白蜜各500克，黄连30克。

【制法】将上述药物合煎，药成后过滤去渣取汁，再煎，不断搅拌，令其混合均匀，反复煎煮，不断浓缩，直至膏成。

【功用】清热泻火，生津润燥。

【适应证】口中肿大，咽喉不利及咽中生疮，口干燥。

【用法】取3克，含服，每天4~5次。

方十　疗咽喉生疮方

【来源】《外台秘要方·卷二十三·瘿瘤咽喉疬瘘二十八门·咽喉生疮方四首》

【组成】当归、射干根、升麻各90克，附子、白蜜各360克。

【制法】先将上述4味药物切碎后备用，再将猪膏360克煎熬成膏后冷却，入其他药物，小火煎煮，待附子颜色变黄，过滤去渣，下蜜，再煎，不断搅拌，令其混合均匀，直至膏成，贮存容器中使其凝固。

【功用】清热解毒，散结疗疮。

【适应证】热病导致的口舌溃烂，咽喉生疮，食饮不能下。

【用法】取10克，含化，每天4~5次。

【说明】方中附子有毒，不可轻易使用。

方十一　牛胆膏

【来源】《奇效良方·卷六十一·咽喉通治方》

【组成】青黛5克，僵蚕25克，朴硝50克，生甘草12.5克。

【制法】将上药研为细末，用腊月黄牛胆，入药在内，当风挂百日，取出，再入麝香少许，同研细。

【功用】祛风化痰。

【适应证】锁喉风。

【用法】每服3克，冷水调服，或吹入喉中。

【说明】此方亦载于:《古今医统大全·卷六十五·药方》

【特别提醒】不宜过多服用。

方十二　地龙膏

【来源】《奇效良方·卷六十一·咽喉通治方》

【组成】活地龙（白颈者）5条，白梅肉2个，朴硝10克。

【制法】将上药同研成膏，挑入喉中。

【功用】祛风化痰。

【适应证】缠喉风。

【用法】每取 3 克，含化。

【说明】此方亦载于：《普济方·卷六十·咽喉门·喉痹（附论）》。

方十三　立圣膏

【来源】《奇效良方·卷六十一·咽喉通治方》

【组成】半夏、巴豆各 21 粒。

【制法】将半夏捣碎，巴豆剥去心膜，于锅内用米醋 3 大碗，文武火熬尽醋为度，以清醋微洗过，研为膏。

【功用】呕吐风痰。

【适应证】缠喉风。

【用法】每患缠喉风，或喉痹，或痫疾，取药如绿豆大，以生姜自然汁化下，灌药少时，吐出恶涎，与鱼冻相似，极有功效。

【说明】此方亦载于：《普济方·卷六十·咽喉门·喉痹（附论）》。

【特别提醒】不宜过多服用。

方十四　脂蜜膏

【来源】《类证治裁·卷二·失音论治·附方》

【组成】猪油、白蜜各 500 克

【制法】将猪油倒入铜锅中煮沸，然后放入白蜜，待锅中沸腾后以文火煎熬。同时不断用筷子搅动药液，逐渐形成稠膏状即可和匀收膏。

【功用】滋阴润肺，清热利咽。

【适应证】气血虚燥，喉音不清者。

【用法】每日 3 次，每服 1 汤匙，饭后服用，用温开水化服。

方十五　疗小儿咽喉生疮方

【来源】《外台秘要方·卷三十五·小儿诸疾上三十六门·小儿咽喉生疮方二首》

【组成】当归、射干、升麻各 150 克，附子 75 克，白蜜 400 克。

【制法】先将猪膏 600 克煎熬，使其成膏，再加入其他药物，小火煎煮，直至附子颜色变黄则膏成，过滤去渣，最后下蜜，置于火上煎煮至沸腾 1~2 遍，盛于容器中贮存。

【功用】清热解毒，散结疗疮。

【适应证】热病所致口烂，咽喉生疮，水浆不能下咽。

【用法】取5克，含化，每天4~5次，可以吞汁。

【说明】大人、小儿一起使用，效果更好。

方十六　疗小儿咽喉生疮口燥方

【来源】《外台秘要方·卷三十五·小儿诸疾上三十六门·小儿咽喉生疮方二首》

【组成】猪脂1000克，黄连60克，白蜜400克。

【制法】将上述3味药物合煎，直至成膏，过滤去渣。

【功用】清热泻火，解毒疗疮。

【适应证】口中生疮，咽喉阻塞不利，口干口燥。

【用法】取1.5克，含化，每天4~5次，晚上也可含服。

方十七　炙粉草膏

【来源】《外科正宗·卷三·悬痈主治方》

【组成】大粉草（即质量较好的甘草）200克，甘草、当归身各150克。

【制法】将大粉草用水浸透，炭火上炙干，再浸再炙，如此3遍后，切片，与甘草、当归共煮，慢火煎至膏稠，纱布滤去药渣，再煎至如膏状。

【功用】清热解毒。

【适应证】悬痈已成，服药不得内消者。服之未成者即消，已成者即溃，既溃者即敛。

【用法】每服15克，热酒化膏，空腹服。

【特别提醒】不宜内服。

方十八　杏仁煎

【来源】《普济方·卷六十二·咽喉门·咽喉中如有物妨闷（附论）》

【组成】杏仁、桑白皮、贝母各110克，生姜汁60毫升，地黄汁100毫升，酥40克，大枣80枚，紫菀、甘草、桔梗、五味子、赤茯苓、地骨皮、人参各75克。

【制法】共以水煎透，去渣兑入酥及地黄汁，再用小火煎熬成膏。

【功用】养阴清热，化痰利咽。

【适应证】肺胃壅滞，咽喉中如有物妨闷。

【用法】每次饭后，含化1匙，细细咽津。

方十九　大青煎

【来源】《普济方·卷六十二·咽喉门·咽喉肿塞（附论）》

【组成】大青、黄柏、升麻、射干、蔷薇根、苦竹叶、生地黄、玄参各200克，天门冬各100克，白蜜400克。

【制法】将上药除蜜外研细，以水熬透，去渣下蜜，再煎成膏。

【功用】清热解毒，养阴生津。

【适应证】喉中热塞，及舌上腭生疮。

【用法】每服半匙头，含化咽津，不计时候。

方二十　乌翣膏

【来源】《普济方·卷六十二·咽喉门·咽喉肿塞（附论）》

【组成】射干400克，升麻120克，羚羊角、通草、芍药、生地黄、蔷薇根、艾叶各80克，猪脂1200克。

【制法】将上药切碎绵裹，放入1升醋中浸泡1夜后，不去醋，加入猪脂，小火慢煎，候滴水成珠，膏即成。

【功用】清热泻火，消肿止痛。

【适应证】咽喉肿塞。

【用法】每以薄绵裹膏似大杏仁，纳喉中，细细吞之。

方二十一　黄膏方

【来源】《普济方·卷六十三·咽喉门·咽喉肿痛（附论）》

【组成】木鳖子10枚，黄连20克，栝楼根75克，土瓜根、黄芪、黄柏、硝石、马牙硝各40克，芸苔子、川大黄各75克，麝香5克。

【制法】上共研细末，即用生油调匀，瓷器贮存。(有菜油调更佳)

【功用】清热解毒，消肿止痛。

【适应证】咽喉肿痛。

【用法】每以适量，外敷肿处，干即再敷。

方二十二　乌犀膏

【来源】《普济方·卷六十三·咽喉门·咽喉肿痛（附论）》

【组成】皂荚200克，好酒100毫升，人参50克，百草霜20克，硇砂、焰硝、白梅霜各10克。

【制法】先将皂荚同酒以水煎熬浓缩，加入后几味，斟酌拌和，以可扫为度。

【功用】清热利咽，消肿止痛。

【适应证】咽喉肿痛，一切结喉烂喉，遁虫缠喉，闭喉急喉，飞丝入喉，重舌木舌。

【用法】若有前患，用鹅毛点少许于喉中，有恶涎自出，或下腹，可一两度引药方歇，良久，恶物出尽为度，再嚼甘草10克，咽汁。若病木舌，先用粗布蘸水，擦舌令软，再用姜片搽舌，最后用药扫咽喉，神效。

【特别提醒】本方外用，不宜内服。

方二十三　治咽喉颈外肿痛方

【来源】《普济方·卷六十三·咽喉门·咽喉肿痛（附论）》

【组成】山豆根、沉香、木香、黄药、川大黄各100克，麝香5克。

【制法】将上药研末，用水调成膏状。

【功用】清热泻火，消肿散结。

【适应证】咽喉颈外肿痛。

【用法】每用少许，涂贴肿处。

【特别提醒】本方外用，不宜内服。

方二十四　龙胆膏

【来源】《普济方·卷六十三·咽喉门·咽喉肿痛（附论）》

【组成】龙胆、胆矾、乳香各500克。

【制法】共以水熬透，去渣再熬浓汁，炼砂糖为膏。

【功用】清热消肿，行气活血。

【适应证】咽喉肿痛及缠喉风，粥饮难下者。

【用法】每服1匙，含化咽津，未瘥再服。

方二十五　地黄煎

【来源】《普济方·卷六十三·咽喉门·咽喉肿痛（附论）》

【组成】 生地黄 1200 克，白矾 400 克，马牙硝 220 克。

【制法】 先将地黄研汁，再将汁倒入锅中，用小火煎熬浓缩成膏，去火兑入马牙硝，搅拌均匀，瓷器收盛。

【功用】 祛热解毒，利胸宽膈。

【适应证】 咽喉肿痛。

【用法】 不计时候，一杏核大含服咽津，亦可用冷水调服。

方二十六　治咽喉颈外肿及咽干痛方

【来源】《普济方·卷六十三·咽喉门·咽喉肿痛（附论）》

【组成】 生黑豆黄、蜀葵心各 100 克，盐 20 克。

【制法】 将上药同捣成膏状，搅拌均匀即可。

【功用】 清热消肿。

【适应证】 咽喉颈外肿及咽干痛。

【用法】 每以适量，外敷肿上，每日 2~3 次。

【特别提醒】 本方外用，不宜内服。

方二十七　捣薤膏

【来源】《普济方·卷六十三·咽喉门·咽喉肿痛（附论）》

【组成】 薤白 100 克。

【制法】 将上药烂捣如膏状。

【功用】 消肿利咽。

【适应证】 咽喉猝肿，食饮不通。

【用法】 用时以醋调匀，热敷肿上，冷则再换。

【特别提醒】 本方外用，不宜内服。

方二十八　生姜膏

【来源】《普济方·卷六十四·咽喉门·语声不出（附论）》

【组成】 母姜汁 1000 毫升，牛髓 110 克，麻油、川芎、酥各 75 克，独活、防风 60 克，秦椒、肉桂各 40 克。

【制法】 将上药研末放入姜汁中，煎熬浓缩，至膏快成时，兑入髓、酥、油等，搅拌均匀，再用小火煎熬成膏。

【功用】 祛风散寒，开音利咽。

【适应证】 咽喉肿痛，声嘶不出。

【用法】 每服不计时候，以温酒调下3克。

【禁忌证】 热证不宜。

方二十九　治喉痹肿盛，语声不出方

【来源】《普济方·卷六十四·咽喉门·语声不出（附论）》

【组成】 马蔺根900克，白蜜300克。

【制法】 将上药搅和均匀，慢火煎熬浓缩成膏。

【功用】 清热解毒，消肿开音。

【适应证】 喉痹肿盛，语声不出。

【用法】 每用少量，徐徐咽下，每日5~7次。

方三十　油膏

【来源】《普济方·卷六十一·咽喉门·喉痹》

【组成】 皂角刺250克。

【制法】 将上药，刮皮浸生麻油，以年深为佳。

【功用】 消痈散结，祛痰开闭。

【适应证】 咽喉生痈，药不下吸，喉闭。

【用法】 以油滴在口中，或吐或破，即安。

方三十一　治喉痛方

【来源】《普济方·卷六十一·咽喉门·喉痹》

【组成】 糯米1000克。

【制法】 将上药放入瓷盆内，于端午前49日，用冷水浸泡，一日两度换水，轻以水淘，转逼去水，勿令搅碎，浸至端午日，取出阴干，生绢袋盛，挂通风处。每取少许，炒令焦黑，碾为末，冷水调如膏状，即成。

【功用】 利咽止痛。

【适应证】 咽喉肿痛。

【用法】 每用少许，贴项下及肿处。

【特别提醒】 本方外用，不宜内服。

方三十二　上清丸

【来源】《种杏仙方・卷四・附日用杂方》

【组成】薄荷 640 克，百药煎 640 克，寒水石、玄明粉、桔梗、诃子肉、木香、人参、乌梅肉、甘松各 40 克，柿霜 80 克，细茶 4 克。

【制法】先将甘草 640 克捣研为细末，用水浸泡 1 晚，过滤去渣取汁，再与其他药物一起煎熬成膏；或者加蜜 40~80 克一起煎熬至 400 毫升左右，和前药炼为蜜丸，如白果大小。

【功用】清音化痰，宽畅胸膈。

【适应证】咽喉肿痛，口舌生疮。

【用法】取膏适量或丸剂 1 丸，含化。

方三十三　开喉关方

【来源】《普济方・卷六十・咽喉门・喉痹（附论）》

【组成】南星、半夏、川乌、草乌、甘草各 50 克。

【制法】上为末，用米醋煎成膏。

【功用】通闭开窍。

【适应证】咽喉疼痛，鼻塞不通。

【用法】每用少许，外敷喉部。

【特别提醒】本方外用，不宜内服。

方三十四　天门冬煎

【来源】《普济方・卷六十一・咽喉门・咽喉生痈（附论）》

【组成】生天冬汁、生麦冬汁各 2000 毫升，人参、肉桂、半夏各 40 克，生姜汁、生地汁各 1000 毫升，赤茯苓 110 克，炙甘草 10 克，牛黄 20 克。

【制法】上除 4 味汁外，余 6 味为末。先以天门冬汁、麦门冬汁煎减半，次入生姜汁，又煎减半，次又入地黄汁，并余 6 味末同煎，汁欲尽时，入白蜜 600 克、酥 150 克，同煎成膏，瓷器收盛。

【功用】养阴清肺，化痰消痈。

【适应证】喉痈，咽嗌不利。

【用法】每用 1 匙，温水调服，不拘时候，以瘥为度。

方三十五　治热病口烂，咽喉生疮，水浆不得入方

【来源】《普济方·卷六十二·咽喉门·咽喉生疮》

【组成】 当归、射干、升麻各200克，附子100克，白蜜800克。

【制法】 将上药切碎，放入800克猪油中，小火慢煎，以附子色黄为度，药成滤去渣滓，再纳蜜煎1~2沸，搅拌均匀，置瓷器中冷凝，膏即成。

【功用】 解毒利咽，清热疗疮。

【适应证】 热病口烂，咽喉生疮，水浆不得入。

【用法】 每取如杏仁大含之，每日4~5次。

【禁忌证】 寒证不宜。

方三十六　乌龙膏

【来源】《张氏医通·卷十五·专方·咽喉门》

【组成】 皂荚膏400克，百草霜、焰硝、硼砂、人参各80克。

【制法】 将后4味药物捣研为细末后搅拌混合均匀，再将如白霜梅肉80克捣研为细末后一起加入皂荚膏内。

【功用】 祛风化痰，开窍通闭。

【适应证】 一切缠喉急证。

【用法】 取少许，用鸡翎点喉中，涌吐尽顽痰，再口嚼甘草10克，咽汁吞津；若舌强者，先用青布蘸水揩舌，然后再用药。

唇疮

唇疮是指以发生在上下唇或口角的细粒小疮，时流黄水，或痒或痛，干燥后结痂为特征的唇部疾病。

唇疮因脾经郁热者，治宜发散郁热；因胃热壅盛者，治宜清泻胃热；因湿热蕴阻者，治宜清热利湿。

方一　疗口疮塞咽膏（方名编者加）

【来源】《本草纲目·卷五十·豕》

【组成】 猪膏、白蜜各640克，黄连末40克。

【制法】将上述药物煎熬成膏。

【功用】清热解毒，消肿通塞。

【适应证】口疮塞咽。

【用法】取半枣大 1 枚，含化，白天 4~5，夜间 2 次。

【说明】此方出自《千金方》。

方二　润脾膏

【来源】《千金要方·卷六·七窍病·唇病第五》

【组成】生地黄汁、生天门冬各 1000 克，生麦门冬、玉竹各 200 克，细辛、甘草、川芎、白术各 100 克，黄芪、升麻各 150 克，猪膏 3000 克。

【制法】将上药切碎，醋渍 1 夜，煎煮滤汁，如此 3 遍，再将药汁混匀后浓缩，下生地黄汁，与猪膏共煎，待水气尽，纱布滤汁即成。

【功用】补益气血，滋阴润脾。

【适应证】口唇焦枯，干裂无润。

【用法】每次取适量，细细含之。

【禁忌证】寒湿证不宜使用。

方三　疗沈唇紧唇方

【来源】《外台秘要方·卷二十二·耳鼻牙齿唇口舌咽喉病五十六门·沈唇疮烂方》

【组成】乱发、蜂房、六畜毛各 200 克。

【制法】将上述 3 味药物一起烧成灰，再用猪脂 500 克和为膏。

【功用】解毒杀虫，燥湿疗疮。

【适应证】唇裂，及伴有渗出的唇部湿疮。

【用法】取适量敷疮上。

【说明】方中蜂房有毒，不可轻易使用。

方四　黄连膏

【来源】《清宫配方集成·口齿方》

【组成】麻油、熟猪油各 300 克，大黄、黄蜡各 150 克，黄连 75 克，樟脑 20 克，冰片 4 克。

【制法】先将麻油炸黄连、大黄，炸透去渣，下熟猪油、黄蜡，搅匀，离火再下樟脑、冰片末，再搅成膏。

【功用】清热解毒，泻火消肿。

【适应证】热毒炽盛，症见皮肤起热疙瘩，瘙痒难忍；或治茧唇，见口唇肿起，皮白皱裂，形如茧壳，溃烂出血。

【用法】每用少许，外擦患处。

【禁忌证】证属风寒或肾虚者，不宜使用本方。

【特别提醒】本方外用，严禁内服。

方五　清热除湿祛风膏

【来源】《慈禧太后医方选议·第七章·治唇病医方》

【组成】黄连、白鲜皮、白及、僵蚕各20克，黄柏、生地、浮萍、白芷、防风、当归尾各30克，冰片3克（研）。

【制法】共研粗渣，水熬，滤去渣，再熬浓汁，兑入冰片。

【功用】清热消肿，祛风除湿。

【适应证】脾经湿热，症见唇风、茧唇、唇肿等。

【用法】每用少量，外擦患处。

【特别提醒】本方外用，严禁内服。

方六　猪脂膏

【来源】《普济方·卷五十八·口门·唇口面皴（附论）》

【组成】猪脂250克。

【制法】将上药煎熟，瓷器收盛。

【功用】润燥护肤。

【适应证】远行唇口面皴。

【用法】每至夜间，常涂唇及面上。

【说明】此方亦载于：《十便良方·卷二十一·治积热等疾诸方》。

【特别提醒】本方外用，不宜内服。

方七　松脂膏

【来源】《普济方·卷三百·上部疮门·唇生核》

【组成】松脂、白胶香、熏陆香、蜡、当归末、甘草末各40克，猪脂、羊肾脂各50毫升，生地黄汁25毫升。

【制法】先用小火煎脂令沸，次下松脂、白胶、熏陆香、蜡，待熔化后，过滤去滓，入地黄汁煎稠，去火，下当归末、甘草末，搅拌均匀，膏即成，瓷器收盛。

【功用】解毒疗疮，消肿止痛。

【适应证】脾胃热毒，症见唇上生结核，肿痛。

【用法】每用少许，涂贴唇上。

【特别提醒】本方外用，不宜内服。

方八　地黄煎

【来源】《普济方·卷二百八十三·痈疽门·诸痈疽》

【组成】生地黄汁1000毫升，生麦冬、玉竹各150克，细辛、炙甘草、川芎、白术各75克，黄芪、升麻各110克。

【制法】上药除地黄汁外，一并切碎，纱布包裹，加入醋中浸泡1夜后取出，入猪油及地黄汁，煎熬浓缩，直至膏成，去滓，瓷器收盛。

【功用】解毒疗疮，益气养阴。

【适应证】脾风热，唇生疮。

【用法】每用少许含化，缓缓咽下。

【说明】方中细辛有毒。

【特别提醒】本方外用，不宜内服。

酒渣鼻

酒渣鼻亦称酒皶鼻，是一种发生于鼻部或鼻沟侧的慢性炎症性皮肤病。多由长年饮酒之酒毒蕴育所致。

酒皶鼻因肺胃热盛者，治宜清泄热邪；因热毒蕴肤者，治宜清热解毒；因气滞血瘀者，治宜活血化瘀。

方一　木兰皮膏

【来源】《普济方·卷五十七·鼻门·鼻疱酒皶（附论）》

【组成】木兰皮、防风、白芷、木香、牛膝、赤芍、独活、杜衡、当归、白附子、细辛、川芎各50克，麝香25克。

【制法】将上药切碎，加入1600克腊月猪脂中，小火煎熬，以白芷色黄为度，膏即成，滤去渣滓，再加入麝香搅拌均匀，瓷器收盛。

【功用】疏风化湿，解毒消疮。

【适应证】酒毒皶疱。

【用法】每夜用少量薄涂患处。

【特别提醒】本方外用，不宜内服。

方二　木兰膏

【来源】《医心方·卷四·治鼻皶方第十六》

【组成】木兰、栀子各120克。

【制法】将上述2味药物切碎，加入醋中浸渍1晚，第二天用猪膏1000克一起煎熬成膏，过滤去渣。

【功用】祛风通窍，清热解毒。

【适应证】皶鼻。

【用法】取膏适量，摩患处。

方三　木兰膏

【来源】《外台秘要方·卷三十二·面部面脂药头膏发鬓衣香燥豆等三十四门·面皻疱方》

【组成】木兰皮、防风、白芷、青木香、牛膝、独活、藁本、芍药、白附子、杜衡、当归、细辛、川芎各60克，麝香（现用人工麝香）12克。

【制法】将上述14味药物切碎，与腊月猪脂800克一起小火煎煮，不断煎熬，反复浓缩，直至膏成，绞榨过滤去渣，最后下麝香。

【功用】清热凉血，活血化瘀。

【适应证】酒皶鼻。

【用法】取适量，调和均匀后敷面上。

【说明】方中细辛有毒，不可轻易使用。

方四　木香膏

【来源】《普济方·卷五十七·鼻门·鼻疱酒皶（附论）》

【组成】硫黄、蜗牛壳、木香、杏仁、米粉各50克。

【制法】将上药共研为末，用面脂调如稀膏状，即成。

【功用】祛风解毒，杀虫疗疮。

【适应证】积年酒皶，并面上风疮。

【用法】每夜睡前，用淡浆水净洗面后擦干，再将药外涂患处，次晨即用温水洗去。若是湿疥则用米泔水洗脸，涂药 3~5 次亦瘥。

【特别提醒】本方外用，不宜内服。

方五　没石子膏（方名编者加）

【来源】《是斋百一选方·卷九》

【组成】没石子 100 克。

【制法】将没石子研为细末，水调为膏。

【功用】收敛皮肤。

【适应证】酒齄鼻。

【用法】手指蘸涂患处。

【特别提醒】不宜内服。

方六　粉黄膏

【来源】《普济方·卷五十七·鼻门·鼻疱酒齄（附论）》

【组成】硫黄 20 克，轻粉、乌头尖各 5 克。

【制法】先取萝卜 1 个，切去盖，掏空内心，放入硫黄，盖上盖子，用热火灰煻煨 1 夜后，取出硫黄，加入轻粉、乌头尖中，共研为末，再用面油调匀如膏状，瓷器收盛。(用酥调效果更佳)

【功用】清热解毒，杀虫疗疮。

【适应证】肺热，鼻发赤瘰，俗为酒齄。

【用法】每用少许，外涂患处。

【特别提醒】本方外用，不宜内服。

方七　蓖麻子膏

【来源】《奇效良方·卷五十九·鼻通治方》

【组成】蓖麻子、轻粉、沥青、硫黄、黄蜡各 10 克，麻油 50 克。

【制法】将上药混匀，熬成膏，以瓷盒盛。

【功用】清热燥湿，杀虫疗疮。

【适应证】酒糟鼻及肺风面赤生疮。

【用法】每用少许，擦于患处。

【特别提醒】不宜内服。

方八　栀子膏

【来源】《普济方·卷二十七·肺脏门·肺脏壅热（附论）》

【组成】栀子、苦参、木通各110克，酥150克。

【制法】将前3味药研末，用酥煎熬，浓缩成膏。

【功用】清热泻火，解毒疗疮。

【适应证】肺脏风热，鼻内生疮。

【用法】每以适量，外涂鼻中。

【特别提醒】本方外用，内服不宜。

方九　杏仁膏

【来源】《十便良方·卷三十九·杂方六》

【组成】硫黄、蜗牛壳、杏仁、木香、米粉各25克。

【制法】上件药捣罗为末，入杏仁、米粉、硫黄，都研令匀，以腊月面脂调如稀膏。

【功用】化湿健脾，杀虫敛疮。

【适应证】积年酒皻，并主面上风疮。

【用法】每夜卧时以淡浆水净洗面，拭干，以药涂所患处，至明即以温水洗之。

蛀　牙

蛀牙，又称龋齿、虫牙，指牙齿形成虫洞，并伴随有疼痛。龋病发病率高，分布广。

蛀牙一般多见于阴虚火旺型，表现为牙龈不肿，其痛日轻夜重，微寒不热，口无秽臭，齿根易于动摇，治宜滋阴降火止痛；风热实火型蛀牙，表现为齿龈红肿热痛或有寒热，口有秽臭，或齿孔出脓，治宜清热解毒止痛。总之治疗蛀牙以杀虫止痛为大法。

方一　拔牙方（方名编者加）

【来源】《串雅内编·卷三·截药杂治门》

【组成】大鲫鱼（去肠）1尾，砒霜15克。

【制法】大鲫鱼去肠，以砒霜纳入鱼腹，露干放阴地，待有霜即刮下，用瓶收贮。砒宜用白者，每鱼50克、纳入白砒5克，不可过多。（又方：活鲫鱼一尾，约200克，白砒30克，将砒末纳入鱼腹中，待鱼烂之后，将鱼骨洗净，晒干为末，每用少许点所患牙根上，自落。）

【功用】脱牙去牙。

【适应证】蛀牙。

【用法】以针搜净牙根，点少许，咳嗽自落；或以少许药置膏药上，贴蛀牙上，即落。

【说明】砒霜有毒，慎用。此方亦载于：《本草纲目·卷四十四·鲫鱼》。

【特别提醒】禁将药物吞咽。

方二　青金膏

【来源】《奇效良方·卷六十二·牙齿通治方》

【组成】青黛 10 克，砒霜 5 克，粉霜、轻粉、麝香各 1 克。

【制法】将上药研为细末，以少油旋研如稀糊，涂之于夹纸上，重叠压之。

【功用】杀虫护齿。

【适应证】走马牙疳，蚀损腐烂。

【用法】每用量依大小剪贴之，仍以白纸封护。

【说明】砒霜、轻粉有毒，慎用。不宜内服。此方亦载于：①《普济方·卷六十七·牙齿门·急疳》。②《古今医统大全·卷六十四·药方》。

【特别提醒】不宜内服。

方三　牢牙膏

【来源】《普济方·卷六十八·牙齿门·虫蚀牙齿》

【组成】猪脂 200 克，羊脂、雄黄各 75 克，野驼脂 40 克，黄蜡、莨菪子、花椒、肉桂、细辛、松节各 10 克，丁香 20 枚，盐、白芷、沉香、乳香各 20 克，黄柏、青木香、川芎、藁本、升麻各 30 克，麝香 40 克，当归、莎草根、炙甘草各 20 克。

【制法】将上药除脂外共研为末，再将脂煎熔入药，不停搅拌，待欲凝固时，膏即成，瓷器贮存，腊日制备尤妙。

【功用】杀虫止痛。

【适应证】齿疳蚀齿及唇鼻风疼、齿肿宣露。

【用法】每取少许，外敷齿上。

【特别提醒】用药时当处静处。此方麝香剂量可以适宜减量。

方四　乳香膏

【来源】《普济方·卷六十八·牙齿门·虫蚀牙齿》

【组成】乳香、雄黄、细辛、皂角各10克，莽草、麝香各50克。

【制法】将上药研末，加入黄蜡中，熔化成膏。

【功用】杀虫止痛。

【适应证】虫蛀牙齿疼痛。

【用法】每于食后或睡前，看虫窍大小，塞在窍内。只用少许绵子填塞，有津即吐，误咽不妨。

【特别提醒】本方外用，不宜内服。

方五　治风蚛牙疼不可忍方

【来源】《普济方·卷六十九·牙齿门·齿风肿痛》

【组成】白芥子、胡椒、白僵蚕、草乌头、干蝎、乳香各50克。

【制法】将上药研末，瓷器贮存。

【功用】祛风化痰，杀虫止痛。

【适应证】风蚛牙疼不可忍。

【用法】每用真酥，调少许如膏，点在疼处。

【特别提醒】本方外用，不宜内服。

方六　麝香膏

【来源】《普济方·卷六十九·牙齿门·齿龈宣露》

【组成】麝香、猪牙皂角、白矾、水银、苦楝根、绿矾、密陀僧、轻粉、黄柏各50克。

【制法】将上药研末，再用无灰酒煎熬成膏。

【功用】清热解毒，祛腐杀虫。

【适应证】大人小儿齿龈损烂及走马疳。

【用法】漱口后，再用本膏少许外涂患牙。久病者，取本膏1匙，加入砒霜末6克，和匀外擦，绝妙。

【特别提醒】此方有剧毒，使用时应严格掌握适应证。

方七　治齿风摇动，捍齿牢牙方

【来源】《普济方·卷七十·牙齿门·牙根动摇》

【组成】朱砂、青矾、白矾、马牙硝、防风、细辛、当归、松脂、黄芪、麻油、松节各20克，蜡40克，猪胆300克。（一方无松节，有绿矾。）

【制法】将上药切碎，放入锅中反复煎熬，不断浓缩，直至膏成，滤去渣滓。

【功用】祛风活血，固齿牢牙。

【适应证】齿风摇动。

【用法】每用少许涂敷患处。

【特别提醒】本方外用，不宜内服。

方八　三物膏

【来源】《普济方·卷七十·牙齿门·揩齿》

【组成】柳枝、桑枝、槐枝各50克。

【制法】共以水熬透，去渣兑入好盐600克，再煎熬成膏，瓷器收盛。

【功用】祛风固齿。

【适应证】牙齿松动。

【用法】每用少量，睡前揩牙。

【说明】此方亦载于：《普济方·卷五十·头门·荣养髭发（附论）》

【特别提醒】本方外用，不宜内服。

方九　柳枝膏

【来源】《普济方·卷六十五·牙齿门·牙齿历蠹》

【组成】柳枝、防风、细辛、盐花各100克。

【制法】共以水熬透，去渣再熬浓汁，直至膏成。

【功用】祛风补肾，固齿白牙。

【适应证】肾气虚弱，骨髓不固，牙齿黯黑。

【用法】每用薄纸剪如柳叶，涂药贴齿上。

【特别提醒】本方外用，不宜内服。

方十　揩齿方

【来源】《普济方·卷七十·牙齿门·牙齿黄黑》

【组成】盐100克，杏仁25克。

【制法】将上药混研成膏。

【功用】洁牙固齿。

【适应证】牙齿黄黑。

【用法】每用少量，揩齿。

【特别提醒】本方外用，不宜内服。

方十一　固齿膏

【来源】《冯氏锦囊秘录杂证大小合参·卷三·齿迟》

【组成】何首乌、生地、牛膝各500克。

【制法】取旱莲草适量取汁，煎煮上药，直至沸腾多次后成膏，入食盐。

【功用】补肾固齿。

【适应证】小儿齿根动摇。

【用法】取膏适量，漱口。

鼻息肉

鼻息肉是指鼻内光滑柔软、状如葡萄或荔枝肉样的赘生物。

因寒湿凝聚鼻窍者，治宜温化寒湿、散结通窍；因湿热蕴积鼻窍者，治宜清热利湿、散结通窍。

方一　二灰膏（方名编者加）

【来源】《本草纲目·卷十五·青蒿》

【组成】青蒿灰、石灰各100克。

【制法】将上药混匀，淋汁熬膏。

【功用】蚀肉通窍。

【适应证】鼻中息肉。

【用法】点于患处。

【特别提醒】不宜内服。

方二　疗鼻中息肉膏（方名编者加）

【来源】《本草纲目·卷四十·地胆》

【组成】细辛 200 克，白芷 200 克，地胆汁 100 毫升。

【制法】将上述 2 味药物捣研为细末，用地胆汁调和成膏。

【功用】祛风通窍，蚀疮去痔。

【适应证】鼻中息肉。

【用法】取膏适量，点息肉上，以消为度。

【说明】方中细辛、地胆有毒。本方来源于《圣惠方》。

方三　疗鼻中塞肉不通利方

【来源】《外台秘要方·卷二十二·耳鼻牙齿唇口舌咽喉病五十六门·鼻中息肉方》

【组成】矾石、胡粉各 600 克。

【制法】将上述 2 味药物捣研为细末，再用青羊脂适量调和成膏。

【功用】化痰软坚，解毒蚀疮。

【适应证】鼻中息肉，通气不利。

【用法】取适量，涂抹在息肉上，直至痊愈。

【说明】方中胡粉有毒。

方四　地胆膏

【来源】《普济方·卷五十六·鼻门·鼻中生息肉（附论）》

【组成】生地胆、细辛、白芷各 100 克。

【制法】先捣筛白芷、细辛成散，再将地胆榨汁，最后将散与汁调和成膏。

【功用】祛风除湿，蚀疮通窍。

【适应证】鼻生息肉，闭塞不通，肿大。

【用法】每用少许涂敷息肉上，以消为度，亦可单用地胆汁灌鼻。倘若无生地胆，可用酒煮取汁代替。

【特别提醒】本方外用，不宜内服。

方五　铅粉膏

【来源】《普济方·卷五十六·鼻门·鼻中生息肉（附论）》

【组成】铅粉、白矾各 50 克。

【制法】将上药研末，用青羊脂调和成膏。

【功用】蚀肉通窍。

【适应证】鼻中息肉不通。

【用法】每以少许，涂敷息肉上。

【特别提醒】本方外用，不宜内服。

方六　瓜蒂膏

【来源】《普济方·卷五十六·鼻门·鼻中生息肉（附论）》

【组成】陈瓜蒂 100 克。

【制法】将上药为末，以羊脂和成。

【功用】化痰蚀肉。

【适应证】鼻中息肉，不闻香臭。

【用法】每用少许，外敷息肉上。

【特别提醒】本方外用，不宜内服。

方七　通草散

【来源】《外台秘要方·卷二十二·耳鼻牙齿唇口舌咽喉病五十六门·鼻中息肉方》

【组成】 通草、细辛、蕤仁、雄黄、皂荚各 45 克，白矾 90 克，藜芦、地胆、瓜蒂、地榆、离娄各 135 克，巴豆 75 克。

【制法】将上述 11 味药物如法修治后捣研为细末、过筛，用细辛、白芷所煎汤汁，和散为膏。

【功用】软坚散结，化痰蚀疮。

【适应证】鼻中息肉。

【用法】取适量敷息肉上，直至痊愈。

【说明】方中细辛、雄黄、藜芦、地胆、瓜蒂、巴豆及离娄均有毒。

方八　疗鼻中息肉方

【来源】《外台秘要方·卷二十二·耳鼻牙齿唇口舌咽喉病五十六门·鼻中息肉方》

【组成】生地胆 400 克，细辛末、白芷末各 300 克。

【制法】将地胆绞榨取汁，再与药末相和成膏。

【功用】逐瘀攻毒，祛风通窍。

【适应证】鼻中息肉。

【用法】取适量涂贴息肉上，直至痊愈。

【说明】方中地胆及细辛均有毒，不可轻易使用。

方九　杏仁膏

【来源】《良朋汇集经验神方·卷三·鼻病门》
【组成】杏仁、人乳各 50 克
【制法】杏仁捣为泥状，然后倒入人乳调和均匀。
【功用】宣通肺气，滋阴润燥。
【适应证】肺气不利所致的鼻中生疮。
【用法】用脱脂棉蘸药物塞入鼻内。
【特别提醒】外用，禁内服。

方十　通草膏

【来源】《奇效良方·卷五十九·鼻通治方》
【组成】通草、附子、细辛各 20 克。
【制法】将上药研为细末，炼蜜和丸，如枣核大。
【功用】通鼻开窍。
【适应证】治鼻齆有息肉，鼻塞、不闻香臭。
【用法】绵裹塞鼻内。
【说明】此方亦载于：《古今医统大全·卷六十二·药方》。
【特别提醒】不宜内服。

方十一　白矾膏

【来源】《十便良方·卷二十二·治眼目等疾诸方》
【组成】白矾 50 克。
【制法】白矾烧为灰，细研，以面脂旋和。
【功用】燥湿化痰，蚀肉通窍。
【适应证】鼻中息肉、不闻香臭者。
【用法】以少许附着息肉上即可。
【禁忌证】寒证不宜。
【特别提醒】白矾含铝元素，不宜久用。

鼻　塞

鼻塞是以经常性鼻不通气为主要特征的慢性鼻病，古代名曰“鼽”。

齅，久也，涕久不通，遂至窒塞。中医常以齅窒、鼻齅、鼻窒、窒塞来形容鼻塞的症状。

鼻塞因风寒犯鼻者，治宜辛温解表、散寒通窍；因风热犯鼻者，治宜疏风清热、宣肺开窍；因肺经蕴热、壅塞鼻窍者，治宜清热散邪、宣肺通窍；因肺脾气虚、邪滞鼻窍者，治宜补益肺脾、散邪通窍；因邪毒久留、血瘀鼻窍者，治宜行气活血、化瘀通窍。

西医学所云鼻炎、鼻窦炎、鼻息肉、鼻中隔偏曲、鼻腔鼻窦肿瘤、腺样体肥大等均可见鼻塞。

方一　薰草膏（方名编者加）

【来源】《本草纲目·卷十四·薰草》

【组成】薰草 50 克，羊髓 150 克。

【制法】将薰草切碎，入羊髓中慢火熬成膏，纱布滤去药渣，冷凝即成。

【功用】通鼻开窍。

【适应证】小儿鼻塞、发热。

【用法】每日摩背上 3 次。

【特别提醒】不宜内服。

方二　醍醐膏

【来源】《本草纲目·卷五十·醍醐》

【组成】醍醐 200 毫升，木香、零陵香各 1.6 克。

【制法】将上述药物加水煎熬成膏。

【功用】补肺理气，通窍止塞。

【适应证】小儿鼻塞不通、不能食乳。

【用法】取膏适量，涂头上及塞鼻中。

【说明】此方出自《外台秘要方》。

方三　疗鼻塞有清涕出方

【来源】《外台秘要方·卷二十二·耳鼻牙齿唇口舌咽喉病五十六门·肺寒鼻齆方》

【组成】细辛、蜀椒、桂心、川芎、吴茱萸各 18 克，皂荚 12 克，附子 48 克。

【制法】将上述 7 味药物切碎后用醋浸渍 1 晚，与猪脂 1000 克同煎，待附子颜色变黄则膏成。

【功用】温阳散寒，祛风通窍。

【适应证】鼻塞，流清涕。

【用法】取适量，绵布包裹，塞鼻；同时取适量摩头顶。

【说明】方中细辛、附子有毒。

方四　二母膏（方名编者加）

【来源】《验方新编·卷一·鼻部》

【组成】知母、川贝母、水梨肉各 100 克。

【制法】将上药切碎，水浸后煎煮滤汁，如此 3 遍，再将所滤汁液浓缩为膏。

【功用】滋阴清热，化痰润肺。

【适应证】肺热所致的鼻塞不通、痰少痰黏等症。

【用法】每服 1 匙，每日 3 次。

【禁忌证】肺寒证不宜。

方五　辛夷膏

【来源】《奇效良方·卷五十九·鼻通治方》

【组成】辛夷 50 克，细辛、木香、木通、白芷、杏仁各 25 克。

【制法】将上药研为细末，以羊髓、猪脂各 100 克，同诸药于锅中慢火熬成膏，待冷入龙脑末、麝香末各 5 克，搅拌均匀，冷凝即成。

【功用】宣通鼻窍。

【适应证】鼻内生疮疼痛、窒塞不通，及治鼻齆、气不宣通。

【用法】每取适量，以绵裹塞鼻中，数日内即愈。

【说明】此方亦载于：①《古今医统大全·卷六十二·药方》。②《育婴家秘·卷四·治鼻》。

【特别提醒】不宜内服。

方六　疗小儿患鼻不通有涕方

【来源】《医心方·卷廿五·治小儿鼻塞方第五十八》

【组成】杏仁 4 克，蜀椒、细辛各 2 克，附子 3 克。

【制法】将上述药物切碎，用醋2500毫升浸渍1晚，次日早入猪肪1000克一起小火煎煮，直至附子颜色变黄则膏成，绵布绞榨过滤去渣。

【功用】温肺通窍。

【适应证】小儿鼻塞有涕。

【用法】取膏适量，涂鼻中，一天2次。

【说明】方中细辛、附子有毒。

方七　万金膏

【来源】《片玉心书·卷五·鼻病门》

【组成】羌活、川芎、细辛、木通、麻黄、石菖蒲各300克，龙脑50克，麝香（现用人工麝香）50克。

【制法】将上述药物捣研为细末，加蜜炼为丸。

【功用】祛风宣肺，利窍通塞。

【适应证】鼻齆。

【用法】取适量，口服。

【说明】此方亦载于:《育婴家秘·卷四·治鼻》。

方八　治久鼻塞清涕出不止方

【来源】《医心方·卷五·治鼻塞涕出方第三十一》

【组成】附子12克，细辛、蜀椒各16克，杏仁8克。

【制法】将上述药物切碎，用醋浸渍1晚，与炼好猪脂5000克一起小火煎煮，不断浓缩，直至附子色黄则膏成，过滤去渣。

【功用】温阳散寒，宣肺通窍。

【适应证】久鼻塞清涕出不止。

【用法】取膏适量，用绵布包裹纳鼻中，同时摩鼻上，即愈。

【说明】方中附子、细辛有毒。

方九　千金细辛膏

【来源】《奇效良方·卷五十九·鼻通治方》

【组成】细辛、川椒、川芎、黑附子、干姜、吴茱萸各12.5克，桂心17克，皂角屑7克。

【制法】将上药切碎，米醋浸1夜，用猪脂100克煎油，取药入猪油内同煎，煎至附子色黄为度，纱布滤去药渣，冷凝即成。

【功用】散寒祛湿，通鼻开窍。

【适应证】治鼻塞脑冷，清涕常出。

【用法】以绵蘸药，塞鼻中。

【特别提醒】不宜内服。

方十　辛夷膏

【来源】《杨氏家藏方·卷二十·杂方五十八道》

【组成】辛夷、川芎、香白芷、茵陈草、通草各4克，当归（洗焙）、细辛（去叶土）、肉桂（去粗皮）各2克。

【制法】将上述药物锉细，用酒浸渍1晚（酒不须多），第二天将猪、羊髓及猪脂少许一起煎成油，入前酒内浸药，再一起煎煮直至药物变色，用绵布过滤去渣，盛瓷器内贮存。

【功用】祛风散寒，宣肺通窍。

【适应证】脑户受塞，浓涕结聚，官窍壅闭。

【用法】取米大1粒，滴入鼻内。

【说明】方中细辛有毒。

方十一　南木香膏

【来源】《古今医统大全·卷六十二·药方》

【组成】南木香、当归、川芎、通草、细辛、蕤仁（去壳）、白芷各25克。

【制法】上药㕮咀，和羊髓熬白芷，色黄去渣，为丸豆大。

【功用】祛风散寒，宣肺通窍。

【适应证】治鼻塞不利之症。

【用法】每取1粒，塞鼻内，立通。

方十二　塞鼻柱膏

【来源】《奇效良方·卷五十九·鼻通治方》

【组成】桂心、细辛、干姜（炮）、皂荚各1克，川椒25克。

【制法】将上药研为细末，以羊脂和成膏。

【功用】通鼻开窍，祛风散寒。

【适应证】治鼻常有清涕。

【用法】每用如枣核大，绵裹塞鼻中。

【特别提醒】不宜内服。

方十三　地黄煎

【来源】《奇效良方·卷五十九·鼻通治方》

【组成】生地黄汁、生姜汁各100克，苦参50克，酥300克，盐花10克。

【制法】将地黄汁、生姜汁浸苦参1夜，以酥和，于锅中煎9沸，纱布滤去药渣，再将所滤药液加热，下入盐花，浓缩至如膏状即成。

【功用】清热祛风，疗疮止痛。

【适应证】治鼻生疮，痒痛不止。

【用法】每用少许，滴于疮上。

【特别提醒】不宜内服。

方十四　杏仁膏

【来源】《普济方·卷五十七·鼻门·鼻流清涕（附论）》

【组成】杏仁75克，附子60克，细辛40克，花椒40克。（一方无花椒）

【制法】将上药切碎，用醋浸泡1夜，加入600克猪脂中，微火慢煎，候附子黄色，滤去渣滓，倾入瓷器中澄凝，膏即成。

【功用】宣降肺气，温肾助阳。

【适应证】鼻久塞，清涕不止。

【用法】每以绵裹少许纳鼻中或涂囟上。

【特别提醒】本方外用，不宜内服。

方十五　辛夷膏

【来源】《普济方·卷五十七·鼻门·鼻干（附论）》

【组成】辛夷20克，白芷100克，藁本、甘草、当归各60克。

【制法】将上药切碎，加入清酒120毫升、羊髓900克中，煎3～5沸，滤去渣滓，倒入瓷器中澄凝。

【功用】祛风散寒，宣通鼻窍。

【适应证】鼻中生疮，气塞多涕。

【用法】每用大豆大小纳入鼻中，日夜各1次。

【特别提醒】本方外用，不宜内服。

方十六　辛夷膏

【来源】《普济方·卷五十七·鼻门·鼻干（附论）》

【组成】辛夷叶100克，细辛、木通、木香、白芷、杏仁各50克，羊髓200克，猪脂200克。

【制法】将上药放入锅中，慢火煎熬浓缩成膏，倒入瓷器中，冷凝后加入冰片、麝香各10克。

【功用】祛风散寒，通窍消疮。

【适应证】鼻内生疮疼痛，或鼻中窒塞不通利，及齆鼻、气不宣通。

【用法】每用枣核大，绵裹塞鼻中，数日内脱即愈。

【特别提醒】本方外用，不宜内服。

方十七　通鼻膏

【来源】《普济方·卷五十六·鼻门·鼻塞气息不通（附论）》

【组成】白芷、川芎、通草、当归、细辛、莽草、辛夷100克。（一方加肉桂100克）

【制法】将上药切碎，用苦酒浸泡1夜后，用不沾水猪肪1升煎3沸，以白芷色黄为度，膏即成，纱布滤去渣滓。

【功用】祛风散寒，宣通气血。

【适应证】脑户受寒，浓涕结聚，鼻子塞窒，香臭不闻，妨闷疼痛。

【用法】每日3次，每次绵沾枣核大纳鼻中。

【特别提醒】本方外用，不宜内服。

方十八　当归膏

【来源】《普济方·卷五十六·鼻门·鼻塞气息不通（附论）》

【组成】当归、地薰草（一用木香）、木通（一作通草）、细辛、蕤仁各60克，川芎、白芷各100克。（先患热后鼻中生赤烂疮者，以黄芩、栀子代当归、细辛。）

【制法】将上药切碎，加入羊髓800克中，小火煎3沸，以白芷色黄为度，膏即成，滤去渣滓，倒入瓷器中澄凝。

【功用】行气活血，疏风通窍。

【适应证】鼻塞不利，不闻香臭。

【用法】每用小豆大绵裹，塞入鼻中，1日3次。

【特别提醒】本方外用，不宜内服。

方十九　如神膏

【来源】《普济方·卷五十六·鼻门·鼻塞不闻香臭（附论）》

【组成】蓖麻子、杏仁、川芎、印子盐、防风、松脂、蜡各40克，油600克。

【制法】将诸药研作粗散，加入油中，微火煎熬浓缩成膏，滤去渣滓，瓷器收盛。

【功用】祛风散寒，宣通鼻窍。

【适应证】头旋鼻塞，不知香臭。

【用法】服苁蓉丸3日后，灸百会穴21壮，再涂如神膏，日1换。（附苁蓉丸：肉苁蓉、石钟乳、五味子、菟丝子、蛇床子、山芋各100克，泽泻、石斛、甘菊花、细辛、续断、鹿茸、防风、秦艽、黄芪、干姜、柏子仁各30克。将上药打成粉末，搅拌均匀，炼蜜丸如梧桐子大，每服20丸，空腹温酒送服，1日2次。不会饮酒者，枣汤调下。）

方二十　川芎膏

【来源】《普济方·卷五十七·鼻门·鼻流清涕（附论）》

【组成】川芎、细辛、吴茱萸、花椒、干姜、皂荚各100克。（一方加附子）

【制法】将上药切碎，用醋浸泡1夜，加入猪脂中，煎5~7沸，滤去渣滓，倒入瓷器中澄凝，膏即成。

【功用】祛风散寒，温阳止涕。

【适应证】鼻塞，多清涕。

【用法】每用绵裹少许，纳入鼻中。

【特别提醒】本方外用，不宜内服。

方二十一　千金辛夷膏

【来源】《古今医统大全·卷六十二·药方》

【组成】黑附子（炮去皮）、川椒（去目，炒）、川芎、细辛、吴茱萸、干姜、皂角屑各8克，桂心15克。

【制法】先用猪脂100克煎油，再以米醋浸煎8味药1宿后，取出入猪油内同煎，以附子色黄为度。

【功用】温阳散寒，通鼻开窍。

【适应证】鼻塞脑冷，清涕常出。

【用法】用绵蘸药，塞鼻中。

【禁忌证】热证不宜。

方二十二　鼻柱膏

【来源】《古今医统大全·卷六十二·药方》

【组成】桂心、细辛、干姜（炮）、川椒（去目，净者炒出汗）、皂荚各 8 克。

【制法】上药为细末，羊脂和成膏。

【功用】温阳散寒，通鼻开窍。

【适应证】治鼻常有清涕之症。

【用法】每取如枣核大，绵裹塞鼻孔。

【禁忌证】热证不宜。

方二十三　疗小儿鼻塞浊涕出方

【来源】《外台秘要方·卷三十五·小儿诸疾上三十六门·小儿鼻塞方》

【组成】杏仁 60 克，附子、细辛各 30 克。

【制法】将上述 3 味药物切碎，用醋浸渍 1 晚，次日再与猪脂 1000 克合煎，直至附子颜色变黄则膏成，过滤去渣，待自然冷却。

【功用】温肺散寒，宣肺利窍。

【适应证】小儿鼻塞不通，流浊涕。

【用法】取适量涂棉絮上，导入鼻孔中，每天 2 次；同时用以摩头顶。

【说明】方中附子、细辛有毒，不可轻易使用。

方二十四　细辛膏

【来源】《外台秘要方·卷三十五·小儿诸疾上三十六门·小儿鼻塞方》

【组成】细辛、通草各 30 克，辛夷仁 45 克，杏仁 60 克。

【制法】将上述 4 味药物切碎，再与羊髓、猪脂各 600 克合煎，小火煎煮，直至膏成，绞榨过滤去渣。

【功用】温肺散寒，宣肺通窍。

【适应证】小儿鼻塞不通。

【用法】取约1粒米许大，纳鼻孔中，不断更换。

【说明】方中细辛有毒，不可轻易使用。

方二十五　疗小儿鼻塞厌食方

【来源】《外台秘要方·卷三十五·小儿诸疾上三十六门·小儿鼻塞方》

【组成】醍醐900克，青木香、零陵香各180克。

【制法】将上述3味药物切碎，一起煎煮成膏。

【功用】理气除滞，宣肺通窍。

【适应证】小儿鼻塞不通，纳差。

【用法】取少许，拈为丸，口服；或者用膏涂小儿头上、塞鼻，以鼻通畅为度。

方二十六　细辛膏

【来源】《世医得效方·卷十·鼻病》

【组成】细辛、川椒、干姜、川芎、吴茱萸、附子各2克，皂角25克，桂心50克，猪脂300克。

【制法】将上药切为细末，醋浸1夜，煎猪脂成油，入前药煎之，待附子颜色变黄，纱布滤去药渣，冷凝即成。

【功用】辛温散寒，通鼻开窍。

【适应证】治鼻塞脑冷，清涕流出不已。

【用法】用绵蘸塞鼻孔。

【说明】此方亦载于：①《普济方·卷五十七·鼻门·鼻流清涕（附论）》。②《景岳全书·卷六十·因阵》。

【特别提醒】不宜内服。

方二十七　通草膏

【来源】《世医得效方·卷十·鼻病》

【组成】通草、辛夷、细辛、甘遂、桂心、川芎、附子各50克。

【制法】将上药研为细末，炼蜜后下入药末，搅拌均匀如膏状。

【功用】辛温散寒，通鼻开窍。

【适应证】治鼻塞流清涕，脑冷所致。

【用法】绵裹塞鼻。

【特别提醒】不宜内服。

方二十八　香膏

【来源】《千金要方·卷六·七窍病·鼻病》

【组成】白芷、川芎、通草各 180 克，当归、细辛、莽草、辛夷各 300 克。

【制法】将上 7 味药切碎，醋渍 1 夜，放入猪油中煎 3 沸，以白芷色黄为度，滤去药汁即成。

【功用】温阳散寒，通鼻开窍。

【适应证】鼻塞之不辨香臭、流清涕、前额头痛等。

【用法】每绵裹枣核大小，塞入鼻中。每日 3 次。

【禁忌证】实热证不宜使用。

方二十九　香膏

【来源】《千金要方·卷六·七窍病·鼻病》

【组成】当归、熏香、通草、细辛、蕤仁各 75 克，川芎、白芷各 50 克，羊髓 400 克。先患热，后鼻中生赤烂疮者，以黄芩、栀子代当归、细辛。

【制法】上药 8 味切碎混匀，微火煎 3 沸，白芷色黄即膏成，用纱布滤取汁。

【功用】祛风散寒，通鼻开窍。

【适应证】鼻塞不利，不辨香臭，流清涕，前额头痛等。

【用法】每绵裹如小豆大，塞入鼻中。每日 3 次。

【禁忌证】阴虚证不宜使用。

方三十　香膏

【来源】《外台秘要方·卷二十二·耳鼻牙齿唇口舌咽喉病五十六门·鼻窒塞不通利方》

【组成】白芷、当归、川芎、细辛、辛夷、通草、桂心、零陵香各 45 克。

【制法】将上述 8 味药物切碎，用醋浸渍 1 晚，与猪脂 1000 克合煎，候白芷颜色变黄则膏成，过滤去渣。

【功用】祛风散寒，通鼻开窍。

【适应证】鼻中窒塞。

【用法】取适量点鼻中，或用绵布包裹塞鼻，痊愈后停止。

【说明】方中细辛有毒，不可轻易使用。

方三十一　治鼻不利香膏

【来源】《千金翼方·卷十一·小儿·鼻病》

【组成】当归、熏草（一方用木香）、通草、细辛、蕤仁各6克，川芎、白芷各15克，羊髓150克。大热、鼻中赤烂者，以黄芩、栀子代当归、细辛。

【制法】上8味药，切碎，混合后微火煎3沸，待白芷颜色变黄，纱布绞去药渣，冷凝即成。

【功用】祛风散寒，通鼻开窍。

【适应证】鼻塞，不辨香臭，流清涕等症。

【用法】每取小豆大，纳鼻中。每日3次。

【特别提醒】不宜内服。

方三十二　治鼻中滞塞香膏

【来源】《千金翼方·卷十一·小儿·鼻病第四》

【组成】白芷、川芎、通草各10克，当归、细辛、熏草（《千金要方》作莽草）各30克，辛夷仁50克。（一方加桂心20克。）

【制法】上7味药，切碎，用醋浸1夜后入猪油中微火煎3沸，待白芷颜色变黄，纱布绞去药渣，冷凝即成。

【功用】祛风散寒，通鼻开窍。

【适应证】鼻塞，不辨香臭，前额头痛等症。

【用法】取枣核大，绵裹纳鼻中，每日3次。

【特别提醒】不宜内服。

方三十三　香膏

【来源】《外台秘要方·卷二十二·耳鼻牙齿唇口舌咽喉病五十六门·鼻窒塞不通利方》

【组成】当归、川芎、青木香、细辛、通草、蕤核仁、白芷各

30克。

【制法】将上述7味药物切碎，与羊髓1000克一起小火煎煮，直至白芷颜色变黄则膏成，过滤去渣。

【功用】养血活血，祛风通窍。

【适应证】鼻塞，通气不利。

【用法】取1.5克，塞鼻，每日2次，直至痊愈。

【说明】方中细辛有毒。

方三十四　疗鼻塞常清涕方

【来源】《外台秘要方·卷二十二·耳鼻牙齿唇口舌咽喉病五十六门·鼻塞常清涕方》

【组成】杏仁、附子各48克，细辛24克。

【制法】将上述3味药物切碎，用醋拌均，与猪脂1200克合煎，直至膏成，过滤去渣。

【功用】祛风散寒，宣肺止涕。

【适应证】鼻塞，常有清涕出。无论老小均可。

【用法】取适量，点鼻中，鼻塞即通；又可用以摩头囟，效果也很好。

【说明】方中细辛及附子均有毒，不可轻易使用。

方三十五　疗鼻塞多清涕方

【来源】《外台秘要方·卷二十二·耳鼻牙齿唇口舌咽喉病五十六门·鼻塞常清涕方》

【组成】细辛、蜀椒、干姜、川芎、吴茱萸、皂荚、附子各150克，猪膏260克。

【制法】将上述7味药物切碎，用醋浸渍1晚，再与猪脂合煎，待附子颜色变黄，过滤去渣。

【功用】温肺散寒，通窍止涕。

【适应证】鼻塞，多清涕。

【用法】每用时取凝固药膏适量，用绵布包裹，塞鼻；同时用以摩头顶。

【说明】方中细辛及附子均有毒，不可轻易使用。

方三十六　利鼻白芷膏方

【来源】《刘涓子鬼遗方·卷五·甘草膏方》

【组成】白芷、通草、蕤核、薰草各 30 克，羊髓 3000 克，当归 10 克。

【制法】将上药切碎，先用清酒煮羊髓，待化后，下入余药，煎煮后滤去药渣，再将药液加热炼成膏。

【功用】行气活血，芳香通窍。

【适应证】鼻中塞之症。

【用法】每取小豆大，塞鼻中，每日 3 次。

【说明】通草有毒，慎用。

方三十七　川芎膏

【来源】《片玉心书·卷五·鼻病门》

【组成】川芎、细辛、藁本、白芷、甘草各 240 克，龙脑、麝香（现用人工麝香）、杏仁各 40 克。

【制法】将上述药物捣研为细末，加蜜炼为丸。

【功用】祛风散寒，宣肺通塞。

【适应证】鼻塞。

【用法】取适量，用灯心煎汤化服；若是体弱者，用绵布包裹 1 丸，塞鼻孔中，男左女右。

【说明】方中细辛有毒。

方三十八　杏仁细辛膏

【来源】《古今医统大全·卷六十二·药方》

【组成】杏仁（去皮尖）、细辛、白芷、全竭（焙）各 5 克。

【制法】将上药研为细末。

【功用】行气通窍，散寒止痛。

【适应证】鼻痛，鼻塞。

【用法】油调，每取豆大，塞鼻中。

【说明】细辛有毒，慎用。

方三十九　通鼻八味膏

【来源】《十便良方·卷二十二·治眼目等疾诸方》

【组成】细辛、蜀椒、干姜、川芎、吴茱萸、皂荚、附子各150克，猪膏750克。

【制法】上7味切，㕮咀，捣碎，用醋浸泡1夜，以猪脂煎，等到附子色黄，去滓，膏成凝。

【功用】祛风散寒，宣通鼻窍。

【适应证】素有蕴寒，感寒则发，鼻流清涕之鼻鼽、鼻塞。

【用法】以绵裹少许导鼻中，并摩顶。

【禁忌证】素有蕴热，感热则发，鼻流脓浊之鼻渊不宜。

【说明】方中细辛、吴茱萸、附子、皂荚有毒，慎用。

聤　耳

聤耳，又称脓耳，是指以鼓膜穿孔、耳内流脓、听力下降为主要特征的耳病。急性发作者，初起耳内瘙痒，继而暴肿赤热，剧烈跳痛，耳窍流脓，伴有怕冷、发热等全身症状；慢性发作者，初起耳内胀痛，继而耳窍流脓，疼痛减轻，有全身不适，发热等症状。聤耳发病外因多为风热湿邪侵袭，内因多属肝、胆、脾、肾脏腑功能失调。

聤耳因风热外侵者，治宜疏风清热、解毒消肿；因肝胆火盛者，治宜清肝泻火、解毒排脓；因脾虚湿困者，治宜健脾渗湿、补托排脓；因肾元亏损者，治宜补肾培元、祛腐化湿。

方一　菖蒲膏

【来源】《外台秘要方·卷二十二·耳鼻牙齿唇口舌咽喉病五十六门·聤耳方》

【组成】菖蒲、狼毒、附子、磁石、矾石各200克。

【制法】将上述5味药物捣研为细末、过筛，用羊髓适量调和如膏。

【功用】通窍开闭。

【适应证】聤耳，症见耳痒、流脓不止。

【用法】取3克，塞耳，直至痊愈。

【说明】方中狼毒及附子均有毒。

方二　葱涎膏

【来源】《奇效良方·卷五十八·耳鸣耳聋通治方》

【组成】葱汁 100 克，细辛、附子各 20 克。

【制法】上将细辛、附子研为细末。

【功用】消散耵聍。

【适应证】治耵聍塞耳聋，不可强挑。

【用法】以葱汁调令稀，灌入耳中。

【特别提醒】不宜内服。

方三 矾石散

【来源】《外台秘要方·卷二十二·耳鼻牙齿唇口舌咽喉病五十六门·通耳中脓方》

【组成】白矾 720 克，麻勃 90 克，青木香 180 克，松脂 360 克。

【制法】将上述 4 味药物捣研为细末，再将松脂消融后与药末混合，做成枣核大丸剂。

【功用】行气燥湿，解毒杀虫。

【适应证】耳中流脓水。

【用法】取 3 克，将耳道擦干净后，塞耳，直至痊愈。

【说明】方中麻勃有毒，不可轻易使用。

方四 塞耳桂膏

【来源】《普济方·卷五十五·耳门·聤耳（附论）》

【组成】肉桂 100 克。

【制法】将上药同鱼膏搅拌均匀如膏状。

【功用】引火归原，解毒消肿。

【适应证】聤耳之耳中痛、脓血出。

【用法】每用少量，捻如枣核大，塞耳中。

【特别提醒】本方外用，不宜内服。

方五 鸡卵方

【来源】《普济方·卷五十五·耳门·聤耳（附论）》

【组成】伏龙肝 100 克。

【制法】将上药研细，同猪膏搅拌均匀，瓷器收盛。

【功用】温中燥湿。

【适应证】聤耳。

【用法】每用少量，捻如枣核大，绵裹塞耳中。每天换药 3 次，白天 2 次，晚上 1 次。

【特别提醒】本方外用，不宜内服。

方六　矾石膏

【来源】《普济方·卷五十五·耳门·耳聋有脓（附论）》

【组成】附子、菖蒲、矾石、蓖麻子仁、松脂各 100 克，杏仁 200 克，染胭脂 50 克。

【制法】将上药研末，放入黄蜡中，加热熔化，再调和均匀如膏状，即成。

【功用】燥湿排脓，散寒通滞。

【适应证】耳聋，出脓疼痛，并耵聍塞耳。

【用法】捻如枣核大，针穿一孔令透，塞耳中。日一换之。（一方治耵聍。不用黄蜡。捣成膏。以绵裹如枣核大，塞耳中，亦瘥。）

【特别提醒】本方外用，不宜内服。

方七　葱液膏

【来源】《普济方·卷五十五·耳门·耳耵聍（附论）》

【组成】葱汁 300 毫升，细辛、附子各 50 克。

【制法】将细辛、附子研末，再用葱汁调成稀膏。

【功用】祛风散寒，通络开窍。

【适应证】耵聍塞耳，坚不可挑，耳聋。

【用法】每用少量，灌入耳中。

【特别提醒】外用，不宜内服。

【说明】本方出自《圣惠方》。

方八　猪脂膏

【来源】《普济方·卷五十五·耳门·耳耵聍（附论）》

【组成】生猪脂 50 毫升，百草霜 100 克。

【制法】将上药混匀，调和成膏。

【功用】消散耵聍。

【适应证】耵聍塞耳、坚不可挑，耳聋。

【用法】每以少量，捏如枣核大，绵裹塞耳中。

【特别提醒】本方外用，不宜内服。

方九　疗两耳肿方

【来源】《外台秘要方·卷二十二·耳鼻牙齿唇口舌咽喉病五十六门·耳杂疗方》

【组成】青木香、防己、芍药、玄参、白蔹、大黄、芒硝、黄芩、紫葛各120克，赤小豆150克。

【制法】将上述10味药物捣研为细末、过筛，为散，另将榆木白皮捣汁，与散药调和成膏。

【功用】利水消肿，清热解毒。

【适应证】耳肿。

【用法】取适量，摊涂在布帛上，贴肿处，直至肿大消失。

【特别提醒】方中防己有肾毒性，肾功能不全者不可轻易使用。

方十　牛蒡根膏

【来源】《普济方·卷五十四·耳门·耳肿（附论）》

【组成】牛蒡根500克。

【制法】将上药净洗细切，绞取汁液，入锅中煎熬成膏。

【功用】清热解毒，消肿止痛。

【适应证】耳肿。

【用法】每用少量，涂于肿处。

【特别提醒】本方外用，不宜内服。

方十一　消毒膏

【来源】《普济方·卷五十四·耳门·耳疼痛（附论）》

【组成】防风、大黄、栀子仁、黄芩、黄连、杏仁、石菖蒲、当归、白芷各100克，脑麝35克。

【制法】先用好猪脂6千克，切碎，炼去渣滓，取净油备用。再将上药研为粗粉，加入油中，小火慢煎，以白芷色黄为度，滤去渣滓，再下黄连、脑麝末，搅拌均匀，膏成，密器收贮。

【功用】泻热通经，通窍止痛。

【适应证】诸般耳疾，疼痛不可忍者。

【用法】每用少许，绵裹塞耳。

【禁忌证】寒证不宜。

【特别提醒】本方外用，不宜内服。

方十二 香附膏

【来源】《普济方·卷五十四·耳门·耳疼痛（附论）》

【组成】附子40克，石菖蒲、矾石、杏仁各20克，麝香8克，蓖麻子60粒。

【制法】上先捣附子、石菖蒲、矾石成细末；次将蓖麻子、杏仁捣成膏状；再次研麝香；最后将所有的药共同拌匀，做成枣核大小的丸子，外用蜡裹。

【功用】散寒化痰，开窍通络。

【适应证】耳中疼痛。

【用法】每日2次。每用大针穿透该丸，塞入耳中。

【特别提醒】本方外用，不宜内服。

方十三 蛇床子膏

【来源】《普济方·卷五十五·耳门·耳内生疮（附论）》

【组成】蛇床子、枯白矾、五倍子、海桐皮、硫黄、海螵蛸、雄黄、雌黄、松脂、枣儿各100克。（一方无雌黄）

【制法】将上药研为细末，装瓶备用。

【功用】燥湿止痒，杀虫疗疮。

【适应证】耳内生疮、湿痒。

【用法】以轻粉、清油调敷疮上。

【特别提醒】本方外用，不宜内服。

方十四 香脂膏

【来源】《普济方·卷五十五·耳门·耳内生疮（附论）》

【组成】郁金、地骨皮、矾石各100克，冰片10克。

【制法】将上药研为细末，用腊月猪油调匀如膏状，瓷器收盛。（若用鼠脑调，效果更佳。）

【功用】行气活血，消肿止痛。

【适应证】米疽生耳中，连头肿疼不可忍。

【用法】每用少量，外涂患处。

【特别提醒】本方外用，不宜内服。

第十三章
杂证病证膏方

杂证泛指伤寒、温病以外的多种疾病（以内科病证为主）。在《灵枢》中有专论杂证的篇名。其主要论述因经气厥逆所引起病证，包括各种心痛及喉痹、疟疾、膝痛、呃逆、大小便不通等。因论述范围广、病种多，故称之杂病。

本书只是将部分病证、病种不便归于肺、心、脾、肝、肾各个系统和临床各科（妇科、外科、儿科、五官科、皮肤科）的病证、病种，单列为杂证。

虫证

虫证多见于小儿，种类甚多，以蛔虫、蛲虫、绦虫、钩虫发病最为普遍。肠道虫证，轻者影响小儿的正常生长发育，重者可出现各种严重疾病或合并症。

（1）蛔虫在古代又称蛕虫、蚘虫、长虫，寄生于肠道，导致脾胃健运失常，气机郁滞，并产生各种临床症状，如脐腹阵痛、腹部虫瘕、泛吐清涎、面部白斑等，蛔虫上窜胆道，发生胁腹剧痛而为蛔厥；蛔虫集结成团尚可造成肠道堵塞，导致升降悖逆，阴阳气痞，发生呕吐便秘而成关格之急症。一般治疗以调理脾胃，驱虫为主。出现腹痛时需分清寒热，辨别并发症：寒热错杂者宜寒温并治；热证虫痛者宜清热安蛔；寒证虫痛者宜温中安蛔；蛔厥者宜先缓急止痛安蛔，继则驱蛔；关格者宜通里攻下。

（2）蛲虫为古代九虫之一，因其常于夜间从肛门爬出，故临床上以肛门奇痒，夜间尤甚，以至影响睡眠为主要症状。蛲虫在胃弱阳虚的条件下，下乘大肠、谷道、肛门，轻者仅见蛲虫爬出肛门时引起的奇痒和夜卧不安，重者扰乱脾胃运化，引起食少、腹痛、恶心、呕吐、久病损伤气血，可引起消瘦、面唇淡白，甚至夜惊、脱肛等。治宜内治与外治相结合，以杀虫驱虫止痒。

（3）绦虫病以大便排出白色节片，轻度肛痒，或有腹痛、腹胀、乏力、食欲亢进为常见症状，由于常有单个或成串的绦虫节片从肛门排出体外，节片色白，长约寸许，故中医古籍形象地将其称为“白虫”“寸白虫”，而将绦虫病称为“寸白虫病”。寸白虫居肠中，影响脾胃运化，故可引起腹痛、腹胀、恶心、大便秘结或腹泻；吸食水谷精微，导致化源不足，而见消瘦、面色苍白、乏力、头晕等气血两虚的症状。由于水谷精微被虫所吸食，人体需要多食以自养，故又可出现食欲亢进。治宜以杀虫驱虫为主，一般应配合泻药促进虫体排出。

（4）钩虫病，中医又称为“黄胖病”“黄肿病”“疳黄”“饕餮黄”，民间称为“桑叶黄”“懒黄病”，以食后腹胀、恶心呕吐、善食易饥，或异嗜生米、泥土之类，面黄且肿，甚则苍白无华，心悸气短，眩晕耳鸣，倦怠乏力等。其治疗原则是杀虫和补虚：轻者宜先杀虫再补虚；重者宜杀虫补虚并治；气虚盛者，可先补虚再杀虫。

方一　酒蜡膏

【来源】《古今医统大全·卷七十八·药方》

【组成】醋、蜜各250克，白蜡25克，蜀漆50克。

【制法】将上药置于铜器中小火煎煮，直至可以成丸，作丸如弹子大。

【功用】杀虫止痒。

【适应证】诸虫。

【用法】每用取1丸，凌晨5点空腹服用。

【说明】方中蜀漆有毒。此方亦载于：《仁斋直指方论·卷二十五·诸虫证治》。

方二　白花蛇煎

【来源】《奇效良方·卷三》

【组成】白花蛇（酒浸，去皮骨，焙干）、乌蛇（酒浸，去皮骨，焙干）各100克，白蜜1500克，生姜汁、薄荷汁各300克，白僵蚕（炒）、全蝎（炒）、苦参各50克，白附子（炮）2克。

【制法】将上药捣研为细末，先下蜜、生姜汁、薄荷汁，再下诸药末，搅拌和匀，置于锅中煎如膏状。

【功用】祛风杀虫，通经止痛。

【适应证】蛊风，身痛如刀割。

【用法】取半汤匙，酒化服。

【特别提醒】不宜过多服用。

方三 治蛔虫在胃口渐渐羸人方

【来源】《千金要方·卷十八·大肠腑·九虫》

【组成】醋、白蜜、好漆各500毫升。

【制法】上3味药，小火慢煎至如膏状。

【功用】杀虫养胃。

【适应证】胃中有蛲虫，嗜食异物，胃部时时绞痛，身体逐渐瘦弱。

【用法】取1汤匙，早晨温酒化服，晚上不服。虫未下再服。

【说明】不可过量服用。《外台》中好漆作好盐。方中漆有毒。此方亦载于:《外台秘要方·卷二十六·痔病阴病九虫等三十五门·蛲虫方》，名蛲虫方。

方四 姜蜜汤

【来源】《千金要方·卷十八·大肠腑·九虫》

【组成】生姜汁500毫升，白蜜300毫升，黄连300克。

【制法】将黄连切碎，水煎后滤取汁，如此3遍，再将所滤汁液混合后浓缩，最后放入生姜汁、白蜜，搅拌混匀，浓缩如饴糖状即成。

【功用】清热燥湿。

【适应证】湿热生虫。

【用法】取2汤匙，早晨空腹服。

【禁忌证】虚证不宜服。

方五 除热丹参赤膏方

【来源】《外台秘要方·卷三十五·小儿诸疾上三十六门·妇小儿将息衣裳厚薄致生诸痫及诸疾方并灸法二十八首》

【组成】丹参、雷丸、芒硝、戎盐、大黄各180克。

【制法】将上述4味药物切碎，用醋200克浸渍一晚，再与炼成猪脂1000克合煎，不断煎煮，反复浓缩，直至膏成，过滤去渣，加入芒硝，膏成。

【功用】杀虫除热。

【适应证】小儿心腹有热，生虫。

【用法】取适量，用以摩胃脘部，冬夏均可用。

【说明】一方中只有丹参、雷丸，效果也很好。

方六 阿魏药煎

【来源】《外台秘要方·卷三十一·采药时节所出土地诸家丸散酒煎解诸毒等二十三门·古今诸家煎方》

【组成】阿魏12克，豆蔻仁5克，生姜36克，人参24克，炙甘草24克，炙鳖甲36克，藕汁400克，诃黎勒5克，牛膝250克，白蜜200克，地黄汁400克。

【制法】先将地黄等汁药先煎，再下其他药末，小火煎煮，不停搅拌，直至煎如稠糖，盛于干燥容器中贮存。

【功用】益气健脾，消积散痞。

【适应证】虫积导致的腹胀痞塞胀满，身体消瘦，纳差等症。

【用法】取5克，酒送服，一天1次。

【说明】方中未说明所主病证，适应证为据方测证所得。

毒 证

毒证所包含的内容很广，包括药毒、蛊毒、酒毒、虫毒等多种。

(1) 药毒。由于药物种类很多，故每种药物中毒的症状是不一样的，那么选用解毒药物亦不一样。

(2) 蛊毒，也称毒蛊。所谓蛊，是指人体腹中的寄生虫。蛊毒，李时珍在《本草纲目·虫部·42卷·蛊虫》解释蛊虫引陈藏器曰："取百虫入瓮中，经年开之，必有一虫尽食诸虫，即此名为蛊。"故蛊是指诸种虫蛇毒气，包括古代所称氐羌毒、猫鬼、野道、射工、沙虱、水毒等。中毒患者出现心腹刺痛，胸胁支满，吐血下血，寒热闷乱，面色青黄或枯黑。治疗蛊毒，要针对其病证特点选用药物，可参考"虫蛇咬伤"中的选方。

(3) 酒毒，是指饮酒过多或对酒精过敏引起的病证。我国的酒文化历史悠久，但酒对于人体有利也有害，轻者伤身体，重者危及生命，解酒的药物和方法有多种，可结合客观情况选用所收录的方药。

本章所选录的膏方多用治热毒证。

方一　裴公八毒膏

【来源】《千金要方·卷七·风毒脚气·膏》

【组成】花椒、当归、雄黄、丹砂各200克，乌头、巴豆各500克，薤白1000克，莽草400克。

【制法】将雄黄、丹砂研为细粉待用。将上药切碎，用醋浸1晚，再放入猪油中煎煮至沸腾5次，待薤白变为黄色时，用纱布滤取汁，再下入雄黄、丹砂，拌匀，冷凝即成。

【功用】解毒辟邪。

【适应证】卒中风毒，腹中绞刺痛，飞尸入脏；及魇寐不寤，尸厥奄忽不知人；宿食不消；中蜈蚣、蛇、蜂等毒者；若岁中多温，欲省病及行雾露中者。

【用法】取膏适量，用手摩于患处，或外敷亦可。

【说明】方中雄黄、丹砂、乌头、巴豆、莽草均有毒。

【特别提醒】严禁内服。

方二　雄黄消毒膏

【来源】《证治准绳·疡病·卷六·蝎螫》

【组成】雄黄、硼砂、黄蜡各50克，巴豆3克，白矾10克。

【制法】将黄蜡放入锅中融化，然后将余药打成粉状撒入锅中，搅拌均匀做锭子如枣核大小。

【功用】解毒杀虫，消肿止痛。

【适应证】蝎螫疼痛不可忍。

【用法】放在灯火上炙烤，将药液直接滴于患处。

【说明】方中巴豆、硼砂有毒。

【特别提醒】外用，禁内服。

方三　一上膏

【来源】《证治准绳·疡病·卷六·蝎螫》

【组成】生半夏、雄黄、巴豆、白矾各20克。

【制法】将白矾放入锅中融化，然后将余药打成粉状撒入锅中，搅拌均匀做锭子如枣核大小。

【功用】解毒杀虫，消肿止痛。

【适应证】蝎螫疼痛不可忍。

【用法】放在灯火上炙烤，将药液直接滴于患处。

【说明】方中巴豆、生半夏有毒。原方名为“一上散”，其制法为膏剂，故编者改名为“一上膏”。

【特别提醒】外用，禁内服。

方四　神功一圣膏

【来源】《青囊秘传·膏门》

【组成】硇砂、蓖麻子（去壳）各500克。

【制法】取水调和成膏。

【功用】清热解毒，散结消肿。

【适应证】诸毒。

【用法】取膏适量，敷患处。

方五　泥金膏

【来源】《青囊秘传·膏门》

【组成】蚯蚓泥12克，熟皮硝6克。

【制法】将上药捣研为细末，用新汲水调和成膏，敷患处。

【功用】清热燥湿，解毒消肿。

【适应证】大人小儿无名肿毒，坚硬赤肿，诸般火丹，湿烂臭秽之症。

【用法】取膏适量，敷患处。

方六　结毒蓖麻子膏（方名编者加）

【来源】《青囊秘传·膏门》

【组成】蓖麻子160克，松香320克，蛇衣炭20克，铜青160克。

【制法】先将蓖麻子熬至滴水成珠，再入松香熔化，候冷入铜青摊贴成膏。

【功用】清热解毒，敛疮生肌。

【适应证】老年结毒，穿溃不敛。

【用法】取膏适量，贴疮。

方七 红玉膏（即千槌膏）

【来源】《青囊秘传·膏门》

【组成】蓖麻子（去壳）、松香（葱汁煮）各160克，南星（研）、乳香（研）、没药（研）各20克，银朱28~32克。

【制法】将上述药物捣成膏，看老嫩，用蓖麻肉增添。

【功用】清热解毒，散结消肿。

【适应证】一切无名肿毒，贴之即散。

【用法】取膏适量，隔汤炖化摊贴患处。

【说明】方中银朱有毒。

方八 清痰膏

【来源】《太医院秘藏膏丹丸散方剂·卷三》

【组成】皂荚200克，当归400克，白芷、秦艽、升麻各800克，麻油5500克，黄丹2500克，净乳香、净没药、生南星、生半夏各200克，肉桂200克，麝香25克。

【制法】将前5味药切碎，入麻油中浸泡，慢火煎至焦枯，滤去药渣，再将所滤药油加热，下入黄丹，搅拌均匀，熬至滴水成珠。再将净乳香、净没药、生南星、生半夏研为极细粉末下入，不停搅拌。再将肉桂研为细末，下入。离火，下入麝香，搅拌均匀，冷凝即成。

【功用】化痰散结。

【适应证】荣卫不和、无名肿毒及痰核流注等症。

【用法】摊贴患处。

【禁忌证】孕妇忌用。

方九 姜葱膏

【来源】《验方新编·卷二十四·疔疮部》

【组成】生姜汁、葱汁各200克，黄明胶50克，麝香1克。

【制法】将生姜汁、葱汁共煎成膏，入黄明胶、麝香，摊于布上。

【功用】温阳散寒，通经止痛。

【适应证】主治流痰疼痛，不红不肿，皮肉冰冷。

【用法】外贴患处。

方十　佛手祛毒膏

【来源】《杨氏家藏方·卷十二·疮肿方七十二道》

【组成】大黄、山栀子各 80 克，白蔹、连翘各 40 克，升麻、蒴藋各 20 克。

【制法】将上述药物切碎，与炼成猪脂 640 克一起煎煮，待白蔹色变焦则过滤去渣，入黄蜡收膏。倾倒于瓷罐内盛放，待其冷却后涂敷或摊贴患处。

【功用】清热解毒，消肿止痛。

【适应证】风热毒气，留滞营卫，血气壅盛，聚结痈肿，烦疼不止，肌肉败溃，及诸疮焮赤疼痛。

【用法】取膏适量，涂敷或者摊贴患处。

方十一　野葛膏

【来源】《千金翼方·卷二十三·疮痈下·恶核》

【组成】野葛 200 克，巴豆、乌头、花椒各 10 克，附子、丹砂、茵芋各 50 克，雄黄 100 克，大黄、踯躅各 100 克。

【制法】将上 10 味药捣为细末，过筛，与猪油合煎 3 沸后，下入丹砂、雄黄末，搅拌均匀，冷凝即成。

【功用】攻毒杀虫。

【适应证】射工恶核，卒中恶毒。

【用法】取枣核大 1 枚，摩患处。

【说明】方中巴豆、乌头、附子、丹砂、茵芋、雄黄、踯躅有毒。

【特别提醒】勿近眼，不宜内服。

方十二　仙人炼绛雪

【来源】《外台秘要方·卷三十一·采药时节所出土地诸家丸散酒煎解诸毒等二十三门·古今诸家散方》

【组成】朴硝 5000 克，升麻 150 克，大青叶、桑白皮、槐花各 60 克，犀角屑（现用水牛角）、羚羊屑各 30 克，苏木 180 克，竹叶 100 克，山栀子 15 克，诃黎勒、槟榔仁、朱砂各 20 克。

【制法】将上述药物用水 6000 毫升浸渍 1 晚，煎煮至剩下 2000 毫升，过滤去渣，倒入锅中，入朴硝煎熬使其烊化，不停搅拌，待欲凝固时倒入盆中，下朱砂、麝香，并不停搅拌，则雪成。贮存在陶器中，密封保存备用。

【功用】清热解毒，镇惊安神。

【适应证】百病：肺气积聚所致咳逆，呕吐脓血，丹石毒发，天行时气，一切热病，诸黄疸等；心风见神志昏乱，心悸健忘，四肢烦热，头痛眼赤，二便不通，心胸烦闷不安，骨节疼痛；赤白痢、血痢、热毒痢；宿食不消化，心腹胀满，矢气少，一切诸毒药脚气等；每饮酒则易醉不醒，久痢不愈，小儿惊痫等。

【用法】根据病情取适量，水冲服；产后诸病，用于堕胎者，用酒送服。

【说明】年老或者小儿酌情减量。方中说加朱砂、麝香，但无剂量。此方可使人身轻目明，四肢调适，兼疗一切病。方中朱砂有毒。

方十三　春和膏

【来源】《丁甘仁先生家传珍方·膏方》

【组成】白芷、木通、木鳖子、当归、青防风、广木香、荆芥穗、附子、山甲、直姜虫、白芥子、细青皮、广橘核各75克，川乌、草乌各38克，南星、半夏、生川军各11克，香青葱150克。

【制法】先将青葱切碎捣汁候潮，再与余药一起入真麻油7200克内浸3天，煎枯去渣，加黄丹收膏，熔化后入松香11克、苏和油225克搅匀，隔水炖化摊膏。

【功用】温阳散寒，化痰散结。

【适应证】一切阴寒痰毒乳结等症，功同痰块膏。

【用法】取膏适量，敷患处。

【说明】方中木鳖子、附子、川乌、草乌、黄丹有毒。

方十四　疗药毒不止烦闷方

【来源】《外台秘要方·卷三十一·采药时节所出土地诸家丸散酒煎解诸毒等二十三门·古今诸家煎方》

【组成】炙甘草360克，白粱粉300克，蜜720克。

【制法】 先将甘草加水3600毫升煎煮，直至减为2400毫升，绞榨过滤去渣，待其热度稍减，下粉，搅拌令其均匀混合，最后下蜜，不断煎煮，直至煎如薄粥。

【功用】解毒除烦。

【适应证】药毒不止，解烦闷方。

【用法】取药寒温适宜者200克，口服。

方十五　马兰膏

【来源】《丁甘仁先生家传珍方·膏方》

【组成】石马兰头适量。

【制法】将石马兰头洗去泥，捣烂为膏。

【功用】清热解毒，散瘀止血。

【适应证】小儿新生月内外，两足红赤，游风流火，自足至小腹，手至胸膛，多致不救，用此法救之，百不失一。并治大人两腿赤肿流火，或湿热流伏于经络，而皮上不红肿，其痛异常，病者只叫腿热，他人按之极冷。此为伏气之病，急用此法，搽之立愈。

【用法】以鸡毛蘸汁搽之，燥则再换。颈项肋缝中溃烂，以此汁调六一散，搽之即愈。此汁并治口疳，以此过口，热则吐出再换。

方十六　清阳膏

【来源】《理瀹骈文·存济堂药局修和施送方并加药法》

【组成】薄荷250克，荆穗200克，羌活、防风、连翘、牛蒡子、天花粉、元参、黄芩、黑山栀各150克、大黄、朴硝各150克，生地、天冬、麦冬、知母、桑白皮、地骨皮、黄柏、川郁金、甘遂、羚羊角（现用水牛角）、发团各100克，丹参、苦参、大贝母、黄连、川芎、白芷、天麻、独活、前胡、柴胡、丹皮、赤芍、当归、秦艽、紫苏、香附子、蔓荆子、干葛、升麻、藁本、细辛、桔梗、枳壳、橘红、半夏、南星、大青、山豆根、山慈菇、杏仁、桃仁、龙胆草、蒲黄、紫草、苦葶苈、忍冬藤、红芽大戟、芫花、白丑头、生甘草、木通、五倍子、猪苓、泽泻、车前子、栝楼仁、皂角、石决明、木鳖仁、蓖麻仁、白芍、生山甲、白僵蚕、蝉蜕、全蝎、犀角片（现用水牛角）各50克，西红花、白术、官桂、蛇蜕、川乌、白附子各25克，飞滑石200克。

生姜（连皮）、葱白（连须）、韭白、大蒜头各200克，槐枝（连花角）、柳枝（连叶）、桑枝（连叶）、白菊花（连根叶）、白凤仙草（茎、花、子、叶全用1株）各1500克，苍耳草（全）、益母草（全）、马齿苋（全）、诸葛菜（全）、紫花地丁（全）、芭蕉叶（无蕉用冬桑叶）、竹叶、桃枝（连叶）、芙蓉叶各400克，侧柏叶、九节菖蒲各100克。（生姜以下皆取鲜者，夏秋合方全。药中益母、地丁、蓉叶、凤仙等，如干者500克用200克，250克用100克。）

【制法】用芝麻油17500克（凡干药500克用油1500克，鲜药500克用油500克），将2组药分2次熬至焦黄，纱布滤去药渣，再将油混合后继续熬，待油成，分2次下丹，免火旺走丹（每净油500克，用炒丹350克收）。再下铅粉（炒）500克，雄黄、明矾、白硼砂、漂青黛、真轻粉、乳香、没药各50克，生石膏400克，牛胶（酒蒸化）200克。俟丹收后，搅至温温，以1滴试之不爆，方取下，再搅千余遍，令匀，愈多愈妙。

【功用】散风除热，泻火解毒。

【适应证】四时感冒，头疼发热，或兼鼻塞咳嗽者；风温、温病，头疼发热不恶寒而口渴者；热病、温疫、温毒，风热上攻，头面腮颊耳前后肿盛，寒热交作，口干舌燥，或兼咽喉痛者；又风热上攻，赤眼、牙疼、耳鸣、耳聋、耳痛、口糜、口疮、喉闭、喉风、喉蛾等症；热实结胸，热毒发斑，热症衄血、吐血、蓄血、便血、尿血，热淋，热毒下注，热秘，脚风，一切脏腑火证。大人中风热证，小儿惊风痰热，小儿内热，妇人热入血室，妇人瘀血结胸，妇人热结血闭。外症痈毒红肿热痛者并治。

【用法】随所病之不同用之：头疼贴两太阳穴；连脑疼者，并贴脑后第二椎下两旁风门穴；鼻塞贴鼻梁，并可卷1张塞鼻；咳嗽及内热者，贴天突穴、膻中穴，或兼贴，凡肺病俱如此贴；烦渴者，兼贴胸背；赤眼肿痛，用上清散吹鼻取嚏，膏贴两太阳；如毒攻心，作呕不食，贴胸背可护心；患处多者，麻油调药扫之。

【说明】方中甘遂、细辛、苦葶苈、红芽大戟、芫花、白丑头、木鳖仁、川乌、铅粉、雄黄、轻粉有毒。

【特别提醒】严禁内服。

方十七　散阴膏

【来源】《理瀹骈文·存济堂药局修和施送方并加药法》

【组成】生附子250克，白附子200克，生南星、生半夏、生川乌、生草乌、生麻黄（去节）、生大黄、羌活、苍术各150克，川芎、当归、姜黄、细辛、防风、甘遂、延胡、灵仙、乌药各100克，独活、灵脂、黑丑头、荆穗、三棱、莪术、藁本、赤芍、白芍、紫苏、香附子、白芷、青皮、陈皮、天麻、秦艽、枳实、厚朴、槟榔、远志肉各50克，益智仁、杜仲、牛膝、川续断、紫荆皮、桂皮、五加皮、宣木瓜、吴茱萸、蛇床子、补骨脂、大茴、巴戟天、葫芦巴、巴豆仁、杏仁、桃仁、苏木、红花、草果、良姜、皂角、骨碎补、自然铜、刘寄奴、马鞭草、红牙大戟、商陆、芫花、防己、甘草、木鳖仁、蓖麻仁、生山甲、蜂房、全蝎、蛇蜕、荜茇、甘松、山奈、黄连、黄柏各50克，发团100克，炒蚕沙120克，干地龙10条。

生姜、葱白各1000克，韭白、大蒜头、桑枝、苍耳草（全）各500克，凤仙草（全株）约1000~1500克，槐枝、柳枝、桃枝各400克，干姜、艾、侧柏叶各200克，炮姜、菖蒲、胡椒、川椒、白芥子各100克。

【制法】上用油17500克，将2组药分熬，丹收；再入提净松香400克，金陀僧200克，陈壁土、赤石脂（煅）各100克，雄黄、明矾、木香、丁香、降香、制乳香、制没药、官桂、樟脑、真轻粉各50克，牛胶（酒蒸化）200克，俟丹收后，搅至温温，以1滴试之，不爆方下，再搅千余遍令匀，愈多愈妙，再加苏合油50克搅匀。

【功用】温阳散寒，通经活络。

【适应证】伤寒阴证，寒中三阴，三阴病深变为阴毒，杂中寒，男女房劳阴证，阴疸，阴水，寒胀，寒泻，寒痢，三阴疟，寒实结胸，久寒胁肋脐胀腹痛，或成气痞、血块、食积、痰癖、虫蛊之类，他药所不能推荡者。阳衰，脊背腰膝冷痛，风寒湿痹，一切漏肩、鹤膝、走注、历节，左瘫右痪，麻木疼痛，日久不能愈者。寒疝，少腹牵引肾丸而痛，囊冷如冰者，甚则入腹冲心连腰亦痛；寒湿脚气，妇人白带久不止，清冷稠黏，或多悲不乐，腰痛，脐下痛，或脐下冷属寒湿者；子宫冷、小儿慢脾风，及外症阴疽、寒痰核、冻疮、跌打闪挫等，一切下焦寒湿、表里俱寒属三阴证者。

【用法】掺麝香末，外贴患处。

【禁忌证】孕妇小孩禁用。皮肤破损处禁用，以防感染。阴虚疼痛证勿用。

【说明】方中生附子、生南星、生半夏、生川乌、生草乌、细辛、甘遂、黑丑头、红芽大戟、商陆、芫花、木鳖仁、蜂房、雄黄、轻粉有毒。

【特别提醒】此方为热药，多伤肺涸阴，心是火位，不可轻贴，即使寒中心包者，亦当斟酌。此膏力量甚大，非重症不可轻用大张，并不可轻加重药（姜葱可加）。

方十八　神效膏

【来源】《医垒元戎·卷十二·朱砂》

【组成】当归、杏仁、木鳖子各 25 克，油 500 克，黄丹 150 克，油发 100 克，乳香 15 克，苦参、没药、人参各 10 克。

【制法】将上药切碎，入油中煎煮，待药颜色变为黄褐色，用纱布滤去药渣，下入黄丹，搅拌均匀，冷凝收膏。

【功用】祛风解毒，敛疮生肌。

【适应证】大风疾，即麻风，症见遍身生疮，变成顽麻，不痛不痒，眉发脱落，鼻梁崩塌，目断白仁，毒症。

【用法】取膏适量，外涂患处。

【说明】方中木鳖子、黄丹有毒。

【特别提醒】严禁内服。

方十九　碧雪

【来源】《张氏医通·卷十三·专方·火门》

【组成】寒水石、芒硝、石膏、青黛、马牙硝、朴硝、硝石、甘草各 300 克。

【制法】首先将甘草煎汤 2000 毫升，过滤去渣，再下其他药物合煎，煎煮同时用柳木棍不断搅拌，令药消融殆尽，最后下青黛，调和均匀后倾倒入砂盆内，待其自然冷却，凝结成霜。

【功用】清热解毒，开窍醒神。

【适应证】一切积热，咽喉肿痛，口舌生疮，心中烦躁，不能咽物，或喉部壅塞不通，水浆不下，天行时疫，发狂昏愦。

【用法】取少量，捣研为细末，含化，不拘时服；若喉闭塞不通，不能咽物者，用小竹筒将药粉吹入喉中，频繁使用，其效如神。

方二十　牛蒡子膏

【来源】《普济方·卷四十五·头门·头面风（附论）》

【组成】牛蒡子根 100 克。

【制法】将上药，洗净烂研，酒煎成膏，摊涂纸上备用。

【功用】清热消肿，疏风定痛。

【适应证】热毒风攻，头面忽肿，或手足赤肿，触着痛。

【用法】内用外服皆可。外服时取适量，贴于肿处；内服时，以温酒调下。

方二十一 辟邪膏

【来源】《万病回春·卷七·小儿杂病》

【组成】降香、白胶香、沉香、虎头香、八角莲 、龙胆草、人参、白茯苓各 200 克。

【制法】将上述药物捣研为细末，入雄黄 200 克、麝香（现用人工麝香）40 克，加蜜炼为丸。

【功用】辟秽解毒，理气止痛。

【适应证】小儿卒中恶毒，心腹刺痛，闷乱欲死等症。

【用法】取 1 丸，乳香汤下。

【说明】方中八角莲有毒。

方二十二 除热栝楼膏（方名编者加）

【来源】《本草纲目·卷十八·栝楼》

【组成】栝楼仁、青黛各 500 克。

【制法】将上药一起捣研为膏。

【功用】清热化痰。

【适应证】饮酒发热。

【用法】取膏适量，口服，一天可以食用数汤匙。

【说明】本方出自《摘玄方》。

虚 热

虚热多因内伤劳损所致，如久病精气耗损、劳伤过度，可导致脏腑失调、虚弱而生内热。

虚热常见有气血阴阳之虚多种。①阴虚内热：常见口干体瘦，食少懒倦，头痛时作时止，遗精盗汗，骨蒸肉销，唇红颧赤，咳嗽痰血，治宜滋阴降火。②阳虚内热：常见烦躁，欲坐卧泥水中，面赤如微酣，或两颧浅红，游移不定，渴欲饮水，或咽喉痛而索水置前却不能饮，肌表虽大热而重按之则不热，或反觉冷，且两足必冷，小便清白，下利清谷，治宜温阳降火。③气虚内热：常见四肢困热，无气以动，懒于言语，动作喘乏，自汗心烦，治宜甘温除热。④血虚内热：常见肌热，口渴喜热饮，面红。治宜补气生血清热。这 4 种证候可以互相转化或兼夹出现，如气阴两虚等，临床不可不察。

方一 疗虚热蒲黄膏（方名编者加）

【来源】《本草纲目·卷十九·蒲黄》

【组成】蒲黄 1500 克。

【制法】将蒲黄罗去渣，用水调和为膏，擘为块。

【功用】利尿除热。

【适应证】心脏虚热。

【用法】取膏适量，口服。

【说明】此膏超过一个月则变干燥，色味皆淡，须蜜水和服。

【特别提醒】不可多食，因可令人下利，使人变虚弱。

方二 喉中鸣煎方

【来源】《千金要方·卷十·伤寒下·伤寒杂治》

【组成】石膏 500 克，蜜 1000 克。

【制法】用水 1000 毫升煮石膏，蒸发至 500 毫升时用纱布滤取汁，再放入蜜共煎如饴糖状即成。

【功用】清热滋阴。

【适应证】热病后低热不退，口干口苦，喉中鸣响等症。

【用法】取枣核大 1 枚，含服。

【禁忌证】寒湿证不宜服。

方三 朱砂煎

【来源】《普济方·卷九十·诸风门·心中风（附论）》

【组成】朱砂 3 克，雄黄 10 克，炙甘草、大黄、当归各 75 克，芍药 245 克，乳香、没药各 20 克，轻粉 60 克。

【制法】将上药研末，同生白蜜和匀，隔水蒸煮成膏。

【功用】清热解毒，养血安神，活血行气。

【适应证】心中风邪，精神不宁，虚热潮歇。

【用法】每服取樱桃大1枚，煎薄荷汤化下。小儿可常服。

【说明】方中朱砂、雄黄、轻粉有毒。

方四　参杏膏

【来源】《古今医统大全·卷八十八·变蒸药方》

【组成】生晒参15克，杏仁（去皮尖）、炙甘草、川升麻（煨）各5克。

【制法】上药为极细末。

【功用】调和阴阳。

【适应证】小儿变蒸潮热。

【用法】百日以前，每用一字，麦门冬煎汤调服。

方五　扶元益阴膏

【来源】《慈禧太后医方选议·第二章·补益医方》

【组成】党参、白术、茯苓、当归身（土炒）、地骨皮各100克，白芍（酒炒）80克，丹皮（去心）、香附各60克，砂仁40克，银柴胡30克，薄荷20克，鹿角胶（溶化）50克。

【制法】上药一起加水熬透，再熬浓，加鹿角胶溶化，兑炼蜜为膏。

【功用】健脾温肾，退热养阴。

【适应证】气阴不足之发热，午后为甚者。

【用法】每用取10克，白水冲服。

【禁忌证】外感表证发热者，非本方所宜。

方六　藕汁膏

【来源】《杨氏家藏方·卷三·伤寒方一十一道》

【组成】藕汁、生地黄汁各60毫升，生薄荷汁、蜜各20毫升，生姜汁10毫升。

【制法】将上述药物一起小火煎熬成膏。

【功用】凉血解肌，养阴除热。

【适应证】五心烦热。

【用法】取半汤匙，浓煎当归汤化服，不拘时服。

方七　加减扶元益阴膏

【来源】《慈禧太后医方选议·第二章·补益医方》

【组成】党参 200 克，白术、茯苓、山药、当归身、女贞子各 100 克，白芍（醋炒）80 克，丹皮、香附各 60 克，砂仁 40 克，鹿角胶（溶化）50 克，银柴胡 30 克。

【制法】上药一起加水熬透，去渣，再熬浓，加鹿角胶溶化，兑炼蜜为膏。

【功用】健脾补肾，养阴退热。

【适应证】气阴不足之发热，午后为甚，乏力纳呆，腰膝酸软者。

【用法】每用取 15 克，白水冲服。

【禁忌证】外感表证发热者，非本方所宜。

方八　单地黄煎

【来源】《外台秘要方·卷三十一·采药时节所出土地诸家丸散酒煎解诸毒等二十三门·古今诸家煎方》

【组成】生地黄汁 2000 克。

【制法】将生地黄汁置于铜器中大火煎煮，不盖釜盖，令其气得以外泄，煎煮至剩余一半，用新布绞榨过滤去除粗渣及秽浊之物，再煎，直至煎如稀糖则膏成。

【功用】养阴除热。

【适应证】乳石、痈疽、疮疖等导致的低热。

【用法】取 5 克，空腹，白水送服，1 天 1 次。

【说明】此方中地黄需选择肥大味厚者佳，所成煎剂才甘美。东南方之地黄瘦小味薄，所成煎剂味咸而不美。

痹　证

痹证是由于风、寒、湿、热等邪气闭阻经络，影响气血运行，导致肢体筋骨、关节、肌肉等处发生疼痛、重着、酸楚、麻木，或关节屈伸不利、僵硬、肿大、变形等症状的一种疾病。病轻者仅表现在四肢关节肌肉，严重者可侵入内脏。痹证产生的原因与体质因素、气候条件、生活环境等有密切关系。从外因来看，有感受风寒湿邪，感受风湿热邪；

从内因来看，有劳逸不当，或久病体虚，导致其发病。

痹证的常见证型有风寒湿痹和风湿热痹。风寒湿痹中的行痹（风痹）宜祛风通络、散寒除湿；痛痹（寒痹），宜散寒通络、祛风除湿；着痹（湿痹），宜除湿通络、祛风散寒。风湿热痹，宜清热通络、祛风除湿。痰瘀痹阻，宜化痰行瘀、蠲痹通络；肝肾两虚，宜培补肝肾、舒筋止痛。痹证的治疗总以祛邪通络为基本原则。

西医学中的结缔组织病、骨与关节等疾病类似于痹证，常见的如风湿性关节炎、类风湿关节炎。

方一　疗风湿走痛膏（方名编者加）

【来源】《本草纲目·卷五十·黄明胶》

【组成】牛皮胶 40 克，姜汁 10 毫升。

【制法】将上述药物一起煎化成膏。

【功用】祛风除湿，通络止痛。

【适应证】风湿走痛。

【用法】取膏适量，摊于纸上，贴患处，热则贴之，冷则更换。

【说明】此方出自邓笔峰方。一方加乳香、没药各 4 克。

方二　万灵膏

【来源】《本草纲目·卷十七·甘遂》

【组成】甘遂 80 克，蓖麻子仁 160 克，樟脑 40 克。

【制法】将上述药物一起捣研为饼。

【功用】通络止痛。

【适应证】手足麻木疼痛。

【用法】取膏适量，贴患处；内服甘草汤。

【说明】本方出自《摘玄方》。甘遂与甘草相反，慎用甘草汤。方中甘遂有毒。

方三　莽草膏

【来源】《本草纲目·卷十七·莽草》

【组成】莽草 640 克，乌头、附子、踯躅各 80 克，猪脂 640 克。

【制法】先将上述药物切碎，加水和醋 1000 毫升，浸渍 1 晚，再与猪脂合煎，反复煎煮，不断浓缩，直至膏成，过滤去渣。

【功用】 温阳散寒，消肿止痛。

【适应证】 贼风肿痹，风入五脏恍惚。

【用法】 患处对火，取膏适量，摩患处300次，随即就会痊愈；若患耳鼻疾病，可用绵布包裹塞之；若患疥癣杂疮，也可以摩之。

【说明】 本方出自《肘后方》。方中莽草、乌头、附子有毒。

方四　何首乌膏（方名编者加）

【来源】《本草纲目·十八·草之七·何首乌》

【组成】 何首乌500克。

【制法】 将何首乌捣研为细末，取姜汁调和成膏。

【功用】 祛风止痛。

【适应证】 皮里作痛，不问何处。

【用法】 取膏适量，用帛布包裹，将鞋底烤热熨之。

【说明】 本方出自《经验方》。

方五　木瓜膏（方名编者加）

【来源】《本草纲目·卷三十·木瓜》

【组成】 木瓜2个，没药100克，乳香12.5克。

【制法】 将木瓜取盖去瓤，没药、乳香研为细末后入木瓜内缚定，饭上蒸3~4次，烂研成膏。

【功用】 舒筋活络。

【适应证】 项强筋急，不可转侧。

【用法】 每服10克，入生地黄汁10毫升、无灰酒20毫升，暖化温服。

方六　鸡峰白花蛇膏

【来源】《本草纲目·卷四十三·白花蛇》

【组成】 白花蛇肉（酒煮，去皮、骨，瓦焙，取肉）40克，天麻、狗脊各80克。

【制法】 上捣研为细末，用无灰酒1000毫升浸渍，大火煎煮直至如稠膏，不停搅拌，入生姜汁25毫升，一起煎熬，混合均匀，直至膏成，贮存于瓷瓶中。

【功用】调和营卫，通络止痛。

【适应证】营卫不和，阳少阴多，手足举动不快。

【用法】取 10 毫升，用好酒或白开水化服，1 天 2 次。

【说明】本方出自《备急方》。

方七　陆抗膏

【来源】《本草纲目·卷五十·牛》

【组成】羊髓、羊脂各 2000 毫升，白蜜、姜汁、酥各 3000 毫升。

【制法】将上述药物一起煎熬成膏。

【功用】补虚填精，祛风除湿。

【适应证】劳损风湿。

【用法】取膏适量，温酒调服，不拘时服。

【说明】此方出自《经心录》。

方八　皂角膏

【来源】《儒门事亲·卷十五·诸腰脚疼痛》

【组成】皂角 500 克，醋 400 毫升。

【制法】将皂角去皮、弦，捣碎，入醋中煎煮，熬至药液减半，纱布滤去药渣，再将所滤药液浓缩为膏。

【功用】通经止痛。

【适应证】腰脚疼痛。

【用法】取膏适量，随痛处贴之。

【说明】此方亦载于：①《奇效良方·卷二》。②《仁斋直指方论·卷二十二·痈疽证治》。

【特别提醒】不宜内服。

方九　百应神膏

【来源】《青囊秘传·膏门》

【组成】南星、大黄、桃仁、半夏、草乌、红花、当归、羌活、独活各 16 克。

【制法】用麻油 640 克、生姜 160 克、葱白不拘多少、乱发 1 团入药内煎枯去渣。用上好片松香 640 克，入油内，煎至油滚起如核桃花样，先金陀僧（研细）160 克，再徐徐加入硫黄 320 克，投此二味时，务须慢慢洒入，不可太过太急，须离火加硫黄，以滴水成珠为度。将熬膏药倾入水中，以出火毒。

【功用】活血通络，温经散寒。

【适应证】一切阴毒未溃、色白者，随贴随愈。并治风瘫、腰脚酸软，寒湿流经，筋骨疼痛，鹤膝风等症。

【用法】取膏适量，摊贴患处。

【说明】方中草乌、硫黄有毒。

方十　疠风膏

【来源】《青囊秘传·膏门》

【组成】大枫子肉、木鳖子肉、防风、紫草、黄柏、玄参各 20 克，当归、细生地各 40 克，麻黄 2 克，黄蜡 80 克，麻油 320 克。

【制法】将麻油入锅内，先将生地熬枯去渣，再下当归、防风、黄柏、紫草、麻黄、玄参，熬枯去渣，再入大枫子肉、木鳖子肉，过滤去渣，熬至滴水成珠，入黄蜡和匀即成。

【功用】祛风除湿，通络止痛。

【适应证】风湿。

【用法】取膏适量，涂患处。

【说明】方中大枫子肉、木鳖子肉有毒。

方十一　治风冷五虎膏

【来源】《急救广生集·卷九·外治补遗·治风冷五虎膏》

【组成】葱汁、韭汁、蒜汁、姜汁、萝卜汁各 100 毫升。

【制法】将上药混匀熬成膏，下入飞丹，搅拌均匀，以油纸摊贴。

【功用】温阳散寒，通经活络。

【适应证】感受风冷所致的关节、肌肉疼痛。

【用法】外贴患处。

【特别提醒】不宜内服。

方十二　简易方

【来源】《惠直堂经验方·卷二·诸风门》

【组成】生姜汁、葱汁各 200 毫升，醋 100 毫升，牛皮胶 400 克。（一方加蒜汁、急性花汁各 200 毫升）。

【制法】将上药混匀，慢火熬成膏，摊于布上。

【功用】祛风散寒，温经通络。

【适应证】一切手足风痛及酒脚风痛。

【用法】外贴患处。

方十三　紫金膏

【来源】《惠直堂经验方·卷四·膏药门》

【组成】白芷、麻黄、川乌、草乌、闹羊花各300克，吴茱萸、附子各150克，威灵仙、胡椒各200克，松香6000克，生姜、葱各3000克，麻油1800克，矾红500克，乳香、没药、肉桂、五灵脂、木香各100克。

【制法】将前9味药切碎，水浸后煎取浓汁，纱布滤去药渣。再将生姜、葱取汁，混匀加热，下入松香末，不停搅拌，再下入前所滤药汁。另锅慢火煎麻油，熬至滴水不散，待冷后入前药液中，搅拌均匀，离火，将余药研为极细末下入，搅匀摊贴。

【功用】祛风散寒，温经通络。

【适应证】风寒湿气，痞积，漏肩风，鹤膝风，跌打损伤。

【用法】外贴患处。

【特别提醒】不宜内服。

方十四　去湿止痛膏（方名编者加）

【来源】《急救广生集·卷三·急症·中湿》

【组成】牛皮胶200克，生姜汁100毫升，米醋50毫升，肉桂、花椒、牙皂、川乌、草乌末各25克，麝香3克。

【制法】将牛皮胶、生姜汁、米醋混合熬成膏，余药研为细末下入，搅拌均匀，摊于布上。

【功用】温阳散寒，除湿止痛。

【适应证】寒湿所致的肢体疼痛。

【用法】先以生姜擦患处，再将膏药烘热贴上。

【禁忌证】实热证不宜使用。

方十五　五汁膏

【来源】《青囊秘传·膏门》

【组成】韭菜、生姜、胡葱、白萝卜各3200克，鲜芥菜籽640克。

【制法】将上述药物一起捣研取汁，熬膏，以滴水成珠为度，入麻油2560克，再熬至滴水成珠不散，下桃丹480克、石灰160克或200克，收膏，直至炼去烟为度。

【功用】祛风除湿，散寒止痛。

【适应证】一切风寒湿痛。

【用法】取膏适量，敷患处。

【说明】方中桃丹有毒。

方十六　治筋骨疼膏药方

【来源】《经验良方全集·卷三·杂治》

【组成】五倍子200克，川椒300克，川乌、草乌各100克，麻黄500克，香油1000克，桐油750克。

【制法】将前5味药切碎，入香油、桐油中浸后，慢火熬至药物焦枯，纱布滤去药渣，称定药油质量，每500克药油入黄丹300克，再将所滤药油加热，下入黄丹，不停搅拌，熬至滴水成珠，冷凝即成。

【功用】温经散寒，通络止痛。

【适应证】风寒侵袭所致的筋骨疼痛。

【用法】外贴患处。

【禁忌证】湿热痹证不宜使用。

方十七　金不换膏

【来源】《太医院秘藏膏丹丸散方剂·卷一》

【组成】白芷、栀子、大黄、柴胡、川芎、苍术、生地、熟地、当归、白术、半夏、陈皮、香附、枳壳、乌药、川贝母、青皮、白蔹、细辛、知母、薄荷、杏仁、桑皮、黄连、黄芩、猪苓、赤芍、木通、桃仁、玄参、前胡、泽泻、麻黄、桔梗、升麻、黄柏、牛膝、杜仲、远志、山药、续断、高良姜、桑皮、甘草、连翘、藁本、茵陈、首乌、荆芥、羌活、独活、金银花、地榆、苦参、僵蚕、天麻、南星、白蒺藜、草乌、威灵仙、芫花、穿山甲、川乌、蜈蚣、白鲜皮、五加皮、青风藤、巴豆、防风、苍耳子、五倍子、大枫子、益母草、柳枝、榆枝、槐枝、桃枝各25克。

【制法】将上药切碎，浸入香油6000克中，微火慢煎，待药物煎至颜色焦黑，用纱布滤去药渣，再将所滤药油加热，下入黄丹 3000 克，搅拌均匀，再将潮脑、龙骨、乳香、没药、血竭、轻粉、海螵蛸、赤石脂、冰片、麝香各 25 克研为细末，下入药油中收膏。

【功用】祛风散寒，通经活络。

【适应证】此膏专贴肩、臂、腰、胯、腿、膝麻木不仁，筋脉拘挛，手足不遂，或受风湿，血脉不舒，或中寒邪，筋骨疼痛，左瘫右痪，步履艰难，将此膏药贴之，立见功效。

【用法】外贴患处。

方十八　金丝万应膏

【来源】《验方新编·卷十一·阴疽诸症》

【组成】木香、川芎、牛膝、生地、细辛、白芷、枳壳、秦艽、独活、防风、归尾、大枫子、黄芩、南星、羌活、半夏、赤芍、贝母、杏仁、蓖麻子、白蔹、苍术、艾叶、川乌、肉桂、良姜、续断、两头尖、边翘、甘草、藁本、丁香、青皮、藿香、乌药、荆芥、苏木、玄参、僵蚕、桃仁、山栀、红花、牙皂、威灵仙、苦参、茅香、文蛤、蝉蜕、草乌、蜂房、鳖甲、全蝎、金银花、麻黄、白及、大黄、青风藤各 100 克，蜈蚣 2 条，白鲜皮、五加皮、穿山甲、降真节、骨碎补、苍耳头各 50 克，蛇蜕 150 克，桃枝、柳枝、榆枝、槐枝、桑枝、楝枝、楮枝各 50 克。

【制法】将上药切碎，用麻油 6000 克浸，慢火熬至药物焦枯，纱布滤去药渣，称定药油质量，每 100 克药油，入松香 500 克，慢火熬成膏。

【功用】温阳散寒，舒经活络。

【适应证】治一切风寒湿热，手足拘挛，骨节疼痛。男子痞积，女人血瘕及腰疼诸般疼痛，结核转筋，顽癣顽疮，积年不愈，肿毒初发，杨梅肿块未破者，俱贴患处。肚腹疼痛、泻痢、疟疾、俱贴脐上，痢白而寒者尤效。咳嗽哮喘，受寒恶心，胸膈胀闷，男妇面色萎黄，脾胃虚寒等症，及心疼，俱贴前胸。负重伤力，浑身拘痛者，贴后心与腰眼。诸疝、小肠气等症贴脐上。

【用法】外贴患处。

方十九　附桂膏

【来源】《验方新编·卷十一·阴疽诸症》

【组成】真香麻油1500克，柏枝尖、松毛心各2500克，生大附子（切片）、肉桂（研极细末）各250克，黄丹、铅粉各500克。

【制法】先将麻油入锅烧滚，下柏枝、松毛、附子，次第入油锅熬枯，滤去药渣，下肉桂末再熬，下黄丹、铅粉，不停搅拌，熬至滴水成珠，冷凝即成，用布摊贴。

【功用】散寒祛湿，通经活络。

【适应证】主治感受风湿，手足麻木，筋骨疼痛等症，贴之神效。肚腹畏寒者更妙。

【用法】肚腹畏寒者贴肚脐，用大张连脐眼贴，并贴背后肾俞穴。其余筋骨麻木酸痛，俱贴患处。

【禁忌证】热证者不宜使用。

方二十　神应膏

【来源】《万病回春·卷五·痛风》

【组成】乳香、没药各60克，皮胶180克，生姜1920克。

【制法】先将生姜捣汁，置于砂锅内煎煮至沸腾数次，入皮胶化开，离火，将锅置于灰土上，再入乳香、没药末，搅拌均匀，则膏成。

【功用】温阳活血，通络止痛。

【适应证】骨节疼痛。

【用法】取膏适量，用不见烟的狗皮摊涂膏药，贴患处。

【说明】制膏过程中不能触碰铁器。贴膏时，可同时将鞋底烤热，频频在膏药上熨之，效果更好。

方二十一　闹气膏药

【来源】《寿世仙丹·内科经验良方·卷一·风门》

【组成】川乌、闹阳花、草乌各400克，血余、穿山甲各200克。

【制法】上药用香油1500克浸泡（春、秋7日，冬10日，夏3日）。用槐柳条不停搅动，火熬药渣至枯，用棕滤去渣。每药油300克，下松香500克。松香先日熔化，滤去渣物，待冷打碎，用葱姜汁拌，晒干。次日同前药共煎，滴水成珠，倾入水缸内拔去火毒，将瓷器盛之，用冷水浸之。

【功用】祛风散寒，活血化瘀。

【适应证】风寒痹痛之证。

【用法】外贴，贴时勿见火焙。

【禁忌证】风湿热痹不宜。

【说明】草乌、川乌、闹阳花均有毒。

方二十二　牛黄膏

【来源】《寿世仙丹·内科经验良方·卷一·寒门》

【组成】牛胶 100 克，大黄末、五倍子末各 25 克，肉桂末、独活末各 15 克。

【制法】牛胶以酒 500 克、姜汁 100 克溶化。上药末搅匀，成膏。

【功用】祛风散寒，化瘀止痛。

【适应证】外感风寒，伤寒流气，肢体痛肿之症。

【用法】膏用布摊开贴患处，日 2 次。

【禁忌证】风湿热痹痛及外感风热之痛不宜。

方二十三　七制松香膏

【来源】《种福堂公选良方·风寒湿痹》

【组成】松香、桐油各 1500 克，川乌、草乌、苍术、官桂、干姜、白芥子、蓖麻子各 200 克，血余 400 克。

【制法】松香第一次姜汁煮，第二次葱汁煮，第三次白凤仙汁煮，第四次烧酒煮，第五次闹羊花汁煮，第六次商陆根汁煮，第七次红醋煮。将后 8 味药切碎，入桐油中熬至药枯发消，滴水成珠，纱布滤去药渣，入牛皮胶 200 克烊化，用前制过松香下入，渐渐收之，离火，加樟脑 50 克、麝香（现用人工麝香）15 克，搅拌均匀，冷凝即成。

【功用】温阳除湿。

【适应证】风寒湿气疼痛，属湿气偏重者。

【用法】取膏适量，厚纸摊涂，外贴患处。

【说明】方中川乌、草乌有毒。

【特别提醒】不宜内服。

方二十四　九制松香膏

【来源】《种福堂公选良方·风寒湿痹》

【组成】松香 1500 克，川乌、草乌、苍术、肉桂、白芥子、干姜、蓖麻子各 200 克，血余 400 克。

【制法】松香用清水煮烊，滤去水，再换水煮，再滤去水，如此10遍，将松香研为细末，用姜汁、葱汁、白凤仙汁、烧酒、闹羊花汁、商陆根汁、韭菜汁、童便，依次将松香拌匀，浸透，晒干，共8次制过。第九次，入醋少许，拌松香晒干，研极细末。将后8味药切碎，入桐油中熬至药枯发消，滴水成珠，纱布滤去药渣，入牛皮胶200克烊化，用前制过松香下入，渐渐收之，离火，加樟脑、冰片各50克、麝香（现用人工麝香）15克，搅拌均匀，冷凝即成。

【功用】温阳除湿。

【适应证】风寒湿气疼痛，属寒湿偏重者。

【用法】取膏适量，厚纸摊涂，外贴患处。

【说明】不宜内服。方中川乌、草乌有毒。

【特别提醒】不宜内服。

方二十五　摩风膏

【来源】《张氏医通·卷十四·专方·痹门》

【组成】蓖麻子400克，生川乌头200克，乳香60克。

【制法】将上述药物与猪脂1000克一起捣研成膏。

【功用】祛风散寒，活血通络。

【适应证】风毒攻注关节所致筋骨疼痛。

【用法】取膏适量，烘热后涂患处，用手心摩之，觉热如火燎者效果比较好。

【说明】方中川乌头有毒。此方亦载于：①《种福堂公选良方·风寒湿痹》。②《证治准绳·类方·第四册·行痹》。

方二十六　透骨膏

【来源】《奇效良方·卷二》

【组成】生干地黄、马鞭草各250克，吴茱萸150克，白面150克，骨碎补、龟板（酒炙）各200克，鳖甲（酒炙）3个，蒲黄100克。

【制法】将上药研为细末，用米醋调如膏状。

【功用】祛风除湿，通络止痛。

【适应证】一切风湿走注疼痛。

【用法】取膏适量，先于火上烤热，再摊于痛处，外用纸包裹。冷却后再炒，于避风处再用之。

【特别提醒】不宜内服。

方二十七　防己膏

【来源】《女科证治准绳·卷五·拘挛》

【组成】汉防己（去皮）、茵芋各250克。

【制法】上药切碎，用酒5000毫升浸药1晚，取猪脂肪500克一起反复煎煮，不断浓缩，直至成膏。

【功用】行气活血。

【适应证】产后中风，四肢筋脉挛急，身体麻痹，并宜用之。

【用法】取膏适量，摊在纸花上，贴患处，同时用热手不停摩膏上。

【说明】方中汉防已有毒。

方二十八　生姜贴

【来源】《古今医统大全·卷十七·药方》

【组成】生姜、水胶各200克，米醋、肉桂、花椒、皂角各100克。

【制法】将生姜、米醋、水胶等药一起煎熬成稠状，再入肉桂末、花椒末、皂角末，搅拌混匀成膏。

【功用】散寒除湿。

【适应证】寒湿气，疼痛不已之症。

【用法】取膏适量，摊涂于绢布上，贴患处。

方二十九　内伤膏

【来源】《疡科心得集·方汇·家用膏丹丸散方》

【组成】毛鹿角、红花、上官桂、生姜、秦艽、老鹳草、虎骨（现用羊骨）各100克，全当归60克，木瓜50克，乌药400克，茶叶、商陆各150克。

【制法】将上药切碎，入麻油5公斤中浸泡21天，小火慢煎至焦枯，纱布滤去药渣，入淘净飞丹3000克，收成膏，再入肉桂（去皮研末）100克、乳香末100克、没药末100克、麝香（现用人工麝香）10克，搅拌均匀，冷凝即成。

【功用】温经活络，散寒除湿。

【适应证】内伤所致腰疼足酸、寒湿流筋、流络、流注、鹤膝风、痹证等。

【用法】取膏适量，外贴患处。

【说明】方中商陆有毒。

【特别提醒】不宜内服。

方三十　普救万全膏

【来源】《医学心悟·卷五·痹》

【组成】藿香、白芷、当归尾、贝母、大枫子、木香、白蔹、乌药、生地、莱菔子、丁香、白及、僵蚕、细辛、蓖麻子、檀香、秦艽、蜂房、防风、五加皮、苦参、肉桂、蝉蜕、丁皮、白鲜皮、羌活、桂枝、全蝎、赤芍、高良姜、玄参、南星、鳖甲、荆芥、两头尖、独活、苏木、枳壳、连翘、威灵仙、桃仁、牛膝、红花、续断、丁香、杏仁、苍术、艾绒、藁本、骨碎补、川芎、黄芩、麻黄、甘草、黑山栀、川乌、附子、牙皂、半夏、草乌、紫荆皮、青风藤各 75 克，大黄 150 克，蜈蚣 35 条，蛇蜕 5 条，槐枝、桃枝、柳枝、桑枝、楝枝、榆枝、楮枝各 100 克，男人血余 150 克，真麻油 7500 克，松香 5000 克，百草霜 300 克。

【制法】将上药切碎，于麻油中浸之，慢火熬至药物焦枯，滤去药渣，下入松香，熬至滴水成珠，再入百草霜，频频搅拌，冷凝即成。

【功用】舒筋活络，祛风止痛。

【适应证】一切风气，走注疼痛，以及白虎历节风、鹤膝风、寒湿流注、痈疽发背、疔疮瘰疬、跌打损伤、腹中食积痞块、多年疟母、顽痰瘀血停蓄、腹痛泄利、小儿疳积、女人癥瘕诸症。

【用法】取膏适量，外贴患处。

【说明】方中大枫子、细辛、蜂房、两头尖、川乌、附子、草乌有毒。

【特别提醒】不宜内服。

方三十一　苍梧道士陈元膏

【来源】《千金翼方·卷十六·中风上·诸膏》

【组成】当归、丹砂各 150 克，细辛、川芎各 100 克，附子 45 克，桂心 55 克，天雄、雄黄各 155 克，干姜、乌头各 165 克，松脂 250 克，白芷 50 克，大醋 2000 毫升，猪脂肪 5000 克，生地黄 1000 克（取汁）。

【制法】将植物药切为细末，入生地黄汁、大醋中浸 1 晚，再与猪油同煎，令水气尽，纱布绞去药渣，下入丹砂、雄黄，搅拌均匀，冷凝即成。

【功用】祛风散邪。

【适应证】各种虚弱性疾病而易感外邪者，如头晕、目眩、腰酸、背痛、肢冷麻木、痹痛、产后风湿，或大病后周身疼痛，疲惫无力等症。

【用法】每用取适量，外摩患处。

【说明】方中丹砂、细辛、附子、天雄、乌头、雄黄有毒。此方亦载于:《千金要方·卷七·风毒脚气·膏》。

【特别提醒】不宜内服。

方三十二 火龙膏

【来源】《外科发挥·卷三·臀痈附腿痈并腿痛脚气》

【组成】生姜400克，乳香、没药各25克，麝香（现用人工麝香）5克，牛皮胶100克。

【制法】将生姜取汁，与牛皮胶加热溶化，下入乳香、没药，待稍温，下入麝香，即成膏。

【功用】祛风散寒，舒筋活血。

【适应证】风寒湿毒所袭，筋挛骨痛，或肢节疼痛；湿痰流注，经络作痛，或不能行步；鹤膝风、历节风疼痛。

【用法】取适量，摊贴患处。

【说明】此方亦载于:《景岳全书·卷六十四·外科》

【特别提醒】不宜内服。

方三十三 桑寄生膏

【来源】《清宫配方集成·补益方》

【组成】桑寄生1000克。

【制法】上药煎浓去渣，兑炼蜜1公斤，收膏。

【功用】祛风除湿，补益肝肾，强筋壮骨。

【适应证】湿留经络，随热上下走窜，以致右耳堵闷，腰胯酸疼，足跟疼痛，左关弦缓，右寸关沉滑。

【用法】每用取10克，白开水冲服。

【禁忌证】痹证属实热者不宜。

方三十四　老鹳草膏

【来源】《清宫配方集成·伤科方》

【组成】老鹳草600克，当归150克，白鲜皮、川芎各75克，红花40克。

【制法】上药加水煎透，炼蜜成膏。

【功用】祛风除湿，活血通经。

【适应证】风湿痹证，症见手足拘挛，麻木疼痛，筋骨不适，皮肤作痒。

【用法】此膏有多种用法：或熬水熏洗，或和丸药入汤剂，或调入酒内服之皆可。

【禁忌证】孕妇忌用。

【特别提醒】本方以攻为主，有本虚者当再加入扶正药物。

方三十五　神异膏

【来源】《寿世保元·卷九·膏药》

【组成】木香、川芎、牛膝、生地黄、细辛、白芷、秦艽、归尾、枳壳、独活、防风、大枫子、羌活、黄芩、南星、蓖麻子、半夏、苍术、贝母、赤芍、杏仁、白蔹、茅根、两头尖、艾叶、连翘、甘草节、川乌、肉桂、高良姜、续断、威灵仙、荆芥、藁本、丁香、金银花、丁皮、藿香、红花、青风藤、乌药、苏木、玄参、白鲜皮、僵蚕、草乌、桃仁、五加皮、山栀子、牙皂、苦参、穿山甲、五倍子、降真香、骨碎补、苍耳头、蝉蜕、蜂房、鳖甲、全蝎、麻黄、白及、大黄各50克，蜈蚣21条，蛇蜕3条。

【制法】上与桃、槐、榆、柳、楮、桑、楝七色树枝各3根，一起切粗片，用真麻油8500克浸药（夏季3天，春季5天，秋季7天，冬季10天），后置于火上一起煎煮，直至煎药枯油黑为度，过滤去渣，贮瓷器内。另用松香不拘多少，先下干燥铜锅中熔化后取起，按照松香1000克用药油250克比例加入，搅匀，软硬适宜，水缸中令人扯抽，直至色如黄金，即成膏矣。

【功用】祛风除湿，散寒止痛。

【适应证】一切风寒湿气，手足拘挛，骨节酸疼；男子痞积，妇人血瘕，腰胁诸般疼痛；结核瘰疬，顽癣顽疮，积年不愈者；肿毒初发，杨梅肿块未破者；肚疼腹痛，泻痢疟疾；咳嗽哮喘，受寒恶心，胸膈胀闷，面色痿黄，心疼气痛；负重伤力，浑身痛者；腰眼痛小肠气。

【用法】随所病处不同而用之：一切风寒湿气，手足拘挛，骨节酸疼，男子痞积，妇人血瘕，及腰胁诸般疼痛，结核瘰疬，顽癣顽疮，积年不愈者，肿毒初发，杨梅肿块未破者，均取膏适量贴患处；肚疼腹痛，泻痢疟疾，俱贴脐上，痢白而寒尤效；咳嗽哮喘，受寒恶心，胸膈胀闷，面色痿黄，心疼气痛，俱贴前心；负重伤力，浑身痛者，贴后心；腰眼痛、小肠气等症，贴脐下。

【说明】方中细辛、大枫子、两头尖、川乌、草乌、蜂房、全蝎、蜈蚣有毒。

【特别提醒】不能入口眼。

方三十六　神秘万金膏

【来源】《寿世保元·卷九·膏药》

【组成】草乌、川芎、大黄各30克，当归、赤芍、白芷、连翘、白及、白蔹、乌药、官桂、木鳖子各40克，杨、柳、桃、桑、枣枝各20克。

【制法】上药锉成散剂，用真麻油1000克浸泡1晚，置于火上煎熬至变焦，生绢过滤去渣，将油再入锅内，煎熬至滴水成珠不散，方下飞过炒过黄丹1300克，慢下混匀，以滴水成珠不散为度，入乳香20克、没药末20克，搅匀听用。

【功用】祛风除湿，散寒止痛。

【适应证】风寒湿气所侵，跌扑闪挫损伤，一切疼痛，哮吼咳嗽，泻痢，一切无名肿毒，痈疽发背，疮疖湿毒臁疮。

【用法】随所患病处之不同而用之：风寒湿气所侵，跌扑闪挫损伤，一切疼痛，皆贴患处；心腹痛俱贴痛处；哮吼咳嗽贴背心；泻痢贴脐上；头痛眼痛可贴太阳穴；一切无名肿毒，痈疽发背，疮疖湿毒臁疮，开始发觉时便贴患处，痈疮立即消散，已成者亦能排脓长肉止痛。

【禁忌证】实证不宜。

【说明】方中草乌、木鳖子有毒。一方中加苦参25克、皂角25克；一方加苏合香25克，名万应紫金膏。

方三十七　白龙棒疮膏

【来源】《寿世保元·卷九·折伤》

【组成】黄丹250克，香油、桐油各200克，麝香（现用人工麝香）5克。

【制法】先用生姜汁、葱白汁、好醋各200毫升下黄丹一起煎熬，再依次下香油、桐油，煎熬至滴水成珠不散，下黄丹50克，再熬，直至成膏，入麝香。

【功用】祛风除湿，散寒止痛。

【适应证】行痹。

【用法】取膏适量，敷患处。

【禁忌证】实热证不宜。

【说明】方中黄丹有毒。

方三十八　曲鱼膏

【来源】《千金要方·卷七·风毒脚气·膏》

【组成】大黄、黄芩、莽草、巴豆、野葛、牡丹、踯躅、芫花、花椒、皂荚、附子、藜芦各100克。

【制法】上12味药切为细末，醋浸1晚，入猪油中小火煎煮至沸腾3遍，直至水气尽，纱布绞去药渣，冷凝药液即成。

【功用】祛风除湿，清热解毒，通经活络，止痛除痹。

【适应证】风湿疼痛，四肢痹弱，偏跛不仁，并痈肿恶疮。

【用法】取膏适量，手摩于患处，1天3次。

【说明】方中莽草、巴豆、芫花、附子、藜芦有毒。此方亦载于:《千金要方·卷七·风毒脚气·膏》。

【特别提醒】严禁内服。

方三十九　大白膏方

【来源】《千金翼方·卷二十一·万病·耆婆治恶病》

【组成】白芷、白术、前胡、吴茱萸各500克，川芎1000克，花椒150克，细辛150克，当归、桂心各100克，醋4000毫升。

【制法】将前9味药切碎，用醋浸1晚，入猪油中煎熬，待白芷颜色变黄，用纱布绞去药渣，冷凝即成。

【功用】通经活络，温阳散寒。

【适应证】顽痹不知痛痒者。

【用法】取膏适量，手摩患处。

【说明】方中细辛有毒。此方亦载于：《证治准绳·类方·第五册·疠风》。

【特别提醒】不宜内服。

方四十　莽草膏

【来源】《外台秘要方·卷十九·脚气下一十六门·杂疗脚气方》

【组成】莽草、汉防己、白芷、椒、当归各45克，附子125克，丹参、川芎、吴茱萸各60克，沉香、零陵香、丁香、青木香各8克，犀角（现用水牛角）30克，商陆根60克。

【制法】将上述药物切碎后用醋浸渍1晚，再用好酥750克合煎，反复煎煮，不断浓缩，直至膏成，用绵布绞榨，过滤去渣。

【功用】温阳散寒，祛风通络。

【适应证】顽痹并关节肿大。此膏不损伤皮肤，与其他药同用也不相妨碍。

【用法】取适量，摩病处。

【说明】方中莽草、附子及商陆根均有毒。

【特别提醒】忌猪肉、冷水。

方四十一　神明膏

【来源】《外台秘要方·卷十九·脚气下一十六门·杂疗脚气方》

【组成】附子90克，椒75克，吴茱萸、蜀白芷、前胡、川芎、白术、桂心、汉防己各50克，当归90克，细辛60克。

【制法】将上述11味药物切碎，加醋浸渍1晚，再与已经煎好的猪膏1000克同煎，反复煎熬，不断浓缩，直至膏成，过滤去渣。

【功用】温阳散寒，祛风通络。

【适应证】顽痹并水肿。

【用法】取适量，摩肿大及不仁处。

【说明】方中附子、细辛有毒。风多者去防己，肿者去细辛；有以牛酥代猪脂者，效果更好。

【特别提醒】忌猪肉、冷水、生葱、生菜、桃李等。

方四十二　治骨实苦酸疼烦热煎

【来源】《千金要方·卷十九·肾脏·骨虚实》

【组成】葛根汁、生地黄汁、赤蜜各1000毫升，麦门冬汁500毫升。

【制法】上4味一起搅拌均匀，小火慢煎直至如膏状。

【功用】滋阴清热。

【适应证】肝肾阴虚所致的骨蒸烦热。

【用法】每用取2汤匙，口服，一天3次。

【禁忌证】实热证不宜服。

方四十三　木瓜煎

【来源】《普济本事方·卷一·中风肝胆筋骨诸风》

【组成】木瓜、生地黄各300克，没药、乳香各120克。

【制法】木瓜与生地黄加水煎煮3次，合并滤液，加热浓缩为清膏，再将碾成粉末的乳香和没药冲入清膏和匀，最后加蜂蜜收膏即成。

【功用】祛风胜湿，养阴活血。

【适应证】肝肾亏损、湿阻血瘀之痹证。常伴有腰膝疼痛，肢节屈伸不利，肌肤麻木不仁，甚至项强不可转侧，心悸气短，舌淡苔白，舌下络脉瘀曲，脉象虚弱等症状。

【用法】取膏适量，等量温地黄酒化服。

【禁忌证】湿热偏盛、小便淋闭者慎服。

【特别提醒】不可多服。

方四十四　养血地黄丸

【来源】《普济本事方·卷一·中风肝胆筋骨诸风》

【组成】熟地黄、萆薢、泽泻、牛膝各150克，山药300克，山茱萸80克，荆芥、地肤子、黑狗脊、白术、干漆、蛴螬、天雄各15克，车前子30克。

【制法】上药加水煎煮3次，合并滤液，加热浓缩为清膏，最后加蜂蜜收膏即成。

【功用】补益肝肾，祛风除湿。

【适应证】肝肾亏损、湿阻血瘀之痹证。

【用法】春、夏季服用此膏。每用时取膏适量，睡前空腹温酒化服。

【禁忌证】实证不宜。

【说明】方中天雄有毒。

方四十五　青风藤膏

【来源】《串雅内编·卷四·单方内治门》

【组成】青风藤（出安徽太平获港者上，2、3 月采之）2000 克。

【制法】将上药加于铜器中小火煎熬 7 天，直至成膏，贮存于瓷器中。

【功用】祛风除湿，蠲痹止痛。

【适应证】一切风疾。

【用法】量人之虚实取 1 茶匙，酒服，同时拍打患者身体，立即见遍身发痒不可忍，急用梳子梳之并饮冷水一口，痒即止。

【说明】青藤本名青风藤，生台州山中，其苗蔓生木上，四时常青，主治风疾，兼治风湿流注、疖鹤膝、麻痹瘙痒、损伤疮肿等症。此方亦载于：《集简方》。

【特别提醒】须避风数日。

方四十六　神明膏

【来源】《外台秘要方·卷三十一·采药时节所出土地诸家丸散酒煎解诸毒等二十三门·古今诸家膏方》

【组成】前胡、白术、白芷、川芎、椒、吴茱萸各 50 克，附子 90 克，当归、细辛、桂心各 60 克。

【制法】将上述药物用醋浸渍 1 晚，令其润湿，再与炼好的猪脂 2000 克合煎，小火反复煎煮，不断浓缩，待附子及白芷颜色变黄，绞榨过滤去渣，则膏成。

【功用】温阳散寒，祛风除痹。

【适应证】所有风邪导致的顽痹，筋脉不利，疥疮、癣病、疮疡及瘙痒类疾病；折伤打伤。

【用法】若病在外，每用时取膏适量，摩患处；若病在内，每用时取 3 克，酒送服。

【说明】方中附子、细辛均有毒。

方四十七　陈元膏

【来源】《外台秘要方·卷三十一·采药时节所出土地诸家丸散酒煎解诸毒等二十三门·古今诸家膏方》

【组成】当归 90 克，生地黄汁、天雄、乌头各 100 克，附子 105 克，细辛 60 克，桂心 35 克，干姜 85 克，丹砂、白芷各 30 克，川芎 60 克，雄黄 75 克，醋 600 克，松脂 250 克，不中水猪脂 5000 克。

【制法】将上述药物切碎，用地黄汁及醋浸渍 1 晚，入猪脂和其他药物，小火反复煎煮，令其沸腾 15 次，则膏成，过滤去渣，下丹砂等末，趁热搅拌收膏。

【功用】温阳散寒，祛风除痹。

【适应证】胸胁背痛，胁下积聚如杯状，脐旁气聚如手状，腹刀割样疼痛；月经不来，无子多年；风瘙痒，皮肤浮肿，如一串串大豆；老少脚膝冷痛；头及颈项痛，寒热瘰疬；面目黧黑，身体消瘦，心腹各种疾病；内外诸风及腹中积聚。

【用法】若病在外，每用时取适量，摩患处；若病在内，每用时取适量，酒送服。

【说明】方中附子、细辛、天雄、丹砂、雄黄、乌头均有毒。

方四十八　野葛膏

【来源】《普济方·卷十五·肝脏门·肝风毒流注入脚膝筋脉疼痛（附论）》

【组成】野葛、蛇衔草、犀角（现用水牛角）、川乌、桔梗、茵芋、防风、川椒、干姜、升麻、细辛、当归、附子、羌活、川大黄、雄黄各 75 克，巴豆 30 粒。

【制法】将上药切碎，以酒 5 升浸药 1 晚，再放入锅中，用猪油 3000 克煎熬，以药色变黄而无焦黑为度，候膏成后用纱布滤去药渣，下入雄黄，待冷却后，用瓷器收盛。

【功用】祛风除湿，温阳解痉。

【适应证】肝风下侵脚膝，筋脉挛急疼痛。

【用法】取适量，涂抹痛处，并摩擦至局部发热，一天 3 次。

【说明】方中川乌、巴豆、细辛、附子、雄黄有毒。

【特别提醒】患病期间，当避风。

方四十九　木瓜煎

【来源】《普济方·卷十五·肝脏门·肝病筋急（附论）》

【组成】鲜木瓜（取盖去瓤）2 个，没药 75 克，乳香 10 克。

【制法】将乳香、没药切碎后放入木瓜内，盖上盖子，竹签钉紧，再置于饭上蒸烂，膏即成。

【功用】祛风止痉，行气活血。

【适应证】肝肾二脏受风，筋急项强，不可转侧。

【用法】取3~5汤匙，温地黄酒化服。

【说明】地黄酒制法：用生地黄汁250毫升加入无灰酒中，混匀，即成。

方五十　桑枝酸枣仁煎

【来源】《普济方·卷十五·肝脏门·筋极（附论）》

【组成】酸枣仁（生熟各半）110克，羚羊角、仙灵脾、天麻、萆薢、杜仲、防风、牛膝、巴戟天、炮附子、木香、生地黄、干地黄、蜜各150克，真酥40克，海桐皮、羌活各75克，桑枝、虎胫骨（现用羊胫骨）、石斛各60克。

【制法】上药除酥、蜜、桑枝外，捣研为细末、过筛为散，备用。用清酒7升煎桑枝，至色微黄后去桑枝，加入前末，再煎至沸腾10~20遍，下酥、蜜再煎，视稀稠合宜而收膏，瓷器贮存。

【功用】补益肝肾，舒筋止痛。

【适应证】筋脉拘急，四肢疼痛，行履不得。

【用法】取1汤匙，饭前温酒调服。

【说明】方中炮附子有毒。

方五十一　神效膏

【来源】《普济方·卷九十八·诸风门·风走注疼痛（附论）》

【组成】牛皮胶（水熔作膏）40克，芸苔子、安息香、生附子、花椒各20克。

【制法】将上药捣研为细末、过筛为散，入胶中，共和成膏。

【功用】祛风散寒，行气止痛。

【适应证】风走注疼痛，上下不定。

【用法】取适量，摊于纸上，外贴痛处。

【说明】本方外用，不宜内服。方中生附子有毒。此方亦载于：《证治准绳·类方·第四册·行痹》。

【特别提醒】本方外用，不宜内服。

方五十二　摩风白芷膏

【来源】《普济方·卷一百六·诸风门·风毒》

【组成】白芷、防风、附子、白芍、当归、川椒、羌活、独活、藁本、川乌、细辛、白僵蚕各20克，生姜、黄蜡各200克，猪脂（水浸3晚，每天1换）900克。

【制法】将上药切细，先煎猪脂，药成则过滤去滓，入诸药，煎至白芷色焦赤，过滤去渣澄清，再用小火煎熬，以蜡完全熔化为度，膏成，瓷器收盛。

【功用】祛风散寒，化瘀通络。

【适应证】风毒流注，骨节疼痛，筋脉挛急。

【用法】先将手搓热，再蘸膏适量涂摩患处。

【说明】方中附子、川乌、细辛有毒。

方五十三　酸枣仁煎

【来源】《普济方·卷十四·肝脏门·肝风筋脉（拘挛）》

【组成】酸枣仁（生熟各半）、仙灵脾、萆薢、当归、羌活、石斛、牛膝、巴戟天、木香、丹参、独活、川芎、杜仲、熟地、桃嫩枝、柳嫩枝、桑嫩枝各100克，龟甲、虎胫骨（现用羊胫骨）、炮附子、酥各200克，蜜3000毫升，琥珀30克。

【制法】将上药研末，先用清酒5升，煎桃柳桑枝，以色黄为度，去渣滓，下药末，再煎至沸腾20~30遍，下蜜、酥，小火煎熬成膏。

【功用】补益肝肾，祛除风湿，舒筋解痉。

【适应证】肝风内扰，筋脉拘挛，骨节疼痛，腑脏久虚乏弱者。

【用法】每用取1汤匙，温酒调服，不拘时服。

【说明】方中炮附子有毒。

方五十四　治腿痛方

【来源】《良朋汇集经验神方·卷二·腰疼门》

【组成】芥菜子、松香各50克。

【制法】上述药物捣烂为泥，和匀为膏。

【功用】祛风燥湿，化瘀通络。

【适应证】瘀湿阻络所致的腰腿疼痛。

【用法】取膏适量摊于布上，贴患处，待患处出汗则病可痊愈。

【禁忌证】湿热证慎用。

方五十五　地黄煎

【来源】《普济方·卷三十三·肾脏门·骨极（附论）》

【组成】生地黄汁2000毫升，防风、当归、丹参、黄芪、鹿角胶、桑寄生、狗脊、牛膝各75克，羊髓1000毫升。

【制法】将上药捣筛为散，先煎地黄汁减1升，将药末加入汁中，再加入羊髓，搅拌均匀，小火慢煎至如膏状即成，收于瓷器中。

【功用】补肾健骨，祛风和血。

【适应证】骨极，身体瘦削，齿痛腰疼，手足烦疼，不可久立，卧不欲动。

【用法】半汤匙，饭前温酒调服。

方五十六　生地黄煎

【来源】《普济方·卷三十三·肾脏门·骨极（附论）》

【组成】生地汁3000毫升，天冬汁1000毫升，白蜜500毫升。

【制法】将上药搅拌均匀，以小火慢煎，直至如膏状。

【功用】补肾健骨，养阴清热。

【适应证】骨极实热，骨髓酸疼。

【用法】取半汤匙，饭后竹叶煎汤调下。

【禁忌证】证属寒者不宜。

方五十七　前胡膏

【来源】《普济方·卷一百七·诸风门·肉苛（附论）》

【组成】前胡、生白术、白芷、川芎各110克，花椒、吴茱萸各75克，生附子、当归各200克，细辛、桂枝各110克。

【制法】将上药切碎捣研为细末，用醋3升浸泡1晚，入猪油3000克一起小火慢煎，以白芷黄紫色为度，过滤去渣，膏成，瓷器收盛。

【功用】祛风散寒，温通经络。

【适应证】营虚卫实，肌肉不仁，名曰肉苛；疥癣疮痍；诸风痹麻疼痛。

【用法】病在内，每用时取樱桃大1枚，酒调服；病在外，每用时取膏适量，涂摩患处。

【禁忌证】方中生附子、细辛有毒。

方五十八　透骨膏

【来源】《瑞竹堂经验方·卷一·透骨膏》

【组成】生地黄、熟地黄、马鞭草各250克，吴茱萸、白面各1500克，骨碎补200克，败姜屑1500克。

【制法】上药捣研为细末，米醋调和为膏。

【功用】散寒止痛。

【适应证】一切风湿走注疼痛。

【用法】取膏适量，于火上烤热，摊涂于痛处，外用纸包裹，待药冷再炒，如此用7次。

【禁忌证】热证不宜。

痿　证

痿证是肢体筋脉弛缓、软弱无力，不能随意运动或伴有肌肉萎缩的一种病证。临床以下肢痿弱较为常见，亦称“痿躄”。“痿”是指机体痿弱不用，“躄”是指下肢软弱无力，不能步履之意。外感多由温热毒邪或湿热浸淫，耗伤肺胃津液而成。内伤多为饮食或久病劳倦等因素，损及脏腑，导致脾胃虚弱、肝肾亏损。本病以虚为本，或虚实错杂。临床虽以肺热津伤、湿热浸淫、脾胃虚弱、肝肾亏损、瘀阻络脉等证型常见，但各种证型之间常相互关联。治疗时要结合标本虚实传变，扶正主要是调养脏腑，补益气血阴阳；祛邪重在清利湿热与温热毒邪。在治疗过程中还要兼顾运行气血，以通利经脉，濡养筋脉。

《素问·痿论》指出本病的主要病机是“肺热叶焦”，提出“治痿独取阳明”的基本原则。金代张子和《儒门事亲》强调“痿病无寒”。痿证并非尽是阴虚火旺，以元气败伤则精虚不能灌溉、血虚不能营养者，亦不少矣。

方一　震天膏（倒仓法）

【来源】《医宗必读·卷十·痿》《医宗必读·卷七·积聚》

【组成】嫩黄牛肉500克。

【制法】将黄牛肉放入铜锅中，加水量以高出药面15厘米为宜，先用大火煮沸，再用小火煎煮，保持微沸，待到锅中牛肉煮烂，滤除渣，继续用小火煎煮。熬至锅中成琥珀色膏状即可。

【功用】滋养脾胃，强筋健骨。

【适应证】痿证。

【用法】1次服完。

【禁忌证】实热证慎用。

参考文献

［1］丁甘仁. 丁甘仁先生家传珍方［M］. 曲丽芳，点校，招萼华，审订. 上海：上海科学技术出版社，2004.

［2］万全. 万密斋医学全书［M］. 北京：中国中医药出版社，1999.

［3］马培之. 青囊秘传［M］. 南京：东南大学出版社，2006.

［4］王好古. 王好古医学全书［M］. 北京：中国中医药出版社，2004.

［5］王好古. 此事难知［M］. 江凌圳，主校. 北京：中国中医药出版社，2008.

［6］王肯堂. 证治准绳［M］. 吴唯，校注. 北京：中国中医药出版社，1997.

［7］王肯堂. 证治准绳［M］. 臧载阳，主校. 北京：人民卫生出版社，2014.

［8］王贶. 全生指迷方［M］. 叶磊，校注. 郑州：河南科学技术出版社，2014.

［9］王焘. 王焘医学全书［M］. 张登本，校注. 北京：中国中医药出版社，2006.

［10］王维德. 外科证治全生集［M］. 胡晓峰，整理. 北京：人民卫生出版社，2006.

［11］王璆. 是斋百一选方［M］. 刘耀，点校. 上海：上海科学技术出版社，2003.

［12］陈师文. 太平惠民和剂局方［M］. 刘景源，整理. 北京：人民卫生出版社，2007.

［13］丹波康赖. 医心方［M］. 赵明山，注释. 沈阳：辽宁科学技术出版社，1996.

［14］方贤. 奇效良方［M］. 田代华，点校. 天津：天津科学技术出版社，2012.

［15］叶天士. 叶天士医学全书［M］. 北京：中国中医药出版社，1999.

［16］申斗垣. 外科启玄［M］. 北京：人民卫生出版社，1955.

[17] 冯兆张. 冯兆张医学全书 [M]. 北京: 中国中医药出版社, 1999.
[18] 朱丹溪. 朱丹溪医学全书 [M]. 北京: 中国中医药出版社, 2006.
[19] 朱肱, 庞安时. 朱肱、庞安时医学全书 [M]. 北京: 中国中医药出版社, 2006.
[20] 朱橚. 普济方 [M]. 北京: 人民卫生出版社, 1959.
[21] 危亦林. 危亦林医学全书 [M]. 北京: 中国中医药出版社, 2006.
[22] 刘会. 脉法正宗 [M]. 郑金生, 主校. 北京: 人民卫生出版社, 2010.
[23] 刘完素. 刘完素医学全书 [M]. 北京: 中国中医药出版社, 2006.
[24] 刘涓子. 刘涓子鬼遗方 [M]. 田代华, 主校. 天津: 天津科学技术出版社, 2005.
[25] 许叔微. 普济本事方 [M]. 刘景超, 主校. 北京: 中国中医药出版社, 2007.
[26] 孙伟. 良朋汇集经验神方 [M]. 齐馨, 点校. 北京: 中国古籍出版社, 1993.
[27] 孙思邈. 孙思邈医学全书 [M]. 北京: 中国中医药出版社, 2009.
[28] 李中梓. 医宗必读 [M]. 王卫, 张艳军, 徐立, 点校. 天津: 天津科学技术出版社出版, 1999.
[29] 李东垣. 李东垣医学全书 [M]. 北京: 中国中医药出版社, 2006.
[30] 李仲南. 永类钤方 [M]. 王均宁, 整理. 北京: 人民卫生出版社, 2006.
[31] 李时珍. 本草纲目 [M]. 钱超尘, 校. 上海: 上海科学技术出版社, 2008.
[32] 杨士瀛. 杨士瀛医学全书 [M]. 北京: 中国中医药出版社, 2006.
[33] 杨倓. 杨氏家藏方 [M]. 于文忠, 点校. 北京: 人民卫生出版社, 1988.
[34] 吴尚先. 理瀹骈文 [M]. 北京: 中国中医药出版社, 2007.
[35] 吴瑭. 温病条辨 [M]. 北京: 人民卫生出版社, 2005.
[36] 汪绮石. 理虚元鉴 [M]. 谭克陶, 周慎, 整理. 北京: 人民卫生出版社, 2005.
[37] 沈括, 苏轼. 苏沈良方 [M]. 杨俊杰, 主校. 上海: 上海科学技术出版社, 2003.
[38] 张子和. 张子和医学全书 [M]. 北京: 中国中医药出版社, 2006.

[39] 张景岳. 张景岳医学全书 [M]. 北京：中国中医药出版社，1999.
[40] 张锡纯. 医学衷中参西录 [M]. 王云凯，李彬之，韩煜，重校. 石家庄：河北科技出版社，2010.
[41] 张璐. 张氏医通 [M]. 北京：中国中医药出版社，1999.
[42] 陈无择. 陈无择医学全书 [M]. 北京：中国中医药出版社，2005.
[43] 陈可冀. 清宫配方集成 [M]. 北京：北京大学医学出版社，2013.
[44] 陈可冀. 慈禧光绪医方选议 [M]. 北京：北京大学医学出版社，2011.
[45] 陈自明. 陈自明医学全书 [M]. 北京：中国中医药出版社，2005.
[46] 陈实功. 外科正宗 [M]. 胡晓峰，整理. 北京：人民卫生出版社，2007.
[47] 林佩琴. 类证治裁 [M]. 李德新，整理. 北京：人民卫生出版社，2005.
[48] 赵学敏. 串雅内外编 [M]. 郑金生，主校. 北京：人民卫生出版社，2007.
[49] 洪遵. 洪氏集验方 [M]. 钱超尘，校对. 北京：学苑出版社，2009.
[50] 姚俊. 经验良方全集 [M]. 赵建新，点校. 北京：人民军医出版社，2009.
[51] 骆如龙. 幼科推拿秘书 [M]. 高萍，主校. 北京：华夏出版社，2008.
[52] 徐春甫. 古今医统大全 [M]. 崔仲平，主校. 北京：人民卫生出版社，1996.
[53] 高秉钧. 疡科心得集 [M]. 田代华，整理. 北京：人民卫生出版社，2006.
[54] 郭坦. 十遍良方 [M]. 张志斌，主校. 北京：人民卫生出版社，2010.
[55] 唐宗海. 血证论 [M]. 魏武英，整理. 北京：人民卫生出版社，2005.
[56] 陶承熹. 珍本医籍丛刊惠直堂经验方 [M]. 伊广谦，点校. 北京：中医古籍出版社，1994.
[57] 黄庭镜. 目经大成 [M]. 李怀芝，主校. 北京：人民卫生出版社，2006.

[58] 萨谦斋. 瑞竹堂经验方 [M]. 浙江中医研究所，主校. 北京：人民卫生出版社，1983.

[59] 龚廷贤. 寿世保元 [M]. 鲁兆麟，主校. 北京：人民卫生出版社，2001.

[60] 龚廷贤. 龚廷贤医学全书 [M]. 北京：中国中医药出版社，1999.

[61] 龚居中. 寿世仙丹 [M]. 曹洪欣，主校. 北京：人民卫生出版社，2010.

[62] 太医院. 太医院秘藏膏丹丸散方剂 [M]. 伊广谦，点校. 北京：中国中医药出版社，2000.

[63] 程国彭. 医学心悟 [M]. 田代华，整理. 北京：人民卫生出版社，2006.

[64] 程鹏程. 急救广生集 [M]. 赵建新，点校. 北京：人民军医出版社，2009.

[65] 傅山. 傅青主女科 [M]. 欧阳兵，整理. 北京：人民卫生出版社，2006.

[66] 傅仁宇. 审视瑶函 [M]. 何清湖，主校. 山西：山西科学技术出版社，2013.

[67] 曾世荣. 活幼心书 [M]. 田代华，主校. 北京：人民卫生出版社，2006.

[68] 鲍相璈. 验方新编 [M]. 北京：中国中医药出版社，2011.

[69] 熊应雄. 小儿推拿广意 [M]. 田思胜，主校. 北京：华夏出版社，2008.

[70] 薛立斋. 薛立斋医学全书 [M]. 北京：中国中医药出版社，1999.